全国中医药行业高等教育"十四五"规划教材
全国高等中医药院校规划教材（第十一版）

中药药理学

（新世纪第五版）

（供中医学、中药学、中西医临床医学、

中药制药、药学等专业用）

主 编 彭 成

U0364301

中国中医药出版社
·北 京·

图书在版编目(CIP)数据

中药药理学 / 彭成主编 . — 5 版 . — 北京:中国
中医药出版社,2021.6(2024.5重印)
全国中医药行业高等教育"十四五"规划教材
ISBN 978-7-5132-6808-0

Ⅰ.①中…　Ⅱ.①彭…　Ⅲ.①中药学—药理学—中医
学院—教材　Ⅳ.① R285

中国版本图书馆 CIP 数据核字(2021)第 052708 号

融合出版数字化资源服务说明

全国中医药行业高等教育"十四五"规划教材为融合教材,各教材相关数字化资源(电子教材、PPT 课件、视频、复习思考题等)在全国中医药行业教育云平台"医开讲"发布。

资源访问说明

扫描右方二维码下载"医开讲 APP"或到"医开讲网站"(网址:www.e-lesson.cn)注册登录,输入封底"序列号"进行账号绑定后即可访问相关数字化资源(注意:序列号只可绑定一个账号,为避免不必要的损失,请您刮开序列号立即进行账号绑定激活)。

资源下载说明

本书有配套 PPT 课件,供教师下载使用,请到"医开讲网站"(网址:www.e-lesson.cn)认证教师身份后,搜索书名进入具体图书页面实现下载。

中国中医药出版社出版

北京经济技术开发区科创十三街 31 号院二区 8 号楼
邮政编码　100176
传真　010-64405721
山东润声印务有限公司印刷
各地新华书店经销

开本 889×1194　1/16　印张 27.75　字数 738 千字
2021 年 6 月第 5 版　2024 年 5 月第 5 次印刷
书号　ISBN 978-7-5132-6808-0

定价　99.00 元
网址　www.cptcm.com

服 务 热 线　010-64405720　　微信服务号　zgzyycbs
购 书 热 线　010-89535836　　微商城网址　https://kdt.im/LIdUGr
维 权 打 假　010-64405753　　天猫旗舰店网址　https://zgzyycbs.tmall.com

如有印装质量问题请与本社出版部联系(010-64405510)

全国中医药行业高等教育"十四五"规划教材
全国高等中医药院校规划教材（第十一版）

《中药药理学》
编 委 会

主 编

彭 成（成都中医药大学）

副主编（以姓氏笔画为序）

王芙蓉（山东中医药大学）　　　　王鑫国（河北中医学院）

阮叶萍（浙江中医药大学）　　　　余林中（南方医科大学）

沈云辉（上海中医药大学）　　　　苗明三（河南中医药大学）

黄莉莉（黑龙江中医药大学）

编 委（以姓氏笔画为序）

卫 昊（陕西中医药大学）　　　　马 骏（甘肃中医药大学）

王 晖（广东药科大学）　　　　　叶耀辉（江西中医药大学）

任守忠（海南医学院）　　　　　　庄朋伟（天津中医药大学）

李红艳（辽宁中医药大学）　　　　李丽静（长春中医药大学）

汪 宁（安徽中医药大学）　　　　罗先钦（重庆医科大学）

赵 晖（首都医科大学）　　　　　姚 蓝（新疆医科大学）

钱海兵（贵州中医药大学）　　　　徐世军（成都中医药大学）

彭求贤（湖南中医药大学）　　　　董世芬（北京中医药大学）

游秋云（湖北中医药大学）　　　　操红缨（广州中医药大学）

学术秘书

谢晓芳（成都中医药大学）

《中药药理学》
融合出版数字化资源编创委员会

全国中医药行业高等教育"十四五"规划教材
全国高等中医药院校规划教材（第十一版）

主　编

彭　成（成都中医药大学）

副主编（以姓氏笔画为序）

王芙蓉（山东中医药大学）　　　　　王鑫国（河北中医学院）

阮叶萍（浙江中医药大学）　　　　　余林中（南方医科大学）

沈云辉（上海中医药大学）　　　　　苗明三（河南中医药大学）

黄莉莉（黑龙江中医药大学）

编　委（以姓氏笔画为序）

卫　昊（陕西中医药大学）　　　　　马　骏（甘肃中医药大学）

王　晖（广东药科大学）　　　　　　叶耀辉（江西中医药大学）

任守忠（海南医学院）　　　　　　　庄朋伟（天津中医药大学）

李红艳（辽宁中医药大学）　　　　　李丽静（长春中医药大学）

汪　宁（安徽中医药大学）　　　　　罗先钦（重庆医科大学）

赵　晖（首都医科大学）　　　　　　姚　蓝（新疆医科大学）

钱海兵（贵州中医药大学）　　　　　徐世军（成都中医药大学）

彭求贤（湖南中医药大学）　　　　　董世芬（北京中医药大学）

游秋云（湖北中医药大学）　　　　　操红缨（广州中医药大学）

学术秘书

谢晓芳（成都中医药大学）

彭代银（安徽中医药大学校长）

董竞成（复旦大学中西医结合研究院院长）

韩晶岩（北京大学医学部基础医学院中西医结合教研室主任）

程海波（南京中医药大学校长）

鲁海文（内蒙古医科大学副校长）

翟理祥（广东药科大学校长）

秘书长（兼）

陆建伟（国家中医药管理局人事教育司司长）

侯卫伟（中国中医药出版社有限公司董事长）

办公室主任

周景玉（国家中医药管理局人事教育司副司长）

李秀明（中国中医药出版社有限公司总编辑）

办公室成员

陈令轩（国家中医药管理局人事教育司综合协调处处长）

李占永（中国中医药出版社有限公司副总编辑）

张峘宇（中国中医药出版社有限公司副总经理）

芮立新（中国中医药出版社有限公司副总编辑）

沈承玲（中国中医药出版社有限公司教材中心主任）

编审专家组

全国中医药行业高等教育"十四五"规划教材
全国高等中医药院校规划教材（第十一版）

组　长
余艳红（国家卫生健康委员会党组成员，国家中医药管理局党组书记、局长）

副组长
张伯礼（天津中医药大学教授、中国工程院院士、国医大师）
秦怀金（国家中医药管理局副局长、党组成员）

组　员
陆建伟（国家中医药管理局人事教育司司长）
严世芸（上海中医药大学教授、国医大师）
吴勉华（南京中医药大学教授）
匡海学（黑龙江中医药大学教授）
刘红宁（江西中医药大学教授）
翟双庆（北京中医药大学教授）
胡鸿毅（上海中医药大学教授）
余曙光（成都中医药大学教授）
周桂桐（天津中医药大学教授）
石　岩（辽宁中医药大学教授）
黄必胜（湖北中医药大学教授）

前　言

　　为全面贯彻《中共中央 国务院关于促进中医药传承创新发展的意见》和全国中医药大会精神，落实《国务院办公厅关于加快医学教育创新发展的指导意见》《教育部 国家卫生健康委 国家中医药管理局关于深化医教协同进一步推动中医药教育改革与高质量发展的实施意见》，紧密对接新医科建设对中医药教育改革的新要求和中医药传承创新发展对人才培养的新需求，国家中医药管理局教材办公室（以下简称"教材办"）、中国中医药出版社在国家中医药管理局领导下，在教育部高等学校中医学类、中药学类、中西医结合类专业教学指导委员会及全国中医药行业高等教育规划教材专家指导委员会指导下，对全国中医药行业高等教育"十三五"规划教材进行综合评价，研究制定《全国中医药行业高等教育"十四五"规划教材建设方案》，并全面组织实施。鉴于全国中医药行业主管部门主持编写的全国高等中医药院校规划教材目前已出版十版，为体现其系统性和传承性，本套教材称为第十一版。

　　本套教材建设，坚持问题导向、目标导向、需求导向，结合"十三五"规划教材综合评价中发现的问题和收集的意见建议，对教材建设知识体系、结构安排等进行系统整体优化，进一步加强顶层设计和组织管理，坚持立德树人根本任务，力求构建适应中医药教育教学改革需求的教材体系，更好地服务院校人才培养和学科专业建设，促进中医药教育创新发展。

　　本套教材建设过程中，教材办聘请中医学、中药学、针灸推拿学三个专业的权威专家组成编审专家组，参与主编确定，提出指导意见，审查编写质量。特别是对核心示范教材建设加强了组织管理，成立了专门评价专家组，全程指导教材建设，确保教材质量。

　　本套教材具有以下特点：

1.坚持立德树人，融入课程思政内容

　　将党的二十大精神进教材，把立德树人贯穿教材建设全过程、各方面，体现课程思政建设新要求，发挥中医药文化育人优势，促进中医药人文教育与专业教育有机融合，指导学生树立正确世界观、人生观、价值观，帮助学生立大志、明大德、成大才、担大任，坚定信念信心，努力成为堪当民族复兴重任的时代新人。

2.优化知识结构，强化中医思维培养

　　在"十三五"规划教材知识架构基础上，进一步整合优化学科知识结构体系，减少不同学科教材间相同知识内容交叉重复，增强教材知识结构的系统性、完整性。强化中医思维培养，突出中医思维在教材编写中的主导作用，注重中医经典内容编写，在《内经》《伤寒论》等经典课程中更加突出重点，同时更加强化经典与临床的融合，增强中医经典的临床运用，帮助学生筑牢中医经典基础，逐步形成中医思维。

3.突出"三基五性",注重内容严谨准确

坚持"以本为本",更加突出教材的"三基五性",即基本知识、基本理论、基本技能,思想性、科学性、先进性、启发性、适用性。注重名词术语统一,概念准确,表述科学严谨,知识点结合完备,内容精炼完整。教材编写综合考虑学科的分化、交叉,既充分体现不同学科自身特点,又注意各学科之间的有机衔接;注重理论与临床实践结合,与医师规范化培训、医师资格考试接轨。

4.强化精品意识,建设行业示范教材

遴选行业权威专家,吸纳一线优秀教师,组建经验丰富、专业精湛、治学严谨、作风扎实的高水平编写团队,将精品意识和质量意识贯穿教材建设始终,严格编审把关,确保教材编写质量。特别是对 32 门核心示范教材建设,更加强调知识体系架构建设,紧密结合国家精品课程、一流学科、一流专业建设,提高编写标准和要求,着力推出一批高质量的核心示范教材。

5.加强数字化建设,丰富拓展教材内容

为适应新型出版业态,充分借助现代信息技术,在纸质教材基础上,强化数字化教材开发建设,对全国中医药行业教育云平台"医开讲"进行了升级改造,融入了更多更实用的数字化教学素材,如精品视频、复习思考题、AR/VR 等,对纸质教材内容进行拓展和延伸,更好地服务教师线上教学和学生线下自主学习,满足中医药教育教学需要。

本套教材的建设,凝聚了全国中医药行业高等教育工作者的集体智慧,体现了中医药行业齐心协力、求真务实、精益求精的工作作风,谨此向有关单位和个人致以衷心的感谢!

尽管所有组织者与编写者竭尽心智,精益求精,本套教材仍有进一步提升空间,敬请广大师生提出宝贵意见和建议,以便不断修订完善。

国家中医药管理局教材办公室
中国中医药出版社有限公司
2023 年 6 月

编写说明

中药药理学是在中医药理论指导下，应用现代科学技术和方法，研究中药与机体之间相互作用及作用规律的科学。本课程是中药学、药学专业的主干课程，是中医学、中西医临床医学专业的基础课程，是沟通中西医、联系中西药、跨越医学和药学、衔接基础与临床的桥梁性课程。

本教材是全国中医药行业高等教育"十四五"规划教材，也是国家中医药管理局精选重点建设的"核心示范课程"之一。总体编写思路是：以社会主义核心价值观为指导，以学生为中心，以服务人才培养为目标，坚持一个理念、三个结合、五个性质，注重学生中药药理学知识、能力和素质的培养与提高。

1. 一个理念："医药结合、学以致用"的理念。

2. 三个结合：医药结合、理论实践结合、知识点执业点结合。

3. 五个性质：系统性、科学性、创新性、实用性和前瞻性。

系统性：根据"中药药理学"学科知识体系，分总论、各论、实验三部分。总论按照绪论、中药药性、中药配伍、中药药效学、中药药动学、中药毒理学、中成药理学七个方面展开；各论部分按照常用药、常用配伍、常用方、常用成药四个层次展开；实验按中药药理动物模型、中药血清药理学与脑脊液药理学、中药新药药理毒理研究、新技术在中药药理研究中的应用四个部分展开，从而达到构建全面系统的中药药理学知识体系的目的。

科学性：一是注意与现代科学技术的同步发展，术语科学规范；二是深入研究和厘清中医药的理论，充分体现中医药特色，写作中表述力求客观、公正、平和，避免引起歧义和争议。

创新性：一是整本教材的内容构架上创新，按照中药药理学知识体系进行布局谋篇；二是让已得到公认的新的研究成果进教材，纳入目前国家自然科学基金项目和国家重点专项、重大专项等最新的研究成果，体现知识的更新和最新进展。

实用性：针对目前教材存在知识点多、小、乱和前后重复的现状，编写中力求每一类药物主要写与其功效密切相关的药理作用，关键药理作用写深、写透，其他比较泛的药理作用点到为止；同时写作中紧密结合"临床实际和研究开发实际"，知识点与执业点紧密结合，达到"教师好教、学生好学、用者好用"的目的。

前瞻性：新编《中药药理学》教材不仅要与时俱进，体现学科发展的新知识、新技术、新成果和教育教学改革、教材改革的成果，而且要为三级学科的分化奠定基础，体现前瞻性。

本教材主要供全国高等中医药院校中医学、中药学、中西医临床医学、中药制药、药学等专业本科教学使用，也可供中药学类专业自学考试和专科教学使用及执业医师、执业药师和职称考试参考。根据各专业的具体情况，在完成教学大纲基本要求的前提下，讲课学时、教学顺序和教学方法等可适当调整。

本教材绪论、中药配伍、中药毒理学、中药药理动物模型由彭成撰写；中药药性由苗明三撰写；中药药效学和解表方药由徐世军撰写；中药药动学、中药血清药理学与脑脊液药理学由阮叶萍撰写；中成药学由王鑫国撰写；清热方药由余林中、罗先钦撰写；泻下方药由王芙蓉撰写；祛风湿方药由汪宁撰写；芳香化湿方药由李丽静撰写；利水渗湿方药由钱海兵撰写；温里方药由马骏撰写；理气方药由操红缨撰写；消食方药由彭求贤撰写；止血方药由游秋云撰写；活血化瘀方药由李红艳、叶耀辉撰写；化痰止咳平喘方药由赵晖撰写；安神方药由任守忠撰写；平肝息风方药由姚蓝撰写；开窍方药由王晖撰写；补虚方药由董世芬撰写；收涩方药由卫昊撰写；攻毒杀虫止痒方药由庄朋伟撰写；中药新药药理毒理研究由黄莉莉编写；新技术在中药药理研究中的应用由谢晓芳撰写；附录由谢晓芳整理。融合出版数字化教材由纸质教材各章编写负责人编写，沈云辉统稿。本教材编写过程中参考了历版《中药药理学》及中药药理学相关的著作、专著，在此一并表示感谢！

本教材若有不足之处，恳请诸位同仁及读者提出宝贵意见，以便再版时修订提高。

《中药药理学》编委会

2021 年 5 月

目　录

扫一扫，查阅
本书数字资源

各 论

实　验

总　论

扫一扫，查阅本章数字资源，含PPT、音视频、图片等

中药药理学是中药学、药学的主干课程，是中医学、中西医结合医学的基础课程，是沟通中西医、联系中西药、跨越医学和药学、衔接基础与临床的桥梁性课程，对中医药学术继承与创新、临床疗效提高和中药产业发展具有重要意义。

第一节　中药药理学概述

中药药理学，既包括中药药性、中药配伍、中药药效、中药药动、中药毒理和单味药、配伍、方剂、中成药所构建的理论知识体系，又包括中药药理实验、实训、实践所构成的实践技术体系。学习中药药理学必须具有中药学、中医学、药学、西医基础和临床学科的基本知识和技能，才能融会贯通，推陈出新。

一、基本概念与主要内容

中药药理学（pharmacology of traditional Chinese medicine，PTCM）是在中医药理论指导下，应用现代科学技术和方法，研究中药与机体相互作用及作用规律的科学。中药传统称为"本草"，西方医药学传入我国后，人们把我国传统药物称为"中药"，包括药材、饮片、配方颗粒、提取物、组分、成分、配伍、方剂、中成药等。机体主要指人体、动物体、病原体，包括生物体、器官、组织、细胞、分子等不同层次。中药对机体的作用，包括治疗作用、保健作用和毒副作用，主要研究中药对机体的具体作用、作用机制及产生作用的物质基础。机体对中药的作用，主要是研究中药接触或进入机体后，吸收、分布、代谢和排泄的动力学过程。

中药药理学的研究内容主要包括三个方面：一是研究中药对机体的作用、作用环节与效应，以及产生作用和效应的物质基础及机制，简称中药药效学（pharmacodynamics of TCM）；二是研究中药在体内吸收、分布、代谢、排泄的动态变化过程及特点，定量揭示中药在体内的量 – 时 – 效的关系，简称中药药动学（pharmacokinetics of TCM）；三是研究中药对生物体有害效应、机制、安全性评价与危险度评定，简称中药毒理学（toxicology of TCM）。

二、学科特征与主要任务

中药药理学不同于西药药理学和天然药物药理学，其本质特征主要体现在三个方面：一是中药药理研究必须与中医药理论紧密结合；二是中药的研究对象和药效物质形式多样；三是中药的药理作用具有多靶点、多环节、多途径、整合调节的特点。

中药药理学的主要任务是研究中药对机体的药理作用、作用机制和物质基础，以及机体对中

药的药动学过程；阐明中药药性、中药功效、中药配伍和单味药、方剂、中成药应用的科学内涵，提高中药的临床疗效，指导临床科学合理地应用中药；评价中药产生毒性的物质基础、作用机制和增效减毒原理，为临床安全用药提供科学依据；发现创新中药，科学评价中药新药的有效性和安全性，为中药新药开发奠定基础；揭示中药药理学的科学内涵，推动中药现代化、国际化、产业化，推进中西医结合，为中医药学、医药学的发展和生命科学的进步做出贡献。

第二节　中药药理学研究

中药药理学是中华民族在长期与疾病做斗争的实践和现代药理研究过程中，不断形成的知识和技术体系，凝聚了中华民族的药学成就，蕴含着丰富的用药经验与中药防病治病的基本原理。其发展经历了中药作用及作用原理探索和中药药理的现代研究与发展两个重要阶段。

一、中药的作用及作用原理探索

中药的作用及其原理探索，早在《神农本草经》中就有记载。《神农本草经》成书于东汉末年，是世界上现存最早的药学专著，载药365种，不仅论述了中药的性味、作用、主治，而且对中药四气五味、有毒无毒、七情合和等性能功效理论进行了探索。南北朝时期梁代陶弘景（452—536年）著《本草经集注》，载药730种。每药之下不但对原有的性味、功能与主治有所补充，并增加了产地、采集时间和加工方法等，丰富了《神农本草经》的内容。唐显庆四年（659年），在"普颁天下，营求药物"的基础上，苏敬等23人奉命编撰《唐本草》（又名《新修本草》），共54卷，收载844种药物，图文并茂，是我国第一部官修本草，也是世界上最早的药典，比《纽伦堡药典》早800多年；不但对中国药物学的发展有很大影响，而且流传国外，对世界医药的发展做出了重要贡献。北宋后期（1098—1108年），四川名医唐慎微编撰《经史证类备急本草》（简称《证类本草》），共31卷，载药1740多种，药后列单验方3000余首，完整保存了主流本草的精华；曾由政府派人修订三次，加上了"大观""政和""绍兴"的年号，作为官修本草刊行。北宋末（1118年），宋徽宗赵佶《圣济经》中专门设有"药理篇"，为中医药最早的药理专论。《圣济经·药理篇》主要分为"性味"和"法象"两大部分。"性味"就是《神农本草经》所载的四气五味等，属于药物的内在性质；而"法象"则是受北宋儒学重格物穷理之风的影响，根据药物的外形、颜色、质地等外部现象，以及药物基原的习性、作用和自然界物种之间的克制关系等来说明药物的作用与作用原理。

金元医家不再承袭综合主流本草的学风，改变了以药物品种搜寻、基原考证、方药资料汇集整理为重点的做法，大兴药物奏效原理探求之风，以药物形、色、气、味、体为主干，利用气化、运气和阴阳五行学说，建立了一整套法象药理模式，并发挥了归经、升降浮沉和五脏苦欲补泻等药物性能理论。如刘完素《素问药注》《本草论》，张元素《珍珠囊》《脏腑标本药式》，李东垣《药类法象》《用药心法》，王好古《汤液本草》，朱丹溪《本草衍义补遗》等著作，丰富了中药奏效原理研究的内容。

明代医药学家李时珍（1518—1593年），在《证类本草》的基础上，"岁历三十稔，书考八百余家，稿凡三易"，编成《本草纲目》，共52卷，载药1892种，附方11096个，按药物的自然属性，分为16部，60类，每药之下，分释名、集解、修治、主治、发明、附方等项，是中国本草史上伟大的著作，也对世界医药学的发展做出了巨大贡献。

清代赵学敏于1765年辑成《本草纲目拾遗》，对《本草纲目》做了一些订正和补充，增药

716 种。清代吴其濬撰《植物名实图考》,于 1848 年刊行,共 38 卷,收载植物 1714 种,分 12 类,每类分若干种,叙述其名称、形、色、味、品种、产地、生长习性、用途等,并有附图。所载植物,在种类和地理分布上,都远远超过历代诸家本草,对我国近代中药学、近代植物分类学及世界植物学的发展都有很大影响。

我国古代医药学家不仅对中药的作用及作用原理进行了探索,而且出现了实验药理和临床药理的萌芽。如早在公元前《国语》中就记载,以含乌头的肉喂犬以验其毒。《论衡·道虚》谓:"致生息之物密器之中,覆盖其口,漆涂其隙,中外气绝,息不得泄,有倾死也。"《智囊全集》记载许襄毅公为辨冤狱,"公乃买鱼作饭,投荆花于中,试之狗彘,无不死者"。又如,唐代陈藏器《本草拾遗》记载:"黍米及糯,饲小猫、犬,令脚屈伸不能行,缓人筋故也。"这是最早的中医动物模型。"赤铜屑主伤寒,能焊人骨,及六畜有损者,细研酒服,直入骨损处,六畜死后,取骨视之,犹有焊痕,可验",是人性化的中药药理实验。宋代寇宗奭《本草衍义》通过建立大雁骨折动物模型,观察自然铜对动物模型的影响,从而得出自然铜有接骨的功效。宋代苏颂《本草图经》记载,用对比法进行临床药理实验,鉴别真假人参,具有现代科学实验的思想。古代中药毒副作用的验证、中药功效的发现与实验具有重要意义,其实验思想给现代中药药理研究以启迪。

二、中药药理的现代研究与发展

19 世纪中叶,西方医药传入我国,出现了中西两大医学体系的碰撞和渗透。我国老一辈医药学家,开始应用现代医药学的理论、技术和方法来研究中药的作用、作用机制及产生作用的物质基础。自此,中药药理的现代研究才逐渐形成并不断发展。

20 世纪初,我国学者袁淑范,在衣笠丰报道了四川何首乌含蒽醌衍生物的基础上,比较研究了何首乌浸膏与何首乌蒽醌衍生物对动物肠管运动的影响,认为何首乌的作用至少一部分为何首乌蒽醌衍生物的作用[民国医学杂志,1923,1(6):15-21],这是现代意义上最早的中药药理实验。我国老一辈药学家、北京协和医学院药理教师陈克恢,发现麻黄的有效成分麻黄碱具有类似肾上腺素样作用,且作用持久,其效能与交感神经兴奋剂相同。其研究论文"麻黄有效成分麻黄碱的作用"于 1924 年发表在 *J. Pharmacol. Exper. Therap.*,在国内外引起了强烈反响和广泛关注,麻黄碱从此成为重要的拟交感神经药物,为多国药典所收载,开启了中药药理现代研究的新纪元。

20 世纪 30～50 年代,国内学者沿袭袁淑范、陈克恢的研究方法,相继对川芎、人参、当归、延胡索、黄连、黄柏、柴胡、乌头、蟾酥、仙鹤草、防己、贝母、使君子、常山、鸦胆子等十余种常用中药进行了化学和药理研究,形成了一条延续至今的中药药理研究思路,即从天然药材中提取其化学成分,筛选研究其药效,再进行相关药理毒理研究。但受限于客观条件,研究的品种不多,成果有限,仅将临床有一定疗效的中药当成一种植物药来研究,很少联系中医药理论和临床。另外,老一辈药理学家对 20 世纪 50 年代以前的中药药理研究进行了总结,编著出版了专著。如 1953 年牟鸿彝编译《国药的药理学》、1954 年朱颜编著《中药的药理与应用》、张绍昌编著《中药的现代研究》等,对 20 世纪 50 年代以前中药药理研究成果进行了总结,为中药药理作用的深入研究奠定了基础。但其分类方式按当时药理学的分类方法进行,中药药理学学科尚未形成。

20 世纪 60～80 年代,党和政府高度重视中医药的发展,中药药理现代研究成果层出不穷,中药药理学从药理学和中药学中脱颖而出,成为一门独立的学科。主要体现在四个方面:一是围绕西医学相关系统疾病进行有目的的中药疗效验证和新药发现，特别在强心、降血压、镇痛、驱虫、抗菌、抗炎、解热、利尿等方面进行了大量药物筛选，中药对呼吸系统、心血管系统、中枢神经系统作用及抗感染和抗肿瘤作用的研究取得显著成绩，发现和确定了青蒿素、小檗碱、苦参碱、川芎嗪、丹参酮、葛根黄酮、麝香酮等中药药理活性成分。尤其屠呦呦领导的项目组，研究发现中药青蒿截疟的有效成分为青蒿素，具有明显的抗疟作用，能有效降低疟疾患者的死亡率，其成果获得诺贝尔奖。二是开始应用现代科学技术、药理实验方法，研究中药药性、中药配伍等中药性能功效理论。尤其开始探索建立符合中药药理实验特点的实验方法，如中医证候、病证结合动物模型，中药血清药理实验方法。三是开始重视中医证候、治则治法、中药复方的研究，形成了"以药测方、以方探法、以法说理"，逆向探索中医"理、法、方、药"的辨证思维模式，在活血化瘀、扶正固本、通里攻下、清热解毒等重要治法和参附汤、桃红四物汤、四君子汤、补中益气汤、六味地黄丸等常用方剂研究方面取得进展。四是进行了理论总结，出版了中药药理学专著和教科书。如20世纪70年代末，周金黄、王筠默主持编写了《中药药理学》，1985年王筠默主编了第一版高等医药院校试用教材《中药药理学》。

20世纪末，随着现代科学技术的迅速发展，中药药理学的研究领域不断拓展，中药药理学的研究方法日益先进，中药药理学学科体系进一步完善。在研究领域方面，中药代谢动力学研究和中药安全性评价逐渐受到重视，尤其是与中药药性、功效与主治相互联系的中药药理研究，以及复方配伍规律和复方药效物质基础的研究日益增多。在研究方法方面，中药血清药理学方法的开展、中药药理动物模型的探索、现代分子生物学技术的应用，使中药药理研究水平，从整体深入到组织器官、细胞和分子各个层面。在专业方面，1991年成都中医药大学、南京中医药大学创建中药药理学专业，首次面向全国招收中药药理学本科学生，标志着中药药理学学科体系已基本形成。

21世纪，国家大力支持中医药的发展与创新，中药药理学作为中医药现代化最活跃的力量，发展更为迅速，研究内容更加丰富。国家在大力支持现代中药、复方作用原理与物质基础研究的基础上，重点支持中药药性、中药配伍、中药毒性、中药药代和中药量–效关系的研究。研究方法更加多样，一方面，随着科学技术的进步，基因组学、转录组学、蛋白组学、代谢组学等新技术、新方法，广泛应用于中药药理学研究；另一方面，符合中药药理学研究特点的中药药理病证动物模型方法、中药血清药理方法、中药脑脊液药理方法、中药毒理评价方法和中药毒效整合分析方法等不断涌现。学科分化趋于完善，国家中医药管理局明确将中药药理学作为二级学科进行重点建设。中药药理学也逐渐分化为中药药效学、中药药动学和中药毒理学等三级学科。

目前，随着中药药理研究与网络药理学、化学生物学、结构生物学、系统毒理学等新学科、新技术、新方法的结合，中药药理学的研究范围不断扩大，内容不断丰富。今后一段时间内，怎么科学总结不同类型、不同层次中药药效物质的作用原理与应用规律，建立符合中医药特点和科学规范的中药药理学方法体系，科学揭示中药功效的现代内涵，多维评价中药的有效性与安全性，是中药药理学必须面对和解决的重大关键科学问题。

扫一扫，查阅本章数字资源，含PPT、音视频、图片等

中药药性是中药最重要的基本理论之一，是中药基本理论的核心和主要特点，是指导临床用药和阐释中药作用机制的重要依据。药性理论是中医药理论体系的重要组成部分，是对中药作用性质和功能的高度概括，也是中医处方遣药的主要依据和防病治病用药规律的总结。中药药性是中药区别于植物药、天然药物的突出标志，是中医与中药之间的桥梁和纽带。

第一节 中药药性概述

中药药性又称中药性能，是中药基本理论的核心。中药药性有广义与狭义之分。广义的中药药性是指与疗效有关的中药性质或属性（包括中药的功效与主治、有毒与无毒等），通常说的中药药性一般指四气、五味、归经、升降浮沉等。狭义的药性主要指中药的寒、热、温、凉四性。

"药性"一词最早见于《神农本草经》所载："药性有宜散者，宜丸者，宜水煮者，宜酒渍者，亦有一物兼宜者，亦有不可入汤酒者，并随药性，不得违越。"《本草经集注》曰："药性所主，为以认识相因。""案今药性，一物兼主十余病者，取其偏长为本……"其中把药性与中药的功效和主治病证结合起来。后世还有专以药性命名的本草书籍，如《药性赋》《药性论》等，涉及性味、毒性、七情配伍、用量等。《中药药性论》（高晓山主编，1992年）对中药药性的历史文献和现代研究资料进行系统梳理，并认为药性理论有抽象药性、形性药性、功能药性、向位药性、配伍药性、方剂药性、综合药性、修制理论、采收理论等。

20世纪80年代，曾对中药药性特别是寒热药性进行了研究。主要采用药理学方法研究不同药性中药对中枢神经递质、交感神经－肾上腺皮质系统、内分泌系统、基础能量代谢等的影响，并结合寒证、热证临床表现及生理、生化、代谢和病理改变，寻找可以表征中药寒热药性的生物学和化学信息，进而建立中药寒热药性的评价方法和指标。也有从化学成分特别是微量元素与四性的相关性探讨中药四性内涵的研究。

20世纪90年代，中药药性研究几乎处于停滞状态。21世纪初，又掀起了新一轮中药药性研究热。有从热力学角度研究中药寒热药性内涵和实质，提出了"中医药热力学观"，建立了基于生物热力学表达的中药寒热药性评价方法。也有分析中药四气、五味与能量的关系，并从量子化学角度提出电子得失吸推偏移能级升降说，得吸电子为阳－酸－气、失推电子为阴－碱－味等，丰富了中药药性的研究。近年来，国家大力支持中药药性的研究，在药性的物质基础、生物效应和功效应用方面进行了较为系统的研究，在药性可拆分和配伍可调控药性等方面有新的见解。

第二节　中药药性的基本特点

一、中药的四气

中药四气，又称四性，是指中药寒、热、温、凉四种不同的药性，反映了中药在影响人体阴阳盛衰、寒热变化方面的作用趋势，是中药最主要的性能，是说明中药作用的主要理论依据之一。四性之外，还有平性，指药物性质平和、作用较缓和的中药，实际上仍略有微寒、微温的差异。中药四性实际上可以看作是寒（凉）、热（温）二性。温热与寒凉属于两类不同的性质，温次于热，凉次于寒，即在共性中有程度上的差异。能够减轻或消除热证的药物，即具有清热、凉血、泻火、滋阴、清虚热等功效的药物，其药性属于寒性或凉性；能够减轻或消除寒证的药物，即具有祛寒、温里、助阳、益气等功效的药物，其药性属于热性或温性。

陶弘景在《本草经集注》中明确指出："药物甘苦之味可略，唯冷热须明。"李中梓在《医宗必读》中也强调："寒热温凉，一匕之谬，覆水难收。"可见四气在药性理论中的地位。有关中药寒热温凉四气的记载，最早见于《黄帝内经》和《神农本草经》。《素问·至真要大论》有"寒者温之，热者寒之""治以寒凉""治以温热"等记载；药性之气，源于《素问》。药"有寒热温凉四气"，则首见于《神农本草经》，并在介绍每味药物功效之前先冠以四气，四气不同，药物作用不同。在《神农本草经》中还提出"疗寒以热药，疗热以寒药"，即运用四性理论指导临床用药，奠定了四性用药的理论基础。四性理论的形成，虽有禀受于天之说，但主要还是由药物作用于人体所产生的不同反应和所获得的不同疗效而总结出来的用药理论。

二、中药的五味

将五味与药物相结合最早见于《黄帝内经》和《神农本草经》。如《素问·至真要大论》曰："淡味渗泄。"《神农本草经·序例》谓："药物酸咸甘苦辛。"《素问·脏气法时论》中论述了"辛散、酸收、甘缓、苦坚、咸软"等作用特点。用阴阳五行的哲学思想探讨五味的作用，五味与五脏的关系，五味对五脏生理、病理的影响，把人们对药味的感官认识上升到理性层面，标志着五味学说的确立。

五味的本义是指辛、甘、酸、苦、咸五种由口尝而直接感知的真实滋味。中药五味大多数通过味觉反应而确定，但又不限于此，部分根据药物临床功效的归类而确定。作为中药性能中的五味主要是用以反映药物作用在补、泄、散、敛等方面的特征性，是中药味道与功效的概括和总结。

三、中药的归经

中药归经理论的最早论述见于《黄帝内经》，提出药物的五味对机体脏腑有选择性。如《素问·宣明五气》曰："五味入五脏，各归所喜，故酸先入肝，苦先入心，甘先入脾，辛先入肺，咸先入肾。"把归经概念作为药性记载而提出来的是金元时期医家张元素，在其所著《珍珠囊》和《医学启源》等书籍中已有了"藁本乃太阳经风药""石膏乃阳明经大寒之药"等的记载，张元素提倡分经分部用药，为归经理论奠定了基础。明代李时珍撰写的《本草纲目》对中药归经理论的发展也有较大贡献，在《本草纲目》药性的讨论中，均标明有归经内容，如"麻黄乃肺经专药，故治肺病多用之"，并将《黄帝内经》五味五色入五脏的理论用于临床，从而提高了归经理论的实用价值，使归经理论逐渐完善，趋于成熟，促进了归经理论的应用和推广。归经理论的形成标志着传统中医形成了对中药选择性作用于脏腑经络的系统认识。

"归"是指药物的归属，即指药物作用的部位。"经"是指经络及其所属脏腑。归经是药物对机体治疗作用及适应范围的归纳，是中药对机体脏腑经络选择性的作用或影响。中药的归经是从药物功效及疗效总结而来的，是药物的作用及效应的定向与定位。

四、中药的升降浮沉

中药的升降浮沉是药物性能在人体内呈现的一种走向和趋势，向上向外的作用称为升浮，向下向内的作用称为沉降。一般来说，具有解表、透疹、祛风湿、升阳举陷、开窍醒神、温阳补火、行气解郁及涌吐等功效的药物，其作用趋向主要是升浮；具有清热、泻火、利湿、安神、止呕、平抑肝阳、息风止痉、止咳平喘、收敛固涩及止血等功效的药物，其作用趋向主要是沉降。

升降浮沉理论是根据不同病位病势采用不同中药所取得治疗效果而总结出来的用药理论。不同疾病常表现出不同的病势：向上如呕吐、呃逆、喘息；向下如泻痢、崩漏、脱肛；向外如盗汗、自汗；向内如病邪内传等。在病位上则有在表如外感表证、在里如里实便秘、在上如目赤头痛、在下如腹水尿闭等。消除或改善这些病证的药物，相对来说需要分别具有升降或浮沉等作用趋向。升浮与沉降是两种对立的作用趋向。《素问·阴阳应象大论》提出气味阴阳归属及升降浮沉的不同作用，根据机体升降出入障碍的不同病位病势采取相应治疗方法，为中药升降浮沉理论的产生奠定了基础。经金元时期张元素、李东垣、王好古及明代李时珍的补充和发展，升降浮沉理论趋于完善。

第三节 中药药性研究

一、中药四气的研究

现代对中药四气的研究，通常将中药分为寒凉及温热两大类进行。针对中医临床寒热病证的表现与机体各系统功能活动变化的关系，发现它们对中枢神经系统、自主神经系统、内分泌系统、能量代谢等方面的影响具有一定规律性。

1. 中药四气与中枢神经系统功能 多数寒凉药对中枢神经系统呈现抑制性作用，如金银花、板蓝根、钩藤、羚羊角、黄芩等；多数温热药则具有中枢兴奋作用，例如麻黄、麝香、马钱子等。热证患者常表现出精神振奋、语声高亢、高热惊厥、情绪激动等中枢兴奋症状；寒证患者常表现出精神倦怠、安静、语音低微等中枢抑制状态。寒证患者经温热中药治疗或热证患者经寒凉中药治疗后，中枢神经系统症状可获得显著改善，说明中药的寒热之性能够影响中枢神经系统的功能。使用寒凉或温热药制备寒证或热证动物模型，可见类似寒证或热证患者的中枢神经系统功能的异常变化，如寒证模型大鼠（灌服龙胆草、黄连、黄柏、金银花、连翘、生石膏造模）痛阈值和惊厥阈值升高，说明动物处于中枢抑制状态；热证模型大鼠（灌服附子、干姜、肉桂造模）痛阈值和惊厥阈值降低，说明动物处于中枢兴奋状态。

寒热证模型动物脑内神经递质含量也发生相应变化，寒凉药（知母、石膏、黄柏）制备虚寒证模型大鼠，脑内兴奋性神经递质去甲肾上腺素（noradrenaline，NA）和多巴胺（dopamine，DA）含量降低，5-羟色胺（5-hydroxytryptamine，5-HT）含量升高，表现出中枢抑制状态；温热药附子、肉桂、干姜等可使动物脑内参与合成儿茶酚胺（catecholamine，CA）的多巴胺 β-羟化酶活性增加，NA、DA 含量逐渐增加，而使脑内 5-HT 含量降低。使用附子、干姜、肉桂等制备的热证模型动物脑内酪氨酸羟化酶活性显著增高，兴奋性神经递质 NA 含量增加；寒凉药知母、石膏、黄柏等可使动物脑内多巴胺 β- 羟化酶活性降低，而 NA 合成抑制，含量降低。

2. 中药四气与自主神经系统功能　寒证或热证患者临床上常有自主神经功能紊乱的症状。寒证患者的主要症状有形寒肢冷、口不渴、小便清长、大便稀溏、咳痰稀薄等；热证患者的主要症状有面红目赤、口渴喜饮、小便短赤、大便秘结等。定量测定患者唾液分泌量、心率（heart rate，HR）、体温、呼吸频率、收缩压（systolic blood pressure，SBP）和舒张压六项指标，即自主神经平衡指数，可反映交感神经 - 肾上腺系统功能状态。寒证患者自主神经平衡指数降低（唾液分泌量多、HR 减慢、基础体温偏低、血压偏低、呼吸频率减慢），即交感神经 - 肾上腺系统功能偏低；相反，热证患者自主神经平衡指数增高，即交感神经 - 肾上腺系统功能偏低。寒凉药对自主神经系统具有抑制作用，而温热药具有兴奋性效应。寒凉药可抑制 CA 类合成，降低交感神经活性，抑制肾上腺皮质和代谢功能。温热药对交感神经、肾上腺髓质、皮质、代谢功能等有一定的增强作用。对热证或寒证患者分别应用寒凉药或温热药为主的方药进行治疗后，随着临床症状的好转，其自主神经系统平衡指数逐渐恢复正常。

动物实验研究结果与临床患者表现相似。长期给动物灌服寒凉或者温热药，可引起动物自主神经系统功能紊乱。采用黄连与苦参（1∶1）、附子与肉桂（1∶1）连续灌服给药，同时结合低温环境（0℃低温冰箱 2 小时）、高温环境（38℃高温烘箱 2 小时）分别制备寒证、热证大鼠模型。寒证动物模型可见心电活动减弱，体温降低，体重增加率减少，CA 含量降低；热证动物模型心电活动较强，自主活动增加，体温较高，体重增加率亦较低，CA 含量较高。长期给予寒凉药的动物，其肾上腺皮质、卵巢、黄体等内分泌系统释放功能抑制，对刺激的反应迟缓。用寒凉药（知母、生石膏、黄连、黄芩、龙胆草等）连续给大鼠灌服，可使大鼠 HR 减慢，尿中 CA 排出量减少，血浆中和肾上腺内多巴胺 β- 羟化酶活性降低，组织耗氧量减少，尿中 17- 羟类固醇排出减少。家兔甲状腺功能低下的阳虚证模型，动物的 HR 减慢、体温降低，同时体温和 HR 昼夜节律变化出现明显异常。用温热性的温肾助阳方药（熟附子、肉苁蓉、菟丝子、淫羊藿、巴戟天等）治疗后可以纠正甲状腺功能低下阳虚证模型动物的体温、HR 及昼夜节律变化的异常。

中药四气对自主神经的递质、受体及环核苷酸水平也有明显影响。环核苷酸与自主神经系统有密切联系，环磷酸腺苷（cyclic adenosine monophosphate，cAMP）和环磷酸鸟苷（cyclic guanosine monophosphate，cGMP）水平分别受肾上腺素能神经、β 受体及胆碱能神经、M 受体的调节。寒证、阳虚证患者副交感 -M 受体 -cGMP 系统功能偏亢，尿中 cGMP 的排出量明显高于正常人。给寒证、阳虚证患者分别服用温热药和助阳药物后，可以提高细胞内 cAMP 含量，使失常的 cAMP/cGMP 比值恢复正常。相反，热证、阴虚证患者交感神经 -β 受体 -cAMP 系统功能偏亢，尿中 cAMP 含量明显高于正常人。给热证、阴虚证患者分别服用寒凉药或滋阴药后，能够提高细胞内 cGMP 水平，使失常的 cAMP/cGMP 比值恢复正常。

温热药能通过提高正常大鼠脑组织腺苷酸环化酶（adenylate cyclase，AC）核糖核酸（messenger RNA，mRNA）表达，导致 AC 活性增强而导致 cAMP 合成增加，显示出中药温热之性；寒凉药则相反，可降低 AC mRNA 表达，导致 AC 活性抑制而引起 cAMP 合成减少，显示出中药寒凉之性。大鼠注射三碘甲状腺原氨酸（triiodothyronine，T_3）或醋酸氢化可的松，造成甲状腺功能亢进及肾上腺皮质功能亢进的阴虚证模型；模型大鼠脑、肾 β 受体的最大结合点位数值均显著升高，而 M 受体变化与 β 受体变化相反；滋阴药知母、生地黄或龟甲均可降低阴虚证模型动物升高的 β 受体最大结合点位数值，升高 M 受体最大结合点位数值，呈现出调节作用。给小鼠灌服甲硫氧嘧啶形成甲状腺功能减退的"甲减"阳虚证模型，其副交感神经 –M 受体 –cGMP 系统功能亢进，温热药附子、肉桂则减少模型小鼠脑内 M 受体数量，降低 cGMP 系统反应性并使之趋于正常。

由此可见，多数寒凉药能降低交感神经活性、抑制肾上腺皮质功能、升高细胞内 cGMP 水平，相反多数温热药能提高交感神经活性、增强肾上腺皮质功能、升高细胞内 cAMP 水平。

3. 中药四气与内分泌系统功能　温热药对内分泌系统具有兴奋效应，寒凉药具有抑制性作用，主要通过影响下丘脑 – 垂体 – 肾上腺皮质、下丘脑 – 垂体 – 甲状腺及下丘脑 – 垂体 – 性腺内分泌轴而实现。温热药人参、黄芪、白术、当归、鹿茸、肉苁蓉、刺五加、何首乌等可兴奋下丘脑 – 垂体 – 肾上腺皮质轴，使血液中促肾上腺皮质激素（adrenocorticotropic hormone，ACTH）、皮质醇含量升高；附子、肉桂、人参、黄芪、何首乌等具有兴奋下丘脑 – 垂体 – 甲状腺轴作用，使血液中促甲状腺激素（thyroid-stimulating hormone，TSH）或 T_3、T_4 水平升高；人参、刺五加、淫羊藿、附子、肉桂、鹿茸、补骨脂、蛇床子、仙茅、巴戟天等可以兴奋下丘脑 – 垂体 – 性腺内分泌轴。

动物长期给予温热药，其甲状腺、肾上腺皮质、卵巢等内分泌系统功能增强，而寒凉药可抑制这些内分泌系统功能。采用温热药复方（附子、干姜、肉桂方；或党参、黄芪方；或附子、干姜、肉桂、党参、黄芪、白术方）喂饲寒证（虚寒证）模型大鼠，可使动物血清 TSH 含量升高、基础体温升高。注射 T_3 造成"甲亢"阴虚证大鼠模型，大鼠可见类似临床患者的阴虚症状，表现为体温升高，体重增加缓慢，游离三碘甲状腺原氨酸（free triiodothyronine，FT_3）和游离甲状腺素（free thyroxine，FT_4）水平显著降低，寒凉之性的滋阴药龟甲能显著纠正阴虚症状。寒证模型动物肾上腺皮质对 ACTH 反应迟缓，注射 ACTH 后尿液中 17- 羟皮质类固醇（17-hydroxycorticosteroids，17-OHCS）含量达峰时间（peak time，T_{peak}）比正常对照组出现延迟；同样注射黄体生成素释放激素后，血液中孕酮含量 T_{peak} 也出现延迟；但经温热药复方治疗后，反应速度加快，T_{peak} 提前，尿中 17-OHCS 及血液孕酮含量的变化接近正常对照组。使用地塞米松制备下丘脑 – 垂体 – 肾上腺皮质轴抑制模型大鼠，动物血浆皮质酮及子宫中雌激素受体（estrogen receptor，ER）的含量均降低；使用温阳方药（附子、肉桂、肉苁蓉、补骨脂、淫羊藿、鹿角片）治疗后，血浆皮质酮和雌二醇含量明显增高，子宫中 ER 含量增加，接近正常水平，且雌二醇与 ER 亲和力提高。说明温热药对下丘脑 – 垂体 – 肾上腺皮质轴抑制模型大鼠的肾上腺皮质、性腺内分泌轴等异常变化具有良好的纠正和治疗作用。

4. 中药四气与能量代谢　中药四气是中药性质和作用属性的高度概括，也是机体能量代谢与热活性的重要反映。寒热药性的生物效应来源于两个方面：一是食物或中药本身蕴含不同形式或不同量值的能量或热量物质，这些物质在体内正常转化（代谢），可产生生理性或营养性的能量转移和热的变化；二是中药或食物可能含有内生致热物质或相关物质，这些物质作用于机体后能产生一系列生理或病理反应，这些反应大多伴有能量转移和热变化。寒证、热证患者代谢功能有很大变化，寒证或阳虚证患者基础代谢偏低，热证或阴虚证患者基础代谢偏高。多数温热药可增强能量代谢，多数寒凉药可抑制能量代谢。

甲状腺功能低下阳虚模型家兔的体温偏低，产热减少，温肾助阳方药可以纠正其低体温倾向。甲状腺功能亢进阴虚模型大鼠的产热增加，动物饮水量增加，尿量减少，血液黏稠度增高，能量消耗增加，动物体重减轻，滋阴药龟甲能够纠正上述甲状腺功能亢进阴虚模型大鼠的症状。热性药附子、肉桂、干姜等组成的复方，麻黄附子细辛汤，以及麻黄、桂枝、干姜、肉桂等均能提高实验大、小鼠的耗氧量，温热药鹿茸能提高大鼠脑、肝、肾组织耗氧量，促进糖原分解；寒凉药如生石膏、龙胆草、知母、黄柏等组成的复方则明显降低大鼠耗氧量。

给予寒性药黄连后，动物的宏观行为学表现为在高温区停留比例显著增加，即"趋热性"增强，同时体内三磷酸腺苷（adenosine triphosphate，ATP）酶活力、机体耗氧量显著下降，即机体能量代谢能力下降，动物代偿性地趋向高温区，以补偿机体偏"寒"的感知，反映出黄连的"寒性"特征。寒性方药黄连解毒汤能使大鼠肛温降低，寒冷环境中仍使其体温下降，而温热药能延迟寒冷环境中小鸡、大鼠的死亡时间和延缓体温下降。麻黄汤可下调体虚小鼠的高温趋向性，缓解动物的"虚寒"症状，体现出辛温解表的特点，同时肝组织 ATP、琥珀酸脱氢酶（succinate dehydrogenase，SDH）、SOD 活性增加；其类方麻杏石甘汤则可上调体盛小鼠的高温趋向性，缓解动物的"热证"症状，体现出其辛凉解表的特点，肝组织 ATP、SDH、SOD 活性降低。

中药四气影响能量代谢的作用主要与调节下丘脑 – 垂体 – 甲状腺轴功能、Na^+-K^+-ATP 酶（钠泵）活性有关。甲状腺激素增强机体产热效应，其增加组织基础代谢率的作用与诱导钠泵产生有关。寒凉药具有抑制红细胞膜钠泵活性作用。如黄连等六种寒性中药可能通过降低肝脏线粒体 SDH 活性从而减少 ATP 生成，降低肝脏钠泵、$Ca^{2+}-ATP$ 酶活性从而减少 ATP 消耗，并减少产热；知母中的知母菝葜皂苷元是一个典型的钠泵抑制剂，对提纯的兔肾 Na^+-K^+-ATP 酶有明显抑制作用。温热药能显著地升高小鼠红细胞膜钠泵活性。吴茱萸等六种热性中药可能通过促进肌糖原分解、增加 SDH 活性产生更多 ATP，通过增加钠泵和 $Ca^{2+}-ATP$ 酶活性而增加 ATP 消耗，从而增加产热；淫羊藿等可通过兴奋钠泵活性，提高细胞贮能和供能物质 ATP 含量，纠正寒证（阳虚证）患者的能量不足。

大鼠连续使用地塞米松可出现明显"耗竭"现象，类似于临床阳虚证表现，其钠泵活性明显低于正常对照组，温热药淫羊藿有促进钠泵活性恢复作用。临床肾阳虚患者红细胞膜钠泵活性显著低于正常人，其 ATP 分解减少，表现出一系列虚寒症状。肾阳虚患者使用温阳方药（附子片、淫羊藿、菟丝子、肉苁蓉等）治疗后，其红细胞膜钠泵活性有明显提高，接近于正常人水平。寒证模型大鼠线粒体内脂肪酸的 β– 氧化受阻，蛋白质的合成、折叠及分泌障碍，类固醇激素减少影响糖代谢，导致能量不足，应用温热中药治疗后，糖、脂代谢增强，蛋白质合成增加。

5. 寒凉药的抗感染、抗肿瘤作用　清热药、辛凉解表药药性多属寒凉，多数具有一定抗感染作用。如清热解毒药金银花、连翘、大青叶、板蓝根、野菊花、白头翁、贯众等，以及辛凉解表药菊花、柴胡、葛根、薄荷、桑叶等都具有抑菌、抗病毒、抗炎、解热等多种与抗感染相关的药理作用。许多寒凉药有增强机体免疫功能作用，如穿心莲、鱼腥草、野菊花、金银花、黄连、牡丹皮等能增强巨噬细胞（macrophages，Mφ）吞噬能力，加速病原微生物和毒素的清除。有些寒凉药如白花蛇舌草、穿心莲的制剂在体外无明显抑菌、抗病毒作用，但临床用于治疗感染性疾病有效，可能是通过增强机体免疫功能或入体后结构变化而发挥抗感染疗效。

许多寒凉药对肿瘤有抑制作用，部分明确了其抗肿瘤活性成分，如喜树（喜树碱）、野百合（野百合碱）、三尖杉（三尖杉酯碱）、长春花（长春新碱）、青黛（靛玉红）、冬凌草（甲素）、山豆根（苦参碱）、肿节风（挥发油、总黄酮）、藤黄（藤黄酸）、斑蝥（斑蝥酸钠）、山慈菇（秋水仙酰胺）、龙葵（龙葵碱）、白英（白毛藤）、鸦胆子（鸦胆子油）、穿心莲、七叶一枝花、白花蛇舌草、半枝莲等。

6. 四气的物质基础研究　对药性与成分的关联性进行分析，发现凡含有挥发油类的中药，其性多温热；含有皂苷、蒽苷等苷类成分及薄荷脑的中药，其性多寒凉。热性中药总蛋白含量一般明显高于寒性中药总蛋白含量。测定 20 味典型道地寒性与热性中药总糖含量，结果发现热性中药的总糖含量均值几乎是寒性中药的 2 倍。中药的寒凉性质与所含物质的分子量有关。一味中药含有众多化合物成分，但并非所有成分都是活性成分，中药主要活性成分分子量在 250Da 以下者多表现为温热药性，而主要活性成分分子量在 250Da 以上者多表现为寒凉药性。药物所含活性成分分子量越大，其寒性系数也越大。

温热药如附子、乌头等均含有的有效成分去甲乌药碱可能是多种温热药性的物质基础，具有增强心肌收缩力、增加心率、扩张血管等药理作用。无机盐类中药的结晶水是此类中药产生寒凉性质的重要因素。寒凉性中药一般具有解热、镇静、降压、抑菌作用等共同药理效应，如黄芩碱、小檗碱等成分均有这种作用，认为这些有效成分是中药寒凉性的物质基础。温热药含锰量显著高于寒凉药，但铁含量显著低于寒凉药；寒凉药和温热药钾含量均显著高于平性药。量子理论认为，中药之所以有四气，其根本在于所含的化学元素具有寒、凉、温、热四性；一般说来给出电子为碱为寒凉，接受电子为酸为温热。酸碱有强弱之分，故有四性，酸碱平衡者即为平性。

研究者对 460 个常用中药四气和五味之间的关系研究表明，温热药中辛味最多（包括兼有他味者），占 69.3%；甘味次之，占 29.4%。平性药中甘味最多，占 55%；辛味次之，占 27%。寒凉药中苦味最多，占 53.3%；甘味次之，占 33.7%；辛味居三，占 24%。辛味药多温热，纯辛药中温热药占 82.5%，寒凉药只占 7%。苦、咸药多寒凉，纯苦药中 76.3% 为寒凉药，仅 7.5% 为温热药；纯咸药中 61.1% 为寒凉药，22.2% 系温热药。酸、甘药则温热与寒凉相近，纯甘药中 40.9% 为寒凉，23.9% 为温热；酸味药中 44.4% 为温热，22.2% 为寒凉。中药有效成分对人体的蛋白质组、激素等可产生作用，进而影响到基因组的调控性能及整体性，热性和温性可以激发基因组的活性，增强基因组的演化功能，促进内分泌等；寒性和凉性则相反。故认为中药四气的现代科学内涵是兴奋（热性）和抑制（寒性）作用，基因组是反映中药药性四气的重要机制。

生物热动力学、系统生物学也用于中药四气的现代本质研究。前者认为中药药性功能实质上是中药与生物机体间的相互作用，可以对这些相互作用发生的变化和转移采用热力学方法（如微量量热学）进行检测，并用热力学第二定律加以刻画，从而揭示中药四气的现代科学内涵。另有通过 ^{14}C-2-脱氧葡萄糖及放射自显影法研究中药"四性"，结果表明中药四性的寒热温凉之间并不只是作用程度的差别，还包含作用于不同组织器官质的差别。

总而言之，中药四气的研究是一个复杂而系统的工程，既要从四气来源的角度研究四气的现代基础，更应注意与相关学科如物理化学、植物学、生物学、遗传学、统计学等紧密联系，以及多层次、多学科交叉、多因素、多靶点动态研究。

二、中药五味的研究

不同的化学成分是中药辛、甘、酸、苦、咸五味的物质基础。中药五味与其化学成分的分布，表现出一定平行性，也显示出一定规律性。中药通过五味－五类基本物质作用于疾病部位，产生药理作用，从而调节人体阴阳，扶正祛邪，消除疾病。即五味－功效－化学成分－药理作用四者之间存在一定规律性。

1. 辛 辛味药主要分布于芳香化湿药、开窍药、温里药、解表药、祛风湿药及理气药中。辛能散、能行，具有发散、行气、活血、健胃、化湿、开窍等功效。以上功效与扩张血管、改善微循环、发汗、解热、抗炎、抗病原体、调整肠道平滑肌运动等作用相关。如理气药大多味辛，主要通过挥发油对胃肠运动有兴奋或抑制作用从而产生理气和胃的功效，如青皮、厚朴、木香、砂仁等抑制胃肠道平滑肌，降低肠管紧张性，缓解痉挛而止痛；枳实、大腹皮、乌药、佛手等则兴奋胃肠道平滑肌，使紧张性提高，胃肠蠕动增强而排出肠胃积气；有的能促进胃液分泌，增强消化吸收机能，制止肠内异常发酵，具有芳香健胃祛风作用，如藿香、白豆蔻、陈皮等。解表药中辛味药占 88.9%，大多含芳香刺激性的挥发性成分，兴奋中枢神经系统，扩张皮肤血管，促进微循环及兴奋汗腺使汗液分泌增加，从而起到发汗、解热作用。麻黄、藁本、柴胡的挥发油成分还具有抗病毒作用。

在 460 种常用中药中，辛味药 183 种。辛味药主要含挥发油，其次为苷类、生物碱等，所含挥发油是其作用的主要物质基础。如常用的芳香化湿药均为辛味药，其共同的特点是都含有芳香性挥发油。厚朴、广藿香、苍术、佩兰、砂仁含挥发油分别为 1%、1.5%、1%～9%、1.5%～2% 和 1.7%～3%；白豆蔻、草豆蔻和草果也含挥发油。常用的开窍药均为辛味药，除蟾酥外也主要含有挥发油。从各元素的均值来看，辛味药的锌含量显著低于咸味药，钙含量显著低于苦味药。因此，低锌、低钙可能是辛味药潜在的元素谱征。

2. 甘　甘味药的化学成分以糖类、蛋白质、氨基酸、苷类等机体代谢所需的营养成分为主，无机元素总平均值列五味中的第二位，镁含量较高。甘味药主要分布在补虚药、消食药、安神药和利水渗湿药中。甘能补、能缓、能和，具有补虚、缓急止痛、缓和药性或调和药味等功效。甘味补益药能补五脏气、血、阴、阳之不足，具有强壮机体、调节机体免疫系统功能、提高抗病能力的作用。凡是含有多糖类成分的中药（包括甘味药）均可影响机体免疫系统功能。甘味药还能缓和挛急疼痛，调和药性，如甘草所含甘草酸和多种黄酮类成分都具有缓解平滑肌痉挛、"缓急止痛"的作用，具有缓解胃肠平滑肌痉挛、解毒等作用。甘味药具有增强或调节机体免疫功能、影响神经系统、抗炎、抑菌、缓解平滑肌痉挛等作用。

3. 酸　酸味药数量较少，在常用的 42 种酸涩药味中，单酸味者有 16 种，单涩味者有 14 种，酸涩味者有 12 种。单酸味药主要含有机酸类成分，常见中药中的有机酸有脂肪族的二元多脂羧酸、芳香族有机酸、萜类有机酸等；单涩味药主要含鞣质，酸涩味药也含有大量的鞣质，如五倍子含 60%～70%，诃子含 20%～40%，石榴皮含 10.4%～21.3%。酸味药无机元素的总平均值最低，其中 Na、Fe、P、Cu、Mn、Mg 含量均低于咸、甘、辛、苦味药，尤以 Fe 含量最低。酸味药主要分布于收涩药和止血药中，具有敛肺、止汗、涩肠、止血、固精、止泻的功效。有机酸和鞣质具有收敛、止泻、止血、消炎、抑菌等药理作用。酸涩药诃子、石榴皮、五倍子等含鞣质较高，通过与组织蛋白结合，使后者凝固于黏膜表面形成保护层，从而减少有害物质对肠黏膜的刺激，起到收敛止泻的作用；若鞣质与出血创面接触，由于蛋白和血液凝固，堵塞创面小血管，或使局部血管收缩，起止血、减少渗出的作用。马齿苋、乌梅等通过抑杀病原微生物发挥收敛作用，且乌梅的抑菌作用与其制剂呈酸性有一定关系，如将其制剂调至中性，对金黄色葡萄球菌的抑制强度则减弱一半。

4. 苦　苦味药主要分布在涌吐药、泻下药、理气药、清热药、活血药和祛风湿药中。苦能泄、能燥，具有清热、祛湿、降逆、泻下等功效。常用中药中苦味药有 188 种。苦味药主要含生物碱和苷类成分，其次为挥发油、黄酮、鞣质等。苦味与抑菌、抗炎、杀虫、平喘止咳、致泻、止吐等作用相关。如清热药中的苦寒药黄连、黄芩、黄柏、北豆根、苦参等均主要含生物碱，皆具有抑菌、抗炎、解热等作用；栀子、知母等主要含苷类成分，具有抑菌、解热、利胆等作用。另外，50 种有毒中药中苦味药占 46%（23 种），在中药五味中占有较高比例，应引起注意。苦味药无机元素总平均值居五味中第四位，钙含量高于辛味药，锂含量高于咸味药，因此，高锂、高钙可能是苦味药功效的物质基础。

5. 咸　咸味药数量较少，主要分布在化痰药和温肾壮阳药中，多为矿物类和动物类药材。咸能软、能下，具有软坚散结或泻下等功效。咸味药主要含有碘、钠、钾、钙、镁等无机盐成分。咸味药的咸味主要来源于碘和中性盐所显示的味，除氯化钠外，还有氯化钾、氯化镁和硫酸镁等，如昆布、海藻含碘，芒硝含硫酸钠等。现代研究表明，以上功效与抗肿瘤、抗炎、抑菌、致泻、影响免疫系统等作用有关。芒硝因含有多量硫酸钠，而具有容积性泻下作用。昆布、海藻因含有碘，故用于治疗单纯性甲状腺肿。温肾壮阳药中咸味药占有相当比例，例如鹿茸、海马、蛤蚧等。富含无机元素是咸味药的突出特征，而高铁、高锌、高钠、低锂是咸味药的元素谱征或本质属性，咸味药的高铁、高锌、高钠是其功效的物质基础。

6. 五味的物质基础研究 不同的化学成分可能是中药辛、甘、酸、苦、咸五味的物质基础。中药的"味"取决于其所含有机物质和无机元素的含量与种类。富含无机元素是咸味药的突出特征，而高铁、高锌、高钠、低锂是咸味药的元素谱征或本质属性，与"动物和海产品是咸味药的主要来源"及"无机盐是咸味药的重要组成成分"相一致。咸味药的高铁、高锌、高钠含量正是该功效的物质基础。辛味药所含无机元素的总平均值仅次于咸味药，居第二位，从各元素的均值来看，辛味药的锌含量显著低于咸味药，钙含量显著低于苦味药；低锌、低钙可能是辛味药潜在的元素谱征。甘味药无机元素总平均值列五味中第三位，镁含量较高。苦味药无机元素总平均值居五味中第四位，钙含量高于辛、锂含量高于咸，高锂、高钙可能是苦味药功效的物质基础。酸味药的无机元素总平均值最低，其中 Na、Fe、P、Cu、Mn、Mg 含量均低于咸、甘、辛、苦味药，其中尤以 Fe 含量最低。对 182 种中药的微量元素进行统计分析，发现平性药中 Mn 含量低；咸味药中 Zn、Cu、Fe 较其他药味高，其中 Zn 有显著差异；辛味药的 Zn 与甘味药的 Zn，咸味药的 Cu 与苦味药的 Cu，辛味药的 Mn 与甘味药的 Mn 均有显著差异。在稀土元素含量水平上，辛、甘味药均显著高于苦味药，稀土元素含量与中药辛、甘、苦味可能具有更密切的关系。中药五味及其有效成分与消化系统毒性还有一定的相关性：消化系统的毒性主要集中于五味属性中苦、甘、辛类药物；肝毒性主要集中于五味属性中苦、辛两类药物；具苦、辛味的两类药物的神经系统毒性发生率明显偏高。

三、中药归经的研究

中药归经理论的现代研究主要从形态学、药理学、化学成分、微量元素、受体学说、载体学说及对环核苷酸的影响等方面进行。

1. 归经与药理作用 中医学认为，各种病证都是脏腑或经络发病的表现，因而某药物能治疗某些脏腑经络的病证，就归入某经。429 种常用中药按药理活性分组，统计各组的归经频数，发现两者之间存在相关性，且与传统中医理论相吻合。如现代药理和临床研究证明，具有抗惊厥作用的钩藤、天麻、全蝎、蜈蚣等 22 味中药均入肝经，入肝经率达 100%，与不具有抗惊厥作用中药的入肝经率 42.9% 有显著差异；与中医"肝主筋""诸风掉眩，皆属于肝"的理论相吻合。具有泻下作用的大黄、芒硝、芦荟等 18 味中药入大肠经率亦达 100%，明显高于其他 411 味中药10.5% 的入大肠经率，这与"大肠为传导之腑"的中医理论相一致。具有止血作用的仙鹤草、白及、大蓟等 21 味中药入肝经率 85.3%，符合"肝藏血"的认识。具有止咳作用的杏仁、百部、贝母等 18 味中药，具祛痰作用的桔梗、前胡、远志等 23 味中药，具平喘作用的麻黄、地龙、款冬花等 13 味中药，入肺经率分别为 100%、100% 和 95.5%，符合"肺主呼吸""肺为贮痰之器"的论述。对单味药的归经和药理作用的关系进行分析，认为当归对血液循环系统、子宫平滑肌、机体免疫功能的作用，与当归入心、肝、脾经的关系密切；红花入心、肝经与其对血液循环系统和子宫的作用密切相关；鹿茸、淫羊藿、补骨脂等 53 味壮阳中药全部入肾经，符合中医学认为肾主生殖的理论。

2. 归经与有效成分的分布 对 23 种中药的有效成分在体内的分布与中药归经之间的联系进行分析，发现其中 20 种中药归经所属的脏腑与其有效成分分布最多的脏腑基本一致（61%）和大致相符（26%），符合率高达 87%。例如杜鹃花叶（归肺经）所含杜鹃素在肺组织分布多，鱼腥草（归肺经）所含鱼腥草素在肺组织分布多，丹参（归心、肝经）所含隐丹参酮在肝、肺分布最多等。在 129 种归肺经中药中，萜类化合物出现频数最高。萜类化合物对肺经系统疾病具有明显的药理作用，如桔梗三萜类化合物的祛痰活性明显，艾叶提取物 α- 萜品烯醇对哮喘小鼠气道炎症及外周血 T 辅助细胞 1/T 辅助细胞 2（T helper，Th）平衡具有积极影响。放射自显影技术观察到 ^{3}H- 川芎嗪的肝脏、胆囊摄取率最高，与川芎归肝、胆经的理论相符。^{3}H- 麝香酮灌服小鼠后，主要分布于心、脑、肺、肾等血液供应充足的组织和器官，并能迅速透过 BBB 进入中枢神经系统，与麝香归心经、通关利窍、开窍醒脑的认识相符。采用同位素示踪，高效液相色谱法（high performance liquid chromatography，HPLC）分析和放射自显影等技术研究 32 味中药归经及其在体内代谢过程的关系，发现无论是药物动力学的总体情况，还是吸收、分布、代谢、排泄各个环节，均与该药的归经密切相关；对 ^{3}H- 川芎嗪（何首乌总苷、芍药苷、贝母素、淫羊藿苷、栀子苷、柴胡皂苷、毛冬青甲素等）在体内的吸收、分布、代谢和排泄等进行定性、定位和定量的动态观察，显示其与相应药物归经的脏腑基本相符合。由此可以得出，中药有效成分在体内选择性分布是中药归经的物质基础。中药归经与西医学解剖结构之间的定位问题历来受到研究者的极大关注。中医理论中的脏腑概念不能等同于现代解剖学上的脏器实体。西医学认为，脑是机体至关重要的器官。脑主要是通过血 – 脑屏障（blood–brain barrier，BBB）保障其自身内环境的相对稳定，从而维持人的正常生理功能。多数药物都无法透过 BBB 而发挥作用。中药成分能透过 BBB 进入脑中发挥药效作用，是中药归经入脑的基础。麝香的主要有效成分麝香酮能够通过 BBB 进入脑组织并有相当浓度的分布，而且与其他主要脏器相比，麝香酮在脑中较为稳定，代谢慢，这说明麝香酮对脑可能具有一种特殊亲和性。^{3}H- 川芎嗪进入机体后 5 分钟即可透过 BBB，分布于大脑皮层细胞中，8 分钟时达到高峰，而且在示踪 60 分钟内，在大脑内存留时间较长，其含量也相对比较稳定，表明大脑也是 ^{3}H- 川芎嗪重要的靶器官之一。天麻苷元为脑细胞膜的苯二氮䓬受体的配基，作为其葡萄糖苷的天麻素与苯二氮䓬受体无特异性亲和力。天麻素在进入小鼠体内后被降解为天麻苷元，并以天麻苷元的形式作用于苯二氮䓬受体，增强 γ- 氨基丁酸（gamma–amino butyric acid，GABA）/ 苯二氮䓬受体复合体的功能，表现出镇静、抗惊厥等中枢抑制作用。这与天麻可选择性作用于脑是相似的，故可认为天麻归经于脑。中药的归经作用部分是通过对脑不同部位的选择体现出来的。

3. 归经与微量元素 微量元素的"归经"假说认为，微量元素是中药的有效成分之一，中药微量元素在体内的迁移、选择性富集及微量元素结合物对疾病部位的特异性亲和是中药归经的重要基础。Zn、Mn、Fe 作为共同的物质基础，对神经 – 内分泌系统和免疫系统起到调节作用。对 180 多种中药的微量元素与归经的关系进行统计分析，发现归肝经的中药富含 Fe、Cu、Mn、Zn，明目类中药中富含 Zn、Mn、Cu、Fe 等微量元素，与眼组织中的 Zn、Mn、Cu、Fe 含量呈正相关，提示这些微量元素是中药发挥造血、保肝、保护视力作用的物质基础之一。补肾中药补骨脂、肉苁蓉、熟地黄、菟丝子等含有较高的 Zn、Mn 络合物，Zn、Mn 等微量元素与人类的生殖发育具有密切关系，并在性腺、肾上腺、甲状腺等部位富集；机体缺少 Zn、Mn 可以引起蛋白质、核酸代谢障碍，因此认为富含 Zn、Mn 是补肾中药归肾经的物质基础。

4. 归经与受体学说 中药归经与现代受体学说有许多相似之处，均强调药物在机体内的选择性。药物小分子由于受结构、构象的限制，只能与特定受体结合而表现出相应的药理作用。受体是功能单位，又具有定位的特点，某种受体的分布可以跨器官、跨系统，这些与中医脏腑概念的特征极为相似，中药归经极有可能与其作用于某种或某几种受体有关。以受体学说来研究归经，可以在更深层次上揭示归经机理，也可以避免中西医内脏概念不一致所导致的确定归经定位难的不足。中药有效成分或有效部位与相应受体具有较强亲和力，通过激动或阻断受体而产生相应药理作用，这种亲和力的存在是中药归经理论的基础。补肾方药在给药后发挥"归经"作用，至少在骨和性腺两个靶点起作用，使骨组织中Ⅱ型胶原和骨矿化相关蛋白表达上调，ERα和ERβ mRNA 表达上调，促进雌二醇、睾酮、降钙素/甲状旁腺素升高，抑制骨吸收，促进骨形成，逆转骨质疏松，增加骨密度。细辛归心经，其所含的消旋去甲乌药碱具有兴奋心肌 β_1 受体的作用，所含的去甲猪毛菜碱具有兴奋 β、α 受体的作用。附子中的消旋去甲乌药碱对 α、β 受体都有兴奋作用，能兴奋心脏加快 HR，升高血压，另一成分氧化甲基多巴胺亦有强心、升压的作用，为 α-受体激动剂，这与附子归心经相符。槟榔可作用于 M 胆碱能受体而引起腺体分泌增加，使消化液分泌旺盛，食欲增加。从受体理论看，槟榔为 M 胆碱能受体激动剂，为胃肠受体接受产生兴奋作用，这与中医药理论中的槟榔归胃、大肠经是一致的。

5. 归经与环核苷酸 根据中医学"肾主骨"的理论，对地塞米松致骨质疏松大鼠分别予以补肾复方（六味地黄丸加淫羊藿、牡蛎等）汤剂灌胃和膏剂穴位敷贴治疗，以 cAMP/cGMP 比值为指标，观察补肾复方对模型大鼠肝、脾、肾等 10 种脏器组织细胞内信息调节的影响及其与药物归经的相关性，发现补肾复方对 cAMP/cGMP 信使变化的调节与中医学本草著作记载的归经有较大的相似性。许多中药通过调节体内环核苷酸（cAMP、cGMP）浓度或比值而反映出药物对某脏器组织的选择性作用，故以 cAMP 和 cGMP 作为研究中药归经的指标。通过将五味子、鱼腥草、麻黄、延胡索等中药的水煎剂分别给动物灌胃，测定动物脑、心脏、肺脏、肝脏、肾脏等十种组织器官中 cAMP 与 cGMP 水平。发现 cAMP、cGMP 浓度变化及 cAMP/cGMP 比值变化显著的脏器，与各药物归经的关系非常密切。连续 7 天灌服大鼠 4 种中药（麻黄、丹参、葛根、大黄），发现每种药物对动物不同组织脏器中环核苷酸水平的影响不同。为探讨揭示中药归经理论的实质，利用环核苷酸水平变化观测法，制备并应用肾阳虚动物模型，对淫羊藿、肉桂的归经问题进行了研究。

6. 归经与载体 载体学说是指用载体将药物直接送到病变部位的靶细胞，以提高药物的选择性。如桔梗、远志在天王补心丹中作为引经药，其实质是桔梗、远志的主要成分皂苷，以表面活性剂的作用增加了该方中其他成分的溶解度，从而促进了疗效的更好发挥。又如某些药用酒制或胆汁制，可增加脂溶性，用盐或童便制可使有效成分生成钠盐。由此可以看出，中药引经药的实质是增加复方中其他药物有效成分的溶解度，促进药用成分的吸收、特异性分布，有利于药用成分直达疾病部位，更好地发挥疗效。药物动力学研究表明，药物在组织器官等部位浓度愈高，其结合性愈强，药物作用的效果也愈佳。所以应用现代药动学的方法研究引经药中的活性成分在体内的特异性分布，可以说明它对作用点或靶器官所具有的选择性和亲和性。靶向给药可使病变部位的药物浓度增大，从而提高药物的利用度。中药归经是有针对性地利用引经药物导向性使药物的有效成分尽量多地到达目的器官，与载体学说有类似之处。

目前中药归经的实验研究取得了一定成果，但仍存在诸多问题，尚需开展进一步的研究工作。如应注意归经理论中所指的脏腑，是中医学中特有的定位概念，其与解剖学器官组织有较大的区别，研究中将两者等同不利于诠释归经的现代内涵。如将涵盖所有药性的 60 味中药灌服小鼠 1、2、4 小时后，聚类分析不同归经对各组织器官机能的影响来进行中药归经的形态学基础研究，结果发现一种归经可以作用于多个器官组织，不同归经可以作用于相同的器官组织，同一归经中药在给药后不同时间点作用的器官组织类别有所不同，提示中医脏腑与解剖学器官组织之间不是简单的一一对应关系，而是一种具有交叉重叠的网络关系。因此对于药物归经的理解，更应重视药物产生效应的部位及配伍之后作用的选择性改变等现代科学内涵。

四、中药升降浮沉的研究

张仲景是中药升降浮沉理论的最早实践者，在其所创经方中，很重视中药升降浮沉之性。四逆散柴胡主升，疏肝气之郁结，枳实主降，导胃气之壅滞；半夏泻心汤辛开苦降并用，调理脾胃之升降，此皆善用药物升降浮沉之范例。

1. 中药的升浮　大多数味辛甘、性温热者属于升浮药；凡质地轻松的中药（入药部位为花、茎、叶者），大多作用升浮，如菊花、升麻等；补中益气汤对子宫脱垂有显著疗效，它可以选择性提高兔、犬在体或离体子宫肌的张力；单味升麻、柴胡都可显著提高兔离体子宫平滑肌的张力，说明升麻、柴胡两味药物，起到向上升提的作用。研究还发现在中药升降浮沉理论之外，亦有特殊性、双向性、不明显性及可变性。花叶类药物质地轻扬，本主升浮，但旋覆花、丁香降气止呕，槐花治肠风下血，番泻叶泻下导滞等，其性沉降而非升浮；子实类药物质地重实，本主沉降，但蔓荆子疏散表邪以清利头目、苍耳子发散风寒通鼻窍等，其性升浮而非沉降。因此中药升降浮沉之特殊性应从其临床发挥的作用方面去理解。

2. 中药的沉降　大多数味酸、苦、咸，性寒凉者属沉降药。就药物的质地而言，质地厚重或属子实者，如苏子、枳实等，大多作用沉降。中药升降浮沉特性不是固定不变的，在一定条件下可以发生转变，即升浮转变为沉降，沉降转变为升浮，其转变的条件包括炮制、配伍、药用部位的改变等。药物经过炮制后可以改变原来的四气、五味及升降浮沉等药性。有些药物经酒制则升、姜炒则散、醋炒则收敛、盐炒则下行。如大黄可峻下热结、泄热通便，具有沉降之性，但经酒制后，其活血化瘀及升浮之性增强，泻下通便等沉降之性减缓；杜仲、菟丝子盐炙炒后，增强了下行补肾的作用。升浮药配伍在大量的沉降药之中，全方功效随之趋下；反之，沉降药处于大量升浮药之中，全方的功效也随之趋上。故银翘散、桑菊饮等解表药都采用质地轻松、气薄味辛之类花草叶类药物，使配方具有升阳透表的功效。大承气汤使用大黄，其质地重浊、坚实、气厚，性寒的药物配方使之具有攻下实积聚、向里趋下的功效。

目前对中药升降浮沉理论的实验研究较少，主要是结合方药的药理作用进行观察。中药升降浮沉理论的现代研究除不断丰富和发展原有的经典理论外，还集中研究了升降浮沉与中药药理作用的关系。有些中药具有升浮和沉降的双向作用趋向，如麻黄发汗、解表具有升浮的特性，又能止咳平喘、利尿消肿而具有沉降的特性；白芍上行头目祛风止痛，具有升浮的特性，又能下行血海以活血通经，具有沉降的特点；黄芪既能补气升阳、托毒生肌，具有升浮的特性，又能利水消肿、固表止汗，具有沉降的特点。

功效主治及药性理论对中药药效学的研究起着重要的指导作用。在中医药理论的指导下，合理认识和利用中药药效作用的特点，遵循其作用的基本规律，围绕功效主治及药性理论开展中药药效学研究，结合西医学的生理病理学认识，运用先进的科学研究方法，方能全面而深入地阐释中药药理作用的科学内涵。

第四节　影响中药药性的因素及合理应用

中药的药性受多种内在、外在因素的影响。中药饮片主要受基原、产地、采收加工、炮制等内在因素影响，同时受临床使用过程中的剂量、配伍、给药方法等外在因素的影响；中成药外在因素与饮片相似，内在因素除了包括成药组方中所有饮片的基原、产地等饮片因素外，还受制剂工艺、辅料、剂型等因素的影响。

一、基原、产地

中药药性的形成受生长的温度、湿度、降水、地形、土壤、微生物等外部因素的影响。中药药性形成是中药秉承了自然环境中各因素的变化，是受气候因子、土壤因子、生物因子、地理因子等综合作用的结果。

中药药性的形成与中药生长的自然环境因子密切相关，古人从药物生成禀受的角度对中药药性进行了阐述，认为中药生长于大自然之中，禀受天之阴阳之气而成寒热温凉，禀受地之阴阳之气而为酸苦甘辛咸五味，如《汤液本草·用药法象》云："天有阴阳，风寒暑湿燥火，三阴、三阳上奉之。温凉寒热，四气是也，皆象于天。温、热者，天之阳也；凉、寒者，天之阴也。此乃天之阴阳也。地有阴阳，金木水火土，生长化收藏下应之。辛甘淡酸苦咸，五味是也，皆象于地。辛甘淡者，地之阳也；酸苦咸者，地之阴也，此乃地之阴阳也。"天地间环境变化影响中药的生长化收藏，禀受不同，从而形成药性的差异。

中药药性的形成禀受了不同地域环境的相关因素，明代陈嘉谟在《本草蒙筌》中谓："地产南北相殊，药理大小悬隔。"又称："凡诸草本、昆虫，各有相宜地产，气味功力，自异寻常……地胜药灵，视斯益信。"清代医家徐大椿《药性变迁论》云："古方所用之药，当时效验显著，而本草载其功用凿凿者，今依方施用，竟有应有不应，其故何哉？盖有数端焉：一则地气之殊也。当时初用之始，必有所产之地，此乃其本生之土，故气厚而力全，以后传种他方，则地气移而力薄矣。"充分说明地理环境变异是中药药性产生差异的重要原因。

对于具体中药而言，应用生成禀受的理论阐发其药物属性的论述也较多见，《神农本草经疏》载："白芷得地之金气，兼感天之阳气，故味辛气温。""黄芩禀天地清寒之气。"《本草崇原》载："荆芥味辛，性温臭香，禀阳明金土之气。""菖蒲生于水石之中，气味辛温，乃禀太阳寒水之气。"《神农本草经读》谓："黄连气寒，秉天冬寒之水气。"这些论述充分说明了药物的生长禀受不同，药性存在差异。

现代研究认为，天地阴阳二气，风、寒、暑、湿、燥、火、金、木、水、火、土，就相当于药用植物生长的外部环境各影响因素之总和。在植物生态学中，环境因子包括植物以外所有的环境要素，其中对植物的生长发育具有直接或间接影响的外界环境要素称为生态因子。按照生态因子的组成性质分为：①生物因子，动物、植物、微生物等；②地形因子，高原、山地、平原、低地、坡度、坡向等；③气候因子，光、温、水、气等；④土壤因子，土壤的物理、化学特性及土壤肥力等。天之阴阳二气，风寒暑湿燥火，主要相当于气候因子的各要素；地之阴阳二气，金木水火土，则以土壤因子的各要素为主，两者均夹杂了生物因子和地形因子的影响，并存在一定的交互作用。中药药性禀受了天地阴阳二气的变化，即自然环境中生态因子的变化。

中药的化学成分是中药药性形成的物质基础，其有效成分的形成、转化与积累，受生长的外部环境影响，不同时间、空间的气候条件、水土异质等环境变化通过影响化学成分的变化，影响中药药性，最终影响中药药效的发挥。如关内大黄具有泻下作用，而双城大黄反具收敛之性；当归原产地甘肃岷县纸坊乡的当归，其有效部位在抗血小板（platelet，PLT）聚集及抗凝血方面优于其他产地。上述发现一定程度上证实了古人的认识："失其地则性味少异矣，失其时则性味不全矣。"

二、药用部位

中药种类众多，药用器官各异。同一植物或动物不同部位的药性包括两种情况，一是相仿或相近，二是不同或相反。中药相仿或相近者多为草本植物，全草类中药各个器官的药性多相近，如人参性平，味甘、微苦，可大补元气、复脉固脱、补脾益肺、生津、安神，同出一株的参条、参须、参叶、参子和参花均有不同程度的补益作用，但力较弱，且兼具其他功用；又如益母草与茺蔚子性均微寒，味均辛、苦，均可活血调经，但前者还可利尿消肿，后者又可清肝明目。来源于同一植株不同部位的中药药性不同或相反的也有很多，如荷花，性温，味苦，可祛湿消暑、活血止血；莲子，性平，味甘、涩，可补脾益胃、益肾固精、健脾止泻；莲心，性寒，味苦，可清心安神；莲蓬，性温，味苦、涩，可消炎、止血、调经祛湿；荷叶，性平，味苦，可解暑清热、升发清阳。

不同植物或动物同一部位由于具有相似的形质，其药性表现有如下规律：根及根茎类在土壤中向下生长，质地多坚实，其功用多表现有向内向下的趋势；茎木类是连接植物根与叶、花、果实的部分，起着输送、传导作用，多具通达、行运的功用；皮类位于植物器官外表，多具祛风、固表功用；全草类同时兼具多个器官，上下贯通，质地轻松，大都有发散、疏导、通利作用；花、叶类多伸展向上，质地较轻，多有上行向外透发之功用；果实、种子类内实质重，其功用有向内、向下的趋势，用于治疗中下焦疾病；动物类多表现有"以脏补脏"的特点。

同一植物或动物不同部位的相似性越大，药性差异越小；反之相似性越小，药性差异越大，有的甚至存在根本的区别。同一器官不同部位的形质也有差异，表现在药性上也有不同。药用部位与药性之间既"同中有异"，又"异中有同"，集中体现了中药药性的整体性、对立统一性和可变性。在采收与加工过程中，准确分开不同药用部位、去除非药用部位，对于准确、充分地发挥药性具有非常重要的意义。

三、采收、炮制

1. 采收时期 化学成分作为中药药性的物质基础，其在药用植物体内的形成积累，不仅随植物年龄变化，且随季节、物候期不同亦有较大差异。如金银花花蕾 7 个生长发育时期干物质积累动态依大小次序为：银花期＞大白期＞金花期＞凋花期＞二白期＞三青期＞幼蕾期；金银花花蕾中主要有效成分之一绿原酸在 7 个生长时期的单蕾中含量具有动态变化：从幼蕾期到大白期逐步增加，于大白期达高峰，之后开始降低。大白期花蕾中绿原酸的含量大约是幼蕾期的 1.2 倍、银花期的 1.5 倍。此外，不同生态环境下的同一种药材，其所含化学成分存在一定的差异。

2. 炮制 气（性）和味都是每味中药所固有的，是不可分割的整体，气（性）味结合构成了中药的性能要素，既能反映中药的共性，又能反映各药的个性。炮制对中药的气（性）味具有明显干预作用。

（1）增强、抑制或改变药气（性） 炮制往往会使中药药性发生变化，如淡豆豉、麻黄、紫苏水制性偏温，青蒿、桑叶水制性偏凉。"寒者益寒""热者益热"时，通过"以寒制寒""以热制热"可以扶其不足，增强药性，如黄连经胆汁制后苦寒之性加强，更宜清泻肝胆实火。多数情况下需要"以热制寒"或"以寒制热"来抑制药性之偏，如栀子姜汁制后苦寒之性降低；黄柏、大黄、黄芩酒炙后寒性大减；萸黄连（吴茱萸汁制黄连）寒而不滞，善清气分湿热、散肝胆郁火；连吴萸（黄连水制吴茱萸）热而不燥，善温中止痛、降逆止呕。

部分中药在经炮制后药性发生本质变化。如竹茹微寒，姜汁制后性平；生巴豆性大热，"制熟后，其性变寒"；半夏"生微寒，熟温"；生地黄甘寒，制成熟地黄时则转为甘温之品；生艾叶性凉，凉血止血，艾叶炭性温热，温经止血；生甘草性偏凉，以清热泻火解毒见长，炙甘草性温，更宜补脾益气、润肺止咳。

（2）改变药味 蜜炙多增加甘味，酒炙多增加辛味，醋炙多增加酸味，盐炙多增加咸味，炒炭、煅后多增加涩味。如木香性温、味辛苦，以行气止痛力强；煨木香辛味已减，性温、味微辛苦涩，以温中止泻见长；生白矾味酸，煅成枯矾则味变酸涩。

（3）影响升降浮沉 性温热、味辛甘者，属阳，作用升浮；性寒凉、味酸苦咸者，属阴，作用沉降。"气厚味薄者浮而升，味厚气薄者沉而降，气味俱厚者能浮能沉，气味俱薄者可升可降"。炮制可以改变中药作用趋向，通常酒制性升，姜制则散，醋制收敛，盐制下行。

（4）影响归经 炮制能够影响中药的归经。醋制入肝经，蜜制入脾经，盐制入肾经等。如醋制柴胡、香附重在疏肝止痛；盐制知母、黄柏，引药入肾，用于肾阴不足、虚火上炎之症。《本草纲目》云："升者引之以咸寒，则沉而直达下焦；沉者引之以酒，则浮而上至颠顶。""黄柏性寒而沉，生用则降实火，熟用则不伤胃，酒制则治上，盐制则治下，蜜炙则治中。"运用不同辅料炮制可达到一药多效的作用，如黄连"治肝胆实火，则以猪胆汁浸炒；治肝胆虚火，则以醋浸炒；治上焦之火，则以酒炒；治中焦之火，则以姜汁炒；治下焦之火，则以盐水炒；治食积之火，则以黄土末调水炒"。

炮制对中药药性的影响是多方面的，且相互联系、相互作用。炮制是提高临床治疗效果的主要有效手段。

四、临床用药

1. 药物配伍 药物的寒热偏性可随配伍后其用量比例及所治病证的不同而发生变化。如麻黄杏仁石膏甘草汤治疗肺热实喘，大黄附子汤治疗寒积便秘，前方中寒性的石膏制约麻黄的温性，而使处方偏寒凉；后方中大黄的寒性则被附子、麻黄的温性抑制，而使大黄单存泻下之效，即所谓"去性存用"。寒性与温性药的药味组成用量比例变化，可使组方的偏性发生变化。

2. 给药剂量 同一中药，因用量不同，其药性会发生变化。正如《神农本草经》载丹参性"微寒"，即指在治疗剂量下，其发挥清心凉血、治疗热病扰心之心神不宁等热证；而陶弘景言其："时人服多眼赤，故应性热。"提示二者观察丹参药性的角度不同，亦反映出同一药物用量不同，其"气"可发生变化。认为药之二气与剂量相关，并提出"一些被主要气味的'偏性'所掩盖的次要气味，随着剂量增加而逐渐达到'有效浓度'，中药就表现出新的药性。互相矛盾的气味则表现出相反的功效，是剂量依赖性'双向作用'"，此为一物二气的又一新认识。临床用柴胡以升阳举陷、疏肝解郁，剂量一般较小，其寒性并不明显，若剂量增大，则解表退热，显现出寒性。可见，同一药物的寒热药性，可因用量不同而发生变化。

3. 给药途径 给药途径不同，药性寒热也可能呈现差异。如冰片外用，具有清热消肿、止痒止痛作用，当为寒凉之性；其内服开窍醒神、缓解冠心病及外伤疼痛，偏于温通走窜，其性又当偏温。目前，随着剂型的多样化，给药途径更加复杂，这种现象将日趋增加。如枳实内服，用以行气化痰、除痞散结，其寒热效应不明显。因承气诸方用之，古本草谓其微寒；但改用静脉给药，则强心升压，表现出温性的治疗效应。

同一药物，因具多效性，加之受配伍、给药剂量、给药途径等因素影响，其寒热药性在一定条件下可发生变化，因而寒热药性具有相对性。陶弘景在《本草经集注》载："药性，一物兼主十余病者，取其偏长为本。"对于那些不止一性的药物，只标明一性，取其偏长，突出其最明显的药性倾向，有利于把握重点，以指导临床合理用药。如果一药既标性温，又标性寒，反而使人无所适从。

五、制剂

中药种植、加工、生产过程中的诸多因素均会影响中药的质量与药性。对中成药而言，其制备过程的工艺、稳定、可控，对药性有着重要的影响。由于制备工艺、辅料和剂型的多样化，使组成中成药的各类饮片自身的偏性与其入汤剂相比发生了明显变化，将影响其所含成分本身的属性、有无、多寡、相对比例、释药特点及生物利用度等，并最终影响中成药的整体药性。

1. 制剂工艺　根据药物的性质和所需制剂的目的，所有中药在制成中成药时均需要经过适宜的制剂过程，包括粉碎、提取、纯化等，某些过程会使成分发生变化从而对药性产生影响，比如提取的温度、溶剂、时间等。如在含丹参药材制剂的生产过程中，温度及时间的控制对于保证产品质量尤为重要，应尽量采用丹参酮II_A损失小的制剂工艺。中药所含化学成分繁多、复杂，应根据目标成分的理化性质，通过调节提取溶剂的极性（如水提醇沉或醇提水沉）来提取目标成分，去除他类成分或杂质。古人在制备汤剂时，很注重先煎、后下、另煎等特殊处理方法的运用，一定程度上体现了他们对制剂工艺及其对药性影响的重视。

2. 制剂辅料　炮制辅料会对中药饮片的药性产生影响，制剂辅料的使用同样会影响中成药的药性。制剂辅料的使用贯穿于中成药制备的整个过程，包括提取、分离、纯化、浓缩、干燥等和最终成型的各个阶段。根据制剂辅料最终是否保留在成型制剂中，可将其大致分为制剂过程辅料和中成药辅料两类，均可最大限度地保留有效成分，提高其偏性，增强治疗作用。如汤剂制备过程中虽将含挥发性的药物后下，但还是会有成分损失，包合技术能最大限度地保留其成分，使其"表现的偏性"更强。薄荷油、桉叶油的β-CD包合物，可使其溶解度提高至约50倍。

3. 剂型　根据药物的性质和临床使用目的，需将药物制备成符合治疗疾病需求的剂型。药物疗效主要取决于药物本身，但是在一定条件下，剂型对药物疗效的发挥也可以起到关键性作用。与缓释或普通释药剂型相比，速释剂型可加速药效释放速度，使单位时间内机体受到药物的效应更强，药物所"表现的偏性"更强而快。中药注射剂改变了中药传统的给药方式，不存在"释药"过程，药液直接进入血液循环，起效迅速，适用于危重患者的抢救。与速释剂型或普通释药剂型相比，缓释剂型减缓药物释放速度，单位时间内人体受到药物的效应更小，药物所表现的"偏性"弱而持久。如传统的水丸、蜜丸、糊丸、蜡丸与散剂、煎剂等对比，内服后在胃肠道中溶散缓慢，发挥药效迟缓，但作用持久，多用于慢性病的治疗。

同种药物因剂型不同、给药方式不同会出现不同的药理活性，从而表现出不同药性。三黄汤中的小檗碱可与其中的黄芩苷、大黄中的鞣质产生不溶于水的生物碱复盐，出现混悬，但随汤剂入胃后经胃液作用仍可分解起效；若制成注射剂，这种混悬物被滤去，反使药效降低，这是因为汤剂在煎煮过程中各成分相互作用，对成分溶出、分解及新物质的生成等都有很大影响。

扫一扫，查阅本章数字资源，含PPT、音视频、图片等

中药配伍是中医临床用药的基本形式，也体现了中医药的特色和优势。中药通过合理配伍，不仅可以增强药物的治疗效果，降低毒副作用，还能扩大临床应用范围，调控药物发挥作用的方向，产生新的治疗作用。应用现代科学技术方法，深入探索中药配伍的规律，深刻揭示配伍相辅相成、相反相成的科学内涵，对于指导中药新药研发、提高临床疗效和安全用药具有重要意义。

第一节　中药配伍概述

中药配伍是指根据病情需要和药物的特点，将两味或两味以上功用不同的药物进行合理组合，调其偏性，制其毒性，增强或改变原有功效，消除或缓解对人体的不良因素，发挥其相辅相成或相反相成的过程。简言之，主要指中药与中药之间，有目的、有规律、有依据的配合应用。

追溯历史，不难发现，经过长期反复的实践与探索，我国医药学家逐步认识到配伍对临床疗效的影响，并掌握了配伍用药的法度。历史上出现中药配伍的文字记载，最早见于《左传》"鞠芎、麦曲，治河鱼腹疾"。东汉《神农本草经·序例》曰："药有阴阳配合，子母兄弟，根茎花实、草石骨肉。有单行者，有相须者，有相使者，有相畏者，有相恶者，有相反者，有相杀者。凡此七情，合和视之。当用相须、相使者良，勿用相恶、相反者。若有毒宜制，可用相畏、相杀者，不尔，勿合用也。"《神农本草经》将中药配伍分为三个方面，即根据药性的阴阳属性，进行配合使用；根据药物的不同形质、部位进行配合使用；根据临床用药的实际需要，进行"七情"配伍应用。金元以来，历代医家主要对中药七情配伍进行了阐发，尤以明代李时珍《本草纲目》阐述最为简明，影响最大。李时珍曰："药有七情，独行者，单方不用辅也。相须者，同类不可离也，如人参甘草、黄柏知母之类。相使者，我之佐使也；相恶者，夺我之能也；相畏者，受彼之制也；相反者，两不相合也；相杀者，制彼之毒也。"从此，古今各家论著多宗于此。西方医药传入我国以后，我国医药学家尝试中药与西药配伍合用。如张锡纯《医学衷中参西录》创立"石膏阿司匹林汤"，开创中西药联合使用的先河。随着中西医结合工作的深入开展，中西药同用、中西药配伍防治疾病日益广泛。

配伍是组方的基础。临床应用中药时，常在配伍的基础上，再将药物按"君、臣、佐、使"的特定法度加以组合，确定剂量比例，即为方剂。

目前，虽然主要存在方剂"君臣佐使"配伍、七情配伍、中西药配伍等形式，但大多数学者认为，七情配伍才是中药配伍的基本内容。七情配伍包括单行、相须、相使、相畏、相杀、相恶、相反七种配伍关系。

第二节 中药配伍研究

目前，国内外学者应用现代科学技术手段，围绕中药的配伍层次、配伍关系、配伍环境、配伍比例等方面进行了研究，基本揭示了中药七情配伍的基本规律和现代科学内涵。

一、中药配伍的层次

中药传统意义的配伍，主要包括药队配伍和饮片配伍。但随着现代技术方法的应用，中药药效物质基础和药物作用机制的研究，中药组分配伍和成分配伍又成为中药配伍研究的新领域。从配伍形式来看，中药配伍包括药队配伍、饮片配伍、组分配伍、成分配伍四个层次。

1. 药队配伍 药队作为临床上常用的、相对固定的药物配伍形式，其组成虽简单，却具备中药配伍的基本特点。因此，要进行中药配伍规律研究，药队配伍研究是必不可少的环节。但药队配伍并不是指两药配伍，而是指三药以上相对固定的药物配伍形式。如六味地黄丸三补（熟地黄、山茱萸、山药）、三泻（泽泻、牡丹皮、茯苓）的配伍，半夏泻心汤辛开（半夏、干姜）、苦降（黄芩、黄连）的配伍。

六味地黄丸是中医滋补肾阴的经典名方，以补肾为主，兼补肝脾，具有滋补而不留邪、降泄而不伤正，以补为主、泄中寓补的特点，由三补（熟地黄、山茱萸、山药）、三泻（泽泻、牡丹皮、茯苓）的药物组成，用于治疗多种疾病，尤其对生殖内分泌系统、物质代谢方面的疾病有显著疗效。现代药理、药化研究表明，六味地黄丸的三补（熟地黄、山茱萸、山药）、三泻（泽泻、牡丹皮、茯苓）药队配伍，对外源性皮质酮所致 HPG 功能紊乱的改善与调节作用，明显优于三补（熟地黄、山茱萸、山药）药队或三泻（泽泻、牡丹皮、茯苓）药队，可纠正单用三补药队或三泻药队的副作用，充分体现三补、三泻药队配伍的协同增效作用；物质代谢方面，三补（熟地黄、山茱萸、山药）药队或三泻（泽泻、牡丹皮、茯苓）药队配伍，能降低正常大鼠的肌酐（creatinine，Crea）、尿酸和血糖，配伍三泻能降低三补和熟地黄升高的总胆固醇（total cholesterol，TC），配伍三补能升高三泻降低的免疫球蛋白（immunoglobulin，Ig），实现三补、三泻药队配伍整体调节的作用。

半夏泻心汤为仲景方，传统用于治疗心下痞满而不痛的痞证，西医学主要用于治疗胃肠运动功能障碍性消化系统疾病。以半夏、干姜辛开温散，以黄芩、黄连苦寒泄热，辛开苦降两队药物并用，重在调和肠胃，除其寒热、复其升降，其配伍特点为辛开苦降，寒温并投，调和阴阳。现代药理、药化研究表明，辛开苦降药队配伍药组提取物中小檗碱、巴马汀、黄芩苷的含量，明显高于苦降药组；辛开苦降药队配伍药组的指纹图谱与苦降药组是有一定差别的，但共有色谱峰峰面积占辛开苦降药队配伍药组总峰面积的 98.18%；辛开苦降药队配伍药组中黄芩苷、黄芩素、小檗碱、巴马汀在正常大鼠和胃肠动力障碍大鼠体内的曲线下面积（area under curve，AUC）（0-∞）较苦降药组更大、最大浓度（maximum concentration，C_{max}）更高，黄芩苷、小檗碱、巴马汀的达峰值时间（time of maximum concentration，T_{max}）更快，半衰期（half-life period，$t_{1/2}$）更短；辛开苦降药队配伍药组及苦降药组均有促进正常大鼠和胃肠动力障碍大鼠胃排空和小肠推进的作用，且对胃肠激素有一定的调节趋势；辛开苦降药队配伍药组及苦降药组中黄芩苷、黄芩素、小檗碱、巴马汀在血清中的含量与正常大鼠和胃肠运动障碍大鼠胃排空和小肠推进有一定的相关性。结果提示，苦降药组是半夏泻心汤中重要的组成部分，在半夏泻心汤中起主要作用；黄芩苷、黄芩素、小檗碱、巴马汀是辛开苦降药队配伍药组及苦降药组调节胃肠运动的主要有效成分；辛开苦降药队配伍药组在有效成分含量、体内代谢特征和药效作用方面均优于苦降药组，体现出药队配伍的优势。

2. 饮片配伍 中药的配伍主要是以饮片配伍的形式应用于临床。故研究中药配伍，必须落实到饮片配伍。中药七情配伍的药效物质基础与作用机制是饮片配伍研究的主要内容，具有复杂性、相对性和可控性的特点。中药饮片配伍的复杂性主要指中药饮片作为研究对象多种、成分多样、性能功效主治各不相同，配伍的关系表现为单行、相须、相使、相畏、相杀、相恶、相反等形式，配伍后将产生物质基础和生物效能的变化，增效减效、增毒减毒或产生新的作用等。中药饮片配伍的相对性，主要是指某些特定配伍之间存在多种配伍关系，配伍后可能产生不同的结果。如附子与干姜配伍，干姜可增强附子回阳救逆的功效，属相须的配伍关系；但干姜又能降低附子的毒性，则属相畏的配伍关系。中药饮片配伍的可控性主要是指中药配伍可以根据药物的性质和临床的需求，通过不同的药物组合、不同的配伍环境、不同的炮制品种、不同的用量比例、不同的给药剂型、不同的煎服方法、不同的给药途径等，控制中药发挥疗效的方向。

附子干姜在饮片配伍中颇具代表性，古今临床应用频率很高。附子辛、甘，大热，有毒，主要含乌头碱、次乌头碱、中乌头碱等生物碱类成分。功能回阳救逆、补火助阳，被誉为"回阳救逆第一品药"，具有强心、抗心律失常、升压等药理作用，但毒性大，口服 2mg 乌头碱就会中毒，5mg 乌头碱就会致死。干姜辛，热，主要含挥发油、酚类衍生物和二苯基庚烷，具有温中散寒、回阳通脉的功效。二药配伍，一则相须为用，增强温中散寒、回阳救逆功效，一则相杀为用，降低附子的毒性，抑制附子的峻烈之性。

现代研究表明，附子具有明显的心血管药理作用，可强心、扩张血管、抗休克；干姜水煎剂则无明显的强心作用。附子与干姜饮片配伍，可以改善心力衰竭大鼠血流动力学指标，加快HR、升高左心室内压、提高左心室内压最大上升和下降速率；对血浆肾上腺素、血管紧张素 II（angiotensin II，Ang II）、醛固酮（aldosterone，ALD）、内皮素（endothelin，ET）及心钠肽（atrial natriuretic peptide，ANP）等神经 – 体液因子也有一定的调控作用。附子配伍干姜后，附子总生物碱含量上升 10.0%～42.9%，毒性成分酯性生物碱、乌头碱明显下降，次乌头碱缓慢下降。附子总生物碱既是附子的主要毒性组分，又是附子发挥回阳救逆功效的主要有效组分，其毒效关系异常密切。附子水溶性生物碱、附子多糖、干姜提取物及干姜挥发油也有一定的回阳救逆功效。附子总生物碱与干姜提取物、干姜挥发油配伍，具有减毒增效作用。附子、干姜各组分配伍可以加快心率，升高左心室内压最大上升速率、左心室内压最大下降速率；附子总生物碱与干姜提取物、干姜挥发油配伍，对急、慢性心力衰竭大鼠血浆 TNF-α、血管紧张素 I（angiotensin I，Ang I）、Ang II、ANP、ET 的水平具有一定的调控作用；附子总生物碱与干姜提取物、干姜挥发油配伍，能抑制慢性心力衰竭模型大鼠心肌重构效应。

附子干姜配伍，除可增强回阳救逆的功效外，还能降低附子的毒性。附子干姜同煎，可降低附子 3 种毒性生物碱（乌头碱、新乌头碱、次乌头碱）含量而有减毒作用。生附子、白附片、黑顺片对正常动物或病证模型动物的急性毒性、长期毒性、安全药理、致突变、生殖毒性、毒代动力学和毒作用机制，以及附子干姜配伍的减毒机制的研究结果表明，生附子有一定的急性毒性和长期毒性，白附片、黑顺片无明显毒性，三者无致突变性和生殖毒性；附子总生物碱具有明显的毒性，附子水溶性生物碱、附子多糖、干姜提取物、干姜挥发油未发现明显的急性毒性。附子总生物碱与干姜提取物配伍，干姜提取物能有效降低附子总生物碱的毒性；附子总生物碱与干姜挥发油配伍时，干姜挥发油有一定的降低附子总生物碱毒性的作用，但随着附子总碱量的增加，干姜挥发油降低附子总碱毒性的作用逐渐减弱。附子的主要毒性成分乌头碱不仅通过影响心肌细胞膜钠离子通道，诱发期前收缩、心动过速甚至室颤，而且乌头碱具有明显的心肌细胞毒性，心肌细胞亚结构、酶、受体等均是其毒作用的靶标，而干姜姜辣素有解毒作用。

3. 组分配伍　随着中医药现代化的发展，组分配伍逐渐成为目前现代中药配伍研究的热点。中药组分配伍是指在基本搞清药队和药材饮片配伍药效物质和作用机理的基础上，以系统科学思想为指导，以药化、药理、药物信息学、计算科学和复杂性科学等多学科技术为手段，从临床出发，遵循传统配伍理论与原则，强化主效应，减轻或避免副效应，形成针对特定病证的组效关系明确的中药组分配伍形式。

组分配伍研究主要包括组分的提取、分析、评价和作用机理研究几方面，其核心就是药效物质和作用原理研究。①组分提取：根据中药的性质与功用不同，采用溶剂提取、溶剂分配、超临界萃取等技术方法，提取不同极性或不同类别的化学成分提取物，再用大规模工业色谱分离制备技术，对提取物进行纯化，获得组分。②组分分析：组分样品是典型的复杂体系，包含种类众多、含量变化峻异的化合物。必须采用定性、定量的分析方法，如色谱、光谱、化学指纹图谱等技术手段，分析揭示中药组分的物质基础。③组分评价：在中医药功效理论指导下，主要选择拟治疗病证相对特异的动物模型或指标，以整体、器官药理水平评价样品组分的活性，必要时结合细胞和分子药理实验，阐明各种组分单独应用和配伍后各层次效应及分子网络调控通路，探索活性组分，揭示组效关系，并根据不同药物组分组合的活性综合评价结果，寻求组分间的最佳配伍配比关系。④组分作用机理研究：得到药效确切的中药组分后，从临床出发，以药化、药理、药物信息学、计算科学和复杂性科学等多学科技术为手段，进一步深化研究，阐明其治疗病证的药效物质和作用原理。

制川乌与白芍是传统的配伍药对，其配伍主要用于治疗风湿痹证、历节疼痛、中风麻木疼痛、跌打损伤疼痛、血风劳气周身疼痛、诸虚不足疼痛、癥瘕积聚心腹疼痛、寒疝疼痛、麻风瘙痒疼痛等证。制川乌与白芍配伍的常用方剂有乌头汤（《金匮要略》）、乌头桂枝汤（《金匮要略》）、小活络丹（《北京市中药成方选集》）、风湿汤（《普济方》）、飞步丸（《朱氏集验方》）等，均以治疗风湿痹痛、历节风为主。为了研究制川乌与白芍组分配伍，首先根据制川乌与白芍的理化性质与功效应用，提取分离制川乌和白芍的组分；并结合定性、定量分析方法，纯化获得不低于50%的制川乌总碱、制川乌多糖、白芍总苷、白芍多糖组分；选择炎症、痛证和风寒湿证类风湿关节炎模型，研究其抗炎、镇痛及治疗类风湿关节炎的作用；通过观察风寒湿证类风湿关节炎下丘脑内源性阿片肽（endogenous opioid peptide，EOP），如亮氨酸脑啡肽（leucine enkephalin，L-ENK）、β- 内啡肽（β-Endorphin，β-END）、血浆 P 物质（substance P，SP）、血清细胞因子（IL-1β、TNF-α、IL-6、IL-2、IL-10）、血清 IgG、滑膜细胞的超微结构等指标，探索制川乌与白芍组分配伍治疗类风湿关节炎的作用机理。结果显示，制川乌与白芍组分配伍有明显提高冰醋酸致痛小鼠痛阈值和热板致痛小鼠痛阈值的作用，可明显抑制小鼠二甲苯耳郭肿胀和大鼠蛋清足肿胀，提高风寒湿证类风湿关节炎大鼠左、右关节痛阈值，抑制风寒湿证类风湿关节炎大鼠左、右关节肿胀，胸腺萎缩、脾脏肿大、原发性和继发性关节病理改变；各组分中，制川乌总碱与白芍总苷、白芍多糖配伍的镇痛和抗炎作用较为明显，1:2 配伍效果优于单组分和其他配伍比例；制川乌总碱与白芍总苷、白芍多糖配伍，通过提高大鼠下丘脑的 L-ENK 和 β-END 的含量，降低血浆 SP 含量，升高血清白细胞介素 -1β（Interleukin-1β，IL-1β）、IL-6 含量，降低血清 IL-2、IL-10 含量，达到治疗目的。配伍后，制川乌总碱的毒性明显降低。

4. 成分配伍　成分配伍是在饮片配伍、组分配伍研究的基础上，进一步揭示各组分中化学成分之间的配伍配比关系，以期较清晰地说明其与组分配伍、药材配伍的内在本质联系。成分配伍是中药配伍研究中容易与国际接轨的研究方法，也最能体现质量可控、安全有效、机制清楚的研究目的和方法。

附子大黄配伍属典型的寒热配伍。附子味辛甘大热，"能行、能补"，大黄味苦性寒，"能泄"；附子可温补心阳、肾阳、脾阳和去寒邪，大黄可通腑泻浊除积滞。附子大黄配伍源于东汉张仲景《金匮要略·腹满寒疝宿食病脉证治第十》所载大黄附子汤，方中以大黄苦寒攻下、通腑降浊，附子辛热散寒、温阳气；二药相合，寒热并用，温通并行，辛苦通降，相反相成，主治阳虚便秘证。为揭示附子大黄成分配伍对阳虚便秘的治疗作用及其作用机制，在附子大黄饮片配伍、组分配伍治疗阳虚便秘动物模型的基础上，采用小鼠乳鼠的结肠 Cajal 间质细胞（结肠 ICC）模型研究附子大黄成分配伍对结肠 ICC 的作用机制。结果表明附子大黄饮片配伍，对阳虚便秘模型动物的排便疗效优于单用附子或大黄，作用机制与其调节胃肠激素和肠神经递质的分泌有关；附子大黄组分附子总碱与大黄总蒽醌配伍，对阳虚便秘模型大鼠的作用最优，其发挥温阳通便功效的作用机制与调控肠运动相关胃肠肽的分泌有关，主要在于调节胃动素（motilin）MTL、生长抑素（somatostatin，SS）、乙酰胆碱酯酶（acetylcholinesterase，AchE）的水平；附子、大黄成分乌头碱与大黄素以 1：2 比例配伍对结肠 ICC 具有减毒增效作用。

二、中药配伍的关系

中药传统意义的配伍关系，主要指中药七情配伍。现代主要采用化学分离分析技术和药理学实验方法，研究中药七情配伍关系中各药效物质（有效组分和有效成分）间增效、减毒和调节的内在联系。

单行：即不用其他药物辅助，单独应用于临床。如独参汤，以一味人参补气固脱，用于气虚欲脱或阳虚欲脱者。但中药成分复杂，药理作用多样，机体的状态不同、药效物质不同，药理作用迥异。在临床使用时，要注意发挥药效作用的物质和不同组分之间协同、拮抗、调节的关系。如人参治疗剂量具强心作用，但大剂量能降低心肌收缩力；人参三醇有强心、升压作用，人参二醇具降血压作用。附子、附子总生物碱具有强心、抗心律失常作用，附子酯型生物碱是引起心律失常的毒性部位，而附子水溶性生物碱是抗心律失常的有效部位。

相须：指性能功效相似的药物配合应用，增强其原有疗效。如大黄芒硝相须为用，治疗积滞便秘，尤以热结便秘为宜。现代研究表明，生大黄能刺激肠道，增加蠕动而促进排便；芒硝的主要成分为硫酸钠，在肠中不易吸收，易形成高渗盐溶液，使肠道保持大量水分，容积增大，刺激肠黏膜感受器，反射性地引起肠蠕动亢进而致泻。二药伍用，泻下之力更强。

相使：指性能功效相似的药物配合应用，以一种药物为主，另一种药物为辅，辅药能提高主药的疗效。如黄连木香配伍，治疗湿热下痢，黄连清热燥湿止痢，木香行气化滞止痛，相使为用。现代研究表明，黄连体外对痢疾杆菌有抑制作用，体内对痢疾杆菌感染致死小鼠有保护作用；黄连木香配伍，木香能使黄连中盐酸小檗碱的 T_{peak} 提前、血药浓度增加，对 14 种（株）能够引起感染性腹泻的病原菌有较强的抗菌活性，对在体或离体胃肠道运动有抑制作用，有一定的抗炎镇痛作用，其治疗感染性腹泻的范围和强度较好。

相畏、相杀：是同一配伍关系的两种提法。相畏，指一种药物的毒性反应或副作用，能被另一种药物减轻或消除；相杀，指一种药物能减轻或消除另一种药物的毒性或副作用。如附子与甘草配伍，附子的毒性能被甘草减轻或消除，所以说附子畏甘草；甘草能减轻或消除附子的毒性或副作用，所以说甘草杀附子的毒。现代毒理学研究证明，附子的毒性主要是心脏毒、神经毒，毒性组分主要是酯型生物碱。甘草能明显降低附子的毒性，以乌头碱计，附子单煎液总生物碱含量为 0.22%，附子甘草分煎后混合液为 0.02%，附子甘草合煎液为 0.01%；甘草皂苷、甘草黄酮、甘草多糖均能降低附子酯型生物碱的毒性，附子酯型生物碱半数致死量（median lethal dose，LD_{50}）为 37.69mg/kg，附子酯型生物碱与甘草皂苷、甘草黄酮、甘草多糖 1:2 配伍，毒性明显下降，LD_{50} 分别为 110.58、104.78、83.59mg/kg；甘草总黄酮能延长乌头碱诱发的小鼠心律失常的潜伏期，甘草类黄酮和异甘草素能使乌头碱诱发的动物心律失常持续时间明显减少；甘草酸在体内的水解产物葡萄糖醛酸能与乌头类生物碱的羟基结合，生成低毒或无毒的葡萄糖醛酸络合物而由尿排出，从而降低附子的毒性。

相恶：指两种药物合用，一种药物与另一药物相互作用而致原有功效降低，甚至丧失药效。如丁香恶郁金，因郁金能削弱丁香的行气作用。现代研究证明，丁香配伍郁金能抑制动物胃肠的运动，桂郁金和绿丝郁金可减弱丁香对小鼠胃排空的促进作用，抑制对呕吐家鸽的止吐作用。

相反：指两种药物合用，能产生毒性反应或副作用。如甘遂、大戟、海藻、芫花与甘草配伍，将产生毒副作用，属中药"十八反"。现代毒理学研究表明，甘遂、大戟、海藻、芫花与甘草配伍，LD_{50} 下降，毒性增强；实验研究结果表明，配伍前后，药物对实验大鼠呼吸系统均无明显影响，但对循环、消化、神经系统有不同程度的损害，可导致实验动物心率加快，丙氨酸氨基转移酶（alanine aminotransferase，ALT）升高，心肌酶谱各指标异常变化，心脏、肝脏、肾脏组织充血、出血，小灶性炎细胞浸润，细胞组织浊肿变性及空泡样改变；由此可见，"十八反"药物不宜配伍使用。但临床使用不可一概而论，如附子与贝母配伍，也属"十八反"配伍。现代研究表明，附子与贝母合煎，没有新的化学成分产生，但附子毒性成分乌头碱的溶出明显增多，乌头碱在血中的保留时间明显延长，毒性增加，附子强心作用减弱；乌头碱与贝母总碱配伍，明显延长实验动物室性心动过速和室颤时间，增加乌头碱的心脏毒性，降低去甲乌药碱提高心肌收缩力的作用；附子能剂量依赖性地增加 LM_2 细胞凋亡率，浙贝母也有增加 LM_2 细胞凋亡的作用，附子与浙贝母 1:1 配伍，能显著降低 LM_2 细胞凋亡率，表明两药合用对 LM_2 肿瘤的抑制作用减弱。但附子与浙贝母 1:2 配伍使用，对小鼠 Lewis 肺癌具抑瘤作用。

三、中药配伍的环境

合理的中药配伍之所以能达到增效、减毒、调控及增加新的治疗作用，与配伍环境的良好调控关系密切。配伍环境是指中药配伍前后相关作用的因素、条件、空间的总和，分为外环境和内环境。研究中药配伍的配伍环境，就是应用化学的原理和药理学方法研究中药的效应物质在配伍环境体系中的来源、积累、分布、迁移、反应、代谢、作用及作用机制。

外环境是指中药配伍前影响药效物质基础与作用机制的因素总和，包括中药的品种、产地、炮制、制剂等影响配伍的因素。内环境是指配伍后影响药效物质基础与作用机制的因素总和，包括配伍的不同形式、不同条件及不同的配伍过程发生的物理、化学和生物效应的总和。如附子与甘草配伍，附子为单基原植物，不同产地毒性差异较大，毒性物质主要为双酯型生物碱，炮制后双酯型生物碱含量明显降低，久煎有利于双酯型生物碱水解，水解产物为苯甲酸，煎煮超过 6 小时后，双酯型生物碱基本全部水解，毒性基本消失；配伍甘草，酸性环境改变了毒性成分氮原子的正电效应和空间结构，有利于双酯型生物碱水解成单酯型生物碱；甘草皂苷具有对抗附子酯型生物碱的心脏毒性效应，和甘草酸铵通过酸性基团结合成盐，改变生物碱的存在形式，发挥协同抑制作用，达到降低双酯型生物碱毒性的目的。又如附子大黄配伍，附子总生物碱含量呈升高趋势，酯型生物碱的含量呈降低趋势，大黄主要成分含量影响较小；经人工胃液和人工肠液孵化后，总生物碱含量显著升高，双酯型生物碱含量降低；人工肠液对新乌头碱和次乌头碱的稳定性强于乌头碱，人工胃液对大黄主要成分的稳定性强于人工肠液。

四、中药配伍的比例

中药剂量比例是药性的基础，也是决定药物配伍后发生药效、药性变化的重要因素。在不同剂量比例的情况下，中药的功效方向也能改变，如柴胡小剂量能升举清阳，中剂量善于疏肝理气，大剂量长于散表透邪。最能代表中药配伍剂量比例的是黄连、吴茱萸的配伍。

吴茱萸和黄连相伍，是寒热药物配对的典型例子，也是"苦辛通降"（辛开苦降）的药物配伍。辛者能宣通气机，祛寒化湿，和胃降逆；苦者能泄热和胃，消痞除满。合而用之，便为苦辛通降方法，用以调和寒热，开通气机，消痞除满。根据文献考证，吴茱萸和黄连二药作为药对配伍应用的历史非常悠久，而且由于配伍比例的不同，它们的功效主治也有差异。早在北宋《太平圣惠方·治水泻诸方》，就有由黄连二两、吴茱萸二两（1∶1）组成的"茱萸圆方"，主治虚寒型下痢水泄；《圣济总录·中暍门》中又载"甘露散"，由黄连一两、吴茱萸半两组成，主治暑气为病。此外，还有取黄连、吴茱萸等量相伍，以黄连清肠止痢、吴茱萸温中行气，用于痢疾腹痛的治疗，方如《串雅内编》"变通丸"。另如《朱氏集验方》卷六的"戊己丸"（又名茱萸丸），《普济方》卷三九七"黄连丸"，《张氏医通》中的"抑青丸"等，都是由黄连和吴茱萸二药按照不同的比例组成的。

黄连、吴茱萸按照6∶1的比例组成，称之"左金丸"，是出自元代朱丹溪《丹溪心法·火六》的名方，又名回令丸（《丹溪心法》卷一）、萸连丸（《医学入门》卷七）、茱连丸（《医方集解》）、佐金丸（《张氏医通》卷十六）等，可能是丹溪受茱萸圆方和甘露散两方调整药物剂量以改变适应证的启发而创制的。原方由黄连六两（姜汁炒）和吴茱萸一两（或半两）（盐水泡）组成，共为末，做成水丸或蒸饼为丸，白汤服下。现代常取末，以水泛为丸，每次3g；或按原比例入汤剂服用。方中重用黄连，大苦大寒，直泻心胃之火，进而清泻肝火，使不犯胃。吴茱萸辛热，下气最速，善于降胃气而止呕，且能入肝经，辛散肝气。由此，大剂量黄连与少量吴茱萸（6∶1）配伍，一主一辅，一寒一热，相反相成，既疏肝和胃，又反佐黄连之苦寒，使凉而不遏，对于肝火偏旺、肝胃不和而致的胁肋疼痛、呕吐吞酸、嘈杂似饥，最为有效。故胡天锡谓"左金者，木从左而制从金也"（《医宗金鉴·删补名医方论四》）。《药鉴》称此方"乃吞吐酸水神方"。后世得左金丸之启发，在黄连饮片中制成吴茱萸炒黄连，以一药代方而广为应用。

名老中医施今墨认为，临床寒热的比重千变万化，故在实际应用中吴茱萸和黄连二药的用药分量也应随着寒热的变化而增减。如热甚者，多取黄连，少佐吴茱萸；反之寒甚者，则多用吴茱萸，少取黄连；若寒热等同者，则二者各半为宜。

药味不变，仅仅药量的变化就可能成了功效不同的另一方。如左金丸是由黄连∶吴茱萸=6∶1组成，具有清泻肝火、降逆止呕之功，用于肝火犯胃，症见胁肋胀痛，嘈杂吞酸。而反左金丸又名萸连丸，是由吴茱萸∶黄连=6∶1组成，而成为温胃散寒、疏肝止痛之品。由此可见，由左金丸的配伍引申而出的反左金丸，其临床证治方面与左金丸有着明显的不同，二者在临床的应用是"方证相应"的典型例子。

配伍比例不同，药效物质有异。用HPLC测定左金丸（黄连∶吴茱萸=6∶1）与反左金丸（黄连∶吴茱萸=1∶6）中盐酸小檗碱、盐酸巴马汀、吴茱萸内酯、吴茱萸碱、吴茱萸次碱的含量，观察不同比例配伍对化学成分的影响。结果表明，配伍后各峰具有配伍前两药各峰的加和性，即配伍后水煎液中没有新化合物产生。黄连与吴茱萸配伍后，小檗碱溶出率分别下降了29%（左金丸）、79%（反左金丸）；巴马汀溶出率分别下降了25%（左金丸）、73%（反左金丸）。

比较左金丸（黄连：吴茱萸=6∶1）和反左金丸（黄连：吴茱萸=1∶6）中黄连生物碱和吴茱萸生物碱和内酯成分的变化发现，左金丸中小檗碱的含量是反左金丸的 21 倍，巴马汀的含量是反左金丸的 17 倍，明显不是正常的 6 倍的关系，也就是说在反左金丸中黄连生物碱的含量是显著下降；吴茱萸中成分变化不大，吴茱萸内酯、吴茱萸次碱的含量在两方中无明显差别，吴茱萸碱则呈正常的 6 倍关系变化。实验还发现，在左金丸中，吴茱萸碱的含量低于吴茱萸次碱的含量，而在反左金丸中则发生倒转，吴茱萸碱的含量高于吴茱萸次碱的含量。

　　配伍比例不同，药效作用有别。左金丸与反左金丸由寒热药物（吴茱萸和黄连）相佐配对而成，其药物组成虽相同，但寒热配伍比例相反，从而引起药性的差别，因为这种药性的差别，二者的临床主治病证也有着明显的区别。左金丸（黄连：吴茱萸=6∶1）主治肝火犯胃之胁肋胀痛，呕吐吞酸，嘈杂嗳气，口苦咽干，舌红，脉弦数。反左金丸颠倒二药的用量比例（黄连：吴茱萸=1∶6），则药性偏温热，临床常用于脘痞嘈杂泛酸，又呕吐清水，畏寒，舌苔白滑，偏于胃寒甚者。现代药理研究表明，左金丸与反左金丸在相同模型上体现了不同的证治药效，左金丸能明显防治大鼠的热型（包括胃热Ⅰ度和胃热Ⅱ度模型）急性胃黏膜损伤，符合左金丸的临床证治；但在胃寒模型中，由于证治不符，药效越来越差。反左金丸在胃热模型中几乎无效；但在胃寒模型中（包括胃寒Ⅰ度、胃寒Ⅱ度和胃寒Ⅲ度模型）则体现出显著的保护作用，且随着三个模型寒性程度的增强，其防治胃黏膜损伤的作用也随之增强；在胃寒Ⅱ度模型中病理检测反左金丸的疗效明显优于左金丸；而在胃寒Ⅲ度模型上，这种差距更明显，反左金丸防治胃黏膜损伤的疗效从损伤指数和病理检测上都明显优于左金丸。实验结果还表明，单味黄连或吴茱萸的药效不如二者配伍使用好。对炎症因子的研究结果表明，左金丸在热模型上能明显抑制炎症因子 IL-8 的产生，而在寒模型上作用不明显，这种研究结果与其药效学的研究非常吻合。而反左金丸则对寒热模型上的作用都不明显，说明反左金丸的胃黏膜保护机制可能与抑制炎症因子无关。给予致坏死物质 1 小时后，损伤大鼠的前列腺素（prostaglandin，PG）E_2 血清含量明显增高，而且与证型相关，热模型比寒模型更明显。而左金丸与反左金丸在两模型上对 PGE_2 体现出不同的作用，热模型中左金丸组 PGE_2 没有明显变化，而在寒模型中由于证治不符，疗效较差，PGE_2 显著升高；反左金丸在两模型中的表现与左金丸恰恰相反。既反证了它们各自的证治，又说明两方对胃黏膜的保护作用与促进防御性 PGE_2 合成与释放无关。左金丸与反左金丸都能抑制胃酸、胃蛋白酶活性，减弱攻击因子对胃黏膜损伤；都能促进胃黏液分泌，使胃壁结合黏液量显著增加，从而增强胃"黏液－碳酸氢盐"屏障。所以，二者的胃黏膜保护机制没有明显差异，而在寒热胃黏膜损伤模型上却体现了不同药效，这就恰恰体现了其证治药效特点。药理实验论证了不同配伍比例的左金丸对寒、热型胃黏膜损伤的作用也不同。左金丸（黄连：吴茱萸=6∶1）药性偏寒，能显著防治胃热型胃黏膜损伤，其作用可能与其抑制炎症因子、胃液胃酸等机制有关；但左金丸用于胃寒型胃黏膜损伤则相对较差。而反左金丸（黄连：吴茱萸=1∶6）药性偏温热，其药效反应与左金丸相反，适用于防治胃寒型胃黏膜损伤。这种有关药对配伍的方证相应实验研究，因证而论效，结果与左金丸、反左金丸的临床证治规律也相符，验证了"寒者热之，热者寒之"和"有是证用是方"的中医理论。另外，黄连和吴茱萸分解的研究与左金丸作用的比较，说明了寒热药物相佐配对的相反相成意义，充实和发展了"七情和合"理论。

五、中西药配伍

　　中西医结合防治疾病独具优势与特色，在中国中西药联用防治疾病日益广泛，中西药配伍应用的实例愈来愈多，但大多数中西药联用源于临床经验，急需进行研究，揭示其科学内涵。

1. 中西药合用，协同增效　中药与西药合用，增加疗效。如黄连、木香与痢特灵合用，能提高治疗痢疾的效果；金银花与青霉素合用，对抑制耐药菌有协同作用；延胡索与阿托品合用，止痛效果明显提高；枳实与庆大霉素合用，能提高庆大霉素在胆道的浓度，有利于胆囊炎的治疗；甘草次酸能提高恩替卡韦在肝细胞的胞浆和细胞核的靶向分布，提高疗效。

2. 中西药合用，减轻西药的毒副作用　中药与西药合用，能消除或减轻西药的毒副作用。如甘草（或甘草甜素）与链霉素同用。能降低链霉素对第八对脑神经的损害；珍珠母粉与氯丙嗪合用，将减轻或消除氯丙嗪对肝脏的损害。

3. 中西药合用，毒性增加　中药与西药合用，可使毒副作用增加。如朱砂与溴化物合用，毒性增加；含钙丰富的中药与洋地黄类药物合用，增加洋地黄类药物的毒性；牛黄不宜与苯巴比妥钠联合使用，易对神经系统产生抑制，导致苯巴比妥钠毒性增加。

4. 中西药合用，药效降低　中西药合用，也可使药物疗效降低。如三七与酵母片、胃蛋白酶等合用，导致酶活性降低或丧失，降低药效；含鞣质类中药与四环素、红霉素及庆大霉素等抗生素同用，或与含金属离子钙剂、铁剂同服，可使中西药药效同时降低；含有机酸类中药，将降低磺胺类药物在尿液中的溶解度，不利于药物的排出。

扫一扫，查阅本章数字资源，含PPT、音视频、图片等

中药药效学是中药药理学的重要研究内容之一，也是指导临床合理用药的基础，更是中药新药发现和评价的关键环节。中药除具有药物的基本特点外，中药药效学有其自身的特色。中药药效学除阐释与中药功效相关的药效特点和效应物质基础及作用机制外，发现和挖掘中药新的药效、拓展中药新的用途、创制中药新药亦是其重点研究内容。

第一节　中药药效学概述

中药药效学是中药药理学的重要组成部分，是临床防病治病的关键，亦是中药药理学的重要研究内容之一。中药药效学是指以中医药理论为指导，针对中药的功效主治，应用现代科学技术研究中药对机体的药理作用及作用机制，以及产生药效的主要物质基础，阐明中药防治疾病原理的科学。

一、中药药效学概念和研究内容

1. 概念　中药药效学是研究中药对生物体的作用、效应、药效物质基础及作用机制的科学，即研究中药对机体防治效应、物质基础及作用规律和原理的科学，借以指导临床科学合理用药、或发现和创制中药新药。

2. 研究内容

（1）中药药效研究　中药药效研究包括两个方面：①针对中药传统功效和主治，应用现代药理学方法和相关的现代科技手段，研究与中药功效密切相关的药理效应和作用机制，阐释中药功效的药理学内涵。如麻黄发汗解表功效的药理学内涵为麻黄具有发汗、抗病原微生物、抗炎等药理作用；丹参活血化瘀功效的药理学内涵为丹参具有改善血液流变学、抗血栓、改善微循环、抗心脑缺血等药理作用。②与中药传统功效不相关的新的药理作用的发现，拓展中药新的临床适应证和新用途。如山楂改善血液流变学、调血脂、抗心肌缺血等药理作用；枳实（青皮）静脉给药具有升高血压的药理作用等。

（2）中药药效物质基础研究　中药不同于西药和天然药，单味中药中含有多种活性成分，产生某种药理作用的物质基础亦是中药药效学的主要研究内容。中药药效物质基础研究指采用系统分离结合药效、中药血清药物化学、中药配体药物化学、药效组分指纹图谱、生物活性筛选及比较药理学等技术和方法，明确中药产生某种药理作用的物质基础。如解表药具有发汗作用的主要药效物质基础是挥发性成分；人参提高机体免疫作用的主要药效物质基础是皂苷类和多糖类成分；附子抗休克作用的主要物质基础是生物碱类成分。目前中药药效物质基础研究仍然存在诸多

难点和薄弱环节，尤其是动物类和矿物类中药的药效物质基础研究还十分欠缺。

（3）中药作用机制研究　中药作用机制研究是指应用现代药理学、分子生物学等多学科研究技术和方法，阐释其发挥某种药理作用的靶点、作用过程或作用原理。由于中药药效物质基础往往不是单一成分，因此中药作用机制多表现出多靶点、多途径、多环节，具有"微效整合，系统涌现"的特点。如三七的止血作用机制包括收缩局部血管、增加 PLT 数量和改善其功能、促进凝血酶生成、促进纤维蛋白生成、抑制纤维蛋白溶解等多个环节。但也有部分中药的作用机制比较单一，如青蒿的抗疟作用主要与破坏疟原虫的膜结构和抑制疟原虫 PfATP$_6$ 酶有关。

二、中药药效学的研究意义

1. 指导临床合理用药　中药药效学研究结果可直接指导临床合理用药，提高临床用药的针对性和有效性。如麻黄具有发汗作用，其主要药效物质基础是挥发性成分，且具有兴奋中枢的作用，因此临床可用于治疗风寒感冒，但用药时不能久煎，且失眠患者当慎用；钩藤具有镇静、降血压等药理作用，主要物质基础是钩藤碱，但钩藤碱水溶性较差，且不稳定，因此为提高临床疗效，可先用少量黄酒浸泡后再后下；黄连具有良好的降血糖作用，作用机制与胰岛素释放无关，但具有胰岛素增敏作用，因此临床并不适用于 1 型糖尿病，但对于 2 型糖尿病胰岛素抵抗者则较为适合。

2. 评价和创制中药新药　"安全、有效、稳定、可控"是药物的基本特征和要求。中药药效学的研究可以回答一个中药新药有没有效，为什么有效。从一个中药新药的诞生过程来看，中药药效学是其必不可少的部分。前期新药发现和筛选，中药药效学研究是保证中药是否具有疗效、是否值得深入开发研究的关键，也是配合确定最佳制剂工艺不可或缺的部分；筛选确定的创新中药新药，是否能够由临床前阶段进入临床研究，中药药效学的系统评价是其关键决定因素之一。此外，中药药效学的评价研究可为确定和优化临床适应证、确定临床研究给药剂量及使用注意事项等提供必要的参考，也可为中药新药安全性的剂量设置及评价周期等提供参考。

3. 阐明中医药基本理论　中医药理论是中医的特色和优势所在，但其科学内涵阐释较为薄弱，是限制中医药传承精华、守正创新的瓶颈。中药药效学研究对于阐明中医药基本理论，促进中医药理论发展具有重要意义。如中医的"扶正"理论，现代研究认为与神经 – 内分泌 – 免疫调控网络及脱氧核糖核酸（deoxyribonucleic acid，DNA）、蛋白质等物质合成有关；中药的"配伍"理论与西医学的"联合用药"具有近似的理念；中药药性中的"四气"（寒热温凉）与中枢神经系统、自主神经系统、内分泌系统和能量代谢等有关。

4. 促进中西医学融合发展　中西医学都是祖国医学大家庭的一员，为人类健康事业做出了巨大贡献。但由于中西医学产生的条件、历史背景和文化等有别，其理论无法一一对应，限制了中西医学的融合发展。中药药效学研究是中医与西医融合的重要桥梁，对促进中西医学的相互交流、相互提高及融合发展具有重要意义。中西医学不是相互矛盾对立的，而是有机统一的。如对循环系统的认识，西医学着眼于血液流动的动力，分为体循环和肺循环，而中医着眼于血液是否含氧，包括"百脉朝肺"和"肺朝百脉"；又如西医用药中联合用药的"协同增效"关系与中药配伍的"相须或相使"配伍关系类似。

第二节　中药药效学的基本特点

由于中药、中药复方或中成药具有组成复杂、成分多样、功效多元等特点，因此与成分明确而单一的西药和天然药相比，中药除具有作为药物的基本特点外，在中药药效学方面尚具有自身的特点。

一、中药的基本作用

中药除具有与西药一致的兴奋和抑制两个基本作用外，尚具有扶正、祛邪和调节等基本作用。

1. 扶正　即中药具有增强机体抗病能力的作用，包括抗应激、自我修复和增加机体免疫功能的作用。抗应激能力指中药可增强机体对物理性、化学性和生物性等非特异性损伤的适应能力，如人参具有抗疲劳作用、红景天具有提高耐缺氧作用、干姜具有提高机体耐寒冷作用、甘草具有解毒作用等。增强自我修复能力指中药通过促进物质合成、促进自噬或凋亡、促进代谢或调节激素水平等，修复受损细胞或器官，促进机能恢复，提高细胞或器官的反应能力或水平。如甘草具有皮质激素样作用、青皮能提高胃肠平滑肌的反应能力等。增强机体的免疫功能指中药具有提高机体非特异性免疫功能或特异性免疫功能的作用。如苏叶能提高机体巨噬细胞的吞噬能力、黄芪能提高机体的细胞免疫和体液免疫功能等。

2. 祛邪　包括祛除致病因素或扶正祛邪两个方面。前者指对病原微生物的直接抑杀作用，如许多清热药具有抗菌、抗病毒等作用，寒凉药多具有抗肿瘤作用；后者指中药本身对病原微生物无直接抑杀作用或作用较弱，但可以通过调动机体其他内在机制达到抑杀病原微生物的作用，如通过诱生内源性干扰素（interferon，IFN）的产生达到抗病毒作用、通过提高机体对内毒素的耐受性达到抗毒素的作用等。

3. 调节　包括单向调节和双向调节。调节作用与机体的状态（中医"证"）密切相关。单向调节可以是正向调节，也可以是反向调节，主要表现在调节机体、细胞或器官的反应水平或反应能力，如中药的增强机体免疫功能或者抑制免疫功能。双向调节指同一中药或复方，针对不同的疾病状态，表现出完全相反的药理作用。如桂枝既能降低体温表现为解热作用，又能升高体温表现出升温作用；人参小剂量能兴奋心肌细胞，而大剂量时抑制心肌细胞活动等。

二、中药药效学的基本特点

1. 多样性　物质基础决定药物效应。中药物质基础的复杂性，决定了中药功效的多重性，导致了中药药效的多样性。如麻黄含有挥发油、生物碱、多糖等多种成分，功效为发汗解表、宣肺平喘、利水消肿、散寒通滞，因此其药理作用具有发汗、平喘、利尿、镇痛、抗炎等；如人参含有皂苷、多糖、挥发油、氨基酸、蛋白质、有机酸和微量元素等，功效为大补元气、复脉固脱、补脾益肺、生津、安神益智等，其药理作用有提高机体免疫功能、改善学习记忆、强心、抗休克、促进骨髓造血、促进核酸和蛋白质合成等。中药药效的多样性是多种活性成分作用在多个靶点的结果，不同于化学药物由于药物选择性不高或其作用靶点分布较广所具备的广泛药理作用。如阿托品有松弛平滑肌、抑制腺体分泌、扩瞳孔、升高眼内压、调节麻痹等作用，但其作用靶点均是 M 受体（M_1、M_2、M_3）。

2. 选择性　中药或者复方具有多效性的特点，但在治疗具体病证时其药效表达具有选择性。选择性是由机体的疾病状态所决定的。中药药效选择性有两个方面的表现，一是是否表达，二是表达的强弱。前者指针对某种特定的疾病状态（中医"证"），中药只表达特定的药效，如麻黄用于治疗风寒感冒患者时，选择性表达出发汗解表的功效，药理表现为发汗、抗炎、镇痛等作用，但针对肺气不宣的咳喘患者，则选择性表达为宣肺平喘功效，药理作用表现为平喘、镇咳、祛痰、抗炎等。后者指在不同的机体状态时，中药药效效价强度或效能有所差异，如麻黄对正常机体几乎无发汗作用，但对风寒外感无汗患者则有较强的发汗作用；理气药对痉挛状态的胃肠平滑肌多有解痉作用，对正常胃肠平滑肌的解痉作用并不明显。

3. 复杂性 中药药效的复杂性主要表现为四个方面：一是中药药效具有多靶点、整合表达的特点。中药含有多种活性成分，对应不同的作用靶点，单一活性成分的作用相对较弱，在体内经过对多成分效应的复杂整合、融合、互补、消融等，最终使中药表现出多靶点、多环节整合调节的特点。二是中药药效存在着量效不一致的特点。绝大多数中药随着剂量的增加，其药理效应相应增强。但也存在随着剂量的增加，药理效应增加不明显，或者呈"抛物线"样的量效关系，甚至出现相反的药理作用，如小剂量人参能够兴奋心脏，大剂量人参则抑制心脏。三是药理作用与功效不相关性。一般而言，中药的药理作用与其功效密切相关，但也存在着药理作用与功效不相关的现象。如消食的山楂具有调血脂、抗心肌缺血、降血压等作用；发汗解肌、生津止渴的葛根尚具有抗心肌缺血、抗心律失常等心血管效应等。四是实验结果具有难以重复性，尤其是中药复方，实验结果难以重复或多次重复时研究结果可出现不一致。

4. 非线性 在一定剂量范围内，药物的效应与靶部位的浓度成正相关，与给药的剂量成正比，即药物量效关系在一定的剂量范围内呈线性关系，这是药物量效关系的一般规律。然而，许多中药及其复方的量效关系不明显，或呈非线性特点，以"抛物线"样的量效关系最为多见，这可能与用量偏小或多成分相互影响等有关。

5. 双向性 有的中药作用可随机体状态改变而产生两种截然相反的药理作用，即中药药效作用的双向性。如桂枝对汗腺具有双向调节作用，在汗腺分泌亢进时可抑制汗腺分泌，是其发汗作用的重要机制，而汗腺分泌抑制时又可促进其分泌；人参具有兴奋和抑制中枢的双重作用，人参皂苷 Rg 类有中枢兴奋作用，而人参皂苷 Rb 类则多为中枢抑制作用；甘草对免疫功能也表现出双向性，对低下的免疫功能有增强作用，对亢进的免疫反应有抑制作用；理气药对胃肠平滑肌亦具有双向调节作用。

中药药效学上述特点的形成可能与中药成分复杂、进入人体后的相互作用、各种有效成分发挥作用的靶点、系统及组织器官的功能状态等密切相关。

第三节 中药药效学研究方法

中药药效学是评价中药效应及效应机制、发现和发掘中药新的作用的学科分支。其研究方法多借用西药或天然药物的评价技术和方法，这对揭示同类药物的共性作用及其机制是非常必要的，但对药物的个性作用揭示则显得不足。随着中药药理学研究的深入，创立了一些适宜中药药效评价的技术和方法，极大地促进了中药药效学的研究和评价。

一、借鉴药理学的研究方法

1. 实验药理学方法 包括整体实验和离体实验，是药理研究的两大途径，二者能够互相补充，从不同角度和深度揭示中药的药理作用。

（1）整体实验法 整体实验法是采用正常动物进行中药药效学研究，观察中药对某些特定系统或器官的影响及其作用机制。整体动物模型可以比较真实、全面反映疾病的发生、发展和转归特点。实验对象多是哺乳动物，例如大鼠、小鼠、豚鼠、家兔、仓鼠、犬和猴等。在特殊情况下，也可采用鱼类或其他水生生物、鸟类、昆虫等。整体实验一般分为急性实验和慢性实验两种。急性实验系指在一次给药后，观察机体在短时间内出现的作用和效应，如一次给药后测量麻醉动物的血压；慢性实验系指多次给药后机体在较长时间内出现的作用和效应，如果蝇等动物寿命实验。整体实验结果与临床的相关性比较密切，是中药药效研究的重要方法。如甘草解毒作用研究，正常 ICR 小鼠分别连续 10 天灌胃给予附子水煎液、附子与甘草（2：1）配伍的水煎液后，观察小鼠行为学、血液学、血生化、心电图指标及中毒死亡情况，结果显示附子与甘草配伍能减轻附子中毒所引起的小鼠体重减少及反应迟钝、蜷缩、腹泻等不良反应，降低血尿素氮（blood urea nitrogen，BUN）含量和动物死亡率。正常 ICR 小鼠预先灌胃甘草皂苷连续 3 天，末次给药 1 小时后再一次性大剂量灌胃桔梗皂苷，连续观察 7 天，结果显示，甘草皂苷可明显降低桔梗皂苷引起的小鼠死亡率，提高桔梗皂苷 LD_{50} 及 95% 可信限，延长小鼠死亡时间，提示预防性灌胃甘草皂苷可缓解桔梗皂苷所引起的急性中毒及死亡。正常 SD 大鼠分别灌胃关木通醇提液、甘草与关木通（1：1）醇提液连续 6 天，检测肾功能生化指标，光镜、电镜观察肾脏组织学变化，结果显示，关木通与甘草配伍可减少大鼠血清肌酐（serum creatinine，Scr）和尿素氮水平，减轻肾脏病理改变，提示甘草可减轻关木通引起的肾毒性。

（2）离体实验法　即采用来自于动物或人的器官、组织、细胞或微生物等，在人工的环境中进行实验。离体器官有心脏、子宫、肠管、气管、神经等；离体组织有脑组织、肝组织等；离体细胞采用体外培养，如神经细胞、心肌细胞、血液细胞、胶原细胞等；采用培养基培养细菌、鸡胚培养病毒等病原体。用于观察分析中药的作用、作用部位、作用机制等，如采用离体大鼠子宫研究当归提取物对子宫平滑肌活动的影响。

整体实验和离体实验都是药理学研究的常用方法，离体实验节省动物、用药量少、可以按照实验需求严格控制实验条件，有较好的重复性，且实验结果的分析较容易。离体实验是离体器官、组织或细胞直接与中药接触，由于中药多为化学成分复杂的混合物，样品的理化性质如 pH、电解质等容易对实验产生直接影响而干扰实验，在实验设计和结果分析时应充分考虑此类因素的干扰作用。整体实验保持了机体的完整性，包括神经反射、体液调节、内脏功能、机体对中药的代谢等，给药途径可与临床完全相同，特别是整体实验可体现中医药通过整体调节产生药效的优势，并可避免样品成分复杂而干扰离体实验结果的缺陷。

器官实验法指利用器官灌流技术将特定的液体通过血管流经某一离体的脏器（肝脏、肾脏、肺、脑等），借此可使离体脏器在一定时间内保持存活状态，与受试药物接触，观察在该脏器出现的效应变化及受试药物在该脏器中的代谢情况。如采用离体蟾蜍心脏灌流法研究中药的强心作用，发现川芎嗪可降低离体心脏的收缩力，去除任氏液中的 Ca^{2+} 后，川芎嗪对蟾蜍心脏的收缩力没有明显影响；但在高钙溶液中，由于溶液中的 Ca^{2+} 浓度增加，细胞外的 Ca^{2+} 内流加强，心肌细胞内肌浆网对 Ca^{2+} 释放增加，蟾蜍心脏的收缩力明显增强；再次加入川芎嗪后心脏的收缩力明显降低，提示川芎嗪降低心脏收缩能力的作用机制是抑制细胞外 Ca^{2+} 内流。

细胞实验法即细胞培养，该方法可从细胞层面研究药物的作用及作用机制，从细胞的生理病理改变体现药物的直接作用。实验用细胞多从动物或人的脏器分离（原代细胞，primary cell）或经传代培养的细胞如细胞株（cell strain）及细胞系（cell line）获得，再采用物理、化学或生物的方法在细胞上建立与疾病相关的模型。如采用地塞米松诱导小鼠 3T3-L1 脂肪细胞建立体外胰岛素抵抗（insulin resistance，IR）细胞模型，研究发现，复方菊明提取物降低血压的作用机制之一为改善胰岛素抵抗，该作用是通过促进脂肪细胞胰岛素信号传导通路的 IRS-1、GLUT4 mRNA 表达从而提高机体对葡萄糖的摄取能力而实现的。

（3）基因实验法 中药成分复杂，作用于机体多环节、多靶点，成分相对不稳定，且量效关系复杂。既往的药理研究很难从整体深入到细胞及蛋白质水平。基因芯片技术的出现为研究者提供了一个从基因层次探讨中药作用机制的契机。分子药理学的研究已发现药物作用有其"靶基因"，故可通过比较分析中药作用前后组织、细胞的基因表达谱，在基因水平了解中药的作用靶点及方式、代谢途径。如芍药的抗肿瘤机制可能是促进细胞凋亡，用基因芯片观察发现由芍药诱导的肝细胞凋亡早期，其 BNIP3 基因表达上调，而 ZK1、RAD23B 及 HSPD1 基因表达下调，可能是其药效在基因层次的作用机制。采用高密度寡聚核苷酸的微阵列对服用银杏叶提取物小鼠皮层及海马组织的基因表达变化进行观察，发现皮层内多种与脑功能相关的基因表达上调，包括微管相关蛋白、钙离子通道及催乳素（prolactin，PRL）等，海马内则仅有甲状腺转运蛋白上调，它可能通过对淀粉样蛋白清除而发挥神经保护作用。

2. 实验治疗学方法 实验治疗方法主要是用模型动物整体进行药效研究，辅以模型动物器官、组织、细胞等方法进行药效研究。

动物模型分为自发型和诱发型两大类。前者包括突变系的遗传疾病和近交系的模型，如自发性高血压大鼠（spontaneously hypertensive rat，SHR）、肥胖 Zucker 大鼠、肥胖自发突变小鼠（obese mouse，ob/ob mouse）、2 型糖尿病小鼠（diabetes mouse，db/db mouse）、无胸腺裸鼠等。后者通过物理、化学和生物等致病因素，人工诱发动物某些组织、器官或全身的损伤，在功能和（或）形态学上出现与人类相应疾病类似表现，如吲哚美辛造成大鼠胃溃疡模型。实验动物模型可在短时间内大量复制，以适应研究需要，但其与自然发生的疾病模型仍然存在一定差异，故在设计制造模型时，应尽可能模拟致病因素，提高与自然发生疾病模型的相似性。

中药药效实验常用的动物模型，如心肌缺血模型、高血压模型、糖尿病模型、高尿酸血症模型等，一般都应用药理学研究的方法制备，并进行整体药效指标观察。如高尿酸血症动物模型，可采用 ICR 小鼠连续灌胃酵母膏 8 天及末次腹腔注射氧嗪酸钾建立高尿酸血症小鼠模型、SD 大鼠连续饲喂含高嘌呤饲料 25 天或连续灌胃腺嘌呤和乙胺丁醇 21 天建立高尿酸血症大鼠模型；如糖尿病动物模型，可采用 SD 大鼠连续饲喂高脂高糖饲料 4 周后尾静脉注射小剂量链脲佐菌素（streptozocin，STZ）建立 2 型糖尿病大鼠模型，或直接应用自发性糖尿病动物如 GK 大鼠、ob/ob 小鼠、KK 小鼠等；如高血压中医证候模型，可采用 SD 大鼠昼夜翻转、居住环境改变、夹角、噪声、束缚等多因素联合造模连续 4 周以上制备肝阳上亢型高血压大鼠模型、SD 大鼠自由饮用浓度梯度为 5%～22% 的酒精或自由饮食高脂饲料连续 8 周以上制备痰湿壅盛型高血压动物模型。如研究中药决明子对高血压病的治疗作用，首先可以采用 SHR 模型，一次性或多次灌胃给药后，应用无创尾动脉血压测量系统进行血压监测，从而评价决明子对高血压病的疗效。

3. 临床药理学方法 临床药理学方法是以人体为研究对象，研究中药与人体相互作用的规律。该方法可促进医药结合、基础与临床结合，指导临床合理用药，提高临床治疗水平。临床药理学方法分为整体和离体实验，通常是在系统的动物实验（包括药效和毒理实验）取得充分资料后，选择正常人或患者进行实验；也可以采用正常人或患者的血液、痰液等标本，以及外科手术切除的人体器官如子宫、胃、肺等进行药理研究，以了解中药对人体的作用、作用机制等。主要观察中药对人体疾病的防治效果、不良反应，也包括药物相互作用和新药的临床评价等，对指导中药的安全、合理应用具有十分重要的意义，是中药药效研究的重要方法。

二、体现中医药特色的研究方法

1. 中医证候模型研究法 中药是在中医理论指导下进行辨证论治，其疗效指标还包括重要的证候指标，证候疗效是中药的重要特点。制备中医"证"的病理模型，对中药药效筛选和中医理论研究具有更重要意义，如目前已制备的"血瘀""血虚""气虚""脾虚""肾虚""阴虚""阳虚"等动物模型。建立"证"的动物模型，首先应深入了解中医证候的病因病机和现代生理生化变化，采用适当的方法（尽可能接近证候病因）制备模型，建立中医相应证候指标和现代疾病指标，证候指标尽可能用现代科学方法进行量化。如高血压肝阳上亢证模型证候指标，肝阳上亢证的常见中医证候为面部烘热、急躁易怒、心悸失眠，伴有腰膝酸软、头重脚轻、脉弦或弦细数等，药效指标选用模型动物的面部温度、抓力、自主活动、眩晕时间、一般行为等，用以分别表述"面部烘热""腰膝酸软""躁动不安""眩晕""狂躁易怒"等中医证候。如肾阳虚证模型证候指标，肾阳虚证的主症有腰膝酸软、性欲冷淡、畏寒肢冷，次症有精神萎靡、下肢浮肿、阳虚水泛等，药效指标选用模型动物肛温、自主活动、抓力与骨强度、精囊腺指数与精浆果糖、趾端肿大等分别表述"畏寒肢冷""精神萎靡""腰膝酸软""性欲冷淡""下肢浮肿"等证候。脾气虚证临床以纳少腹胀、不思饮食、大便溏薄、精神不振、形体消瘦、肢体倦怠为主要证候，选用模型动物饮食量、粪便、自主活动、体重等分别表述"纳少腹胀""大便溏薄""精神不振""形体消瘦"等症状。中药对某些疾病或疾病的某个阶段有独特疗效，人类许多疾病西医学的病因也尚未完全阐明，针对中药特点，充分应用中医证候模型，开展整体实验，是中药药效研究的重点之一。中医证候动物模型应尽可能符合中医临床的实际，但至今仍缺乏与中医证候完全相同的动物模型，尚需深入研究。

2. 病证结合模型研究法 中医与西医是两个不同的理论体系，尽管中医证候动物模型应尽可能符合中医临床"病"或"证"的实际，但完全符合中医理论且被中医药专家普遍认可的证候动物模型很少。同时，中医证候指标也需要客观化。将中医的证与西医的病结合可分为三类，即有证无病类（即按中医诊断具有明显证候，但按西医学诊断无任何疾病）、有证有病类（即按中医诊断具有明显证候，但按西医学诊断也有相应疾病）和无证有病类（即按中医诊断无明显证候，但按西医学诊断有明确疾病）。在中医证候模型动物基础上，根据临床医学实践，也可应用西医学动物模型，如自发性高血压模型动物；开展病证结合研究，以多指标综合观察开展病证相关的中药药效研究，筛选和寻找特色中药，这也是中药药效研究的主要研究思路和方法。

3. 含药体液研究法

（1）含药血清研究法（血清药理学方法） 中药含药血清研究方法是指动物给用药后间隔一定的时间采血，分离含药血清进行实验。在中药药理学研究中，有相当一部分药理活性和作用机制是在体外进行。利用中药粗提物直接进行体外（特别是细胞）试验，其结果的科学性和可靠性都受到很大影响。中药含药血清研究方法为有效成分尚不明确的中药或复方对机体产生的作用和作用机制研究，以及药效的物质基础研究提供了新的方法。含药血清的药理作用是中药有效成分已被吸收后的体现，其强度可反映中药的作用强度。如给头风饮（川芎、天麻为主）后，动物含药血清具有抗 PLT 释放 5–HT 和阻滞内皮细胞钙通道作用。在一定范围内，动物吸收入血的药量与含药血清的体外药理效应呈正相关；含药血清的药物浓度与给药剂量、给药方案（如一日内给药次数及给药天数等）直接相关。

（2）含药脑脊液研究法（脑脊液药理学方法） 中药含药脑脊液研究法，即用含药脑脊液代替含药血清，研究中药及其复方对神经系统的保护作用。此方法主要用于研究中药有效成分被吸收后，是否能通过 BBB 产生作用。如以防治血管性痴呆的当归芍药散精简方为研究对象，通过考察不同实验条件下（给药方案、添加量、处理方法、批次及保存时间）大鼠含药脑脊液对过氧化氢损伤的 PC12 细胞存活率的影响，证明不同批次大鼠及不同保存时间的含药脑脊液对受损 PC12 细胞均有保护作用，但随保存时间的延长，其保护率下降。有学者在对谷氨酸（glutamic acid，Glu）损伤神经保护作用的试验中建立了中药脑脊液药理学方法，证明清脑益智方可能通过刺激星形胶质细胞分泌神经营养因子而起到对神经元的保护作用。中药含药脑脊液研究法，为研究中药及复方在中枢神经系统的药效物质基础和作用机制提供了新的途径。

三、创新中药的药理研究方法

1. 针对功能主治的主要药效研究　在创新中药研究中，对具有较好临床疗效基础的创新中药，如被临床实践证明疗效可靠的中医经典论著中收载的方剂、基于临床医生的个人经验方、基于临床长期应用基础的医院制剂而研制的创新中药等，实验设计时应考虑其作为中药的特点，在中医药理论指导下，针对功能主治，首先选择相应的药效实验方法，开展与功效和主治病证直接相关的主要药效学研究。如当归提取物治疗阴虚阳亢兼血瘀型高血压，首先选择 SHR 大鼠开展急性和长期抗高血压实验，观察一次用药和多次用药前后大鼠血压的变化，结果表明两种给药时间均能明显降低 SHR 大鼠血压，一次用药后 1 小时血压已有下降，2 小时降血压作用最强，维持时间约为 6 小时；多次用药至 14 天仍有降血压作用，证明了当归提取物具有显著的降血压作用。

2. 与功能主治相关的药效研究　中药具有多方面的药效或通过多种方式发挥作用的特点，除了开展与疗效直接相关的药效研究外，还需开展与疗效间接相关的药效研究。如对当归提取物开展降血压实验研究后，采用实验性高脂血症模型动物和高黏血症模型动物研究发现，当归提取物具有明显降低高脂血症模型动物的血清 TC 和低密度脂蛋白胆固醇（low density lipoprotein，LDL-C），相对升高高密度脂蛋白胆固醇（high-density lipoprotein cholesterol，HDL-C）；降低高黏血症模型动物的血黏度、加快微循环血流及利尿等作用。临床研究显示，当归提取物对免疫功能和血黏度具有双向调节作用，即对免疫功能和血黏度低下者有增加功能的作用，对免疫功能和血黏度偏高者有降低作用。这些新的药理作用有利于治疗高血压和高血压心脏病等并发症。

3. 基于多指标 - 拆方的整体药效筛选　采用整体动物模型进行中药筛选，是目前较公认、常用的研究方法，从整体水平直接反映中药药效，对预测中药新药的开发前景和临床应用有重要指导意义。整体药效筛选实验内容的选择应根据研究目的和供试品特点，选择合适的疾病模型或证候模型动物，用证候和疾病二类指标进行评价；按照随机对照原则，设立正常对照、模型对照和阳性对照组，阳性对照应选择与受试药功能相同或类似的合法药物；受试药应设不同剂量组，在一定剂量范围内评价其药效。如筛选平肝潜阳的抗高血压中药，应选用肝阳上亢型高血压模型，除中医证候指标和高血压指标，还可考虑增加高血压相关疾病指标，如血脂、血黏度等指标进行综合评价、筛选。如对羚角降血压方进行拆方研究以筛选最佳配方，采用 SD 大鼠，随机分为正常对照组、模型对照组、羚角降血压方组、羚羊角 - 夏枯草 - 槲寄生组、羚羊角 - 夏枯草 - 黄芩组、羚羊角 - 槲寄生组、夏枯草 - 黄芩组、羚羊角组，采用复方附子汤并自由饮用 1% 盐水造成肝阳上亢高血压模型，通过 6 个不同配比的羚角降血压组方的药效比较试验表明，羚羊角与夏枯草两味中药合用可改善肝阳上亢证大鼠的中医证候，降低 SBP，是治疗高血压肝阳上亢证的最佳精简处方。

4. 基于量效 - 时效关系的整体药效筛选　在中药药效筛选研究中，不同给药组一般只设单一剂量给药，以确定实验样品的有效性，但该结果并不能直接反映不同中药的作用强弱。不同中药的作用强度比较，应将进行比较的受试药分别设三个以上剂量组，试验结果绘制量效曲线，以药物效应为纵坐标、药物的剂量或浓度为横坐标的量－效曲线来评价不同中药的作用强度。如新菊明降血压方是以部颁标准中收载的原菊明降血压方为基准进行加减的新处方，为比较新菊明降血压方与原菊明降血压方的降血压效应强弱，将 SHR 大鼠随机分为 10 组：空白对照组、阳性对照组、新菊明降血压方 4 个剂量组、原菊明降血压方 4 个剂量组，测定大鼠给药前后的 SBP、舒张压（diastolic blood pressure，DBP）、平均动脉压（mean arterial blood pressure，MABP）及 HR，药效试验结果表明新菊明降压方在给药后 2 小时、4 小时的降血压作用明显强于原菊明降血压方。同时，中药药效比较研究还可从作用机制层面进行深入研究。

5. 基于网络药理学的中药药效研究　近年来国际上在新药研发过程中，虽然引入了许多新技术、新方法和新策略，但新药发现的数量并没有因此明显增加，反而呈下降趋势，且新药研发后期的失败率也不断升高。在过去的十多年中，新药研发后期失败的比率增高与疾病相关单靶点高选择性药物设计的主导思想同时发生。这种药物设计思想是基于"一个基因，一种药物，一种疾病"的指导思想。在此指导思想下，药物与疾病的关系为钥锁关系，即一把钥匙开一把锁，而药物疗效也不理想。

网络药理学（network pharmacology）是从药物靶点与疾病间相互作用的整体性和系统性出发，是一种对药物多个靶点、多个途径形成的相互协同和制约的研究策略，采用复杂网络模型表达和分析研究药物的药理学性质，目的是提高药物的临床疗效，降低其毒副作用。网络药理学基于系统生物学和网络分析（分析网络的拓扑结构、节点的连通性、冗余与多向性），需要发展多种技术，结合组合化学与网络搜索的运算法则和方法来预测药物的生物学性质。

网络药理学的药物多靶点作用及其相互作用、同病异治和异病同治的原则与中药复合成分产生作用等内涵基本一致，适合于中药组分的研究。中药复方的药效作用是中药中多个有效成分形成的有效成分组与疾病相关多个靶点的相互作用、相互调节的结果。其组分包括主要有效成分、次要有效成分及协同有效成分，多种具有不同药效作用的有效成分的相互作用，形成有效成分－有效成分关联网络的有机组合，协同调节疾病相关主要靶点、次要靶点和协同靶点形成的疾病网络，使病理条件下机体的多个非平衡状态调节到新的平衡状态，最终达到治愈疾病的目的。中药网络药理学有利于促进现代中药开发，根据 1401 个美国 FDA 批准上市药物的分子结构及其相应靶点数据，采用随机森林法建立靶点预测模型，构建附子多成分－多靶点网络，以附子的 22 个化学成分预测出多个作用靶点，预测结果得到文献数据印证，所建网络模型中每个化合物的平均靶点数为 16.3，平均每个靶点与 4.77 个化合物相关联，反映出中药"多成分、多靶点"特点。采用网络药理学方法探索复方丹参的多成分－多靶点－多疾病相关性，网络分析表明，方中丹参酮 I_A、丹酚酸 B、原儿茶醛、丹参素、隐丹参酮、三七皂苷 R_1、人参皂苷 Rg_1、人参皂苷 Rb_1、龙脑等 9 个活性成分，可调控 PPARG、ACE、KCNJ11、KCNQ1、ABCC8 等 42 个心血管相关疾病基因表达，涉及糖尿病高胰岛素型低血糖症等 30 种疾病。

6. 基于高通量筛选的中药药效研究　高通量筛选技术是指以分子水平和细胞水平的实验方法为基础，以微板形式作为实验工具载体，以自动化操作系统执行实验过程，以灵敏快速的检测仪器采集实验结果数据，采用计算机对实验数据进行分析处理，同一时间对数千样品进行检测，并以相应的数据库支持整体系统运转的技术体系。这一方法集计算机控制、自动化操作、高灵敏度检测、数据结果和自动采集处理于一体，实现了药物筛选的快速、微量、灵敏和大规模，日筛选量达到数千甚至数万样品，是新药发现技术和方法的一大进步。

传统的药物筛选方法是采用药理学的实验方法，通过体内、体外的多种实验方法，评价样品的药理活性。这种药理实验方法需要消耗大量样品，使用大量实验动物，参加实验的技术人员需要具有较熟练的操作技能，而且筛选样品数量有限，劳动强度大，不能适应大量样品的同时筛选。高通量药物筛选是在传统的筛选技术基础上，应用先进的分子生物学、细胞生物学及计算机、自动化控制等高新技术，建立的一套更适合于药物筛选的技术体系。高通量筛选技术具有反应体积小、过程自动化、检测快速灵敏、特异性高等优点，可以大规模地对中药有效成分进行活性筛选，更广泛地研究和认识中药成分，在分子水平和细胞水平认识中药的作用和作用机制，对中药资源进行大规模筛选，给开发创新中药打开了便利之门。

目前高通量筛选已应用于中药化学成分研究、中药有效部位的研究、药材鉴别、炮制前后的成分及药效变化研究、中药作用机制研究和中药复方研究等方面，并表现出一定的特色。如在对小续命汤有效成分组的高通量筛选研究中，观察了中药复方小续命汤 240 个连续组分的抗氧化、抗过氧化氢损伤、抗谷氨酸损伤活性及对神经细胞内钙离子的影响，结果显示，连续组分 L1～L40 和 A100～A120 的综合作用效果较好，提示可将这两部分的连续组分重新组合作为小续命汤抗脑缺血损伤的有效成分组。运用高通量筛选技术对中药丹参进行多成分配比研究，选择具有药理活性的丹参有效成分 11 种（其中脂溶性成分 4 种、水溶性成分 7 种），通过均匀设计进行成分及浓度多种组合，以 1,1- 二苯基 -2- 三硝基苯肼（1,1-diphenyl-2-picrylhydrazyl，DPPH）氧化法评价各种有效成分组合对药效的影响，经过初筛和复筛，初步得到了丹参最佳水溶性配伍、水溶性 + 脂溶性配伍及优化组合配伍的组合样品，可见均匀设计 – 高通量筛选技术在传统多因素、多水平组合特点的大规模药效筛选研究之中的应用，为中药药效筛选提供了方便。

高通量药物筛选技术为中药活性和活性成分等的快速研究提供了新的有效方法，但由于高通量药物筛选主要适用于化学成分，且又主要是在离体状态下的细胞或酶分子上进行，与中药的复合成分在整体状态下产生作用有较大距离，因此，应用高通量药物筛选技术研发中药新药的优势，尚需要在实践中继续探索。

7. 基于细胞膜色谱的中药药效研究 细胞膜色谱法（cell membrane chromatography，CMC）是一种将活性组织细胞膜固定在特定载体表面，制备成细胞膜固定相，用液相色谱的方法研究药物与固定相上细胞膜及膜受体的相互作用，将 HPLC、细胞生物学与受体药理学相结合的新型亲和色谱技术。CMC 法已成功应用于天然药物中活性成分的筛选。采用 CMC，可将中药或中药复方中的效应物质进行分离，使活性成分的分离和筛选结合在一起，避免了成分分离和药效筛选脱节的弊端。采用 CMC 对淫羊藿进行研究发现，淫羊藿根的乙醚提取部位（YYH-2）含有与血管细胞膜及膜受体相互作用的成分，YYH-214 和 YYH-216 活性成分对血管有较强的舒张作用。用白细胞分化抗原 40（cluster of differentiation 40，CD40）高表达细胞膜色谱模型筛选抗动脉粥样硬化（atherosclerosis，AS）中药丹参的有效成分，构建 CD40 高表达的内皮细胞（ECV-304）制备细胞膜固定相，结果发现丹参脂溶性部位和水提取部位均存在对 CD40 高表达细胞膜的亲和作用，由丹参脂溶性部位和水提取部位中分离得到的成分丹参酮 II_A、丹参酮 I_A 和丹参素则是其有效成分。

第四节 影响中药药效的因素及应用

影响中药药效的因素主要包括药物因素、机体因素和环境因素。药物因素，如中药的品种、产地、采收季节、炮制、贮藏、剂型、剂量、制剂方法、配伍与禁忌等；机体因素，如体质、年龄、性别、心理、遗传、种族等生理状况和不同的病理状况等；环境因素，如地理条件、气候条件、饮食起居、居住环境等。

一、药物因素

中药的品种、产地、采收季节、炮制、贮藏、剂型和制剂工艺、剂量、配伍等，均对中药作用的发挥有着显著影响。

1. 品种 中药品种是影响中药药效的重要因素。中药存在同物异名或同名异物，若属伪劣品则药理作用差或者无，即使是正品，由于存在多基源，不同基源的正品药材药效也会存在差异；此外，一种多品中药，即同一中药包括栽培品种、野生种及通过变异或培育形成的优质新品种，它们在遗传学上属同一物种，但在性状等方面已有较大差异，也可能药效差异大。如《中华人民共和国药典》（2020年版）收载的辛夷源于木兰科植物望春花 *Magnolia biondii* Pamp.、玉兰 *Magnolia denudata* Desr. 或武当玉兰 *Magnolia sprengeri* Pamp.;《全国中草药汇编》记载的贯众更是分属6个科30余种。由于品种不一，所含有效成分的种类或量或者成分比例有别，药理作用就有较大的差异。如正品大黄（掌叶大黄、唐古特大黄）的结合型蒽苷含量高，泻下作用明显，半数有效量（median effective dose，ED_{50}）为326～429mg/kg；而非正品大黄（华山大黄、天山大黄）的结合型蒽苷含量较低，泻下作用差，ED_{50}为3579～5000mg/kg，剂量明显大于正品药材。

2. 产地 不同环境孕育了不同的物种，特有物种具有特有的功效和药理作用。源于不同生境的中药，由于其所处的土壤、水质、气候、雨量、日照等自然条件不同，其有效成分的富集存在差异，药理作用也就存在差异，故中药非常强调"道地性"。道地药材具有品质稳定、有效成分含量高、临床疗效好、药理作用明显等特点。如四川的黄连、川贝母、川芎；东北的人参、刺五加；河南的地黄、牛膝、山药；山东的阿胶、沙参等。如东北各省所产园参与朝鲜、日本的园参所含人参总皂苷量不同，皂苷单体的含量也不一样；从吉林省七个产地所得人参茎叶中皂苷的含量差别悬殊。

3. 采收季节 不同中药的根茎、叶、花、果实、种子或全草都有一定的生长和成熟期，故应选择有效成分含量最高时采收，如花类药材多在含苞欲放或刚刚开放时采收，如金银花、辛夷、丁香、槐米等皆在花蕾时采收；杭白菊以花开放程度70%时采收最佳。果实、种子类药材一般在果实成熟时采收，如诃子以12月采收为宜，此时没食子酸最高，为27.8%，鞣质含量最高为56.47%。但较特殊的如覆盆子、青皮、枳实等药材，以未成熟果实或幼果入药，则采收季节不同。采收叶类药材多在植物生长旺盛期，如大青叶、艾叶、荷叶等以开花前或果实成熟前为宜，薄荷以开花盛期为宜。采收根、根茎类药材应以秋冬或初春季节为宜，此时植物地上部分枯萎，植物处于休眠状态，营养物质消耗少，有效成分积累较高。如江苏引种黄连，在秋季小檗碱含量达9.86%，比春季高1倍；石菖蒲挥发油含量在冬季高于夏季。全草类药材多在植株生长充分、茎叶茂盛时采收，如青蒿在花前盛叶期采收，此时青蒿素含量最高；垂盆草的垂盆草苷含量从4～10月逐渐升高，宜10月采收。皮类、茎木藤类药材，如厚朴的厚朴酚含量随树龄的增大而迅速增加，12年后基本稳定，故厚朴树应种植12年以上方可开始采收。又如动物类药材，传统上一般根据生长习性和活动规律来捕捉，如鹿茸在清明后45～60天锯取，成茸比例高，角质化少；蛤士蟆于秋末的"冬眠期"捕捉；蜈蚣秋季采收，蛋白质、游离氨基酸及组胺含量均高于春季，镇痛作用也更强。因此，采收季节会直接影响中药的药效。

4. 炮制 中药饮片一般需要炮制后使用。中药在炮制过程中，经加热、水浸及用酒、醋、药汁等辅料处理后，使中药某些成分的理化性质产生不同程度的变化，有的成分被溶解出来，有的成分被分解或转化成新的成分，有的成分在提取物中的量有所增减，对中药作用与疗效产生不同程度的影响。一般而言，中药炮制可在以下三个方面影响其药效，一是降低或消除药物的毒性或副作用，如附子炮制前后其双酯型乌头碱含量显著下降，生成苯甲酰单酯型乌头碱或进一步水解为氨基醇类乌头原碱，其毒性仅为双酯型乌头碱的 1/200～1/2000。二是增强疗效，如延胡索的有效成分为生物碱，水煎液溶出量甚少，醋炒后煎剂中溶出的总生物碱含量增加，从而加强镇痛作用。三是加强或突出某一作用，如生大黄为泻下作用，酒炙后则突出其活血作用，炒炭后则表现为止泻作用；芥子中芥子苷能被药材中共存的芥子酶水解，通过炒制使酶失活，避免芥子苷被水解而疗效降低，保持了药效稳定。

5. 贮藏　贮藏的条件直接影响中药质量，贮藏不当，容易霉烂变质、走油、虫蛀，从而影响药理作用和疗效。如含挥发油的药材随着贮藏时间延长，挥发油发生氧化、分解或自然挥发（如樟脑、冰片、麝香）而使药效降低；刺五加在日照、高温（相对湿度在 74% 以上）的条件下贮藏 6 个月，其所含的丁香苷几乎完全损失；三颗针在见光和避光的条件下存放 3 年，其小檗碱含量分别降低 54.1% 和 39.83%；苦杏仁中的苦杏仁苷在贮存过程中因温度、湿度等因素变化，易被苦杏仁酶等分解，苦杏仁苷的含量可降低 10% 以上。

6. 剂型和制剂工艺　《神农本草经》指出："药性有宜丸者，宜散者，宜水煮者，宜酒渍者，宜膏煎者，亦有一物兼宜者，亦有不可入汤酒者，并随药性，不得违越。"说明古人早已注意到剂型对药效的影响。一般而言，口服液体制剂如汤剂、口服液等一般吸收快，起效快；口服固体制剂如颗粒剂、散剂、片剂、胶囊剂等一般吸收慢，起效慢，但药效持续时间较久。改变剂型或制剂工艺后可产生新的药理作用，如枳实或者青皮煎剂口服，未见升高血压记载，但制成注射剂静脉注射却具有强大的升压作用。

7. 剂量　中医学自古有"中药不传之密在于量"之说，说明中药剂量是发挥药效的关键因素。中药药理作用与中药剂量呈一定的量效关系，如附子的强心作用在一定剂量范围内，随剂量增加而加强。但也有的研究报告量效关系不明显，可见小剂量有效，大剂量反而药效不明显或不一致。如人参小剂量对多数动物心脏有兴奋作用，大剂量则呈抑制作用；人参皂苷小剂量可兴奋神经中枢，而大剂量则抑制神经系统。

8. 配伍　合理配伍是保证用药安全、有效的重要形式。中药的配伍是指有目的的按病情需要和药性特点，有选择地将两味及以上药物配合应用，以增强药物的疗效，调节药物的偏性，降低毒性或副作用。《神农本草经》记载："药有单行者，有相须者，有相使者，有相畏者，有相恶者，有相反者，有相杀者。凡此七情，合和视之。"药物配伍后，药与药之间会发生某些相互作用，有的能增强或降低原有药效，有的能抑制或消除毒副作用，有的则能产生或增强毒副反应等。相须和相使配伍，在药效上发挥协同增效作用，相畏和相杀配伍能减低或消除毒性，以上均符合治疗用药要求；相恶和相反配伍在药效上产生拮抗作用，配伍后可导致或加重不良反应，这两种配伍在用药时应当避免。合理配伍可增效减毒，反之可能减效增毒。

二、机体因素

中药对机体的作用，往往随着生理、病理和心理状况的不同而有异。中药在治疗疾病，发挥疗效的过程中受多方面因素的影响，如患者的年龄、性别、个体差异、遗传因素、机体状态、精神因素等。了解和掌握相关知识，对于中药的合理使用、保证疗效和减少不良反应非常重要。

1. 生理因素　生理因素包括体质、年龄、性别、遗传、种族等，均可影响中药的药理作用。

（1）体质　体质指某种先天易感性，是由遗传所决定的。中医体质主要有九种，即平和质、阳虚质、阴虚质、痰湿质、湿热质、血瘀质、气郁质和特禀质。不同体质患者的机体对药物反应的敏感性存在差异，故药理作用有别。如阴虚质患者应慎用人参、附子等温燥之物，阳虚质者慎用苦寒之品。

（2）年龄　不同年龄机体对药物的反应不同。如婴幼儿期正在生长发育阶段，许多器官、系统的发育尚未完善，对中药药效物质的耐受性较差，对中药药效物质的反应敏感；老年人的消化、神经、内分泌、免疫等系统功能普遍减退，会影响中药药效物质的吸收、代谢、排泄等，进一步影响药理作用，故用量需相应调整。中医学认为，老年人体质多虚弱，祛邪攻泻之品不宜多用；幼儿为稚阴稚阳之体，不能峻补，故小儿通常不宜用参、茸滋补。

（3）性别　不同性别机体对药物的反应有差异。女性一般体重较男性低，脂肪占体重的比率高于男性，体液总量占体重的比率低于男性，这些因素可影响中药药效物质在体内的分布。在生理功能方面，女性在经期、妊娠、分娩、哺乳期等不同生理阶段对中药的敏感性存在不同。某些中药可以通过不同环节对孕妇产生影响，如经期使用峻泻药、活血化瘀药等，可导致月经过多或出血不止；孕期女性，使用红花、大戟、麝香等能兴奋子宫，莪术、姜黄、水蛭等能影响孕激素水平，芫花、甘遂、丹皮酚等能影响子宫内膜和胚胎的营养，均可导致流产；半夏还有致畸作用。

（4）个体差异和种族差异　药物的代谢酶、药物转运蛋白和受体的遗传多态性是导致药物个体差异和群体差异的重要原因。不同个体或种族对中药的反应可出现显著差异。如有口服人参糖浆、静滴生脉注射液等发生过敏反应者。在一般情况下，中药对患者的作用是类似的，但仍有少数患者对同一中药的反应可明显不同。故临床应用时必须根据患者情况，选择适应的中药和剂量；对作用强而安全范围较小的中药，应根据病情实行剂量个体化。不同种族如白种人和黄种人，对中药反应也可能出现显著差异。此外，不同物种对中药的反应存在差异，某些药物作用于动物的实验结果与人临床应用的效果存在差异。如穿心莲对发热动物模型具有显著退热作用，但临床退热作用不明显；而白虎汤在临床上退热作用显著，但对发热动物模型未见显著退热作用。

（5）肠道菌群　健康人的胃肠道内寄居着种类繁多的微生物，即肠道菌群。肠道菌群按一定的比例组合，彼此互相制约，互相依存，形成一种生态平衡。肠道内不同的细菌可产生不同的酶，催化不同类型的药物代谢反应，从而影响药物的吸收和药效。口服中药进入肠道后，某些成分常被相应的细菌酶解，使分子量相对变小，极性减弱，脂溶性增强，往往伴有药效或毒性成分的产生和作用加强。如番泻叶苷在肠道经肠道菌群作用后，转化为苷元，吸收加快，从而形成泻下作用。

2. 病理因素　病理状态也是影响中药作用的重要因素，中药发挥药理效应与机体的状态密切相关。如黄芩、穿心莲等中药，对正常机体无降温作用，只对发热患者表现出解热作用；又如玉屏风散能使机体机能低下的免疫功能增强，又能使过亢的免疫功能趋向正常。肝肾功能不全患病，肝肾功能减弱，可以影响中药在体内的代谢过程，往往使中药的作用时间延长，甚至引起蓄积毒性，此时应减少用药剂量或延长给药间隔时间。营养不良者体内蛋白质合成减少，使药物与血浆蛋白结合率降低，血中游离型药物增多，肝脏微粒体酶活性降低，药物代谢缓慢。因此，机体处于不同状态时对中药药理作用有着重要的影响。

3. 心理因素　精神情绪等心理因素对中药药效有明显的影响。乐观的情绪可以增加患者对疾病的抵抗能力，有利于疾病的治愈，可提高中药疗效。使用不含有效成分的安慰剂对许多慢性疾病，如神经官能症、高血压、心绞痛等产生效果，有效率可达30%～70%，这不是药物的药理作用产生的，而是由精神作用所取得的疗效；相反，忧郁、悲观、不愿配合治疗等悲观情绪可降低患者对疾病的抵抗能力，不利于疾病的治疗，使中药的疗效显著降低。

三、环境因素

环境即地理条件、气候、饮食起居、室内环境、居住位置等，对人的健康有较大影响，对药物作用也有影响。某些生活或工作环境中存在的化学污染物，如入住刚装修完毕的房间、工作在化学品仓库或某些化学实验室等，较多接触多氯联苯、多环芳香烃、多种重金属、挥发性全麻药等有毒、有害物质，能诱导肝药酶的产生；长期饮酒或吸烟也可诱导肝药酶的产生，加速中药代谢。地域的不同，同一中药用量也不同；一些地方潮湿，一些地方干燥，一些地方高温，一些地方寒冷，这些因素也影响中药作用。此外，时间节律对中药药效亦有影响。时间昼夜变化，四季更替，机体的生理活动也会随之发生周期性的变化，中药的效应和毒副反应也会随之产生差异，如附子、乌头的急性毒性，乌头碱给药后毒性午时最高，戌时最低；参附注射液静脉注射，子时 LD_{50} 值为 9.862g/kg，午时为 8.308g/kg。

第五章
中药药动学

扫一扫，查阅本章数字资源，含PPT、音视频、图片等

第一节　中药药动学概述

中药药动学（Pharmacokinetics of traditional Chinese medicine，中药药物代谢动力学），是在中医药理论的指导下，借助于动力学原理，研究中药单、复方及中药活性成分、组分在体内的吸收、分布、代谢、排泄的动态变化规律及其体内时量－时效关系，并用数学函数加以定量描述的一门学科。中药药动学是中药药理学的重要组成部分，主要研究中药的体内过程。近年来国内外学者陆续开展了中药药动学的研究，对于推动中医药发展具有重要作用。一是有助于揭示中药的药效物质基础及其作用机制，阐明方剂组方原理及配伍规律；二是指导中药制剂的工艺优选、质量评价及剂型改革，为中药新药研制提供研究思路；三是指导中医临床合理用药，为优化给药方案提供依据；四是有助于对中药功效形成共识，促进中医药的传播与国际交流。

一、中药的体内过程

1. 跨膜转运　中药要对机体产生生物学效应，必须经由用药部位吸收入血，再分布到作用部位；进入体内的中药成分还须经过代谢（或称生物转化）和排泄从体内消除。在这些过程中，中药分子都要通过各种单层或多层细胞膜进行跨膜转运。跨膜转运有两种形式，被动转运和主动转运。中药的跨膜转运受其本身的 pK_a 值及所处环境的 pH、转运载体的影响。由于中药成分复杂，很难确定其 pK_a，因此研究中药的跨膜转运难度较大。但目前开展这方面的研究逐渐增多，如采用 Caco-2 细胞模型观察川陈皮素的跨膜转运机制，结果发现，川陈皮素的跨膜转运主要是被动扩散，并在转运过程中存在 P- 糖蛋白（P-glycoprotein，P-gp）的外排作用。

2. 吸收　中药从用药部位进入血液循环的过程称为吸收过程。中药通过吸收发挥全身作用。静脉注射因中药直接进入血液，故不存在吸收过程。有些用药只要求产生局部作用，则不必吸收，如皮肤、黏膜的局部用药。某些只需在肠腔内发挥作用的中药也无须吸收。但即便是这样，中药仍可能被吸收而产生全身作用。不同给药途径有不同的药物吸收过程和特点。中药制剂大部分为血管外途径给药，其中口服是最常用的给药方法。中药成分复杂，存在着可吸收和不可吸收的部分。研究内容包括可吸收部分中有效成分的吸收量、吸收机制、吸收速率、生物利用度（bioavailability，F）及影响吸收的因素等。如利用大鼠在体小肠原位灌注法与大鼠离体外翻肠囊法，分别进行了附子总生物碱及组分的小肠吸收研究，发现附子总生物碱中乌头碱、新乌头碱、次乌头碱在大鼠小肠内的吸收属于一级动力学过程。

3. 分布　中药通过一定给药途径，可吸收成分进入血液循环后，随血液分散扩布到机体各组织中，这一过程称为分布过程。中药首先分布到血流速率快的组织，然后分布到肌肉、皮肤或脂肪等血流速率慢的组织。中药的分布类型取决于中药的理化性质和生理因素，包括中药可吸收成分与血浆蛋白结合、与组织的亲和力、脂溶性及组织血流速率、生理屏障等情况。因此，中药研究还需对中药可吸收成分与血浆蛋白结合的情况、分布的速度与数量和分布范围、组织的亲和力、各种屏障效应等影响分布的诸因素进行研究。

4. 代谢　大多数中药代谢的主要场所是肝脏，部分也可在消化道、肾、脾等部位被有关酶催化而结构发生变化。代谢是药物从体内消除的主要方式之一。药物代谢方式有Ⅰ相氧化、还原、水解和Ⅱ相结合反应。药物经代谢后，其代谢物药理活性变化较为复杂，主要有下列两种变化：一是代谢物活性降低，多数药物经代谢后活性降低或失活。如葛根中主要有效成分葛根素可形成大豆黄素 4′,7- 二 -O- 硫酸盐、大豆黄素 7-O-β-D- 葡萄糖醛酸苷、大豆黄素 4′ -O- 硫酸盐、大豆黄素 4 种主要代谢产物而失效。二是转化成活性代谢物，常见有两种方式。有的是经肠道菌群作用形成活性代谢物，如大黄、番泻叶、芦荟中的结合性蒽苷在大肠内细菌酶的作用下水解为苷元，苷元刺激大肠黏膜下神经丛使肠蠕动增加而发挥泻下作用；有的是在肝脏或其他组织代谢后产生活性代谢物，如天麻中的天麻素吸收入血后可在脑、血、肝中迅速分解为天麻苷元，发挥镇静、抗惊厥作用。中药由于多成分性，在代谢途径及相关的代谢酶、中药可吸收成分的代谢产物及其有无活性或毒性现象、肝药酶诱导或抑制现象、肝功能不全对中药转化的影响、中药肠菌代谢情况等方面的研究有待加强。

5. 排泄　中药在体内经吸收、分布、代谢后，最终以原形或代谢产物经不同途径排出体外，因而要确定中药的主要排泄途径及其影响因素等。研究内容包括尿、粪、胆汁排泄的比例及排泄速率、尿中原形活性成分或活性代谢物、有无肾小管主动分泌和被动再吸收、肾功能不全时对排泄的影响、经胆汁排泄的中药有无肝肠循环等。目前关于中药排泄的研究在中药整体研究中起着重要作用，如人口服麻黄汤煎液的结果表明，麻黄生物碱除一小部分的甲基麻黄碱以原形排泄外，麻黄碱、伪麻黄碱、甲基伪麻黄碱、去甲基麻黄碱则主要经代谢后从尿液排出。

二、中药体内药量动态变化规律

中药在体内的吸收、分布、代谢、排泄使中药中可吸收成分在不同器官、组织、体液间的浓度不断发生变化，这些变化是一个随时间变化的动力学过程。为描述这种动态变化，一般采用绘制曲线图，选配合适的动力学模型，建立数学方程，然后计算出药代动力学参数。药代动力学参数（pharmacokinetic parameter）是反映药物在体内动态变化规律的一些常数，如吸收、转运和消除速率常数（elimination rate constant，K_e）、表观分布容积（apparent volume of distribution，V_d）、消除半衰期（$t_{1/2}$）等，通过这些参数来反映药物在体内过程中的动力学特点及动态变化规律。药代动力学参数是临床制订合理给药方案的主要依据之一，根据其参数的特性，设计和制订安全有效的给药方案，包括给药剂量、给药间隔和最佳给药途径等；针对不同的生理病理状态，制订个体化给药方案，提高用药的安全性和有效性。此外，这些参数还有助于阐明中药作用的规律，了解中药在体内的作用和毒性产生的物质基础。

1. 中药时量关系　以时间为横坐标、药物的数量（如血中药量、血药浓度、累计尿药量）为纵坐标，绘制出反映中药时量关系的曲线，以阐明其体内过程动态变化规律。对于可测定浓度的中药，多以血药或尿药数据进行研究，其中以血药浓度研究较多。此研究方法与西药药代动力学（pharmacokinetics，PK）研究基本相似。首先获得药物浓度 - 时间数据，再运用动力学分析方法（包括房室模型方法和统计矩方法），通过 PK 计算机软件处理，定量计算出中药药动学参数。其基本参数有达峰时间（T_{max}）、药峰浓度（peak concentration，C_{max}）、V_d、K_e、消除 $t_{1/2}$、稳态血药浓度（steady-state concentration，C_{ss}）、平均坪值浓度（$\overline{C}$）等。这些参数的测定主要适用于单一成分的药代动力学研究。中药及其复方成分复杂，进入体内产生药效的成分多样，其体内的药代动力学特征也各不相同。因此，如何对中药及其复方中多种成分或"活性分子群"进行吸收、分布、代谢和排泄的分析，更科学地对中药复方进行药代动力学研究，正是目前探索的问题。如对三七总皂苷（panax notoginseng saponins，PNS）进行多效应成分的整合药代动力学研究。实验中给大鼠灌胃和注射 PNS 后，测定三七皂苷 R_1 和人参皂苷 Rg_1、Rd、Re 和 Rb_1 五种成分，以 *AUC* 作为权重系数，经校正后得到在大鼠体内的综合浓度，作出时量曲线，可以获得 PNS 相应的动力学参数。

2. 中药时效关系　药物的时效关系取决于时量关系，尤其是直接取决于药物作用靶部位的时量关系。对于单体药物而言，药代动力学研究多以检测血药浓度的经时变化（时量关系）为基本手段，由此间接推测药物的时效关系。但中药及其方剂目前还难以测定血药浓度，由于药物效应由药量决定，因而可以通过测定药理效应（包括药效和毒效）探求中药的时效关系，再间接推算药物的时量关系，从而进行中药的药代动力学研究。这种方法是我国学者提出的具有中药特色的"生物效应法"。

3. 中药时量关系和时效关系的联合研究　由于中药成分的复杂性，单独进行时量关系或时效关系研究，均难以全面合理地阐明中药复方的药代动力学规律，因此宜将这两种方法结合起来，建立中药中多种有效成分的药动学 – 药效学（pharmacokinetics-pharmacodynamics，PK-PD）同步分析的统一模型，探讨以血药浓度为指标的 PK 与以生物效应为指标的 PD 的相关性。PK-PD 模型将药物浓度、效应和时间结合起来，能更加全面地评价药物在体内的动力学过程和产生药理效应的动态变化，因此该模型正逐渐成为中药药动学研究的热点方法。现如今还出现一种群体药动学 – 药效学（PPK-PD）模型，PPK-PD 模型将群体统计学模型与 PPK-PD 模型结合，目前中药领域的 PPK-PD 模型研究主要围绕中药和化学联用，在临床前研究中，妇科千金方与阿奇霉素的 PPK-PD 模型率先被建立。

三、中药药动学发展历程

我国药物代谢实验研究始于 20 世纪 50 年代宋振玉对有机锑的研究，中药药动学研究则始于 1963 年陈琼华教授对大黄的研究。1980 年以后，中药药动学研究的深度和广度有了较大进步。1990 年至今，中药药动学研究得到了较快的发展，可分为三个阶段。第一阶段（1949～1970 年），主要进行活性成分的体内过程研究，但仅有少数文献进行了房室模型拟合及参数计算。第二阶段（1970～1990 年），一方面采用分析仪器如气相色谱（gas chromatography，GC）、高效液相色谱（HPLC）测定血药浓度，并应用房室模型拟合进行药 – 时数据的解析和参数计算。如用 HPLC 法测定麻黄中活性成分麻黄碱的含量，GC 法测定血液中黄芩苷的血药浓度等。另一方面，研究方法出现了一些创新，将生物效应法应用于研究中药药动学，为中药单、复方及有效浓度极低、尚无适宜化学法测定血药浓度的活性单体研究提供了方法学，从而使中药药动学得到了迅速发展。第三阶段（1990 年至今），鉴于血药浓度法、生物效应法用于中药药动学研究的局限性，学者们致力于探索中药药动学的新学说、新方法，如"辨证药动学""证治药动学""复方霰弹理论"等一些新理论的出现，分析测试技术的飞速发展，细胞和分子生物学技术的应用，使中药药动学理论和研究技术得到了迅速发展。液质联用（high performance liquid chromatography-mass spectrometer，LC-MS）、气质联用（gas chromatography-mass spectrometer，GC-MS）、液相 – 飞

行时间 – 质谱联用（liquid chromatography–time–of–flight–mass spectrometer，LC–TOF–MS）、液相 – 核磁共振（liquid chromatography–nuclear magnetic resonance，LC–NMR）等串联技术在微量药物浓度分析和代谢物鉴定方面展现出巨大优势，高效毛细管电泳（high–performance capillary electrophoresis，HP–CE）技术用于分离药物和代谢物、微透析技术用于研究体内药物分布实验等方面发挥了重要作用。细胞生物学和分子生物学技术的发展和应用为中药药动学研究提供了一次技术革命，如 Caco–2 细胞培养技术的普及为药物吸收过程研究提供了良好的体外模型，肝细胞、脑微血管内皮细胞、肾细胞及转染人代谢酶和转运体基因的动物或昆虫细胞培养技术为研究药物在体内的代谢和转运机制提供了有效手段。目前已发现有大量介导药物转运的功能蛋白，以及采用基因重组酶系、基因敲除与转基因技术，使人们可以从分子、基因水平认识药物的吸收、分布和排泄机制。基于药物代谢酶和转运体单核苷酸多态性的基因组学研究、单细胞药代动力学研究、群体药代动力学研究使中药药动学研究步入一个新的发展阶段。

第二节　中药药动学的基本特点

中药化学成分复杂，各种成分的含量也不尽相同，因此中药药动学与单一化学成分的药代动力学存在明显差别。故除中药单体成分之外，中药药动学有其自身的一些基本特点。

一、辨证观

中医药学具有独特的理论体系，与中药药效学研究一样，中药药动学研究必须在中医药理论指导下进行。如"证治药动学""辨证药动学"等新的假说，丰富和活跃了中药药动学的研究。如通过 GC 法测定速效救心丸中冰片在冠心病稳定性心绞痛患者体内的血药浓度，从所得药代动力学参数结果分析，冠心病患者的 AUC 显著增加，C_{max} 明显高于健康人。由于冠心病心绞痛在中医辨证属胸痹的范畴，患者由于血管狭窄、血液黏度增高、血流减慢，服用冰片后，冰片在其体内的转运速率和代谢速度比在正常人体内慢，结果使得血药浓度增高和 AUC 值增大。这一药代动力学特征不仅为临床使用冰片提供了剂量参考依据，且证实了"证治药动学"的有关推论。

再如，在探索胃肠动力学与药代动力学关系的过程中，观察了脾虚证大鼠血浆和肠组织中胃动素（motilin，MTL）及其磷酸川芎嗪的药代动力学特征，并用四君子汤反证，探讨"证""辨证施治"与药代动力学之间的关系。结果表明，在脾虚证、正常和四君子汤治疗组，磷酸川芎嗪均呈现开放型二室模型，脾虚证和正常组间的 MTL 含量、磷酸川芎嗪的药动学参数及血药浓度差异显著，而正常组和四君子汤治疗组上述指标差异不显著。这表明大鼠的脾虚状态可明显影响磷酸川芎嗪在体内的吸收、分布、代谢和排泄，四君子汤可恢复脾虚大鼠异常的磷酸川芎嗪的药代动力学特性。因脾虚时小肠及血浆 MTL 含量下降，小肠蠕动减弱，磷酸川芎嗪在小肠停留时间延长，将使吸收靶部位周围的磷酸川芎嗪浓度增高，故在脾虚时磷酸川芎嗪的吸收速率加快，C_{max} 和 AUC 显著增加，生物利用度也增高；同时由于脾虚，运化功能减弱，可致磷酸川芎嗪分布和排泄减慢。这一研究结果为"辨证药动学"假说提供了科学依据，也为探明生命科学中自然存在的这种"证"与药代动力学的作用规律提供了新思路。

二、整体观

中药无论是单方还是复方，其药效都是其中多种成分相互作用所产生的综合效应。这些化学成分相互协同或相互拮抗影响中药药动学过程，最终影响中药的药理作用。研究单味药当归与复方药当归芍药散中阿魏酸药代动力学变化规律时发现，将处方量的当归芍药散和当归提取液分别给大鼠灌胃给药，采用 HPLC 法测定血中阿魏酸的浓度。结果两者阿魏酸的药代动力学过程均符合二室模型，当归芍药散及当归的 T_{max}、$t_{1/2}$ 无较大差异；但当归芍药散的 C_{max} 和 AUC 较高，CL 较低，两者之间均有显著性差异。这种差异性表明，当归在配伍组成当归芍药散后对阿魏酸的体内过程产生较大影响，能明显增加其吸收，提高生物利用度，也说明当归芍药散在临床配伍用药的合理性。因此简单地以单味药来指代整个复方药的药动学参数是不合理的。复方配伍是中医用药的精髓，因而整体观是中药药动学研究应遵循的指导思想。

三、差异性

中药药动学的差异性有中药的种属差异和机体的个体差异。在种属差异方面，由于中药同名异种的存在，导致中药所含化学成分可能存在较大差异。如大黄常用掌叶大黄、唐古特大黄和药用大黄的根及根茎。从掌叶大黄和唐古特大黄中分别提取大黄素进行药代动力学实验，结果发现掌叶大黄中大黄素 C_{max} 为 2 小时，6 小时尿中浓度达高峰；而唐古特大黄中大黄素 C_{max} 为 3 小时，8 小时尿中浓度达高峰。还发现同为大黄酸，以纯品给药与以药材给药，药代动力学特征有显著差异，前者属一室模型，而后者属二室模型；纯品的分布容积、清除率远大于药材，T_{peak} 及血药浓度亦有很大差异。另还发现单体大黄酚、芦荟大黄素口服给药即使给药量 3 倍于其在大黄样品中的含量，也未能测到血药浓度，这表明不同种属的植物所含有的同一成分，其药代动力学特征也存在着显著性差异。

中药药动学的差异性还体现在机体的个体差异方面。除与年龄、性别、精神状态等因素有关外，中医药理论还特别强调个体体质对中药体内过程的影响。

四、时效关系的不明确性

中药的功效常常是多成分作用下、相互关联的多种药理效应的综合，单一的、重要的药理效应虽有一定代表性和指向性，但有其局限性。一些中药的有效成分可通过药代动力学研究显示有效成分的时效关系，但由于中药及其复方成分复杂且不明确，难以用合适的方法求测其作用的潜伏期、峰效时间及生物半衰期等药代动力学参数。因此在尚无理想的方法揭示中药粗制剂时效关系的情况下，近年来通过中药血清药理学研究，提出多数中药给动物灌胃后 1～2 小时内采血，可能得到血药浓度较高的"含药血清"。起效较慢的中药灌胃，每日 2 次，连续给药 5 天，第 6 天给药 1 次之后，可基本达到 C_{ss}。

五、量效关系的复杂性

某些中药有效成分作用的量效关系比较明确，如附子中去甲乌药碱浓度在 $1\times10^{-9}\sim5\times10^{-8}$g/mL 范围内，可使蟾蜍离体心脏收缩幅度增加 22%～98%，心排出量增加 15%～80%，呈明显的量效关系。然而大多数中药尤其是粗制剂，由于方法学的问题或可能存在相互作用的成分，量效关系很难发现。如刺人参皂苷对血压影响的研究，发现刺人参皂苷给大鼠静脉注射 10mg/kg 可引起 MABP 下降，而给予 30mg/kg、100mg/kg 则可以引起大鼠 MABP 升高。

第三节　中药药动学研究方法

中药药动学作为中药药理学的分支学科，是在探索、实践的基础上经过不断积累和发展逐渐形成的。中药及其复方由于成分繁多或有效成分不明或缺乏定量检测手段，且干扰因素多，曾一度认为中药复方有效成分药代动力学研究难以进行。由于药效的变化取决于体内药量的变化，因此可以通过测定药效的经时过程来间接反映体内药量的动态变化。基于此原理，1970 年后出现了通过测定生物效应进行药代动力学研究的方法。1985 年后日本学者建立了测定方剂给药后体内有效成分浓度的方法。近年来这方面的研究十分活跃，有学者提出了"复方效应成分动力学""中药复方指征药物代谢动力学"等概念。归纳起来，中药药动学研究主要有以下几种方法。

一、中药体内过程研究方法

1. 吸收研究方法 中药大多经口服给药，胃肠道是主要的吸收途径，研究胃肠道吸收特性的方法有很多种，包括在体肠回流法、在体肠灌流法、外翻肠囊法、肠襻法、分离肠黏膜法、Caco-2 细胞模型法等，这些方法的特点分述如下。

（1）在体肠回流法 主要用于中药有效成分单体的吸收研究。动物经麻醉后向肠腔插管，用泵循环构成回路，使药物在肠腔内循环灌流，定时测定流出液中药物浓度，求出药物吸收量；同时通过肠系膜静脉取血样，测定吸收入血的药量。该方法可以在不同时间测定灌注液内药物的浓度，获得药物透过肠上皮细胞的情况。如对川芎嗪吸收特性的研究结果表明，其在结肠以上部位吸收良好，吸收窗较长，可以减少剂型设计的盲目性。但该方法容易将药物浓度变化误认为是药物吸收，且药物只能以液态进行实验，不适合于缓释、控释制剂等的研究。

（2）在体肠灌流法 本方法和在体肠回流法相似，是目前运用最广泛的方法，国外采用最多的是单向灌流法，国内比较倾向于使用循环灌流法。该法是一种较好的研究肠吸收的方法。利用该方法不仅可以判断药物吸收的方式，还可以求出药物吸收的动力学参数。

（3）外翻肠囊法 动物麻醉后取出肠段并外翻，置于营养液中，定时在肠管内外两侧取样。本法是一种简单有效的初步研究肠吸收的方法，也是用于研究生物膜转运机制的方法。外翻肠囊法的优点是能观察药物透过肠壁的浓度，但无法计算较详尽的吸收动力学参数，并且肠囊在体外环境与体内环境有较大差异，因此不能仅以该方法判断药物的吸收情况。

（4）肠襻法 在体肠回流的基础上，增加肠系膜血管插管收集血样品。本方法操作简单，可分析药物吸收入血的情况，测定药物剩余量，但由于肠腔内容物存在，样品处理较复杂。所以不适合大规模的药物吸收评价。

（5）分离肠黏膜法 动物麻醉后取出肠管，分离肠黏膜并固定于扩散池上，用于分析药物透过上皮细胞的情况。该方法由于黏膜易破损，使分离操作困难。但此法干扰因素少，快速准确，精度高，适于进行吸收机制的分析。

（6）Caco-2 细胞模型法 本法是 1989 年提出用于肠吸收研究的体外细胞模型，Caco-2 细胞的结构和生化作用类似于人小肠上皮癌细胞，可作为研究小肠表皮细胞药物转运和代谢的体外模型，也是目前研究药物吸收最适合的模型。该方法具有快速、适于大量筛选、易于控制、干扰小、可持续检测、规律性强、接近肠道环境等优点。但对供试样品的要求较高，不能代替整体动物实验。

2. 分布研究方法 通过在给药后的吸收相、平衡相、分布相和消除相测定动物各组织脏器的药物浓度，了解药物在体内的主要分布组织、浓集组织、蓄积时间长的组织和器官及在药效或毒性靶器官的分布情况，从而阐明药物的分布规律。如研究马钱子体内的分布实验中，对小白鼠采用灌胃和腹腔注射两种给药方法，取不同时间点的血液、心、肝、脾、肺、肾、脑、肌肉等组织和器官，采用双波长紫外分光光度法检测士的宁的含量，结果表明，组织器官中士的宁的分布首位的是心，其次为肾、肺、脑、肝、肌肉、脾，最后为血液。

3. 代谢研究方法　中药在体内发生的化学变化，常常使药物灭活，但也有部分是活化或代谢物仍具药理活性。因此对药物代谢规律进行研究，有助于提高疗效、减少不良反应。研究方法包括体内代谢研究方法和体外代谢研究方法。

（1）体内代谢研究方法　中药给药后，可对整体动物的血、尿、粪或胆汁等体液或组织进行分析，一般先用 HPLC 法，在样品广泛的色谱峰中寻找可能的代谢物，再用紫外、红外、质谱、核磁共振等方法对有效成分的代谢物进行分析，阐明代谢物的结构，推断可能的代谢途径。

（2）体外代谢研究方法　与体内代谢研究相比，体外代谢研究有很多优点。一是可以排除体内研究时诸多干扰因素，直接观察代谢酶对底物的选择性代谢，为体内代谢研究提供依据。二是对于体内代谢转化率低，且缺乏灵敏检测方法的药物来说，体外代谢不失为一种很好的研究手段。三是具有快速简便的特点，适合于大批量中药化合物的药代动力学研究。四是不需要消耗大量的样品和实验动物，研究费用相对较低。但体外代谢研究也存在不足之处，如可能与体内代谢情况不完全一致，因此体外代谢研究无法代替体内代谢研究，两者相辅相成。肝脏是中药代谢的主要场所，涉及的代谢系统主要是细胞色素（cytochrome，Cyt）P_{450} 混合功能氧化酶系统。大多数药物的 I 相和 II 相代谢反应都是在肝药酶的参与下发生的，因此药物的体外代谢模型主要是以肝脏为基础，并以其特有的优势和特点在药物代谢的研究中得到广泛应用。常用的体外肝代谢模型有以下几种。

肝微粒体体外温孵法：制备肝微粒体，辅以还原型烟酰胺腺嘌呤二核苷酸磷酸（nicotinamide adenine dinucleotide phosphate，NADPH）再生系统，在体外模拟生理环境条件进行代谢反应，经过一定时间反应后，采用 HPLC、HPLC–MS 和 HPLC–MS/MS 测定温孵液中原形药物和其代谢产物，并对代谢产物进行初步分析和鉴定。该方法主要用于药物代谢产物的结构鉴定和代谢途径研究，预测药物体内代谢清除率、药物代谢的种属和性别差异、对药酶的影响、药物代谢的相互作用等。与其他体外肝代谢方法相比，具有酶制备技术简单、代谢过程快、结果重现性好、易于大批量操作、便于收集和积累代谢样品等特点。但所得结果可能与体内代谢的不一致，一般仅用于预测体内代谢情况，尚需体内代谢研究的进一步证实。

重组 P_{450} 酶体外温孵法：该法与肝微粒体体外温孵法的主要区别在于酶的制备和纯度。基因重组 P_{450} 酶是利用基因工程及细胞工程技术制备得到的纯度较单一的 P_{450} 同工酶。这一方法主要用于鉴别参与药物代谢的 P_{450} 同工酶、药物代谢多态性和药物代谢的相互作用研究。其最大的特点是通过比较基因重组的人和实验动物肝脏 P_{450} 酶对药物的代谢情况，了解药物代谢的种属差异性。

肝细胞体外温孵法：肝细胞体外温孵法与肝微粒体法相似，是以制备的肝细胞辅以氧化还原型辅酶，在模拟生理环境条件下进行的代谢反应。在反应过程中定时从反应体系中取样，监测细胞的活性、药物及其代谢物的浓度，运用 LC–MS 和 LC–MS/MS 对代谢产物进行初步的结构鉴定。该法适用于研究蛋白及 mRNA 水平药物代谢酶的诱导和酶的活性，在药酶诱导研究中占据主导地位。主要不足之处是肝细胞制备技术复杂，且体外肝细胞活性仅能维持 4 小时，不利于储存和反复使用。

离体肝灌流法：与肝微粒体法、肝细胞体外温孵法比较，该法保留着完整细胞的天然屏障和营养液的供给，能在一段时间内保持肝脏的生理生化功能；同时具有离体系统的优点，能够排除其他器官组织的干扰，可控制受试物质的浓度，定量观察受试药物对肝脏的作用。适合于定量研究药物体外代谢的行为和特点，但其对实验设备和技术有一定要求，限制了其应用。目前肝灌流主要有两种形式：循环型和一过型。循环型在体系上更接近体内循环，灌流液需要量也少；一过型可以提供大量的灌流液样品，能直接评价外来物经肝脏后的损失及稳态下代谢物的生成，易于建立剂量 – 反应关系。

肝切片法：肝切片不仅完整地保留所有肝药酶及各种细胞器的活性，而且保留了细胞与细胞间的联系及一定的细胞间质，因此使用肝切片法比使用游离肝细胞孵育或培养更能反映药物在体内生理情况下的真实代谢过程，适合于比较不同组织器官的代谢差异和代谢的种属差异。因具有 I 相和 II 相代谢途径，故所得结果与体内较接近，且可以在较长的时间内保持代谢活性（可达 8～24 小时）。其不足之处是需要一些特殊的设备（如切片机）。

4. 排泄研究方法　中药经吸收、分布、代谢后，最终以原形或代谢产物的形式从肾、胆汁、胃肠道等途径排出体外。故研究内容及方法包括尿和粪便的排泄、胆汁排泄两部分。

（1）尿和粪便的排泄　肾排泄是中药排泄的最主要方式，粪便排泄是由胆汁排泄经肝肠循环后的剩余部分和经胃肠道排泄的总和。因此，收集一段时间的尿、粪便，测定其浓度，即可获得中药从尿、粪便的排泄情况。

（2）胆汁排泄　动物麻醉后做胆管插管引流，待动物清醒后以各种途径给药，并以合适的时间间隔分段收集胆汁，测定其中药原形物及代谢物，以此可获得中药从胆汁的排泄情况。

二、中药血药浓度研究方法

中药血药浓度研究方法分为直接血药浓度法、中药效应成分血药浓度法、群体血药浓度及毒代动力学血药浓度法等方法。

1. 直接血药浓度法　适合于已分离提纯的中药活性成分的药代动力学研究，与通常的化学药物的药代动力学研究方法完全相同。所获得的资料只能说明活性成分本身的药代动力学特点，未必能够反映含有这种成分的中药及其复方的药代动力学特征。

2. 中药效应成分血药浓度法　此法在中药药动学研究中应用较多。其方法是给予单味中药或中药复方，于不同时间点测定血中有效成分浓度，计算这些成分的药代动力学参数，用以说明中药单、复方的吸收、分布、代谢和排泄等特点。该法与直接血药浓度法比较，结果更接近于中药的临床实际情况。目前中药效应成分的药代动力学研究往往测定其中的几个成分。如茵陈五苓散以 6,7-二甲基香豆素为指标，银黄制剂以黄芩苷和绿原酸为指标，小柴胡汤以甘草次酸和黄芩苷为指标，大黄煎液以芦荟大黄素、大黄酸、大黄素、大黄酚为指标等。但中药及其复方可能是由多种成分共同发挥作用的，仅测定其中的几种有效成分来代表整个中药及其复方的药代动力学是不够全面的，还需研究其他成分的药代动力学特性，探索其中主要成分由于中药配伍而导致的变化规律与药效关系，才能较全面掌握中药作用的本质。近年来随着 HPLC–MS 和 HPLC–MS/MS 等分析技术的应用，有望在不久的将来能揭示中药及其复方中多种活性成分和其他成分在体内的药动学与药效学之间的变化规律。

3. 群体血药浓度法　此法是通过应用药代动力学基本原理结合统计学分析研究某一群体药代动力学（population pharmacokinetics，PPK）的方法。通常血药浓度采样只有几个点，利用其稀疏数据来研究群体的特征和变异性。其参数一般可通过统计学中的单纯集合法（naive pooled data，NPD）、标准二步法（Standard two stage，STS）、迭代二步法（iterative two stage，ITS）、非线性混和效应模型法（nonlinear mixed effect model，NONMEM）等进行求算，其中以 NONMEM 法最为常用。PPK 可以将固定效应对基础药代动力学参数的影响模型化，从而发现新的定量关系，也可以估算出个体间变异，对于治疗药物监测给药方案的设计与优化有较大的参考价值，还可以估算产品的变异和测定方法的变异性等。目前有关中药 PPK 方面的研究有一些应用实例。如通过大鼠灌胃给予不同剂型的双黄连后，用 HPLC 法测定血浆中黄芩苷浓度，用 WinNonlin 和 NONMEM 统计方法分别计算非房室模型药代动力学参数和 PPK 参数。结果双黄连的剂型显著影响黄芩苷的药代动力学参数，其中微乳制剂给药后 $C_{\max}$ 与 AUC 的值较大。再如将大鼠分别静脉注射和灌服芍药苷或阿魏酸提取物及其不同组成的复方冠心 Ⅱ 水煎液，HPLC 法测定其血浆中芍药苷和阿魏酸浓度，以 NONMEM 法分别对芍药苷和阿魏酸的血药浓度数据进行 PPK 解析。结果表明，芍药苷、阿魏酸的体内过程均可用二室口服吸收模型进行表述。

4. 中药毒代动力学血药浓度法　毒代动力学是涉及药代动力学和毒理学研究的边缘性分支学科。它运用药代动力学的原理和方法定量研究毒性剂量下药物在动物体内的过程和特点，探讨药物毒性发生和发展的规律性。毒代动力学有别于经典的药代动力学和毒理学，其主要区别在于毒代动力学所用剂量远远高于临床所用剂量，且多为重复多次给药，侧重点是阐明药物的致毒机制和毒性发生发展的变化规律，有助于了解药物的全身暴露情况，在临床给药剂量确定、毒性种属差异比较和药物安全性评价等多方面具有重要意义。

中药毒代动力学研究分为单剂量、多剂量和长期毒性、组织分布、致癌毒性、生殖毒性、遗传毒性等的毒代动力学研究。如应用 HPLC– 荧光分析方法研究了大黄酸的毒代动力学特征，采用与长期毒性试验相同的剂量，在灌胃给药第 1 天、连续给药 26 周和连续给药 39 周时进行毒代动力学试验，测定不同时间点的血浆大黄酸浓度，用统计矩方法估算大黄酸在犬体内的毒代动力学参数。结果表明，在研究的剂量范围内，大黄酸在犬体内的毒代动力学过程是基本一致的，各剂量间 AUC 及 $C_{\max}$ 的比例均接近 1∶2∶4。对于同一剂量，单次给药和多次给药后的 AUC 和 $C_{\max}$ 没有显著性改变，说明大黄酸在犬体内蓄积程度较轻。

三、中药生物效应研究方法

中药生物效应研究方法主要有药理效应、毒理效应和微生物测定等研究方法。

1. 药理效应法　药理效应法是以中药的效应强度，包括量效关系、时效关系为基础的药代动力学研究方法。与血药浓度法不同，药理效应法以效应为测定指标。目前，对于有效成分不明的中药及其复方的药代动力学研究，多倾向于使用药理效应法。常用方法有效量半衰期法、效应作用期法等。

（1）效量半衰期法　该法是以中药的药理效应为指标，先分别求出该中药的量 – 效关系（dose–effect relationship，D–E）和时 – 效（time–effect relationship，T–E）关系，再根据 D–E 关系将 T–E 中的 E 转化成效应相关的量，从而求出时 – 量（time–dose relationship，T–D）关系。求得的 T–D 关系，即可绘制 T–D 曲线，进行模型分析和计算药代动力学的相关参数。该方法的关键之一是能找出灵敏、定量反映中药药效的指标。若指标反应迅速且可逆，如血压、HR 等，则可在同一对象上连续观察；若指标反应慢或不可逆，如发汗、抗感染等，则每个对象上只能观察一个实验点。其方法是：①建立 D–E 关系：剂量的选择一般应处于 $ED_{15} \sim ED_{85}$。取对数剂量为横坐标，药效强度为纵坐标，可直接求测 D–E 关系。②建立 T–E 关系：选择较大剂量（ED_{85} 左右）给药，定时测定给药后效应经时变化。③建立 T–D 关系：将剂量（D）转化为对数剂量（$\lg D$），用 $\lg D$ 对效应 E 做直线回归求得截距 A_{d} 及斜率 B_{d}，则 $E = A_{\mathrm{d}} + B_{\mathrm{d}} \times \lg D$，$\lg D = (E - A_{\mathrm{d}}) / B_{\mathrm{d}}$。将 T–E 关系中各时间点的 E 以相应的 D 代替，则得出 T–D 关系。在 T–D 关系中，可按血药浓度法分析中药的房室模型和计算其相关的药代动力学参数。

（2）药效作用期法　效量半衰期法需要建立量效曲线和时效曲线，比较麻烦。如利用药效作用期法，则比较方便。该法系以药效作用期作为药理效应强度指标。其方法为在 $ED_{20}\sim ED_{80}$ 范围内按一定比率确定 3～5 个不同剂量，分别给药，测定药效持续时间。以作用期为纵坐标，对数剂量为横坐标做图，并按线性回归拟合一条直线，直线斜率为 b_p，其参数效量半衰期 $[t_{1/2(ED)}]=0.301b_p$。

2. 毒理效应法　本法与药理效应法类似，同属于生物测定法，但观察指标为药物的毒性作用，最常用者为动物死亡。毒理效应法分为急性累计死亡率法及 LD_{50} 补量法。

（1）急性累计死亡率法　其方法为：①建立 D–P 直线：按常规将小鼠分为 5～7 组（每组 10 只），通常采用腹腔注射给药，药后记录各组死亡率，得 D–P 直线（D 为给药剂量，P 为累计死亡概率单位），求出 LD_{50} 及 LD_{90}。②确定剂量和给药间隔时间：剂量因 D–P 直线斜率而不同，通常用 $1/2LD_{90}$，两次给药剂量相同，这样两次给药理论上产生的最大死亡率应为 0.9，可避免小鼠全部死亡。给药间隔一般取 0.5、1、2、3、4、6、8、12、24、48、72 小时中的 6～8 个时间点，必要时可增设 5、10、15 分钟时间组。③测定两次给药后的死亡率：按以上原则将小鼠分为 5～8 组，每组 20～40 只，均给药两次，首次腹腔注射 LD_{90} 的一半，各组分别于预定间隔时间再重复给药一次，观察各组累计死亡率至不再出现死亡为止（中药大多为 3～5 天），记录死亡时间、死亡情况及雌雄小鼠死亡数。④确定 T–D_t 关系：先求出体存量 D_t。D_t 为各组第一次腹腔注射后经过用药间隔时间的体内含量，公式为 $D_t=D_c - D_0$（D_c 为 P 的相当剂量，D_0 为腹腔注射剂量），体存量百分率（%）$=(D_t/D_0)\times100\%$。就各组间隔时间（横轴）和 D_t 或 $\lg D_t$ 做图则得 T–D_t 曲线，据此可分析中药的消除动力学、房室模型，并计算药代动力学参数。

此外，可计算中药口服给药时的 F 值，$F=LD_{50(po)}/LD_{50(ip)}$，通过雌雄小鼠死亡总数的比值可看出中药毒性有无性别差异。

（2）LD_{50} 补量法　本法是在急性累计死亡率法基础上改进而成。改进之处是将二次腹腔注射同量药物变为第一次腹腔注射某量基础上，不同时间后，求测降低的 $LD_{50}(t)$，间隔时间越短，$LD_{50}(t)$ 降低量越大。第一次用药后不同时间的体存量 $D_t=LD_{50} - LD_{50}(t)$。以首次给药后间隔时间对对数体存量做图。由对数体存量 – 时间曲线拟合房室模型，计算药代动力学参数。本法优点是结果更精确，误差小，死亡指标在曲线中段。但使用动物数成倍增加，分组、给药及时间把握上更复杂。

急性死亡率法最大的优点是普适性。因以死亡为指标，具有非特异通用性质，只要能使动物急性致死的药物都可用本法估计药代动力学参数。该法简便易行，不需要特殊仪器；由死亡前症状可以推测中药作用性质，而死亡时间可反映中药起效快慢，并可判断毒效的性别差异。缺点是毒效与药效不相平行，毒效成分可能不是药效成分，故不能代表治疗剂量下的药代动力学规律，所测的参数具有一定的片面性。

3. 微生物指标法　微生物法已广泛用于抗菌药物的效价测定，其原理主要是含有试验菌株的琼脂平板中抗菌药扩散产生的抑菌圈直径大小与抗菌药浓度的对数呈线性关系。故可利用这一原理选择适宜的敏感菌株测定体液中抗菌中药的浓度，然后按照药代动力学原理确定房室模型，并计算其参数。该法简便易行，但特异性不高，测定的结果包括具有抗菌活性的代谢物。

四、PK–PD 结合研究方法

药代动力学（pharmacokinetics，PK）和药效动力学（pharmacodynamics，PD）是按时间同步进行的两个密切关联的动力学过程，各有侧重。但在相当长的时间内对两者的研究是分别进行的，两者之间的内在联系被忽视，使得 PK–PD 的研究存在一定局限性。随着对 PK 和 PD 研究的不断深入，人们逐渐意识到这一问题，进而提出了 PK-PD 模型，用于综合研究体内药物动力学过程与药效量化指标的动力学过程，将两种不同形式过程整合为统一体，其本质是一种药量与效应之间的转换过程。利用这一模型有助于全面和准确地了解药物效应随剂量（或浓度）及时间的变化规律。

近年来，随着人工神经网络及微透析技术的发展，PK-PD 模型的研究及其应用取得了较大进展，但仍然面临许多问题和挑战。首先是如何寻找和选择合适的药效指标来评价药物的疗效，因为许多药物的效应在体内是无法直接进行连续定量测定的，常常借助于生物标志物来反映药物的效应，因此必须要明确这些生物标志物的变化与疾病的状态和进程之间的关联性，以便使研究更契合临床实际；其次是如何解决具有多靶点和（或）多组分特性药物的 PK-PD 结合研究。有学者在研究血药浓度和效应的过程中发现，血药浓度和效应之间并非简单的一一对应关系，即效应峰值明显滞后于血药浓度峰值，若以效应对浓度做图可得到逆时针滞后环曲线。根据这一现象，1979 年 Sheiner 等在经典的药代动力学模型理论基础上，提出一个假想的效应室，使之与血浆室（中央室）相联系，且结合传统的药效学，组合出一种新的 PK-PD 结合模型，成功地解释了筒箭毒碱药效滞后于血药浓度的现象。目前大多数药物的效应滞后环都可以通过这种模型得到满意解释，从而证实了效应室的存在。

在中药药动学研究中，由于化学成分非常复杂，以其中的一个或几个化学成分为检测指标，测得的药代动力学特征不一定能代表整个的体内过程。因此研究人员开始采用 PK-PD 模型进行中药药动学研究。如通过构建药动学网络和药效学网络在内的神经网络结构体系，以大鼠冠脉结扎引起的急性心肌缺血为病理模型，考察丹参素对肌钙蛋白 T（troponin T，TnT）、高半胱氨酸（homocysteine，Hcy）和还原型谷胱甘肽（glutathione，GSH）等指标的影响，结果显示网络结构对心血管作用的贡献率有所不同，其中丹参素血药浓度对 GSH 的影响最大，然后依次是 TnT 和 Hcy。通过神经网络的 PK-PD 结合模型来研究和评价丹参素的心血管活性，发现其具有多靶点的作用特征。

由于现有的 PK-PD 模型只适合于作用机制明确且成分单一的化学药物，而中药的作用常常具有多组分和多靶点的特点，这极大地限制了 PK-PD 模型在中药药代动力学研究中的应用。因此有必要开拓新的研究思路，提出并建立符合中药作用特点的 PK-PD 模型，这将有助于阐明中药作用的物质基础及其作用机制，为中药现代研究提供新理论和新方法。

第四节　影响中药药动的因素及合理应用

不同的药物具有不同的药代动力学特征，在一定条件下产生相应的药理效应而防治各种疾病。中药及其复方与个体机体、环境之间存在复杂的相互作用，它们不仅在量上，而且在质上对中药药代动力学产生各种影响，从而导致中药药效与临床用药的许多差异。

一、药物因素

1. 质量　中药的来源除部分人工制品外，绝大部分来自天然的植物、动物、矿物。对来源于植物的中药来说，从种子、种苗到药材、饮片，涉及种质、种植、产地、采收、贮运、炮制等多个环节，采用的技术方法是否合宜，直接影响到中药饮片的质量。《神农本草经》中即说："阴干曝干，采造时月，生熟土地所出，真伪陈新，并各有法。"《用药法象》也谓："凡诸草木昆虫，产之有地；根叶花实，采之有时。失其地则性味少异，失其味则性味不全。"不同来源的中药，各种成分的含量难于一致，标准化的中药生产与控制技术体系亟待建立。中药复方由多味药物组成，有效成分更加复杂。中药及复方制剂的质量难于控制，因而对中药药动学的研究增加了难度和不可控性。

2. 剂型　中药剂型因素对于中药药动学具有重要影响。金元四大家之一的李东垣曾指出："大抵汤者荡也，去大病用之；散者散也，去急病用之；丸者缓也，不能速去之，其用药之舒缓，而治之意也。"对不同剂型的起效快慢与针对的病情做了形象概括。汤剂服后吸收快，剂量一般较大，可治疗"大病"；散剂要有溶解的过程，可又比丸剂吸收快，可治疗"急病"；而丸剂在体内需要经历崩解、分散等过程，作用相对缓慢、缓和。

同一药物其剂型不同，中药药动学特征不同，药效也各异。如小檗碱片或小檗碱灌肠剂对于肠道感染，远比小檗碱注射剂有效。盐酸小檗碱在水中溶解度很小，其注射剂肌内注射吸收差，很难达到有效抗菌浓度；而口服给药后难以透过肠壁吸收，在肠内形成高浓度，可用以治疗肠道感染。再如对补骨脂内酯的药代动力学研究表明，T_{peak}以微型灌肠剂最短，约 0.5 小时；软胶囊次之，约 1 小时；硬胶囊最长，约 2 小时。血药浓度以软胶囊最高，微型灌肠剂稍低，硬胶囊最低。

剂型因素对于中药复方制剂的生物利用度及疗效发挥同样起着极为重要的作用，因此在给定处方和用药目的条件下研究新药时，通过生物利用度的研究，可优选适宜剂型，从而发挥最佳疗效。如金银花、黄芩组成的复方中药制剂，以其主要有效成分黄芩苷、绿原酸为指标，测定生物利用度，发现口服液较片剂为优，故该复方中药制剂以选用口服液为宜。对双黄连注射液、栓剂、微型灌肠剂的比较研究表明，栓剂的生物利用度明显高于微型灌肠剂，因此作为直肠给药，栓剂比灌肠剂更合适。

3. 制剂工艺　不同的提取方法，所得中药有效成分的数量和质量都可能不同，甚至将有效成分完全丢失，而使制剂减效或无效。如丹参仅用水提醇沉法提取，有效成分丹参酮就大部分丢失。中药制剂生产中干燥方式不同，制剂的质量和有效性也不一样。常压干燥时间较长，易导致有效成分过热破坏，应根据药物有效成分的性质选用减压干燥、惰性载体沸腾干燥、喷雾干燥及冷冻干燥等方式。固体分散技术对于改进难溶性药物的生物利用度具有良好作用。将难溶药物粉碎到一定程度，以无生理活性的水溶性物质作为载体，制成固体分散物，此时，载体可起增溶剂作用，既能阻止药物微粒的聚集和附聚，又能改善难溶性药物微粒的润湿性等。如将苏合香油、冰片与载体 PEG6000 制成"苏冰滴丸"，崩解快、溶出时间短、剂量小、起效快。葛根黄豆苷元固体分散物的生物利用度是市售黄豆苷元胶囊的 5 倍之多。

4. 配伍　中药通过配伍组成复方，是中医临床辨证论治的主要方式。中药复方所含成分复杂，各成分之间可能在吸收、分布、代谢和排泄等环节发生相互作用，从而影响药效物质的生物利用度、分布特性等，最终导致药效作用强度甚至作用性质发生变化。①在吸收方面：口服是中药最常用的给药途径，中药复方成分可能通过影响跨膜转运、胃肠道 pH、胃肠蠕动等影响药效成分的吸收。如对左金丸配伍规律的研究，黄连配伍吴茱萸（6∶1）后，大鼠血浆中小檗碱相对生物利用度增加，$t_{1/2}$ 延长；而吴茱萸次碱的 T_{peak} 提前，达峰浓度提高，相对生物利用度增加，可促进黄连生物碱经小肠吸收。②在分布方面：中药"君臣佐使"配伍理论中的使药，其作用包括引经和调和两个方面。引经药"引经报使"，能引导君药等直达病所、发挥疗效。已有较多资料显示，使药能影响其他药物的组织分布，或者增加靶器官中的有效药物浓度。如冠心 II 号方，君药丹参配伍使药降香后，丹参素的 $t_{1/2}$ 增加，提示丹参素的分布时间延长；丹参素在脑中含量显著提高，降香能促进丹参素在脑中的分布，"芳香开窍，引药上行"。③在代谢方面：最常见的是药物对代谢酶的诱导或抑制作用，目前研究认为，酶抑制作用导致的药物相互作用的临床意义远大于酶诱导作用。基于代谢相互作用机制的中药方剂配伍规律研究日益增多，尤其是对中药"十八反"配伍禁忌的研究。如乌头反半夏、贝母、白蔹，属配伍禁忌，若配伍使用，可能会造成毒副作用。经研究，参与大鼠体内乌头碱代谢的主要是肝微粒体 CYP3A 和 CYP1A1/2；乌头与半夏合用可抑制大鼠 CYP1A2、CYP3A1/2 酶活性和 CYP1A2 蛋白质表达水平。④在排泄方面：在肾脏，有的药物可增加肾小球滤过率，或竞争性结合重吸收位点使重吸收减少，导致排泄增加；尿液 pH 变化或者流量变化，也可影响药物排泄。如雷公藤甲素和甘草配伍给药后，尿液和粪便排出总量比单独给药组增多，提示甘草可影响雷公藤甲素的体内代谢和排泄，可能是甘草对雷公藤甲素的减毒作用机制之一。

二、机体因素

机体因素包括年龄、性别、遗传因素、心理因素等，对于中药来说，更要关注疾病状态与证候变化。

1. 疾病状态　药物主要应用于病理状态下的机体，通过研究药物于病理状态下的药代动力学规律，可以为临床制订合理的给药方案提供依据。若决定药物体内过程的组织器官发生病变，则药物的体内代谢行为可能发生显著改变。如胃肠道疾病主要影响药物吸收，心血管疾病主要影响药物分布，肝脏疾病主要影响药物代谢，肾脏疾病主要影响药物排泄。如灯盏花素在正常和角叉菜胶致血栓形成大鼠体内的药代动力学存在显著差异，若从 $t_{1/2}$ 来看，正常大鼠体内灯盏花素的消除较慢；但从药时曲线和药时 AUC 分析，模型大鼠体内药物利用更充分。又如麦冬多糖在缺血大鼠心脏的分布大于正常大鼠，表明缺血所导致的 EPR 效应要强于心肌缺血血流减少对药物分布所带来的负面影响。脑缺血再灌注病理状态对于芍药苷的大鼠体内药代动力学过程有很大的影响，表现为在病理状态下芍药苷 AUC 值比正常大鼠显著性增大，清除率显著降低，消除 $t_{1/2}$ 显著延长。研究白芍总苷在急性肝损伤和免疫性肝损伤大鼠与正常大鼠的药代动力学特点，发现模型大鼠 T_{max} 缩短，C_{max} 增大，$t_{1/2}$ 延长，AUC_{0-t} 增大，说明免疫性肝损伤大鼠对白芍总苷吸收速度较正常大鼠快，消除速度减慢，吸收量增大。原因可能为肝损伤机体对药物的代谢过程产生了影响，从而导致机体对药物的体内过程发生变化。

2. 证候　证候是对疾病状态下整体功能状态的抽象概括。同一中药或复方在不同证型上可能体内过程有别，疗效各异。如对不同证型患者予以口服自拟加味逍遥散，观察患者血清阿魏酸的 PK 参数，结果显示，脾虚证者的吸收速度常数和消除速度常数均下降，表观一级吸收速率常数升高；肝郁脾虚证者的吸收速度常数、消除速度常数和表观一级吸收速率常数均下降；胃实热证者的消除速度常数和表观一级吸收速率常数均升高。提示三种中医证型患者的吸收、分布和排泄 PK 特征存在差异。说明不同证型对药物的体内过程有不同的影响。

又如，给予不同程度实证便秘患者口服三黄泻心汤，并测定血清中大黄酸，发现严重实证便秘患者血中大黄酸峰值浓度较轻型实证便秘患者高。原因是把番泻叶苷转变成真正具有活性的大黄酸的反应来源于肠道菌群，这种活性很高的菌株多见于实证患者。实证患者服用三黄泻心汤后，会在消化道内产生大量的活性大黄酸，大黄酸在严重便秘者肠内长时间停积使其吸收增加，故血清大黄酸浓度增高。说明"证"的不同，肠道菌群存在差别，中药口服后其成分在消化道、肝脏的代谢及在消化道的吸收会有所不同，从而导致血药浓度的差异。

扫一扫，查阅本章数字资源，含PPT、音视频、图片等

中药的有效性和安全性是中医药传承和发展的坚实基础，也是中医药服务于世界人民健康事业的根本前提。继比利时中药减肥事件、新加坡黄连事件、日本柴胡事件、英国千柏鼻炎片和复方芦荟胶囊事件、马兜铃酸事件、鱼腥草注射液事件、何首乌事件之后，中药材熏硫、汉森制药"槟榔入药"、云南白药与"乌头碱"、同仁堂多种中成药含朱砂的报道，使中药的安全性倍受质疑。中药"毒性"引起社会广泛关注，中药毒理学学科的建立与发展，已成为国内外公众关注的热点。

第一节　中药毒理学概述

中药毒理学是中华民族在长期与疾病做斗争的医疗实践和现代毒理研究过程中，逐渐形成的知识和技术体系，是研究中药对生物体有害效应、机制、安全性评价与危险度评定的科学，涉及中药学、中医学、毒理学、生态学、环境保护等学科领域，是沟通中西医、联系中西药、跨越医学和药学、衔接基础与临床的桥梁学科，对中医药学术创新、临床合理用药和中药产业发展具有重要意义。

一、基本概念与主要内容

中药毒理学（toxicology of TCM）为中药药理学的分支学科，是研究中药对生物体有害效应、机制、安全性评价与危险度评定的科学。简言之，是研究有毒中药与机体相互关系的科学。

中药"毒"的内涵丰富，主要有三种含义：①"毒"就是药。凡治病之药皆为毒药，如《素问》曰："毒药攻邪，五谷为养，五果为助……"又如汪机认为："药，谓草木鱼禽兽之类，以能攻病皆谓之毒。"《景岳全书》曰："凡可辟邪安正者，均可称为毒药。"②"毒"指中药的偏性。《素问·五常政大论》记载："帝曰：有毒无毒，服有药乎？岐伯曰：病有新久，方有大小，有毒无毒，固宜常制矣。大毒治病，十去其六；常毒治病，十去其七；小毒治病，十去其八；无毒治病，十去其九；谷肉果菜，食养尽之，无使过之，伤其正也。"张介宾在《类经·疾病类·五脏病气法时》中谓："药以治病，以毒为能。所谓毒者，因气味之偏也，盖气味之偏，药饵之属也，所以祛人之邪气。"③"毒"是指中药的毒副作用。毒性是指药物对人体的有害效应或损害作用。并不是所有的中药都有毒性，有毒中药专门指那些药性强烈，对人体有毒性或副作用，安全剂量小，用之不当，或药量稍有超过常量，即对人体产生危害，甚至致人死亡的中药。隋代巢元方在《诸病源候论》中提到："凡药物云有毒及大毒者，皆能变乱，与人为害，亦能杀人。"张景岳《类经·脉象类》指出："毒药，谓药之峻利者。"

有毒中药可分为传统有毒中药和现代有毒中药两类。传统有毒中药主要指川乌、草乌、附子、马钱子、天南星、苍耳子、半夏、信石、雄黄、朱砂等传统本草学著作中记载的毒性中药；现代有毒中药主要指马兜铃酸、千里光吡咯里西啶生物碱等现代实验研究发现的含毒性药物的中药。机体主要指人体、动物体、病原体，包括生物体、器官、组织、细胞、分子等不同层次。研究有毒中药与机体的相互作用，就是研究有毒中药作用于机体后的毒性表现、毒性机制、毒性成分、毒性靶器官、毒代动力学和控毒方法，以及临床安全合理应用。

中药毒理学的主要研究内容包括三个方面：一是描述毒理学（descriptive toxicology），主要是研究有毒中药对人体可能发生危害的剂量（浓度）、接触时间、接触途径等，以及危害的程度，即研究有毒中药的毒性结果，为安全性评价和管理法规制订提供毒理学信息，包括有毒中药的急性毒性、长期毒性、遗传毒性、生殖毒性、致癌性等。二是机制毒理学（mechanistic toxicology），主要是研究有毒中药经皮肤、黏膜和各种生物膜进入靶部位，在体内分布，经生物转化成活性物质，与体内靶分子发生反应而引起生物体危害的过程，就是研究有毒中药对生物体毒作用的细胞、分子及生化机制。三是管理毒理学（regulatory toxicology），主要是依据描述毒理学和机制毒理学提供的资料和临床应用的经验，研究有毒中药或有毒中药组成的药品，按规定使用，是否具有足够低的危险性，为临床安全合理用药提供依据。

二、毒性分级与毒性类型

1. 毒性分级 传统中医药主要应根据中药中毒剂量、中毒时间、中毒反应程度和有效剂量与中毒剂量之间的范围大小进行中药的毒性分级，将有毒中药毒性分为大毒、有毒、小毒三级。如《素问·五常政大论》将中药毒性分为大毒、常毒、小毒三级，但未涉及具体药物；《名医别录》《新修本草》将有毒药物分大毒、有毒、小毒三级；近代中药著作大多按大毒、有毒、小毒三级标注中药毒性。2020年版《中国药典》（一部）收载的有毒中药材83种，其中大毒中药10种；有毒中药42种；小毒中药31种。

大毒中药是指使用剂量小，有效剂量与中毒剂量之间范围小，中毒时间出现快，中毒反应程度严重的有毒中药。如川乌、草乌、马钱子、天仙子、巴豆、闹羊花、红粉、斑蝥、信石等。

有毒中药是指使用剂量较大，有效剂量与中毒剂量之间范围较大，中毒时间出现较快，中毒反应程度较严重的有毒中药。如附子、白附子、天南星、半夏、甘遂、芫花、京大戟、常山、商陆、干漆、土荆皮、蜈蚣、全蝎、蟾酥、朱砂、硫黄、雄黄、轻粉、罂粟壳等。

小毒中药是指使用剂量大，有效剂量与中毒剂量之间范围大，且蓄积到一定程度才引起中毒的有毒中药。如丁公藤、土鳖子、川楝子、艾叶、吴茱萸、苦杏仁、草乌叶、重楼、蛇床子、绵马贯众、大皂角、翼首草等。

2. 毒性类型 现代意义上讲，中药毒性类型包括毒性反应、副作用、过敏反应、后遗效应、特异质反应和依赖性等。

（1）毒性反应 是指剂量过大或用药时间过长而引起的机体形态结构、生理机能、生化代谢的病理变化。包括急性毒性、慢性毒性和特殊毒性。

急性毒性是指有毒中药短时间内进入机体，很快出现中毒症状甚至死亡。如信石约在用药后1～2小时出现咽喉烧灼感，剧烈呕吐，继而出现阵发性或持续性腹痛；生半夏服少量即出现口舌麻木，多则灼痛肿胀、不能发音、流涎、呕吐、全身麻木、呼吸迟缓、痉挛，甚至呼吸中枢麻痹而死亡。

慢性毒性是指长期服用或多次重复使用有毒中药所出现的不良反应。如雷公藤长时间服用，除对肝、肾功能有损害外，对生殖系统也有明显的损伤作用；人参大量长期连续服用可致失眠、头痛、心悸、血压升高、体重减轻等。

特殊毒性包括致畸、致癌、致突变。如甘遂、芫花、莪术萜类、天花粉蛋白、乌头碱等有致畸作用；芫花、狼毒、巴豆、甘遂、千金子、β-细辛醚、黄樟醚、马兜铃酸、斑蝥素等过量长期应用，可增加致癌率；雷公藤、石菖蒲、洋金花、马兜铃酸等有致突变的作用。

（2）副作用　是指在治疗剂量下所出现的与治疗目的无关的作用。中药作用选择性低、作用范围广，当临床应用利用其中的一个药效作用时，其他作用就成了副作用。如麻黄止咳平喘治疗哮喘，但患者用药过程中会出现失眠，这是因其能兴奋中枢神经系统引起；大黄泄热通便治疗热结便秘，而活血祛瘀所导致的妇女月经过多就成为大黄的副作用。

（3）过敏反应　又称变态反应，不仅常见，而且类型多样；是指机体受到中药或中药成分的抗原或半抗原刺激后，体内产生抗体，当该药再次进入机体时，发生抗原抗体结合反应，造成损伤。如当归、丹参、穿心莲等引起荨麻疹；虎杖、两面针等引起猩红热样药疹；蟾蜍、蓖麻子、苍耳子等引起剥脱性皮炎；槐花、南沙参等引起丘状皮疹；天花粉、紫珠等引起湿疹皮炎样药疹；牡蛎、瓦楞子等可引起过敏性腹泻；丹参注射液、双黄连注射剂、天花粉注射液、毛冬青等可引起过敏性休克等。

（4）后遗效应（或称后作用）　是指停药后血药浓度已降至最低有效浓度以下时残存的药物效应。如服用洋金花等可致次日口干、视物模糊；长期大量服用甘草，停药后可发生低血钾、高血压、浮肿、乏力等。

（5）特异质反应　是指少数人应用某些中药后，所产生的作用性质与常人不同的损害性反应。如蚕豆引起溶血性黄疸，是因为患者红细胞膜内葡萄糖-6-磷酸脱氢酶不足或缺失所致。

（6）依赖性　是指反复或长期应用某些中药，患者产生心理或生理依赖，一旦停药，就出现戒断症状（兴奋、失眠、出汗、呕吐、震颤，甚至虚脱、意识丧失等），若给予适量该药物，症状立即消失，这种现象称为依赖性。如长期服用牛黄解毒片、应用风油精等出现精神依赖；应用罂粟壳、麻黄等出现生理依赖。

第二节　中药毒理学的基本特点

中药毒理学是一门新兴学科，与现代毒理学比较，主要有毒性成分复杂、毒性表现多样、毒性可以控制三方面的特点。尤其在中医药长期的临床实践中，形成的控制有毒中药毒性的方法，独具特色和优势。

一、毒性成分复杂

有毒中药品种多、成分复杂，毒性物质基础多样，且在不同的病理（病证）状态下，毒性物质基础与药效物质基础的角色可以发生转换，毒效关系密切。如草乌、川乌、附子所含酯型生物碱，砒霜所含 As_2O_3，是毒性物质基础，但在治疗痛证、白血病时，则作为药效物质基础。中药毒性物质大体可分为有机和无机两类毒性物质。

1. 有机类毒性物质　有毒中药的有机类毒性物质结构多样，按毒性物质的结构类型，主要分为以下几类：①生物碱类，如含乌头碱的中药有川乌、草乌、附子、雪上一枝蒿，含士的宁、马钱子碱的中药有马钱子，含莨菪碱、东莨菪碱的中药有天仙子、洋金花，含常山碱的中药有常山，含秋水仙碱的中药有山慈菇、光慈菇、野百合，含苦参碱的中药有山豆根、广豆根、苦参等。②糖苷类，如含强心苷的中药有万年青、八角枫、夹竹桃、无梗五加等，含氰苷的中药有杏仁、桃仁、枇杷仁、郁李仁、白果等，含皂苷的中药有商陆、黄药子等，含苍术苷的中药有苍耳子，含黄酮苷的中药有芫花、广豆根等。③二萜类，如含雷公藤二萜的中药雷公藤，含闹羊花毒素的中药闹羊花，含土荆皮二萜酸的中药土荆皮，含大戟二萜类的中药有大戟、芫花、甘遂等。④毒蛋白类，如含植物毒蛋白的中药有巴豆、苍耳子、蓖麻子、商陆、木鳖子等，含动物毒蛋白的中药有全蝎、蜈蚣、金钱白花蛇等。⑤其他有机类毒性物质，如含马兜铃酸的中药有关木通、广防己、细辛、马兜铃、青木香、天仙藤等，含吡咯里西啶生物碱的中药有千里光、款冬花等，含蒽醌的中药有大黄、何首乌、芦荟等。

2. 无机类毒性物质 有毒中药无机类毒性物质主要指重金属。重金属主要来源于两个方面，一方面是在药材种植过程中，由于环境污染等因素而导致的重金属残留；另外一方面是指含重金属的矿物类中药，包括含砷类中药、含汞类中药及含铅类中药等。含砷类中药有砒霜、雄黄等，含汞类中药有朱砂、轻粉、水银等，含铅类中药有密陀僧、广丹、铅粉等。

二、毒性表现多样

有毒中药、中药毒性物质引起的毒性反应表现多种多样。常见临床各系统毒性表现如下。

1. 心血管系统 主要表现为心悸、胸闷、发绀、心动过速、心动过缓、心律失常、传导阻滞、血压升高或下降、循环衰竭死亡等。如含乌头碱类成分的中药或中成药川乌、草乌、附子、毛茛、雪上一枝蒿，大（小）活络丹、壮筋丸、舒筋活血丸等，均可引起迷走神经强烈兴奋，可致心律失常，对中枢神经和末梢神经均有先兴奋后抑制作用，死亡的直接原因是呼吸及循环功能衰竭。含强心苷的中药如万年青、夹竹桃、罗布麻叶、黄花夹竹桃、北五加皮等，过量可刺激窦房结或心肌细胞，导致心肌传导阻滞、心律失常，并能抑制心肌细胞膜上的 Na^+-K^+-ATP 酶的活性，促使心肌细胞大量失钾，提高心肌的兴奋性和自律性，还能抑制脑细胞对氧的利用，促使 Ca^{2+} 内流，引起心肌细胞迟后去极化，诱发异位节律，导致心律失常，常见的有房室传导阻滞、室性心动过缓或室颤等。

2. 呼吸系统 主要出现胸闷、咳嗽咯血、呼吸困难、哮喘、急性肺水肿、呼吸肌麻痹或呼吸衰竭，甚至窒息死亡等。如天花粉、瓜蒂、藜芦、乌头、罂粟壳、山豆根、枇杷叶、半夏，双黄连针剂等，可引起上呼吸道急性炎症；苍耳子、硫黄、轻粉、槟榔、全蝎等，可引起肺炎；藜芦、苦参、雄黄等，可引起肺水肿；苦杏仁、桃仁等，因含氰苷及氢氰酸，氰苷水解生成氢氰酸和氰离子，氰离子有剧毒，它可迅速与细胞线粒体中呼吸链上氧化型细胞色素氧化酶的三价铁结合，形成氰化高铁型细胞色素氧化酶，阻断电子传递，从而使组织细胞不能得到充足的氧，生物氧化作用不能正常进行，造成细胞内窒息。

3. 神经系统 主要中毒表现为昏迷、感觉麻痹、四肢麻木、肌肉麻痹、四肢无力、共济失调、牙关紧闭、抽搐、惊厥、记忆障碍、瞳孔缩小或散大、阵发性痉挛、强直性痉挛、脑水肿，甚至死亡等。如马钱子、川乌、草乌、附子、蟾酥、雪上一枝蒿、雷公藤、北豆根、广豆根、苦参、天仙子、麻黄、细辛、朱砂、艾叶、马桑、天南星、火麻仁等，可引起神经系统不良反应；附子、洋金花、火麻仁、骨碎补、樟脑、防己、朱砂、天南星、木通、川乌、草乌、细辛、罂粟壳等，可引起精神异常。

4. 消化系统 主要毒性症状有恶心、呕吐、食欲不振、口腔黏膜水肿、糜烂或出血、食管烧灼疼痛、腹胀、腹痛、腹泻、二便出血、便秘、消化道出血、黄疸、肝肿大、肝功能损害、中毒性肝炎、肝细胞坏死，甚至死亡等。如黄芩、芒硝等可引起胃部不适；黄连、苦参、青蒿、秦芄、茵陈等可引起恶心；鸦胆子、苦参、生大黄可引起呕吐；生大黄、番泻叶、芫花、常山等可引起腹痛；巴豆、黄芩、黄连、苦参、常山、北豆根等可引起腹泻；苍耳子、黄药子、川楝子、雷公藤及独活中所含花椒毒素、青黛中所含靛玉红等可引起肝脏损害等。

5. 泌尿系统　如洋金花、密陀僧、侧柏叶、虎杖、芦荟、槟榔、马兜铃、肉桂、丁香、天花粉、大青叶、木通、厚朴、防己、牵牛子、朱砂、铅丹、蜈蚣、大戟、甘遂、白头翁、斑蝥、雷公藤、甘草、千年健、鱼胆、苦楝皮等，可引起腰痛、浮肿、尿频、尿急、尿痛、尿少、尿闭、尿毒症、急性肾功能衰竭，甚至死亡。

6. 造血系统　如洋金花、芫花、斑蝥、狼毒及含铅、砷、氰化物的中药等，可引起白细胞减少、粒细胞缺乏、溶血性贫血、再生障碍性贫血、紫癜、变性血红蛋白症，甚至死亡等。

7. 生殖系统　如天花粉蛋白注射液、月见草油胶囊、刺五加注射液、复方青黛片、速效伤风胶囊、红花油等，可引起闭经、月经不调、性功能障碍、早产、流产、死胎及不孕症或男性勃起障碍、射精障碍、不育症等；巴豆、斑蝥、大戟、附子、藜芦、牵牛子、水蛭、水银、桃仁、天南星、蜈蚣、乌头、芫花、半夏等，在易感期内损害胎儿发育，致畸胎等。

三、毒性可以控制

中医药在长期的临床应用和生产实践过程中，积累并形成了大量减毒增效或控毒增效的方法，主要包括选用正品药材、控制毒性，依法炮制、控制毒性，对证用药、控制毒性，对证用药、控制毒性，合理配伍、控制毒性，掌握煎服方法、控制毒性。下面以附子为例，说明中药毒性的控制方法。

附子早在公元前 140 年《淮南子》中就有"天雄、乌喙最为凶毒，但良医以活人"的记载，被历代医家视为补火要药。明代医家张景岳将附子、人参、熟地黄、大黄列为"药中四维"，"火神派"医家祝味菊称附子为"百药之长"。但附子毒性大、不良反应多，用之不当，将引起中毒，严重者将引起人死亡。但其毒性可以有效地控制。

1. 选用正品药材、控制毒性　附子的产地不同，毒性差异较大。比较研究四川、陕西、湖北、重庆、云南五个产地附子的毒性，发现云南附子的毒性是川产附子毒性的 18 倍。进一步比较附子鹅掌叶、艾叶、泡杆南瓜叶、铁杆南瓜叶 4 个亚型的总生物碱、酯型生物碱、乌头碱的含量及毒效关系，发现川产江油附子鹅掌叶、艾叶、泡杆南瓜叶、铁杆南瓜叶 4 个亚型总生物碱、酯型生物碱、乌头碱的含量和毒性，以及治疗急性炎症模型、亚急性炎症模型、疼痛模型的药效作用无显著性差异。说明选用川产道地正品药材，可以控制附子乌头碱的含量和毒性。

2. 依法炮制、控制毒性　选择正常动物及炎症动物模型、疼痛动物模型、痹证动物模型、寒证动物模型、心衰动物模型、阳虚便秘动物模型，研究生附子、盐附子、白附片、黑顺片等不同炮制品的化学物质变化及减毒的作用原理。结果生附子、盐附子的酯型生物碱、乌头碱含量较高，毒性较大；白附片、黑顺片等炮制品种，酯型生物碱、乌头碱含量降低，毒性明显减轻。

3. 对证用药、控制毒性　根据附子回阳救逆、补火助阳、散寒除湿止痛的功效，选择了心阳虚证、肾阳虚证、阳虚便秘证、痛证、炎症、虚寒证动物模型和心肌细胞、神经细胞、结肠间质细胞模型，研究附子对证用药、控毒增效的机制。结果，附子对证用药，不仅毒性较低，而且能明显增加心阳虚衰大鼠心率，升高左室内压最大上升速率，降低左室内压最大下降速率；能明显改善肾阳虚动物一般状态，升高体温，恢复体温昼夜节律性，显著延长肾阳虚动物低温游泳衰竭时间和爬杆时间；明显改善阳虚便秘小鼠和大鼠的阳虚便秘症状，显著缩短排便潜伏期，增加排便颗粒数，明显促进胃肠蠕动，提高胃肠推进率；能治疗风寒湿痹动物模型，减轻足跖肿胀，降低血清细胞因子 BL-1α、BL-β、BL-2、BL-4、BL-6、BL-10、IFN-γ、GM-CSF、TNF-α 的水平，增加下丘脑 CRH 含量，促进 ACTH 的分泌和释放；明显抑制二甲苯所致小鼠耳肿胀，显著对抗蛋清所致大鼠足跖肿胀，抑制巴豆油所致大鼠炎性肉芽肿的增生，减少炎性渗出液；显著减少醋酸所致小鼠扭体次数，延长小鼠扭体潜伏期，明显延长热板刺激小鼠舔后足潜伏期，提高热板小鼠痛阈值。

4. 合理配伍、控制毒性　选择正常动物或炎症动物模型、疼痛动物模型、痹证动物模型、寒证动物模型、心衰动物模型、阳虚便秘动物模型，研究附子配甘草、附子配干姜、附子配人参、附子配大黄、川乌配白芍增效解毒的作用原理，筛选其有效组分、毒性组分、控毒组分，以及各组分配伍的最佳比例。结果，合理配伍不仅可以减少毒性组分酯型生物碱的含量，而且能够降低毒性，增加疗效。

5. 掌握煎服方法、控制毒性　选择大鼠心阳虚衰、小鼠阳虚便秘、小鼠肾阳虚、痛证、炎症、热证动物模型，采用均匀设计方法，研究不同煎煮时间（15 分钟、30 分钟、60 分钟、120 分钟、3 小时、4 小时、6 小时）和不同给药剂量［相当于临床人用量 3g/（60kg·d）的 1、3、6、12、24、36、48、72、96、120 倍］毒效的相关性。结果，生附子、白附片、黑顺片、川乌、制川乌不同煎煮时间的毒性与酯型生物碱和总碱的含量成正相关；随着煎煮时间（15 分钟至 6 小时）的增加，剂量（1～48 倍）的升高，药效作用增强；随着煎煮时间（15 分钟至 6 小时）的降低，剂量（6～20 倍）的升高，毒性反应增强。此外，附子的毒性还与药物生长的海拔、采收的季节、不同的剂型、不同的给药途径等因素有关。

第三节　中药毒理学研究

中药毒理学研究主要包括急性毒性、长期毒性、一般药理、三致、局部毒性、免疫毒性、依赖性等毒理学实验，毒作用机制研究和毒性评价分析与管理。

一、毒理学实验

中药毒理学实验主要包括急性毒性、长期毒性、局部毒性、一般药理、特殊毒性等实验内容。

1. 急性毒性实验　中药急性毒性实验是指在不同的给药途径条件下，1 次或 24 小时内多次给予动物受试药物（包括中药、复方、中药或复方的提取物、中成药）后，短期（最长到 14 天）内观察受试药物所产生的毒性反应及动物死亡状况。其目的主要是初步估计受试药物毒性大小，提供有关药物可能的毒性靶器官及可能死亡原因的信息，提示在后续试验中需要重点观察的指标信息，为长期毒性实验剂量设计提供重要的参考依据，为临床用药的安全及监测提供依据，减少实验中的风险等。

中药急性毒性实验方法常用的主要包括 LD_{50} 法、最大耐受量法和最大给药量法。LD_{50} 法适合于毒性大的中药，是反映有毒中药致半数动物死亡的剂量，是标志动物急性毒性反应程度的重要指标。最大耐受量法适合于无法测出 LD_{50} 值的中药的安全性评估，通常采用一次或一日内多次给予动物受试物，观察动物是否出现中毒症状及其他病理变化，但应注意，应用该法若动物未出现毒性，则仅说明在该条件下未能测出 LD_{50}，不代表受试物无任何毒性。最大给药量法适用于因中药药物浓度或给药体积限制而无法测出 LD_{50} 或最大耐受量（maximal tolerance dose，MTD、LD_0）的中药急性毒性研究方法。如鼻腔喷雾剂、阴道洗剂、膏药、贴剂等，值得注意的是，应用该法未测出毒性仅说明在此给药体积、给药浓度及给药途径下，受试药物对某种动物无明显毒性，但不代表受试物无毒。

2. 长期毒性实验　中药长期毒性实验是指在不同的给药途径条件下，长期、反复给予受试中药、复方、中药或复方的提取物、中成药后，长期观察实验动物所表现的毒性特征。中药长期毒性实验的主要目的包括五个方面：①预测受试物可能引起的临床不良反应（包括不良反应的性质、程度、剂量－反应和时间－反应关系、可逆性等）；②推测受试物重复给药的临床毒性靶器官或靶组织，为临床安全用药的剂量设置提供参考依据；③预测临床实验的起始剂量和重复用药的安全剂量范围；④提示临床实验中需重点监测的生理生化指标；⑤为临床实验中的解毒或解救措施提供参考信息。

中药长期毒性研究动物实验方法主要有口服给药长期毒性实验、注射给药长期毒性实验和皮肤外用药长期毒性实验。其中，口服给药长期毒性实验适合于丸剂、片剂、颗粒剂、胶囊剂、酒剂、口服液等剂型；注射给药长期毒性实验适合于混悬注射剂和提纯成分的澄明注射剂，给药方式主要有肌肉、腹腔、静脉、皮下注射；皮肤外用药长期毒性实验主要适合于针对临床皮肤或骨科疾患的膏药、涂膜剂，也有散剂等剂型。

中药长期毒性实验一般需采用两种动物进行，即啮齿类（常用大鼠）和非啮齿类（常用Beagle 犬或猴）；皮肤外用药的长期毒性实验常用家兔和豚鼠，特别需要也可用猴。受试药物应选用制备工艺稳定、符合临床试验用质量标准规定的中试样品。剂量设计，高剂量应使动物出现明显毒性或严重的毒性反应或个别动物出现死亡，中剂量应使动物出现轻微的或中等程度的毒性反应且其剂量在高、低剂量之间并与二者成倍数关系，低剂量应高于药效学试验的最佳有效剂量且动物不出现毒性反应；一般情况下至少应设 3 个剂量组和 1 个溶媒或赋形剂对照组，必要时还需设立空白对照组和 / 或阳性对照组。受试物的给药途径一般要求与临床拟用途径一致，当临床给药途径在动物身上难以达到或根本无法达到时可允许用别的给药途径，但应与临床的给药途径尽量接近并充分保证受试物给药剂量的准确性和药物的稳定性。给药周期应是临床疗程的 3 倍，恢复期观察时间的长短应视实验的具体情况而定，若实验中某些检查指标出现异常，可将恢复期相应延长。恢复期观察的目的是了解被试药物致动物毒性反应的可逆程度，发现可能出现的迟发性反应。

需要注意的是，长期毒性动物实验指标若没有统计学意义，不等于没有生物学意义，有统计学意义不等于有生物学意义；还应注意长期毒性实验结果的判定与药效学实验结果的统一性问题和两种动物长期毒性实验结果的不一致性分析。

3. 局部毒性实验　中药局部毒性实验是指观察受试药物（包括中药、复方、中药或复方的提取物、中成药）是否对机体局部产生刺激性、溶血性、过敏性、光敏性等毒性的研究方法。其主要目的是研究所观察到的药物不良反应和病理生理毒性作用机制，确定受试药物可能关系到人的安全性的非期望出现的毒性反应，为临床研究和安全用药提供参考信息。

中药局部毒性实验主要包括刺激性实验、溶血性实验、过敏性实验、光敏性实验等方面。

（1）刺激性实验　是考察动物的血管、肌肉、皮肤、黏膜及眼等部位接触受试物后是否引起红肿、充血、渗出、变性、坏死或结膜充血、水肿及分泌物增多等局部反应，包括血管刺激性、肌肉刺激性、皮肤刺激性、眼刺激性、肠黏膜刺激性和子宫黏膜刺激性等实验。血管刺激性实验是评价中药静脉注射剂对血管刺激作用的常用方法，实验动物常用家兔；肌肉刺激性实验是评价中药注射剂对肌肉刺激作用的常用方法，实验动物常用家兔、大鼠和豚鼠；皮肤刺激性实验包括完整皮肤和破损皮肤的刺激性实验，实验动物常用家兔和豚鼠；眼刺激性实验主要用于评价滴眼剂、头面部皮肤外用药、头部杀虫或清洁消毒的洗剂等对眼刺激的影响，实验动物常用家兔；黏膜刺激性实验是评价肠道、妇科外用方药对肠黏膜或阴道黏膜刺激的常用方法，但应注意，人类和哺乳类动物肠道、阴道的生理结构差异对药物的反应有很大不同，故结论应慎重。

（2）溶血性实验　是指观察受试物是否引起溶血和红细胞凝集的反应。体外溶血性实验是评价中药有无溶血作用的常用方法，但体外实验结果易致假阳性，故实验结果仅供参考。

（3）皮肤过敏性实验　是观察外用中药较长时间接触皮肤后，对机体是否产生如红斑、丘疹、瘙痒等过敏性反应的实验方法。实验动物常用豚鼠，因其皮肤对药物敏感性强，能较好地预测药物对人类的致敏性，但应注意实验结果易出现假阴性。全身过敏性实验是评价注射剂有无过敏性的常用方法，豚鼠是目前公认的进行过敏性实验的最适动物，但应注意没有一种动物的反应机制与人类完全一样这个事实，结论宜审慎。

（4）皮肤光敏性实验　主要用于预测皮肤外用中药对人类的光敏性危险发生率，分为皮肤光敏实验和光毒性实验两种。其中，皮肤光敏实验需要药物、免疫系统和光三种条件具备才会发生，目前较成熟的、应用较多的实验方法有弗氏完全佐剂法。光毒性较光敏性发生率高，常在第一次接触受试物后数小时内发生，其严重程度与剂量相关。常用实验动物有小鼠、豚鼠和大鼠；小鼠实用、价格低廉易得、操作简便、指标客观，但因其皮肤较薄，易致假阳性结果；豚鼠较小鼠评价红斑指标更容易和客观；大鼠的光毒性表现可见尾肿胀。鉴于动物种属差异，光毒性实验应采用不同动物进行。

4. 一般药理实验　中药一般药理实验是指除受试药物（包括中药、复方、中药或复方的提取物、中成药）主要药效学以外广泛的药理作用研究，也称为系统药理学研究，是在一次性给予动物治疗剂量的实验药物后观察其对动物中枢神经、心血管和呼吸等系统的影响研究。其主要目的是确定受试药物可能关系到人的安全性的非期望出现的药物效应，评价受试方药在毒理学或临床研究中观察到的药物不良反应及病理生理作用，研究所观察到的不良反应和病理生理作用并推测药物导致不良反应的作用机制，为临床研究和安全用药提供信息，为长期毒性试验设计和开发新的适应证提供参考。

中药一般药理学实验主要是观察药物对中枢神经系统、心血管系统和呼吸系统的影响，此外，根据研究发现和药物的特点还可进行后续实验，包括药物对消化系统、泌尿系统等的影响。实验应尽量在清醒动物身上进行，选用麻醉动物时应注意麻醉药的选择是否会影响该动物或该指标的观察；受试药物给药途径原则上应与临床拟用途径一致，与主要药效学实验的给药途径一致；受试药物剂量的选择主要依据主要药效学实验的剂量，要求其高剂量、中剂量应高于药效学的有效剂量并与低剂量呈倍数关系，理论上高剂量应有部分动物出现毒性反应或死亡，其低剂量相当或高于药效学有效剂量，不出现任何异常；还应根据实验指标的具体要求设置空白对照组或阳性对照组。

5. 特殊毒性实验　中药特殊毒性实验是指进行受试药物（包括中药、复方、中药或复方的提取物、中成药）的致突变、致畸、致癌实验。其目的主要是研究受试药物有无"三致"，为临床该药的受试人群提供参考信息，降低临床风险。

（1）中药致突变实验　研究方法主要包括以遗传基因突变为指标的实验、以染色体畸变为指标的实验、以DNA损伤为指标的实验。其中，以遗传基因突变为指标的实验包括鼠伤寒沙门菌营养缺陷型回复突变实验（Ames实验）和次黄嘌呤 - 鸟嘌呤磷酸核糖转移酶（HPRT）位点分析实验两种。以染色体畸变为指标的实验，包括染色体畸变实验和微核实验两种，染色体畸变实验是公认的成熟和可靠的细胞遗传学检测方法之一，分为体外实验和体内实验。以DNA损伤为指标的实验是评估一种化学物质到达 DNA 分子并引起 DNA 改变的一种手段，目前常用大鼠原代肝细胞 DNA 修复实验，该法是分析化学物质基因毒活性和潜在致癌性的非常有价值的方法。中药致突变实验研究时，受试方药的适用性问题、溶解性问题、代谢活化和阳性对照问题及结果的判断与评价问题应特别注意。大部分中药的样品为混合物，其澄明度和理化性质难以控制，使体外实验结果难以判断而容易造成假阳 / 阴性结果，因此，中药致突变实验研究体外实验结果的参考价值是有限的，应以体内实验结果为主，但也应注意受试方药作用靶器官问题。

（2）中药生殖毒性实验　包括一般生殖毒性、致畸敏感期生殖毒性、围产期生殖毒性 3 方面，可分别判定受试物对妊娠前和妊娠初期生殖毒性、胚胎毒性和致畸性，分娩、哺乳及胎儿晚期发育、出生后生长和发育毒性的可能影响。围产期生殖毒性实验可以发现在一般生殖毒性、致畸敏感期生殖毒性实验中可能掩盖的致畸性，该期实验是评估药物生殖毒性的关键。近年来发展了 3 种生殖毒性短期体外筛查实验，即细胞体外培养、器官体外培养、全胚胎培养。这 3 种实验方法具有节约经费、快速检查致畸原的优点，但操作复杂，且应注意同一药物体内实验和体外实验对胚胎发育的异常影响存在差异。

（3）中药致癌实验　是在中药研究和新药开发的安全性评价中实验周期最长、实验费用高昂、动物消耗量大的一种实验。我国中药新药致癌实验要求中对致癌实验的动物选择、剂量设置、实验结果评估与判断标准均有规定。若中药有效成分及其制剂、中药新药材制成的制剂、中药材新的药用部位制成的制剂、无法定标准的中药材代用品、来源于无法定标准中药材的有效部位制剂、含有无法定标准药材的现代中药复方制剂中，如果含有与已知致癌物有关、代谢产物与已知致癌物质相似的成分，或长期毒性实验中有细胞毒作用及对某些脏器和组织细胞有异常显著促进作用、致突变实验为阳性的中药新药，要求进行致癌实验。致癌性实验结果的判断标准是：给药组出现了对照组没有发生的肿瘤类型；对照组和给药组均发生肿瘤，但给药组肿瘤发生率高于对照组；与对照组比较，给药组有更多不同器官和组织发生肿瘤；对照组和给药组之间的肿瘤发生率虽然没有差异，但给药组的肿瘤发生时间比对照组早。符合上述条件之一的可判定受试物致癌阳性。

二、毒作用机制研究

毒作用机制主要包括四个阶段，即毒性物质从暴露部位到靶部位的转运，终毒物与靶分子的反应，细胞功能障碍及其导致的毒性，修复与修复紊乱引起的毒性。有毒中药的毒性物质多样，产生毒性的机制相当复杂，研究的广度和深度都有待加强，尤其是有毒中药毒效物质基础 – 作用机制 – 增效解毒原理的系统分析研究有待突破。现对常见的几类毒性物质的毒作用机制进行简述。

1. 生物碱类　生物碱多具有比较强烈的毒性作用，引起毒性反应的含生物碱中药很多，对机体的毒性可因所含生物碱性质的不同而异。如川乌、草乌、附子、雪上一枝蒿所含乌头碱的毒理作用，主要是使中枢神经与周围神经先兴奋后抑制甚至麻痹，直接作用于心脏，导致心律失常、室颤。雷公藤、昆明山海棠所含生物碱可引起视丘、中脑、延脑、脊髓的病理改变，肝脏、肾脏、心脏可发生出血与坏死。天仙子、洋金花所含莨菪碱、东莨菪碱的毒理作用主要累及神经系统，对周围神经的作用为阻断 M– 胆碱反应系统，有抑制或麻痹迷走神经等副交感神经作用。马钱子所含番木鳖碱可选择性地兴奋脊髓，对中枢神经有极强的兴奋作用，中毒剂量则抑制呼吸中枢。半夏、天南星所含类似烟碱及毒芹碱，除刺激黏膜，引起喉头水肿外，对呼吸中枢可发生抑制作用，中毒症状表现为口唇及肢体发麻、恶心呕吐、心慌心悸、吞咽困难、胸闷、流涎、面色苍白、烦躁不安或间有抽搐、血压下降等，最终可因呼吸麻痹及心力衰竭而死亡。

2. 糖苷类 糖苷类包括强心苷、皂苷、氰苷和黄酮苷等。如洋地黄、万年青、八角枫、夹竹桃等含强心苷，小剂量有强心作用，较大剂量或长时间应用可致心脏中毒，严重时可出现传导阻滞、心动过缓、异位节律等，最后因心室纤颤、循环衰竭而死亡。杏仁、桃仁等含氰苷，在体内被酶水解产生氢氰酸，有强烈的细胞毒作用，能迅速与细胞线粒体膜上氧化型细胞色素酶的三价铁结合，阻止细胞的氧化反应，表现为组织缺氧，如头昏、头痛、呼吸困难、紫绀、心悸、四肢厥冷、抽搐、血压下降等，严重者往往可因窒息及呼吸衰竭而死亡。商陆、黄药子等所含皂苷，可引起消化系统刺激症状，产生腹痛、腹泻，大剂量可引起中枢神经系统麻痹及运动障碍，长期服用可损害肾脏、肝脏等。芫花、广豆根等所含黄酮苷，刺激胃肠道、损害肝脏，引起恶心呕吐、黄疸等症状。

3. 二萜类 雷公藤所含二萜急性毒性比较大，对心脏、肝脏有损伤，对骨髓有抑制，有明显的遗传毒性和潜在的致癌性。闹羊花所含闹羊花毒素为二萜类化合物，有不同程度的神经麻痹作用。土荆皮等所含土荆皮二萜酸，有胃肠毒性和生殖毒性。大戟、芫花、甘遂等所含大戟二萜类化合物，对消化道和皮肤有严重的刺激性。黄药子所含二萜内酯类化合物若长期使用，有肝脏、肾脏毒性，其肝毒性可能与二萜内酯类化合物引起线粒体氧化损伤有关，肾毒性则是直接损伤肾小管，导致肾功能下降。

4. 毒蛋白类 毒蛋白分植物毒蛋白和动物毒蛋白。如巴豆、苍耳子、蓖麻子等植物所含植物毒蛋白，对胃肠黏膜有强烈的刺激和腐蚀作用，能引起广泛性内脏出血，甚者死亡。金钱白花蛇所含动物毒蛋白毒性很强，主要引起循环衰竭和急性肾功能衰竭。蜈蚣含动物毒蛋白毒性较强，类似蛇毒，且有很强的溶血性。

5. 重金属类 重金属类有毒中药，所含重金属类别不同，毒性靶器官和毒作用机制有别。如砒霜成分为三氧化二砷，雄黄含硫化砷，可由呼吸、消化道进入体内，急性中毒者有口腔、胃肠道黏膜水肿、出血、坏死等，并能使全身的毛细血管极度扩张，大量的细胞液渗出，致使血压降低，并可导致肝脏萎缩、中枢神经损害及心肾的严重损害。水银、轻粉、朱砂等含汞类中药，对人体具强烈的刺激性和腐蚀作用，并能抑制多种酶的活性，引起中枢神经与自主神经功能紊乱。如中毒后可出现精神失常、胃肠道刺激症状及消化道出血，严重时可发生急性肾功能衰竭而死亡。密陀僧、广丹、铅粉等含铅类中药，主要损害神经、造血、消化和心血管系统。

三、评价分析与管理

中药毒理学安全性评价是指通过动物实验和对人群的观察，阐明待评物质的毒性及其潜在的危害，决定其能否进入市场或阐明安全使用的条件，以达到最大限度地减小其危害作用、保护人民身体健康的目的。①毒理学安全性评价程序的选用原则：根据受试物的种类和用途，采用分阶段进行的原则。②不同阶段的毒理学试验项目：第一阶段——急性毒性实验和局部毒性实验；第二阶段——重复剂量毒性实验、遗传毒性实验与发育毒性实验；第三阶段——亚慢性毒性实验、生殖毒性实验和毒动学实验；第四阶段——慢性毒性实验和致癌实验。

中药毒理学危险性分析是指对机体、系统或人群可能暴露于某一危害的控制过程，包括危险度评定、危险度管理、危险性交流。①危险度评定，指在综合分析人群流行病学观察、毒理学实验、环境监测和健康监护等多方面研究资料的基础上，对中药毒性物质损害人类健康的潜在能力进行定性和定量的评估，以判断损害可能发生的概率和严重程度。分为四个阶段，即危害性认定、剂量 – 反应关系评价、接触评定、危险度特征分析。②危险度管理，指以危险度评定结果为根据，结合费用 - 效益分析、政策分析、社会经济和政治等因素，决定可接受危险度和适当的管理措施，制定相关标准和规章条例。可接受危险度是指公众和社会在精神、心理等各方面均能承受的危险度。③危险性交流，指评估者、管理者、消费者和其他有关各方之间进行有关危险性和危险性相关因素的信息和观点的交流过程。应当贯穿于危险性分析的全过程。

管理毒理学是现代毒理学的重要组成部分，管理的物质包括药品、食品、化妆品、杀虫剂、工业和环境毒物等。毒理学的科学评价与国际组织、政府部门的强制性法规管理相互促进，形成了一系列标准、指南和规范。因此，中药毒理学应在安全性评价、危险性分析的基础上，按照管理毒理学的要求，做好以下工作：①良好实验室工作规范（good laboratory practice，GLP），即按照《药品非临床安全研究工作质量管理规范》要求，保证中药毒理学的安全性评价试验在高标准、统一规范下进行。②动物保护与 3Rs 原则，对实验动物实施人道主义管理，即安死术、仁慈终点和 3Rs 原则，并开发非动物的研究模型，如物理化学技术、计算机和数学模型、微生物系统和细胞组织培养。3Rs 原则是指 replacement- 替代、reduction- 减少和 refinement- 优化。③人体医学科学研究的伦理学要求，涉及人体试验者，应当遵循《赫尔辛基宣言》《人体生物医学研究国际伦理指南》《药物临床试验质量管理规范》等原则。尤其重要的是建立伦理审查委员会（Institutional Review Board，IRB）和坚持知情同意（informed consent）原则。

第四节 影响中药毒性的因素及合理应用

中药毒性是客观存在的，但并不意味着任何中药，在任何情况下都会对人体造成伤害，引起毒性反应。中药使用后，是否对人体造成伤害，出现毒性反应，以及毒性的大小，主要与药物的毒性、机体的状态和临床是否合理应用有关。

一、药物因素

药物因素是影响中药毒性的首要因素，药物因素的核心是药物的质量。中药的质量主要与中药的品种、产地、炮制、制剂等相关，对中药毒性和毒作用产生直接的影响。

1. 品种 中药来源广泛、品种繁多、成分复杂，同一药名，基原不同，物质基础有别，药物的毒性差异明显。如白附子载于《名医别录》，列为下品，谓其"生蜀郡，三月采"。一般认为白附子是天南星科（Araceae）植物独角莲 *Typhonium giganteum* Engl. 的干燥块茎，商品名"禹白附"；也有认为白附子为毛茛科植物黄花乌头 *Aconitum coreanum*（Lévl.）Ralp. 的干燥块根，商品习称"关白附"，而关白附含有乌头类双酯型生物碱，毒性很大。再如木通，原名通草，始载《神农本草经》，列为中品；《药性论》始称之为木通。《本草图经》所载通草，包括木通、三叶木通或其变种白木通，《本草品汇精要》以木通为正名，清代《植物名实图考》提出山木通、小木通、大木通等，为毛茛科木通。马兜铃科关木通历代本草未见其描述，是近代的新兴品种。《中国药典》（1963 年版）同时收录了木通科木通属五叶木通、毛茛科铁线莲属川木通和马兜铃科马兜铃属关木通，但以后各版药典则将木通科木通属五叶木通删去，仅收录了川木通和关木通。关木通含马兜铃酸和马兜铃内酰胺，肾脏毒性明显，《中国药典》2005 年版、2010 年版、2015 年版、2020 年版不再收录。

2. 产地 早在《诗经》中就有"山有枢，隰有榆"的记载。《神农本草经》强调"道地"（产地）的重要性。《神农本草经集注》指出 60 多种中药材何地、何种土壤生长者良。唐代孙思邈《千金翼方》有"药出州土"篇，首次把 519 种药物按产地分十三道集中论述，强调道地产区与中药质量、药性、效用的直接关系。现代研究也证明，同一种中药材，由于产地不同，质量有差异、毒性有区别。如吴茱萸为芸香科（Rutaceae）植物吴茱萸 *Euodia rutaecarpa*（Juss.）Benth.、石虎 *Euodia rutaecarpa*（Juss.）Benth. var. *officinalis*（Dode）Huang. 或疏毛吴茱萸 *Euodia rutaecarpa*（Juss.）Benth. var. *bodinieri*（Dode）Huang. 的干燥近成熟果实，始载于《神农本草经》，列为中品，有小毒。《神农本草经》以道地（吴地）命名，陈藏器曰："茱萸南北皆有，入药以吴地者为好，所以有吴茱萸之名也。"吴茱萸为多基原、多道地临床常用中药，贵州、重庆、四川地区为吴茱萸药材生产的最适宜区，湖南为石虎药材生产的最适宜区，贵州为疏毛吴茱萸药材生产的最适宜区。经四川省中医药科学院等单位对3个基原（吴茱萸、石虎、疏毛吴茱萸）与重庆、贵州、湖南等9个产地吴茱萸的急性毒性和肝靶器官毒性研究发现，吴茱萸3个基原之间无明显毒性差异，但毒性大小与产地相关，湖南黄雷、凉伞产石虎毒性较小。

3. 炮制 炮制是中医药独具特色的加工处理药材的方法，尤其对毒性中药的加工应用具有重要意义。经净选、加热、水浸或酒、醋、药汁等辅料处理，使毒性中药的有效成分易于转化或溶出，有毒成分的含量明显降低，达到增效减毒的作用。如大毒中药附子、川乌、草乌所含乌头碱，为剧毒成分的双酯型生物碱，经蒸煮炮制后，可改变毒性成分的结构，使其双酯型生物碱水解成为单酯型生物碱或无酯键的乌头原碱，毒性大大降低。又如，马钱子所含生物碱士的宁，能使人惊厥，甚至因惊厥而死亡，经砂炒后，士的宁明显降低；巴豆所含巴豆油，是峻泻的毒性成分，经过去油制霜后，降低其毒性成分的含量。再如，斑蝥、红娘子所含斑蝥素，通过刺激黏膜而引起中毒，经加辅料米炒后，可破坏其毒性成分；半夏、白附子、天南星的毒性，经加辅料白矾、生姜制后，能降低或消除。但不依法炮制，毒性也将增加。如雄黄入药，传统只需研细或水飞，忌用火煅，火煅后会生成三氧化二砷（As_2O_3，即砒霜），毒性大大增强，固有"雄黄见火毒如砒"之说。

4. 制剂 制剂与剂型是影响中药毒性的重要因素之一，既能降低有毒中药的毒性，又能增加药物的毒性。如细辛为常用中药，最早载于《神农本草经》，认为无毒，列为上品；《证类本草》《本草纲目》则认为细辛末使用不可过钱，否则导致通气闷塞，乃至死亡。在中医药界中逐渐形成了"细辛不过钱，过钱命相连"的古训。但历史上使用的细辛包括细辛属的多种植物，其主流品种为马兜铃科（Aristolochiaceae）植物北细辛 *Asarum heterotropoides* Fr. Schmidt var. *mandshuricum*（Maxim.）Kitag.、汉城细辛 *Asarum sieboldii* Miq. var. *seoulense* Nakai 或华细辛 *Asarum sieboldii* Miq. 的干燥根及根茎。前二种习称"辽细辛"或"北细辛"，后者为华细辛。细辛的药效与毒性，主要与细辛挥发油相关。现代研究发现，细辛所有品种均存在甲基丁香酚、黄樟醚、榄香素这三种成分。甲基丁香酚为细辛的有效成分，占挥发油的60%，可起到镇咳、祛痰、止痛的作用；细辛的毒性成分主要为黄樟醚，是一种致癌物质，有呼吸麻痹作用，可致多种动物因呼吸麻痹而死亡。辽细辛所含细辛挥发油和黄樟醚较华细辛高，毒性也较大。有毒成分黄樟醚较有效成分甲基丁香酚易挥发，经煎煮30分钟后，黄樟醚仅有原药材含量的2%，此浓度已不足产生毒性。故细辛入散剂毒性较大，不可过钱，入煎剂安全。又如注射剂，特别是静脉注射剂，注射后，药物几乎100%能直接进入全身循环，所以毒性比相同剂型口服剂的毒性大。

二、机体因素

有毒中药必须到达机体的靶部位，并与靶分子相互作用，才可能引起毒性反应。毒性反应的大小、毒性反应量和（或）质的差异，与物种差异、个体差异和机体状态有密切关系。

1. 物种差异　不同动物物种在遗传物质、解剖形态、生理功能和生化代谢过程均有差异，相同剂量及接触条件的有毒中药作用于不同人群和动物物种，毒性反应有很大的差异。如，人对生物碱的敏感性比动物高100～450倍。同时，没有一种动物对任何毒物都敏感，但实验动物中一般总存在对某一种毒物的敏感性与人较接近的种属。如吗啡对犬产生麻醉作用，但引起猫出现剧烈的不安和痉挛，而人的反应与狗相似。苯胺在猪、犬体内转化为毒性较强的邻氨基苯酚，在兔体内则生成毒性较低的对氨基苯酚。而苯引起兔的血象改变与人相似，即白细胞减少和造血组织增生过盛。

2. 个体差异　患者不同个体间存在差异，对有毒中药的敏感性和耐受性也有所不同。如《类经》有"人有能胜毒者，有不能胜毒者"的描述，《灵枢》有"胃厚色黑大骨及肥者，皆胜毒；故其瘦而薄胃者，皆不胜毒也"的论述。一般认为，青壮年及高大、肥胖、强壮的人耐毒性强，小孩、老人及矮小、瘦弱的人耐毒性较差；长期接触有毒中药的人群，耐毒性较强。如《金匮要略》在大乌头煎的服法中提出："强人服七合，弱人服五合。"又如，在四川栽培附子的地区，有冬季食用附子的习惯，对附子生物碱的耐受性比一般人强，服用超过常用量的附子亦不出现毒性反应。另外，不同性别、年龄、体质的患者，对药物的敏感性、耐受性和反应性不同。如雷公藤对生殖系统有损害，可导致男子精子密度下降和活动能力减弱，部分患者性功能减退，女子月经不调、闭经。小儿、老人、孕妇、乳母等特殊人群，较一般人群更易发生不良反应，用药时应从小剂量开始，逐渐加量，并应防止蓄积中毒。

3. 机体状态　机体处于健康、亚健康、疾病或超敏反应的不同状态，对有毒中药的毒性反应不尽相同。一般而言，亚健康或疾病状态往往会加剧或加速有毒中药毒性反应的出现。如肝肾疾病，影响有毒中药毒性物质吸收、分布、代谢与排泄的过程，P_{450} 含量下降、活性降低，毒性物质排泄的半衰期延长，毒性反应的强度增加、持续时间延长。但按中医药理论和实践，针对疾病的状态，对症使用有毒中药，在有效剂量和疗程内，将发挥治疗作用，不产生毒性反应；而超剂量、超疗程使用有毒中药，将加剧或加速毒性反应。免疫状态不同，过高或过低的免疫反应水平，都可能带来不良后果。如蟾蜍、苍耳子等可引起剥脱性皮炎；花粉等可引起湿疹皮炎样药疹；毛冬青、双黄连注射剂等可引起过敏性休克等。

三、临床应用

临床应用中药，要树立"有毒观念，无毒用药"的正确态度，要充分重视中药毒性的普遍性，消除中药无毒的观念，高度重视中药临床用药的安全性。但临床使用有毒中药时，特别是大毒中药，又不能畏首畏尾，随意降低剂量以求安全，忽视疗效，以致疗效不佳或毫无疗效，控制不住病势，导致病情恶化。在具体用药时，应做到依法应用、辨证使用、合理配伍、掌握剂量、控制疗程、用法恰当、中西合用，以及中毒救治等合理措施，消除或降低药物的毒性反应，在充分保证用药安全的前提下追求最佳疗效。应遵循《素问·五常政大论》的用药原则："大毒治病，十去其六；常毒治病，十去其七；小毒治病，十去其八；无毒治病，十去其九；谷肉果菜，食养尽之，无使过之，伤其正也。"应遵守《神农本草经》提出的从小剂量开始，逐步加量的原则，"若毒药治病，先起如黍粟，病去即止，不去倍之，不去十之，取去为度"。应杜绝严重不良反应事件发生。

1. 依法应用　临床应用中药，首先应依法合理使用，应按照国家基本药物，国家医疗保险、工伤保险、生育保险药物，处方与非处方药物，医疗机构中药制剂管理的要求，合理使用。尤其是有毒中药中的大毒中药，必须按照《医疗用毒性药品管理办法》的要求来管理和使用。

2. 辨证使用　中医治病，精于辨证，药证相符，效如桴鼓；药不对证，适得其反，对人体将造成伤害，出现毒性反应。如羊踯躅花临床用于治疗室上性心动过速，可使心率减慢恢复正常，即是治疗效果；但健康人或非适应证人服用，将出现心动过缓，即是中毒反应。又如人参是补气药，适用于气虚证候，若用于阴虚阳亢内有虚热者，就会出现头晕、心悸、失眠、鼻衄、口舌生疮、咽喉疼痛、便干、食欲减退等所谓人参滥用综合征。

3. 合理配伍　合理配伍是保证中药临床安全高效应用的重要环节。中药配伍是指有目的地按病情需要和药性特点，选择两味或两味以上的中药配合应用，以增强疗效、调节偏性、减低毒性或副作用的方法。《神农本草经》记载："药有单行者，有相须者，有相使者，有相畏者，有相恶者，有相反者，有相杀者。凡此七情，合和视之。"中药之间配伍后，会发生某些相互作用，有的能增强或降低原有疗效，有的能抑制或消除毒副作用，有的则能产生或增强毒副反应。临床应用有毒中药时，就是要利用药物之间存在"相畏""相杀"的配伍关系，监制其毒性，使毒性减轻。如陶弘景《本草经集注》云："俗方每用附子，皆须甘草、人参、生姜相配者，正制其毒故也。"甘草、人参、生姜等与附子同用，可使附子的毒性大大降低。另外，要避免配伍不当，使药物的毒性增强，甚至产生新的毒性。如朱砂与昆布配伍，不仅二者的有效成分硫化汞和碘的含量明显下降，且会生成碘化汞，汞离子游离，导致汞中毒。尤其要注意"十八反""十九畏"。

4. 剂量疗程　中药毒性的大小是相对的，主要取决于用药剂量和用药时间。中药临床的用药剂量和用药时间，应因证而定、因方而别、因人而异，因地因时制宜，并根据病情的变化随时调整剂量和疗程，中病即止。若用量过大或用药时间过长，都会出现毒性。如山豆根含苦参碱，量大可引起痉挛，超量会导致死亡。苦杏仁在常量下使用，其所含的苦杏仁苷被苦杏仁酶分解后，产生微量剧毒物质氢氰酸，能抑制咳嗽中枢而起镇咳平喘作用，过量则中毒。又如含铅、汞的矿物类中药，长期服用，可因蓄积而引起毒性反应。长期或过量服用朱砂、赭石、六神丸等可引起肝、肾损害。尤其是治疗剂量与中毒剂量甚为接近的有毒中药，临床应用时，更应严格控制剂量和疗程，既要限制单次用药剂量，又要限制总服药量，同时还要防止药物在体内蓄积中毒。

5. 用法恰当　中药的临床应用方法十分广泛，尤其是给药途径、应用形式、煎煮方法、服药方法等都将直接影响药物的疗效和毒性。

（1）给药途径　中药的传统给药途径主要是口服和皮肤给药，还有吸入、舌下给药、直肠给药、鼻腔给药、阴道给药等多种途径。不同的给药途径，药物的吸收、分布、代谢与排泄的差异明显，直接影响药物的疗效和毒性。按毒性反应的强烈程度和出现的早晚情况，排列递减顺序为：静脉注射、呼吸吸入、腹腔注射、肌内注射、皮下注射、舌下给药、黏膜给药、口服给药、皮肤给药。一般而言，同样的有毒中药的毒性物质，经直肠灌注1/2的口服剂量，经皮下注入1/4的口服剂量，就能达到同样毒效。

（2）应用形式　中药临床应用的形式多样，有40多种剂型。随着科技进步，新剂型还在不断涌现。《神农本草经》有"药性有宜丸者，宜散者，宜水煮者，宜酒渍者，宜膏煎者，亦有一物兼宜者，亦有不可入汤酒者，并随药性，不得违越"的记载，《苏沈良方》有"无毒者宜汤，小毒者宜散，大毒者宜丸"的论述。概言之，有毒中药的应用，应根据临床治疗疾病的需要、药物的性质和剂型的特点，选择合理的应用形式。

（3）煎煮方法　汤剂是中药临床最常用的剂型，煎煮的器具、用水、入药、浸泡、煎煮的火候、时间、次数等，均能影响药物的疗效和毒性。煎煮时，一般宜用瓷罐或砂锅，忌用铜、铁器；用水须洁净澄清，含矿物质、杂质少；入药的方式有先煎、后下、包煎、另煎、烊化、冲服。入药的方式、浸泡的时间与煎煮的火候、时间、次数都应根据药物的性状、性能、临床用途选用适宜的方法。如生川乌、生附子毒性极强，延长煎煮时间，促进乌头碱水解，可使毒性减低2000倍。又如细辛煎30分钟，其毒性成分黄樟醚挥发98%，毒性明显降低。但有些中药不能水煎，如朱砂只入丸散或冲服，不入汤剂，因煎煮遇高温则析出有毒的游离汞，增加毒性。

（4）服药方法　有毒中药处方用量虽然合理，一般不会引起中毒反应，但患者求治心切，过量服用则会引起中毒。服药时间不同，对药物的毒性亦有影响。如饱腹状态服药，由于药物被稀释，出现中毒的时间较迟，症状较轻；而空腹状态时服药，毒物很快被消化吸收，则迅速出现中毒症状。

（5）饮食宜忌　服用有毒中药后必须注意食物宜忌，以免药物与食物之间产生相互作用，影响疗效甚至产生不良反应。一般而言，服用热性有毒中药时，不宜食用葱、蒜、胡椒、羊肉、狗肉等热性食物；服用寒性有毒中药时，应禁食生冷食物。

6. 中西合用　张锡纯《医学衷中参西录》创立"石膏阿司匹林汤"，开创了中西药联合使用的先河。随着中西医结合工作的深入开展，中药西药同用防治疾病日益广泛。主要表现为三个方面，一是中西药合用，协同增效。如黄连、木香与痢特灵合用，提高治疗痢疾的效果；金银花与青霉素合用，抑制耐药菌株有协同作用；延胡索与阿托品合用，止痛效果明显提高；枳实与庆大霉素合用，能提高庆大霉素在胆道的浓度，有利于胆囊炎的治疗。二是中西药合用，可减轻或消除西药的毒副作用。如甘草（或甘草甜素）与链霉素同用，降低链霉素对第八对脑神经的损害；珍珠母粉与氯丙嗪合用，减轻或消除氯丙嗪对肝脏的损害。三是中西药合用，毒性增加。如朱砂与西药溴化物、碘化钾合用，毒性增加，可引起药源性肠炎；含有机酸的中药与磺胺类药物合用，可以增加磺胺类药物的肾脏毒性；含钙丰富的中药与洋地黄类药物合用，增加洋地黄类药物的毒性；夏枯草、白茅根配服保钾利尿西药，则容易产生高血钾症；甘草与水杨酸同用，使溃疡病发生率增高。含鞣质的中药与四环素、红霉素及庆大霉素等抗生素同用，或与含金属离子钙剂、铁剂同服，可使中西药药效同时降低。

7. 中毒救治　有毒中药中毒救治的处理原则，包括排除毒物、实施解毒、对症处理三个方面。

（1）排除毒物　临床发现中药中毒时，应立即停止用药；快速采用催吐、洗胃、灌肠等急救措施，防止毒性物质继续伤害人体，减轻中毒症状，争取治疗时机，减少死亡率。

（2）实施解毒　根据有毒中药毒性物质的性状、成分、作用靶器官，选择不同的解毒剂和解毒方法。中药的解毒剂一般有绿豆、甘草、生姜、蜂蜜等，还可根据中药"相杀""相畏"的配伍原则，选用中药解毒剂。中药解毒剂一般适宜于中毒轻者。

（3）对症处理　应根据毒性物质损害机体的状况，立即吸氧、补液，对症处理脱水、酸中毒、休克、肺水肿、急性肝肾功能衰竭等危重证候。

第七章
中成药学

扫一扫，查阅本章数字资源，含PPT、音视频、图片等

中成药是中医药学的重要组成部分，有着悠久历史和丰富内容，是历代医家临床实践经验的总结和结晶，其中蕴含着中医药独特的理论精华，具有疗效可靠、适应急需、服用方便的优点，在防病治病、保障人民健康方面发挥着重要作用。为了适应不断发展的医疗、卫生、健康事业的需要，采用现代科学技术和方法对中成药的药效物质基础、作用机制、方药配伍组成的科学性等方面的研究均在不断地深入，涉及的范围也非常广泛。

第一节　中成药学概述

一、基本概念与主要任务

中成药是指在中医药理论指导下，以中药材为原料，经过药学和临床研究，获得国家药品管理部门的批准，按照规定的处方和生产工艺制成的一定剂型。制剂形式既包括丸、散、膏、丹等传统剂型，又包括片剂、胶囊剂、颗粒剂、口服液、气雾剂、注射剂等现代剂型。

中成药学是以中医药理论为指导，研究和阐述中成药的基本理论、组方原理、剂型工艺、功效主治、药理毒理、临床应用等各方面专门知识的一门综合性学科。中成药学涉及中医学基础理论、中药学、方剂学、中药化学、中药药理学、中药炮制学、中药制剂学等多个学科的交叉渗透和综合运用。随着中医药现代化、标准化、国际化的发展，中成药作为现代中药应用的主要形式之一，既要传承中医药的优势和特色，又要体现现代科学技术的进步，同时还要符合国际通行的药品规范。因此中成药需要全方位深入系统的研究，主要任务包括以下方面。

1. 传承中成药传统工艺　中成药传统制剂是深受患者青睐的传统用药形式，传承中成药的传统制作工艺，通过对传统制剂的挖掘整理，使其进一步现代化和科学化，可保证传统制剂的产品质量和临床疗效。

2. 研发中成药新剂型　采用中药动态逆流提取、膜分离、大孔树脂吸附、超微粉碎等先进制药技术，提取、分离、纯化中成药有效成分，在传统剂型的基础上进行剂型改革，提升传统中成药制剂的品质。

3. 阐释中成药科学内涵　应用现代科学的新理论、新方法、新技术，探讨中成药药效物质基础、作用机制、配伍规律，阐释其有效性和安全性，深入揭示中成药科学内涵。

4. 提高中成药质量标准　中成药质量的优劣直接影响到患者的身体健康，质量标准是保证中成药临床用药安全、有效、稳定、可控的关键。随着中药质量研究的不断深入，发现很多已上市品种的现行质量标准中检测指标的专属性较差，有毒药材无明确的毒性成分的含量限度范围等。

因此，需要进一步加强质量研究，提高质量标准，提高中成药质量。

未来我国医疗、卫生、健康事业发展的重点将从治疗为主转为预防为主，以传染病预防为主转为以慢性病预防为主，中医药服务正逐步得到世界范围的认可，中成药事业也必将更快地发展，更好地造福于人类，为人民健康做出更大的贡献。

二、中成药学的发展概况

我国的中成药生产与应用历史非常悠久，最早可追溯至战国时期。在湖南长沙马王堆汉墓出土的《五十二病方》中记载医方 283 个，药方的用法，既有内服，也有外用，内服还有汤、丸、饮、散的区别。另外，我国第一部医学经典著作《黄帝内经》记载了 13 个方剂，其中就有 9 种成药，包括丸、散、膏、丹、药酒等剂型。

东汉末年张仲景的《伤寒杂病论》中载有膏剂、丸剂、散剂、栓剂、洗剂、灌肠剂、烟熏剂等多种剂型及制作方法，收载有 60 余种成药，如五苓散、理中丸等，现仍在临床使用，效果肯定。

晋代葛洪所著的《肘后备急方》，收载成药数十种，在配方、制作方法上有了新的发展。收载剂型有蜡丸、锭剂、条剂、饼剂、灸剂、熨剂、尿道栓剂等，并将成药专章论著。

唐代孙思邈编著的《备急千金要方》和《千金翼方》，为集唐以前医方之大成，分别收载医方 5300 余首和 2200 余首，同时收载了很多成药，较著名的如磁朱丸、紫雪丹、定志丸等；剂型则涉及丸剂、散剂、膏剂、丹剂等。王焘所著《外台秘要》，收方 6800 首，也有很多成药，如苏合香丸（原名乞力伽丸）至今沿用，并在此基础上开发出了冠心苏合丸、苏冰滴丸等著名中成药。

宋代是中成药发展较为兴盛的阶段，北宋政府官办药局"惠民和剂局"专司制药和售药。由政府组织编写的《太平圣惠方》和《圣济总录》，收方达数万首，成药有膏药、丹剂等的专篇介绍。裴宗元、陈师文等撰写的《太平惠民和剂局方》，是我国历史上第一部由国家刊行的成药药典，载方 788 首，如黑锡丹、至宝丹、藿香正气散等，对后世影响很大。此外，宋代尚有民间的方书收载中成药，如钱乙的《小儿药证直诀》中记载了大量的中成药，如导赤散、泻白散、七味白术散、六味地黄丸等。

金元时期，金元"四大家"创制了各具特色的中成药，如刘河间的防风通圣散、六一散；李东垣的半夏枳术丸、香砂枳术丸；张子和的木香槟榔丸、禹功散；朱丹溪的大补阴丸、越鞠丸等。

明清时期，李时珍的《本草纲目》收载中成药剂型近 40 种，方剂 13000 首。陈实功的《外科正宗》收载了 200 余种成药，如冰硼散、如意金黄散。吴鞠通的《温病条辨》中也创制了大量成药，如桑菊饮、银翘散、安宫牛黄丸等。

新中国成立以后，中成药的研发和应用得到长足发展。《中国药典》（1963 年版）收载中成药 197 种，2020 年版增加至 1609 种。当然批准的中成药中也存在同一药品处方的不同剂型，同一药品的多个生产厂家的品种。目前国家对药品的监管力度不断加强，药品审评标准不断提高，研制开发出了一批组方合理、疗效确切、安全性好、质量可控的新品种。

近年来中成药学作为独立学科的明确提出，是以中医学理论为基础，以中药学、方剂学、中药化学、中药药理学、中药炮制学、中药制剂学等学科为支撑，学科内容也将在临床医疗实践和中成药生产实践中不断得到丰富、完善和发展。

第二节　中成药学的基本特点

中成药是根据中医药的理法方药、辨证施治的规律及历代治疗经验总结出来的有效方剂经加工制成的剂型，具有组方固定、配伍合理、药性平和、主治明确、疗效确切、质量可控、用量准确、服用方便等特点。中成药学作为一门综合性学科，其基本特点如下。

一、中成药的组方协同生效

中成药组方是在中医药理论指导下，在辨证论治的基础上，根据证而立法选药，按照"君臣佐使"相互配伍，协同生效，发挥整合调节作用。中成药组方是决定其功效主治的基础，合理的配伍组方可达到增强功效、降低毒性和扩大主治范围，进而全面提高疗效的目标。如生脉饮口服液是中医益气养阴的著名中成药，由人参、麦冬、五味子组成，方中人参大补元气、固脱生津为君药，麦冬养阴、清热生津为臣药，五味子固表止汗而生津，为佐使药。三药合用"一补一清一敛"，具益气养阴、生津止渴、敛阴止汗之功，使气复津回，汗止而阴存。脉得气充，则可复生，故名"生脉"。生脉饮口服液主治热伤元气、阴液亏耗的气阴两虚，症见汗多，口渴，咽干，喘急欲脱，形体倦惰，脉虚无力，舌干红、无津，或久病心肺两虚，气阴不足，咳呛少痰，短气自汗，口干舌燥，脉象虚软。因此高热后津伤的气随津脱是生脉散的主要适应证，历代医家均以其为益心复脉的常用方而广泛用之。

二、中成药的治法审证求治

治法是针对病证的病因病机所拟定的治疗方法。早在《内经》中就记载了治则及其理论依据。如《素问·至真要大论》曰："寒者热之，热者寒之，微者逆之，甚者从之，坚者削之，客者除之，劳者温之，结者散之，留者攻之，燥者濡之，急者缓之，散者收之，损者温之，逸者行之，惊者平之……热因热用，寒因寒用，塞因塞用，通因通用……诸寒之而热者取之阴，热之而寒者取之阳。"张仲景在《伤寒杂病论》中具体运用到方剂中，成为后世辨证施治、遣方用药之楷模。清代程钟龄首创"八法"，概括为"汗、吐、下、和、温、清、消、补"，驭繁为简，为后世所遵从。方从法出，以法统方，治法即根据临床证候，辨证求因，审因求治，依法选方，立方遣药。治法乃临床选用中成药的主要原则。例如治疗风热表证，首先要拟定辛凉解表的治法，然后再选用具有辛凉解表功效的中成药，如银翘解毒片等。因此，临证处方应用中成药，必须结合具体病证，审证求治，方可达到治疗效果。

三、中成药的剂型制精效优

目前中成药的剂型不仅有丸、散、膏、丹等传统剂型，还有硬胶囊、颗粒剂、普通片剂、注射剂、滴丸剂、软胶囊、缓释胶囊、栓剂、灌肠液、咀嚼片、分散片、泡腾片、喷雾剂、凝胶剂等诸多现代剂型。如以固体分散技术为基础的滴丸剂型，具有服用量少、崩解和溶出迅速等特点，是适宜提取量较小、脂溶性较强的中成药理想的剂型。随着现代科学技术发展的日新月异，各种新剂型、新工艺、新技术在中成药生产中广泛应用，如复方丹参滴丸的研发，提高了复方丹参滴丸的生物利用度，同时减少了冰片用量，对胃肠刺激作用减小，体现了现代新制剂的精小效优。

四、中成药的作用广泛多效

中成药组方药味构成复杂，每味药材又是由多类化学组分组成，由于中成药自身复杂的物质基础，各类活性物质群通过多途径、多环节、多靶点的作用及相互作用，产生不同的效应及综合效应。中成药作用的广泛多效，也正是其方证对应、协同生效，实现整合调节的基础。如复方丹参滴丸中酚酸类成分具有提高机体抗凝和纤溶活性、抑制血小板聚集、抗血栓形成、抗氧化及保护心脏微血管内皮细胞、改善微循环障碍等作用；皂苷类成分具有改善血管内皮细胞功能、抑制血管平滑肌细胞增殖、抗血栓形成、扩张血管及保护心肌等作用。复方丹参滴丸中的多种成分通过调节机体脂质代谢、抗炎、抗氧化、改善血管功能、抑制血栓形成等多条途径、多个环节、多个靶点，整合起效，发挥防治 AS 的作用。

第三节　中成药学研究方法

中成药在我国制药行业中独具特色，已成为创新药物的重要源泉，目前国家已批准上市的中成药有 9000 多种，在全社会高度重视中医药的大背景下，有必要运用现代科学技术，深入开展中成药的挖掘研究，科学地阐释中成药的有效性和安全性。目前中成药的研究内容非常广泛，具体研究方法可参考相关章节内容，本章主要从中成药的物质基础研究和作用机制研究做一简单介绍。

一、中成药的物质基础研究

中成药的化学成分是其发挥药效的物质基础。目前中成药药效物质基础的研究思路主要有两种：一是中成药体外化学成分的研究；二是中成药体内血清药物化学的研究。

1. 体外化学成分的研究　传统化学成分分离法是研究中成药物质基础最经典的方法。即按植物药研究思路，将中成药经过植物化学成分提取、分离、纯化、结构鉴定得到的单一化合物，辅以活性筛选确定药理活性；或者利用已有药理模型对分离得到的每个部位进行活性追踪，从而对最终得到的化合物进行结构鉴定。如对当归龙荟丸治疗慢性粒细胞白血病的筛选中，发现其中主要有效药物是青黛，进一步对青黛进行化学成分分离、活性验证，发现其有效成分为靛玉红。

2. 体内血清药物化学的研究　中成药的化学成分复杂多样，不管中成药中含有多少种化学成分，但只有进入血液的成分才有可能发挥作用，成为有效成分。中药血清药物化学即以中药给药后的血清为研究对象，通过先进的分析技术，从血清中分离、鉴定进入血液的移行成分，结合药理学的研究结果，将入血成分与药效学指标变化相结合，应用聚类分析、主成分分析、逐步回归分析等多元统计分析方法，研究血清中移行成分与药理活性的相关性，以阐明中药的药效物质基础。例如，利用 UPLC–HDMS 方法分析大鼠口服生脉散后含药血清样品，对比空白血清的成分异同，确定大鼠口服生脉散后的血中移行成分，并利用质谱数据表征血中移行成分的结构，最终分析鉴定了 18 个血中移行成分，其中 5 个为代谢产物，13 个成分为生脉散的原型成分，血中移行成分及代谢产物可能为生脉散的体内直接或间接作用物质，对其进行深入的研究将有助于阐明生脉散的有效成分及作用机制。

此外，还有学者提出谱 – 效关系结合法的研究思路。指纹图谱是基于对中药物质群整体作用的认识，借助于波谱和色谱等技术获得中药化学成分的光谱或色谱图，是鉴别中药真实性、评价质量一致性和产品稳定性的可行模式。中成药指纹图谱较单一化学成分的质量控制方法，具有信息量大、特征性强、整体性和模糊性等特点。谱－效关系是指将中药指纹图谱或特征图谱中化学成分的变化与其疗效变化相结合，研究其相关性，找出与药效活性相关的药效物质群。如利用GC-MS建立桃红四物汤低极性部位指纹图谱，结合小鼠痛经模型，研究桃红四物汤抑制小鼠痛经有效部位的谱效关系，结果表明，亚油酸在延长扭体潜伏期和减少扭体次数方面起主要作用，十八碳烯酸、花生酸、二十七烷对镇痛效果有一定的协同作用。

二、中成药的作用机制研究

中成药尽管长期在临床应用，疗效可靠、作用肯定，有扎实的理论与实践基础，但其作用机制尚不十分清楚，成为制约中成药创新发展的主要因素。因此，阐明中成药的作用机制，已成为目前中成药研究关注的焦点，目前主要的研究思路有以下几种。

1. 基于整体动物的作用机制研究　采用疾病动物模型、证候动物模型、病证结合动物模型及模式动物等整体动物模型，在研究中成药主要药效的基础上，结合相关疾病的分子生物学基础，应用分子生物学技术，从分子水平探讨中成药的作用机制。例如，采用气管内滴注脂多糖（lipopolysaccharide，LPS）致小鼠急性肺损伤模型，探讨连花清瘟胶囊作用机制。在常规光镜下观察肺组织病理形态变化、透射电镜下观察肺泡上皮超微结构的基础上，应用流式细胞术检测外周血 T 细胞中 TNF-α 阳性表达细胞百分率，免疫组化法检测肺组织间隙连接蛋白 43（Cx43）、闭锁蛋白和闭锁小带蛋白（ZO-1）的表达，实时荧光定量 PCR（real time polymerase chain reaction，RT-PCR）法检测肺组织中单核细胞趋化蛋白 -1（monocyte chemoattractant protein-1，MCP-1）mRNA 表达，免疫印迹法检测肺组织中中性粒细胞弹性蛋白酶、NF-κB、IκBα、IKKβ的蛋白表达。结果显示，连花清瘟胶囊可能通过抑制炎症细胞浸润，改善肺泡上皮细胞和肺血管内皮细胞连接蛋白的表达，抑制 IKK/IκB/NF-κB 信号转导系统，减少炎症因子的表达等机制缓解 LPS 所致的急性肺损伤。

2. 基于体外实验的作用机制研究　采用细胞模型，应用基因组学、转录组学及蛋白质组学等技术，体外探讨中成药的"多成分、多靶点、多通路"整合调节机制，鉴于中成药粗制剂中杂质可能对实验结果的准确性产生影响，近年来，常采用血清药理学的方法。血清药理学方法即以含中药血清为受试物，通常指动物经口给药后间隔一定的时间采血，分离含中药血清进行体外实验。例如，研究心脉通颗粒对原代培养大鼠心肌细胞 H_2O_2 损伤的抗氧化作用，应用心脉通含药血清干预 12 小时后，再加 H_2O_2 致心肌细胞损伤。6 小时后检测心肌细胞形态学的改变，MTT 法检测细胞活性的改变，细胞免疫组织化学法检测蛋白激酶 B（PKB/Akt）的表达，RT-PCR 检测蛋白激酶 B（PKB/Akt）和内皮细胞型一氧化氮合酶（e NOS）的基因表达变化。结果显示，心脉通颗粒能够增强心肌细胞抗氧化损伤能力，保持细胞的形态和功能，抑制细胞凋亡，其机制可能是通过干预 PKB/AKT-e NOS 信号传导途径实现的。

3. 基于网络生物学的中成药作用机制研究　2004 年 Barabasi 等提出网络生物学的概念，认为通过建立网络模型，可以将复杂生物系统的相互作用抽象表达成网络，通过分析复杂网络的成分关系和特性来获得对生物体活动机制和功能更多的认识。网络生物学是用生物网络（包括基因调控网络、蛋白交互网络、新陈代谢网络和信号转导网络等）描述研究对象的生物学性质，分析因果关系，认识生命活动规律的科学。

用网络生物学方法获取疾病生物网络的功能模式、网络模体及潜在的药物靶点，构建复杂疾病的生物网络。中成药通过其含有的多个有效组分同时作用于多个药物靶点，从不同水平调节疾病信号通路以治疗疾病。例如，采用网络生物学方法，探讨复方丹参的多成分 - 多靶点 - 多疾病相关性。首先选择方中丹参酮 II_A、丹酚酸 B、原儿茶醛、丹参素、隐丹参酮、三七皂苷 R_1、人参皂苷 Rg_1、人参皂苷 Rb_1 及龙脑等 9 个活性成分，从 PubMed 中检索出与这些成分相关的所有文献，经对蛋白与基因信息标准化，获取与 9 个活性成分相关的基因信息。然后从人类孟德尔遗传数据库中，搜寻与心血管疾病相关的所有基因，用于比对来源于文献的数据。最后采用 Cytoscape 软件建立包括活性成分、基因、疾病 3 类节点的多成分 – 基因 – 疾病网络模型，通过建立疾病 – 基因 – 活性成分、疾病 – 基因 – 疾病、活性成分 – 基因 – 活性成分、基因 – 活性成分 – 基因、基因 – 疾病 – 基因 5 种连接，构建起完整的网络图。网络分析表明，丹参酮 II_A、丹酚酸 B、原儿茶醛、丹参素、隐丹参酮、三七皂苷 R_1、人参皂苷 Rg_1、人参皂苷 Rb_1 及龙脑等 9 个活性成分可调控 PPARG、ACE、KCNJ11、KCNQ1、ABCC8 等 42 个心血管相关疾病基因表达，涉及糖尿病高胰岛素型低血糖症等 30 种疾病。

4. 基于代谢组学的作用机制研究 代谢组学（metabonomics），为生物体在病理生理刺激和遗传因素改变的条件下，在不同时间、多方位定量检测其代谢变化，通过测定整个机体的系统代谢图谱以探讨基因功能调控机制的学科。其核心思想在于运用现代分析技术定量地测定生物体在不同状态下（生理病理状态、药物干预前后等）参与物质传递、能量代谢和信息传导等代谢调控的小分子代谢物质即代谢物组的变化，并利用模式识别将这种应答与体内生物学事件相关联，定位事件发生的靶器官，从而确定生物标记物，表征或揭示生物体在特定时间、环境下整体的功能状态。

代谢组学动态地对活体内外的非损伤组织、器官进行无损伤、几乎接近生理条件的分析方法，与中医的"司外揣内"理论体系相近似，其研究思想与传统中医药强调人与自然协调统一的整体观及其诊疗模式不谋而合，可作为中医药研究的一种新方法、新途径。代谢组学其整体、动态、综合分析的特点，对于揭示中成药整体调控作用具有独特的优势。

代谢组学是继基因组学、转录组学、蛋白质组学后系统生物学的另一重要研究领域。它主要是应用现代分析仪器与分析手段，定性定量研究生物样品，包括生物体液（如血液、尿等）、细胞提取物、细胞培养液和组织等中的内源性代谢产物，结合模式识别等化学信息学技术，分析生物体在不同状态下的代谢指纹图谱的差异，获得相应的生物标志物群，从而揭示生物体在特定时间、环境下的整体功能状态。例如，采用代谢组学的方法，研究六味地黄丸干预甲亢阴虚大鼠模型的作用机制。实验选用 SD 大鼠皮下注射 L– 左甲状腺素钠 350μg/kg 建立甲亢阴虚模型，给予六味地黄丸干预 3 周，同时以正常大鼠作为对照，采用超高效液相色谱与飞行时间质谱联用技术（ultra performance liquid chromatography–time–of–flight mass spectrometer，UPLC–QTOF–MS）技术对不同组大鼠的血清进行分析。结果显示，甲亢阴虚大鼠体内三羧酸循环发生障碍，糖、脂质、氨基酸代谢均出现紊乱，小分子代谢物草酰乙酸、磷酸二羟基丙酮、乙基葡糖苷酸、甘油三酯（triglyceride，TG）、溶血磷脂、胆固醇等明显上调，而六味地黄丸干预后，这些物质的水平出现明显下调，代谢紊乱得到一定的改善。

三、中成药的临床评价

中成药以其独特的理论体系和良好的临床疗效在我国医疗保健卫生领域中发挥着重要作用，但其临床疗效评价方法的科学性和规范性还存在一些不足。目前中成药临床评价方法主要有以下几种。

1. 多中心临床试验 不同的研究设计均有其相应的适用范围，研究设计的选择主要依据研究目的而定。随机对照试验（randomized controlled trial，RCT）是最适合开展中成药治疗性或预防性临床疗效的常用方法。目前主要采用多中心、随机、双盲、对照的研究设计，研究对象在确定西医诊断标准同时还应拟定中医证候标准，对照措施选择临床公认阳性对照药物，疗效评价按现行国内外通行标准进行。除根据不同疾病进行针对性治疗效果评价外，还有证候和生活质量评价，包括：①证候积分观察法，其标准一般以积分总值减少95%以上为痊愈或临床控制，减少60%～95%为显效，减少30%～60%为有效，减少30%以下为无效；②生活质量评价相关量表也越来越多地被作为结局评价指标进行研究。

2.循证医学评价　循证医学（evidence-based medicine，EBM），意为"遵循证据的医学"，又称实证医学，主要是为针对20世纪末全球疾病谱改变，为科学判断多因性疾病，综合性治疗疗效，提高治疗效果的探索中发展起来的实用科学。WHO曾制定了传统医学发展策略，提倡以证据为基础评价传统医学即循证的传统医学，为提高传统医学的安全性、有效性及质量控制提供了新的思路与方法。目前循证医学已成为推动中医药标准化和现代化进程的重要方法学理论和实践手段，中成药临床疗效评价更加关注"研究人群""干预措施""对照选择""结局指标"等循证要素的规范和优化，并结合了患者的临床结局（PRO）量表、病证结合、多维指标等方法，更好保持和体现了中成药临床优势与特色。

3.真实世界研究　真实世界证据是中成药有效性和安全性评价证据链的重要组成部分。与传统的临床研究方法相比，真实世界数据来源更为广泛，主要包括在真实医疗环境下诊疗过程的记录数据，包括电子病历、医保数据、个人健康档案、随访数据、药品和疾病登记表等所收集的信息。真实世界研究模式契合了中医诊疗特点，在不违背辨证论治个体化复杂干预的前提下，利用实际诊疗的中医临床数据，经严格和规范的设计、测量、评价，获取高质量的真实临床证据，为临床应用提供科学依据。近年来，应用真实世界研究模式已经开展了深入的实践探索，主要应用于中成药临床疗效评价、中成药上市后再评价等。

第四节　影响中成药的因素及合理应用

中成药中有效成分的"质"与"量"是临床疗效的物质基础。因此凡能影响中成药中有效成分含量及其种类的因素，均会对中成药的疗效产生影响，临床应用是否合理更是直接影响疗效。

一、原药材质量

原药材质量的优劣直接决定中成药的内在品质，中药材的品种、产地、采收时间、炮制等因素均会影响中成药的质量和疗效，详见影响中药作用的因素。

二、生产过程

中成药的生产过程，包括前处理、提取、浓缩、干燥、制剂等工艺单元，每个单元均影响中成药的药效物质基础，进而影响疗效。

1.前处理　中药生产工艺过程的前处理包括对原药材的鉴定检验、粉碎等环节。由于中药材资源的日益匮乏导致中药材价格过快上涨，且早期上市中成药品种的药材来源相关研究薄弱，从而造成这类品种的药材来源较为混乱、基原不明确等现象，如使用或混入未经研究确认的"新"药材（新药材及药用部分、地方习用药材、药材替代品、药材混淆品），也会影响中成药的有效性与安全性。

2. 剂型选择 中成药剂型不同，则其药动学特性不同，从而造成中成药临床疗效的差异。如藿香正气的水丸、蜜丸、水剂、软胶囊等来源于藿香正气散的不同剂型，其剂型不同必然有不同的药动学特征，而临床应用和疗效也存在差别。众所周知藿香正气水治疗外感风寒、内伤湿邪所致的恶寒、发热、头痛、胸膈满闷、腹痛呕吐、肠鸣泄泻等症疗效最优。

3. 提取分离 在中成药的提取、分离、纯化过程中，水提醇沉、有机溶剂提取、超临界萃取、膜分离技术、大孔吸附树脂分离等现代工艺广泛应用，相对于传统工艺（水煎煮）来说，药效物质基础发生了较大变化，必然会引起中成药疗效的变化。

4. 浓缩干燥 浓缩干燥是生产的关键工序，中药提取液经长时间高温处理，会造成药效成分的分解或氧化。减压浓缩、薄膜浓缩、离心薄膜浓缩、反渗透浓缩、喷雾干燥、流化床干燥、微波干燥、远红外干燥等新技术在生产中已普遍应用，但也各有优缺点，不同的处理方式药效成分的变化也不相同。如文献报道制备三黄泻心汤干膏，若采用常压或减压浓缩，成品中番泻苷、小檗碱和黄芩苷的含量明显降低；若采用逆渗透浓缩和喷雾干燥技术，则有效成分损失降低。

三、临床应用

中成药的应用越来越广泛，临床应用的是否合理直接决定其疗效。当前有一部分人对中成药存在认识误区，认为中成药能"有病治病，无病强身"，造成中成药滥用现象普遍，轻则造成医药资源的浪费，重则会造成药物性肝损伤等不同程度的不良反应，因此，临床合理应用中成药是非常必要的。

1. 药证相符 辨证论治是治疗疾病的基本原则，也是中医学的精髓所在。每一种中成药处方固定、功能明确、主治病证确定，所以临床选择中成药必须对证，药证相符，才能有的放矢，效若桴鼓。一般而言，要根据患者的临床表现，从多种症状的综合分析中辨析疾病的证候属性，进而立法、选择用药，即谓"法随证立，方从法出"。如中医学认为感冒由于四时感邪不同，有外感风寒、外感风热及夹暑夹湿之分，因此要辨证选药：风寒感冒者，宜发汗解表，疏散风寒，选小青龙合剂、荆防败毒散、川芎茶调散等辛温解表中成药；风热感冒者，宜疏散风热，清热解毒，选银翘解毒丸、桑菊感冒片、板蓝根颗粒等辛凉解表中成药；夹暑夹湿感冒，宜解表化湿祛暑，选用藿香正气软胶囊、暑湿感冒颗粒、保济丸等化湿祛暑解表中成药。又如朱砂安神丸清心除烦安神，适用于火扰心神之失眠；柏子养心丸补气养血安神，适用于心气虚寒之失眠。

2. 药病相合 对中医临床上某些常见疾病，病因病机比较单一，证候属性区分度不强，可直接按照西医的病名、病理状态和理化检查结果来使用中成药。如高脂血症，中医无此病名，但可归属于"痰浊""瘀血"的范畴，可选用血脂康胶囊、脂必妥胶囊、绞股蓝总苷胶囊等化痰、降浊、活血，这些中成药均具有调血脂的药理作用。再如糖尿病，按照中医的证候分型，绝大多数属气阴不足证，可选用消渴片、消渴平片、参芪降糖颗粒等治疗。

3. 病证结合 中医临床在疾病诊断过程中常结合西医学辨病的方法，以此为基础的治疗经验方部分被开发成上市的中成药，在临床广泛应用。此类中成药在主治病证的西医病名基础上增加了中医的证候属性，因此对此类中成药可采用辨证和辨病相结合的方法，合理使用。如冠心病心绞痛是西医病名，中医辨证属胸痹范畴，主要病机是心脉痹阻，常属虚实夹杂，属实多为气滞、血瘀、寒凝，属虚多为气虚、血虚、阴虚、阳虚，故常分为气滞血瘀、瘀血阻络、寒凝心脉、心气不足、气阴两虚等证候类型，分别选用速效救心丸、复方丹参滴丸等治气滞血瘀证，选用地奥心血康、血塞通颗粒等治瘀血阻络证，选用冠心苏合滴丸、宽胸气雾剂等治寒凝心脉证，选用通心络胶囊、补心口服液等治心气不足证，选用黄芪生脉饮、滋心阴口服液等治气阴两虚证，而这些被选用的中成药均具有扩张冠脉、改善心肌供血供氧、缓解心绞痛的药理作用。

4. 联合用药　中成药在临床应用中，根据病情需要，也常采用联合用药。中成药之间的配伍应用历代医家早有实践，最早记载是明代，薛己用补中益气丸、六味地黄丸合用治疗气阴不足之证；清代叶天士用大补阴丸、水陆二仙丹、牡蛎金樱膏配伍治疗阴虚火旺、淋浊、早泄之证；近代临床用朱砂安神丸、天王补心丹合用治疗心肾不交的失眠重症。这些自古以来的配伍合用均可达协同之效。中成药之间的配伍应用有的是为了适应复杂病情的需要，如肺病久咳，致脾失运化、脾肺两虚，采用二陈丸与参苓白术散合用，二陈丸燥湿化痰止咳治其标，参苓白术散补脾益肺治其本，脾胃健运后，既可化湿祛痰，又可生化有源，补益肺气，从而促进肺病的康复；有的是为了适应治法的特殊需要，如跌打损伤，可内服跌打丸、外敷七厘散，合奏活血伸筋、疗伤止痛之效；又如妇女宫冷不孕，内服艾附暖宫丸、外贴十香暖脐膏或妇女万应膏，共奏养血调经、暖宫散寒之效。

各　论

扫一扫，查阅本章数字资源，含PPT、音视频、图片等

　　凡以发散表邪为主要作用，主治表证的药物或复方称为解表方药。本类方药多味辛，质地轻扬，主入肺、膀胱经，偏行肌表。解表方药多具有解表达邪的功效，通过发汗解表而达到发散表邪，解除表证，防止表邪入里，控制疾病发展的目的。部分解表方药尚能扶正达邪，如益气解表、温阳解表、滋阴解表等。解表方药可兼有宣肺平喘、利水消肿、解肌透疹、祛风除湿等作用。解表方药临床主要用于外感表证，部分方药可用于咳喘、水肿、风疹、麻疹初期、风湿痹症等兼见表证者。根据解表方药的药性与功效应用，常分为发散风寒方药和发散风热方药两类，前者以辛温解表为主，故又称辛温解表方药，常用药有麻黄、桂枝、荆芥、防风等，常用方有麻黄汤、桂枝汤等；后者以辛凉解表为主，故又称辛凉解表方药，常用药有桑叶、菊花、柴胡、葛根等，常用方有银翘散、桑菊饮等。

　　表证系指六淫邪气或疫疠之气（外界的各种致病因素）客于肌表或内犯于肺，侵犯人体的浅表部位（皮肤、肌肉、经络、肺卫）所出现的一组症候群，临床以恶寒发热、头痛身重，或鼻塞咳嗽、舌苔薄白、脉浮为主要表现，与西医学的上呼吸道感染（感冒、流感等）、多种传染病和急性感染性疾病初期的表现相似。以恶寒为代表性症状，所谓"有一分恶寒，便有一分表证"。恶寒的产生，中医学认为是由于外邪侵袭肌表，卫阳被遏，失其正常的"温分肉，肥腠理"功能，肌表失其正常的温煦，故恶寒。现代医学研究认为，恶寒的产生是由于皮肤血管收缩，皮肤血流量减少，肌表温度下降刺激冷觉感受器，信息传入中枢所致。感寒受凉是上呼吸道感染的发病原因之一，寒冷刺激作用于机体，除皮肤血管收缩外，亦可使上呼吸道黏膜血管反射性地收缩，致黏膜局部缺血，抵抗力下降，原寄居于上呼吸道的病原微生物（如病毒、细菌、支原体等）乘机侵入黏膜上皮细胞，并大量生长繁殖，刺激上皮细胞分泌而导致卡他样炎症反应。表证具有起病急、病程短的特点。

　　解表方药一般均具有发汗、解热、镇痛、抗炎、抗病原微生物等药理作用，这是本类方药发汗解表的药理学基础。现代药理研究表明，解表方药治疗表证主要涉及以下药理作用。

　　1. 发汗　解表方药具有不同程度的发汗或促进汗腺分泌的作用。一般而言，发散风寒方药的发汗作用强于发散风热方药。发汗分为温热性发汗和精神性发汗两类，目前认为解表方药的发汗多属温热性发汗。环境温度、中枢神经系统和周围神经系统的功能状态均能影响解表方药的发汗作用，且环境温度对其影响较大，环境温度升高可增强解表方药的发汗作用，如麻黄碱可使处于高温环境中的人发汗快且多，故传统麻黄汤、桂枝汤等发散风寒方药使用时很强调"温服"和"温覆"或喝"热粥"。温热刺激一则可扩张肌表血管，兴奋汗腺而发汗，一则有利于解除寒冷刺激所致的上呼吸道黏膜血管收缩，改善局部血液循环，恢复局部抗病能力。挥发油是其发汗的主要药效物质基础。解表方药的发汗机制尚未完全阐明，可能是多环节综合作用的结果：麻黄通过

抑制汗腺导管对钠离子的重吸收而促进汗液分泌，该作用与中枢状态、外周神经有关；桂枝、生姜的辛辣成分通过刺激外周扩张血管，促进肌表血液循环而促进发汗；也可能与兴奋外周 α 受体有关。

2. 解热　解表方药大多有不同程度的解热作用，可使实验性发热动物模型体温降低，部分药物还能使正常动物的体温下降。一般而言，发散风热方药的解热作用强于发散风寒方药，单味中药以柴胡为著。柴胡挥发油、柴胡皂苷、麻黄挥发油、葛根素、桂皮油、荆芥油等为其解热作用的物质基础。解表方药解热机制尚不清楚，可能与多个环节有关，或是多环节的协同效应：如通过扩张皮肤血管，促进发汗而增加散热；抑制中枢 cAMP 或 PGE_2 等的合成使致热原减少，体温调定点下移而解热；通过抗炎、抗病原微生物等作用而消除病因，促使体温下降等。

3. 镇痛　头痛、身痛或关节酸痛是表证临床常见症状。大多数解表方药具有镇痛作用，可以有效缓解临床疼痛症状，对多种实验性疼痛模型具有镇痛作用，使痛阈值提高。麻黄挥发油、细辛挥发油、柴胡皂苷、α- 薄荷酮和桂皮醛等为其镇痛的物质基础。解表方药多属于外周性镇痛药，主要通过影响外周致痛物质的合成和释放发挥作用，部分可通过作用于中枢发挥镇痛作用（如细辛）。此外，部分解表方药可使动物自主活动减少或能加强中枢抑制剂的作用，表现出一定的镇静作用，如柴胡、桑菊饮等。

4. 抗炎　炎症反应是贯穿表证始终的病理环节，主要以炎性渗出和白细胞游走的早期炎症反应为主。解表方药均具有程度不一的抗炎作用，如柴胡、麻黄、生姜、辛夷、桂枝汤、桑菊饮等对多种实验性急、慢性炎症有明显的抑制作用，可缓解炎症局部红肿热痛症状。抗炎机制可能与下列因素有关：抑制炎性介质的合成和释放；抑制花生四烯酸（arachidonic acid，AA）代谢；抑制炎症小体或核因子 κB 活化；增强肾上腺皮质分泌功能；消除自由基等。

5. 抗病原微生物　表证是外邪客表所致，细菌、病毒、支原体、衣原体、寒冷等均可视为外邪。解表方药体外均表现出一定的抗病原微生物作用，如麻黄、桂枝、柴胡、薄荷、桑叶、麻黄挥发油、麻黄汤等对金黄色葡萄球菌、溶血链球菌、肺炎球菌、伤寒杆菌、大肠埃希菌、痢疾杆菌及某些致病性真菌具有抑制作用；麻黄、桂枝、柴胡、紫苏、菊花、桂枝汤等对流感病毒具有一定的抑制作用。但上述研究多为粗制剂的体外研究结果，其可靠性有待进一步验证。

6. 对免疫功能的影响　柴胡、苏叶、葛根、麻黄汤等在一定剂量下可增强巨噬细胞的吞噬能力，提高机体的抗病能力；桂枝汤还能提高血清溶菌酶的含量，有利于表邪的解除；部分解表方药能促进抗内毒素抗体的生成，加速内毒素的清除；部分解表方药尚可提高细胞免疫功能或体液免疫功能；绝大多数解表方药具有抗变态反应的作用。

综上所述，与解表方药发散表邪、解除表证功效相关的药理作用为发汗、解热、抗炎、镇痛、抗病原微生物、调节免疫功能等作用。主要物质基础有挥发油、麻黄碱、桂皮醛、姜酚、细辛醚、柴胡皂苷、葛根素等。

常用解表药的主要药理作用见表 8-1。

表 8-1　常用解表药主要药理作用总括表

类别	药物	发汗	解热	抗菌	抗病毒	镇痛	镇静	抗炎	抗过敏	其他作用
发散风寒药	麻黄	+	+	+	+	+		+		平喘，利尿，升血压，兴奋中枢，降血糖
	桂枝		+	+	+	+	+	+	+	利尿，强心，扩血管
	细辛		+	+		+		+		平喘，祛痰，强心，升血压
	生姜	+		+	+	+		+		止吐，促消化，抗氧化，抗肿瘤，降血糖

续表

类别	药物	发汗	解热	抗菌	抗病毒	镇痛	镇静	抗炎	抗过敏	其他作用
发散风寒药	荆芥		+	+	+	+		+	+	止血，抗氧化
	防风		+	+	+	+	+	+	+	增强免疫功能，抗肿瘤，抗过敏
	紫苏		+	+	+	+		+	+	抗氧化，增强免疫功能，平喘，止血
	白芷		+	+		+	+			止咳，祛痰，平喘，止血
	苍耳子			+		+		+		降血糖，抗突变，光敏
发散风热药	柴胡		+	+	+	+	+			保肝，利胆，降血脂，抗肿瘤，调节免疫
	葛根		+	+		+	+	+		对心脑血管作用；止泻，解毒，降血糖，降血压
	薄荷	+	+	+	+	+			+	调节中枢，抗早孕，抗着床，祛痰
	桑叶		+	+	+	+		+		降血糖，调血脂，抗肿瘤，抗衰老，抗溃疡
	菊花			+	+	+		+		抗心律失常，抗衰老，抗肿瘤，调血脂，抗疲劳
	蔓荆子		+	+		+		+		抗肿瘤，降血压，改善微循环，抗氧化，抗突变
	牛蒡子		+	+	+			+		抗肿瘤，降血糖，抗痴呆
	升麻			+		+	+	+		抗肿瘤，抗凋亡，抗骨质疏松，保护神经细胞

第一节 常用药

麻 黄

本品为麻黄科植物草麻黄 *Ephedra sinica* Stapf.、中麻黄 *Ephedra intermedia* Schrenk et C.A.Mey. 或木贼麻黄 *Ephedra equisetina* Bge. 的干燥草质茎。主产于河南、山西、陕西、内蒙古等地。生用、蜜炙或捣绒用。麻黄主要含生物碱类、挥发油、黄酮、多糖等。生物碱中主要成分有麻黄碱（左旋麻黄碱）、右旋伪麻黄碱、左旋去甲基麻黄碱、右旋去甲基伪麻黄碱等，其中麻黄碱占生物碱总量的 80%～85%；挥发油主要包括左旋 -α- 松油醇、β- 松油醇和 2,3,5,6- 四甲基吡嗪等；尚含有黄酮类化合物、鞣质、多糖和杂环化合物等。

麻黄味辛、微苦，性温，归肺、膀胱经。具有发汗解表、宣肺平喘、利水消肿的功效。主治风寒感冒，胸闷喘咳，风水浮肿等。《本草经集注》认为"麻黄疗伤寒，为解肌第一药"，临床功效主要体现在"发表出汗""止咳逆上气""利小便"和"散寒通滞"四个方面。临床多与桂枝相须配伍，发汗解表，治疗风寒表实证，如麻黄汤；与杏仁相须配伍，宣肺平喘，治疗多种喘证，如三拗汤治疗风寒咳嗽、麻杏石甘汤治疗肺热喘咳、小青龙汤治疗寒饮喘咳；与白术相使配伍，发汗利水，治疗风水水肿；与肉桂相须配伍，散寒通滞，治疗阴疽、流注、痰核、鹤膝风，如阳和汤。一般而言，发汗解表宜生用，止咳平喘宜蜜制用。上述功效的发挥，与麻黄发汗、解热、抗病原微生物、抗炎、镇痛、镇咳、平喘、祛痰、利尿等药理作用有关。

【药理作用】

1. 与功效相关的主要药理作用

（1）发汗　麻黄发汗作用明显，但不同炮制品、不同提取部位、不同活性成分发汗作用强度不同。生品麻黄、蜜炙麻黄、清炒麻黄，发汗作用依次递减。麻黄不同提取部位，发汗作用强弱依次为挥发油、醇提部位、水提部位、生物碱部位，其中挥发油和醇提部位有显著的发汗作用。麻黄挥发油、麻黄碱、l-甲基麻黄碱发汗作用较强。麻黄发汗作用在高温状态下增强，高温环境下人服用麻黄碱，其出汗量和出汗速度均大于非高温环境下的服药者，说明"温服""温覆"可增强其发汗作用。动物在麻醉状态下，麻黄的发汗作用减弱，提示发汗作用与中枢神经系统机能状态有关。麻黄的发汗作用与多个环节的协调紧密相关，如通过影响下丘脑体温调节中枢，引起体温调定点下移，启动散热过程，引起汗腺分泌，促进发汗；兴奋中枢的有关部位和外周 α_1 受体及阻碍了汗腺导管对钠离子的重吸收，导致汗液分泌增加而发汗等。

（2）平喘　麻黄、麻黄超细微粉、麻黄挥发油、麻黄碱和伪麻黄碱等均有良好的平喘作用。麻黄平喘作用由强至弱依次为蜜炙麻黄、生品麻黄和清炒麻黄；蜜炙麻黄不同提取部位平喘作用强弱依次为生物碱部位、挥发油部位、醇提部位、水提部位，其中生物碱和挥发油有显著平喘作用。将三种麻黄炮制品的生物碱和挥发油部位的平喘作用进行平行比较，发现蜜炙麻黄的生物碱和挥发油部位的平喘作用均优于生品和清炒麻黄的相同部位，各样品生物碱部位平喘作用优于挥发油部位，总生物碱的药效强于麻黄碱。麻黄平喘作用的主要成分为 l-麻黄碱。麻黄平喘机制与以下环节有关：①化学结构似肾上腺素，可直接兴奋支气管平滑肌细胞的 β_2 受体和 α_1-肾上腺素受体，产生拟肾上腺素作用。β_2-肾上腺素受体兴奋，可松弛支气管平滑肌，并可阻止过敏介质（如组胺、5-羟色胺、白三烯等）的释放；α_1-肾上腺素受体兴奋，使末梢血管收缩，有利于支气管黏膜肿胀的减轻，使支气管平滑肌松弛。②促进肾上腺髓质嗜铬细胞和去甲肾上腺素能神经末梢合成和释放递质（肾上腺素和去甲肾上腺素），间接发挥拟肾上腺素作用。③促进肺部 PGE 的释放，直接活化 AC 抑制该酶的分解，使细胞内 cAMP 含量增加而达到松弛支气管平滑肌的作用。④抑制炎症介质的生成和释放。麻黄碱化学性质稳定，与肾上腺素相比，其平喘特点是：起效较慢，作用温和，维持时间长，口服有效。麻黄碱、伪麻黄碱反复或交叉使用容易产生快速耐受性。

（3）利尿　麻黄水煎液具有一定的利尿作用，且以 d-伪麻黄碱的作用最明显。给麻醉犬静脉注射 d-伪麻黄碱 0.5～1.0mg/kg，家兔静脉注射 d-伪麻黄碱 0.2～1.0mg/kg，尿量可增加，作用可持续 30～60 分钟。利尿机制与扩张肾血管、增加肾血流和肾小球滤过率、阻碍肾小管对钠离子的重吸收和通过 β 受体松弛膀胱体部、通过 α_1 受体收缩尿道近端有关。

（4）抗病原微生物　麻黄生物碱对金黄色葡萄球菌的代谢呈抑制作用，随生物碱液浓度的增加，细菌的生长速率常数都呈线性降低。麻黄挥发油对流感嗜血杆菌、甲型链球菌、肺炎双球菌、奈瑟双球菌、枯草杆菌、大肠埃希菌、白色念珠菌等有不同程度的抑菌作用，且随药物浓度增高而作用增强；对亚洲甲型流感病毒亦有抑制作用。

（5）解热、抗炎、镇痛　麻黄水煎液、麻黄挥发油对发热家兔有显著解热作用。麻黄水煎液、麻黄醇提取物均有明显的抗炎作用，其中，伪麻黄碱作用较强。麻黄有一定的镇痛作用，主要活性部位为麻黄挥发油。

（6）镇咳、祛痰　麻黄水煎液、麻黄醇提取物、麻黄总生物碱、麻黄碱均有镇咳作用。麻黄挥发油具有祛痰作用。

（7）免疫调节　麻黄水煎液、麻黄挥发油、麻黄多糖均能抑制小鼠单核巨噬细胞的吞噬功能，抑制正常小鼠体液免疫，但能提高免疫低下小鼠的体液免疫；麻黄多糖对自身免疫性甲状腺炎小鼠的 CD4$^+$T 淋巴细胞具有抑制作用。

2. 其他药理作用

（1）中枢兴奋　麻黄碱脂溶性强，易通过血脑屏障，治疗剂量麻黄碱能兴奋大脑皮质和皮质下中枢，引起精神兴奋、失眠等症状，能缩短巴比妥类催眠药作用时间；亦能兴奋中脑、延脑呼吸中枢和血管运动中枢。伪麻黄碱也有中枢兴奋作用，能拮抗戊巴比妥钠的催眠作用，可导致小鼠大脑皮层脑电波频率增大；伪麻黄碱水杨酸盐能协同戊四氮（pentrazole，PTZ）、烟碱、印防己毒素的中枢兴奋作用。

（2）强心、升高血压　麻黄碱因有直接和间接的拟肾上腺素样作用，可兴奋心肌 β$_1$ 和血管平滑肌 α$_1$ 受体而呈现正性肌力、正性频率作用，能使血管收缩，外周阻力增加而使血压升高；其升压特点是作用缓慢、温和、持久，反复应用易产生快速耐受性。产生耐受性的机理与受体逐渐饱和、受体亲和力下降及递质逐渐耗损等有关。

（3）抑制肠肌收缩　麻黄碱对离体豚鼠回肠的自发收缩有抑制作用，也能减弱乙酰胆碱（acetylcholine，Ach）和 5–HT 的收缩效应。

（4）降血糖　麻黄提取物和 *l*–麻黄碱具有抑制高血糖的作用。麻黄、麻黄生物碱、*l*–麻黄碱均能促进 STZ 所致萎缩的胰岛再生；麻黄可促进由葡萄糖转化的脂肪合成，并可抑制 NA 的促进脂肪分解作用。

【体内过程】

麻黄碱与伪麻黄碱吸收快，能迅速分布到肺、肾脏，且能透过血脑屏障，在脑组织中大量分布，这与其兴奋中枢作用有关。麻醉犬十二指肠给予麻黄总碱及其相当量的水提取物，分别于 5～40 分钟和 30～60 分钟出现吸收峰，两峰的最高值大致相等，前者在给药 2 小时后与静脉血药浓度相等。

【安全性评价】

麻黄水提取物小鼠灌胃的 LD_{50} 为 8g/kg，腹腔注射的 LD_{50} 为 0.65g/kg；麻黄挥发油小鼠灌胃、腹腔注射的 LD_{50} 分别为 2.79mL/kg 和 1.35mL/kg。麻黄碱小鼠腹腔注射的 LD_{50} 为 0.26g/kg。伪麻黄碱给大鼠灌胃的 LD_{50} 约为 1.5g/kg。

伪麻黄碱 0.2g/kg 灌胃孕大鼠，可导致孕鼠体重增加减少，死胎明显增多，活胎体重明显下降，提示该剂量具有一定母体毒性和胚胎毒性。

【临床应用】

1. 以麻黄为主的复方（如麻黄汤、大青龙汤）常用于治疗外感风寒表实证，相当于西医学的普通感冒、流行性感冒等属于风寒表实证者。

2. 以麻黄为主的复方（如小青龙汤、麻杏石甘汤、定喘汤等）或麻黄片剂或气雾剂常用于治疗咳嗽痰喘属实证者，相当于西医学的肺炎、支气管炎、哮喘等属于寒邪束肺、热壅肺气、寒饮伏肺者；也可用于虚喘属肺气不足（如麻参汤）、肺肾气虚、咳痰不利（参蛤定喘汤）、阳虚痰壅（温阳平喘汤）等证者。

3. 以麻黄为主的复方（如越婢加术汤、麻黄连翘赤小豆汤等）常用于治疗风水水肿证，相当于西医学的急性肾炎初期属于风水证者。

4.以麻黄为主的复方（如乌头汤、阳和汤等）常用于风寒湿痹属实证者，相当于西医学的风湿性关节炎、类风湿关节炎、坐骨神经炎、腰腿痛等属于寒凝经脉者。

5.麻黄碱鼻黏膜给药可以减轻鼻黏膜水肿症状，常用于过敏性鼻炎、鼻黏膜肥厚等；麻黄碱可与其他麻醉剂如利多卡因合用，用于预防麻醉引起的低血压、恶心呕吐等症状。

此外，某些麻黄复方对变态性皮肤病、老年性皮肤瘙痒、缓慢型心律失常、偏头痛、小儿遗尿症、阳痿等均有一定疗效。

【临床不良反应】

人口服过量麻黄碱（治疗量的 5～10 倍）可引起中毒，出现头晕、耳鸣、烦躁不安、心悸、血压升高、瞳孔散大、排尿困难等，甚至心肌梗死或死亡。此外，临床亦有麻黄碱不合理使用引起肝损害的报告。

桂 枝

本品为樟科植物肉桂 *Cinnamomun cassia* Presl. 的干燥嫩枝。主产于广西、广东及云南等地。生用。桂枝主要含有挥发油（桂皮油），含量为 0.43%～1.35%，其主要成分为桂皮醛，占 60%～70%，尚含桂皮酸、香豆素、鞣质、黏液质及树脂等。

桂枝味辛、甘，性温，归心、肺、膀胱经。具有发汗解肌，温经通脉，助阳化气，散寒止痛的功效。主治风寒感冒、脘腹冷痛、血寒经闭、关节痹痛、痰饮、水肿、心悸等。功效主要体现在"发汗解肌""温经散寒"和"温通经脉"三个方面。临床与麻黄配伍，发汗解肌，治疗风寒表实证，如麻黄汤；与白芍配伍，调和营卫，治疗风寒表虚证，如桂枝汤；与羌活、防风配伍，解表胜湿，治疗风寒表湿证，如桂枝羌活汤；与羌活、乌头等配伍，温经散寒，治疗上肢风湿痹痛，如桂枝芍药知母汤；与川芎、当归等配伍，温经通脉，治疗寒凝血瘀证，如温经汤；与当归、细辛、木通等配伍，温经祛寒，合营止痛，治疗血虚寒阻肢体失于温煦之厥冷或头、肩、腰、腿、足部疼痛，如当归四逆汤；与薤白配伍，温心通阳，治疗胸痹心阳不振证，如枳实薤白桂枝汤；与茯苓、泽泻等配伍，化气行水，治疗膀胱气化无力证，如五苓散；与茯苓、白术配伍，温阳化饮，治疗脾阳不运、水湿内停证，如苓桂术甘汤。上述功效的发挥，与桂枝扩张血管、促进发汗、抗炎、镇痛、抗过敏、抗病原微生物和改善心血管功能等药理作用有关。如治疗风寒表实证与桂枝扩张血管、促进发汗、解热、镇痛、抗炎、抗过敏、抗病原微生物等药理作用密切相关；治疗心悸心阳不振证与桂枝改善心血管系统功能密切相关。

【药理作用】

1.与功效相关的主要药理作用

（1）扩张血管、促进发汗　桂枝具有促进大鼠足趾汗腺分泌的作用，但单用发汗力弱，若与麻黄配伍，则发汗力增强。该作用的主要物质基础是桂皮油。桂皮油能扩张血管，改善血液循环，促使血液流向体表，从而有利于发汗和散热。

（2）抗病原微生物　桂枝蒸馏液对大肠埃希菌、白色念珠菌、金黄色葡萄球菌、枯草芽孢杆菌有抑制/杀灭作用；醇提取物对大肠埃希菌、金黄色葡萄球菌、肺炎球菌、炭疽杆菌、霍乱弧菌等也有抑制效果；桂皮油、桂皮醛对金黄色葡萄球菌、大肠埃希菌、变形杆菌、结核杆菌有抑制作用；桂枝对流感病毒亚洲甲型京科 68-1 株和孤儿病毒（ECHO11）均有抑制效果；桂枝挥发油对金黄色葡萄球菌、大肠埃希菌具有杀灭作用；桂枝挥发油及含药血清体外具有抑制甲型流感病毒的作用，对流感病毒性肺炎小鼠模型具有良好的治疗作用。

（3）改善心血管功能　桂枝水煎剂能增加小鼠心肌血流量，使外周血管扩张；桂枝水煎液加芳香水混合液小鼠灌服，对小鼠"寒凝血瘀"所致的肛温下降及微循环障碍有明显的改善作用；桂枝蒸馏液（1.5mL/L）能降低大鼠离体心脏再灌注室颤发生率，改善心功能，如能恢复心率，提高心室最大收缩速率及左室功能指数，同时伴心肌摄氧量增加。其作用机理与抑制心肌缺血再灌注时冠脉流量的减少及心肌细胞乳酸脱氢酶（lactic dehydrogenase，LDH）和磷酸肌酸激酶（creatine phosphokinase，CPK）的释放，减少心肌脂质过氧化产物的生成，提高 SOD 的活力有关。

（4）解热、镇痛　桂枝对体温具有双向调节作用。桂枝水煎剂及其有效成分桂皮醛、桂皮酸钠可使伤寒、副伤寒菌苗致热的家兔体温降低，并能使正常小鼠的体温和皮肤温度下降；水煎液对酵母所致发热大鼠亦有解热作用，但对复方氨林巴比妥注射液所致低体温大鼠有升温作用。其解热作用可能是由于皮肤血管扩张，促进发汗使散热增加所致。桂枝煎剂及桂枝水提物加总挥发油的混合物给小鼠灌服，对热刺激引起的疼痛反应有明显抑制作用，并能提高痛阈值。

（5）抗炎、抗过敏　桂枝有明显的抗炎、抗过敏作用。桂枝煎剂、总挥发油等对角叉菜胶、蛋清、二甲苯等所致急性炎症均有抑制作用，能抑制小鼠腹腔毛细血管通透性增加，桂枝总挥发油还能抑制小鼠棉球肉芽肿和 LPS 所致大鼠急性肺损伤模型肺组织的炎症反应。其抗炎机理与抑制组胺生成、PGE 的合成和释放、清除自由基、抑制 κB 信号通路和蛋白酪氨酸激酶活性等有关。桂枝能抑制 IgE 所致肥大细胞脱粒释放介质，能抑制补体活性；总挥发油对过敏性炎症模型和大鼠佐剂性关节炎有抑制作用，表明桂枝有抗过敏作用，缩合类单宁为其抗过敏有效组分。

2. 其他药理作用

（1）镇静、抗惊厥　桂枝的总挥发油、水提物及其有效成分桂皮醛可使小鼠自主活动减少，使巴比妥类催眠药的催眠作用增强，可对抗苯丙胺所致中枢神经系统过度兴奋，能延长士的宁所致强直性惊厥的死亡时间，减少烟碱引起的强直性惊厥及死亡的发生率，还可以抑制小鼠的听源性惊厥等。

（2）利尿　桂枝水煎液具有一定的利尿作用，可明显降低良性前列腺增生模型大鼠的前列腺湿重和前列腺指数，并明显改善前列腺组织病理表现。

此外，桂枝有效成分桂皮醛有抗肿瘤作用、促进胃肠蠕动和体外抗血小板聚集作用；桂皮酸有利胆作用。

【安全性评价】

桂枝总挥发油灌胃的 LD_{50} 分别为 1.02mL/kg，可信限为 0.92～1.05mL/kg；桂枝总挥发油腹腔注射的 LD_{50} 为 0.51mL/kg，可信限为 0.47～0.56mL/kg。桂枝水煎剂给予小鼠腹腔注射的 LD_{50} 为 0.63g/kg。桂皮醛给予小鼠灌胃、腹腔注射和静脉注射的 LD_{50} 分别为 2.23g/kg、0.61g/kg 和 0.13g/kg，大剂量可使小鼠运动抑制，甚至痉挛、呼吸加快至呼吸麻痹死亡。

【临床应用】

1. 以桂枝为主的复方常用于治疗外感风寒表实证（如麻黄汤、葛根汤）或营卫不和证（如桂枝汤），相当于西医学的普通感冒、流行性感冒等属于风寒表实证或营卫不和证者。

2. 以桂枝为主的复方（如桂枝加厚朴杏子汤、小青龙汤）常用于治疗寒邪束肺证，相当于西医学的支气管炎、支气管哮喘等属于寒邪束肺证者。

3. 以桂枝为主的复方（如桂枝芍药知母汤、当归四逆汤）常用于治疗寒凝经脉证，相当于西医学的骨关节炎、风湿或类风湿关节炎、血栓闭塞性脉管炎、雷诺病、骨质增生等属于寒凝经脉证者。

4. 以桂枝为主的复方（如温经汤）常用于治疗妇女寒凝胞宫证，相当于西医学的痛经、月经不调、产后腹痛等属于寒凝胞宫者。

5. 以桂枝为主的复方（如枳实薤白桂枝汤）常用于治疗心脉痹阻证，相当于西医学的心绞痛、心肌梗死等属于寒凝心脉，胸阳不振证者。

此外，桂枝复方对低血压、寒疝、遗尿、癫痫等有一定的疗效。

桑　叶

本品为桑科植物桑 Morus alba L. 的干燥叶。全国大部分地区均产，主产于珠江流域、太湖流域、四川盆地和长江中游桑区。生用或蜜炙用。桑叶主要含有芸香苷、槲皮素、异槲皮苷、槲皮素 -3- 三葡萄糖苷、1- 脱氧野尻霉素及多种酸类、酚类、维生素、微量挥发油、糖类、蛋白质、鞣质等。

桑叶味甘、苦，性寒，归肺、肝经。具有疏散风热、清肺润燥、清肝明目的功效。主治风热感冒，肺热燥咳，头晕头痛，目赤昏花等。临床常与菊花相须配伍，疏风清热，辛凉宣肺，治疗风热表证，如桑菊饮；因其清扬上达，疏风热，清头目，故常与平肝潜阳之钩藤、山羊角等配伍，祛风、平肝、清肝，治疗风邪上攻、肝阳上亢或肝火上炎所致的头晕头痛，如羚角钩藤汤，或与补虚药同用，治疗因风或虚所致的眩晕，如扶桑至宝丹；桑叶既可祛风热，又能清肝热，是"肝热者尤为要药"（《重庆堂随笔》），常合理配伍治疗风热或实热所致的头面五官疾病，如桑菊退翳散（《眼科临证录》）、桑丹泻白散（《喉科家训》）；桑叶"凉而宣通，最解肺中风热"（《医学衷中参西录》），常与杏仁、沙参、贝母等配伍，清热宣肺，治疗风热、燥热或肺热所致的咳嗽；桑叶清热活血，常合理配伍用于治疗皮肤疮疡及风热郁表之皮肤疾患；桑叶"止盗汗"，常与补益药配伍治疗汗证，如敛汗汤（《辨证录》）、止汗神效方（《石室秘录》）。一般而言，肺燥咳嗽者宜蜜制用，其余多生用。上述功效的发挥，与桑叶抗病原微生物、抗炎、抗氧化、抗应激等药理作用有关。

【药理作用】

1. 与功效相关的主要药理作用

（1）抗病原微生物　桑叶体外具有抑菌作用。桑叶水提物对金黄色葡萄球菌有抑制作用，醇提物对金黄色葡萄球菌、枯草芽孢杆菌、大肠埃希菌、沙门菌、变形杆菌有抑制效果；桑叶汁对大多数革兰阳性菌和革兰阴性菌及部分酵母菌有良好的抑制生长作用，对霉菌无明显的抑制作用。桑叶具有抗呼吸道合胞病毒（respiratory syncytial virus，RSV）和甲型流感病毒的作用，既能抑制病毒的吸附和生物合成，又能直接杀灭病毒。桑叶生物碱 1- 脱氧野尻霉素临床有显著的抗逆转录酶病毒活性作用，其 IC_{50} 为 1.2～2.5μg/mL，且随 1- 脱氧野尻霉素剂量的增加，其抑制作用增强。此外，桑叶多糖对小鼠肠道菌群失调有调节作用。

（2）抗炎、解热　桑叶水煎剂对巴豆油所致的小鼠足肿胀、醋酸所致小鼠足肿胀及腹腔毛细血管通透性增加具有抑制作用。桑叶水煎液具有降低发热大鼠模型体温的作用。

（3）抗氧化、抗衰老　桑叶提取物对体内外多途经产生的氧自由基均有较强的清除作用。桑叶酸性蛋白多糖（acidic polysaccharides folium mori，APFM）可清除化学模拟体系中形成的氧自由基（oxygen free radical，OFR），抑制小鼠脏器在该体系中脂质过氧化物 MDA 的形成和积累，减轻自由基诱导的小鼠肝线粒体的肿胀和模型小鼠脏器中 SOD 活性的降低，存在明显的量效关系；桑叶中的黄酮类化合物亦能清除自由基，绿原酸是其抗氧化的主要药效物质基础。桑叶水提物能延长果蝇的寿命，提高老年大鼠红细胞内 SOD 含量，从而有效清除生物氧化产生的超氧阴离子，并能降低老年大鼠大脑、脊髓和组织脂褐质含量，延缓衰老。

（4）抗应激、抗疲劳　桑叶水提物腹腔注射，能提高小鼠对高温刺激的耐受能力和防止由于应激刺激引起的大鼠肾上腺皮质分泌功能低下，延长小鼠游泳及转棒时间，具有增强机体耐力作用。

（5）降血脂、抗动脉粥样硬化　桑叶水提物、桑叶醇提物、桑叶总黄酮均具有调血脂作用。水提物可降低大鼠血清的 TC、TG 含量，增加 HDL 含量；桑叶的丁醇提取物具有抗 LDL-C 氧化变性作用；桑叶能使高脂血症大鼠血清 HDL-C、HDL-C/TC 明显增高，TC、LDL-C、TG 明显降低；桑叶总黄酮能显著抵抗 Triton WR-1339 诱导的小鼠血清 TG、TC 和 LDL-C 的升高，同时升高血清 HDL-C/TC 和 HDL-C/LDL-C 比值。桑叶能抑制脂肪肝的形成，其降血脂作用与激活 PPARα 受体和抑制 NADPH 氧化酶活化有关。

2. 其他药理作用

（1）降血糖　桑叶及其水提液、生物碱类、黄酮类、多糖类等均有良好的降血糖作用。桑叶、桑叶抽提物、桑叶多糖、桑叶黄酮、桑叶浸出液对糖尿病大（小）鼠模型均有显著的降血糖作用；桑叶有降低高血糖大鼠餐后血糖浓度的作用，表现为大鼠餐后血糖峰值降低和大鼠血糖峰值出现时间延后；能改善胰岛素抵抗；对糖尿病肾病大鼠肾脏有保护作用。桑叶降血糖的主要物质基础是生物碱、黄酮和多糖，其降血糖的机制有：①生物碱（尤其是 1- 脱氧野尻霉素）具有显著的 α- 糖苷酶抑制作用，能阻碍二糖与酶的结合，使二糖不能水解为葡萄糖而直接进入大肠，从而使葡萄糖吸收减少而降低血糖值。②桑叶中含有两种黄酮，能抑制双糖酶活性，延缓碳水化合物的消化，减少餐后血糖升高，从而降低血糖值。③桑叶多糖能促进胰岛素 β 细胞分泌胰岛素，增加肝糖原而降低血糖。④可通过调节 JNK 信号通路改善胰岛素抵抗。此外，桑叶改善糖尿病肾病的肾保护作用与调节 TGF-β₁ 基因表达有关。

（2）抗凝血　桑叶水提取物腹腔注射后小鼠全血凝固时间延长，其延长程度呈量效依赖性。体外实验表明，桑叶能延长小鼠全血凝固时间和兔血浆的部分凝血激酶活化时间（activated partial thromboplastin time，APTT）、凝血酶原时间（prothrombin time，PT）和凝血酶时间（thrombin time，TT），对去抗凝血酶Ⅲ（antithrombin Ⅲ，AT-Ⅲ）和去纤溶酶原血浆同样有延长 TT 的作用。桑叶多糖能延长 APTT 和 TT。桑叶抗凝血作用机制主要是抑制凝血酶水解纤维蛋白原（fibrinogen，Fg、Fbg）转变为纤维蛋白。

（3）抗肿瘤　桑叶黄酮槲皮素 -3-O-β-D- 吡喃葡萄糖苷和槲皮素 -3-7- 二氧 -β-D- 吡喃葡萄糖苷对人早幼粒白血病细胞（HL-60）的生长有显著抑制作用，后者还可诱导 HL-60 细胞素的分化；桑叶中 1- 脱氧野尻霉素是野尻霉素的结构类似物，对 β-16 肺黑色细胞肿瘤为模型肿瘤转移的抑制率可达 80.5%，机制可能是 1- 脱氧野尻霉素抑制糖苷酶的活性，在肿瘤细胞表面产生未成熟的碳水化合物链，削弱了肿瘤的转移能力。桑叶浸出液能抑制血管内皮细胞增殖、迁移和管腔形成，对肿瘤血管的生成具有抑制作用。

（4）对心血管系统的影响　桑叶乙酸乙酯提取物具有增强离体大鼠心脏心肌收缩力、减慢心率和增加冠脉流量的作用；其提取物对血管呈非内皮依赖性的双重作用，且舒张效应大于收缩效应。桑叶舒血管作用可能是通过抑制电压依赖性钙通道和受体依赖性钙通道开放，从而减少 Ca^{2+} 内流所致，缩血管作用可能是促进内质网内 Ca^{2+} 释放引起。

此外，桑叶具有抗焦虑、增白等药理作用。

【临床应用】

1. 以桑叶为主的复方（如桑菊饮）常用于治疗外感风热表证，相当于西医学的普通感冒、流行性感冒等属于风热袭表或风热犯肺者。

2. 以桑叶为主的复方（如桑杏汤）常用于治疗燥邪犯肺之咳喘证，相当于西医学的支气管炎、支气管哮喘等属于燥邪犯肺证者。

3. 以桑叶为主的复方（如羚角钩藤汤、桑丹泻白散等）常用于治疗风热上攻所致的头面五官诸疾，相当于西医学的高血压、干眼症、角膜炎、过敏性鼻炎、咽炎等属于风热上攻者。

此外，桑叶及其复方对糖尿病、高脂血症、银屑病、肿瘤等有一定的疗效。

【临床不良反应】

过量服用可导致恶心、呕吐、腹痛、腹泻、腹胀等胃肠刺激症状，甚至引起出血性肠炎。

菊　花

本品为菊科植物菊 *Chrysanthemum morifolium* Ramat. 的干燥头状花序。主产于安徽、浙江、河南、四川等地。生用。菊花主要含挥发油（如樟脑、龙脑、乙酸龙脑酯等）、黄酮类（如木犀草素、木犀草素 –7– 葡萄糖苷、刺槐素等）、水苏碱、胆碱、腺嘌呤、维生素 B_1 及维生素 A 样物质、氨基酸、微量元素。

菊花味辛、甘、苦，性微寒，归肺、肝经。具有疏散风热、清利头目、平抑肝阳的功效。主治风热表证、头目诸疾、疮疡、耳鼻不利等。功效主要体现在"疏风热""清头脑""养眼血"和"解毒泄热"等方面。临床上菊花常与桑叶相须配伍，疏风清热，治疗风热犯肺证，如桑菊饮；菊花为"去风之要药"，常与川芎、地龙等药配伍，清利头目，平抑肝阳，治疗风热上攻或肝阳上亢之头晕头痛，如菊花茶调散（《银海精微》）、芎芷石膏汤（《医宗金鉴》）等；菊花既能"去翳膜、明目"，又能"养目血""补阴"，为"目科要药"，临床常合理配伍治疗虚实目疾，如密蒙花散（《银海精微》）、千里光散（《银海精微》）等；配伍蒲公英、蚤休等清热解毒药，用于疗疮消肿，如甘菊汤（《揣摩有得集》）；配伍枳实、白蒺藜等，治疗风热侵袭之皮肤病，如枳实丸（《千金要方》）；与防风、细辛、石菖蒲等配伍，"宣扬疏泄"治疗耳鼻不利，如菊花散（《证治准绳》）、清神散（《世医得效方》）等。上述功效的发挥，与菊花抗病原微生物、解热、抗炎、抗氧化等药理作用有关，如治疗风热表证与抗病原微生物、解热、抗炎等药理作用密切相关。

【药理作用】

1. 与功效相关的主要药理作用

（1）抗病原微生物　菊花有良好的体内、外抑菌作用。菊花水煎液对金黄色葡萄球菌、表皮葡萄球菌、类白喉杆菌、肺炎克雷伯杆菌均有抑制作用；野菊花总黄酮和蒙花苷对葡萄牙假丝酵母菌有抑制作用；挥发油小鼠体内对金黄色葡萄球菌、大肠埃希菌、福氏痢疾杆菌等有较强的抑菌作用，但对绿脓杆菌的作用很弱。菊花具有抗病毒作用，菊花水煎液高浓度具有体内抗流感病毒（ PR_8 ）作用，菊花中的木犀草素和木犀草素 –7– 葡萄糖苷对病毒的逆转录酶有抑制作用，以木犀草素的作用最强；菊花脂溶性部分具有抗人类免疫缺陷病毒（human immunodeficiency virus，HIV）作用，其乙酸乙酯、正丁醇提取物具有抑制 HIV 逆转录酶和 HIV 复制的活性，金合欢素 –7–*O*–β–D– 吡喃半乳糖苷和黄酮葡萄糖酸酐［芹菜素 –7–*O*–β–D–（4′– 咖啡酰）– 葡萄糖酸苷］是抗 HIV 的活性成分。

（2）解热、抗炎　菊花浸膏对家兔发热模型有解热作用，该作用可能与中枢抑制作用有关；菊花煎液对小鼠二甲苯耳肿胀、大鼠蛋清足肿胀有对抗作用；菊花提取物腹腔注射小鼠可抑制组胺所致毛细血管通透性亢进，减少台盼蓝扩散。抗炎的主要物质基础是三萜类化合物。

（3）对心血管系统的作用　菊花水煎醇沉制剂对离体兔心脏有显著扩张冠脉、增加冠脉流量的作用。对在体犬心脏和实验性冠脉粥样硬化兔的离体心脏有增加冠脉流量和心肌耗氧量的作用。菊花制剂能扩张冠脉，减轻心肌缺血状态，虽有心肌收缩力加强与耗氧量增加的作用，但仍以扩张冠脉占优势。菊花制剂和杭白菊酚性部位能提高小鼠对缺氧的耐受性，杭白菊酚性部位可使豚鼠离体心脏冠脉流量增加。

（4）调血脂　菊花水提液能够抑制高脂血症大鼠血清 TC、TG 水平的升高；对正常大鼠血清 TC 水平无明显影响，但能升高 HDL–C 浓度和降低 LDL–C 浓度，在高脂膳食情况下具有抑制血清 TC、TG 升高的作用。该作用与抑制肝微粒体 3– 羟基 –3– 甲基戊二酰辅酶 A（3–hydroxy–3–methylglutaryl–CoA reductase，HMGR）活性和激活胆固醇 –7– 羟化酶活性有关，说明菊花既可抑制胆固醇的合成，又能促进其分解。

（5）抗氧化　菊花提取物灌胃能够降低小鼠谷胱甘肽过氧化物酶（glutathione peroxidase，GSH–Px）活性和脂质过氧化物（lipid peroxidation，LPO）含量。杭白菊乙醇浸提物的水溶部分再经萃取得到氯仿、乙酸乙酯、正丁醇三种萃取物及水溶部分，四种组分都能不同程度地清除受光照的核黄素体系中的超氧阴离子，在一定浓度范围内呈浓度正相关，其中乙酸乙酯和正丁醇萃取物的清除作用较强，清除能力与其含有的黄酮、多酚含量基本一致。此外，怀菊花能延长家蚕龄期，能显著降低小鼠脑线粒体单胺氧化酶的活性，提示菊花具有抗衰老作用。

2. 其他药理作用

（1）抗肿瘤　菊花挥发油具有广谱的抗肿瘤作用，β– 榄香烯是其主要药效物质基础。菊花的多个成分具有抗肿瘤作用，如芹菜苷配基（aplgenin）具有诱导人白血病 HL-60 细胞周期停止于 G2/M 期的作用；金合欢素对腹水型肝癌（hepatic carcinoma ascites，HCA）和 S180 癌细胞的 DNA 合成有明显的抑制作用，该作用可能与 DNA 模板损伤有关；槲皮素对肿瘤细胞具有细胞毒作用，能诱导微粒体芳烃羟化酶、环氧化物水解酶，使多环芳烃和苯并芘等致癌物质通过羟基化，水解失去致癌活性，起到抗癌的效果。

（2）促进凝血　菊花制剂腹腔注射，能缩短家兔的出血时间和凝血时间，炒炭后作用更强。

【体内过程】

菊花提取物灌胃大鼠 0.2g/kg，血浆中的木犀草素和芹菜素药代动力学过程符合一室模型，木犀草素和芹菜素的 T_{max} 分别为 30 分钟和 5 小时，在给药后 72 小时，木犀草素和芹菜素的总尿药排泄率分别为 6.6% 和 16.6%；粪便中两者的排泄率分别为 31.3% 和 28.6%，其总的排泄率为 37.9% 和 45.2%；在胆汁中两者也有一定的累积排泄量，分别占给药剂量的 2.05% 和 6.34%。当菊花提取物以 0.2～0.4g/kg 灌胃大鼠时，木犀草素和芹菜素的药代动力学过程符合二室模型。

【安全性评价】

菊花全草挥发油给予小鼠腹腔注射的 LD_{50} 为 1.35g/kg。

【临床应用】

1. 以菊花为主的复方（如桑菊饮）常用于治疗风热感冒，相当于西医学的普通感冒、流行性感冒等属于风热袭表证者。

2. 以菊花为主的复方（如菊花茶调散、羚角钩藤汤）常用于治疗风热上攻或肝阳上亢之头痛头晕，相当于西医学的偏头痛、高血压等属于风热上攻或肝阳上亢证者。

3. 以菊花为主的复方（如杞菊地黄丸、桑菊退翳散）常用于治疗肝经风热上攻之目疾，相当于西医学的麦粒肿、结膜炎、干眼症等属于肝经风热上攻者。

4. 以菊花为主的复方［如凉血消疮散（《中医精方荟萃》）］常用于治疗肺经热血郁滞之皮肤病，相当于西医学的痤疮、扁平疣、黄褐斑等属于肺经血热瘀滞者。

此外，菊花或菊花复方对冠心病、心绞痛、高脂血症、小儿便秘等有一定的疗效。

【临床不良反应】

服用本品后偶可引起轻度上腹痛、腹泻，个别可引起过敏反应。

柴　胡

本品为伞形科植物柴胡 *Bupleurum chinense* DC. 或狭叶柴胡 *Bupleurum scorzonerifolium* Willd. 的干燥根。主产于东北、华北、华东、华中和西北等地。生用或制用。柴胡主要含皂苷类、甾醇类、挥发油和多糖等，其中主要成分有柴胡皂苷（a、b、c、d 四种），甾醇（主要为 α- 菠菜甾醇，尚有豆甾醇等），挥发油（柴胡醇、丁香酚、己酸、γ- 十一酸内酯、对 – 甲氧基苯二酮等）和多糖等。此外，尚含有生物碱、葡萄糖、氨基酸、木脂素类、香豆素类等。

柴胡味苦、辛，微寒，归肝、胆、肺经。具有疏散退热，疏肝解郁，升阳举陷的功效。主治感冒发热，寒热往来，胸胁胀痛，月经不调，子宫脱垂，脱肛等。《滇南本草》将柴胡功用归纳为"伤寒发汗解表要药，退六经邪热往来""除肝家邪热""行肝经逆结之气""调月经"等。《本草经集注》称"此柴胡疗伤寒第一用""为少阳经表药"（《本草经疏》）。临床与黄芩配伍，疏散半表半里之邪，治疗少阳病之寒热往来、胸胁苦满、口苦咽干等或肝郁化火证，如小柴胡汤、柴葛解肌汤；与枳壳、陈皮、白芍等配伍，调和肝脾，舒畅气机，治疗肝气郁滞、肝脾不和诸证，如柴胡疏肝散、逍遥散、平肝开郁止血汤等；与桂枝配伍，解表退热，治疗太阳少阳并病或肝胃不和证，如柴胡桂枝汤、柴胡桂枝鳖甲汤等；与金钱草配伍，清肝利胆，排石退黄，治疗湿热黄疸证；与牡蛎配伍，调和气血，疏肝解郁，软坚散结，治疗肝郁气结，血瘀痰凝证，如柴胡加龙骨牡蛎汤；与前胡配伍，解热祛风，调气止咳，治疗风热犯肺、气滞不宣证，如柴胡清肺饮；与细辛配伍，疏肝活血，祛风止痛，治疗气血不和、风邪上扰所致的头痛，如柴胡细辛汤；与羌活配伍，解肌退热，祛风胜湿止痛，治疗外感风寒湿邪所致的肢体酸痛或脾虚湿盛所致的头身困重、肢体酸痛等，如柴胡羌活汤。一般而言，散邪退热多生用，疏肝解郁、升举阳气则制用。上述功效的发挥，与柴胡解热、镇咳、抗病原微生物、抗炎、镇痛、保肝利胆、抗抑郁等药理作用有关，如治疗表证与柴胡解热、镇静、镇痛、抗病原微生物、抗炎等药理作用密切相关，治疗肝气郁滞证与柴胡保肝利胆、抗抑郁等药理作用有关。

【药理作用】

1. 与功效相关的主要药理作用

（1）解热 《本草纲目》云："（柴胡为）引清气退热必用之药。""盖热有在皮肤、在脏腑、在骨髓，非柴胡不可。"柴胡的煎剂、注射液、醇浸膏、挥发油、粗皂苷、皂苷元等对多种原因（伤寒疫苗、副伤寒疫苗、大肠埃希菌液、发酵牛奶、酵母液及内生性致热源等）引起的动物实验性发热均有明显的解热作用，且能使正常动物的体温降低。解热的主要成分是柴胡皂苷、皂苷元 A 和挥发油。柴胡皂苷服用剂量须大，方有解热降温之效；小剂量对发热体温并无明显影响。柴胡皂苷与挥发油的解热作用比较，挥发油具有用量小、作用强和毒性小的特点。丁香酚、己酸、γ- 十一酸内酯和对 – 甲氧基苯二酮是挥发油解热作用的主要成分。柴胡挥发油解热作用可能是作用于体温调节中枢，通过抑制中枢 cAMP 的产生或释放，抑制体温调定点上移，使体温降低；此外，柴胡对病原微生物的抑制 / 杀灭作用也是其解热的作用环节之一。

（2）抗炎 柴胡煎液、柴胡皂苷和柴胡挥发油均有抗炎作用。煎液能抑制二甲苯所致小鼠耳肿胀，酒炙品优于生品和醋炙品；柴胡皂苷和挥发油腹腔注射对角叉菜胶所引起的大鼠足肿胀有明显的抑制作用，柴胡皂苷对正常或去肾上腺大鼠 5–HT、组胺、巴豆油和醋酸所致的足跖和踝关节肿胀均有明显的抑制作用，并能抑制白细胞游走和组胺的释放。柴胡抗炎的主要成分为柴胡皂苷和挥发油，挥发油对炎症过程中的毛细血管通透性升高、炎症介质释放、白细胞游走、结缔组织增生和多种变态反应均有抑制作用。柴胡的抗炎机理比较复杂，可能与以下环节有关：①柴胡皂苷能兴奋腺垂体分泌 ACTH，刺激肾上腺合成和分泌皮质激素。②柴胡皂苷 d 是血小板活化因子（platelet activating factor，PAF）的抑制剂，通过抑制血小板活性因子达到抗炎作用。③抑制炎症反应的多个环节（如渗出、毛细血管通透性增加、炎症介质的释放、白细胞游走、结缔组织增生）达到抗炎目的。④柴胡皂苷抑制胰蛋白酶活性而达到治疗急性胰腺炎的作用。

（3）抗病原微生物、抗细菌内毒素 柴胡体外对金黄色葡萄球菌、溶血性链球菌、霍乱弧菌、结核杆菌、钩端螺旋体有一定的抑制作用；对流感病毒、柯萨奇病毒、RSV、肝炎病毒、单纯疱疹病毒（herpes simplex virus，HSV）、牛痘病毒、抗人乳头瘤病毒等均具有较强的抑制作用；能对抗 I 型脊髓灰质炎病毒导致细胞突变的作用；对流行性出血热病毒有一定抑制作用。柴胡对鸡胚内流感病毒有显著的抑制作用，能显著降低鼠肺炎病毒所致小鼠肺指数增高，阻止肺组织渗出性病变，降低小鼠的死亡率。柴胡抗病毒的主要成分是皂苷类成分。柴胡抗病毒作用与其抑制病毒 Na^+–K^+–ATP 酶活性而引起能量和水盐代谢紊乱有关，亦与其抑制病毒对机体的损伤有关。此外，柴胡还具有抗细菌内毒素作用，主要物质基础为柴胡总皂苷。

（4）促进免疫功能 柴胡多糖、柴胡水提取物（高分子组份）、柴胡果胶多糖等能促进机体免疫功能。柴胡多糖可增强巨噬细胞和库否（Kupffer）细胞吞噬功能，增强自然杀伤细胞（natural killer cell，NK）的功能，提高病毒特异抗体滴度，提高淋巴细胞转化率和皮肤迟发型超敏反应（delayed type hypersensitivity，DTH），对辐射损伤的小鼠具有增强免疫功能的作用；柴胡果胶多糖可促进脾细胞多克隆性 IgG 生成，该多糖可通过分泌 IL–6 促进抗体生成；柴胡皂苷小剂量可促进脾细胞 DNA 合成和 IL–2 的产生，提高 T 细胞、B 细胞的活性及小鼠血浆 IgA 和 IgG 的水平。

（5）镇静、镇痛、镇咳、抗癫痫 柴胡煎剂、总皂苷对中枢神经系统有明显的抑制作用，可使动物的自发活动减少，条件反射抑制，延长巴比妥类药物诱导的睡眠时间，拮抗中枢兴奋剂（苯丙胺、咖啡因、去氧麻黄碱等）的作用。

　　柴胡煎剂、柴胡皂苷对多种实验性疼痛模型动物（小鼠尾压刺激法、热板法、醋酸扭体法、电击鼠尾法等）呈现镇痛作用，可提高实验动物的痛阈值。柴胡皂苷镇痛作用可部分被纳洛酮和阿托品拮抗。

　　柴胡、柴胡粗皂苷、柴胡皂苷元、柴胡总皂苷均有较好的镇咳作用，柴胡总皂苷的镇咳强度略低于可待因。

　　柴胡注射液、挥发油和柴胡皂苷具有一定抗惊厥和抗癫痫作用，后者是主要的物质基础。

　　（6）保肝、利胆、降血脂　柴胡、醋炙柴胡、柴胡醇、柴胡皂苷（a、b_1、b_2、c、d）对多种原因（四氯化碳、乙醇、伤寒疫苗、卵黄、D- 半乳糖胺、霉米、酒精、α- 萘硫氰酸酯等）所致动物实验性肝损伤有一定的保护作用，能使血清丙氨酸转氨酶（ALT）和门冬氨酸转氨酶（AST）的活性降低，肝糖原和肝蛋白含量增加，肝细胞的损伤减轻，促进肝功能恢复。柴胡的保肝机制与多环节有关：①柴胡皂苷对生物膜（如线粒体膜）有直接保护作用。②柴胡皂苷能促进脑垂体分泌 ACTH，进而升高血浆皮质醇，并能拮抗外源性甾体激素对肾上腺的萎缩作用，提高机体对非特异性刺激的抵抗力。③降低细胞色素 P_{450} 活性，减少肝细胞坏死，促肝细胞再生；降低脱氢酶的辅酶细胞色素 C 还原酶的活性，降低激素样副作用的反应。④活化巨噬细胞，促进抗体、干扰素的产生。⑤增强自然杀伤细胞和淋巴因子激活细胞（lymphokine-activated cells，LAK）的活性。⑥促进蛋白质和肝糖原合成，降低过氧化脂质，促进肝细胞再生。

　　柴胡具有抗肝纤维化的作用，主要有效成分为柴胡皂苷，其作用机制有：①通过清除自由基和抑制脂质过氧化等作用保护肝细胞。②抑制肝星状细胞（FSC）分泌胶原蛋白进而抑制 FSC 的增殖。③合成肝内细胞外基质（extracellular matrix，ECM）。

　　柴胡水浸剂和煎剂有明显的利胆作用，能使实验动物胆汁排出量增加，使胆汁中的胆酸、胆色素和胆固醇浓度降低。醋炙柴胡利胆作用最强。利胆成分可能是黄酮类物质。

　　柴胡对正常动物的血脂水平无明显影响，但柴胡皂苷能使实验性高脂血症动物的 TC、TG 和磷脂水平降低，其中以甘油三酯的降低尤为显著。柴胡降血脂作用可抑制脂肪肝的形成和发展。柴胡能加速 ^{14}C- 胆固醇及其代谢产物从粪便排泄，可能是影响脂质代谢的主要环节。目前认为影响脂质代谢的主要成分是皂苷 a、皂苷 d、皂苷元 A、皂苷元 D 及柴胡醇。

　　（7）抗抑郁　柴胡有一定的抗抑郁作用。柴胡正丁醇提取部位和水提取部位能显著提高慢性应激抑郁模型大鼠血清 GSH-Px、过氧化氢酶（catalase，CAT）、SOD 活力，降低血清 MDA 含量。柴胡能增加束缚四肢法所制备的肝郁证模型大鼠脑内兴奋性神经递质 NA、DA 含量，可以降低慢性应激抑郁模型大鼠脑组织中前额叶 5-HT 和 DA 含量。提示柴胡抗抑郁作用与影响脑内单胺类神经递质代谢及抗氧化等作用有关。

　　（8）对内脏平滑肌的作用　柴胡总皂苷可明显增强乙酰胆碱对豚鼠、家兔离体肠肌的收缩作用，而其复方制剂又可对抗乙酰胆碱、氯化钡、组胺等所致的肠肌痉挛。柴胡能兴奋子宫及其周围组织。柴胡粗皂苷、柴胡多糖对多种实验性胃黏膜损伤模型有保护作用。

　　2. 其他药理作用

　　（1）影响物质代谢　柴胡皂苷 a、c、d 混合物可促进动物体内蛋白质合成；柴胡皂苷可使肝糖原合成增加，促进葡萄糖利用，同时抑制脂肪的分解。

　　（2）抗肿瘤　柴胡水提物对人肝癌 SMMC-7721 细胞线粒体代谢活性、细胞增殖及小鼠移植 S180 实体肿瘤有抑制作用；柴胡皂苷可引起白血病 K562 细胞的数量、分裂指数下降，从而抑制增殖；柴胡能使人肝癌 BEL-7402 细胞内长春新碱（vincristine，VCR）浓度升高，可以增加 VCR 在 BEL-7402 细胞内的积聚浓度，部分逆转 BEL-7402 细胞的巨噬细胞消失反应；柴胡粗提物具有逆转肝癌细胞多药耐药作用（multidrug resistance，MDR）。

（3）对肾脏的影响　一定量的柴胡对水负荷大鼠排尿有抑制作用，大剂量则促进排尿；柴胡皂苷能使嘌呤霉素氨基核苷（puromycin aminonucleoside，PAN）肾病模型、肾小球底膜（glomerular basement membrane，GBM）肾炎模型和 Heymann 肾炎模型大鼠尿蛋白明显减少，改善低蛋白血症和高脂血症的表现。

【体内过程】

柴胡皂苷 a 单次静脉注射 5mg/kg，体内代谢的药时曲线呈二室模型，主要药动学参数 T_{max} 为 5 分钟，C_{max} 为 1907μg/L，$t_{1/2\beta}$ 为 100.6 分钟，CL 为 0.0867L/（min·kg），V_d 为 21.89L/kg。

【安全性评价】

柴胡皂苷给予小鼠灌胃、皮下注射和腹腔注射的 LD_{50} 分别为 4.7g/kg、1.75～1.90g/kg 和 70.0～112mg/kg，给予豚鼠腹腔注射的 LD_{50} 为 58.3mg/kg。动物给药后出现运动及呼吸缓慢、腹部着地等反应。

柴胡煎剂以 1.2g/kg 灌胃大鼠，连续 28 天，大鼠肾上腺重量增加、胸腺重量减少，肝细胞质稍显粗大颗粒状。柴胡水提液加残渣醇提液 1.5g/kg 灌胃，连续 21 天，大鼠出现肌酐、乳酸脱氢酶（LDH）活性增加，γ-GTP、红细胞数、白细胞比容减少，平均红细胞血红蛋白浓度（mean corpuscular hemoglobin concentration，MCHC）增加，血清游离胆固醇、总胆固醇减少，血清、肝脏 ALT 减少，血清 γ-GTP 增加；BUN 有降低倾向。大鼠一般状态、自发运动、体重、解剖及病理组织学检查均无显著变化。

【临床应用】

1. 以柴胡为主的复方（如柴葛解肌汤）常用于治疗外感风寒，郁而化热证，相当于西医学的感冒、流行性感冒、牙龈炎、急性结膜炎等属外感风寒，邪郁化热证者。

2. 以柴胡为主的复方（如小柴胡汤）常用于治疗少阳半表半里证或妇女热入血室证，相当于西医学的感冒、黄疸、病毒性肝炎、急性胆囊炎等属少阳证或妇女月经不调、更年期综合征等属热入血室证者。

3. 以柴胡为主的复方（如柴胡疏肝散、逍遥散）常用于治疗肝气郁滞或肝郁脾虚证，相当于西医学的肝炎、慢性胃炎、胆囊炎、肋间神经痛、更年期综合征、经前期紧张症、盆腔炎等属肝气郁滞或肝郁脾虚证者。

4. 以柴胡为主的复方（如补中益气汤）常用于治疗脾虚气陷证或气虚发热证，相当于西医学的子宫下垂、胃下垂或其他内脏下垂等属脾虚气陷证者或肿瘤、慢性疾病等长期低热属于气虚发热证者。

此外，柴胡复方对发热、高脂血症、多形红斑、乳腺炎、乳腺增生、流行性腮腺炎、单疱病毒性角膜炎、急性胰腺炎、多形红斑、扁平疣、寻常疣等均有一定疗效。

【临床不良反应】

柴胡毒性较小。人口服较大剂量可出现嗜睡、工作效率降低，甚至深睡等现象，或出现腹胀、食欲减退等。

葛　根

本品为豆科植物野葛 *Pueraria lobata*（Willd.）Ohwi 的干燥根。主产于河南、湖南、浙江、四川。生用、煨用或磨粉用。葛根主要含有黄酮类（含量为 0.06%～12.30%）和香豆素类，黄酮类成分主要有葛根素、黄豆苷元、黄豆苷、黄豆苷元 8-*O*-芹菜糖（1→6）葡萄糖苷等；香豆素类成分主要有 6,7-二甲基香豆素，6-牻牛儿基 -7,4'-二羟基香豆素等。此外，还含有葛根苷类，如葛根苷 A、葛根苷 B、葛根苷 C 等；三萜皂苷及生物碱类成分。

葛根味甘、辛，性凉，归脾、胃、肺经。具有解肌退热，生津止渴，透疹，升阳止泻，通经活络，解酒毒的功效。主治外感发热头痛，项背强痛，口渴，消渴，麻疹不透，热痢，泄泻，眩晕头痛，中风偏瘫，胸痹心痛，酒毒伤中。葛根为项背强痛之要药，常与桂枝相须配伍，解表退热，舒筋活络，治疗外感风寒，项背强急不利者，如葛根汤；或与柴胡配伍，解表清热，治疗风热外感证，如柴葛解肌汤；与升麻相须配伍，发表透疹，清热解毒，治疗麻疹初起，疹出不畅及斑疹初起，头痛发热者，如升麻葛根汤；与黄连配伍，清热燥湿止泻，治疗湿热内蕴大肠所致的泄泻、痢疾，如葛根芩连汤；与柴胡或白术配伍，升举阳气或健脾升阳，治疗脾气下陷或脾虚泄泻证；与降香、石菖蒲配伍，升清降浊，豁痰开窍，理气活血，治疗痰瘀痹阻胸中所致的胸痹心痛；与黄芪、山药等配伍，益气滋阴，固肾止渴，治疗消渴气阴两虚证，如玉液汤。一般而言，升阳止泻宜煨用，清热生津以鲜用为优。上述功效的发挥，与葛根解热、降血糖、降血脂、对内脏平滑肌的作用等密切相关。

【药理作用】

1. 与功效相关的主要药理作用

（1）解热　葛根粉、葛根煎剂、乙醇浸膏、葛根素等对实验性发热动物（伤寒混合菌苗、2,4-二硝基苯酚、蛋白胨）均有解热作用。其特点是起效快，解热作用以 3～5 小时最明显，体温可降到正常以下。葛根解热作用的有效成分为葛根素。其解热机制可能与扩张皮肤血管，促进血液循环，加强呼吸运动，从而增加散热有关，亦与葛根素阻断中枢 β 受体而使 cAMP 生成减少有关。

（2）降血糖、降血脂　葛根煎剂有轻度降血糖作用，葛根素是其主要有效成分。葛根煎剂和葛根醇提物灌胃能降低糖尿病大鼠血糖；葛根醇提物能降低胰岛素抵抗大鼠空腹血清胰岛素水平及胰岛素抵抗指数，对地塞米松造成的胰岛素抵抗具有改善作用。葛根素可使四氧嘧啶性高血糖小鼠的血糖明显下降，血清胆固醇含量减少，并能改善糖耐量；葛根素可调节 STZ 致糖尿病模型大鼠的 β 内啡肽水平从而降低血糖；可降低糖尿病大鼠血清晚期糖基化终产物（advanced glycation end products，AGEs）和 MCP 水平，减轻心肌的病变程度；还可通过激活 α_{1A} 肾上腺素受体，增加葡萄糖摄取从而改善 IR。

葛根素注射给药可明显降低血清胆固醇；葛根口服液可显著对抗大鼠饮酒所致血清载脂蛋白 A_1（apolipoprotein A_1，APO A_1）降低及甘油三酯升高。

2. 其他药理作用

（1）抗心肌缺血　葛根素有类似 β 受体阻断剂作用。葛根总黄酮和葛根素有明显的扩张冠状血管的作用，能使正常和痉挛状态的冠脉扩张。葛根的多种制剂（水煎剂、醇浸膏）及其成分总黄酮、葛根素和大豆苷元均能对抗神经垂体素引起的大鼠心肌缺血，总黄酮还能对抗神经垂体素引起的冠状动脉痉挛。葛根抗心肌缺血的主要有效成分为葛根素，其作用机制可能与以下环节有关：①改善微循环，减少血栓素 A_2（thromboxane A_2，TXA_2）生成。②抑制心肌细胞河豚毒素不敏感性钠内流（TTxr）和 I_{K1} 瞬间电流。③减少缺血引起的心肌乳酸的产生，降低缺血与再灌流时心肌的耗氧量与心肌水含量，改善缺血再灌注后心肌超微结构。④抑制心肌组织 MDA 和髓过氧化物酶（myeloperoxidase，MPO）的生成。

（2）抗心律失常　葛根乙醇提取物、葛根黄酮和大豆苷元灌胃后能明显对抗氯化钡、乌头碱、氯化钙、氯仿 – 肾上腺素和急性心肌缺血等所致大鼠心律失常，预防氯化钙所致的大鼠心室纤颤，并减少氯仿所致小鼠室颤发生率，缩短大鼠结扎冠脉后室颤发作时间。葛根素灌胃及静脉注射能明显对抗乌头碱、氯化钡所致心律失常，静脉注射后可明显延长心肌动作电位时程（action potential duration，APD）及有效不应期。葛根素静脉注射能提高哇巴因所致豚鼠室性早搏、室性心动过速的阈值，对室颤阈值也有提高作用。葛根抗心律失常机制可能是通过影响心肌细胞膜对 K^+、Na^+、Ca^{2+} 的通透性，降低心肌兴奋性、自律性及传导性实现的，也与 β 受体阻断效应有关。

（3）扩张外周血管、降低血压　葛根浸膏及其脂溶性部分 PA 和水溶性部分 PM、葛根总黄酮、葛根素静脉注射后，对犬外周血管具有一定的扩张作用，可引起血压下降，对高血压模型大鼠也有降压作用；葛根醇提物对肾性高血压大鼠的血压有降低作用，而血清 NO 水平提高；口服葛根水煎剂（1g/kg）或酒浸膏（1g/kg）或总黄酮和葛根素对高血压犬也有一定降压作用。葛根素呈现内皮依赖性舒血管效应，该作用与 NO 系统及 ATP 敏感的钾通道有关。葛根素、大豆苷元能降低血浆肾素和血管紧张素水平，减少血浆儿茶酚胺含量。其降压机制可能与 β 受体阻断效应和抑制肾素 – 血管紧张素系统有关。

（4）扩张脑血管、改善脑循环　葛根总黄酮、葛根素给麻醉犬注射用药可使脑血管扩张，脑血流量增加，脑循环改善。葛根黄酮能降低大鼠大脑中动脉栓塞模型脑组织含水量，缩小脑梗死体积；葛根素对于正常大鼠脑循环、去甲肾上腺素和异丙肾上腺素（isoprenaline，ISO）引起的小鼠微循环障碍，可使毛细血管前小动脉的管径增加，流速加快。此外，葛根素能减轻脂质过氧化反应，保护细胞膜功能，减轻缺血损害，对局灶性缺血和缺血再灌注损伤有保护作用。

（5）改善血液流变性、抗血栓形成　葛根素能抑制二磷酸腺苷（adenosine diphosphate，ADP）诱导的大鼠血小板聚集，体外还能抑制 ADP 与 5-HT 联合诱导的家兔、绵羊及正常人血小板聚集。葛根总黄酮大鼠灌服能降低全血黏度和血小板黏附率，抑制 ADP 诱导的血小板聚集，还能明显抑制 ADP 诱导的小鼠体内血小板血栓形成。

（6）改善学习记忆能力　葛根水煎液、醇提物、总黄酮均可对抗东莨菪碱、乙醇、亚硝酸钠、氮气吸入、双侧颈总动脉阻断再灌流引起的动物记忆获得和记忆再现障碍；葛根总黄酮可显著改善 D- 半乳糖所致亚急性衰老小鼠的记忆功能；葛根素能显著改善 β- 淀粉样蛋白脑内注射的阿尔茨海默病（Alzheimer's disease，AD）大鼠学习记忆能力，还可改善慢性低 O_2 高 CO_2 大鼠学习记忆能力并提高其脑内胆碱乙酰转移酶（choline acetyltransferase，ChAT）活性。其机制可能是下调脑组织 $A\beta_{1-40}$ 和 Bax 表达，抑制 β- 淀粉样肽的神经毒性，减轻脑皮层和海马神经元凋亡。

此外，葛根尚具有降血脂、抗氧化、抗肿瘤、保肝、解酒等作用。

【体内过程】

小鼠、大鼠、兔灌胃给予葛根素制剂，犬静脉滴注葛根素制剂及葛根素滴眼液给家兔一次滴眼后，葛根素在体内的药时曲线符合二室模型。葛根素大鼠灌胃后吸收较快但不完全，在十二指肠、空肠、回肠和结肠均有吸收，在十二指肠段的吸收明显高于其他肠段，其吸收呈一级动力学过程。

小鼠灌胃葛根提取物后 15 分钟，血液中即可检出葛根素，在体内呈二室模型。其主要药动学参数：$t_{1/2\alpha}$=1.02 小时；$t_{1/2\beta}$=15.10 小时；T_{max}=1.24 小时。给大鼠灌胃葛根素 24 小时后，自粪便排出的原形物为 37.3%。静脉注射后，血浆蛋白结合率 24.6%，肾内含量较高，肝脏次之，脑中含量较低。在大鼠体内代谢和排泄快，不易蓄积。正常人口服葛根素 36 小时后仅有 0.78% 以原形自尿中排出，72 小时后自粪便排出 73.3%；健康人静脉注射葛根素，体内的分布快而广，消除快，无代谢饱和现象，静脉注射 5 小时后，其血浆中浓度已很低。

【安全性评价】

葛根粉小鼠灌胃的 LD_{50} 为 20g/kg；葛根素小鼠静脉给药的 LD_{50} 为 0.7～0.8g/kg。

【临床应用】

1. 以葛根为主的复方（如葛根汤、柴葛解肌汤）常用于治疗外感表证，相当于西医学的普通感冒、流行性感冒、牙龈炎、急性结膜炎、颈椎病等属于风寒表证或风热表证者。

2. 以葛根为主的复方（如升麻芷葛汤）常用于阳明表邪之头痛，相当于西医学的神经性头痛、血管性头痛、偏头痛等属于表邪侵犯阳明经者。

3. 以葛根为主的复方（如升麻葛根汤）常用于麻疹初起者，相当于西医学的出疹性疾病初期者。

4. 以葛根为主的复方（如葛根芩连汤）常用于外感表证未解，里热已炽之胁热下利者，相当于西医学的痢疾、小儿夏季腹泻等属于表证未解，邪热入里者。

5. 以葛根为主的复方（如玉液汤）常用于消渴气阴两虚证者，相当于西医学的糖尿病等属于气阴两虚证者。

此外，葛根素静脉给药，对冠心病、心绞痛、心肌梗死、脑血栓、突发性耳聋和心律失常等有较好的疗效；葛根片剂或提取物口服对突发性耳聋、高血压病、高脂血症等有较好的疗效。葛根素对糖尿病、慢性单纯性青光眼、视神经损伤或外伤性视神经萎缩、椎-基底动脉供血不足、心力衰竭、外伤性视神经萎缩、高血压、颈椎病、软组织损伤均有一定的效果。

【临床不良反应】

临床少数患者口服葛根片后有头胀感，减量后可消失。葛根素注射液有引起药物热、过敏性药疹、过敏性休克、速发性喉头水肿、过敏性皮疹、面部血管水肿、消化道出血、溶血反应、肾绞痛、血红蛋白尿、丙氨酸转氨酶升高、心跳骤停、窦房结抑制等不良反应的报道。

第二节 常用配伍

麻黄 桂枝

麻黄-桂枝是典型的相须配伍药对，源于《伤寒论》麻黄汤。麻黄辛温气薄，善行肌表卫分，长于发汗解表；桂枝色赤入营，善于解肌和营。二者相须为伍，麻黄开玄府行卫气，桂枝解肌表和营气，二者并重，调和营卫、增强发汗解表之力，具有发汗解表的功效，为辛温解表之重剂，善治风寒感冒，恶寒发热、头身疼痛之表实证。正如《汤液本草》所云："夫麻黄治卫实之药，桂枝治卫虚之药。桂枝、麻黄，虽为太阳证药，其实荣卫药也。肺主卫（为气），心主荣（为血），故麻黄为手太阴之剂，桂枝为手少阴之剂。故伤寒伤风而嗽者，用麻黄桂枝，即汤液之源也。"

【配伍研究】

1. 与功效相关的主要药理作用

（1）发汗　研究结果表明，麻黄桂枝煎剂能够促进正常大鼠足跖部汗液分泌，使汗腺上皮细胞的分泌活动明显增强，可使汗腺上皮细胞内水泡扩大，数目增加，但对麻醉大鼠足跖部汗腺分泌无明显影响；可使小鼠腋窝部皮肤汗腺导管内径增加，麻黄与桂枝配伍有协同增效的作用。外界温度对其发汗有显著影响，常温及低温环境下，麻黄与桂枝总生物碱无明显的发汗作用，水煎液、总挥发油、总生物碱＋总挥发油均有明显的发汗作用；高温环境下，上述四种具有显著的发汗作用。作用机制除与单味麻黄下调中枢体温调定点、兴奋机体 α_1 受体及单味桂枝可扩张皮肤血管，通过增加散热而发汗有关外，还与二者配伍、不同机制的多个靶点协同作用有关，故发汗作用明显增强。发汗的物质基础有麻黄挥发油、麻黄碱、桂皮油、桂皮醛和桂皮酸等。

（2）解热　单味麻黄和单味桂枝均可使啤酒酵母致发热大鼠肛温下降，表现出解热作用，但麻黄桂枝配伍解热作用较单味药显著增强，提示二者配伍具有协同增效作用。作用机制与麻黄桂枝促进发汗、扩张皮肤血管、抑制体温调节中枢 PGE_2、cAMP 生成和释放有关。挥发油成分是解热的主要物质基础。

（3）抗银屑病　麻黄桂枝配伍能改善普萘洛尔诱发的豚鼠银屑样皮损，减轻皮肤过度角化、灶性角化和局部炎性病损，该作用与其发汗作用有关。

2. 其他药理作用　麻黄桂枝配伍，桂枝能显著拮抗麻黄的中枢兴奋作用，缓解麻黄导致的焦虑反应，同时拮抗麻黄所致的额叶皮层氧化应激损伤，促进麻黄碱在额叶皮层的分布和代谢，减少麻黄碱在体内的蓄积。并能降低大鼠脑内 Glu、甘氨酸和 γ-GABA 等氨基酸类神经递质的含量，降低大鼠额叶皮质中 Glu/GABA 的比值，但单用麻黄则可提高谷氨酸和天冬氨酸水平。此外，麻黄对小鼠外周血淋巴细胞 DNA 有损伤作用，合用桂枝则无此作用，提示麻黄桂枝配伍在对氨基酸类神经递质的改变和外周血淋巴细胞 DNA 损伤方面具有降低麻黄副作用的效果。

【体内过程】

麻黄桂枝配伍后麻黄碱、伪麻黄碱药时曲线呈一室模型；麻黄碱的 $t_{1/2}$ 为 1.94 小时、K 为 0.36/ 小时；伪麻黄碱 $t_{1/2}$ 为 1.74 小时、K 为 0.40/ 小时。二者配伍后麻黄的吸收过程加速，起效时间缩短。桂枝能增加麻黄生物碱在大鼠脑和肺组织中的分布，增加去甲基麻黄碱、麻黄碱和伪麻黄碱在肾中的分布，减少其在心脏的分布。

【临床应用】

1. 麻黄桂枝配伍在复方中主要是加强发汗解表的作用，用于风寒表实证治疗，相当于西医学的感冒（包括普通感冒和流行感冒）及感冒或扁桃体炎等导致的高热，尤以皮温高、无汗性高热为宜，此即"体若燔炭，汗出而散"之意。

2. 麻黄桂枝配伍可用于局部冻伤的治疗。也可用于银屑病的治疗。

桂枝　白芍

桂枝－白芍是典型的相制（相杀相畏）配伍药对，源于《伤寒论》桂枝汤。桂枝辛温通阳，善于宣阳气于卫分，畅营血于肌表，有助卫实表、发汗解肌、外散风寒之功；白芍酸寒敛阴，能养血和营敛阴。二者伍用，发汗之中有养阴敛汗之效，虽发汗而不伤阴；敛阴之中有温通之妙，虽敛阴而不留邪，和营之中有调卫之功，使营阴不滞，共奏发汗解肌、调和营卫之功。适用于外感风寒表虚所致的发热、恶寒、汗出、头痛、脉浮缓等症，以及营卫不和所致的自汗、盗汗、发热等症。又因桂枝能温通阳气，白芍能养血和营，对于内伤阴阳两虚、寒热错杂之证，能通阳调卫气，敛阴和营气，从阴引阳，从阳引阴，使阴阳得以协调，二者配伍又有益气养血，滋阴和阳之妙。因桂枝又能温中散寒止痛，白芍又能柔肝缓急止痛，二药相配，对脾胃虚寒所致的脘腹挛急疼痛，有补虚止痛之功；此外又可振奋心阳，平抑冲逆之气；还能通调血脉以治妇人妊娠癥瘕之害。

【配伍研究】

1. 与功效相关的主要药理作用

（1）镇痛　桂枝和白芍均按两个剂量（6.5g/kg、13g/kg）灌胃小鼠，冰醋酸致扭体法实验显示桂枝两个剂量组无明显镇痛作用，白芍两个剂量组均表现出扭体次数减少，但桂枝和白芍配伍两个剂量（13g/kg、26g/kg）灌胃可使小鼠扭体次数减少最明显，高剂量组作用强于白芍单味药。

（2）抗炎　桂枝和白芍配伍，对急性、亚急性和慢性炎症均有拮抗作用，且配伍后有协同增效作用。对二甲苯致小鼠耳肿胀模型，单味桂枝（100mg/kg）和单味白芍（100mg/kg）的肿胀抑制率分别为 3.4% 和 31.7%，而桂枝白芍组（100mg/kg）则为 33.2%。对蛋清性足肿胀模型，单味白芍（100mg/kg）和白芍－桂枝 1∶1 配伍（100mg/kg）对足跖肿胀率均有显著的抑制作用，单味桂枝（100mg/kg）抑制作用较弱。对甲醛性足肿胀，单味白芍仅在致炎 48 小时后有显著抑制作用，并明显强于桂枝；桂枝仅在致炎 96 小时后有抗炎作用，而桂枝和白芍配伍对致炎后各个时段均有明显的抑制作用，并且明显强于各单味药物。对大鼠棉球肉芽肿模型，单味桂枝、单味白芍对肉芽湿重抑制率和干重抑制率分别为 5.7%、19.2% 和 6.7%、20%，而桂枝和白芍配伍则可达到 25% 和 26.2%。冰醋酸致小鼠腹腔毛细血管通透性亢进模型研究显示，桂枝和白芍均按两个剂量（6.5g/kg、13g/kg）灌胃给药，桂枝两个剂量均可降低小鼠毛细血管通透性的亢进，白芍则仅 13g/kg 表现出拮抗效应，桂枝与白芍配伍时 26g/kg 表现出拮抗效应，提示桂枝与白芍配伍时抗炎作用呈协同作用。

（3）对胃肠推进及血管平滑肌的影响　采用酚红定量测定法发现，桂枝以 13g/kg 给药，在动物胃、肠 3 段酚红显著低于正常组，表明其有增加胃肠推进功能的作用；白芍低剂量组肠 2 段酚红显著高于正常组，表明其对胃肠推进功能有抑制作用；白芍高剂量组肠 3、肠 4 与肠 5 段酚红显著高于正常组，表明其对胃肠推进功能有显著抑制作用。但桂枝与白芍配伍后，对胃和上述各段肠酚红排泄无明显影响，提示桂枝与白芍配伍后对胃肠运动无明显影响。

桂枝、白芍和桂枝白芍各剂量组对小鼠血清 ET 均无明显影响，表明其对血管的作用与 ET 无关。

2. 化学成分
白芍、桂枝共煎液指纹图谱获得 13 个共有特征峰，通过指纹图谱比较分析和鉴定，上述 13 个峰均来源于桂枝或白芍的成分。一区指纹特征（保留时间区段在 0～20 分钟）：有 4 个色谱峰，1 号和 3 号峰来自于白芍；2 号和 4 号峰来自于桂枝。其中 2 号峰是原儿茶酸。

第二区指纹特征（保留时间区段在 20～40 分钟）：有 5 个色谱峰，均来自于白芍，其中 7 号峰是芍药苷。第三区指纹特征（保留时间区段在 40～60 分钟）：有 6 个色谱峰，均来自于桂枝，其中 12 号峰是桂皮醛，13 号峰是肉桂酸。第四区指纹特征（保留时间在 90～120 分钟）：有 8 个色谱峰，除了 16 号峰外其他峰面积都比较小，它们共同来自于桂枝和白芍。通过指纹图谱分析可知，桂枝和白芍药材在煎煮过程中没有新的化学成分产生。同时，通过对采用甲醇超声提取方法的样品指纹图谱比较，白芍桂枝共煎后桂皮醛减少近 30 倍，其他峰面积没有明显变化。

【临床应用】

1. 桂枝白芍配伍为主的复方（如桂枝汤）用于风寒表虚证治疗，相当于西医学的体虚感冒（包括普通感冒和流行感冒）见恶寒、有汗属营卫不和者。

2. 桂枝白芍配伍为主的复方（如小建中汤）用于脾胃虚寒所致的脘腹挛急疼痛，相当于西医学的慢性胃炎、萎缩性胃炎、消化性溃疡、慢性肝炎、神经衰弱、再生障碍性贫血、功能性发热等属于中焦虚寒者。

3. 桂枝白芍配伍为主的复方（如桂枝芍药知母汤）用于"诸肢节疼痛"之"历节病"，相当于西医学的急性关节炎、风湿或类风湿关节炎、退行性骨关节病、骨质增生等而见"诸肢节疼痛"者。

4. 桂枝白芍配伍为主的复方（如桂枝茯苓丸）用于妇人宿有癥块，或血瘀经闭，行经腹痛，产后恶露不尽者，相当于西医学的月经不调、闭经、痛经、子宫内膜炎、附件炎、子宫肌瘤、卵巢囊肿等属瘀血阻滞者。

第三节　常用方

麻黄汤

麻黄汤源于张仲景的《伤寒论》，由麻黄、桂枝、杏仁、甘草组成。具有辛温解表、宣肺平喘的功效。主治风寒外感证，可见恶寒发热，头痛身疼，无汗而喘，舌苔薄白，脉浮紧等。风寒表实证的症状与西医学的感冒、呼吸系统疾病、急性传染性疾病和感染性疾病初期症状相似。麻黄汤为辛温发汗之峻剂，方中麻黄发汗解表，宣肺平喘，为君药；桂枝解肌发表，温通经脉，为臣药，麻黄桂枝君臣配伍达峻汗解表的作用；杏仁降利肺气，为佐药，麻黄、杏仁配伍，宣降肺气，恢复肺的宣肃功能；甘草为使药，一则加强止咳化痰作用，一则调和麻杏之宣降，一则调和麻桂之峻烈。诸药合用，共奏发汗解表、宣肺平喘之功效。

【组方研究】

1. 与功效相关的主要药理作用

（1）发汗　口服麻黄汤后发汗作用出现比较快，作用维持时间比较长，具有较好的量 - 效相关性。拆方研究表明，麻黄、桂枝有发汗作用，杏仁、甘草无发汗作用，麻黄配伍桂枝，发汗作用增强，疗效超过全方组，去掉甘草后发汗作用不受影响，去掉麻黄后，发汗作用大为减弱。提示麻黄汤发汗作用主要体现在麻黄桂枝药对上，其发汗的物质基础为单体 A、麻黄碱、伪麻黄碱和桂皮醛等。麻黄汤发汗主要属于温热性发汗，发汗作用与中枢神经功能、麻醉与否、药物剂量、药物配伍、环境温度等有关；此外，与中枢体温调定点下移，散热增多导致发汗，以及与激动 M 受体、β_2 受体和拮抗 α 受体等有关。

（2）解热　麻黄汤对发热和正常的实验动物均有明显的解热作用，解热的主要药物为麻黄和桂枝，甘草能增强麻黄和桂枝的解热作用，杏仁对麻黄、桂枝的解热作用无促进作用。

（3）平喘　麻黄汤对乙酰胆碱（Ach）致豚鼠离体气管平滑肌收缩有解痉作用，单味麻黄组对平滑肌的解痉作用强于麻黄汤不同配伍及全方组。对组胺－乙酰胆碱混合液引喘豚鼠，麻黄汤可延长其呼吸困难的潜伏期，亦能改善卵蛋白致哮喘小鼠的气道炎症反应，减轻管内及管壁组织浸润细胞数和管腔内分泌物，麻黄汤的作用强度比麻黄汤减桂枝组明显，表明桂枝是其中重要的药物。麻黄汤的平喘机制主要是直接和间接兴奋支气管平滑肌细胞膜上的 β 受体和 α 受体；阻止过敏介质的释放；抑制抗体的产生；降低嗜酸性粒细胞百分数和血小板数量等。

（4）祛痰　拆方研究发现，麻黄汤原方组、麻黄减半桂枝加倍组、去麻黄桂枝加倍组、去杏仁组、去麻黄组、杏仁加倍组、去桂枝组，均可明显增加气管酚红的排出量，具有祛痰作用，但麻黄减半杏仁加倍组和麻黄减半组无祛痰作用。

（5）抗炎、抗过敏　麻黄汤及拆方均有不同程度的抗炎和抗过敏作用。麻黄汤可以不同程度地抑制二甲苯引起的小鼠耳肿胀，对脂多糖刺激后的中性粒细胞趋化有抑制作用，并能抑制白三烯的释放，以全方效果最好，麻黄和桂枝组合的作用强于其他组合。麻黄汤能减少致敏小鼠抗原攻击后肺灌洗液和外周血液中嗜酸性粒细胞的浸润；可不同程度抑制致敏大鼠腹腔肥大细胞脱颗粒反应，且全方作用强于拆方组。

2. 其他药理作用

（1）对中枢神经系统的影响　麻黄汤及其拆方（麻黄＋桂枝＋杏仁、麻黄＋桂枝＋甘草、麻黄＋桂枝、麻黄＋杏仁、麻黄＋甘草）均有中枢兴奋作用，可以显著提高小鼠自发活动，但各拆方组间无显著差异。麻黄汤能显著提高大鼠大脑皮层额叶兴奋性神经递质天冬氨酸和 Glu 含量，且不同配伍对大鼠大脑皮层额叶 Glu 水平有不同影响，桂枝能显著降低谷氨酸水平，甘草能抑制桂枝的此作用。桂枝和麻黄配伍显著降低了 Glu 和天冬氨酸水平，提示臣药桂枝在对氨基酸类神经递质的改变方面具有降低麻黄副作用的效果。

（2）对外周血淋巴细胞的影响　单味麻黄连续给药 7 天对小鼠外周血淋巴细胞 DNA 可造成显著损伤，桂枝、甘草、杏仁则无明显影响。三药分别与麻黄配伍使用可不同程度缓解麻黄造成的细胞 DNA 损伤，以桂枝、甘草作用显著，可完全拮抗麻黄的损伤作用。

（3）扩张血管　麻黄汤能扩张小鼠耳郭动脉和静脉，加快血流速度，增加皮肤血流量。单味桂枝能扩张耳郭动脉、静脉，单味麻黄具收缩血管的作用，但能加快微循环血流速度，而麻黄配桂枝有明显的扩血管作用，杏仁、甘草对耳郭循环没有明显影响。

（4）降血糖　麻黄汤对 STZ 所致的糖尿病小鼠模型有明显的降血糖作用，但对正常小鼠血糖无明显影响，该作用可能与其调节餐后血糖水平有关。

【体内过程】

口服麻黄汤吸收良好，易通过血脑屏障进入脑组织。麻黄汤大鼠灌胃总生物碱体内代谢符合一室模型，$t_{1/2}$ 为 339.88 分钟，t_{max} 为 265.86 分钟。

【安全性评价】

麻黄汤灌胃小鼠的 LD_{50} 为 51.07g/kg。

【临床应用】

1. 麻黄汤常用于外感风寒表实证的治疗，相当于西医学的普通感冒、流行性感冒及小儿因感冒、扁桃体炎等导致的高热等属于风寒表实证者。

2. 麻黄汤及其加减方常用于治疗寒邪束肺证，相当于西医学的急性支气管炎、支气管哮喘属于寒邪束肺证者。

3. 近年有报道麻黄汤及其加减方用于急性乳腺炎、脑瘤术后水肿、前列腺炎、痛经、风湿性或类风湿关节炎、荨麻疹、银屑病等疾病的治疗。

【临床不良反应】

麻黄汤临床应用不当可因其含有的麻黄碱类成分而致心律失常。

桑菊饮

桑菊饮源于吴鞠通的《温病条辨》，由桑叶、菊花、杏仁、连翘、薄荷、桔梗、甘草和芦根八味药物组成。具有宣肺止咳、疏风清热的功效。主治风温初起，咳嗽，身热不甚，口微渴，苔薄白，脉浮数等。风温初期相当于西医学的上呼吸道感染、急性气管炎和某些感染性或传染性疾病的早期。桑菊饮为"辛凉轻剂"，因受邪轻浅，故身热不甚，口微渴。方中桑叶疏散风热，宣肺止咳，菊花甘凉轻清，清散上焦风热，同为君药；薄荷助君药疏散上焦风热，桔梗宣肺止咳，杏仁肃降肺气，二药一宣一降，增强肺之宣降功能而止咳，共为臣药；连翘苦辛性寒，清热透表，解表达邪，芦根甘寒，清热生津而止渴，共为佐药；甘草调和诸药，为使药，与桔梗相伍，又可通利咽喉。诸药配伍，共奏疏风清热、宣肺止咳之功。

【组方研究】

1. 与功效相关的主要药理作用

（1）抗病原微生物　体外实验证明，桑菊饮煎剂对金黄色葡萄球菌、溶血链球菌、卡他球菌、白喉杆菌、大肠埃希菌等有明显的抑制作用。临床研究表明，桑菊饮对甲型 H1N1 流感有治疗作用。

（2）抗炎　桑菊饮对多种实验性急性炎症模型（蛋清性足肿胀模型、二甲苯所致的小鼠皮肤毛细血管通透性亢进模型）有较强的抑制作用；桑菊饮能明显增加大鼠肾上腺中 TC 的含量，升高血浆中 ALD 和皮质醇水平，又能降低肾上腺中维生素 C 含量，兴奋下丘脑 – 垂体 – 肾上腺皮质轴；此外，桑菊饮含药血清可以促进小鼠巨噬细胞 Toll 样受体 4（toll-like receptor 4，TLR_4）和 TLR_7 受体表达。提示其抗炎作用是通过多途径整合而实现。

（3）解热　桑菊饮能使五联菌苗和啤酒酵母所致发热模型动物（家兔、大鼠）的体温下降，效果与复方阿司匹林 0.2mg/kg 相似。同时，桑菊饮可以降低家兔正常体温，其退热作用与抑制体温中枢 cAMP 合成或释放有关。

（4）发汗　桑菊饮灌胃，能使正常大鼠汗腺分泌增加，发汗作用的峰值一般在给药后 1.5～2.0 小时。

（5）增强免疫功能　桑菊饮加减方可提高机体巨噬细胞的吞噬功能，其吞噬指数明显提高，吞噬能力提高 2.6 倍，嗜酸细胞增加约 50%。此外，桑菊饮可使碳粒清除指数提高。

2. 其他药理作用

抑制肠蠕动亢进　桑菊饮能显著抑制新斯的明诱发的小鼠肠道运动亢进，抑制率为 29.9%。

【临床应用】

1. 桑菊饮常用于外感风热证或风温初期的治疗，相当于西医学的普通感冒、流行性感冒、上呼吸道感染等属于外感风热证或风温初期者。

2. 桑菊饮常用于风热客肺之咳嗽的治疗，相当于西医学的上呼吸道感染、急性支气管炎、急慢性喉炎等属于风热客肺证者。

第四节　常用成药

九味羌活丸（颗粒、口服液）

九味羌活丸（颗粒、口服液）源于《此事难知》之九味羌活汤。由羌活、防风、苍术、细辛、川芎、白芷、黄芩、地黄和甘草组成，经现代制剂工艺制备而成，为棕褐色水丸，气香，味辛、微苦。具有发汗祛湿，兼清里热的功效。主治外感风寒湿邪，内有蕴热证，症见恶寒发热，无汗，头痛且重，肢体酸痛，口苦微渴，舌苔白腻或微黄腻，脉浮。

【药理作用】

1. 解热　九味羌活口服液、颗粒剂和九味羌活丸水煎剂对疫苗、内毒素、啤酒酵母等引起的家兔或大鼠发热有解热作用。

2. 镇痛　九味羌活汤水提物和醇提物能抑制醋酸所致小鼠扭体反应，减少扭体次数；其醇提物还能提高小鼠痛阈值。

3. 抗炎　九味羌活口服液能抑制巴豆油所致小鼠耳肿胀和蛋清所致大鼠足肿胀。

4. 镇静　九味羌活口服液和颗粒剂灌胃给药有一定的镇静作用，能减少小鼠自发活动次数。

【毒理作用】

九味羌活口服液灌胃小鼠的 MTD 为 450g/kg（相当于人用量的 360 倍）。

【临床应用】

常用于感冒、风湿性关节炎、急性荨麻疹、偏头痛、坐骨神经痛、肌纤维组织炎、面神经麻痹、落枕、腰肌劳损等属于外感风寒湿邪，兼内有蕴热者。该品为辛温燥烈之剂，故风热表证、湿热证及阴虚气弱者不宜使用。

【用法用量】

1. 丸剂　姜葱汤或温开水送服。一次 6～9g，一日 2～3 次。

2. 颗粒剂　姜汤或开水冲服。一次 15g，一日 2～3 次。

3. 口服液　一次 20mL，一日 2～3 次。

桑菊感冒片（颗粒、合剂）

桑菊感冒制剂源于《温病条辨》之桑菊饮。由桑叶、菊花、薄荷、苦杏仁、桔梗、连翘、芦根和甘草组成，经现代制剂工艺制备而成，为浅棕色至棕褐色片（颗粒）或棕褐色至棕黑色液体，气微香（芳香），味微苦。具有疏风清热、宣肺止咳的功效。主治风热感冒或风热咳嗽初期，症见头痛，咳嗽，口干，咽痛，舌红，苔黄，脉浮数。

【药理作用】

1. 发汗　桑菊饮灌胃可使正常大鼠汗腺分泌增加，具有发汗作用。

2. 解热　桑菊感冒合剂可降低五联菌苗和啤酒酵母所致发热动物的体温；桑菊饮亦能降低鲜酵母所致大鼠发热模型的体温，对家兔正常体温和非热限致热源发热均有显著降低作用。其解热作用可能与降低中枢 cAMP 含量有关。

3. 抗炎　桑菊饮能抑制二甲苯所致小鼠毛细血管通透性亢进和蛋清所致大鼠足肿胀，作用与兴奋下丘脑 - 垂体 - 肾上腺皮质轴有关。

4. 抗菌　桑菊饮水煎液对乙型溶血性链球菌、肺炎链球菌、金黄色葡萄球菌、绿脓假单胞菌、大肠埃希菌具有体外抑制或杀灭作用。

5. 抑制胃肠运动　桑菊饮对新斯的明诱发的小鼠肠道运动亢进有较好的抑制作用。

6. 增强免疫　桑菊饮可提高机体巨噬细胞吞噬指数，促进红细胞空斑形成，能升高 IgG 水平，提高嗜酸性粒细胞水平，增强小鼠 DTH 及碳粒廓清能力，但对玫瑰花环形成率、红细胞凝集素和溶血素无影响，表明桑菊饮对非特异性免疫功能具有较好的增强作用。

【临床应用】

常用于感冒、上呼吸道感染、妊娠咳嗽、急性气管炎、急性支气管炎、急慢性咽喉炎、病毒性肺炎、急性肾炎、化脓性扁桃体炎、结膜或角膜炎、过敏性鼻炎等属于外热者。该品辛凉清宣，故风寒表证不宜使用。

【用法用量】

1. 片剂　口服。一次 4～8 片，一日 2～3 次。

2. 合剂　口服。一次 15～20mL，一日 3 次，用时摇匀。

3. 颗粒剂　开水冲服。一次 1～2 袋，一日 2～3 次。

第九章
清热方药

扫一扫，查阅本章数字资源，含PPT、音视频、图片等

凡以清泄里热为主要功效，用以治疗里热证的方药称为清热方药。清热方药药性寒凉，分别具有清热泻火、清热燥湿、清热凉血、清热解毒及清虚热等功效，主要用于里热证。里热证是由于外感六淫，入里化热，或因五志过极，脏腑偏盛，郁久化热所致的一类证候，如温热病高热烦渴，湿热泻痢，温毒发斑，痈肿疮毒及阴虚发热等。临床主要表现为发热，不恶寒反恶热，口渴饮冷、面红目赤、心烦口苦，小便短赤，大便秘结，舌红苔黄、脉数，甚至神昏谵语等。清热方药是《内经》"热者寒之"及《神农本草经》"疗热以寒药"的具体体现。

由于发病原因不一，邪气兼夹不同，患者体质差异，里热证病情变化较为复杂，临床上根据虚实不同分为实热证和虚热证。实热证可分为气分热证、血分热证、湿热证、暑热证和热毒疮疡等；虚热证根据病变脏腑部位不同亦可分为心阴虚、肝阴虚、肺阴虚、肾阴虚等。根据里热证不同类型和药物性能差异，清热药常分为五类：①清热泻火药，功能清气分热，用于温热病高热、烦渴等气分实热证，常用药有知母、石膏、栀子、竹叶、决明子等，常用方如白虎汤。②清热燥湿药，功能清热燥湿，用于泻痢、黄疸等湿热病证，常用药有黄芩、黄连、黄柏、苦参、秦皮、龙胆草等，常用方如黄连解毒汤。③清热解毒药，功能清解热毒，用于痈肿疮疡等热毒炽盛的病证，常用药有金银花、连翘、板蓝根、穿心莲、蒲公英、鱼腥草、山豆根等，常用方如五味消毒饮。④清热凉血药，功能清解营分血分热邪，用于温热病身热夜甚，心烦不寐，甚至吐衄发斑等营分血分实热证，常用药有生地黄、玄参、牡丹皮、赤芍、紫草、水牛角等，常用方如清营汤。⑤清虚热药，功能清虚热，退骨蒸，用于温邪伤阴，夜热早凉，阴虚发热，骨蒸劳热等证，常用药有青蒿、地骨皮、银柴胡等，常用方如青蒿鳖甲汤。

从西医学角度看，里热证是一个很广泛的临床症候群概念。气分热证常与感染性疾病急性期的临床表现相似；血分热证典型的症状有斑疹、出血，多见于感染性疾病伴有凝血系统功能紊乱者；湿热证多见于一些慢性感染性疾病及真菌感染，如肝炎、胆囊炎、胆石症、皮肤真菌病及真菌性阴道炎等；热毒炽盛证多见于感染性疾病所引起的高热以及所伴随的病理变化，包括各种毒血症、菌血症性反应，多种化脓性感染（如疮疡、肺痈、肠痈等）、痢疾和部分病毒感染（流脑、乙脑）等；虚热多见于感染性疾病的后期或慢性消耗性疾病。里热证见于西医学的多种急性传染病和非传染感染性疾病，也包括一些非感染性疾病，如某些肿瘤、白血病、心血管疾病、变态反应疾病、出血性疾病及内分泌代谢性疾病等。

清热方药的药理作用十分广泛，涉及抗病原微生物、抗毒素、解热、抗炎、调节免疫及抗肿瘤等，此外部分清热方药有抗血小板聚集、抗心肌缺血、降血压、抗心律失常、保肝、降血糖等药理作用。清热方药的作用强度和作用方式与抗生素不同，清热方药的抗感染作用是多环节、多途径的综合效应。

清热方药一般具有抗病原微生物、解热、抗炎、抗毒素等药理作用，并认为上述药理作用是清热方药清泄里热的药理学基础。现代药理研究表明，清热方药治疗里热证主要涉及以下药理作用。

1. 抗病原微生物 病原微生物可视为外邪，是引起各种感染性疾病的主要因素。多数清热方药对细菌、真菌、病毒有一定程度的抑制作用。

（1）抗细菌 清热方药抗菌谱较广，黄芩、黄连、黄柏、龙胆草、金银花、大青叶、蒲公英、鱼腥草、紫草等对金黄色葡萄球菌、溶血性链球菌、肺炎球菌、大肠埃希菌、痢疾杆菌、变形杆菌等有抑制作用；黄连、黄柏对结核杆菌、钩端螺旋体有抑制作用。

（2）抗真菌 知母、栀子、黄芩、黄连、黄柏、苦参、连翘、大青叶、板蓝根、鱼腥草、山豆根、牡丹皮及青蒿等能抑制多种皮肤真菌的生长繁殖。其中清热解毒药、清热燥湿药的抗菌作用更为显著。

清热方药的抗菌机制可能涉及多个环节，包括破坏菌体结构，影响细菌细胞膜，抑制核酸、蛋白质合成，影响叶酸代谢等方面。细菌对清热方药一般不易产生耐药性，部分中药尚具有延缓甚至清除细菌耐药性的作用，现已成为抗耐药菌研究的热点。黄芩、黄连、黄柏、金银花、马齿苋、射干、大黄、蒲公英等具有不同程度延缓及清除耐药性的作用。其作用机制可能与清除传递性耐药质粒（R 质粒）、抑制 β-内酰胺酶活性、抑制耐药基因、抑制耐药菌主动外排泵及抑制细菌生物被膜形成有关。

（3）抗病毒 部分清热方药对呼吸道病毒、肠道病毒、肝炎病毒、疱疹病毒等具有一定的抑制或灭活作用。如金银花、连翘、鱼腥草、黄连、贯众、黄芩、大青叶、板蓝根、黄柏、栀子、败酱草、牡丹皮等对多种呼吸道病毒有抑制作用；金银花、连翘、黄芩、苦参、贯众、虎杖等对柯萨奇病毒等有抑制作用；苦参、黄芩、赤芍、牡丹皮、半枝莲、山豆根、青蒿等对乙型肝炎病毒有抑制作用；黄芩、贯众、败酱草、青蒿等对单纯疱疹病毒有抑制作用。清热方药抗病毒机制一般认为涉及以下几个环节：直接杀灭病毒；抑制和阻滞病毒在细胞内的复制；延缓病毒引起的细胞病变；增强机体免疫功能。

2. 解热 里热证多伴有发热，多数清热方药有解热作用。石膏、知母、黄芩、黄连、金银花、玄参、赤芍、紫草、地骨皮、大青叶、白虎汤、黄连解毒汤等对动物实验性发热模型均有解热作用，其机制多与抑制内生致热原的产生以及阻断发热的病理环节有关。

3. 抗炎 炎症是感染性疾病的重要病理过程，也是热证的主要表现之一，多数清热方药对实验性炎症的不同阶段有抑制作用。金银花、大青叶、板蓝根、鱼腥草、穿心莲、黄连、黄芩、苦参、龙胆草、知母、栀子、赤芍、牡丹皮、玄参等对二甲苯所致小鼠耳肿胀、角叉菜胶所致大鼠足肿胀等急性渗出性炎症有抑制作用，能降低组胺等引起的毛细血管通透性增加。金银花、知母、黄芩、赤芍、牡丹皮等对大鼠佐剂性关节炎也有一定的抑制作用。清热方药抗炎机制主要有：兴奋垂体-肾上腺皮质系统，抑制炎症反应；抑制各种炎症介质如前列腺素（prostaglandin，PG）、白细胞三烯 B_4 等的合成与释放。

4. 抗毒素 病原微生物常通过毒素及侵袭力危害机体。毒素能直接破坏机体的结构和功能；侵袭力指病原微生物能突破机体的生理防御的屏障，有利于致病菌在机体内定植、繁殖和扩散的能力。虽然多数清热方药在体内难以达到体外有效的抑菌浓度，但临床仍有抗感染效果，其作用往往是通过减轻细菌的毒力及对组织的损害，以及提高机体对毒素的耐受力来实现的。清热方药抗毒素的方式主要有：①中和、降解内毒素。内毒素是 G^- 菌细胞壁上的一种脂多糖，细菌死亡后从细胞壁崩解释放，是 G^- 菌的主要致病因子，可引起发热、炎症、循环障碍、休克以及弥漫性血管内凝血等。金银花、蒲公英、穿心莲、黄连、黄芩、鸭跖草、水牛角等能直接中和、降解内毒素或破坏其正常结构，同时还能够抑制内毒素诱导的炎症介质的合成与过度释放，有效地控制病情，降低病死率。②拮抗外毒素。外毒素是某些细菌在生长繁殖过程中分泌到菌体外的一种代谢产物，其主要成分是蛋白质，许多 G^+ 菌及部分 G^- 菌均可产生。外毒素毒力较强，并对机体组织有选择性地侵袭，如霍乱弧菌、痢疾杆菌和大肠埃希菌产生肠毒素选择性地侵袭肠道，引起腹泻。小檗碱能使霍乱弧菌毒素所致的腹泻潜伏期延长及腹泻程度减轻，显示出抗外毒素的作用。③降低病原微生物侵袭力。如金黄色葡萄球菌产生的凝固酶可使血液或体液中的纤维蛋白原转变为纤维蛋白，沉积于细菌表面而不易被吞噬细胞清除。黄连、黄芩及黄连解毒汤等方药在低于抑菌浓度时即能抑制凝固酶形成，有利于细菌被吞噬、清除。再如 A 型链球菌可产生透明质酸酶，可分解作为结缔组织基质的透明质酸，从而易于在组织中扩散，使感染蔓延。部分清热方药如射干等有抗透明质酸酶作用，可抑制细菌在结缔组织中扩散，降低细菌侵袭力。

5. 抗肿瘤　清热方药大多具有一定的抗肿瘤作用，如青黛、北豆根、金银花、半枝莲、白花蛇舌草、冬凌草、穿心莲、紫草、黄连解毒汤等。抗肿瘤的机制主要通过抑制肿瘤细胞、调整机体免疫力、阻断致癌基因突变、诱导肿瘤细胞凋亡、抑制癌基因转录、调控基因表达等来实现。此外，某些清热方药具有逆转肿瘤多药耐药性、增强肿瘤细胞对化疗药物的敏感性作用，如苦参碱可逆转 K562 及其多药耐药细胞 K562/Vin 对长春新碱的耐药性，体外对膀胱癌细胞 κB 及其多药耐药细胞 κBV200 均具有抑制增殖和诱导凋亡作用。

6. 调节免疫　清热方药对免疫功能的影响较为复杂。一方面，多数清热方药能提高机体的免疫功能，增强机体的抗病能力。如苦参、山豆根能升高白细胞数；蒲公英、大青叶、青蒿、白花蛇舌草等能促进单核－巨噬细胞系统的吞噬功能；黄连、黄芩、蒲公英、金银花、青蒿、白花蛇舌草可促进淋巴细胞的转化；牡丹皮、赤芍、山豆根、白花蛇舌草、金银花、黄柏、鱼腥草、穿心莲还可增强体液免疫功能。另一方面，某些清热方药又可抑制多种类型的的变态反应，如黄芩、苦参等能抑制肥大细胞脱颗粒，抑制过敏介质的释放；苦参、穿心莲还能抑制 DTH。

综上所述，与清热方药清泄里热功效相关的药理作用为抗病原微生物、抗毒素、解热、抗炎、调节免疫及抗肿瘤等作用。其主要物质基础有黄芩素（黄芩）、小檗碱（黄连、黄柏、三颗针）、苦参碱（苦参、山豆根）、秦皮乙素（秦皮）、绿原酸（金银花）、异绿原酸（金银花）、连翘酯苷（连翘）、色胺酮（板蓝根、青黛）、穿心莲内酯（穿心莲）、癸酰乙醛（鱼腥草）、原白头翁素（白头翁）、β－二甲基丙烯酰紫草醌（紫草）等。

常用清热药的主要药理作用见表 9–1

表 9–1　清热药主要药理作用总括表

类别	药物	解热	抗炎	抗毒素	抗病原微生物			抗肿瘤	调节免疫	其他作用
					抗细菌	抗真菌	抗病毒			
清热泻火药	知母	+	+	+	+	+	+	+		抑制交感神经功能、降血糖、改善学习记忆等
	石膏	+	+						+	抗凝、利尿
	栀子	+	+	+	+	+	+	+		镇静催眠、保肝、利胆、降血压等

续表

类别	药物	解热	抗炎	抗毒素	抗病原微生物			抗肿瘤	调节免疫	其他作用
					抗细菌	抗真菌	抗病毒			
清热燥湿药	黄芩	+	+	+	+	+	+	+	+	保肝、利胆、降血压、调血脂等
	黄连	+	+	+	+		+		+	抗血小板聚集、抗心律失常、抗心肌缺血、抗溃疡、降血糖等
	黄柏		+		+	+	+		+	抗溃疡、调节胃肠运动、抗心律失常、降血压等
	苦参	+	+	+					+	抗心律失常、抗心肌缺血、抗肝纤维化、平喘等
清热解毒药	金银花						+			利胆、降血压、调血脂、止血、抗氧化等
	连翘						+			保肝、止吐等
	大青叶	+	+	+	+		+		+	保肝、抑制肠蠕动等
	板蓝根	+	+	+	+	+	+	+	+	保肝、抗血小板聚集、调血脂等
	鱼腥草	+	+		+		+		+	平喘、止咳、利尿
	蒲公英			+			+	+	+	抗溃疡、利胆、保肝等
	穿心莲	+	+						+	抗血小板聚集、抗心律失常、抗心肌缺血等
	山豆根	+						+		保肝、抗心律失常、抗溃疡等
	牛黄	+	+		+		+			镇静、抗惊厥、抗血小板聚集、降血压等
清热凉血药	生地黄								+	抑制交感神经功能、降血糖、促进造血等
	牡丹皮	+	+		+		+		+	镇静、抗惊厥、保肝、降血糖、抗血小板聚集等
	紫草	+					+			止血、降血糖等
清虚热药	青蒿	+	+	+	+			+	+	抗疟原虫、抑制心脏等
	地骨皮	+	+	+			+		+	降血糖、调血脂、降血压等

第一节　常用药

黄　连

　　本品为毛茛科植物黄连 *Coptis chinensis* Franch.、三角叶黄连 *Coptis deltoidea* C.Y.Cheng et Hsiao. 或云连 *Coptis teeta* Wall. 的干燥根茎。分别习称"味连""雅连""云连"。主产重庆、四川、湖北，云南等地。生用、姜炙或酒炙用。黄连主要含生物碱类、木脂素类、黄酮类、酸性成分等，尚含挥发油类、多糖类、甾醇类及氨基酸、微量元素等。生物碱中以小檗碱含量最高，呈盐酸盐存在；其次为黄连碱、药根碱、甲基黄连碱、掌叶防己碱（巴马汀）等。

黄连味苦，性寒，归心、脾、胃、肝、胆、大肠经。具有清热燥湿，泻火解毒的功效。用于湿热痞满，呕吐吞酸，泻痢，黄疸，高热神昏，心火亢盛，心烦不寐，心悸不宁，血热吐衄，目赤，牙痛，消渴，痈肿疔疮；外治湿疹，湿疮，耳道流脓等。《神农本草经》云："主热气目痛，眦伤泪出，明目，肠澼腹痛下痢，妇女阴中肿痛。"《珍珠囊》云："其用有六：泻心脏火，一也；去中焦湿热，二也；诸疮必用，三也；去风湿，四也；治赤眼暴发，五也；止中部见血，六也。"《本草正义》云："黄连大苦大寒，苦燥湿，寒胜热，能泄降一切有余之湿火，而心、脾、肝、肾之余热，胆、胃、大小肠之火，无不治之。上以清风火之目病，中以平肝胃之呕吐，下以通腹痛之滞下，皆燥湿清热之效也。"临床与黄芩、干姜、半夏配伍，清热燥湿治疗胃肠湿热，如半夏泻心汤；与黄芩、黄柏、栀子配伍，泻火解毒治疗热盛火炽，如黄连解毒汤。上述功效的发挥，与黄连抗病原微生物、抗毒素、抗炎、解热、降血糖、抗肿瘤等药理作用密切相关。

【药理作用】

1. 与功效相关的主要药理作用

（1）抗病原微生物

①抗菌：黄连的抗菌谱广，对 G^+ 菌和 G^- 菌、结核杆菌、真菌类均有抑制或杀灭作用。黄连和小檗碱的抗菌作用基本一致，对葡萄球菌、链球菌、肺炎球菌、霍乱弧菌、炭疽杆菌、痢疾杆菌均有较强的抗菌作用；对枯草杆菌、肺炎杆菌、结核杆菌、百日咳杆菌、白喉杆菌、鼠疫杆菌、布氏杆菌也有抗菌作用；对大肠埃希菌、变形杆菌、伤寒杆菌作用较弱。黄连对蓝色毛菌、絮状表皮癣菌、犬小芽胞癣菌、星形奴卡菌等皮肤真菌有抑制作用，巴马汀、药根碱等对卡尔酵母菌、白色念珠菌等有抗真菌作用。黄连及小檗碱对体外及体内阿米巴原虫、阴道滴虫、沙眼衣原体、热带利什曼原虫等均有抑制作用。黄连对钩端螺旋体有抑制作用。黄连、小檗碱、巴马汀对幽门螺杆菌也有抑制作用。黄连乙醇提取物对无乳链球菌也有较强的抑菌作用。主要物质基础为小檗碱，黄连碱、药根碱及巴马汀。

黄连的抗菌机制涉及以下环节：a.影响细菌糖代谢中间环节——丙酮酸的氧化脱羧过程。b.破坏细菌结构，能引起金黄色葡萄球菌中隔变形，在细胞质和拟核中染色体颗粒消失，核糖体出现高电子密度的团块。c.抑制细菌 DNA 的复制。d.干扰细菌蛋白质的合成。黄连的抗菌特点是抗菌强度与浓度有关，低浓度抑菌而高浓度杀菌。黄连或小檗碱单用时，金黄色葡萄球菌、溶血性链球菌与福氏痢疾杆菌极易产生抗药性。小檗碱和其他清热方药（如黄连解毒汤）或与抗生素配伍运用时，其抗菌作用可成倍增加，且不易产生抗药性。

②抗病毒：黄连对多种病毒有抑制作用，如柯萨奇病毒、流感病毒、风疹病毒、单纯疱疹病毒、巨细胞病毒、呼吸道合胞病毒、肠道病毒 71 型、脊髓灰质炎病毒Ⅲ等。黄连制剂或小檗碱对鸡胚中培养的各型流感病毒如甲型 PR_8 株、亚甲型 FM_1 株、乙型 Lee 株、丙型 $_{1233}$ 株以及新城鸡瘟病毒均有抑制作用。

（2）抗毒素　黄连和小檗碱能提高机体对抗多种细菌毒素的耐受力，从而改善毒血症。黄连对细菌内毒素所致大鼠死亡有保护作用。小檗碱还能对抗霍乱弧菌和大肠埃希菌所致肠分泌亢进、腹泻和死亡，并能对抗霍乱毒素引起肠绒毛顶端水肿。黄连在低于抑菌浓度时就能抑制细菌凝固酶的形成，使毒力降低，有利于吞噬细胞的吞噬，从而减轻对组织的损害作用。

（3）抗炎　黄连、黄连制剂和小檗碱都有抗炎作用。黄连的甲醇提取物能对抗多种实验性大鼠足肿胀和肉芽肿，局部用药也能减轻肉芽肿的发展。小檗碱对多种实验性炎症早期渗出、水肿和晚期肉芽增生都有抑制作用。其抗炎机制可能与刺激促皮质激素释放有关，同时还可影响炎症过程的某些环节。小檗碱能抑制趋化因子 ZAP 诱导的中性粒细胞趋化作用，抑制酵母多糖诱导的多形核白细胞化学发光反应，对白细胞系产生的羟自由基及过氧化氢亦有抑制作用；小檗碱对内毒素诱导的气道、肝脏炎症有抑制作用，可降低大鼠炎症组织中 PGE_2 的含量。小檗碱还能降低中性粒细胞中磷脂酶 A_2（phospholipase A_2，PLA_2）的活性，减少炎性介质的生成；巴马汀对 LPS 诱导巨噬细胞生成白细胞介素 6（interleukin 6，IL-6）亦有抑制作用。

（4）解热　黄连、小檗碱均有解热作用。小檗碱对牛奶致热家兔和酵母悬液致热大鼠都有解热效果。黄连复方具有不同程度解热作用，如黄连解毒汤、葛根芩连汤等。

（5）降血糖　黄连煎剂及小檗碱均能降低正常小鼠血糖。能对抗葡萄糖、肾上腺素、四氧嘧啶引起的血糖升高。亦可降低自发性糖尿病 KK 小鼠血糖并改善葡萄糖耐量。其降糖作用有磺酰脲类和双胍类口服降糖药的特点，对正常小鼠、自发性糖尿病 KK 小鼠和四氧嘧啶糖尿病小鼠均有降血糖作用。黄连多糖能抑制链脲佐菌素诱导的小鼠高血糖，改善高脂饮食诱导的葡萄糖不耐受。黄连对糖尿病并发症如心脑血管损伤、神经系统损伤、肾损伤等均有改善作用。黄连的降糖机制可能涉及增强对胰岛素的敏感性，保护胰岛 β 细胞，抑制糖醛还原酶等过程。

（6）对消化系统的影响

①止泻：黄连为治痢要药，其治痢效果除与抗菌作用有关外，还与抗腹泻作用有关。小檗碱灌胃可对抗蓖麻油、番泻叶等所致小鼠非感染腹泻。黄连、小檗碱能对抗霍乱弧菌毒素和大肠埃希菌毒素所致的严重腹泻。

②抗溃疡：黄连及小檗碱、巴马汀均具有抗实验性胃溃疡作用。黄连 50% 甲醇提取物口服对盐酸 - 乙醇所致大鼠胃黏膜损伤有保护作用，黄连甲醇提取物及生物碱成分对水浸 - 束缚致应激性胃溃疡有抑制作用，小檗碱皮下注射对幽门结扎胃溃疡呈抑制作用，对应激性胃出血有抑制作用。

③调节胃肠运动：小檗碱对整体正常动物胃肠活动影响的报道颇不一致，小鼠灌胃或腹腔注射小檗碱都能降低肠运动。犬静注小檗碱，表现出兴奋胃肠平滑肌作用，该作用可被阿托品所对抗。另有研究表明，灌胃小檗碱不影响小鼠的胃肠推进率。对各种动物离体胃肠平滑肌的研究结果比较一致，即低浓度小檗碱兴奋胃肠平滑肌，甚至痉挛，高浓度时呈现解痉作用。黄连提取物对肠易激综合征大鼠内脏牵张反应有缓解作用。

（7）抗肿瘤　小檗碱及其一些衍生物有抗癌活性。小檗碱对人鼻咽癌细胞 HNE_1、恶性畸胎瘤细胞 NT_2/D_1、大鼠 9L 脑肿瘤细胞、人白血病细胞、艾氏腹水癌、淋巴瘤 NK/LY 细胞、前列腺癌 RM-1 细胞、卵巢癌 HEY\SKOV3 细胞均有一定的抑制和杀灭作用。对肉瘤 S180 有剂量依赖性直接抑制效果。小檗碱抗肿瘤作用可能与抑制肿瘤细胞增殖、迁移及阻止新生血管形成有关。

2. 其他药理作用

（1）正性肌力　一定剂量范围内的小檗碱对多种动物的离体及在体心脏显示正性肌力作用。其作用机制可能是通过增加心肌细胞内 cAMP 浓度，并由 cAMP 介导 Ca^{2+} 内流，使心肌收缩力增强；可能是通过阻止 K^+ 外流，延长 APD，使慢通道开放时间延长，内向 Ca^{2+} 流增加，从而使心肌收缩力增强。

（2）抗心律失常　小檗碱和药根碱有抗心律失常作用。小檗碱能防治 $CaCl_2$、乌头碱、$BaCl_2$、肾上腺素、电刺激或冠脉结扎所致室性心律失常。其机制与延长心肌细胞动作电位时程和有效不应期，消除折返冲动，拮抗肾上腺素作用，降低心肌自律性，抑制心肌钠离子内流有关。

（3）降血压　小檗碱给麻醉犬、猫、大鼠静脉注射均有降压作用，随剂量增加，降压幅度与时间也增加，重复给药无快速耐受性。其降压机制主要是通过竞争性阻断血管 α 受体，减慢心率及降低外周血管阻力所致。黄连所含的巴马亭、药根碱、木兰花碱等也有降血压作用。小檗碱还可抑制参与高血压病理进程的肾素 – 血管紧张素系统。

（4）抗血小板聚集　黄连具有抗血小板聚集作用。小檗碱对 ADP、花生四烯酸（AA）、胶原及钙离子载体（A_{23187}）诱导的家兔血小板聚集和 ATP 释放均有不同程度的抑制作用，其中以对胶原诱发的聚集及释放的抑制作用最强烈。

（5）抗心肌缺血　小檗碱有抗心肌缺血作用。小檗碱能增加离体猫心冠脉流量，能保护心肌缺血性损伤，改善梗死后衰竭的心室功能。小檗碱和四氢小檗碱能使家兔及大鼠由于结扎冠脉所致的实验性心肌梗死的范围和程度减轻。小檗碱能增强小鼠对常压和减压状态的耐缺氧能力，皮下注射时可减慢小鼠整体耗氧的速度，延长闭塞缺氧状态下小鼠存活时间，并能提高小鼠心、脑及整体耐缺氧能力。

（6）抗脑缺血 / 出血损伤　黄连、小檗碱、黄连碱能改善脑缺血再灌注损伤大鼠神经功能，小檗碱能促进大鼠脑出血后神经功能缺损的恢复，改善脑损伤。

此外，黄连还具有调血脂、抗脂肪肝、抗氧化、抗抑郁、抗焦虑等作用。

【体内过程】

家兔灌胃小檗碱 24 小时和 48 小时尿中药量为给药剂量的 1.2% 和 2.7%，而粪便中 48 小时后为 86 %，说明口服吸收不良；小檗碱在兔体内处置过程为二房室模型，t_{max} 为 3 小时；$t_{1/2}$ 为 6.76 小时。小檗碱在小鼠体内吸收快、分布广泛。^{3}H– 小檗碱静脉注射后 5 分钟至 2 小时，在小鼠各组织中的分布顺序为：肺 > 肝 > 脾 > 肾 > 心 > 肠 > 胃 ≥ 脑。小鼠灌胃小檗碱 2 小时后，在肝分布最高，心、肾、胰腺次之，再次是肺和脾。

【安全性评价】

黄连水煎剂灌胃小鼠的 LD_{50} 为 18.83g 生药 /kg，小檗碱腹腔注射 LD_{50} 为 24.3 mg/kg，灌胃给药 LD_{50} 为 332mg/kg。犬静脉注射小檗碱的致死剂量为 10～20mg/kg。

【临床应用】

1. 以黄连为主的复方（如连朴饮、葛根黄芩黄连汤、香连丸等）常用于治疗湿热病证，相当于西医学的肠道感染、痢疾等属于湿热中阻者。

2. 以黄连为主的复方（如黄连解毒汤）常用于治疗热毒证，相当于西医学的上呼吸道感染、急性支气管炎、急慢性咽炎、流感、腮腺炎等属于热毒内盛者。

3. 以黄连为主的复方（如黄连膏）常外用于治疗外科热毒证，相当于西医学的外科感染，如痈、疖、脓肿、淋巴腺炎及乳腺炎等局部热毒壅盛者。

【临床不良反应】

人口服黄连水煎剂不良反应少。口服黄连或小檗碱时，少数患者会出现上腹部不适、恶心、呕吐、腹泻等胃肠道症状。

黄　芩

　　本品为唇形科植物黄芩 *Scutellaria baicalensis* Georgi 的根。主产于河北、山西、内蒙古、河南及陕西等地。生用，酒炒或炒炭用。黄芩主要含黄酮类成分，主要有黄芩苷、黄芩素、汉黄芩素、汉黄芩苷、千层纸素 A 等。

　　黄芩味苦，性寒，归肺、胆、脾、大肠、小肠经。具有清热燥湿，泻火解毒，止血、安胎的功效。用于湿温、暑湿，胸闷呕恶，湿热痞满，泻痢，黄疸，肺热咳嗽，高热烦渴，血热吐衄，痈肿疮毒，胎动不安等。《神农本草经》云："主治诸热黄疸。"《本草求真》云："书载味苦入心，又载入肺泻火，入脾除湿、入大肠以治肠澼腹痛……入小肠、膀胱以治淋闭，且治中焦实火，及邪入少阳胆经，得此以为清理，一药而上下表里皆治，其功力之泛涉，殆有难为专主者耳。"临床与滑石、白豆蔻、通草等配伍，清热燥湿治疗湿温暑温，如黄芩滑石汤；与桑白皮、知母、麦冬等配伍，清肺止咳治疗肺热咳嗽，如清肺汤；与金银花、连翘、牛蒡子、板蓝根等配伍，泻火解毒治疗火毒炽盛证；与白术、当归等配伍，清热安胎治疗胎动不安证，如当归散。上述功效的发挥，与黄芩解热、抗炎、抗病原微生物、抗毒素、抗肿瘤等药理作用密切相关。

【药理作用】

1. 与功效相关的主要药理作用

（1）抗病原微生物

①抗菌：黄芩对常见致病菌具有广谱抗菌作用。体外实验证明，黄芩煎剂对金黄色葡萄球菌、溶血性链球菌、肺炎球菌、脑膜炎球菌、白喉杆菌、炭疽杆菌、大肠埃希菌、痢疾杆菌、铜绿假单胞菌、伤寒杆菌、副伤寒杆菌、变形杆菌、霍乱弧菌、淋球菌、幽门螺杆菌、钩端螺旋体等均有一定的抑制作用。其水溶性成分对多种致病性皮肤或指甲真菌，如絮状表皮癣菌、堇色毛癣菌、白色念珠菌、犬小芽胞菌等亦有一定抑制作用。其抑菌成分主要是黄芩素与黄芩苷。黄芩苷还能抑制耐甲氧西林金黄色葡萄球菌的活性，其机制可能与抑制细菌生物膜的形成有关。

②抗病毒：黄芩对流感病毒、呼吸道合胞体病毒、肝炎病毒、柯萨奇病毒及艾滋病（HIV）病毒均有一定的抑制作用。黄芩煎剂体外对甲型流感病毒 PR_8 株和亚洲甲型（京甲$_1$）有抑制作用，对体内感染流感病毒的小鼠可减轻小鼠肺部病变和延长存活时间。黄芩苷体外可抑制 HBV-DNA 合成，对乙型肝炎的三种抗原即 HBsAg、HBcAg 和 HBeAg 均有抑制作用，汉黄芩素体外也具有抗 HBV 的作用。体外实验还发现，黄芩苷能抑制植物血凝素（phytohemagglutinin，PHA）引起的外周血单核细胞（peripheral blood mononuclear cells，PBMC）中 HIV-1 的复制，黄芩苷及黄芩苷元尚可抑制 HIV-1 逆转录酶活性，具有抗 HIV 作用。黄芩素对登革热病毒具有直接杀灭作用，能阻断人巨细胞病毒 HCMV 感染，还具有抗仙台病毒 SEV 的作用。

（2）抗毒素　黄芩苷体外与内毒素温浴具有降解内毒素的作用，具有时间和剂量依赖性。预先腹腔注射黄芩苷可抑制内毒素引起的小鼠血清中肿瘤坏死因子 α（tumor necrosis factor-α，TNF-α）和 NO 的过度释放，并降低内毒素引起的动物死亡率。

（3）抗肿瘤　黄芩具有广泛的抗肿瘤活性。体外对前列腺癌细胞株 LNCap、前列腺癌细胞株 Du-145、肝癌细胞 BEL-7402、肝癌细胞 HepG-2、膀胱癌细胞、胃癌细胞株 SGC-7972、人卵巢癌细胞 A2780、人黑色素瘤 A375 细胞、大鼠胰岛细胞瘤细胞、小鼠 H_{22} 肝癌细胞均有一定的抑制作用。黄芩素能抑制人非小细胞性肺癌 H460、乳腺癌细胞 MCF-7、皮肤鳞癌细胞 A431 的增殖。黄芩苷可抑制人 Burkitts 淋巴瘤细胞 CA46 裸鼠异种移植肿瘤的生长。黄芩抗肿瘤的主要活性成分有黄芩素、黄芩苷、汉黄芩素。目前认为黄芩抗肿瘤机制主要有影响细胞的运动侵袭能力、抑制肿瘤细胞增殖、诱导细胞分化与凋亡、抑制肿瘤血管生成等。

（4）解热　黄芩水提物、黄芩醇提物、黄芩总黄酮、黄芩苷对伤寒菌苗、内毒素、酵母等多种实验性发热动物模型有解热作用。黄芩解热效应与抑制环加氧酶（COX）活性，使前列腺素（PG）合成减少有关。

（5）抗炎　黄芩对急、慢性炎症均有不同程度的抑制作用。黄芩素、黄芩苷、汉黄芩素均能抑制角叉菜胶诱导的大鼠急性足肿胀，黄芩苷的抑制作用最强。黄芩及黄芩素对佐剂性关节炎大鼠继发性足肿胀有抑制作用。抗炎作用机制与抑制 AA 的代谢和调节白细胞的功能有关。黄芩苷和黄芩素可抑制花生四烯酸（AA）代谢途径中环加氧酶和脂加氧酶活性，从而抑制 PGs 和 LTs 的合成。

（6）抗过敏　黄芩具有抗变态反应活性。黄芩素、汉黄芩素、汉黄芩苷、黄芩新素Ⅱ等黄酮类成分均可抑制抗原 – 抗体反应诱导的肥大细胞化学介质的释放，能够稳定肥大细胞膜，减少组胺、慢反应物质（show reactive substance，SRS–A）等变态反应介质的释放。黄芩苷、黄芩素对豚鼠离体气管过敏性收缩及卵蛋白致整体动物过敏性哮喘有缓解作用；对豚鼠被动性皮肤过敏反应也有抑制作用。

2. 其他药理作用

（1）利胆、保肝　黄芩煎剂、乙醇提取物及黄芩素、黄芩苷可促进家兔或犬胆汁分泌，可拮抗胆总管结扎所致兔血胆红素升高。黄芩、黄芩苷对 CCl_4、对乙酰氨基酚、半乳糖胺等所致实验性肝损伤有保护作用，可使肝糖原含量增加，转氨酶降低。黄芩苷还对卡介苗和脂多糖造成的免疫性肝损伤及铁超载、镉中毒、酒精、缺血再灌注诱导的肝损伤具有保护作用。

（2）降血压　黄芩多种制剂（浸膏、浸剂、煎剂、酊剂、水和醇提取物）多种途径给药（口服、肌内注射、静脉注射）对高血压动物模型或正常犬均有降血压效果。黄芩素能降低高血压大鼠的血压。黄芩降血压机制与直接扩张外周血管有关，也有认为是抑制血管运动中枢所致。

（3）调血脂　黄芩的主要有效成分黄酮类化合物能使实验性高脂血症大鼠血清、肝脏总胆固醇、甘油三酯、游离脂肪酸（free fatty acid，FFA）、游离胆固醇水平选择性降低而表现调血脂作用。调血脂有效成分有黄芩素、黄芩苷、汉黄芩素、黄芩新素Ⅱ等。

（4）抗血小板聚集　黄芩素、汉黄芩素、千层纸素、黄芩新素Ⅱ能不同程度地抑制胶原、ADP、AA 诱导的血小板聚集。

（5）对中枢神经系统保护作用　黄芩苷、黄芩素能保护慢性应激诱导的脑缺血大鼠神经元免受损害，并改善脑缺血再灌注后的学习记忆障碍。黄芩苷对化学诱导的方法建立的大鼠癫痫模型小鼠帕金森病模型均有神经功能保护作用。

此外，黄芩尚有一定的免疫调节、抗心肌缺血、抗氧化、抗抑郁及镇静等作用。

【体内过程】

大鼠分别灌胃黄芩苷 200mg/kg 及黄芩素 200mg/kg，体内黄芩苷药 – 时曲线具有典型的双峰现象，黄芩苷的 t_{max} 为 0.17 小时，C_{max} 为 8.30mg/L，AUC 为 29.01mg/（h·L）；黄芩素的药 – 时曲线无双峰现象，黄芩素的 t_{max} 为 3.0 小时，C_{max} 为 4.83mg/L，AUC 为 58.28 mg/（h·L）。大鼠静注黄芩苷 10.5mg/kg，黄芩苷在大鼠体内呈二室开放模型，代谢消除极快，$t_{1/2}$ 为 0.16 小时。

【安全性评价】

黄芩苷小鼠腹腔注射的 LD_{50} 为 3.08g/kg；20% 黄芩苷注射液尾静脉注射的 LD_{50} 为（2.74±0.26）g/kg。

【临床应用】

1. 以黄芩为主的复方（双黄连口服液、双黄连注射液、银黄注射液）常用于治疗外感风热，温病初起，相当于西医学的上呼吸道感染、急性支气管炎、急慢性咽炎、流感、腮腺炎等。

2. 以黄芩为主的复方（葛根芩连汤、黄芩汤）常用于治疗湿温、暑湿、湿热痞闷、黄疸、泻痢，相当于西医学的急性肠炎、流行性腹泻、急性菌痢、病毒性肝炎等湿热内盛者。

【临床不良反应】

人口服黄芩水煎剂不良反应少，含黄芩或黄芩苷的注射液有引起过敏反应的报道。

金银花

本品为忍冬科植物忍冬 *Lonicera japonica* Thunb. 的干燥花蕾或带初开花，夏初花开前采收。各地均产，主产于山东、河南等地。生用。金银花含绿原酸类、黄酮类及挥发油等，主要为绿原酸类，即绿原酸和异绿原酸。黄酮类有木犀草素、木犀草素 –7–*O*– 葡萄糖苷、忍冬苷等。

金银花味甘，性寒，归肺、心、胃经。具有清热解毒、疏散风热的功效。用于痈肿疔疮，喉痹，丹毒，热毒血痢，风热感冒，温病发热。《滇南本草》云："清热，解诸疮、痈疽发背、无名肿毒、丹瘤、瘰疬。"《本草拾遗》云："主热毒，血痢，水痢。"本品具轻宣疏散之性，既善清肺经之邪以疏风透热，又能泄心胃之热以清热解毒，是治疗外感风热表证的常用药物，也可用于外感温热病的各个阶段，治疗风热表证或温病初起，常与连翘相须为用，如银翘散。上述功效的发挥，与金银花抗病原微生物、抗内毒素、抗炎、提高免疫功能等药理作用密切相关。

【药理作用】

1. 与功效相关的主要药理作用

（1）抗病原微生物

①抗菌：金银花具有广谱抗菌作用。体外对多种致病菌如金黄色葡萄球菌、溶血性链球菌、大肠埃希菌、痢疾杆菌、霍乱弧菌、伤寒杆菌、副伤寒杆菌等均有一定抑制作用，对肺炎球菌、脑膜炎双球菌、铜绿假单胞菌、结核杆菌及口腔病原菌如变形链球菌、幽门螺杆菌亦有效。金银花对金黄色葡萄球菌、肺炎球菌感染小鼠有保护作用，可延长存活时间，降低致死率。绿原酸和异绿原酸是金银花的主要抗菌有效成分。

②抗病毒：金银花及绿原酸体外对流感病毒京科 68–1 株、呼吸道合胞病毒、柯萨奇病毒、孤儿病毒、疱疹病毒、艾滋病病毒均有一定的抑制作用。金银花还对腺病毒、人巨细胞病毒、禽流感病毒、甲型流感病毒 FM1 以及鸡新城疫病毒、伪狂犬病毒有一定的抑制作用。

（2）抗内毒素　金银花可加速内毒素从血中清除，对抗内毒素引起的小鼠死亡。腹腔注射金银花注射液能减少染铜绿假单胞菌内毒素或铜绿假单胞菌所致的小鼠死亡；对内毒素致弥散性血管内凝血（disseminated intravascular coagulation，DIC）家兔肾小球微血栓形成有抑制作用。金银花注射液体外有降解内毒素作用。大鼠含药血清抑制内毒素诱导大鼠腹腔巨噬细胞、原代小胶质细胞 NO 的释放。绿原酸是金银花抗内毒素活性成分。

（3）抗炎　金银花提取物能抑制注射角叉菜胶所致的大鼠足肿胀，并可降低渗液中 PGE_2、组胺、5-HT 及 MDA 含量。大鼠腹腔注射金银花提取液，对巴豆油肉芽囊肿的炎性渗出和肉芽组织形成均有抑制作用。金银花挥发油外用或灌服对二甲苯致小鼠耳肿胀有抑制作用。

（4）解热　金银花煎剂能延缓酵母所致大鼠的体温升高，对内毒素引起的家兔发热也有解热作用。

（5）抗肿瘤　金银花乙醇提取物 $50 \sim 150 \mu g/mL$ 联合光动力学疗法对人肺鳞状癌 CH27 具有毒性，能引起细胞凋亡。金银花中原儿茶酸、绿原酸、木犀草素对 HepG2 细胞具有细胞毒作用。

2. 其他药理作用

（1）保肝、利胆　忍冬总皂苷小鼠皮下注射能抑制 CCl_4、D- 半乳糖胺、对乙酰氨基酚诱导的小鼠 ALT 活性及肝脏甘油三酯含量升高，减轻肝脏的病理损害。金银花总黄酮对卡介苗联合脂多糖所致小鼠免疫性肝损伤具有保护作用，其肝保护机制与减少自由基、抑制细胞膜脂质过氧化及减少炎症介质释放有关。绿原酸、咖啡酸有利胆作用，可促进大鼠胆汁分泌。

（2）抑制血小板聚集　金银花及所含的有机酸类物质对 ADP 诱导的家兔血小板聚集有抑制活性。

（3）抗氧化　金银花多种提取物对活性氧（O_2^-、$\cdot OH$、H_2O_2）自由基均有清除作用；水煎液给大鼠灌胃，能增加血浆中的总抗氧化能力（total antioxidant capacity，T-AOC）和还原型谷胱甘肽（GSH），增加谷胱甘肽过氧化物酶（$GSH-P_X$）和超氧化物歧化酶（SOD）活性。

此外，金银花尚具有抗肿瘤、增强免疫功能、止血、降血脂、降血糖等作用。

【体内过程】

金银花提取物灌胃大鼠后，以绿原酸为检测指标，t_{max} 为 30.6 分钟，微生物效应法测定 t_{max} 为 30.1 分钟，$t_{1/2}$ 分别为 26.7 和 27.6 分钟。分别以芦丁、木犀草素 $-7-O-\beta-D-$ 葡萄糖苷、槲皮素 $-3-O-\beta-D-$ 葡萄糖苷、忍冬苷为检测指标，其 t_{max} 分别为 48.1、29.6、31.8、288 分钟，$t_{1/2}$ 分别为 54.27、49.4、53.87、63.25 分钟。

【安全性评价】

幼年大鼠灌胃绿原酸的 LD_{50} 大于 1g/kg。

【临床应用】

1. 以金银花为主的复方（双黄连口服液、双黄连注射液、银黄注射液、银翘散）常用于治疗外感风热，温病初起，相当于西医学的上呼吸道感染、急性支气管炎、急慢性咽炎、流感、腮腺炎等。

2. 以金银花浓煎频服也常用于热毒痢疾，相当于西医学的肠道感染属于热毒内盛者。

【临床不良反应】

金银花不良反应较少，口服未见毒性反应。但绿原酸有致敏原性，少数患者注射用药可致过敏反应。金银花提取物有一定溶血作用。

连　翘

本品为木犀科植物连翘 *Forsythia suspensa*（Thunb.）Vahl 的干燥果实。主产于山西、陕西、河南等地。生用。连翘主要含木脂素类如连翘苷、连翘苷元等；苯乙醇苷类如连翘脂苷（A、B、C、D）；尚含三萜类如桦木酸、熊果酸、齐墩果酸；酚酸类如绿原酸、咖啡酸、没食子酸等。

连翘味苦，性微寒，归肺、心、小肠经。具有清热解毒，消肿散结，疏风散热的功效。用于痈疽，瘰疬，乳痈，丹毒，风热感冒，温病初起，温热入营，高热烦渴、神昏发斑，热淋涩痛等。《神农本草经》云："主寒热，鼠瘘，瘰疬，痈肿恶疮，瘿瘤，结热，蛊毒。"《珍珠囊》云："连翘之用有三：泻心经客热，一也；去上焦诸热，二也；为疮家圣药，三也。"《医学衷中参西录》云："连翘，具升浮宣散之力，流通气血，治十二经血凝气聚，为疮家要药。能透肌解表，清热逐风，又为治风热要药。且性能托毒外出，又为发表疹瘾要药。"临床多与金银花相须为用，外可疏散风热，内可清热解毒，常用于风热表证及温热病不同阶段的多种证候，亦可消疮肿，利咽喉，被誉为"疮家圣药"。上述功效的发挥，与连翘的抗病原微生物、抗炎、解热等药理作用密切相关。

【药理作用】

1. 与功效相关的主要药理作用

（1）抗病原微生物

①抗菌：连翘抗菌谱广，对多种 G$^+$ 菌和 G$^-$ 菌均有抑制作用。体外对伤寒杆菌、副伤寒杆菌、大肠埃希菌、痢疾杆菌、白喉杆菌及霍乱弧菌、金黄色葡萄球菌、链球菌、淋球菌、结核杆菌、变形杆菌、鼠疫杆菌等有抗菌作用。连翘中抗菌有效成分为连翘酯苷、连翘苷、连翘酚和挥发油等，其中连翘酯苷抗菌活性最强。

②抗病毒：连翘体外对流感病毒京科 68-1 株、鼻病毒 -17 型有一定的抑制作用。连翘酯苷体外对合胞病毒、腺病毒 -3、腺病毒 -7、柯萨奇病毒 -3、柯萨奇病毒 -7 均有抑制作用。其抗病毒机制可能与诱生干扰素有关。

（2）抗炎 连翘能抑制炎性渗出和水肿，可降低小鼠腹腔毛细血管通透性，抑制注射蛋清致大鼠足肿胀，对大鼠巴豆油性肉芽肿亦有抑制作用。连翘可降低致病大肠埃希菌诱导的大鼠腹膜炎模型炎症因子的表达，还可抑制脂多糖诱导的 RAW264.7 巨噬细胞的炎症因子 TNF-α、NO 的表达而发挥抗炎作用。

（3）解热 连翘煎剂及连翘酯苷均能延缓酵母所致大鼠的体温升高，对内毒素引起的家兔发热亦有解热作用。

2. 其他药理作用

（1）镇吐 连翘煎剂有镇吐作用，能抑制洋地黄所致鸽呕吐，抑制犬皮下注射阿朴吗啡所致的呕吐，对顺铂、阿朴吗啡、硫酸铜所致的水貂呕吐模型均有抑制作用。初步认为，其镇吐机制与抑制延髓催吐化学感受区有关。

（2）保肝 连翘煎剂对 CCl$_4$ 所致小鼠、大鼠肝脏损伤均有保护作用，可降低血清转氨酶，减轻肝脂肪性变，修复坏死区，并使肝细胞中肝糖原和核糖核酸含量大部分恢复或接近正常。连翘能降低重症胰腺炎肝损伤大鼠肝组织中炎症因子的表达，减轻肝损伤。连翘苷元对 CCl$_4$ 诱导的急性肝损伤的保护作用与增加肝组织中抗氧化酶的活性、降低脂质过氧化水平、降低促炎因子水平有关。连翘脂苷 B、齐墩果酸和熊果酸亦是保肝的有效成分。

此外，连翘尚具有抗肿瘤、抗毒素、调血脂、利尿、强心等作用。

【体内过程】

大鼠静脉注射连翘酯苷 A 10mg/kg，体内代谢动力学符合二室模型，$t_{1/2\beta}$ 为 20.6 分钟，与血浆蛋白结合率为62.9%～69.3%，具有分布快、血药浓度下降迅速等特点。

【安全性评价】

连翘酯苷小鼠腹腔注射的LD_{50}为1976.5mg/kg。连翘煎剂小鼠灌胃的LD_{50}为172g/kg。连翘酯苷冻干粉在体外培养CHO细胞染色体畸变试验和微核试验中，在较高剂量时呈阳性，具有一定的遗传毒性。

【临床应用】

1. 以连翘为主的复方（双黄连口服液、双黄连注射液、银翘散）常用于治疗外感风热，温病初起，相当于西医学的上呼吸道感染、急性支气管炎、急慢性咽炎、流感、腮腺炎等。

2. 连翘也常用于多种原因所致的呕吐，尤以对胃热呕吐效佳。

板蓝根

板蓝根为十字花科植物菘蓝 *Isatis indigotica* Fort. 的干燥根。主产河北、陕西、江苏等地。生用。主要化学成分为吲哚类、喹唑酮类及多糖等，吲哚类化合物有主要有靛蓝、靛玉红，喹唑酮类化合物主要有色胺酮等。

板蓝根味苦，性寒。归心、胃经，具有清热解毒、凉血利咽的功效。用于瘟疫时毒，发热咽痛，温毒发斑，痄腮，烂喉丹痧，大头瘟疫，丹毒，痈肿等。《日华子本草》："治天行热毒。"《分类草药性》："解诸毒恶疮，散毒去火，捣汁或服或涂。"《中华本草》："对温毒时疫诸疾，未病可防，已病可治，单用或入复方咸宜"。临床多与玄参、连翘、牛蒡子等配伍治痄腮，如普济消毒饮。上述功效的发挥，与板蓝根抗病原微生物、抗毒素、增强免疫等药理作用有关。

【药理作用】

1. 与功效相关的主要药理作用

（1）抗病原微生物

①抗菌：板蓝根具有广谱抗菌作用。板蓝根煎剂、丙酮提取物、注射液对多种G^+菌和G^-菌均有抑制作用。板蓝根对金黄色葡萄球菌、甲型链球菌、肺炎双球菌、脑膜炎双球菌、卡他球菌、淋球菌、流感杆菌、大肠埃希菌、痢疾杆菌、铜绿假单胞菌、白喉杆菌等常见致病菌均有不同程度体外抑制作用，并对耐药葡萄球菌仍有效，还有杀灭钩端螺旋体作用。丙酮提取物对短小芽胞杆菌、枯草杆菌、大肠埃希菌、铜绿假单胞菌有不同程度的体外抑制作用。氯仿、乙酸乙酯、正丁醇等提取物对枯草杆菌和金黄色葡萄球菌有一定的抗菌作用。

②抗病毒：板蓝根抗病毒作用确切。体内体外实验证明板蓝根水提物、醇提物、总生物碱对流感病毒、肝炎病毒、单纯疱疹病毒、乙型脑炎病毒、腮腺炎病毒、禽流感病毒（avian influenza virus，AIV）、柯萨奇病毒均有一定抑制作用。板蓝根注射液对肾病综合征出血热病毒（haemorrhagic fever with renal syndrome virus，HFRSV）在体外有杀灭作用。板蓝根通过不同化学成分、不同作用靶点综合实现对病毒的抑制或杀灭，保护正常细胞免受病毒侵染，抑制病毒诱导的炎症应答。

（2）抗内毒素　板蓝根、板蓝根注射液及板蓝根中分离的多种组分均有抗内毒素作用。对内毒素攻击小鼠有保护作用，可抑制内毒素发热，内毒素诱导的细胞因子及炎症介质生成与释放，降低致死率。板蓝根对内毒素所致家兔急性血管内凝血也有保护作用。板蓝根抗内毒素主要有效成分包括邻氨基苯甲酸、水杨酸、丁香酸4（3H）喹唑酮等。

（3）增强免疫功能 板蓝根多糖对特异性和非特异性免疫功能均有一定促进作用，可增加正常小鼠脾脏重量、白细胞总数及淋巴细胞数，提高单核巨噬细胞系统的吞噬能力。并可使氢化可的松所致脾脏萎缩恢复正常水平。可增强小鼠抗体形成细胞功能，并提高小鼠静脉注射炭粒廓清速率。

2. 其他药理作用

（1）抑制血小板聚集 板蓝根所含的尿苷、次黄嘌呤、尿嘧啶、水杨酸等对ADP诱导的家兔血小板聚集都有抑制活性。

（2）保肝 板蓝根具有保肝作用。靛蓝灌胃对CCl_4致动物肝损伤有保护作用。

此外，板蓝根还有抗氧化、抗炎、抗肿瘤、调血脂等作用。

【体内过程】

板蓝根总生物碱50mg/kg灌胃，其有效成分表告依春在正常大鼠和酵母致发热大鼠体内主要药动学参数$t_{1/2}$分别为（4.94±0.84）小时和（5.71±0.09）小时，C_{max}分别为（4.01±0.21）mg/L和（4.15±0.25）mg/L。

【临床应用】

1. 以板蓝根为主的复方（板蓝根颗粒、普济消毒饮）常用于治疗温热病，风热表证，相当于西医学的上呼吸道感染、急性支气管炎、急慢性咽炎、流行性感冒、腮腺炎等温热之邪袭表者。

2. 板蓝根为治疗急性肝炎的常用药物，对乙型肝炎、慢性迁延性肝炎也有一定疗效。常用于急性黄疸型肝炎、乙肝病毒表面抗原携带者、病毒性肝炎流行期间的防治。

【临床不良反应】

板蓝根口服不良反应少，偶可引起消化系统症状，如恶心、呕吐、食欲不振等。少数患者使用板蓝根注射液后可引起过敏反应，表现有皮炎、药疹、呼吸困难，甚至过敏性休克，应引起注意。

栀 子

本品为茜草科植物栀子 *Gardenia jasminoides* Ellis. 的干燥成熟果实。主产于长江以南各地。生用，或炒焦用。主要化学成分为环烯醚萜苷类、藏红花苷类、有机酸酯类、黄酮类及挥发性成分。环烯醚萜苷类有栀子苷、去羟栀子苷（京尼平苷）及其水解产物京尼平等。藏红花苷类有藏红花苷、藏红花酸等。

栀子味苦，性寒，归心、肺、三焦经。具有泻火除烦、清热利湿、凉血解毒的功效；外用消肿止痛。用于热病心烦，湿热黄疸，淋证涩痛，血热吐衄，目赤肿痛，火毒疮疡；外治扭挫伤痛。《药性论》称栀子"利五淋，主中恶，通小便，解五种黄病，明目。治时疾，除热及消渴、口干、目赤肿痛"。朱震亨谓："泻三焦火，及痞块中火邪，最清胃脘之血。其性屈曲下行，能降火从小便中泄去，凡心痛稍久，不易温散，反助火邪。故古方多用栀子以导热，则邪易伏而病易退。"临床多与淡豆豉配伍，泻火除烦，治疗热病烦闷，如栀子豉汤；与黄芩、黄连、黄柏同用，泻火解毒，治疗火毒炽盛证，如黄连解毒汤；与茵陈、大黄配伍，清热利湿，治疗湿热黄疸，如茵陈蒿汤。上述功效的发挥，与栀子解热、抗炎、镇痛、抗病原微生物等药理作用有关。

【药理作用】

1. 与功效相关的主要药理作用

（1）解热　栀子生品及各种炮制品的乙醇提取物对醇母所致发热大鼠有解热作用，生品作用较强。栀子苷对内毒素致热家兔有解热作用。

（2）抗炎　栀子水提物及栀子总苷对二甲苯所致小鼠耳肿胀、醋酸所致小鼠腹腔毛细血管通透性增高、角叉菜胶所致大鼠足肿胀、大鼠棉球肉芽组织增生均有不同程度的抑制作用。栀子苷和京尼平苷对二甲苯和巴豆油所致小鼠耳肿胀也有抑制作用。栀子总苷对大鼠佐剂性关节炎和家兔膝关节炎有治疗作用，并抑制炎症病变部位炎性因子 NO 和一氧化氮合酶（nitric oxide synthase，NOS）的活性，降低炎症介质 PGE_2、IL-1、TNF-α 含量。栀子苷亦可抑制脂多糖诱导的人脐带静脉内皮细胞产生白介素 -6 和白介素 -8。栀子对外伤所致小鼠和家兔实验性软组织损伤有治疗效果。体外实验还发现藏红花苷能抑制 COX-1 和 COX-2 的活性，抑制 PGE_2 和核因子 κB（nuclear factor kappa-B，NF-κB）的合成。

（3）镇痛、镇静　栀子醇提取物及京尼平苷对醋酸诱发的小鼠扭体反应有抑制作用；可提高小鼠热刺激痛阈值。栀子醇提物给小鼠腹腔注射能减少小鼠自发活动，具有镇静作用，且与环己巴比妥钠有协同作用，能延长睡眠时间。

（4）抗病原微生物

①抗菌：栀子水提物及醇提物对金黄色葡萄球菌、卡他球菌、淋球菌、脑膜炎双球菌有不同程度的抑制作用。对多种皮肤真菌如毛癣菌、黄癣菌、小芽孢癣菌等有抑制作用。

②抗病毒：栀子提取物体外能抑制甲型流感病毒、副流感病毒、PIV1、呼吸道合胞病毒、RSV、单纯疱疹病毒、HSV1 及 HSV2 等病毒所致细胞病变作用，对小鼠流感肺炎有保护作用，可降低死亡率，延长存活时间。栀子苷能减轻甲型 H1N1 流感病毒导致的细胞病变和小鼠肺部损伤。栀子水煎剂能抑制柯萨奇病毒 B3（CVB3）吸附与增殖，并对其所致小鼠病毒性心肌炎有保护作用。栀子还能抑制丙型肝炎病毒在裸鼠体内的复制。

（5）保肝　栀子具有保肝作用。栀子水提物、栀子醇提物、栀子苷、京尼平苷及藏红花苷对 CCl_4 所致小鼠急性肝损伤有保护作用。京尼平苷和藏红花酸可使急性酒精性肝损伤小鼠血清 AST 和 ALT 的活性降低，减少肝组织 MDA 生成，改善肝病理变化。栀子苷对大鼠肌内注射黄曲霉素 B1 诱导的肝损伤有保护作用。京尼平苷对半乳糖胺和脂多糖诱导的肝细胞凋亡和肝衰竭有保护作用，可降低致死率。

（6）利胆　栀子水提物、醇提物、栀子苷、藏红花酸、京尼平苷均可促进动物胆汁分泌。大鼠十二指肠给予京尼平苷，对胆汁分泌呈持续性促进作用，对胆汁中胆固醇有降低作用；栀子水溶性部位及 70% 醇溶性部位均具降低正常家兔胆汁中总胆红素和总胆固醇含量的作用。栀子灌胃能降低异硫氰酸 α- 萘酯诱导胆汁淤积黄疸大鼠血清胆红素、AST 和 ALT 水平。胆结石患者口服栀子水煎剂后，经 B 超观察可见胆囊收缩增强。

2. 其他药理作用

（1）保护胰腺　栀子提取物可明显改善实验性急性出血坏死性胰腺炎大鼠胰腺、肝、胃、小肠血流，降低早期致死率。对去氧胆酸钠导致的急性胰腺炎大鼠，可降低胰酶活性，对胰腺细胞膜、线粒体膜、溶酶体膜均有稳定作用，能使胰腺细胞膜结构、功能趋于正常。

（2）降血糖　栀子提取物对外源性葡萄糖、肾上腺素、地塞米松、四氧嘧啶所致糖尿病小鼠模型均能降低血糖。栀子苷对四氧嘧啶糖尿病小鼠模型及链脲佐菌素糖尿病大鼠模型均能降低血糖并提高糖耐量。

（3）降血压 栀子煎剂和醇提物对麻醉或清醒猫、大鼠，无论灌胃、腹腔注射或静脉注射给药，均有降血压作用，切断两侧迷走神经或给予阿托品则降血压作用减弱或消失，推测其降血压作用部位可能是在中枢。

（4）调血脂 栀子煎剂、栀子黄色素和栀子苷对高脂血症小鼠模型有改善脂代谢作用。

此外，栀子还有抗动脉粥样硬化、抗焦虑、抗肿瘤、抗内毒素、抗氧化、抗血管新生、保护神经细胞、调节胃肠运动等作用。

【体内过程】

栀子苷大鼠灌胃给药后血液浓度呈双峰现象，表明可能存在肝肠循环。栀子苷大鼠静脉注射的 $t_{1/2\beta}$ 为 38.6 分钟，消除块，体内过程符合三室模型。

【安全性评价】

小鼠腹腔注射栀子醇提物的 LD_{50} 为 17.1g/kg，灌胃为 107.4 g/kg。大剂量栀子及其有效成分对肝、肾有一定毒性作用。栀子水提物 9g 生药 /kg、栀子醇提物 9g 生药 /kg 及栀子苷 0.28g/kg 给大鼠灌胃 3 天，可导致大鼠肝重增加、肝指数增大、血清 AST 和 ALT 活性增高、TBIL 含量增加，光镜下可见肝细胞肿胀、部分肝细胞坏死、炎细胞浸润等形态改变。

【临床应用】

1. 以栀子为主的复方（如黄连解毒汤、清开灵口服液）常用于治疗温热病气分热盛证，相当于西医学的急性感染性疾病属于气分热盛者。

2. 以栀子为主的复方（如茵陈蒿汤、龙胆泻肝汤）常用于治疗湿热黄疸，相当于西医学的急性黄疸型肝炎、急性病毒性肝炎高胆红素血症、脂肪肝、肝硬化、急性胆囊炎等属于湿热壅盛者。

鱼腥草

本品为三白草科植物蕺菜 *Houttuynia cordata* Thunb. 的新鲜全草或干燥地上部分。主产于我国长江流域以南各省。生用或干燥后用。鱼腥草主要含挥发油和黄酮类成分。挥发油成分含癸酰乙醛（鱼腥草素）及月桂醛，两者均有鱼腥草的特殊气味。癸酰乙醛性质不稳定，易发生聚合，因此常用癸酸乙醛的亚硫酸氢钠的加成物。水蒸气蒸馏所得的挥发油，其主要成分为甲基正壬酮、1- 壬醇、癸醛、癸酸，其中甲基正壬酮含量最高。水蒸气蒸馏所得的挥发油不含癸酰乙醛，可能是在加热过程中被氧化为癸酰乙酸，癸酰乙酸极易降解为甲基正壬酮，因此甲基正壬酮为鱼腥草挥发油中主要成分。黄酮类有槲皮素、异槲皮素、槲皮苷等。此外还含有大量钾盐、绿原酸等。

鱼腥草味辛，性微寒，归肺经。具有清热解毒、消痈排脓、利尿通淋的功效。用于肺痈吐脓、痰热喘咳、热痢、热淋、痈肿疮毒等。《本草纲目》云："散热毒痈肿。"《本草经疏》云："治痰热壅肺，发为肺痈吐脓血之要药。"鱼腥草寒能泄降，辛以散结，主入肺经，以清解肺热见长，又具有消痈排脓之效，为治肺痈之要药。临床多与桔梗、芦根、瓜蒌等配伍，清热解毒、消痈排脓，治疗肺痈。上述功效的发挥，与鱼腥草抗病原微生物、解热、抗炎、增强免疫等药理作用有关。

【药理作用】

1. 与功效相关的主要药理作用

（1）抗病原微生物

①抗菌：鱼腥草煎剂体外对金黄色葡萄球菌、溶血性链球菌、肺炎双球菌、卡他球菌、白喉杆菌、流感杆菌、大肠埃希菌和痢疾杆菌均有不同程度的抑制作用；对钩端螺旋体也有较强的抑制作用。鱼腥草乙醇提取物对耐甲氧西林金黄色葡萄球菌（MRSA）有抑制作用，对多种致病性真菌如白色念珠菌、皮肤癣菌有抑制作用。鱼腥草乙醚提取物对结核杆菌有抑菌作用。鱼腥草抗菌有效成分为挥发油中的癸酰乙醛，其性质不稳定，故鱼腥草鲜品抗菌作用优于干品。

②抗病毒：人胚肾细胞培养实验证明，鱼腥草煎剂对流感病毒亚洲甲型京科 68-1 株有抑制作用，并能延缓孤儿病毒（ECHO$_{11}$）所致的细胞病变。鱼腥草醇提物滴鼻或腹腔注射，对甲型流感病毒 FM$_1$ 感染的小鼠均有保护作用。鲜鱼腥草水蒸馏物对单纯疱疹病毒、流感病毒、艾滋病病毒有直接的抑制。鱼腥草注射液可改善流感病毒引起的小鼠肺炎，降低肺指数，在体内对 H$_1$N$_1$ 流感病毒感染有预防和保护作用。此外鱼腥草还有抗乙型肝炎病毒抗原和抑制乙肝病毒的作用。

（2）解热　鱼腥草注射液对酵母致大鼠发热及大肠埃希菌内毒素致家兔发热均有解热作用，并可降低发热家兔血清 TNF-α、IL-1β、IL-8、PGE$_2$ 含量。鱼腥草解热机制可能与抑制下丘脑中 cAMP 含量升高和促进腹中隔区精氨酸加压素（AVP）释放有关。

（3）抗炎　鱼腥草煎剂能抑制甲醛致大鼠足肿胀，鱼腥草注射液、鱼腥草素、槲皮素、槲皮苷及异槲皮苷能抑制巴豆油、二甲苯所致小鼠耳肿胀，抑制乙酸所致腹腔毛细血管通透性亢进。鱼腥草水蒸馏物也能减轻大鼠鼻黏膜的炎症反应。鱼腥草注射液对油酸性急性肺损伤有保护作用，能减轻肺水肿、抑制 TNF-α 表达。鱼腥草多种提取物的抗炎作用可能与阻断 NF-κB 信号通路激活、抑制趋化因子及其受体表达等有关。

（4）抗内毒素　鱼腥草注射液对内毒素致 DIC 家兔肾小球微血栓形成有抑制作用，对内毒素致大鼠心肌损伤亦有保护作用。

（5）增强免疫功能　鱼腥草煎剂体外能增强人体外周血白细胞吞噬金黄色葡萄球菌的能力。对 X 线照射和环磷酰胺致小鼠白细胞减少有保护作用。鱼腥草注射液皮下注射可增加大鼠外周血 α- 乙酸萘酯酶 ANAE 阳性淋巴细胞百分率。鱼腥草还可增加小鼠玫瑰花结形成细胞、红细胞凝集素效价及溶血素效价。

2. 其他药理作用

（1）平喘、止咳　鱼腥草挥发油有平喘作用。能拮抗 SRS-A 增加豚鼠肺溢流，能拮抗 Ach 对呼吸道平滑肌的作用，也能拮抗喷雾卵白蛋白所致豚鼠过敏性哮喘的发生。鱼腥草油对豚鼠离体气管平滑肌有舒张作用。鱼腥草水煎液能抑制吸入氨雾致小鼠咳嗽反应。

（2）利尿　鱼腥草具有一定的利尿作用。蟾蜍肾灌流实验表明，鱼腥草能使毛细血管扩张，增加肾血流量，增加尿量。

此外，鱼腥草还有镇痛、抗氧化、抗肿瘤等作用。

【体内过程】

小鼠灌胃鱼腥草挥发油 5.0g/kg，挥发油中甲基正壬酮主要分布在气管、肠、肝、肾、心、脾、肺、脑、肌肉等脏器组织。体内代谢迅速，主要经呼吸道排出，尿和粪中极少。鱼腥草挥发

油经家兔静脉注射甲基正壬酮的体内过程属二室模型，$t_{1/2\alpha}$ 和 $t_{1/2\beta}$ 分别为 38.26min 和 951.68 分钟，分布和消除过程均较缓慢。

【安全性评价】

鱼腥草煎剂给予小鼠腹腔注射的 LD_{50} 为（51.04±3.63）g/kg。合成鱼腥草素小鼠灌胃的 LD_{50} 为 1.6g/kg。静脉注射合成鱼腥草素 75～90mg/kg，连续 7 天，小鼠出现运动失调、痉挛；犬静脉注射 38mg/kg 或 47mg/kg 无异常，但达到 61～64mg/kg 时，可引起肺严重出血死亡。犬每日口服合成鱼腥草素 80mg/kg 或 160mg/kg，连续 30 天，未见明显毒性反应。

【临床应用】

1. 以鱼腥草为主的复方（鱼金注射液）常用于治疗肺痈、肺热咳嗽，相当于西医学的上呼吸道感染、急慢性支气管炎、肺炎及支气管肺炎等属于风热犯肺、热毒内盛者。

2. 以鱼腥草为主的复方（复方鱼腥草片、鱼腥草注射液）常用于治疗湿热淋证，相当于西医学的泌尿系统感染、盆腔炎、附件炎等。

【临床不良反应】

有报道鱼腥草注射液可引起皮肤红肿、瘙痒、皮疹、恶寒、发热、寒颤、胸闷、心悸、呼吸困难、肺水肿，甚至过敏性休克。

青　蒿

本品为菊科植物黄花蒿 Artemisia annua L. 的干燥地上部分。各地均产。生用或用鲜品。青蒿主要含倍半萜类、香豆素类、黄酮类及挥发油等成分。倍半萜类如青蒿素、青蒿甲素、青蒿乙素、青蒿丙素、青蒿酸等；香豆素类有东莨菪内酯及莨菪亭等；黄酮类主要有紫花牡荆素。青蒿素为青蒿主要活性物质，其衍生物有双氢青蒿素、蒿甲醚、蒿乙醚及青蒿琥酯。

青蒿味苦、辛，性寒。归肝、胆经。具有清虚热、除骨蒸、解暑热、截疟、退黄的功效。用于温邪伤阴，夜热早凉，阴虚发热，骨蒸劳热，暑邪发热，疟疾寒热，湿热黄疸等。《肘后备急方》云："青蒿截疟，青蒿一握，以水二升渍，绞取汁，尽服之。"《本草纲目》云："青蒿治疟疾寒热。"《本草新编》云："专解骨蒸劳热，尤能泻暑热之火。"本品善能祛除疟邪以截疟，又可解热以缓解疟疾发作时的寒战壮热，为治疗疟疾寒热的要药。临床多与桂心、黄芩、滑石、青黛等配伍，治疗疟疾或疟母，如青蒿鳖甲汤。上述功效的发挥，与青蒿抗疟原虫、解热、抗炎、镇痛、调节免疫等药理作用有关。

【药理作用】

1. 与功效相关的主要药理作用

（1）抗病原微生物

①抗疟原虫：青蒿素是青蒿中主要抗疟成分，青蒿素对疟原虫红细胞内期有杀灭作用，但对红细胞外期和红细胞前期无效。青蒿素类化合物抗疟作用机制包括：a. 青蒿素结构中均具有过氧桥（C-O-O-C），其抗疟作用可能与铁介导的过氧桥裂解所产生的自由基有关。当血红蛋白被疟原虫吞噬后，在虫体血红蛋白酶催化下，降解释放出血红素和少量游离的 Fe^{2+}，Fe^{2+} 催化裂解青蒿素过氧桥，产生大量自由基和活性氧，抑制疟原虫的生长或破坏疟原虫的膜系结构，导致疟原

虫死亡。b. 抗疟作用可能还与抑制疟原虫的钙 ATP 蛋白 6（plasmodium falciparum Ca^{2+}-ATPase6，$PfATP_6$）酶有关。$PfATP_6$ 酶表达产物是膜转运蛋白，其基本功能是通过将 Ca^{2+} 排出细胞，调节钙平衡。青蒿素在不影响其他正常细胞 Ca^{2+} 排出的情况下，通过抑制疟原虫 $PfATP_6$ 酶活动，使细胞内 Ca^{2+} 水平升高，引起细胞死亡，达到治疗疟疾作用。

②抗菌、抗病毒：青蒿水煎液对金黄色葡萄球菌、表皮葡萄球菌、卡他球菌、炭疽杆菌、白喉杆菌、痢疾杆菌、铜绿假单胞菌、结核杆菌等均有一定的抑制作用。青蒿水提物对牙周致病菌有抑制作用。青蒿挥发油对多种皮肤癣菌有抑杀作用。青蒿有抗流感和柯萨奇 B 组病毒的作用，水提物体外可抑制 HSV2 的致细胞病变作用。

（2）抗内毒素 青蒿醇渗漉液、青蒿素灌胃，可降低内毒素诱导的大鼠、小鼠肝、肺、肾等组织病理损伤，降低血浆内毒素水平，降低内毒素休克致死率。

（3）抗肿瘤 青蒿素对包括白血病、乳腺癌、宫颈癌、卵巢癌、胃癌、结肠癌、肝癌（HepG2、SMMC-7721、H22）、人鼻咽癌（低分化鳞状细胞癌 CNE2 和 SUNEN）、胰腺癌、肺癌、肾癌、黑色素瘤、骨瘤及前列腺癌等多种肿瘤细胞具有一定的抑制或杀灭作用。抗肿瘤作用机制主要涉及：①抑制血管新生；②诱导细胞凋亡；③阻滞细胞周期；④通过 Fe^{2+} 介导的细胞毒作用。

（4）解热、镇痛 青蒿具有解热作用。青蒿水蒸馏物、青蒿水提物、乙酸乙酯提取物、正丁醇提取物、青蒿总香豆素及其中的东莨菪内酯和莨菪亭均对实验性发热动物有解热作用。青蒿总香豆素及其中的莨菪亭能抑制人工高温高湿环境复制热应激模型家兔体温上升速度。青蒿水提物灌胃，可提高小鼠热刺激痛阈，减少醋酸腹腔注射诱导的小鼠扭体次数。

（5）抗炎 青蒿水提物对蛋清和酵母所致的大鼠及小鼠关节肿胀有抑制作用，对二甲苯所致小鼠耳肿胀亦有抑制作用。青蒿素对包括脂多糖、肽聚糖、刺激性非甲基化胞嘧啶、鸟嘌呤二核苷酸的寡脱氧核苷酸、热灭活的大肠埃希菌或金黄色葡萄球菌等多种致炎因子诱导的巨噬细胞释放促炎细胞因子 TNF-α、IL-6 有抑制作用，能抑制 NF-κB 信号通路激活，并抑制 NO 合酶的表达。还可减轻脓毒症大鼠的脏器组织炎症反应损害。

（6）调节免疫 青蒿素对免疫系统作用较为复杂，目前多认为是抑制作用。青蒿素 150mg/（kg·d）以上，对小鼠迟发性变态反应有抑制作用。青蒿素 150mg/kg 肌肉注射，每日 2 次，连续 7 天，对超适剂量免疫法诱导供体鼠 Ts 细胞的产生有抑制作用，但能增强受体鼠效应阶段 Ts 细胞活性。青蒿素灌胃对免疫佐剂 CpG-DNA 攻击小鼠具有保护作用，该保护作用可能与其抑制 CpG-DNA 诱导的 RAW264.7 释放促炎细胞因子 TNF-α 和 IL-6 释放有关。

2. 其他药理作用

（1）抗心律失常 青蒿素可对抗乌头碱、冠脉结扎和电刺激所诱发的大鼠心律失常，对哇巴因诱发的豚鼠心律失常有抑制作用，并能改善垂体后叶素引起的大鼠心电图 S-T 段和 T 波的变化。青蒿素抗心律失常作用与其抑制内向整流钾电流 I_{k1} 和浦肯野纤维瞬间向外钾电流 I_{t0} 有关。

（2）抗组织纤维化 青蒿素对大鼠实验性硅沉着病有治疗作用，治疗后鼠的肺重、肺中矽及全肺胶原蛋白含量降低，肺纤维化程度减轻。青蒿素抗肺纤维化作用可能与抑制成纤维细胞增殖、降低胶原合成并促进其分解有关。青蒿素对大鼠心肌梗死后心肌纤维化亦有抑制作用。青蒿素可使博来霉素所致硬皮病小鼠皮肤厚度减小，胶原含量减少，皮肤硬化改善。体外研究发现，青蒿素可抑制瘢痕成纤维细胞及胶原合成，呈剂量依赖性和时间依赖性，对瘢痕的形成有一定预防和治疗作用。

此外，青蒿素具有抗血吸虫作用，青蒿挥发油成分有祛痰、镇咳、平喘作用。

【体内过程】

大鼠灌胃青蒿素 150mg/kg 后，吸收迅速完全，但血药浓度较低，维持时间短。给大鼠静脉注射青蒿素 150mg/kg 后，体内过程符合二室模型，$t_{1/2}$ 为 30 分钟，V_d 为 4.1L/kg。健康男性志愿者口服青蒿素片 1000mg，C_{max} 为（466.50±120.15）μg/L，t_{max} 为（2.15±0.91）小时。

【安全性评价】

青蒿素水混悬液灌胃小鼠的 LD_{50} 为 4228mg/kg，灌胃大鼠的 LD_{50} 为 5576mg/kg；青蒿素油混悬液肌注小鼠的 LD_{50} 为 3840mg/kg，肌注大鼠的 LD_{50} 为 2571mg/kg；恒河猴连续 14 天肌内注射青蒿素油混悬液，剂量分别为 24mg/kg、48mg/kg、96mg/kg、192mg/kg、96mg/kg、192mg/kg 组引起多种脏器组织的损伤，表现为骨髓红系和粒系细胞数目减少，成熟发育障碍，巨核细胞增生；心肌细胞变性和灶性坏死；肝、肾营养不良性改变；淋巴组织萎缩。其中以骨髓和心肌损伤较为明显。停药后 35 天，上述病变明显减轻或消失，表明青蒿素的毒性反应是可逆的。

青蒿素 14mg/kg、28mg/kg、224mg/kg 灌胃孕大鼠，14mg/kg 组孕鼠胚胎近半吸收，28mg/kg、224mg/kg 组孕鼠胚胎完全吸收。提示 28mg/kg、224mg/kg 的青蒿素能引起一定的胚胎毒性。青蒿素 7.5mg/kg、15mg/kg、30mg/kg 于妊娠 7–17 天灌胃孕大鼠，青蒿素对大鼠存活胎仔外观、内脏没有影响，但对骨骼发育有一定的影响，主要表现为多肋、胸骨畸形、多胸椎、多腰椎等，青蒿素 7.5mg/kg、15mg/kg、30mg/kg 剂量组骨骼畸形率分别为 16.7%、15.4%、23.5%。提示青蒿素有较弱的致畸作用。

【临床应用】

1. 以青蒿为主的复方（如清骨散、青蒿鳖甲汤）常用于治疗虚热证，相当于西医学的更年期综合症、肺结核等属于肝肾阴虚者。

2. 以青蒿为主的复方（如清凉涤暑汤）常用于治疗暑热外感证，相当于西医学的中暑属于暑热夹湿及暑热兼有外感之证者。

3. 青蒿素及青蒿素类制剂常用于治疗疟疾寒热证，相当于西医学的疟疾，主要用于耐氯喹或多药耐药的恶性疟疾及脑型疟疾。

【临床不良反应】

青蒿毒性低，其浸膏片口服少数患者可出现恶心、呕吐、腹痛、腹泻等消化道症状。

知　母

本品为百合科植物知母 *Anemarrhena asphodeloides* Bge. 的干燥根茎。主产于河北、山西及东北等地。生用或盐水炙用。知母主要含多种甾体皂苷、双苯吡酮类、木质素类及多糖等。甾体皂苷中有知母皂苷 A- I、A- II、A- III、A- IV、B- I、B- II 及 B- III，皂苷元主要为菝葜皂苷元；黄酮类中如芒果苷、异芒果苷；多糖成分如知母聚糖 A、B、C、D 等，尚含胆碱、烟酸、泛酸。

知母味苦、甘，性寒，归肺、胃、肾经。具有清热泻火，滋阴润燥的功效。用于外感热病，高热烦渴，肺热燥咳，骨蒸潮热，内热消渴，肠燥便秘。《用药法象》云："知母，其用有四，泄无根之肾水，疗有汗之骨蒸，止虚劳之热，滋化源之阴。"临床多与石膏相须配伍，清热泻火治疗阳明气分热盛证，如白虎汤；与贝母相须配伍，滋阴润肺治疗阴虚燥咳，如二母散。以上功效的发挥，与知母解热、抗病原微生物、抑制交感神经 – β 受体功能、降血糖等药理作用有关。

【药理作用】

1. 与功效相关的主要药理作用

（1）解热、抗炎　知母提取物皮下注射对大肠埃希菌所致家兔发热有解热作用。其解热特点是起效慢，但作用持久。解热机制可能涉及以下环节：①抑制细胞膜上 Na^+–K^+–ATP 酶，使产热减少。②抑制单胺氧化酶活性，减少 5–HT 的代谢，进而影响体温调节中枢。③抑制 COX，减少 PG 的合成。其解热的主要有效成分是菝葜皂苷元和知母皂苷、芒果苷。知母对二甲苯致小鼠耳肿胀和乙酸致小鼠腹腔毛细血管通透性增加均有抑制作用。

（2）抗病原微生物　知母煎剂体外对伤寒杆菌、痢疾杆菌、白喉杆菌、金黄色葡萄球菌、白色葡萄球菌、铜绿假单胞菌、大肠埃希菌、甲型链球菌、乙型链球菌、肺炎双球菌等有抑制作用；知母乙醇、乙醚提取物对结核杆菌 H37RV 有较强的抑制作用。体内对实验性结核杆菌感染小鼠亦能减轻肺部病变，芒果苷是其抗结核杆菌的有效成分之一。知母对某些致病性皮肤真菌及白色念珠菌也有不同程度的抑制作用。β – 葡萄糖苷酶可促进知母乙醇提取物中知母皂苷 B–II 转化为知母皂苷 A–III，显著提高抗真菌活性，知母皂苷 A–III 可能是其抗真菌主要有效成分之一。异芒果苷及芒果苷均具有抗单纯疱疹病毒作用，可阻止 HSV–I、HSV–II 在细胞内的复制。

（3）抑制交感神经 – β 受体功能　知母及其皂苷元能降低阴虚证患者血、脑、肾上腺中多巴胺 β 羟化酶活性，使 NE 合成和释放减少；抑制过快的 β 受体蛋白合成，下调 β 受体。知母及其皂苷元还能使阴虚模型动物脑、肾中 β 受体功能下降，血中 cAMP 含量减少，从而导致 β – 肾上腺素受体 –cAMP 系统功能降低。

（4）降血糖　知母水提物、知母总酚和知母多糖对正常小鼠均有降血糖作用，对四氧嘧啶糖尿病家兔和小鼠的血糖升高有抑制作用。知母皂苷具有抑制 α– 葡萄糖苷酶作用。知母聚糖 A、B、C、D 均有降血糖作用，其中以知母聚糖 B 活性最强。

2. 其他药理作用

（1）改善学习记忆功能　知母皂苷元能提高东莨菪碱、亚硝酸钠、乙醇所致的记忆障碍小鼠的学习记忆功能。可改善多种拟痴呆动物的学习记忆功能，上调拟痴呆动物脑内 M– 受体密度，升高脑组织脑源性神经生长因子（BDNF）的水平，保护胆碱能神经元，从而改善学习记忆能力。知母皂苷能增加老年大鼠海马突触素蛋白表达，并对谷氨酸引起的皮层神经元损伤有保护作用。知母皂苷 A–III 能改善谷氨酸诱导的老年痴呆模型小鼠学习记忆能力。知母皂苷 B–II 还可促进胚胎大鼠海马神经细胞增殖和 A β$_{25-35}$ 诱导的原代大鼠神经细胞损伤的保护作用等活性。

（2）抑制血小板聚集　知母皂苷 A–III 在体内、体外对由 ADP、5–HT、AA 诱导的家兔、大鼠及人血小板聚集和血栓形成均有抑制作用。知母皂苷 B–II 亦有抗血小板聚集和抗血栓的作用。

此外，知母皂苷尚有抗氧化、抗肿瘤、抗骨质疏松、抗抑郁、调血脂、降血压等作用。

【体内过程】

大鼠单次灌胃给予知母皂苷 B–II80mg/kg 后，药时曲线呈双峰，t_{max} 为 2.5 小时。口服知母皂苷 B–II 后其分布较为广泛，分布速度较快，在大脑、小脑和脑干中有少量分布且无时相变化，提示知母皂苷 B–II 可透过血脑屏障。肾中原形很少，粪中较多，表明知母皂苷 B–II 主要经粪便排泄。

【临床应用】

1. 以知母为主的复方（如白虎汤）常用于治疗温热病高热烦渴，相当于西医学的流行性出血热、肺炎、流行性脑膜炎、乙型脑炎等属于气分热盛者。

2. 以知母为主的复方（如玉女煎）常用于治疗胃热阴虚之消渴证，相当于西医学的糖尿病属于胃热阴虚者。

3. 以知母为主的复方（如二母丸、知柏地黄丸）常用于治疗阴虚之肺痨证，相当于西医学的肺结核属于阴虚者。

苦　参

本品为豆科植物苦参 Sophora flavescens Ait. 的干燥根。全国各地均产。生用。苦参主要含生物碱类，包括苦参碱、氧化苦参碱、槐果碱、槐胺碱、槐定碱等。其他生物碱还有槐醇碱、N-甲基金雀花碱、臭豆碱。苦参还含黄酮类成分如苦参酮、苦参啶、苦参醇等。

苦参味苦，性寒，归心、肝、胃、大肠、膀胱经。具有清热燥湿、杀虫、利尿功效。用于热痢，便血，黄疸，尿闭，赤白带下，阴肿阴痒，湿疹，湿疮，皮肤瘙痒，疥癣麻风；外治滴虫性阴道炎。《神农本草经》云："主治心腹结气，癥瘕积聚，黄疸、溺有余沥，逐水，消痈肿。"《本草分经》云："大苦大寒，沉阴主肾，燥湿胜热。"《本草正义》云："退热泄降，荡涤湿火，其功效与黄连、龙胆皆相近。"《本草纲目》云："热生风，湿生虫，故能治风杀虫。"临床与木香配伍，清热燥湿治疗湿热泻痢；与黄柏、蛇床子配伍，杀虫止痒治疗带下阴痒，湿疹疥癣。上述功效的发挥，与苦参抗病原微生物、解热、抗炎、免疫抑制、抗肿瘤、抗腹泻等药理作用密切相关。

【药理作用】

1. 与功效相关的主要药理作用

（1）抗病原微生物

①抗菌：苦参水煎液体外对金黄色葡萄球菌、溶血性链球菌、大肠埃希菌、痢疾杆菌、变形杆菌、结核杆菌、麻风杆菌等均有一定的抑制作用，能抑制铜绿假单胞菌生物膜的形成。苦参碱对常见浅表致病性真菌，如白色念珠菌、羊毛状小孢子菌、絮状毛癣菌、石膏样小孢子菌等均有一定抑制作用。对鞭毛虫、阴道滴虫等也有一定的抑制作用。苦参醇对引起龋齿的变型链球菌有抑制作用。抗菌的主要活性成分是苦参碱、氧化苦参碱、槐定碱、槐果碱，黄酮类化合物如苦参酮等亦为抑菌有效成分。

②抗病毒：苦参及苦参生物碱体外对柯萨奇 B_3 病毒引起的细胞病变有抑制作用，且具浓度依赖关系。体内可抑制柯萨奇 B_3 病毒在小鼠心肌中的增殖，延长感染小鼠存活时间。其机制可能与苦参碱直接刺激细胞产生干扰素，抑制病毒蛋白质合成有关。苦参及苦参生物碱制剂还能抑制乙型肝炎 HBeAg 复制。氧化苦参碱能降低人肝癌 HepG2.2.15 细胞胞浆核心颗粒 HBV-DNA 水平，对 HBV 基因表达有直接的抑制作用。黄酮类成分苦参醇、苦醇 H、苦醇 K 对单纯性疱疹 I 型和 II 型病毒亦有抗病毒活性。

（2）抗肿瘤　多种苦参生物碱及黄酮类成分体外对包括肝癌、胃癌、大肠癌、肺癌、鼻咽癌、乳腺癌、卵巢癌、黑色素瘤、前列腺癌、白血病及视网膜母细胞瘤等多种肿瘤细胞具有一定的抑制或杀灭作用。苦参碱体内对二乙基亚硝胺（diethylnitrosamine，DEN）诱导的大鼠原发性肝癌有防治作用，对裸鼠 SW480-EGFP 实体瘤具明显抑瘤效应。苦参及其成分抗肿瘤环节可能涉及：①诱导癌细胞凋亡；②促进癌细胞分化；③抑制癌细胞 DNA 合成；④直接细胞毒作用；⑤抑制肿瘤血管生成。

（3）解热、抗炎　苦参注射液、氧化苦参碱静脉注射对四联菌苗诱导的家兔发热有抑制作用。苦参水提物灌胃对干酵母致大鼠发热模型有解热作用。苦参水煎液及苦参碱均可对抗巴豆油、乙酸、角叉菜胶、蛋清等致炎物质所致的急性炎症反应。苦参碱及氧化苦参碱对正常小鼠及摘除肾上腺小鼠均能抑制巴豆油或乙酸诱发的炎症，提示苦参碱的抗炎作用与垂体 – 肾上腺系统无明显关系。其抗炎机制可能涉及抑制白细胞游走、稳定溶酶体膜及抑制炎性介质的合成与释放等环节。

（4）免疫抑制与抗过敏　苦参碱、氧化苦参碱、槐胺碱、槐定碱、槐果碱均呈现免疫抑制作用，其中苦参碱的免疫抑制作用较强，而槐果碱作用较弱。氧化苦参碱对 Ⅰ～Ⅳ型过敏反应均有抑制作用，其抗过敏机制可能与稳定细胞膜、抑制肥大细胞脱颗粒及减少过敏物质的释放等环节有关。

（5）抗腹泻　苦参碱、槐果碱灌胃能延缓小鼠由蓖麻油所致的湿粪排出时间，减少一定时间内排出粪粒数，具止泻作用。苦参碱、氧化苦参碱能改善 TNBS 诱导的溃疡性结肠炎大鼠腹泻与组织病理改变。

2. 其他药理作用

（1）保肝　苦参碱能降低化学性和免疫性肝损伤动物血清 ALT 和 AST 水平，减轻肝细胞的脂质变性和炎症反应。对 CCl_4 诱导的大鼠实验性肝纤维化，苦参碱能减轻大鼠肝细胞变性、坏死及纤维组织的形成。苦参碱体外能抑制大鼠肝星状细胞的增殖、诱导其凋亡，且作用呈剂量依赖性。

（2）抗心律失常　苦参总碱及苦参碱能对抗乌头碱、氯化钡、结扎冠脉所致心律失常，减慢心率，延长心电图 P-Q 及 Q-T 间期；对氯仿、肾上腺素诱发的心室纤颤也有一定的对抗作用；还能抑制乌头碱、哇巴因和儿茶酚胺（肾上腺素、NE、异丙肾上腺素）诱发的心房节律失常；减慢离体豚鼠、兔右心房自动频率。苦参碱的抗心律失常作用可能是多途径的综合效应，一方面是对心脏的直接抑制作用，另外也通过延长心室有效不应期，提高心室舒张期兴奋阈值来发挥作用。苦参总黄酮对多种心律失常模型亦具对抗作用。

（3）抗心肌缺血　苦参总碱能扩张冠脉，增加冠脉血流量，能减轻脑垂体后叶素引起的急性心肌缺血，抑制 ST 段下降和 T 波低平等心电图缺血性变化。对高脂血症大鼠注射异丙肾上腺素建立的心肌缺血模型，苦参碱能恢复血清及心肌组织中 SOD、CAT 和 GSH-Px 的活性，减少脂质过氧化物 MDA 的生成。

此外，苦参尚有调血脂、抗慢性心功能不全、抗胃溃疡等作用。

【体内过程】

苦参碱和氧化苦参碱在家兔体内的药动学过程符合二室模型，$t_{1/2\alpha}$ 分别是 4.4 分钟和 5.8 分钟，$t_{1/2\beta}$ 分别是 79.2 分钟和 29.6 分钟；V_d 分别是 3.93L/kg 和 1.94L/kg。氧化苦参碱大鼠体内药动学过程与家兔体内过程相似。

【安全性评价】

苦参总碱小鼠灌胃 LD_{50} 为（586.2±80.46）mg/kg；腹腔注射给药的 LD_{50} 为（147.2±14.8）mg/kg；苦参碱肌内注射小鼠的 LD_{50} 为（74.15±6.14）mg/kg；氧化苦参碱小鼠肌内注射 LD_{50} 为

（256.74±57.36）mg/kg，苦参总黄酮小鼠静脉注射的 LD_{50} 为（103.1±7.6）mg/kg。

【临床应用】

1. 以苦参为主的复方（香参丸、妇炎康片）常用于治疗湿热病证，相当于西医学的急性肠炎、急性菌痢、慢性结肠炎、滴虫性阴道炎、霉菌性阴道炎以及病毒性肝炎等属于湿热者。

2. 以苦参为主的复方（苦参汤）常用于治疗疥癣、皮肤瘙痒、湿疮等，相当于西医学的急慢性湿疹、荨麻疹、神经性皮炎、药物性剥脱性皮炎等。

【临床不良反应】

苦参制剂口服对胃肠道有刺激作用，表现为恶心、呕吐、食欲不振、腹泻等。

此外，苦参制剂还可引起过敏反应，轻者表现为皮疹、荨麻疹，注射用药时偶见过敏性休克。

第二节　常用配伍

石膏　知母

石膏－知母是典型的相须配伍药对，最早见于东汉张仲景《伤寒论》的白虎汤，具有清热泻火，生津止渴的作用，为治疗伤寒阳明病热证的经典组合，后世温病学派又将其立为清气分热盛证的常用配伍组合。石膏辛寒，辛能解肌热，寒能泻火，寒性沉降，辛能外散，两擅内外之能，故以为君。知母苦润，苦以泻火，润以滋燥，故以为臣。故用石膏配知母既可治气分热证，也不会过伤其正气，使清热不留邪，祛邪不伤正。石膏长于透热除烦而生津止渴，为退热复津液平稳可靠之品。知母苦寒质润，苦寒泻火，润以滋燥。知母既助石膏清热，又滋养为热邪已伤之阴。《本草新编》曰："或问石膏泻胃火，又加知母以泻肾火，何为耶？胃为肾之关门，盖胃火太盛，烁干肾水。用石膏以泻胃火者，实所以救肾水也。泻肾火，非知母不可，尤妙知母不唯止泻肾火，且能泻胃火，所以同石膏用之，则彼此同心，顾肾即能顾胃，不比黄柏泻肾而不泻胃也。此所以用石膏以泻胃之火者，必用知母以泻涌中之火也。"石膏、知母相配的妙处如张锡纯言："猛悍之剂，归于和平，任人大胆用之。"

【配伍研究】

1. 与功效相关的主要药理作用

（1）解热　单味石膏和知母均对发热动物模型有解热作用，单味石膏解热起效快，但作用弱且时间短；单味知母的解热起效虽慢，但作用强且时间长。石膏、知母相伍则体温下降快且持久。关于解热物质基础，石膏中主要成分硫酸钙并无退热作用，而起退热作用的可能与石膏所含的杂质有关。知母的解热作用与菝葜皂苷元和知母皂苷、芒果苷相关。

（2）抗菌　知母煎剂对溶血性金黄色葡萄球菌、伤寒杆菌等有较强的抗菌作用，对痢疾杆菌、大肠埃希菌、霍乱弧菌也有抑制作用。与石膏合用，抗菌作用增强。

（3）降血糖　知母有降血糖作用。石膏与知母同用则降糖作用更加显著。

2. 化学成分

石膏－知母配伍时，钙、锰元素及新芒果苷含量随药对中石膏比例增大而增加，石膏－知母按 3∶1 配伍时钙离子、铁元素、新芒果苷含量最高。

【临床应用】

1. 石膏与知母配伍在复方中主要是加强清热生津作用，常用于阳明气分热盛证，相当于西医学的流行性出血热、肺炎、流行性脑膜炎、乙型脑炎等属于里热炽盛者。

2. 石膏与知母配伍也可用于治疗消渴证，相当于西医学的糖尿病。

金银花　连翘

金银花 - 连翘为清热解毒中药配伍中最常用的药对，二者配伍使用最早出自清代吴鞠通《温病条辨》银翘散。金银花甘寒，具有清热解毒、疏散风热等功效；连翘苦微寒，具有清热解毒、消痈散结、疏散风热之功效。二者相须为用既有清凉透泻、清热解毒的作用，又有芳香避秽的功效，在透解卫气分邪毒的同时，兼顾了温热病邪多挟秽浊之气的特点。

【配伍研究】

1. 与功效相关的主要药理作用

（1）解热、抗炎　单味金银花和连翘均对发热动物模型有解热、抗炎作用，但金银花与连翘配伍应用后疗效明显优于单味金银花或连翘，金银花∶连翘=1∶1 配伍解热、抗炎作用最佳。

（2）抗氧化　金银花、连翘具有抗氧化、抗自由基损伤活性，二者配伍作用更优，以金银花∶连翘=1∶1 最佳。

（3）抗菌、抗病毒　金银花、连翘配伍用对耐甲氧西林金黄色葡萄球菌及临床分离的耐药菌如无乳链球菌、粪肠球菌、阴沟肠杆菌、铜绿假单胞菌、大肠埃希菌、肺炎克雷伯菌等均有抑菌作用，药对作用优于单味药。金银花、连翘配伍对肠道病毒 71 具有体外和体内抗病毒活性。

2. 化学成分

金银花、连翘药对配伍后化学成分的溶出也发生了较为明显的改变，指标性成分绿原酸、连翘酯苷及挥发油成分含量均有所升高，这可能是配伍增效的物质基础。金银花 - 连翘等量配伍及合煎方式有利于绿原酸、咖啡酸、连翘酯苷 A、木犀草苷、连翘苷和槲皮素等成分的溶出。

【临床应用】

金银花与连翘配伍在复方中主要是加强清热解毒作用，用于风热外感或肺热熏蒸的治疗，相当于西医学的急性上呼吸道感染、肺炎、急性扁桃体炎等属于风热袭表、内传入里或肺热熏蒸者。

第三节　代表方

白虎汤

白虎汤源于张仲景的《伤寒论》，由石膏、知母、甘草、粳米组成，具有清热生津、除烦止渴的功效。主治阳明气分热盛，壮热面赤，烦渴引饮，汗出恶热，脉洪大有力，或滑数。现代主要用于高热、流行性乙型脑炎、流行性出血热、肺炎等。气分热证与西医学的急性传染性疾病和感染性疾病初期症状相似。白虎汤为治疗气分热证的代表方剂，方中重用辛甘大寒之石膏，取其辛能走表，解肌退热；甘寒能止渴生津；大寒能清泄阳明之实热，清热除烦，使热清而津不伤，为君药。以苦寒质润之知母，助石膏清泄肺胃之实热；并能滋阴生津，为臣药。甘草、粳米，既能益胃护津，又可防止君臣大寒伤中之偏，为佐使药。四药相伍，共奏清热生津、除烦止渴之功。

【组方研究】

1. 与功效相关的主要药理作用

（1）解热　白虎汤对菌苗、酵母及 2,4- 二硝基苯酚所致的动物发热有解热作用。单味石膏和知母均有解热作用，且知母优于石膏。白虎汤中去知母解热作用消失。解热物质基础可能与复方知母中的菝葜皂苷元和知母皂苷相关。白虎汤对内毒素致家兔发热有解热作用，其机制与抑制炎症因子释放、调节免疫功能有关。

（2）抗病原微生物　白虎汤煎剂对葡萄球菌、溶血性链球菌、肺炎双球菌、伤寒杆菌有较强的抑制作用，对痢疾杆菌、大肠埃希菌及霍乱弧菌亦有抑制作用。对实验性流行性乙型脑炎病毒感染的小鼠，能提高存活率，具有一定的抗病毒作用。

（3）抗炎　白虎汤能减轻感染肺炎双球菌大鼠肺部炎症，其机制与抗自由基损伤及调节前列腺素代谢有关。

2. 其他药理作用

（1）降血糖　白虎汤加减方对四氧嘧啶糖尿病小鼠有降血糖作用。

（2）调血脂　白虎汤可降低血脂异常小鼠的总胆固醇及甘油三酯。

【临床应用】

1. 白虎汤常用于阳明气分热盛证治疗，相当于西医学的流行性出血热、肺炎、流行性脑膜炎、流行性乙型脑炎等属于里热炽盛者。

2. 白虎汤也用于治疗消渴证，相当于西医学的糖尿病。

黄连解毒汤

黄连解毒汤源于《外台秘要》，由黄连、黄芩、黄柏、栀子组成。具有泻火解毒的功效。主治三焦火毒热盛证，可见大热烦躁，口燥咽干，错语不眠；或热病吐血，衄血；或热甚发斑；或身热下痢；或湿热黄疸；或痈疡疔毒，小便黄赤，舌红苔黄，脉数有力。三焦火毒热盛证的症状与急性传染性疾病和感染性疾病初期症状相似。黄连解毒汤为典型的清热解毒之剂，方中以大苦大寒之黄连清泻心火，兼泻中焦之火，为君药。黄芩苦寒清上焦之火，为臣药。黄柏苦寒泻下焦之火，为佐药。栀子苦寒，通泻三焦之火，导热下行，为使药。四药合用，苦寒直折，使火邪去而热毒清，诸证可除。

【组方研究】

1. 与功效相关的主要药理作用

（1）解热　黄连解毒汤对伤寒 - 副伤寒甲 - 副伤寒乙三联菌苗所致的家兔发热有解热作用，对干酵母所致大鼠的体温升高亦有抑制作用，解热作用持续时间长。

（2）抗炎　黄连解毒汤有抗炎作用，对乙酸致小鼠腹腔毛细血管通透性的增加及二甲苯致小鼠耳肿胀有抑制作用。能抑制角叉菜胶所致小鼠滑膜炎气囊内白细胞游出，减少 PGE_2 的生成。

抑制脂多糖诱导的小鼠腹腔巨噬细胞生成 IL-1 和 NO。另外,黄连解毒汤含药血清不仅能抑制非致炎状态下中性粒细胞与血管内皮细胞的黏附,而且还能抑制致炎因子所诱导的中性粒细胞与血管内皮细胞黏附的增强效应。黄连解毒汤能抗脓毒症小鼠肺损伤,还可减轻葡聚糖硫酸钠 DSS 诱导的溃疡性结肠炎小鼠结肠黏膜炎症浸润和黏膜损伤。

(3)抗病原微生物 黄连解毒汤对多种细菌有抑制作用,方中各药在抗菌作用上具有协同效果。对金黄色葡萄球菌、表皮葡萄球菌、乙型链球菌、变形杆菌、痢疾杆菌有较强的抑制作用,对甲型链球菌、大肠埃希菌、伤寒杆菌、铜绿假单胞菌及沙雷菌抑制作用弱。黄连解毒汤体外对细菌生物被膜有抑制作用。体内对流行性乙型脑炎病毒致感染的小鼠,能提高存活率,显示一定的抗病毒作用。

(4)抗毒素 黄连解毒汤有拮抗细菌毒素的作用,能降低金黄色葡萄球菌溶血素和凝固酶的效价;能对抗内毒素所致的发热,对抗内毒素所致低血糖和低体温;增加内毒素血症时肾、脑的营养血流量,降低内毒素所致大、小鼠休克的死亡率。黄连解毒汤能改善内毒素致小鼠全身炎症反应综合征,对心、肝、脾、肺、肾组织损伤具有保护作用。

2. 其他药理作用

(1)改善脑缺血 黄连解毒汤对脑缺血缺氧具有保护作用。黄连解毒汤有效部位可减轻局灶性和多发性脑梗塞大鼠的神经症状,减少脑梗塞范围,对结扎双侧颈总动脉造成的急性大鼠不完全性脑缺血有缓解作用,降低缺血引起的脑水肿,能改善脑缺血小鼠学习记忆能力。进一步研究发现,黄连解毒汤对 NO、谷氨酸及 H_2O_2 所致的大鼠皮层神经元损伤具有保护作用,对 H_2O_2 所致 PC_{12} 细胞氧化应激损伤的保护作用呈剂量依赖性。其改善脑缺血的机制可能与通过多途径抑制缺血缺氧后神经细胞内的钙超载有关。黄连解毒汤还能够防止动脉硬化、增加脑血流、减少动物体内自由基生成从而对血管性痴呆具治疗作用。

(2)抗动脉粥样硬化 黄连解毒汤对高脂饲料诱发的家兔动脉粥样硬化形成有抑制作用。其作用机制可能与抑制中性粒细胞与血管内皮细胞的黏附,清除活性氧自由基,改善血液流变性,抑制血管平滑肌细胞增殖等有关。

(3)降血糖 黄连解毒汤对正常小鼠及四氧嘧啶糖尿病小鼠血糖均有降低作用。对链脲佐菌素加高糖高热量喂饲方法建立的 2 型糖尿病大鼠模型,黄连解毒汤可改善糖耐量,降低血糖、改善胰岛素抵抗。其降糖机制可能与增强胰岛素敏感性密切相关。黄连解毒汤能改善 2 型糖尿病模型大鼠学习记忆能力,可能通过调节糖脂代谢紊乱、改善氧化应激和炎症损伤等多途径发挥干预糖尿病脑病作用。

(4)抑制血小板聚集和抗血栓 黄连解毒汤能抑制 ADP 诱导的家兔血小板聚集,并减轻家兔颈总动脉血栓重量。黄连解毒汤通过干扰内源性凝血系统因子的活性使纤维蛋白的生成受到抑制,还能通过干扰外源凝血系统因子的活性而抑制凝血酶原向凝血酶的转变,使纤维蛋白原向纤维蛋白的转变受到抑制。

(5)抗肝损伤 黄连解毒汤对 CCl_4 或乙酰氨基酚所致小鼠肝损伤有保护作用。

(6)改善学习记忆功能 黄连解毒汤可改善快速老化小鼠 SAM-P/8 的学习记忆功能,还可改善 Aβ1-42 诱导 AD 大鼠学习记忆能力,其作用机制可能与改善 $Aβ_{1-42}$ 所导致的胆碱能系统损伤,增强胆碱能系统功能有关。

此外,黄连解毒汤尚具有抗肿瘤、抗氧化、调血脂、降血压、调节免疫、调节肠道菌群、保护心肌、保护胃肠黏膜等作用。

【体内过程】

黄连解毒汤大鼠灌胃，其小檗碱的体内过程符合一室模型，t_{max}为119分钟、C_{max}为7.55mg/L；黄连解毒汤中黄芩苷的体内过程符合一室模型，t_{max}为199.63分钟、C_{max}为113.65mg/L；黄连解毒汤中栀子苷的体内过程符合二室模型，t_{max}为99.46分钟、C_{max}为5.02mg/L。

【安全性评价】

单味黄连水煎剂小鼠灌胃给药LD_{50}为18.83g生药/kg，但配伍复方黄连解毒汤小鼠灌胃最大耐受量为80g生药/kg。

【临床应用】

1. 黄连解毒汤常用于常用于治疗热毒证，相当于西医学的上呼吸道感染、急性支气管炎、急慢性咽炎、流感、腮腺炎等属于热毒内盛者。

2. 黄连解毒汤常用于治疗湿热病证，相当于西医学的肠道感染、痢疾等大肠湿热者。

3. 黄连解毒汤对脑梗死、脑出血、病毒性心肌炎、冠心病、糖尿病、老年痴呆、胃溃疡等现代疾病亦有一定疗效。

清营汤

清营汤源于清代吴鞠通的《温病条辨》，由水牛角粉、金银花、连翘、生地黄、玄参、竹叶、麦冬、丹参、黄连组成。具有清营解毒、透热养阴的功效。主治热入营分证，可见身热夜甚，神烦少寐，时有谵语，目常喜开或喜闭，口渴或不渴，斑疹隐隐，脉细数，舌绛而干等。营分证是温热病发展过程中较为深重的阶段，症状与西医学的感染性疾病极期或败血症期相似。清营汤为治疗营分证的代表方，方中水牛角清解营分之热毒，为君药。热伤营阴，又以生地黄凉血滋阴、麦冬清热养阴生津、玄参滋阴降火解毒，三药共用，既可甘寒养阴保津，又可助君药清营凉血解毒，共为臣药。君臣相配，咸寒与甘寒并用，清营热而滋营阴，祛邪扶正兼顾。温邪初入营分，故用金银花、连翘清热解毒，轻清透泄，使营分热邪有外达之机，促其透出气分而解，此即"入营犹可透热转气"之具体应用；竹叶清心除烦；黄连苦寒，清心解毒；丹参清热凉血，并能活血散瘀，可防热与血结，上述五味均为佐药。本方的配伍特点是以清营解毒为主，配以养阴生津和"透热转气"，使入营之邪透出气分而解。

【组方研究】

1. 与功效相关的主要药理作用

（1）解热　清营汤对内毒素致发热家兔有解热作用，可抑制营热阴伤证家兔的体温升高。

（2）抗炎　清营汤具有一定的抗炎作用。能抑制涂抹二甲苯致小鼠耳肿胀，抑制腹腔注射乙酸致小鼠毛细血管通透性增加，抑制注射蛋清至大鼠足肿胀，促进烧伤小鼠创面愈合。

（3）抗菌　清营汤体外对乙型溶血性链球菌、肺炎链球菌、金黄色葡萄球菌、铜绿假单胞菌、大肠埃希菌有不同程度抑制作用，对耐甲氧西林金黄色葡萄球菌有一定抑制作用。

（4）抗凝血　清营汤能延长凝血酶原时间（PT），增加纤维蛋白原（fibrinogen，Fg）的含量，可抑制纤溶酶原激活物的减少；清营汤及其拆方均可抑制纤溶酶原激活抑制物（plasminogen activator inhibitor，PAI）的增加。

2. 其他药理作用

（1）抗氧化 清营汤具有提高机体抗氧化能力，抵御自由基对组织的损伤作用。采用地塞米松、速尿和大肠埃希菌内毒素复制营热阴伤证家兔模型，发现清营汤能降低模型家兔脑脊液肌酸激酶（creatine kinase，CK）活性、MDA 含量，提高血浆 SOD 活性。

（2）保护心肌 清营汤可改善联用异丙肾上腺素和甲状腺素制备的热盛阴虚证心力衰竭大鼠心肌损伤，降低大鼠心脏指数、改善组织结构、降低心肌 TNF-αmRNA、IL-1β mRNA 表达。对病毒性心肌炎小鼠亦有心肌保护作用。

【临床应用】

1. 清营汤常用于常用于治疗热邪入营分证，相当于西医学的流行性脑脊髓膜炎、流行性乙型脑炎、流行性出血热、变应性亚败血症、全身炎症反应综合征等邪热入营者。

2. 清营汤对血栓闭塞性脉管炎、过敏性紫癜、药物性皮炎、银屑病、接触性皮炎等亦有一定疗效。

第四节 常用成药

牛黄解毒片

牛黄解毒片由人工牛黄、石膏、黄芩、大黄、雄黄、冰片、桔梗和甘草组成。本品为素片、糖衣片或薄膜衣片、素片或包衣片除去包衣后显棕黄色；有冰片香气，味微苦、辛。具有清热解毒功效，用于火热内盛，咽喉肿痛，牙龈肿痛，口舌生疮，目赤肿痛。

【药理作用】

（1）抗炎 牛黄解毒片对涂抹巴豆油所致小鼠耳肿胀和注射蛋清致大鼠足肿胀有抑制作用，能抑制注射乙酸致小鼠腹腔毛细血管通透性增加。

（2）抗菌 牛黄解毒片体外对金黄色葡萄球菌、耐药金黄色葡萄球菌、变形杆菌、白色葡萄球菌有一定抑制作用。

（3）解热 牛黄解毒颗粒对 2,4 二硝基酚致大鼠发热有抑制作用，能抑制霍乱菌苗致家兔发热。

（4）镇痛 牛黄解毒颗粒能抑制醋酸所致小鼠扭体反应，提高小鼠热刺激痛阈值。

【毒理作用】

牛黄解毒片原料粉以 1.28、3.21、6.43g/kg 剂量灌胃 14 天，结果 3.21g/kg 以上组大鼠体重增长缓慢，肝细胞可见水肿、脂肪变性，6.43g/kg 组可见肝小叶内灶状坏死、汇管区增宽、胆管及纤维结缔组织增生。停药 7 天，肝病理改变减轻。

【临床应用】

常用于胃火亢盛致口舌生疮，三焦火盛致牙龈肿痛，火毒内盛、火热上攻致咽痛红肿，或伴发热、口干喜饮、大便秘结、小便黄赤，舌红苔黄、脉数；现多用于口腔炎、口腔溃疡、牙周炎、牙龈炎、急性咽炎见上述证候者。虚火上炎、脾胃虚弱者慎用；因含雄黄，不宜过量、久服。

【用法用量】

片剂：口服。大片一次 2 片，小片一次 3 片，一日 2～3 次。
丸剂：口服。水蜜丸一次 2g，大蜜丸一次 1 丸，一日 2～3 次。
胶囊剂：口服。小粒一次 3 粒，大粒一次 2 粒，一日 2～3 次。
软胶囊剂：口服。一次 4 粒，大粒一次 2 粒，一日 2～3 次。

【临床不良反应】

有报道长期或大量服用牛黄解毒片致慢性砷中毒，亦有涉及神经、循环、呼吸、消化、泌尿、血液等系统不良反应的报道。其不良反应的发生除与雄黄引起的砷蓄积性中毒有关，还与患者体质、不合理配伍等有关。

第十章
泻下方药

扫一扫，查阅本章数字资源，含PPT、音视频、图片等

凡能引起腹泻、促使排便或润滑大肠，及攻逐水饮的方药称为泻下方药。在临床上主要用于大便秘结、实热积滞及水肿停饮等里实证。根据泻下作用强度和适应证的不同，本类方药可分为攻下、润下和峻下逐水等3类。泻下方药的主要功效包括：①通利大便，排出肠道内宿食积滞。对于宿食停积，腹部胀满，大便燥结所致的里实证，常用泻下力强的攻下药，如大黄、芒硝，常配伍行气药，代表方如大承气汤；对于久病体弱、年老津枯、产后血虚等所致肠燥便秘，常选润燥滑肠的润下药，如火麻仁、郁李仁，并配伍滋阴补血药，代表方如麻子仁丸、五仁丸。②荡涤实热，使实热壅滞通过泻下而解除。对于某些实热证，高热不退、谵语发狂，或火热上炎，热邪壅盛，症见头痛目赤、口舌生疮、牙龈肿痛，以及实火上炎引起的吐血、衄血、咯血等证，不论有无便秘，均可用攻下药，取其苦寒降泄之力以清除实热、导热下行，起到"釜底抽薪"之效，常配伍行气药，如大承气汤。③攻逐水饮。常用峻下逐水药，如芫花、商陆、牵牛子、巴豆等。本类药物泻下作用峻猛，能引起剧烈腹泻，并有利尿作用，使体内潴留的水分从大小便排出，适用于水肿、胸腹积水，以及痰饮喘满等证，常用方如十枣汤、舟车丸。

里实证是对疾病深入于里（脏腑、气血、骨髓），体内病理产物蓄积而产生的各种临床表现的病理概括。由于外邪性质与病理产物不同，里实证的证候表现也不同，常见症状如大便秘结、腹胀痛拒按、烦躁，甚至神昏谵语、苔黄、脉实等。西医学的多种急腹症、多种感染性疾病、腹水等均有里实证的病理表现，应用泻下方药治疗往往取得较好疗效。例如，根据中医理论"六腑以通为用""不通则痛""通则不痛"等理论，对急性肠梗阻、急性胆囊炎、急性阑尾炎、急性胰腺炎等某些急腹症属于实热积滞者，以攻下药物为主，适当配伍清热解毒和活血化瘀药物，可以取得良好治疗效果。

泻下方药具有泻下、利尿、抗病原微生物、抗炎等药理作用，上述药理作用是其泻下导滞等功效的药理学基础。现代药理研究表明，泻下方药治疗里实证主要涉及以下药理作用。

1. 泻下 本类方药以不同方式刺激肠黏膜，使胃肠蠕动增加，表现出不同程度的泻下作用。根据作用机制的不同，泻下作用主要分为三类：①刺激性泻下：大黄、番泻叶、芦荟等攻下药的致泻有效成分为结合型蒽苷，口服抵达大肠后在细菌酶的作用下水解成苷元，刺激大肠黏膜下神经丛，使结肠蠕动显著增加而产生泻下作用；峻下逐水药牵牛子所含牵牛子苷、巴豆所含巴豆油均能强烈刺激肠黏膜，使整个胃肠运动增加、分泌亢进，产生剧烈泻下作用，引起水泻。②容积性泻下：攻下药芒硝主要成分为硫酸钠，口服后在肠内解离成钠离子、硫酸根离子，后者不易被吸收，使肠内渗透压升高，大量水分保留在肠腔，使肠容积增大、肠管扩张，机械性刺激肠壁引起肠蠕动增加而致泻。③滑润性泻下：火麻仁、郁李仁等润下药因含大量脂肪油而润滑肠道、软化大便，加之脂肪油在碱性肠液中能分解产生脂肪酸，对肠壁产生温和的刺激作用，使肠蠕动增

加而产生缓泻作用。

2. 利尿 峻下逐水药芫花、商陆、牵牛子、大戟等的利尿作用分别在多种动物实验中观察到。大鼠灌服芫花煎剂可使尿量增加，麻醉犬静注芫花煎剂，尿量亦可明显增加。大戟对实验性腹水大鼠有明显的利尿作用。攻下药大黄也有利尿作用，其作用机制与抑制肾小管上皮细胞 Na^+–K^+–ATP 酶有关。

3. 抗病原微生物 甘遂、芫花、大戟、商陆、芦荟、大黄等对某些 G^- 菌和 G^+ 菌、某些病毒、真菌及致病性原虫均有不同程度的抑制作用。

4. 抗炎 大黄和商陆均有明显的抗炎作用，既抑制炎症早期的渗出水肿，又能抑制炎症后期的肉芽增生。大黄素的抗炎作用与调控 TNF-α、诱导型一氧化氮合酶（inducible nitric oxide synthase，iNOS）、IL-10 等炎症细胞因子，抑制黏附分子表达，尤其是抑制 NF-κB 活化有关。商陆皂苷能兴奋垂体 - 肾上腺皮质系统而发挥抗炎作用。大承气汤能改善肠系膜血液循环，促进渗出液的吸收。

综上，泻下方药泻下导滞、通利大便等功效有关的药理作用主要为泻下、利尿、抗病原微生物、抗炎等。主要药效物质基础有蒽醌类化合物、硫酸钠、脂肪油、芫花酯、牵牛子苷等。

常用泻下药的主要药理作用见表 10-1。

表 10-1 常用泻下药主要药理作用总括表

类别	药物	泻下	利尿	抗菌	抗病毒	抗肿瘤	抗炎	免疫调节	其他作用
攻下药	大黄	+	+	+	+	+		+	止血、抗溃疡、调血脂、改善肾功能、保肝、利胆、抑制胰酶
	芒硝	+		+			+		利胆
	番泻叶	+		+					止血、肌松
润下药	芦荟	+		+		+		+	调血脂、愈创
	火麻仁	+							降压、降脂、镇痛
	郁李仁	+							降压
	牵牛子		+						
峻下逐水药	芫花	+		+		+	+		镇咳、祛痰、致流产
	大戟	+	+	+		+			
	商陆	+	+	+	+		+	+	镇咳、祛痰、平喘
	巴豆	+							
	甘遂	+		+					

第一节 常用药

大 黄

本品为蓼科植物掌叶大黄 *Rheum palmatum* L.、唐古特大黄 *Rheum tanguticum* Maxim.ex Balf. 或药用大黄 *Rheum officinale* Baill. 的干燥根和根茎。主产于青海、甘肃、四川、西藏、湖北等地。生用、酒炒、蒸制或炒炭用。主要成分为蒽醌衍生物，总量 3%～5%，以结合型和游离型两种形式存在，其中以结合型蒽醌苷为主，是泻下的主要成分，主要有蒽醌苷和二蒽酮苷，其中二蒽酮苷中的番泻苷 A、B、C、D、E、F 泻下作用最强。游离型蒽醌仅占小部分，如大黄素、大黄酸、芦荟大黄素、大黄酚、大黄素甲醚。尚含大量鞣质，如没食子酸和儿茶素。

大黄性寒、味苦，归脾、胃、大肠、肝、心包经。具有泻下攻积，清热泻火，凉血解毒，逐瘀通经，利湿退黄等功效。首载于《神农本草经》，列为下品，谓其能"下瘀血、血闭寒热，破癥瘕积聚、留饮宿食，荡涤肠胃，推陈致新，通利水谷，调中化食，安和五脏"。《本草纲目》谓其主"下痢赤白，里急腹痛，小便淋沥，实热燥结，潮热谵语，黄疸，诸火疮"。临床上主治实热便秘，谵语发狂，积滞腹痛，血热吐衄，目赤咽肿，肠痈腹痛，痈肿疔疮，瘀血经闭，产后瘀阻，跌仆损伤，泻痢不爽，湿热黄疸；外治水火烫伤等病。酒大黄善清上焦血分热毒，用于目赤咽肿，齿龈肿痛。熟大黄泻下力缓，泻火解毒，用于火毒疮疡。大黄炭凉血化瘀止血，用于血热有瘀出血证。大黄的药理作用十分广泛，具有泻下、利胆、保肝、抗胃和十二指肠溃疡、止血、抗病原微生物、抗炎、解热、利尿、抗肿瘤、调血脂等作用，其功效主治的发挥与其药理作用密切相关。

【药理作用】

1. 与功效相关的主要药理作用

（1）泻下　大黄的泻下作用确切，凡肠道积滞、大便秘结者，均可用之，为治疗积滞便秘之要药。可单用，也可与芒硝等配伍用其复方，如大承气汤、调胃承气汤等。大黄致泻的主要成分为结合型蒽醌苷类，其中以二蒽酮苷中的番泻苷泻下作用最强，番泻苷 A、B、C、D、E、F 泻下作用相似。大黄属于刺激性泻药，致泻作用部位在大肠。离体肠管电活动和收缩活动实验证实，大黄对整个结肠的电活动均有明显的兴奋作用，使峰电频率明显增加，幅度明显增高，收缩活动增强，而对空肠几乎没有影响。目前认为其泻下作用机制是大黄口服后，结合型蒽醌苷大部分未被小肠吸收而抵达大肠，在大肠被细菌酶（主要为 β 葡萄糖苷酶）迅速水解为游离型大黄酸蒽酮和大黄酸，刺激肠黏膜及肠壁肌层内神经丛，促进结肠蠕动而致泻。给小鼠服用抗生素抑制大肠中细菌活性，则番泻苷 A、C 的泻下作用显著减弱，在结肠中蒽酮的含量也大为减少；大黄酸蒽酮具有胆碱样作用，可兴奋肠平滑肌上 M 胆碱受体，促进结肠蠕动，实验证明大黄兴奋结肠的作用可被阿托品阻断；大黄蒽苷刺激肠壁组织分泌 5-HT，并通过其介导促进肠道收缩和肠液分泌；蒽酮又抑制肠平滑肌细胞（smooth muscle cell，SMC）膜上 Na^+-K^+-ATP 酶，抑制 Na^+ 从肠腔转移至细胞内，使肠腔内渗透压升高，水、Na^+ 滞留，使肠腔容积扩大，机械性刺激肠壁，使肠蠕动增强而致泻；大黄番泻苷可提高血液及空肠组织中 MTL、SP 含量，降低血管活性肠肽（vasoactive intestinal peptide，VIP）水平；此外，部分原型蒽苷自小肠吸收后，经过肝脏转化，还原成蒽酮，由血流或胆汁运输至大肠而发挥上述泻下作用。

尽管游离蒽醌类是刺激肠黏膜引起泻下作用的直接因素，但是在药材提取过程中游离蒽醌的损失远远高于结合蒽醌（如大黄水煎煮 30 分钟，结合蒽醌类成分的损失率仅为 15%，而游离蒽醌类的损失率高达 64%）；另外，游离蒽醌类口服后，易在上消化道吸收，最终直接到达大肠或通过血液分布到大肠的量极其有限，因而不能表现出泻下作用。但是，如果将游离蒽醌类如大黄酸、大黄酚、芦荟大黄素、大黄素等溶液直接注入大鼠结肠，均能抑制大肠的水分及电解质吸收，可导致强烈的水泻。综上，大黄按传统的口服方式给药，结合型蒽醌类是其发挥泻下作用的有效成分，游离型蒽醌类是结合型蒽醌产生泻下作用的最终物质，大肠为其作用部位，大肠细菌的存在是结合蒽醌发挥泻下作用的必要条件。

中医临床经验证明，生大黄泻下攻积力量峻猛，用于攻下时当用生品而不用炮制品，且不宜久煎。大黄含鞣质，有收敛止泻作用，且持续时间长，因此致泻后常发生继发性便秘。

（2）抗病原微生物 大黄具有广泛的抗细菌、抗真菌、抗病毒、抗原虫等作用。

①抗菌：大黄的抗菌谱较广，较敏感细菌有金黄色葡萄球菌、淋病双球菌、链球菌、白喉杆菌、炭疽杆菌、伤寒和副伤寒杆菌、痢疾杆菌、厌氧菌等，尤其对葡萄球菌和淋病双球菌最敏感。抑菌有效成分是游离苷元，其中以大黄酸、大黄素和芦荟大黄素抗菌作用最强。大黄素对铜绿假单胞菌、耐甲氧西林金黄色葡萄球菌（methicillin resistant staphylococcus aureus，MRSA）显示出显著的抗菌活性。大黄素还能够抑制幽门螺杆菌的生长。大黄抗菌作用的机制主要是对细菌核酸和蛋白质合成及糖代谢的抑制作用。

②抗真菌：大黄煎剂及其水、醇、醚提取物在体外对一些致病真菌有抑制作用。对许兰黄癣菌及蒙古变种、同心性毛癣菌、红色表皮癣菌、堇色毛癣菌、铁锈色小孢子癣菌、大小孢子癣菌、絮状表皮癣菌、趾间毛癣菌等均有较高的敏感性。大黄素具有一定杀真菌作用。

③抗病毒：大黄体外对流感病毒、HSV、乙肝病毒、柯萨奇病毒均有不同程度的抑制作用。大黄素对乙肝病毒、巨细胞病毒、EB病毒、冠状病毒、脊髓灰质炎病毒均有抑制作用。

④抗原虫：大黄对阿米巴原虫、阴道滴虫等均有抑制作用。大黄素具有广泛的抗原虫活性，包括布氏罗德西亚锥虫、杜氏利什曼原虫和恶性疟原虫 K_1 株等。

（3）抗炎 大黄煎剂对多种炎症动物模型均表现出抗炎作用，对炎症早期的渗出、水肿和炎症后期的结缔组织增生均有明显的抑制作用。但酒制大黄和大黄炭的作用较弱。大黄对切除双侧肾上腺的大鼠仍有抗炎作用，且抗炎同时不降低肾上腺维生素C的含量，说明大黄的抗炎作用机理不是通过兴奋垂体-肾上腺皮质系统而实现的。大黄可抑制AA的代谢，减少PG和LT生成，是抗炎作用主要机制。此外，大黄素能抑制NF-κB活化，抑制细胞间黏附分子-1（intercellular adhesion molecule-1，ICAM-1）、血管细胞黏附分子-1（vascular cell adhesion molecule-1，VCAM-1）、内皮细胞白细胞间黏附分子（endothelial leukocyte adhesion molecule-1，ELAM-1）的表达，也是大黄素抗炎的机制之一。

（4）止血 大黄止血的有效成分主要有大黄酚、儿茶素和没食子酸等。目前认为大黄止血作用机制是收缩损伤局部血管，降低毛细血管的通透性；促进PLT黏附和聚集，增加PLT数量；降低AT-Ⅲ的活性；没食子酸还能提高 α_2-巨球蛋白（α_2-macroglobulin，α_2-MG）含量，竞争性抑制纤溶酶的活性或抑制纤溶酶原活化素的活性，使纤溶酶的活力降低，提高Fg含量。

（5）利胆保肝 大黄能疏通肝内毛细胆管，促进胆汁分泌；并能促进胆囊收缩，松弛胆囊奥狄括约肌，使胆汁排出增加。大黄不仅促进胆汁分泌，还使胆汁中胆红素和胆汁酸含量增加。大黄的退黄作用可能与其增加胆红素排泄有关。

大黄对 CCl_4 所致大鼠急性肝损伤有明显保护作用，可使血清ALT活性明显下降，使肝细胞肿胀、变性、坏死程度明显减轻。大黄素也可减少 CCl_4 和D-半乳糖胺诱导的肝损害。对 α-萘异硫氰酸（alpha-naphthylisothiocyanate）导致的大鼠急性肝内胆汁郁积型肝炎模型，大黄素通过抗炎作用而发挥保肝作用，并恢复肝功能，这与大黄素抑制炎症细胞因子、抗氧化、改善肝微循环等作用有关。大黄素能够有效减少大鼠肝移植术后肝细胞凋亡，抑制肝移植排斥反应，而且与环孢素A有协同作用。大黄素还可减轻肝纤维化发展。

（6）对血液流变学的影响 大黄是治疗血瘀证的常用药物，其活血化瘀疗效确凿，如瘀血经闭、产后恶露不下、癥瘕积聚、跌打损伤、瘀滞疼痛等，无论新老瘀积均可应用。目前对于大黄活血化瘀的药理研究不多，且不够深入。大黄可提高血浆渗透压，使组织水分向血管内转移，以补充因大失血而丢失的血容量，降低血液黏度，有利于解除微循环障碍。大黄提高血浆渗透压作用与其抑制细胞膜 Na^+–K^+–ATP 酶活性有关。大黄的血液稀释作用可能与其活血化瘀作用有关。

2. 其他药理作用

（1）调血脂　大黄对正常家兔血清胆固醇无明显影响，但可明显降低喂饲高胆固醇饮食致实验性高胆固醇血症家兔的血清胆固醇水平。

（2）抑制胰酶　大黄是临床上治疗急性胰腺炎的常用药物，疗效迅速可靠。大黄能抑制胰酶分泌，特别是与急性胰腺炎发病直接相关的酶类，如胰蛋白酶、胰弹性蛋白酶、胰糜蛋白酶、胰激肽释放酶及胰脂肪酶均有明显抑制作用，并使胰淀粉酶活性降低。大黄的 10 种单体对胰酶均有显著抑制作用，其中大黄素对胰蛋白酶有较强抑制作用，芦荟大黄素对胰弹性蛋白酶有较强抑制作用，且其抑制率均随药物浓度增大而增强，大黄酸对胰激肽释放酶抑制作用最强，大黄酚和大黄素甲醚对胰蛋白酶与胰激肽释放酶有较强的抑制作用，从而减弱胰酶对胰腺细胞自身的消化作用。

（3）抗溃疡　生大黄、酒制大黄、大黄炭均能防治大鼠应激性胃溃疡，明显缩小出血面积和减少出血灶数量，作用类似西咪替丁。对于幽门结扎型胃溃疡模型大鼠，生大黄可使溃疡面积缩小，并能降低胃液量、胃液游离酸及胃蛋白酶活性，而酒炖大黄则无此作用。对于乙醇造成的胃黏膜损伤大鼠模型，不同剂量大黄水煎剂均有明显保护胃黏膜作用，能提高胃黏膜 PGE_2 含量。大黄素亦有相同的结果，可对抗幽门螺杆菌所致的溃疡和应激性溃疡，机制之一在于减少胃酸和胃蛋白酶的分泌。

（4）利尿、改善肾功能　大黄具有明显的利尿作用，也能抑制慢性肾炎的肾间质纤维化病变。大黄治疗氮质血症具有较好的临床效果。大黄能使实验性高氮质血症动物血中尿素氮和 Crea 水平明显降低，作用机理可能与下列因素有关：①大黄泻下作用使肠内氨基酸吸收减少；②血中必需氨基酸增加使蛋白质合成增加；③大黄抑制多种蛋白，特别是肌蛋白的分解，从而减少尿素氮的来源；④大黄还能促进尿素和 Crea 随尿排出体外，故血中尿素、Crea 明显下降。

（5）抗肿瘤　《神农本草经》谓大黄能"破癥瘕积聚"，此与抗肿瘤作用有关。大黄蒽醌类衍生物具有明显抗癌活性。大黄酸、大黄素对小鼠黑色素瘤有较强抑制作用。大黄酸对艾氏腹水癌、大黄素对乳腺癌有明显抑制作用，机制可能是抑制癌细胞的氧化和脱氢。大黄酸对癌细胞的酵解也有抑制作用，还能抑制癌促进剂 TPA 诱导转录因子 AP-1 活化和细胞转化，有抗诱变作用。

【体内过程】

大黄主要成分蒽醌衍生物口服易吸收，给药后 2 小时血药浓度可达峰值。小鼠灌服大黄素后，主要分布于肝、肾和胆囊。主要在肝脏代谢，代谢产物与原形物最终与葡萄糖醛酸结合，活性降低，极性增高，便于经尿排出体外。排泄途径主要是经肾和肠道排出体外。

【安全性评价】

小鼠灌胃掌叶大黄煎剂的 LD_{50} 是（153.5±4.5）g/kg；小鼠灌胃大黄素、大黄素甲醚、大黄酚的 LD_{50} 分别为 0.56g/kg、1.15g/kg 和 10.0g/kg。大剂量长期给大鼠灌胃，大黄毒性反应的主要器官是肾脏和肝脏，特别是肾近曲小管上皮细胞。大黄素、芦荟大黄素等游离型蒽酮可能是主要的毒性成分。损伤的分子机制主要有：调节死亡受体介导的凋亡通路和线粒体凋亡通路，介导细胞凋亡；调节氧化应激、内质网应激通路相关的蛋白，引起细胞凋亡；引起肾脏脂类代谢异常，诱导细胞周期阻滞；等等。但大黄素的这种毒性作用是可逆的。

多种细胞株的 Ames 试验结果表明，大黄素具有弱的致突变性，是间接遗传毒性物质，可能具有一定的促癌作用。

【临床应用】

1. 以大黄为主的复方（如大承气汤、小承气汤、温脾汤）常用于治疗胃肠实热便秘或寒积便秘，相当于西医学的便秘属于胃肠实热或寒积者。

2. 以大黄为主的复方（如泻心汤）常用于治疗火热迫血妄行之吐血、衄血等，相当于西医学的急性上消化道出血、肺咳血、鼻衄血等属于血热者。

3. 以大黄为主的复方（如茵陈蒿汤、芍药汤、八正散）常用于治疗湿热黄疸或湿热泻痢或热淋，相当于西医学的急性黄疸型肝炎或胆囊炎等属于湿热熏蒸者，或急性肠炎和菌痢属湿热证者，或各种泌尿道感染属于湿热者。

4. 大黄可清热解毒，常用于治疗热毒痈肿、疮疡、丹毒及烧烫伤。可内服，也可涂敷外用。

5. 大黄是治疗血瘀证的常用药，可用于治疗西医学的妇女瘀血经闭、产后恶露不下、癥瘕积聚、跌打损伤等，无论新瘀、宿瘀均可用之。

6. 大黄可适当配伍清热解毒、活血化瘀药物，用于治疗某些属实热积滞的急腹症，相当于西医学的急性肠梗阻、急性胆囊炎、急性阑尾炎、急性胰腺炎等；体现中医"六腑以通为用"的特性，疗效显著，并可免除患者手术治疗之苦。

此外，本品尚可用于治疗复发性口疮、宫颈糜烂等妇科慢性炎症、急性扁桃体炎、脂溢性皮炎、高脂血症、慢性前列腺炎等。

【临床不良反应】

大黄停药后可出现继发性便秘。一般认为大黄毒性较低，临床应用比较安全，但服用过量可引起中毒，出现恶心、呕吐、头痛、腹绞痛等不良反应。另外，大黄蒽醌类成分具有一定肝脏毒性，长期服用应予以注意。

芒　硝

本品为硫酸盐类矿物芒硝族芒硝，经加工精制而成的结晶体。主产于河北、山东、河南、江苏、安徽、山西等地的碱土地区。将天然产品用热水溶解、过滤，放冷析出结晶，称朴硝或皮硝，含杂质较多，多作外敷用；取萝卜洗净切片，置锅内加水与朴硝共煮，取上清液，放冷析出结晶，即芒硝，质地较纯，供内服；芒硝风化失去结晶水而成的白色粉末，称玄明粉（元明粉），质纯净且已脱水，便于制成散剂，除内服外，常作为口腔病、眼病的外用药。芒硝主要成分为含水硫酸钠（$Na_2SO_4 \cdot 10H_2O$），此外，尚含少量氯化钠、硫酸镁、硫酸钙等。

芒硝味咸、苦，性寒，归胃、大肠经。具有泻下通便、润燥软坚、清热消肿等功效。主治实热积滞，腹满胀痛，大便燥结，以及咽痛、口疮、目赤肿痛、乳痈、肠痈等。《珍珠囊》谓："芒硝其用有三：去实热，一也；涤肠中宿垢，二也；破坚积热块，三也。"临床上芒硝常与大黄相须为用，以增强泻下热结作用，用于治疗肠道实热积滞、大便燥结，如大承气汤、调胃承气汤。吹喉或滴眼，可治疗咽喉肿痛、口疮、目赤，可与硼砂、冰片配伍同用；外敷可用于乳痈，以消除肿块，也可作回乳之用。上述功效的发挥，与芒硝的泻下、抗肿瘤、抗炎等药理作用密切相关。

【药理作用】

与功效相关的主要药理作用

（1）泻下　芒硝的主要成分为硫酸钠，属盐类泻药，也称容积性泻药。口服后，硫酸钠水解产生大量硫酸根离子，在肠道难被吸收，滞留于肠腔内，使肠内容物形成高渗状态，抑制肠内水分的吸收，使肠内容物容积增大，扩张肠道，机械性刺激肠壁，反射性引起肠蠕动增加而致泻。硫酸钠本身也刺激肠黏膜，使其蠕动增加。芒硝的泻下速度与饮水量有关，饮水量多则泻下作用快，一般服药后4～6小时排出稀便。芒硝常与大黄相须为用，以增强泻下作用，但两者致泻机制不同。芒硝对小肠也有作用，使小肠蠕动增加，肠内容物急速通过小肠，影响小肠对营养物质的吸收，此与大黄不同。

（2）抗肿瘤　芒硝的软坚散结功效，与其抗肿瘤作用有一定关系。次级胆汁酸中脱氧胆酸（deoxycholic acid，DCA）具有明显促癌作用，可使二甲肼（dimythylhydrazine，DMH）对SD大鼠大肠癌的诱癌率提高，0.75%玄明粉则使诱癌率明显下降。玄明粉抑制DCA促癌的机制与以下作用有关：①酸化肠内环境。给大鼠喂饲0.75%玄明粉和0.3%胆盐混合饲料12周，可抑制胆盐所致粪便pH值升高，接近正常值。②减少DCA含量。给大鼠喂饲高胆酸盐饮食可扩大体内总胆汁酸代谢，经肠菌酶降解后使DCA增加。玄明粉可使肠内酸性增强，抑制7α-脱羟酶活性，使DCA含量降低。③抑制肠上皮细胞DNA合成。^{3}H-胸腺嘧啶核苷（3h-thymidine incorporation，^{3}H-TdR）放射自显影实验显示，胆盐食谱使肠上皮DNA合成高度活跃，玄明粉则有抑制作用，使S期细胞减少，降低对致癌物的敏感性，进而抑制肠癌的发生。

（3）抗炎　芒硝外用能清热消肿，可治疗咽喉肿痛、口疮、疮疡等，与其抗炎作用有关。用10%～25%芒硝溶液外敷感染创面、皮肤疮肿，利用其高渗压吸水作用产生清热消肿作用，并可加快淋巴循环，增强网状内皮细胞的吞噬功能，从而产生抗炎作用。

（4）利胆　芒硝小量多次口服，可刺激小肠壶腹部，反射性地引起胆囊收缩，胆道括约肌松弛，利于胆汁排出。

【安全性评价】

芒硝煎液腹腔注射小鼠的LD_{50}为6.738g/kg，动物多在给药后1小时死亡，出现肾缺血。

【临床应用】

1.芒硝或脐部贴敷玄明粉常用于治疗实热便秘、大便燥结。现代临床用于治疗术后腹胀、腹痛、便秘，与大黄配伍可加强疗效。还可用于结肠镜检查前的清洁肠道。

2.玄明粉吹喉或滴眼，可治疗多种五官科疾病，如口腔炎、咽炎、扁桃体炎、角膜翳，与冰片、硼砂等配伍可加强疗效。噙化还可治牙痛。

3.芒硝水调外敷，可治疗多种外科感染，如急性乳腺炎、丹毒、蜂窝织炎、疖肿未成脓者、淋巴管炎、阑尾周围脓肿、深部脓肿等；还可用于血栓性浅静脉炎、血栓闭塞性脉管炎、骨伤肿痛、鸡眼、冻疮，坐浴可治疗痔疮；芒硝用纱布包，敷于乳房上，有回乳作用。

【临床不良反应】

高浓度溶液抵达胃、十二指肠，可引起幽门痉挛，产生胃不适感，影响胃排空。芒硝含钠离子多，故水肿患者应慎用。芒硝用于结肠镜检查前清洁肠道时，有少数患者出现肠鸣及轻度腹部不适感，但对肠黏膜无刺激性。

火麻仁

　　本品为桑科植物大麻 *Cannabis sativa* L. 的干燥成熟果实。全国各地均有栽培，主产于山东、河北、黑龙江、吉林、辽宁、江苏等地。生用或清炒用，用时打碎。火麻仁主要含脂肪酸及其酯类、木脂素酰胺类、甾体类、大麻酚类、生物碱类等。火麻仁中含有丰富的脂肪油，约占30%。其中饱和脂肪酸有 4.5%～9.5%；不饱和脂肪酸中，油酸约为 12%，亚油酸 53%，亚麻酸25%。脂肪油中还含有大麻酰胺 A～G 等木脂素酰胺类成分。另含生物碱如毒蕈碱、胡芦巴碱、胆碱等，并含蛋白质、维生素、卵磷脂、葡萄糖、甾醇、植物钙镁、烯类等。本品也含有少量大麻素。

　　火麻仁味甘，性平，归脾、胃、大肠经。具有润肠通便的功效，用于血虚津亏，肠燥便秘。本品质润多脂，既能润肠通便，又兼有滋养补虚的作用，故适用于老人、产妇及体弱津血不足者的肠燥便秘症。《药品化义》谓："麻仁，能润肠，体润能去燥，专利大肠气结便秘。凡年老血液枯燥，产后气血不顺，病后元气未复，或禀弱不能运行者皆治。"临床上常与当归、熟地黄、杏仁、肉苁蓉等配伍，如益血润肠丸、麻仁苁蓉汤，可用于老人或产妇血虚便秘。与大黄、厚朴等配伍，可治疗老人或体虚者之肠胃燥热、大便秘结及痔疮便秘、习惯性便秘等，如麻子仁丸。现代实验研究发现，火麻仁具有缓泻等药理作用，与其传统功效一致。

【药理作用】

1. 与功效相关的主要药理作用

（1）泻下　火麻仁中的脂肪油可直接润滑肠壁和粪便。火麻仁中的脂肪油可在肠内分解成脂肪酸，刺激肠黏膜，使分泌增多，蠕动加快，减少大肠吸收水分，故有泻下作用，为润滑性泻药。火麻仁压榨油能明显改善复方地芬诺酯致小鼠便秘。

（2）抗疲劳和免疫调节　火麻仁蛋白能明显延长小鼠游泳时间，降低血乳酸值，增加肝糖原含量和 T 淋巴细胞百分比；增强刀豆蛋白 A（concanavalin A，ConA）诱导的脾淋巴细胞转化（lymphocyte transformation，LCT）、迟发型变态反应和 Mφ 吞噬能力，提高抗体生成数和半数溶血值。说明麻仁蛋白具有增强抗疲劳能力和免疫调节作用。

2. 其他药理作用

（1）抗溃疡　火麻仁有良好的抗溃疡作用。灌胃火麻仁提取物，能明显抑制盐酸、吲哚美辛 - 乙醇、水浸应激等多种实验性胃溃疡的发生。

（2）调血脂　火麻仁可明显阻止大鼠血清胆固醇升高。火麻仁油能明显降低大鼠血清 TC、TG、LDL 和 LPO 含量，具有降低大鼠血脂作用；火麻仁油还能升高 HDL，可减轻动脉壁内膜细胞及 SMC 的病变程度，延缓和抑制 AS 斑块的形成。火麻仁能明显抑制胆固醇诱导的家兔PLT 聚集，其中的不饱和脂肪酸参与了这一过程。

（3）降血压　麻醉猫十二指肠内注入火麻仁乳剂，可使血压缓慢降低，HR 和呼吸未见显著变化。给正常大鼠灌胃，血压可显著降低。麻醉犬股静脉注射火麻仁醇提物后出现持久的降压作用，降血压持续时间随剂量增长而延长。阿托品能对抗火麻仁醇提物的降压作用。大麻素可能是降血压的有效成分，可能机制是通过抑制胆碱酯酶，使胆碱能神经释放的 Ach 免遭水解，引起血压下降作用。

（4）抗炎、镇痛、镇静　火麻仁乙醇提取物灌胃给药，可抑制二甲苯引起的小鼠耳肿胀、角叉菜胶引起的小鼠足肿胀和乙酸引起的小鼠腹腔毛细血管通透性增高；也能减少乙酸引起的小鼠扭体反应次数，显示火麻仁具有抗炎、镇痛作用，但不延长热痛刺激反应的潜伏期。火麻仁提取物腹腔注射可延长环己巴比妥的催眠作用和入睡时间，并能抑制电刺激足底引起的小鼠激怒行为。

（5）改善学习和记忆功能　火麻仁提取物能有效地改善东莨菪碱、亚硝酸钠或乙醇引起的动物学习和记忆功能障碍，研究证实是通过激活钙调节神经磷酸酶而改善学习记忆；大麻素还可激活大麻素受体 1，强化情感学习可塑性和记忆形成。另外，大麻素能提高大脑的 Ach 水平和降低其更新率，从而延缓老年痴呆的进程。

（6）抗氧化　火麻仁木脂素酰胺粗提物、精提物及大麻酰胺 A（cannabisin A）均有显著的清除自由基作用，呈现显著的剂量依赖性。火麻仁油能明显提高 D- 半乳糖致衰老模型小鼠血清和脑组织匀浆低下的 SOD、GSH-Px 活性，明显降低 MDA 含量，显著升高小鼠胸腺指数和脾脏指数，改善模型小鼠大脑皮层退化程度。在大鼠或鹌鹑的衰老模型中，火麻仁油能降低血清 TC、TG、LDL 和 LPO 水平，升高 HDL 水平。

【临床应用】

1. 以火麻仁为主的复方（如麻子仁丸、润肠丸），常用于习惯性便秘及痔疮便秘，以及年老体虚、产后血虚所致的肠燥便秘。

2. 以麻子仁汤加减用于胃溃疡、十二指肠溃疡、胃肿瘤、溃疡穿孔、剖腹产及子宫肌瘤等腹部手术后的胃肠功能恢复，疗效显著。

3. 火麻仁油对神经性皮炎有较好的疗效，特别是对反复发作、长期外用皮质类固醇激素无效者，更能收到满意疗效；火麻仁油还能够改变异位性皮炎患者皮肤干燥、瘙痒等一系列临床症状。

【临床不良反应】

火麻仁含有毒蕈碱、胆碱、大麻素等成分，多食可致中毒，大多在食后 1～2 小时内发病。症状首先出现恶心、呕吐、腹泻、口干、头晕、头痛、四肢麻木、视力模糊、精神错乱、失去定向能力，进一步可出现瞳孔散大、抽搐、昏迷等。

芫 花

本品为瑞香科植物芫花 *Daphne genkwa* Sieb. et Zucc. 的干燥花蕾。主产于安徽、江苏、浙江、四川、山东、陕西等地。醋炒或醋煮用。芫花含二萜原酸酯类、黄酮类和挥发油等成分。二萜类化合物主要有芫花酯甲、乙、丙、丁、戊等；黄酮类主要有芫花素、3- 羟基芫花素、芹菜素等；挥发油中含棕榈酸、油酸、亚油酸、苯甲醛等。

芫花味苦、辛，性温，有毒，归肺、脾、肾经。具有泻水逐饮、祛痰止咳等功效；外用杀虫疗疮。主治水肿胀满，胸胁积液，痰饮积聚，气逆喘咳，二便不利；外用可治疗疥癣秃疮，痈肿，冻疮。芫花功效主治的发挥与其止咳、祛痰、利尿、泻下、抗菌等药理作用相关。

【药理作用】

1. 与功效主治相关的药理作用

（1）泻下　生芫花与醋制芫花煎剂、水浸剂或醇浸剂均能兴奋小肠，使肠蠕动增加而致泻。采用犬实验发现，芫花除有泻下作用外，还有催吐作用。生芫花与醋芫花对兔离体回肠的作用相似，小剂量呈兴奋作用，表现为肠蠕动增加，肠平滑肌张力提高；随着剂量加大，呈抑制作用，表现为肠蠕动几乎消失，肠平滑肌极度松弛。

（2）利尿 芫花煎剂大鼠灌胃可增加尿量，利尿同时 Na^+ 排出率明显增加。给麻醉犬静脉注射 50% 的芫花煎剂，可使尿量增加 1 倍以上，约维持 20 分钟。给大鼠腹腔注射 3% 氯化钠液造成腹水模型，灌胃 10g/kg 的芫花煎剂或醇浸剂，均有利尿作用。

（3）止咳、祛痰 采用氨水喷雾法制备小鼠咳嗽模型，发现醋制芫花和苯制芫花的醇提液和水提液及羟基芫花素均有止咳作用。小鼠酚红排痰试验证实上述制剂均有祛痰作用。

（4）抗菌 体外实验发现，芫花全草煎剂、醋制芫花及苯制芫花水提液对肺炎球菌、溶血性链球菌、流感杆菌等有抑制作用。芫花的水浸剂对某些皮肤真菌有不同程度的抑制作用。

2. 其他药理作用

（1）致流产 芫花萜、芫花素可致多种妊娠动物流产，子宫内局部用药作用强于静脉给药，胎盘主要病变为炎症和蜕膜细胞变性坏死。上述制剂可使离体子宫产生明显收缩，收缩幅度增加，频率加快，对宫体兴奋作用强于宫颈。目前认为其致流产作用的主要机制是，药物刺激子宫内膜产生炎症，使溶酶体破坏，释放大量磷脂酶 A，促使子宫蜕膜合成和释放 PG，兴奋子宫平滑肌产生收缩作用。同时，由于芫花损害胎盘组织，使绒毛膜促性腺激素、雌激素水平均降低，也有利于子宫收缩。

（2）镇痛、抗惊厥 芫花乙醇提取物对热、电、化学刺激所致疼痛均有镇痛作用。其镇痛作用可被阿片受体特异性阻断剂纳洛酮所阻断，故认为其镇痛作用与兴奋阿片受体有关。芫花还能对抗士的宁所致惊厥，增强异戊巴比妥钠的麻醉作用。

此外，芫花叶提取物可增加冠脉流量，提高小鼠耐缺氧能力，降低血压。芫花总黄酮对实验性心律失常有一定对抗作用。芫花提取物尚有一定抗肿瘤作用。

【体内过程】

孕兔宫腔注入芫花酯甲，可迅速吸收入血，但血中含量较低，药时曲线符合二室模型。孕兔羊膜腔内注入 $^3H-$ 芫花萜后，以给药部位的羊水、胎盘及胎儿肝的放射性最高，其他组织仅有微量。

【安全性评价】

芫花与醋制芫花的水浸液腹腔注射小鼠的 LD_{50} 分别为 8.3g/kg 和 17.8g/kg，说明醋制能降低生芫花的毒性。

芫花有潜在致癌性和可疑遗传毒性，芫花素是重要的毒性相关草体成分。羊膜腔内注入芫花萜 0.2～0.8mg，可使孕猴在 1～3 日内完全流产，娩出的猴仔均已死亡，胎盘绒毛膜板下有大量中性多形核 WBC 聚集，蜕膜细胞变形坏死。给孕猴每日静注芫花萜醇，连续 10 天，主要器官出现明显病变，动物死于 DIC。芫花与甘草同用，其利尿和泻下作用明显减弱，而毒性增强。

【临床应用】

1. 芫花可泻水逐饮、祛痰止咳，常用于治疗慢性支气管炎寒湿偏重者。

2. 芫花外敷可杀虫疗癣，治疗秃疮、痈毒。煎汤外洗，可治冻疮。

3. 芫花局部注射给药（羊膜腔内注射和宫腔内注射），可用于中、晚期引产。

4. 芫花曾用于治疗肝炎、腹水、急性乳腺炎等，均有一定疗效。

【临床不良反应】

芫花刺激性较强，口服后其副作用主要有两类：一类为神经系统症状，表现为头晕、头痛、四肢疼痛等，个别患者出现耳鸣、眼花等；另一类为消化系统症状，表现为口干、恶心、呕吐、腹痛、腹泻及胃部灼烧感等。其挥发油可刺激皮肤，引起皮肤发泡。芫花萜用于中期引产时，少数病例出现发热、寒战或宫腔撕裂感。

第二节　常用配伍

大黄　芒硝

大黄 – 芒硝药对是典型的相须配伍，出自《伤寒论》大承气汤。大黄苦寒沉降，气味俱厚，力猛善走，可直达下焦，能荡涤胃肠积滞，为治积滞便秘之要药，以热结便秘尤为适宜。以其苦寒沉降之性，又能使上炎之火和体内的热毒及湿热之邪得以下泄，故又为治疗实火、热毒及湿热病证的常用之品。借其入血泄降之功，又能活血祛瘀，亦为治疗血瘀证的常用药。芒硝苦能降泄，咸以软坚，寒可除热，能荡涤胃肠实热，软化坚硬之燥屎，常用于胃肠实热积滞，大便燥结之证；外用又能清热消肿，可治咽痛口疮及痈肿疮疡。二药相须为用，使攻下破积、泻热导滞之力增强。正如柯琴所云："仲景欲使芒硝先化燥屎，大黄继通地道。"又如《医宗金鉴》谓："经曰：热淫于内，治以咸寒；火淫于内，治以苦寒。君大黄之苦寒，臣芒硝之咸寒，二味并举，攻热泻火之力备矣。"大黄 – 芒硝药对在临床上主治胃肠实热积滞，大便秘结，腹胀拒按，谵语发狂，舌苔焦黄起刺，脉沉实有力等。

【配伍研究】

与功效相关的主要药理作用

（1）泻下　大黄与芒硝通过不同的机制促进肠蠕动，增加排便。二药伍用，软坚泻热，通便力量增强。

（2）抗炎　大黄与芒硝均有抗炎、抗感染作用，二药常配伍应用，以增强抗炎效果。可内服，也可局部外用。

【临床应用】

1. 大黄、芒硝水溶液保留灌肠治疗肾功能衰竭，可消除体内肾毒性物质，有活血解毒、恢复肾功之效。大黄与芒硝配伍治疗流行性出血热急性肾衰竭，疗效满意。

2. 给予急性重症胰腺炎患者灌胃大黄、芒硝，并用芒硝外敷腹部中上部，效果良好。

3. 大黄、芒硝外敷治疗外科手术后切口脂肪液化，效果确切。外敷还可治疗乳腺炎、阑尾周围肿胀、关节软组织扭伤等。

第三节 常用方

大承气汤

大承气汤源于张仲景的《伤寒论》，由大黄、厚朴、枳实、芒硝四味药组成。具有峻下热结功能，是著名的寒下代表方剂。主治阳明腑实证，大便不通，频转矢气，脘腹痞满，腹痛拒按，甚或潮热谵语，手足濈然汗出，舌苔黄燥起刺，或焦黑燥裂，脉沉实；或热结旁流，下利清水；或里热实证之热厥、痉病或发狂等。方中大黄苦寒，泻热通便，荡涤肠胃，为君药。芒硝助大黄泻热通便，并能软坚润燥，为臣药。二药相须为用，峻下热结之力甚强。积滞内阻，则腑气不通，故以厚朴、枳实行气散结，消痞除满，并助芒硝、大黄推荡积滞以加速热结之排泄，共为佐使。诸药合用，共奏峻下热结的作用。

【组方研究】

1. 与功效相关的主要药理作用

（1）促进胃肠蠕动 大承气汤原方比单用泻下药或单用行气药的泻下作用显著增强；原方中行气药用量减少，则泻下作用有所减弱。大承气汤具有明显促进胃肠蠕动作用，能够增强肠道推进功能，增加肠道容积。大承气汤对离体肠管有兴奋作用，此作用不被阿托品、六烃甲胺及丁基卡因所阻断。大承气汤对豚鼠离体回肠有兴奋作用，小剂量时随剂量加大而加强，大剂量时随剂量加大而减弱。临床研究发现，腹部手术后肠道运动功能低下，肠管张力减低，运动不协调，与MTL 水平降低有关。大承气汤可促进肠管蠕动，增强肠张力，使 VIP、SP、MTL 的释放增加，SS 水平也升高，使消化道处于新的动态平衡，有利于胃肠功能的恢复。

大承气汤增强肠蠕动的作用机制不是吸收后作用于自主神经系统，也不是通过刺激肠壁反射器，而可能是直接作用于肠壁所致。大承气汤抑制肠道对葡萄糖和 Na^+ 的吸收，肠腔渗透压容积增大，继而刺激肠壁反射性地使肠蠕动增强而致泻下。采用测量 SMC 电活动的细胞内微电极记录方法，研究了大承气汤、大黄煎剂对豚鼠结肠 SMC 电活动的影响，结果表明，大承气汤、大黄均能促进细胞膜去极化，加快慢波电位发放，并能增加峰电位的发放频率，药物作用随浓度增大而增强。提示大承气汤、大黄能直接增强肠管 SMC 的电兴奋性，从而促进肠管收缩运动，这可能是其泻下作用的一种细胞水平机制，其离子基础可能是药物降低了细胞膜上 K^+ 通道电导。体内外实验发现，大承气汤可使肠梗阻大鼠肠 SMC 内三磷酸肌醇（inositol triphosphate，IP_3）含量明显升高。IP_3 可介导肠道平滑肌的收缩，大承气汤的通里攻下，增强胃肠道推进功能的作用很可能是通过激活 IP_3 信号转导系统使胃肠道 SMC 内 Ca^{2+} 释放增加，再通过钙调蛋白间接地激活一系列的蛋白激酶而实现的。

（2）促使肠套叠还纳 大承气汤对家兔实验性肠套叠有明显促进还纳作用，并可见肠蠕动明显增强，肠容积也随之加大。对家兔实验性肠套叠模型研究发现，于肠内加入药物后约 15 分钟可使全部动物的单腔逆向肠套叠全部还纳，并可促进肠内容物通过部分梗阻点下行。切断迷走神经后，还纳时间仅稍有减慢，静脉注射给药则无效，表明此作用是药物直接作用于肠道的结果。

（3）抗病原体 大承气汤在体内外对金黄色葡萄球菌均有抑制或杀灭作用，并能控制或治疗由该菌引起的肠脓肿和肠粘连。对大肠埃希菌和变形杆菌亦有显著抑制作用，可使感染大肠埃希菌或变形杆菌动物的死亡率和菌血症发生率明显降低。体外实验表明，对哈夫尼亚菌、乙型副伤寒杆菌、伤寒杆菌、亚利桑那杆菌、福氏志贺菌、爱德华菌、雷极普罗菲登斯菌、肠炎沙门菌等均呈抑制效应，而对沙雷菌无抑制作用。对于厌氧菌属，尤其是大肠中占绝对优势的脆弱拟杆菌属具有强抗菌性。

（4）抗内毒素　大承气汤对产生内毒素的肠道常见革兰阴性杆菌呈抑制效应，对内毒素有直接灭活作用，能降低内毒素所致发热家兔的体温，并降低升高的 WBC 数。利用给家兔静脉注射内毒素的病理模型，观察到大承气汤能够降低血浆和肝组织的 LPO 含量、升高肝组织和红细胞内 SOD 活性，从而明显拮抗内毒素所致的自由基损害，保护肝线粒体，从而减轻内毒素对机体的损害。以酶联免疫吸附和放免方法检测腹内感染患者的血浆内毒素、TNF、PGE_2 水平，结果大承气汤治疗组的 TNF 的检出率与含量明显降低，PGE_2 的含量亦明显降低，说明大承气汤对于由内毒素介导的免疫细胞因子具有抑制作用。

大承气汤对肠源性内毒素血症模型大鼠的心、肝、肺、肾的生化功能呈保护效应。大承气汤可使肝血流量和胆汁流率增加，明显抑制 PLA_2 活性以减轻组织损害，阻止 SOD 活力的下降，从而增强对过量产生的氧自由基的清除能力。将 ^{125}I 标记的内毒素 LPS（^{125}I –LPS）给大鼠灌胃，观察到大承气汤能明显抑制腹膜炎大鼠肠源性内毒素移位，并可增加 ^{125}I-LPS 的粪便排出量，提示可能是大承气汤的泻下作用可以直接排除肠道内的内毒素。另有研究表明，肠源性内毒素血证模型大鼠肝、肠黏膜组织中 NOS 活性明显升高，大承气汤可以显著降低内毒素血症时重要器官组织中 NOS 活性升高，这可能是大承气汤防治中毒性休克及多脏器衰竭的重要生化机制之一。

重症急腹症可导致全身炎症反应综合征（systemic inflammatory reaction syndrome，SIRS），甚至多器官功能障碍综合征（multiple organ dysfunction syndrome，MODS）的发生，而 SIRS 及 MODS 的形成多与体内大量内毒素的生成有关。大承气汤具有直接灭活内毒素、抗肠道革兰阴性杆菌、抑制肠源性内毒素移位、直接排除肠道内内毒素、保护重要脏器免受内毒素损害、清除氧自由基等作用，为大承气汤在临床上防治肠源性内毒素血症，治疗急性胰腺炎、急性阑尾炎等急腹症提供了可靠的实验依据。

（5）抗炎　大承气汤能降低毛细血管通透性；减少炎性渗出，抑制炎症的扩散。采用 ^{125}I-白蛋白（albumin，ALB）放射活性测定小鼠腹部血管通透性的方法，证明经尾静脉注入 ^{125}I-ALB 后，大承气汤可降低腹部血管通透性，抑制其从血液循环渗出，减少进入腹腔的数量。当动物经戊巴比妥钠麻醉后，本方使腹部血管通透性升高的效应丧失，说明其双向调节有赖于中枢神经系统的参与。能够减少犬急性坏死性胰腺炎症反应时的腹水量和胰腺重量，提高红细胞免疫黏附功能。对于酵母多糖 A 诱导的小鼠 SIRS 模型，大承气汤于 6 小时和 12 小时时可明显抑制血清中内毒素的升高，6 小时时降低 TNF-α 水平，24 小时时降低 IL-6 水平，表明在 SIRS 过程中，大承气汤可以有效抑制内毒素的转移和 TNF-α、IL-6 等炎症反应性细胞因子的产生。

2. 其他药理作用

（1）调节胃运动　大承气汤对家兔胃运动表现出先抑制后兴奋的作用特点。此外，大承气汤可明显升高人血浆 MTL 水平。

（2）增加肠血流量　大承气汤可使静脉滴入组胺所致犬肠血流速度的降低得到缓解，使血流速度显著增加。对于家兔粪便性腹膜炎，以生物微球技术测定其肾、空肠、回肠、胃黏膜、胃浆肌层的血流量呈大幅度降低，而大承气汤可使上述脏器的血流量增加至正常水平。大承气汤能增加肠系膜微循环血流速度，改善缺血肠段的血行不畅，提高动脉血氧分压。

【体内过程】

血浆药代动力学研究显示，大承气汤中蒽醌类成分芦荟大黄素、大黄酸、大黄酚、大黄素和大黄素甲醚可以吸收进入体内，血液中以大黄酸和芦荟大黄素为主，大黄酸主要经肾脏和粪便排泄。大承气汤中大黄酸比大黄中的大黄酸的血药浓度低，说明大黄与厚朴、枳实、芒硝配伍对其体内过程可能有影响。

【临床应用】

1. 以大承气汤为基础方治疗急腹症属于实热积滞者，如急性胰腺炎、急性肠梗阻、急性阑尾炎等，适当配伍清热解毒、活血化瘀等中药，常取得较好疗效。

2. 大承气汤加减常用于神经内科疾病，可用于治疗急性脑血管病、中枢神经感染性疾病、中毒性脑病、感染性精神障碍、躁狂症等属于热结腑实，或痰热腑实，或痰热上扰清窍，出现昏迷、谵妄、躁狂、大便不通、腹部胀满、口气臭秽、舌质红、苔黄腻或黄燥等症状。

3. 用大承气汤加味治疗小儿肺炎，可与杏仁、桔梗、连翘、贝母、桑白皮等配伍应用，用本方釜底抽薪以通腑泄热，疗效较好。

4. 本方加味治疗术后胃肠功能低下、术后肠胀气、排空障碍及外科急腹症患者术后，效果明显。

5. 大承气汤加减治疗出血热性肾功能衰竭、肾绞痛，疗效较佳。

此外，该方加减尚可用于胃结石、糖尿病性胃潴留、尿毒症、中风、原发性肝癌并发肝性脑病等病的治疗，也可作为肠道术前的肠道清洁剂。

【临床不良反应】

大承气汤为峻下重剂，用量过大，可引起较重的腹痛、腹泻。

第四节　常用成药

麻仁丸（胶囊、软胶囊）

麻仁丸源于东汉《伤寒论》，由火麻仁、白芍、枳实（炒）、大黄、厚朴、苦杏仁组成。大蜜丸每粒 9g，胶囊每粒含生药 0.6g。蜜丸呈黄褐色至棕褐色，味苦，橄榄型软胶囊为深棕褐色，内容物为棕褐色油状物。具有润肠通便功效。用于肠热津亏所致的便秘，症见大便干结难下、腹部胀满不舒；习惯性便秘见上述证候者。

方中麻仁质润多脂，润肠通便，为君药；大黄通便泄热，杏仁降气润肠，白芍养阴和里为臣药；佐以枳实、厚朴行气破结以加强降泄通便之力；丸剂蜂蜜和为丸，软胶囊以棕榈油、氢化棕榈油、蜂蜡、磷脂、色拉油为辅料，均可以润燥滑肠。诸药合用，共奏润肠泄热、缓下通便之功。

【药理作用】

1. 泻下　麻仁丸具有泻下作用。麻仁丸和麻仁胶囊灌胃小鼠，能显著增加大便排便数，能增加蟾蜍肠管内容物的作用。但对小鼠炭末推进无明显影响。

2. 兴奋肠肌肉 麻仁胶囊与麻仁丸均能增加家兔离体肠肌收缩幅度，但对肠蠕动频率无明显影响；可使离体豚鼠肠肌肠管张力下降，收缩频率降低。

【临床应用】

1. 用于胃热肠燥，脾津不足的燥结证，如肠燥便秘，小便频数，口渴苔燥；痔疮出血，痔疮便秘。

2. 用于习惯性便秘，蛔虫性肠梗阻，痔漏，高血压，咯血，食道癌，肺系疾病，失眠等。并可作为肛门手术后的辅助用药。

【用法用量】

1. 水蜜丸 口服。一次 6g，一日 1～2 次。
2. 大蜜丸 口服。一次 1 丸，一日 1～2 次。
3. 软胶囊 口服。一次 2～4 粒，一日 1～2 次。

扫一扫，查阅本章数字资源，含PPT、音视频、图片等

凡以祛风湿、解除痹痛为主要功效，临床用于治疗痹证的方药称为祛风湿方药。本类药物大多味苦、辛，性温，入肝、脾、肾经。辛能祛风，苦能燥湿，温以散寒，故祛风湿药具有祛风散寒除湿的功效，部分方药还能舒筋活络、止痛、强筋骨。祛风湿方药临床主要用于风湿痹证之肢体疼痛、关节不利、肿大、筋脉拘挛、腰膝酸软等。根据祛风湿药的药性和功效不同，可分为祛风湿散寒药、祛风湿清热药和祛风湿强筋骨药三类。祛风湿散寒药味多为辛苦，性温，具有祛风除湿、散寒止痛、舒经活络之功效，适用于疼痛麻木、关节肿大、筋脉挛急、屈伸不利等；常用药有独活、川乌、威灵仙、徐长卿、木瓜、蕲蛇、乌梢蛇、伸筋草、路路通、海风藤；常用方有独活汤、乌头汤等。祛风湿清热药味辛苦，性寒，具有祛风胜湿、通络止痛、清热消肿之功效，适用于风湿热痹、关节不利、红肿热痛等；常用药有防己、雷公藤、海桐皮、秦艽、络石藤、豨莶草、臭梧桐等；常用方有宣痹汤等。祛风湿强筋骨类药味苦甘，性偏温，有祛风湿、补肝肾、强筋骨之功，适用于痹证日久、肝肾不足、筋骨软弱无力者；常用药有五加皮、桑寄生、狗脊、千年健等；常用方有独活寄生汤、五加皮散等。

痹证多因机体正气不足时感受风寒湿邪，流注经络关节而发病，也可因感受风湿热之邪，或风寒湿邪外侵，郁久化热，致风湿热邪痹阻经络关节，使经络闭塞不通，气血不行而发病。据其风、寒、湿、热的偏性，临床又有风（行）痹、寒（痛）痹、湿（着）痹及热痹之分。痹证的主要临床表现有骨、关节、韧带、滑囊、筋膜等疼痛，酸楚、麻木、重着、灼热，关节肿胀、变形，运动障碍，其临床特征类似于西医学的风湿热、风湿关节炎及多种结缔组织病等。

祛风湿方药一般均具有抗炎、镇痛、免疫调节，特别是免疫抑制等药理作用，并认为上述药理作用是祛风湿方药祛除风湿、解除痹痛的药理学基础。现代药理研究表明，祛风湿方药治疗痹证的作用主要涉及以下药理作用。

1. 抗炎　祛风湿药对多种实验性急慢性炎症模型均有不同程度的拮抗作用。能抑制或减轻炎症局部的基本病理变化；减轻滑膜细胞炎症；保护线粒体细胞器及基质纤维，减轻软骨细胞纤维化变性；减少炎症介质如缓激肽、组胺、5–HT 等的分泌、释放，或抑制炎症局部组织 PGE 的合成与释放。秦艽、五加皮、独活、粉防己、雷公藤、豨莶草等具有抑制甲醛、蛋清和角叉菜胶所致大鼠足肿胀和小鼠耳郭肿胀。秦艽、独活、雷公藤、粉防己、五加皮等能抑制毛细血管通透性增高，减少炎性渗出。五加皮、雷公藤、防己对佐剂性关节炎大鼠有明显的抑制作用。雷公藤多苷能改善大鼠佐剂性关节炎症状。秦艽、粉防己碱、雷公藤、五加皮的抗炎作用可能是由于兴奋垂体 – 肾上腺皮质功能，在抗炎的同时，尿中 17– 羟皮质类固醇含量升高。防己碱可直接作用于肾上腺，产生促皮质激素样作用。雷公藤红素的抗炎作用与抑制 PGE_2 释放有关。

2. 镇痛 骨、关节、肌肉疼痛是痹证临床常见症状。川乌、秦艽、独活、防己均有镇痛作用，可显著提高动物热刺激、电刺激、化学刺激的痛阈值。青风藤碱镇痛部位在中枢神经系统，无耐受性、无吗啡样成瘾作用，可能与去甲肾上腺素能系统或阿片能系统有关。

3. 对免疫功能的影响 祛风湿方药的祛风湿功效与抑制机体异常增高的免疫功能有关。雷公藤、五加皮、独活、豨莶草、青风藤对机体免疫功能有明显抑制作用。雷公藤是强免疫抑制剂，雷公藤及其所含的多种活性成分如雷公藤总苷、雷公藤甲素、雷公藤红素、雷公藤内酯等对特异性免疫功能和非特异性免疫功能均有明显的抑制作用。雷公藤能使类风湿关节炎患者血清中 IgG、IgA、IgM 水平明显下降，雷公藤多苷能直接抑制 IL-2 的基因表达；雷公藤甲素能影响环核苷酸，使细胞内 cAMP 水平降低，cGMP 水平呈剂量依赖性增高，从而抑制 NK 细胞活性等。豨莶草能使小鼠脾脏和胸腺重量减轻、E 花环形成率下降，并抑制抗体形成。粉防己碱选择性地抑制 T 细胞依赖免疫反应，能抑制抗体形成，其免疫抑制作用可能与其 Ca^{2+} 拮抗作用有关。秦艽能明显抑制绵羊红细胞（sheep red blood cell，SRBC）所致的小鼠 DTH 反应，其主要成分为秦艽碱甲。

此外，部分祛风湿药对免疫功能有促进作用，如细柱五加总皂苷和多糖可提高小鼠网状内皮系统的吞噬功能和小鼠血清抗体的滴度。

综上所述，与祛风湿方药祛除风湿、解除痹痛功效相关的药理作用主要是抗炎、镇痛、调节机体免疫功能。主要物质基础有秦艽碱甲、汉防己甲素、雷公藤碱、青风藤碱等。

常用祛风湿药的主要药理作用见表 11-1。

表 11-1 常用祛风湿药主要药理作用总括表

类别	药物	抗炎	免疫功能	镇痛	其他作用
祛风湿散寒药	独活	+	−	+	镇静、抗血小板聚集、降血压、抗心律失常、抗肿瘤
	川乌	+	−	+	强心、升压、降血糖
	威灵仙	+		+	抗心肌缺血、抗菌、抗疟、利胆
	木瓜	+	−	+	抗肿瘤、抗菌
	青风藤	+	±	+	镇静、降血压、兴奋胃肠平滑肌
	羌活	+		+	抗过敏、解热、抗心律失常、抗心肌缺血
祛风湿清热药	秦艽	+		+	镇静解热、保肝利胆、升高血糖、降血压、利尿、抗菌
	防己	+		+	降压、抗心律失常、抗心肌缺血、抑制血小板聚集、抗肝纤维化、抗肿瘤、抗菌
	豨莶草	+		+	扩血管、降血压、抗血栓形成、改善微循环、抗菌、抗疟
	雷公藤	+	−	+	改善血液流变学、杀虫抗菌、抗生育、抗肿瘤
	臭梧桐	+			镇静、降压
祛风湿强筋骨药	五加皮	+	±	+	镇静、抗利尿、抗应激、性激素样作用、降血糖、抗溃疡

第一节　常用药

秦　艽

本品为龙胆科植物秦艽 *Gentiana macrophylla* Pall.、麻花秦艽 *Gentiana straminea* Maxim.、粗茎秦艽 *Gentiana crassicaulis* Duthie ex Burk. 或小秦艽 *Gentiana dahurica* Fisch. 的干燥根。主产于陕西、甘肃、内蒙古、四川等地。生用或炒用。秦艽主要成分为龙胆苦苷（含量为0.2%～1.5%），在提取过程中遇氨转变为生物碱：秦艽碱甲（即龙胆碱）、秦艽碱乙（即龙胆次碱）、秦艽碱丙，此外还有挥发油和糖类等。

秦艽味辛、苦、平，性微寒，归胃、肝、胆经。具有祛风湿、清湿热、止痹痛、退虚热等功效。主治风湿痹痛，筋脉拘挛，骨节酸痛，骨蒸潮热，疳积发热等。《神农本草经》曰："（秦艽）主寒热邪气，寒湿，风痹，肢节痛，下水，利小便。"临床功效主要体现在"祛风湿、通络止痹""清湿热""退虚热"等三个方面。临床与防己、牡丹皮等配伍，祛风湿、清热、通络止痹，治疗风湿痹证属热者；与羌活、独活、桂枝等配伍，治疗风湿痹证属寒者；与鳖甲、青蒿配伍，清退虚热，治疗骨蒸潮热、盗汗，如秦艽鳖甲散；与茵陈、栀子配伍，祛湿退黄，用于肝胆湿热黄疸，如山茵陈丸。上述功效的发挥，与秦艽的抗炎、镇痛、镇静、解热、抗过敏、保肝、抗菌、利尿等药理作用密切相关。

【药理作用】

1. 与功效相关的主要药理作用

（1）抗炎　秦艽有明显的抗炎作用。秦艽乙醇浸出液和秦艽碱甲对二甲苯致小鼠耳肿胀、甲醛和蛋清致小鼠足跖肿胀、醋酸致小鼠腹腔毛细血管通透性增加有显著的抑制作用。有效成分为秦艽碱甲。秦艽碱甲的双氢化合物（侧链上的双键被氢饱和）没有抗炎作用，提示双键的存在是抗炎的必要条件。其对切除肾上腺的大鼠则无抗炎作用，在抗炎的同时能降低大鼠肾上腺内维生素 C 的含量。切除垂体或戊巴比妥钠麻醉的大鼠则无此作用。抗炎机理可能是通过兴奋 HPA，使 ACTH 分泌增加，从而增强肾上腺皮质功能。秦艽醇提物能显著减轻佐剂性关节炎大鼠的关节肿胀，降低关节炎指数。

（2）抗过敏　秦艽碱甲能明显减轻豚鼠吸入组胺所致的哮喘、抽搐，对组胺所致的豚鼠休克有一定的保护作用，还能降低因注射蛋清致大鼠毛细血管通透性增高，其作用机制可能与其抗组胺作用有关。

（3）镇痛　秦艽水提物、醇提物和秦艽碱甲可明显抑制醋酸所致小鼠扭体反应，减轻热板或光热刺激所致小鼠和大鼠的疼痛反应，且随剂量增加镇痛作用增强，但作用持续时间短暂，与延胡索和草乌配伍可增强其镇痛作用。

（4）抑制免疫功能　秦艽水煎液能明显抑制 SRBC 所致小鼠 DTH 反应，降低小鼠的胸腺指数。秦艽醇提物可抑制小鼠胸腺淋巴细胞和脾脏淋巴细胞的增殖。

（5）解热、镇静　秦艽碱甲对酵母所致大鼠发热有解热作用。秦艽碱甲小剂量对大鼠、小鼠有镇静作用，能增强戊巴比妥钠的催眠作用，但较大剂量则有中枢兴奋作用，出现兴奋、惊厥，甚至导致麻痹死亡。

2. 其他药理作用

（1）保肝、利胆　龙胆苦苷对于硫代乙酰胺、D-Gal 致急性肝损伤，CCl₄ 致慢性肝损伤及豚鼠免疫肝损伤模型动物的 ALT、AST 升高和肝脏病理形态学损伤都有一定的改善作用，可明显降低血清转氨酶水平，对肝组织的块状坏死、肿胀及脂肪变性有不同程度的减轻，促进肝脏的蛋白合成。龙胆苦苷能增加大鼠胆汁分泌，促进胆囊收缩。

（2）对心血管系统的作用　秦艽碱甲能降低豚鼠血压，对麻醉犬、兔的降血压作用短暂，能使心率减慢。静脉注射阿托品或切断两侧迷走神经不能阻断其降血压作用。秦艽碱甲对离体蛙心有抑制作用，能减慢心率并伴有心舒张不全和心输出量减少。提示其降压作用是直接抑制心脏的结果，与迷走神经无关。

（3）升血糖　秦艽碱甲能升高正常大鼠血糖，同时肝糖原显著降低，作用随剂量加大而增强。但该作用在切除肾上腺或使用阻断肾上腺素的药物（双苄氯乙胺）后消失，表明其升高血糖作用可能是通过肾上腺素的释放所引起的。

（4）抗菌　秦艽醇浸液体外对弗氏痢疾杆菌、流感杆菌、金黄色葡萄球菌、志贺痢疾杆菌、肺炎杆菌、副伤寒杆菌、霍乱弧菌、炭疽杆菌等有抑制作用。水浸液体外对堇色毛癣菌及同心性毛癣菌等皮肤真菌有不同程度的抑制作用。秦艽水提物和醇提物均可明显延长甲型流感病毒感染小鼠存活天数，对肺指数、肺组织形态学都有一定的改善作用。

（5）利尿　秦艽水煎剂灌胃家兔有一定利尿作用，并能促进尿酸排泄。

【体内过程】

龙胆苦苷灌胃家兔的体内过程呈二室模型，表现为吸收速度快，消除速度慢，其药动学参数 $t_{1/2\alpha}$ 为 1.0 小时，$t_{1/2\beta}$ 为 6.73 小时，T_{max} 为 1.04 小时。

【安全性评价】

秦艽碱甲给予小鼠灌胃、腹腔注射、静脉注射的 LD_{50} 分别为 480mg/kg、350mg/kg、250～300mg/kg。

【临床应用】

1. 以秦艽为主的复方（如独活寄生汤、大秦艽汤）常用于治疗风湿热痹或虚痹，相当于西医学的风湿性和类风湿关节炎、坐骨神经炎、腰腿痛等属于风湿热痹或肝肾两亏、气血不足者。

2. 以秦艽为主的复方（如秦艽鳖甲散）常用于骨蒸潮热，温热病后期阴亏津伤，余热未尽，相当于西医学的肺炎、肺结核、胸膜炎、肋膜炎、不明原因发热属于阴亏血虚者。

3. 以秦艽为主的复方（如山茵陈丸）常用于湿热黄疸，相当于西医学的黄疸型肝炎、胆囊炎、阻塞性黄疸属于湿热熏蒸者。

【临床不良反应】

在常规剂量内水煎服秦艽可能有胃不适反应；剂量过大可能引起恶心、呕吐、腹泻反应。

独　活

本品为伞形科植物重齿毛当归 *Angelica pubescens* Maxim. f. *biserrata* Shan et Yuan 的干燥根。主产于湖北、四川及江西等地。切片，生用。主要成分为香豆素类，包括东莨菪素、二氢欧山芹醇、二氢欧山芹醇乙酸酯、甲氧基欧芹酚、毛当归醇、当归醇、欧芹酚甲醚、花椒毒素、香柑内酯、佛手柑内酯、伞形花内酯等。独活还含有挥发油（主要有 α- 蒎烯、l- 柠檬酸烯）、GABA、当归酸等。

独活味辛、苦，性微温，归肾、膀胱经。具有祛风湿、止痛、解表的功效。主治风寒湿痹，腰膝酸软，手脚挛痛及头痛，齿痛。《名医别录》曰："疗诸贼风，百节痛风无新久者。"《本草正》曰："专理下焦风湿，两足痛痹，湿痒拘挛。"临床常与当归、白术、牛膝等配伍，祛风除湿，通痹止痛，补血和血，治疗感受风寒湿邪的风寒湿痹，肌肉、腰背、手足疼痛，如独活汤；与桑寄生、杜仲、人参等配伍，祛风湿、补肝肾、强筋骨，治疗痹证日久正虚，腰膝酸软，关节屈伸不利者，如独活寄生汤；与羌活、藁本、防风等配伍，散风寒湿邪而解表，治疗外感风寒夹湿所致的头痛头重，一身尽痛，如羌活胜湿汤。上述功效的发挥，与独活的抗炎、镇静、镇痛、抑制免疫功能抑制血小板聚集和抗血栓等药理作用密切相关。

【药理作用】

1. 与功效相关的主要药理作用

（1）抗炎、镇痛　独活水煎剂能明显延长热板法所致小鼠疼痛反应时间；甲氧基欧芹酚腹腔注射可抑制角叉菜胶所致的大鼠足肿胀和减少醋酸引起的小鼠扭体反应次数。

（2）镇静　独活煎剂及流浸膏均有镇静作用，可使小鼠、大鼠的自发活动减少，可对抗士的宁所致蛙的惊厥作用。当归酸、伞形花内酯有明显的镇静作用，是独活镇静作用的主要有效成分。

（3）抑制免疫功能　独活对晶体牛血清白蛋白引起的 III 型超敏反应和 2,4- 二硝基氯苯所致的 DTH 反应有显著的抑制作用。

（4）抑制血小板聚集、抗血栓形成　独活水浸出物、乙醇浸出物对 ADP 诱导的大鼠或家兔PLT 聚集有抑制作用，其有效成分为二氢欧山芹醇、二氢欧山芹醇乙酸酯、二氢欧山芹素、欧芹酚甲醚，其抑制率范围在 20%～50%。独活醇提物可明显抑制大鼠动静脉环路血栓的形成，抑制率为 38.4%；也可抑制大鼠体外血栓形成。

2. 其他药理作用

（1）对心血管系统的影响　欧芹酚甲醚具有扩张血管、降压作用，可使猫的动脉压降低30%，持续 1～2 小时。从独活中分离出的 GABA 可对抗多种实验性心律失常，延迟室性心动过速的发生，降低室性心动过速的发生率和缩短持续时间。心室肌灌注 GABA 后 5 分钟，心室肌动作电位的振幅减少，APD 缩短。独活能阻断 Ang II 受体和 α 肾上腺素受体，可能与其降压作用关。

（2）解痉　独活挥发油对离体豚鼠回肠有解痉作用，可明显抑制组胺和 Ach 所致肠肌痉挛，有剂量依赖性；对在体和离体大鼠子宫痉挛有解痉作用。

（3）抗肿瘤　东莨菪素对化学物质所致大鼠乳腺肿瘤有抑制作用，花椒毒素、佛手柑内酯等对艾氏腹水瘤细胞有杀灭作用。

【安全性评价】

大鼠肌肉注射花椒毒素、香柑内酯的 LD_{50} 分别为 160mg/kg、945mg/kg。花椒毒素 400mg/kg可使豚鼠肾上腺出血和死亡；200～300mg/kg 可引起肝脏肿胀、脂肪性变及急性出血性坏死，肾脏严重充血、血尿。欧芹酚甲醚腹腔注射小鼠的 LD_{50} 为 16mg/kg。独活胶囊灌胃小鼠的 LD_{50} 为

7.35g/kg。

【临床应用】

1. 以独活为主的复方（如独活寄生汤）常用于治疗肝肾两亏、气血不足所致风湿痹证，相当于西医学的风湿性、类风湿关节炎属于肝肾两亏、气血不足者。

2. 以独活为主的复方（如独活寄生汤）常用于治疗腰腿痹痛等痹证，相当于西医学的腰椎间盘突出症、膝关节骨性关节炎、坐骨神经痛、强直性脊柱炎、顽固性腰痛者。

3. 以独活为主的复方（如羌活胜湿汤）用于风寒夹湿之表证，相当于西医学的头痛头重、一身疼痛、肢节疼痛者。

4. 独活配伍川乌、草乌、五加皮熬制成膏药外敷治疗椎间盘突出、骨质疏松症有效。

5. 独活片剂配合长波紫外线照射治疗银屑病，或于照射前在皮损局部外用独活软膏或酊剂。

【临床不良反应】

香柑内酯、花椒毒素和异欧前胡素等呋喃香豆素类化合物为光活性物质，当进入机体后，一旦受到日光或紫外线照射，则可使受照处皮肤发生日光性皮炎，受照射部位发生红肿、色素增加，甚至表皮增厚等。

川　乌

本品为毛茛科植物乌头 *Aconitum carmichaelii* Debx. 的干燥母根。主产于四川、陕西等地。水煮沸或蒸透至口尝微有麻舌感时切厚片，制后用。川乌主要含有乌头碱、中乌头碱、次乌头碱、苯甲酰乌头胺、苯甲酰中乌头胺、苯甲酰次乌头胺、*dl*- 去甲基乌药碱和去甲猪毛菜碱等。川乌经炮制后，生物碱含量降低，乌头碱等双酯类水解生成毒性小的单酯类碱（苯甲酰乌头胺、苯甲酰中乌头胺及苯甲酰次乌头胺），如继续水解，则变为毒性更小的胺醇类碱（乌头胺、中乌头胺及次乌头胺）。

川乌辛、苦，热，有大毒，归心、肝、肾、脾经。具有祛风除湿、温经止痛的功效。主治风寒湿痹，关节疼痛，心腹冷痛，寒疝作痛等。《医学启源》中"川乌疗风痹半身不遂"，《本经疏证》中记载乌头"除寒湿痹"，李杲认为"乌头除寒湿，行经，散风邪，破诸积冷毒"。临床功效主要体现在"祛风除湿""散寒止痛"两个方面。临床多与附子、肉桂配伍，祛风除湿、温经散寒，治疗风寒湿邪尤其是寒邪偏胜之痛痹，如乌头汤；与干姜配伍，散寒止痛，治疗心腹冷痛；与蜂蜜同煎，治疗寒疝疼痛，如大乌头散。上述功效的发挥，与川乌的抗炎、镇痛及免疫抑制等主要药理作用有关。

【药理作用】

1. 与功效相关的主要药理作用

（1）抗炎　川乌总碱灌服大鼠能显著抑制角叉菜胶、蛋清、组胺和 5-HT 所致大鼠足肿胀，明显抑制组胺、5-HT 所致大鼠皮肤毛细血管通透性亢进，抑制巴豆油所致肉芽囊的渗出和增生，还能显著抑制角叉菜胶所致大鼠胸腔渗液及白细胞向炎症灶内的聚集，明显减少渗出液中的白细胞总数。正常大鼠腹腔注射乌头碱后，下丘脑 ACTH 含量呈剂量依赖性增高，免疫组化法亦见下丘脑室旁核 CRH 神经细胞及正中隆起神经纤维较对照组明显增多增深，提示乌头碱通过兴奋下丘脑 CRH 神经细胞而改善 HPA 功能。川乌总碱能显著减少角叉菜胶性渗出物中 PGE 的含量，表明抑制 PGE 可能是其抗炎机制之一。

（2）免疫抑制　川乌总碱可显著抑制大鼠可逆性被动实验性局部过敏反应（Arthus 反应）及结核菌素所致大鼠皮肤 DTH，对于大鼠佐剂性关节炎也有一定抑制作用。乌头碱腹腔注射，使小鼠脾脏重量显著减轻，脾溶血空斑形成细胞（plaque-forming cell，PFC）的溶血能力及溶血素产生明显降低。

（3）镇痛　川乌总碱、川乌煎剂灌服，对采用热板法、醋酸扭体法所致小鼠疼痛均有明显的镇痛作用。

2. 其他药理作用

（1）强心　川乌生品及炮制品水煎剂对离体蛙心有强心作用，但剂量加大则引起心律失常，甚至导致心脏抑制。川乌对心脏的作用部分是对迷走神经的影响，更主要的是对心脏的直接作用。去甲猪毛菜碱是其强心的有效成分之一，有兴奋 α 受体和 β 受体的作用。

（2）对血压的影响　川乌煎剂可引起麻醉犬血压下降，其降压作用可被阿托品或苯海拉明所拮抗。但乌头碱有升压作用。

【体内过程】

以 LD_{50} 补量法测得川乌体内过程符合二室模型，$t_{1/2\beta}$ 为 12.1 小时。

【安全性评价】

川乌煎剂灌服小鼠的 LD_{50} 为 18.0g/kg，皮下注射的 LD_{50} 为 0.32mg/kg；中乌头碱小鼠皮下注射的 LD_{50} 为 0.3～0.5mg/kg。乌头碱、中乌头碱和次乌头碱沸水或稀酸加热水解分别成为苯甲酰乌头原碱、苯甲酰中乌头原碱、苯甲酰次乌头原碱，毒性减少，最后分别水解为乌头原碱、中乌头原碱和次乌头原碱，毒性为原来的 1/150～1/1000。

【临床应用】

1. 以川乌为主的复方（如乌头汤）常用于治疗风湿痹证，相当于西医学的风湿性及类风湿关节炎、坐骨神经炎、肩周炎、腰腿痛等风寒湿邪尤以寒邪偏胜之痛痹者。

2. 以川乌为主的复方（如乌头赤石脂丸）常用于治疗胸痹心痛，相当于西医学的冠心病心绞痛。

3. 以川乌为主的复方（如大乌头煎）常用于治疗寒疝疼痛，相当于西医学的急性腹痛属于寒邪侵袭厥阴经的痛证。

【临床不良反应】

川乌的毒性很强，临床多因误服过量，或用生药未经久煮而致中毒。川乌的主要有毒成分为乌头碱、中乌头碱、次乌头碱、异乌头碱、乌头原碱等，其中乌头碱毒性最强。乌头碱毒性主要是对中枢神经系统和周围神经的先兴奋后麻痹作用，对心脏除通过迷走神经抑制窦房结及房室结外，尚对心肌起直接刺激作用，提高心肌的应激性，从而可导致心律失常。

川乌中毒症状：轻者服药后 15～30 分钟见口舌及全身发麻，恶心，呕吐，呼吸紧迫，胸部重压感；中度者见烦躁汗出，四肢痉挛，言语障碍，呼吸困难，血压下降，体温不升，面色苍白，皮肤发冷，脉象迟弱，心律紊乱；重度者见神志不清或昏迷，口唇、指端紫绀，脉微欲绝，二便失禁。心电图可见心室纤颤及室性停搏，最后可因心脏或呼吸衰竭而死亡。

雷公藤

　　本品为卫矛科植物雷公藤 *Tripterygium wilfordii* Hook. f. 的干燥根。主产于福建、浙江、安徽、河南等地。去皮切段后晒干，生用。雷公藤主要含有生物碱类、二萜类、三萜类、倍半萜类等成分。生物碱类有雷公藤定碱、雷公藤灵碱、雷公藤戊碱、雷公藤晋碱、雷公藤春碱等；二萜类化合物有雷公藤甲素、雷公藤乙素、雷公藤丙素、雷公藤氯内醇酯等；三萜内酯类有雷公藤内酯甲、雷公藤红素等；倍半萜类有雷公藤碱等。

　　雷公藤味辛、苦，性寒，有大毒，归肝、肾经。具有祛风除湿、活血通络、消肿止痛、解毒杀虫的功效。《中华本草》曰："杀虫，消炎，解毒。"临床功效主要体现在"祛风除湿""活血止痛""杀虫攻毒""清热解毒"四个方面。临床多与威灵仙、独活、防风等配伍，祛风湿、清热、消肿止痛，治疗风湿顽痹、关节红肿热痛、肿胀难消等；单用或与防风、荆芥、地肤子等配伍，除湿止痒、杀虫攻毒，治疗麻风、顽癣、疥疮、皮炎、皮疹等；与蟾酥配伍，清热解毒、消肿止痛，治疗热毒痈肿疔疮。上述功效的发挥，与其抗炎、抑制免疫功能、改善血液流变性异常、抗菌、杀虫等药理作用有关。

【药理作用】

1. 与功效相关的主要药理作用

　　（1）免疫抑制　雷公藤及其多种成分均有明显的抑制免疫功能的作用。雷公藤水煎剂、雷公藤总苷、雷公藤红素均可引起幼龄鼠胸腺萎缩，雷公藤总苷长期使用还可使成年鼠胸腺萎缩。雷公藤春碱能显著降低小鼠碳粒廓清速率，抑制网状内皮系统吞噬功能。雷公藤内酯可明显抑制抗体的产生和分泌，并抑制 Ts 细胞的活化，抑制 T、B 淋巴细胞增殖，提高血清总补体含量，抑制小鼠 IgG 的形成。雷公藤甲素对单向混合淋巴细胞反应（mixed lymphocyte reaction，MLR）、DTH、T 淋巴细胞亚群均表现抑制作用。雷公藤多苷治疗类风湿关节炎，患者血清中 IgM、IgA、IgG 均下降，补体 C_3 增高，γ 球蛋白明显下降，对体液免疫有明显抑制作用。

　　（2）抗炎　雷公藤水煎剂腹腔注射对大鼠甲醛性足肿胀、棉球肉芽组织增生有抑制作用，也可抑制组胺所致的大鼠毛细血管通透性增加。雷公藤微囊对大鼠角叉菜胶足肿胀、棉球肉芽肿及大鼠佐剂性关节炎均有抑制作用。雷公藤总苷对各种急慢性关节炎有较好的抗炎作用，同时尿中 17-OHCS 显著升高，说明能增强肾上腺皮质的功能。雷公藤甲素、雷公藤内酯对巴豆油诱发的小鼠耳肿胀、醋酸所致的小鼠毛细血管通透性增高有抑制作用。雷公藤红素对大鼠实验性棉球肉芽肿有明显的抑制作用。

　　（3）对血液系统和血管的影响　雷公藤乙酸乙酯提取物能降低佐剂关节炎大鼠全血和血浆黏度、Fg 含量，减少红细胞压积（hematocrit，HCT），降低血小板最大聚集率，改善佐剂关节炎大鼠的血液流变学异常。雷公藤多苷可减轻内皮损伤模型大鼠内膜增生的程度，减少血管内皮损伤后血浆内源性洋地黄因子的含量及局部炎症细胞的数量。体外内皮细胞实验证明，雷公藤可促进 ECM 成分合成，抑制整合素活性，并能轻度提高钙依赖性粘连分子活性，提示雷公藤能通过多种机制调控血管的新生过程。

　　（4）抗菌、抗病毒、杀虫　雷公藤对金黄色葡萄球菌、607 分枝杆菌、枯草杆菌、无核杆菌有明显抑制作用，对 G$^-$ 菌也有一定效果，对真菌尤其是皮肤白色念珠菌等抑制作用最强，其主要抑菌成分是雷公藤红素。从雷公藤中分离得到抗艾滋病毒活性成分萨拉子酸，能抑制在淋巴细胞 H_9 中的人免疫缺陷病毒（HIV-1）的复制和 HIV-1 重组逆转录酶协同逆转录活性。雷公藤水浸液、醇浸液及醚提物能杀虫、蛆、蝇等。

2. 其他药理作用

（1）抗生育　雷公藤制剂及其多种成分对动物的生殖系统均有影响。雄性成年大鼠灌服雷公藤多苷 10mg/kg，8 周后全部失去生育能力，作用的靶细胞主要是精母细胞和精子细胞，能降低初级精母细胞核内 DNA 含量，也可抑制精子的变形和成熟。雷公藤氯内醇酯具有更强的抗生育作用，大鼠灌胃给药后可致附睾尾精子存活率和密度明显下降而不育。雷公藤总苷对雌性大鼠和小鼠生殖系统的影响程度比雄性鼠轻。雷公藤总苷片可使育龄女性月经减少甚至闭经，阴道细胞不同程度萎缩，可致性周期不规律，子宫重量减轻。雷公藤抗生育作用具有可逆性，停止给药后 6～8 个月生育功能可以恢复。

（2）抗肿瘤　雷公藤甲素、雷公藤乙素和雷公藤内酯有抗肿瘤作用。雷公藤甲素和雷公藤乙素腹腔注射对小鼠淋巴细胞白血病 L1210、P388 及 L615 WBC 瘤株均有抑制作用。雷公藤甲素可抑制离体鼻咽癌 KB 细胞，还能抑制乳腺癌和胃癌细胞系集落的形成。

【体内过程】

雷公藤甲素灌胃小鼠、大鼠的药时曲线为二室模型，静脉注射为三室模型。小鼠的胃肠吸收较大鼠快，T_{peak} 分别为 0.69 小时、1.04 小时，体内消除较缓慢，在高剂量下可见 AUC 增大、CL 减少及 $t_{1/2\beta}$ 延长，提示临床上在高剂量应用时可能出现非线性动力学性质。给大鼠口服和静脉注射雷公藤甲素后，药物在体内的分布和消除速率大体相似，均以肝中浓度为最高，依次为脾、胃、肠、心和脑；体内消除较缓慢，血浆蛋白结合率为 64.7%。口服给药时尿粪总排泄量为给药量的 67.5%，其中粪占 52.4%；静脉给药后尿粪总排泄量为给药量的 61.9%，粪占 25%，24 小时内胆汁排泄为 6.73%。排泄产物以原形药为主，另有部分代谢物。

【安全性评价】

雷公藤内酯小鼠静脉注射的 LD_{50} 为 0.8mg/kg，腹腔注射的 LD_{50} 为 0.9mg/kg；雷公藤多苷小鼠灌胃的 LD_{50} 为 159.7mg/kg，腹腔注射的 LD_{50} 为 93.99mg/kg。

雷公藤乙酸乙酯提取物灌胃小鼠 200mg/kg，有明显的致畸作用。

【临床应用】

1. 雷公藤单用或雷公藤总苷片治疗风湿顽痹，相当于西医学的类风湿关节炎、强直性脊柱炎属于风湿日久或久治不愈者。

2. 雷公藤生药、雷公藤总苷治疗各种类型的肾小球肾炎，以原发性肾小球肾炎、慢性肾小球肾炎病疗效最佳。雷公藤多苷可治疗肾病综合征。

3. 雷公藤及制剂用于治疗许多结缔组织病如白塞病、红斑性狼疮、硬皮病、多发性肌炎及血管炎等，常用雷公藤片。

4. 雷公藤尚可用于麻风、顽癣、湿疹、疥疮、皮炎、皮疹等多种皮肤病的治疗。与蟾酥配伍治疗疔疮肿毒。

【临床不良反应】

雷公藤毒副作用的大小与用药量有关，通常用药量越大，毒副作用也越明显。雷公藤主要的不良反应有以下几个方面：

消化系统：主要表现为恶心、呕吐、腹痛、腹泻、便秘、食欲不振等胃肠道症状，急性中毒可引起胃肠道非特异性损伤。

生殖系统：长期连续服用可影响生殖系统，主要表现为男子生育能力下降或不育，女子出现月经紊乱、闭经等。雷公藤甲素亚慢性中毒时，睾丸病变明显，表现为睾丸萎缩，各级生精细胞变性、坏死，数量减少。

造血系统：对造血系统的不良反应主要表现为白细胞、粒细胞、红细胞及全血细胞减少。

神经系统：对神经系统的不良反应主要表现在头昏、乏力、失眠、嗜睡、复视。

此外，雷公藤的过敏反应发生率约占 10%，主要为皮肤糜烂、溃疡、斑丘疹等；心血管系统的不良反应有胸闷、心悸、心律失常等；严重中毒时可出现血压急剧下降、心肌供血不足、心源性休克等，少数患者服用可引起多尿、尿崩症等，急性中毒可引起肾功能衰竭。对肝细胞有轻度毒性作用，引起 ALT 升高，少数伴肝区疼痛。

五加皮

本品为五加科植物细柱五加 *Acanthopanax gracilistylus* W. W. Smith 的干燥根皮。主产于湖北、河南、安徽、四川等地。刮皮，抽去木心。五加皮主要含有刺五加苷 B_1、紫丁香苷、棕榈酸、右旋芝麻素、16α– 羟基 –（1）– 贝壳松 –19– 酸、β– 谷甾醇、β– 谷甾醇葡萄糖苷、亚油酸及维生素 A、维生素 B 等。

五加皮辛、苦，温，归肝、肾经。具有祛风湿、补肝肾、强筋骨、利水之功效。主治风寒湿痹，腰膝疼痛，筋骨痿软等。《本草纲目》中记载："治风湿痿痹、壮筋骨。"临床功效主要体现在"祛风除湿、补益肝肾、强壮筋骨""利水消肿"两个方面。临床常与杜仲、牛膝配伍，祛风除湿、补益肝肾、强壮筋骨，治疗风湿痹痛见肝肾亏损、筋骨痿软，如五加皮酒；与茯苓皮、大腹皮、地骨皮等配伍，温肾除湿利水，治疗水肿、小便不利，如五皮散。上述功效的发挥与其抗炎、免疫调节、镇静、镇痛、抗应激、促进核酸合成、性激素样作用等主要药理作用有关。

【药理作用】

1. 与功效相关的主要药理作用

（1）抗炎　细柱五加皮水煎醇沉液、正丁醇提取物能明显抑制角叉菜胶所致大鼠足肿胀，连续给药 1 周能明显抑制小鼠棉球肉芽组织增生。五加皮的抗炎作用主要与抑制炎症介质的释放有关。

（2）对免疫功能的影响　细柱五加皮水煎醇沉液对免疫功能有抑制作用，可明显降低小鼠腹腔 Mφ 的吞噬百分率和吞噬指数，抑制小鼠脾脏抗体形成细胞。乳鼠半心移植试验证明细柱五加皮有一定抗排异作用，可使移植心肌平均存活时间显著延长。五加皮总皂苷和多糖有提高机体免疫功能的作用，灌胃给药能促进小鼠单核吞噬系统吞噬功能，使血清碳末廓清明显提高，并增加小鼠血清抗体的浓度，提高体液免疫功能。

（3）镇静、镇痛　细柱五加皮醇浸膏可协同阈下戊巴比妥钠产生镇静作用，使小鼠睡眠时间明显延长。细柱五加皮正丁醇提取物能提高痛阈值，具有明显镇痛作用。

（4）抗镉致突变、抗应激　镉是重金属诱导剂，对生殖细胞有强的致突变作用，可诱发小鼠精子畸形和骨髓细胞微核增加。五加皮水提取物灌胃小鼠连续 5 周，可降低镉诱发的精子畸形和骨髓细胞微核增加，抑制率分别为 63.9% 和 74.3%。细柱五加总皂苷可明显延长小鼠游泳时间、热应激存活时间和常压耐缺氧时间。

（5）促进核酸合成　细柱五加水提醇沉物可增加幼年小鼠肝脾细胞 DNA 合成。五加皮多糖对 CCl_4 所致中毒性肝损伤小鼠肝细胞的 DNA 合成有促进作用。

（6）性激素样作用　细柱五加多糖有性激素样作用，连续给药 7 天能促进未成年大鼠副性器官的发育，使睾丸、前列腺、精囊腺重量增加。

2. 其他药理作用

（1）降血糖　细柱五加浸膏对四氧嘧啶所致高血糖大鼠有降血糖作用。

（2）抗溃疡　五加皮萜酸对大鼠吲哚美辛型、幽门结扎型和乙醇性溃疡模型具有良好的防治作用。

【安全性评价】

细柱五加注射液腹腔注射小鼠的 LD_{50} 为 81.85g/kg。

【临床应用】

1. 以五加皮为主的复方（如五加皮散）常用于风湿痹证，相当于西医学的风湿性及类风湿关节炎、强直性脊柱炎，以及腰膝疼痛，筋脉拘挛等属于"骨痹""筋痹"者。
2. 以五加皮为主的复方（如五皮散）常用于治疗水肿，脚气。
3. 五加皮浸酒服，可用于老人或久病腰膝酸痛，体虚无力，跌打损伤后期。

第二节　常用配伍

川乌　白芍

川乌–白芍是中医治疗风湿痹证的传统寒热药对，也是现代治疗风湿性关节炎、类风湿关节炎等疾病的常用相须配伍药对。源于汉代张仲景《金匮要略》的乌头汤。川乌辛热性猛、力宏速效，长于搜剔筋骨风寒湿邪而温经止痛；白芍性寒味酸、阴柔和缓，长于养血敛阴柔肝而缓急止痛。川乌配伍白芍，川乌温燥寒湿以驱邪，白芍酸寒补虚以扶正，防止蕴邪化热，且兼制温燥伤阴；同时，可以增强宣痹通经之力，又能防止寒凝伤络。川乌配伍白芍药对中贯穿了寒热配伍、相反相承、相互协同的意义。"寒热配伍"是治疗痹证的重要应用形式，具有增效减毒的配伍意义。

【配伍研究】

1. 与功效相关的主要药理作用

（1）抗炎　川乌与白芍配伍，对甲醛、角叉菜胶、免疫佐剂所致的大鼠关节炎模型及大鼠棉球肉芽炎症、小鼠二甲苯耳肿胀和腹腔毛细血管通透性亢进模型均有显著的拮抗作用，降低炎症过程中毛细血管通透性亢进，使大鼠炎性组织释放的 PGE_2 明显降低。川乌白芍配伍（1∶2）在减少川乌剂量后，其抗炎作用，尤其是对佐剂性炎症、甲醛性炎症的抗炎作用明显强于川乌，也明显强于同等剂量的白芍，说明配伍后不仅能增效，且能通过控制川乌的剂量而减低其毒性。川乌总碱与白芍总苷或白芍多糖1∶2配伍可以减轻风寒湿证型类风湿关节炎大鼠关节肿胀和关节疼痛，升高下丘脑 L-ENK 和 β-END 的含量，降低血浆 SP、血清 IgG、IL-1β、IL-6 的含量，升高血清 IL-2 的含量，抑制成纤维样滑膜细胞分泌功能的异常亢进。抗炎的物质基础有川乌总碱、白芍总苷及白芍多糖等。

（2）镇痛　川乌与白芍不同比例、不同剂量配伍后，镇痛作用均强于单味川乌和白芍，镇痛持续时间也明显延长，说明川乌、白芍配伍有协同相加效果。较小剂量配伍（川乌含量 10g/kg和 15g/kg）与较大剂量单味川乌（30g/kg）的镇痛作用仍然相同或略强，提示川乌、白芍配伍可减少川乌用量而控制其毒性，并保持较强的镇痛效应。川乌、白芍配伍对动物肢体疼痛（如小鼠热板、大鼠 K^+ 皮下透入）的镇痛增效作用明显，且剂量与镇痛作用呈正相关效应。镇痛的物质基础有川乌总碱、白芍总苷等。

（3）调节免疫功能　川乌配伍白芍对细胞免疫功能有明显的双向调节作用，既可显著抑制正常和免疫增高小鼠迟发性超敏反应，明显抑制大鼠佐剂继发性关节炎，又能明显提高免疫低下小鼠 Mφ 吞噬功能，而与之相比，各单味药的调节作用较弱。免疫调节作用的物质基础有白芍总苷等。

【体内过程】

川乌、白芍配伍在大鼠的体内药代动力学研究发现，芍药苷可有效降低乌头碱的 C_{max}、延长 T_{max} 和缩小 $AUC_{(0-t)}$ 值。在皮肤微透析实验中，川乌配伍白芍后，芍药苷的 $AUC_{(0-t)}$ 和 C_{max} 明显升高，T_{max} 显著降低，说明二者配伍能够促进芍药苷的吸收。

【安全性评价】

川乌、白芍及川乌白芍配伍后的水煎液分别给小鼠灌胃，其中川乌的 LD_{50} 是 163.8g/kg，川乌 + 白芍（1：1）的 LD_{50} 是 239.3g/kg；川乌 + 白芍（1：2）的 LD_{50} 是 250.4g/kg，川乌 + 白芍（2：1）的 LD_{50} 是 183.2g/kg。川乌与白芍配伍能降低川乌的毒性。

【临床应用】

川乌、白芍配伍在复方中主要是祛风除湿、温经散寒，有明显的止痛作用。用于风寒湿痹证的治疗，相当于西医学的风湿病关节疼痛、坐骨神经痛、三叉神经痛、中风麻木疼痛、跌打损伤疼痛等。

第三节　常用方

独活寄生汤

独活寄生汤源于孙思邈的《备急千金要方》，由独活、桑寄生、秦艽、防风、细辛、当归、白芍、川芎、熟地黄、杜仲、怀牛膝、人参、茯苓、炙甘草、肉桂心等组成。具有祛风湿、止痹痛、益肝肾、补气血的功效。主治痹证日久，肝肾两亏，气血不足证，症见腰膝疼痛，痿软，肢节屈伸不利，或麻木偏枯，畏寒喜湿，舌淡苔白，脉象细弱等。肝肾两亏、气血不足之痹证的症状与西医学的慢性关节炎、类风湿关节炎、风湿性坐骨神经痛、腰肌劳损、骨质增生症等症状相似。独活寄生汤为治疗久痹而肝肾两虚、气血不足之常用方。方中独活作为君药，善治伏风，除久痹，且性善下行，以祛下焦与筋骨间的风寒湿邪为主；细辛、防风、秦艽、桂心为臣药，细辛发散阴经风寒，搜剔筋骨风湿而止痛，防风祛风邪以胜湿，秦艽除风湿而舒筋，桂心温经散寒，通利血脉，君臣相伍，共祛风寒湿邪；桑寄生、杜仲、牛膝祛风湿，兼补肝肾，当归、川芎、熟地黄、白芍养血又兼活血，人参、茯苓补气健脾，共为佐药；甘草调和诸药，兼使药之用。全方以祛风寒湿邪为主，辅以补肝肾、益气血，邪正兼顾，祛邪不伤正，扶正不留邪。

【组方研究】

1. 与功效相关的主要药理作用

（1）抗炎　独活寄生汤可明显抑制佐剂性关节炎大鼠原发性和继发性足跖肿胀，抑制毛细血管通透性增加和减轻小鼠耳肿胀。独活寄生汤灌胃对胶原诱导的关节炎模型小鼠，能显著降低关节炎指数和血清中抗Ⅱ型胶原抗体水平，同时抑制模型小鼠内源性 IL-1β 产生，提高 IFN-γ 的水平。

（2）镇痛　小鼠醋酸扭体法和热板法研究结果表明，独活寄生汤水煎液具有显著的镇痛作用。

（3）免疫调节　独活寄生汤具有免疫调节作用。给大鼠连续灌服独活寄生汤水提醇沉液，可明显增加胸腺和脾脏重量，对肾上腺重量无明显影响；给小鼠连续灌服独活寄生汤，可显著增加单核 Mφ 对血中碳粒的廓清速率，提高单核 Mφ 吞噬功能。独活寄生汤对 2,4- 二硝基甲苯（2,4-dinitrotoluene，DNT）所致的小鼠迟发性皮肤过敏反应有明显抑制作用，其作用强度与氢化可的松 25mg/kg 作用相似。

2. 其他药理作用

（1）扩张血管　独活寄生汤能显著降低麻醉猫、犬的脑血管阻力，增加脑血流量。

（2）改善微循环　小鼠腹腔注射独活寄生汤能明显增加毛细血管管径，增加毛细血管开放数，延长肾上腺素引起血管收缩的潜伏期，对抗肾上腺素引起的毛细血管闭合。

【临床应用】

1. 独活寄生汤常用于肝肾两亏、气血不足型痹证的治疗，相当于西医学的风湿性关节炎、类风湿关节炎属于肝肾两亏、气血不足者。

2. 独活寄生汤常用于肝肾不足的腰腿痛的治疗，相当于西医学的腰椎间盘突出症、膝关节骨性关节炎、坐骨神经痛、强直性脊柱炎、顽固性腰痛属于肝肾不足者。

第四节　常用成药

风湿骨痛丸（胶囊）

风湿骨痛胶囊由制川乌、制草乌、红花、木瓜、乌梅、麻黄、甘草组成。经现代制剂工艺制备而成，为硬胶囊，内容物为黄褐色粉末，味微苦、酸。具有温经散寒、通络止痛的功效。主治寒湿闭阻经络所致的痹病，症见腰脊疼痛、四肢关节冷痛，风湿性关节炎见上述证候者。

【药理作用】

1. 抗炎　风湿骨痛胶囊对大鼠佐剂性关节炎有显著的治疗作用；对大鼠角叉菜胶所致足肿胀有明显的抑制作用；对大鼠棉球肉芽组织增生有明显的抑制作用。

2. 镇痛　风湿骨痛胶囊对醋酸所致小鼠扭体反应有较强的对抗作用；对小鼠热板致痛也有显著的镇痛作用。

【安全性评价】

风湿骨痛胶囊给予小鼠皮下注射的 LD_{50} 为 3.05g/kg。大鼠连续 12 周喂饲风湿骨痛胶囊 2.88g/kg，其 ALT 轻度升高，停药 2 周后恢复；部分大鼠 HR 大于 350 次 / 分，停药后逐渐减慢。

【临床应用】

常用于类风湿关节炎、骨关节炎、强直性脊柱炎、颈椎病及腰椎骨质增生等属于寒湿阻络者。本品含有毒性中药，不可多服；孕妇忌服。

【用法用量】

胶囊剂　口服。一次 2～4 粒，一日 2 次。

第十二章
芳香化湿方药

扫一扫，查阅本章数字资源，含PPT、音视频、图片等

　　凡气味芳香，以化湿运脾为主要功效的方药称为芳香化湿方药。本类药物多气芳香，味辛、苦，性温，主入脾、胃、肺经。芳香化湿方药具有化湿运脾的功效，通过行气化湿，健脾助运而达到化湿醒脾、燥湿运脾的目的。芳香化湿药中温燥之性较强者，能温化寒湿，主要用于寒湿困脾证；温性较弱者或经配伍，也可用于暑湿、湿温之湿热中阻证。部分芳香化湿药尚有散寒解表、祛暑除湿等作用，主要用于暑湿表证、风湿痹证、关节疼痛。常用药有苍术、藿香、厚朴、砂仁、白豆蔻、草豆蔻、草果、佩兰等，常用方有藿香正气散、平胃散、二妙散、四妙散等。

　　湿阻中焦证是指湿邪为患，脾为湿困，湿浊内阻中焦，脾胃运化失常所出现的一组症候群，临床以脘腹痞满、呕吐泛酸、大便溏薄、食少体倦、口甘多涎等为主要临床表现，与西医学中的消化系统疾病，如急慢性胃肠炎、消化性溃疡、胃肠神经官能症、结肠炎、消化不良等疾病的症状相似。传统理论认为，湿有内湿、外湿之分。外湿多指感受外来之邪，泛指空气潮湿，人受雾露所伤，或久居湿地，涉水淋雨等，致使人体气机不畅，四肢困倦，胸闷，腰酸，甚至关节疼痛等；内湿多继发于其他疾病之后，或忧思气怒，情绪所伤，或肆食生冷等多种因素，致使脾胃先伤，水谷运行受阻，津气不布，困阻中焦脾胃。湿证常带有兼症，故芳香化湿药在具体应用时，需适当配伍。

　　芳香化湿方药一般具有调整胃肠运动功能、促进消化液分泌、抗病原微生物、抗溃疡等作用，部分还兼具抗炎、抗风湿、止痛作用，并认为上述药理作用是芳香化湿药疏畅气机、宣化湿浊、健脾醒胃的药理学基础。现代药理研究表明，芳香化湿方药治疗湿阻中焦证的作用主要涉及以下药理作用。

　　1. 调整胃肠运动功能　芳香化湿药具有调整胃肠运动功能的作用。豆蔻能提高肠道张力，砂仁有促进肠管推进运动作用。对 Ach、氯化钡等引起的动物离体肠肌痉挛，厚朴、苍术、砂仁等则有程度不等的解痉作用。芳香化湿药对胃肠运动的不同影响，与机体的机能状态有关，如苍术煎剂既能对抗 Ach 所致小肠痉挛，又能对抗肾上腺素所致平滑肌抑制。砂仁挥发油、厚朴酚、和厚朴酚、苍术醇、β– 桉叶醇是调整胃肠运动的物质基础。

　　2. 促进消化液分泌　芳香化湿药具有促进消化液分泌的作用。厚朴、广藿香、白豆蔻、草豆蔻、草果等均含有挥发油，通过刺激嗅觉、味觉感受器，或温和地刺激局部黏膜，反射性地增加消化腺分泌。挥发油为促进消化液分泌的物质基础。

　　3. 抗病原微生物　芳香化湿药具有不同程度的抗病原微生物作用。厚朴酚、苍术提取物、广藿香酮对金黄色葡萄球菌、溶血性链球菌、肺炎球菌、百日咳杆菌、大肠埃希菌、枯草杆菌、变形杆菌、痢疾杆菌、铜绿假单胞菌等具有体外抑制或杀灭作用，其中尤以厚朴抗菌力强，抗菌谱广。苍术对黄曲霉菌及其他致病性真菌有抑制作用；藿香的乙醚及乙醇浸出液对白色念珠菌、许

兰黄癣菌、趾间及足跖毛癣菌等多种致病性真菌有抑制作用。厚朴、苍术、广藿香、砂仁、白豆蔻对腮腺炎病毒、流感病毒等有抑制作用。砂仁挥发油、厚朴酚、和厚朴酚、苍术醇、β- 桉叶醇、藿香中的黄酮类物质是抗病原微生物的物质基础。

4. 抗溃疡　苍术、厚朴、砂仁等芳香化湿药，具有较强的抗实验性溃疡作用。抗溃疡主要作用环节包括：①增强胃黏膜保护作用：从苍术中提取的氨基己糖具有促进胃黏膜修复作用；关苍术提取物还能增加氨基己糖在胃液和黏膜中的含量；砂仁能促进胃黏膜细胞释放 PG，保护胃黏膜免遭其他外源性因素的损伤。②抑制胃酸分泌过多：厚朴酚能明显对抗四肽胃泌素及氨甲酰胆碱所致胃酸分泌增多；茅苍术所含 β- 桉叶醇有抗 H_2 受体作用，能抑制胃酸分泌，并对抗皮质激素对胃酸分泌的刺激作用。

综上所述，与芳香化湿药疏畅气机、宣化湿浊、健脾醒胃等功效相关的药理作用为调整胃肠运动功能、促进消化液分泌、抗溃疡、抗病原微生物等作用。主要物质基础有厚朴酚、β- 桉叶醇、苍术醇、茅术醇、广藿香醇等。

常用芳香化湿药的主要药理作用见表 12-1。

表 12-1　常用芳香化湿药主要药理作用总括表

药物	兴奋平滑肌	抑制平滑肌	促消化液分泌	抗溃疡	抗菌	抗病毒	抗炎	其他作用
厚朴	+	+	+	+	+	+	+	中枢抑制、肌肉松弛、抗血小板聚集、抗变态反应
广藿香	+	+	+		+	+	+	松弛支气管平滑肌
苍术	+	+		+	+		+	保肝、利尿、降血糖、扩血管、抗缺氧、中枢抑制、抗肿瘤
砂仁	+			+				抗血小板聚集、镇痛、免疫抑制
白豆蔻	+		+		+			平喘
草豆蔻	+							增强胃蛋白酶活性
佩兰					+	+		祛痰

第一节　常用药

广藿香

本品为唇形科植物广藿香 *Pogostemon cablin*（Blanco）Benth. 的干燥地上部分。主产于广东、海南等地，台湾、广西、云南等地有栽培。生用。广藿香主要含挥发油，约占 1.5%，油中主要成分是广藿香醇（又称百秋李醇），占 52%～57%，以及广藿香酮。其他成分有苯甲醛、丁香油酚、桂皮醛、广藿香吡啶等。此外，尚含有多种倍半萜及黄酮类甾体类化合物等成分。

广藿香味辛，性微温，归脾、胃、肺经。具有芳香化浊、和中止呕、发表解暑功效。主治湿浊中阻，脘痞呕吐；暑湿表证，湿温初起，发热倦怠，胸闷不舒，寒湿闭暑，腹痛吐泻，鼻渊头痛。《本草图经》谓本品"治脾胃吐逆，为最要之药"。《本草正义》谓本品"能祛除阴霾湿邪，而助脾胃正气，为湿困脾阳最捷之药"。临床功效主要体现在"芳香化湿""发表解暑""止呕"三个方面。临床常与苍术、厚朴、半夏等配伍，芳化湿浊，治疗湿阻中焦证，如不换金正气散；与紫苏、半夏、厚朴等配伍，化湿发表，治暑天外感风寒，内伤生冷而致恶寒发热、头痛脘痞、呕恶泄泻，如藿香正气散；与半夏配伍，和中止呕，治疗湿浊中阻所致的呕吐。上述功效的发挥，与广藿香调整胃肠运动、促进胃液分泌、抗病原微生物等药理作用有关。

【药理作用】

与功效相关的主要药理作用

（1）促进胃液分泌　广藿香可刺激胃黏膜，促进胃液分泌，增强消化能力。广藿香水溶性成分能增加胃酸分泌，提高胃蛋白酶活性。挥发油是其物质基础。

（2）调整胃肠运动　广藿香水提物、去油水提物和挥发油均可抑制离体兔肠的自发收缩和Ach及氯化钡引起的痉挛性收缩，以挥发油的抑制作用最强。在整体实验中，水提物和去油水提物均减慢胃排空，抑制正常小鼠和新斯的明引起的小鼠肠推进运动，增加胃酸分泌，提高胃蛋白酶活性，促进胰腺分泌淀粉酶，提高血清淀粉酶活力；但挥发油则对胃排空和肠推进运动无影响，并使胃酸分泌减少，提高胃蛋白酶活性的作用比水提物和去油水提物均弱。水提物、去油水提物均能减少番泻叶引起的腹泻次数，但挥发油则协同番泻叶引起小鼠腹泻。挥发性成分是其物质基础。

（3）抗病原微生物

①抗菌：广藿香具有较强的抗菌作用。其所含广藿香酮可抑制金黄色葡萄球菌、肺炎双球菌、溶血性链球菌、大肠埃希菌、痢疾杆菌、铜绿假单胞菌；广藿香具有一定的保护肠屏障功能，广藿香油对缺血再灌注导致的肠黏膜上皮损伤有抑制作用，保护其完整性，广藿香油对金黄色葡萄球菌（ATCC 259233）和枯草芽孢杆菌（ATCC 6633）的生长有抑制作用，最低抑菌浓度（MIC）分别为390μg/mL和100μg/mL，抑菌机制与破坏细胞的结构完整性和损伤胞膜，影响细胞壁和细胞膜的通透性，改变膜蛋白构象有关。

②抗病毒：广藿香黄酮类物质有抗病毒作用，可抑制消化道、上呼吸道鼻病毒生长繁殖。广藿香二氧化碳超临界萃取部位（部位A）能显著抑制流感病毒所致小鼠肺炎病变，且能提高流感病毒感染小鼠生存率及延长其存活时间。广藿香油体外具有抗柯萨奇病毒、抗腺病毒、抗甲型流感病毒和抗呼吸道合胞病毒的作用。广藿香醇能抑制流感病毒H1N1、腺病毒CVB3和柯萨奇病毒Ad-3所致的细胞病变，广藿香醇对3种病毒的直接作用效果都优于抗病毒吸附和抗病毒生物合成制剂。广藿香醇的抗病毒效果明显优于广藿香酮，在抗腺病毒方面作用最明显，作用靶点以腺病毒负责翻译衣壳蛋白的基因为主。

③抗真菌：广藿香煎剂、水浸出液、醚、醇浸出液对许兰黄癣菌、趾间及足跖毛癣菌等多种致病性真菌有抑制作用，煎剂抗菌作用弱于后者。广藿香酮具有明显的抗皮肤癣菌和抗念珠菌作用。黄酮类化合物对新生隐球菌、白色念珠菌具有较好的抑制作用。主要有效成分是广藿香酮、广藿香醇及黄酮类成分。

此外，广藿香煎剂对钩端螺旋体有低浓度抑制、高浓度杀灭作用。

（4）抗炎　广藿香油对以血管扩张、组织液渗出、水肿为主的急性炎症及以组织增生为主的慢性炎症有抑制作用，抗炎机制可能有别于非甾体类抗炎药的经典环氧酶途径。广藿香油能抑制由过敏介质引起的局部组织水肿为主要特征的迟发型超敏反应，对以局部血管通透性增强为主的速发型变态反应也有抑制作用。广藿香油能降低过敏性鼻炎大鼠鼻腔分泌物中嗜酸性粒细胞的数量，改善卵清白蛋白致敏的过敏性鼻炎大鼠的鼻部症状，改善鼻黏膜形态，高剂量能降低血中组胺的含量。

（5）对免疫的影响 广藿香醇提物具有很强的补体抑制活性，黄酮类化合物是广藿香的主要抗补体活性成分，活性最强的是槲皮素 -7,3′,4′- 三甲醚。广藿香酮对小鼠淋巴细胞的体外增殖活化有显著抑制作用，能有效保护诱导的细胞凋亡。广藿香酮对适应性免疫有一定的抑制作用。

此外，广藿香还具有一定的抗肿瘤、抗过敏等作用。

【安全性评价】

广藿香醇花生油溶液小鼠灌胃给药的 LD_{50} 是 4.69g/kg，95% 的置信区间是 4.04～5.50g/kg；广藿香醇花生油溶液小鼠腹腔注射给药的 LD_{50} 是 3.15g/kg，95% 的置信区间是 2.66～3.68g/kg。

【临床应用】

1. 以藿香为主的复方（如藿朴夏苓汤）常用于治疗湿浊中阻证，相当于西医学的消化不良、胃肠功能低下等属于湿浊中阻者。

2. 以藿香为主的复方（如藿香正气散）用于治疗暑天外感风寒，内伤湿浊，相当于西医学的胃肠型感冒。

3. 以藿香为主的复方（配伍丁香、半夏、黄连、竹茹、人参、橘皮、砂仁、紫苏等），常用于治疗各种寒湿中阻、胃失和降致恶心呕吐，湿热阻中致恶心呕吐，脾胃虚弱致恶心呕吐、妊娠呕吐等，相当于西医学的各种呕吐。

苍 术

本品为菊科植物茅苍术 Atractylodes lancea（Thunb.）DC. 或北苍术 Atractylodes Chinensis（DC.）Koidz. 的干燥根茎。茅苍术主产于江苏、湖北、河南、安徽、浙江等地，北苍术主产于华北及西北地区。一般生用。茅苍术根茎主要含有挥发油，挥发油含量 5%～9%，北苍术根茎含挥发油 3%～5%，挥发油的主要成分为苍术醇，它是 β- 桉叶醇和茅术醇的混合物，此外，还含有苍术酮、苍术素等。

苍术味辛、苦，性温，归脾、胃、肝经。具有燥湿健脾、祛风散寒、明目的功效。主治湿阻中焦，脘腹胀满，泄泻，水肿，脚气痿躄，风湿痹痛，风寒感冒，夜盲，眼目昏涩。《本草纲目》认为苍术"治湿痰留饮，或夹瘀血成窠囊，及脾湿下流，浊沥带下，滑泻肠风"。临床功效主要体现在"燥湿健脾""祛风散寒"两个方面。临床多与防风、黄柏等配伍，祛风燥湿、通络止痛，治疗湿热下注引起的筋骨疼痛、足膝红肿热痛、下肢痿软无力及湿热带下、下部湿疮等，如二妙散；与厚朴相须为用，健脾燥湿、行气除胀，治疗脾虚不运、湿邪中阻、气机不畅引起的脘腹胀满、纳呆、呕恶、口淡无味、苔白而厚腻者，如平胃散。上述功效的发挥，与苍术调整胃肠运动、抗病原微生物、抗炎等药理作用有关。

【药理作用】

1. 与功效相关的主要药理作用

（1）调整胃肠运动 苍术煎剂、苍术醇提物在一定剂量范围内能明显缓解 Ach 所致家兔离体小肠痉挛，而对肾上腺素所致小肠运动抑制则有一定的对抗作用；对饮食不节加力竭游泳诱导的脾气虚证大鼠具有健脾益气作用，对其消化系统吸收、分泌和消化道炎症具有一定的调节作用。苍术醇提物还能对抗 Ach、氯化钡所致大鼠离体胃平滑肌痉挛，而对正常大鼠胃平滑肌则有轻度兴奋作用。苍术丙酮提取物、β- 桉叶醇及茅术醇对氨甲酰胆碱、Ca^{2+} 及电刺激所致大鼠在体小肠收缩加强均有明显对抗作用。苍术丙酮提取物对小鼠炭末推进运动则有明显促进作用，对番泻叶煎剂所制"脾虚泄泻"模型大鼠的小肠推进运动亢进，苍术煎剂有明显对抗作用。主要有效成分为 β- 桉叶醇及茅术醇等。对脾虚证及湿阻中焦证出现的胃肠功能及脑肠肽紊乱具有调节作用。

（2）抗溃疡 苍术有较强的抗溃疡作用。茅苍术及北苍术对幽门结扎型溃疡、幽门结扎 – 阿司匹林溃疡、应激性溃疡有较强的抑制作用；茅苍术对组胺所致溃疡，北苍术对血清、附子提取物所致溃疡亦有抑制作用，两种苍术均能显著抑制溃疡动物的胃液量、总酸度、总消化能力及胃黏膜损害。有效成分为 β- 桉叶醇及茅术醇。苍术抗溃疡作用机理主要有两个方面：①抑制胃酸分泌。北苍术挥发油中的苍术醇能抑制甾体激素的释放，减轻甾体激素对胃酸分泌的刺激。茅苍术所含 β- 桉叶醇有抗 H_2 受体作用，能抑制胃酸分泌，并对抗皮质激素对胃酸分泌的刺激作用。②增强胃黏膜保护作用。北苍术可使胃黏膜组织血流量增加；从苍术中提取的氨基糖具有促进胃黏膜修复作用；关苍术还能明显增加氨基己糖在胃液和黏膜中的含量，从而增强胃黏膜保护作用。苍术挥发油对溃疡性结肠炎（VC）模型大鼠结肠病理性损伤具保护作用。

（3）抗病原微生物 苍术提取物具有消除耐药福氏痢疾杆菌 R 质粒的作用，能降低细菌耐药性的产生。苍术挥发油对金黄色葡萄球菌、大肠埃希菌、枯草芽孢杆菌、酵母、青霉、黑曲霉、黄曲霉均有一定的抑菌作用。挥发油对大肠埃希菌、金黄色葡萄球菌、沙门菌、铜绿假单胞菌等病原菌有显著的抑制和灭活作用。含苍术酮的苍术提取物及苍术酮，对流感病毒有杀灭作用，苍术酮是苍术中抗流感病毒的有效成分。

（4）抗炎 苍术醇提取物有抗炎及免疫调节作用。苍术醇提物灌胃给药具有抑制二甲苯引起的小鼠耳肿胀、角叉菜胶引起的大鼠足跖肿胀和乙酸所致腹腔毛细血管通透性的升高。茅苍术根茎中的酚类和聚乙炔类化合物具有抗炎活性。

2. 其他药理作用

（1）保肝 苍术及其有效成分对 CCl_4 及 D- 氨基半乳糖诱发的培养鼠肝细胞损害均有显著的保护作用。此外，苍术煎剂对小鼠肝脏蛋白质合成有明显促进作用。有效成分为 β- 桉叶醇、茅术醇、苍术酮。苍术含有的苍术素能促进胆汁分泌。

（2）降血糖 苍术煎剂灌胃对四氧嘧啶性糖尿病家兔和链脲佐菌霉素诱发的大鼠高血糖有降血糖作用。作用机制为苍术有效成分和腺嘌呤核苷酸在同一线粒体上起竞争性抑制作用，从而抑制细胞内氧化磷酸化作用，干扰能量的转移过程。

（3）耐缺氧 对氰化钾所致小鼠缺氧模型，苍术丙酮提取物 750mg/kg 灌胃能明显延长小鼠的存活时间，并降低小鼠相对死亡率。苍术抗缺氧的主要活性成分为 β- 桉叶醇。

（4）中枢抑制 茅苍术、北苍术、β- 桉叶醇、茅术醇有镇静作用，能抑制小鼠自发活动。茅苍术提取物和挥发油，小剂量使脊髓反射亢进，较大剂量则呈抑制作用，终致呼吸麻痹而死亡。茅苍术和北苍术的提取物能增强巴比妥睡眠作用，其药理活性成分主要是 β- 桉油醇和茅术醇。

（5）利尿 正常大鼠口服茅苍术煎剂，无明显利尿作用，但尿中 Na^+、K^+ 排出量显著增加。苍术醇提物在体外对马肾脏 Na^+-K^+-ATP 酶活性有较强的抑制作用，β- 桉叶醇是抑酶作用的物质基础。

（6）抗肿瘤 苍术挥发油、茅术醇、β- 桉叶醇 100mg/mL 在体外对食管癌细胞有抑制作用，其中茅术醇作用较强。苍术酮对结直肠癌细胞、HT29 具抑制增殖及介导凋亡作用。

（7）对心血管系统的影响　苍术对蟾蜍心脏有轻度抑制作用，对蟾蜍后肢血管有轻度扩张作用。苍术素对大鼠心脏具正性肌力作用。

【安全性评价】

北苍术挥发油灌胃小鼠的 LD_{50} 为 4.71mL/kg，另有报道苍术挥发油灌胃的 LD_{50} 为 2245.87mg/kg，95% 可信限为 1958.3～2575.7mg/kg。

【临床应用】

1. 以苍术为主的复方（如平胃散）常用于治疗湿浊中阻证，相当于西医学的胃肠功能失调、消化不良等属于湿浊中阻者。

2. 以苍术为主的复方（如二妙散、四妙散）常用于治疗风湿热痹证，相当于西医学的风湿性、类风湿关节炎属于热痹者。

3. 以苍术为主的复方（如与羌活、防风、白芷等辛温解表药配伍）常用于治疗风寒夹湿证，相当于西医学的感冒属于风寒夹湿者。

厚　朴

本品为木兰科植物厚朴 *Magnolia officinalis* Rehd.et Wils. 或 凹叶厚朴 *Magnolia officinalis* Rehd.et Wils.var. *biloba* Rehd.et Wils. 的干燥干皮、根皮及枝皮。主产于四川、湖北、浙江、江西等地。生用或发汗后姜汁制用。厚朴主要含木脂素类、生物碱类及挥发油等成分。木脂素类成分主要为厚朴酚、四氢厚朴酚、异厚朴酚及和厚朴酚；生物碱类成分主要为木兰箭毒碱；挥发油主要为 β- 桉叶醇。

厚朴味苦、辛，性温，归脾、胃、肺、大肠经。具有燥湿消痰、下气除满的功效。主治湿滞伤中，脘痞吐泻，食积气滞，腹胀便秘，痰饮喘咳。《名医别录》谓本品"消痰下气，疗霍乱及腹痛胀满"。临床功效主要体现在"行气""燥湿""消积""降逆平喘"四个方面，临床多与苍术、陈皮配伍，行气燥湿消积，治疗湿阻中焦证，如平胃散；与桂枝、杏仁等配伍，燥湿化痰，降逆平喘，治疗宿有喘病因外感风寒咳喘，如桂枝加厚朴杏子汤；与苏子、橘皮等配伍，降逆平喘，治疗痰湿内阻，胸闷喘咳，如苏子降气汤。上述功效的发挥，与厚朴调整胃肠运动、促进消化液分泌、抗溃疡、保肝、抗菌、抗病毒、抗炎、镇痛等药理作用有关。

【药理作用】

1. 与功效相关的主要药理作用

（1）调整胃肠运动　厚朴酚对组胺所致十二指肠痉挛有一定的抑制作用。有效成分为厚朴酚等木脂素类。

（2）促进消化液分泌　厚朴通过刺激嗅觉、味觉感受器，或温和地刺激局部黏膜，能反射性地增加消化腺分泌。有效成分为挥发油。

（3）抗溃疡　生品厚朴煎剂、姜炙厚朴煎剂及其有效成分对大鼠幽门结扎型溃疡及应激型溃疡均有明显抑制作用。厚朴乙醇提取物对大鼠 HCl- 乙醇所致溃疡有显著抑制作用。厚朴酚还能明显对抗应激及静注胃泌素、氨甲酰胆碱所致胃酸分泌增多。有效成分为厚朴酚及和厚朴酚等。厚朴抗溃疡作用机制与其抑制胃酸分泌过多有关，该作用与其中枢性的分泌抑制作用有关。

（4）抗病原微生物　《名医别录》谓厚朴"杀三虫"。厚朴酚对革兰阳性菌、耐酸性菌、类酵母菌和丝状真菌均有显著的抗菌活性；厚朴酚体外对各种变形链球菌及乳酸杆菌均有抑制作用。厚朴的酚性成分、乙醚及甲醇提取物对致龋齿的变形链球菌有显著抗菌作用，能抑制该菌在牙平滑面上的附着。厚朴酚对引起人类恶性脓疮和绒毛状模块疾病的炭疽杆菌有明显抗菌活性；厚朴注射液对感染炭疽杆菌的豚鼠可明显延长其生存时间。构效关系研究发现，厚朴酚、和厚朴酚及其代谢产物四氢厚朴酚和四氢和厚朴酚，由于联苯环上的羟基及烯丙基可产生抗菌活性，均有极强的抗菌作用。有效成分为厚朴酚、和厚朴酚等木质素类物质。

厚朴对小鼠实验性病毒性肝炎有一定保护作用，可减轻细胞变性坏死等实质性病理损害。厚朴中所含新木脂素对 Epstein–Barr（EB）病毒激活有抑制作用。厚朴酚具有抗肝炎病毒作用。

（5）抗炎、镇痛　厚朴乙醇提取物对醋酸引起的小鼠腹腔毛细血管通透性升高、二甲苯所致耳肿胀、角叉菜胶引起的足肿胀均有明显的抑制作用；对醋酸所致小鼠扭体反应及热痛刺激甩尾反应也呈现抑制作用，表明乙醇提取物具有较好的抗炎和镇痛作用。

2. 其他药理作用

（1）中枢抑制和肌松　厚朴乙醚提取物及厚朴酚、和厚朴酚有明显的中枢抑制作用，小鼠腹腔注射可明显减少自主活动，并可对抗甲基苯丙胺或阿扑吗啡所致的中枢兴奋。厚朴提取物对脑干网状结构激活系统及丘脑下前部的觉醒中枢有抑制作用。厚朴酚能显著抑制中枢兴奋性氨基酸谷氨酸的作用而产生脊髓抑制。厚朴酚及和厚朴酚具有中枢性肌松作用，能强烈抑制脊髓反射，作用可被大剂量的士的宁所拮抗，认为它们属于非箭毒样的肌松剂。厚朴碱静脉注射能阻断动物神经运动终板的传递，使横纹肌松弛，且无快速耐受现象，此作用与静注筒箭毒碱相似，静脉注射新斯的明可对抗其肌松反应，可能属非去极化型骨骼肌松弛剂。

（2）保肝　厚朴酚对急性实验性肝损伤，具有降血清 ALT 作用。厚朴酚能对抗免疫性肝纤维化损伤，防止肝纤维化和肝硬变的形成，同时，提高免疫性肝纤维化大鼠血浆 SOD 活性，降低 LPO 含量。厚朴酚还能改善四氯化碳诱导的肝纤维化。

（3）钙通道阻滞　厚朴提取物有较明显的钙通道阻断作用，能对抗 K^+、Ca^{2+} 等引起大鼠主动脉条的收缩。其活性成分为厚朴酚及和厚朴酚。

（4）抗血小板聚集　厚朴能明显抑制胶原、AA 所诱导的家兔富 PLT 血浆中 PLT 的聚集，并抑制 ATP 释放。有效成分为厚朴酚与和厚朴酚。其抑制作用与抑制 TXB_2 的合成及细胞内的 Ca^{2+} 流动有关。

（5）降血压　低于肌松剂量的厚朴碱注射给药有明显的降低血压作用，这一作用不能被抗组胺药异丙嗪所对抗。

【体内过程】

用 ^{14}C 同位素示踪技术探讨厚朴酚在大鼠体内的过程，结果表明静脉给药后，厚朴酚主要分布在肠、肺、肝、肾和脾。厚朴酚灌胃给药主要分布在胃肠道、肝和肾，其他组织也有少量分布。在大鼠粪便中可检出厚朴酚的代谢产物。

【安全性评价】

厚朴中有毒成分主要是木兰箭毒碱。厚朴煎剂、木兰箭毒碱给小鼠腹腔注射的 LD_{50} 分别为 6.12g/kg、45.55mg/kg。厚朴在一般肌松剂量下，对实验动物心电图无影响，大剂量可致呼吸肌麻痹而死亡。

【临床应用】

1. 以厚朴为主的复方（如平胃散、厚朴汤）常用于治疗湿阻中焦证，相当于西医学的胃肠功能低下、消化不良、消化性溃疡或细菌性痢疾等属于湿阻中焦者。

2. 以厚朴为主的复方（如枳实消痞丸、三物厚朴汤、大承气汤等）常用于胃肠气滞证，相当于西医学的食积、胃肠功能低下、大便秘结等属于胃肠气滞者。

3. 以厚朴为主的复方（如半夏厚朴汤）用于肺气壅逆之喘咳证，相当于西医学的各种原因引起的咳喘属于肺气壅逆者。

此外，厚朴复方对龋齿、肌强直有一定的治疗作用。

砂 仁

本品为姜科植物阳春砂 Amomum villosum Lour.、绿壳砂 Amomum villosum Lour. var. xanthioides T. L. Wu et Senjen 或海南砂 Amomum longiligulare T. L. Wu 的干燥成熟果实。主产于广东、广西，广东的阳春、阳江最著名。临用时打碎生用。阳春砂种子含挥发油3%以上，油中主要成分为龙脑、樟脑、乙酸龙脑酯、芳樟醇、橙花叔醇等，另含黄酮类。

砂仁味辛，性温，归脾、胃、肾经。具有化湿开胃、温脾止泻、理气安胎的功效。主治湿浊中阻，脘痞不饥，脾胃虚寒，呕吐泄泻，妊娠恶阻，胎动不安。《本草纲目》记载其"健脾，化滞，消食"。临床功效主要体现在"化湿开胃""温脾止泻""理气安胎"三个方面。临床多与白豆蔻、厚朴配伍使用，化湿醒脾，治疗寒湿气滞脘腹胀痛，如厚朴豆蔻散；与木香、枳实配伍使用，行气止痛，治疗脾胃气滞证，如香砂枳术丸；与党参、白术、茯苓配伍使用，健脾益气，治疗脾胃虚弱之证，如香砂六君子汤。上述功效的发挥，与砂仁对消化系统的调节、抗消化性溃疡、镇痛等药理作用有关。

【药理作用】

1. 与功效相关的主要药理作用

（1）对消化系统的影响　砂仁能调整胃肠运动，给小鼠灌服砂仁煎剂，可促进胃肠输送机能。阳春砂仁提取液能显著加强兔离体回肠的节律性收缩幅度及频率。砂仁所含樟脑能完全对抗氨甲酰胆碱对离体兔肠的痉挛作用。阳春砂煎剂对 Ach 和氯化钡引起的大鼠小肠肠管紧张性、强直性收缩有部分抑制作用。阳春砂挥发性部位可使兔肠管轻度兴奋，然后转入明显抑制作用，张力降低，收缩频率减慢，振幅减小，并随浓度不同能部分或完全拮抗 Ach、$BaCl_2$ 引起的肠管兴奋或痉挛。有效成分为砂仁挥发油等。

（2）抗溃疡　砂仁具有抗消化性溃疡作用。砂仁煎剂可抑制大鼠幽门结扎性胃溃疡和小鼠水浸应激性溃疡的发生。砂仁抗胃酸分泌的作用机制可能系促进胃黏膜细胞释放 PG 所致，与胃泌素无关。

（3）镇痛　砂仁可减少小鼠腹腔注射醋酸所致的扭体反应次数。

2. 其他药理作用

抗血小板聚集　家兔灌服砂仁混悬液，对 ADP 诱发的 PLT 聚集有明显抑制作用，剂量增加，作用时间相应延长。砂仁对 AA 或胶原、肾上腺素混合剂诱发的小鼠急性死亡有对抗作用，作用机制可能与其扩张血管或抑制血栓素合成有关。

此外，砂仁能抑制小鼠抗体生成细胞及大鼠抗体生成；砂仁对 CTX 引起的血细胞减少及微核率增加有显著的抑制作用。

【临床应用】

1. 以砂仁为主的复方（如香砂枳术丸、香砂六君子汤）常用于治疗湿阻中焦证及脾胃气滞证，相当于西医学的消化功能低下引起的消化不良、消化性溃疡、腹痛等属于湿阻中焦或脾胃气滞者。

2. 以砂仁为主的复方（如缩砂散）常用于脾胃虚寒之吐泻，相当于脾胃功能失调的各种吐泻属于脾胃虚寒者。

3. 砂仁复方对气血不足、肾虚胎元不固引起的胎动不安有一定的疗效。

第二节　常用配伍

苍术　黄柏

苍术、黄柏配伍，是典型的相须配伍药对，源于《世医得效方》苍术散。黄柏苦寒，寒以胜热，苦以燥湿，善祛下焦之湿热；苍术辛苦而温，芳香而燥，直达中州，为燥湿强脾之主药。两味合用，清热燥湿之力较强，为主治湿热流注之筋骨疼痛或两足痿软或足膝红肿、下部湿疮、带下，以及湿热成痿诸症的首选，是清热燥湿之基础配伍。正如吴昆《医方考·湿门》所言："用苍术以燥湿，黄柏以去热，又黄柏有从治之妙，苍术有健脾之功，一正一从，奇正之道也。"

【配伍研究】

1. 与功效相关的主要药理作用

（1）抗炎、镇痛　苍术、黄柏配伍能抑制热刺激所致小鼠疼痛反应和乙酸所致小鼠扭体数，并能明显抑制二甲苯引起的小鼠耳肿胀，棉球肉芽肿及甲醛引起的大鼠足跖肿胀，降低炎性组织中 PGE_2 的含量，有较好的抗炎镇痛作用。二药配伍能显著抑制类风湿关节炎大鼠骨关节组织的病理学改变，降低血清中 IgM 和 IgG 的含量，抑制血清和关节组织中 IL-6、IL-1β 和 TNF-α 的活性。

（2）免疫抑制　黄柏、苍术配伍对迟发型变态反应有抑制作用，对 PC-DTH 致敏引起的炎症反应亦有抑制作用。黄柏、苍术及由二者配伍组成的二妙散对植皮小鼠的细胞免疫功能都有一定抑制作用，黄柏抑制细胞免疫的作用接近于二妙散，而苍术作用较弱，说明二药相配伍在抑制植皮小鼠细胞免疫作用中具有协同作用。二药配伍对 2,4,6- 三硝基氯苯所致小鼠接触性皮炎有显著的抑制作用，二药配伍具有协同作用。生物碱类组分是其免疫抑制活性成分之一。

（3）降低尿酸　苍术、黄柏配伍可降低实验性高尿酸血症肾损害大鼠血清尿酸水平、对肾病理损害有一定的修复作用。黄柏与黄柏苍术配伍的水提物对氧嗪酸钾盐诱导的高尿酸血症模型小鼠和正常小鼠表现出很强的降尿酸效果。

（4）调节肠运动　苍术黄柏水提取液能拮抗 Ach、$BaCl_2$、磷酸组胺所致的离体豚鼠回肠收缩，且随浓度增加拮抗作用增强，表明有胃肠解痉作用。苍术丙酮提取物能明显促进小肠炭末的推进；茅术醇、β- 桉叶醇对炭末推进有显著促进作用。

2. 其他药理作用

抗菌　苍术、黄柏配伍在体内外均有广谱的抗菌作用。

【临床应用】

1. 苍术、黄柏配伍多用于治疗湿热盛于下焦的关节红肿、足膝红肿疼痛、风湿性关节炎、类风湿关节炎、痛风、湿热腰痛、腿痛等。为主治湿热流注之筋骨疼痛或两足痿软或足膝红肿、下部湿疮、带下及湿热成痿诸症的首选方剂，对骨关节退行性改变和滑膜炎临床有效。

2. 苍术、黄柏配伍也可用于糖尿病及其并发症的治疗。

第三节　常用方

平胃散

平胃散源于《简要济众方》，由苍术、厚朴、陈橘皮、甘草组成。具有燥湿运脾、行气和胃的功效。主治湿滞脾胃证，症见脘腹胀满，不思饮食，口淡无味，恶心呕吐，嗳气吞酸，肢体沉重，怠惰嗜卧，常多自利，舌苔白腻而厚，脉缓。湿滞脾胃证的症状与西医学中的胃肠功能紊乱、消化功能不良、胃及十二指肠溃疡、慢性结肠炎等症状相似。平胃散为治疗湿滞脾胃的基础方，方中以苍术为君药，辛香苦温，为燥湿健脾要药，重用使湿去则脾运有权，健脾则湿邪得化；厚朴为臣药，芳化苦燥，行气除满，且可化湿，与苍术相须为用，行气以除湿，燥湿以运脾，使滞气得行，湿浊得去；陈皮为佐，理气和胃，燥湿醒脾，以助苍术、厚朴之力；甘草为使药，调和诸药，且能益气健脾和中；煎加姜、枣，以生姜温散水湿且能和胃降逆，大枣补脾益气以襄助甘草培土制水之功，姜、枣相合尚能调和脾胃。

【组方研究】

1. 与功效相关的主要药理作用

（1）对胃肠运动的影响　平胃散可使湿困脾胃证模型动物胃排空、小肠推进及抗疲劳能力明显改善。平胃散对湿滞脾胃证模型大鼠血清 MTL、胃泌激素（gastrin，GAS）分泌有促进作用。D- 柠檬烯和 β- 桉叶醇为平胃散挥发油促进大鼠胃排空作用的主要药效物质。

（2）肠道屏障功能的保护作用　湿困脾胃证模型大鼠肠道屏障功能各方面均有不同程度损伤，平胃散对其有修复作用；而正常大鼠给予平胃散后正常肠道屏障功能有损伤，说明平胃散在不同生理状态下的作用有差异。

（3）对水盐代谢的调节作用　湿阻中焦证大鼠抗利尿激素（antidiuretic hormone，ADH）的释放增强，ALD 的分泌有增强的趋势，ADH、ALD 共同参与了湿阻中焦证水、电解质平衡的调节，细胞内 Na^+ 增多、K^+ 降低，使机体内水、钠潴留，钾排泄。平胃散可通过抑制湿阻中焦证大鼠 ADH 的释放和 ALD 的分泌，调节机体水、电解质平衡的紊乱。

2. 其他药理作用

（1）调节免疫功能　平胃散对湿困脾胃证大鼠的免疫功能异常具有明显改善作用。

（2）对血脂血糖的影响　平胃散对高脂饮食诱导的糖脂代谢紊乱的小鼠血脂和血糖具有调节作用。

【临床应用】

平胃散常用于湿滞脾胃证的治疗，相当于西医学的胃肠功能紊乱、消化性功能不良、胃及十二指肠溃疡、慢性结肠炎等属于湿滞脾胃证者。

第四节　常用成药

藿香正气水
（丸、片、颗粒、胶囊、软胶囊、滴丸、口服液）

藿香正气水源于《太平惠民和剂局方》藿香正气散，是在藿香正气散的基础上进行处方和工艺改进而制成的中成药。由苍术、姜厚朴、白芷、茯苓、大腹皮、生半夏、甘草浸膏、广藿香油、紫苏叶油、陈皮组成。具有解表化湿，理气和中的功效。主治外感风寒、内伤湿滞或夏伤暑湿所致的感冒，症见头痛头昏、胸膈痞闷、脘腹胀痛、呕吐泄泻，以及胃肠型感冒见上述证候者。

【药理作用】

1. 对消化系统的影响

（1）调节胃肠平滑肌运动　藿香正气水对豚鼠、兔离体十二指肠的自发性收缩及对组胺、Ach、$BaCl_2$ 氯化钡所致的回肠痉挛性收缩均有良好解痉作用，呈一定的量效关系。在体肠实验证实，藿香正气冲剂及藿香正气水灌服均能明显对抗 Ach 所致家兔肠运动亢进；藿香正气滴丸对正常状态胃肠运动无明显影响，但可不同程度抑制 Ach 引起的家兔在体回肠平滑肌收缩幅度及 Ach 所致大鼠离体胃底平滑肌和家兔离体十二指肠平滑肌的收缩，提示该作用与胃肠平滑肌的状态有关。藿香正气散对胃肠功能具有双向调节作用：对正常小鼠胃排空和肠推进有不同程度的促进作用，但可不同程度地拮抗阿托品所致胃肠功能抑制及新斯的明所致功能亢进。藿香正气液有促胃肠动力作用，该作用可能与其对 MTL 的影响有关。对藿香正气水组方的正交分析结果发现，该方中仅藿香、厚朴、陈皮、苍术、半夏对组胺诱导的豚鼠离体回肠痉挛有解痉作用，尤以陈皮作用最强，以白芷、紫苏、厚朴、半夏、陈皮、苍术 6 味药配伍的复方解痉作用最强，与原方作用相当。采用均匀设计和药效学相结合的方法，以家兔离体十二指肠的抑制率为考察指标，经研究形成减味藿香正气水，从原来的 11 味降低到 5 味，最佳配比是：厚朴 7.82g，陈皮 3g，苍术 3g，半夏 3g，广藿香油 30μL。广藿香油、厚朴酚为藿香正气水作用于肠道的药效物质基础。藿香正气水能够抑制由胆碱受体激动剂卡巴胆碱和 KCl 引起的大鼠结肠平滑肌收缩，其抑制收缩的作用与抑制 SMC 膜上钙通道的开放相关。藿香正气水对肠道分泌的影响主要和氯离子通道有关。

（2）止泻、镇吐　藿香正气丸、水、颗粒剂、冲剂等，均能明显抑制小鼠小肠推进运动。藿香正气软胶囊对番泻叶所致小鼠腹泻有明显抑制作用。采用番泻叶煎液加寒冷刺激灌胃复制大鼠急性腹泻模型，藿香正气散能调节急性腹泻大鼠水、电解质平衡，降低血浆 cAMP 水平，对肠黏膜有保护作用。藿香正气提取物对腹泻型肠易激综合征（diarrhea-irritable bowel syndrome，D-IBS）模型大鼠肠动力紊乱具有调节作用。藿香正气提取物可降低 D-IBS 模型大鼠小肠推进率，减弱结肠转运效应，提高大鼠血清 NO 含量，降低 5-HT 浓度，减少 EC 数量。藿香正气液可明显改善湿阻证大鼠腹泻症状，改善胃肠黏膜充血水肿、胃黏膜出血点及血块等症状，其机制可能与提高回肠黏膜紧密连接蛋白 -1 的表达有关。藿香正气软胶囊还有止呕作用，可以延长家鸽呕吐的潜伏期，减少呕吐次数。此外，颗粒剂及丸剂亦有类似的止吐作用。

2. 促进胃肠吸收功能 对硫酸镁致泻小鼠，藿香正气丸能明显促进肠道对 ^{3}H– 葡萄糖和水的吸收。

3. 肠屏障功能保护作用 对肢体缺血 – 再灌注模型大鼠，藿香正气软胶囊可保护肠组织形态结构，增强肠黏膜杯状细胞分泌功能，减少模型大鼠肠壁各层内肥大细胞数量，抑制 TNF-α 等细胞因子的释放，显著降低血清 NO 浓度，从而提高肠屏障功能。藿香正气口服液可以恢复湿困脾胃大鼠肠屏障功能。

4. 解热、镇痛 对伤寒菌苗所致的家兔发热，藿香正气丸及颗粒剂均有明显解热作用。藿香正气水对醋酸刺激肠管浆膜或肠系膜引起的内脏躯体反射性疼痛有明显镇痛作用。藿香正气胶囊对酒石酸锑钾的致痛有对抗作用；藿香正气口服液灌胃小鼠能显著提高热板法试验的痛阈值。

5. 抗病原微生物 藿香正气水体外对藤黄八叠球菌、金黄色葡萄球菌、痢疾杆菌、沙门菌、甲乙型副伤寒杆菌等有明显抑菌作用，尤其对藤黄八叠球菌、金黄色葡萄球菌作用较强，并对红色毛癣菌、石膏样毛癣菌、絮状表皮癣菌、石膏样小孢子菌、白色念珠菌、新生隐球菌及皮炎芽生菌等有明显抑菌作用。藿香正气颗粒剂对 A1、A3 及 B 型流感病毒也有抑制作用。藿香正气水能扶植肠道正常菌群生长，促进有益菌（双歧杆菌和乳杆菌）的增殖，具有调节肠道菌群失调的作用。

6. 调节免疫功能 对腹泻模型动物，藿香正气丸能提高小鼠外周血淋巴细胞 ^{3}H–TdR 掺入量。体外实验证实，藿香正气水能抑制大鼠被动变态反应，稳定肥大细胞膜，有抗过敏作用。藿香正气散能改善湿困脾胃型亚健康模型大鼠一般体征，增加自发活动次数，增加脾脏、胸腺脏器系数，增加血清糖、蛋白、脂类含量，降低血清 K$^+$、Na$^+$、Cl$^-$ 含量，降低血清 IL–6 的含量，增加血清 IgG 含量。藿香正气散能改善模型动物的免疫及代谢功能，这可能是防治湿困脾胃型亚健康的作用机制之一。

【毒理作用】

小鼠灌胃给药藿香正气水 0.4mL/kg 体重与 45% 乙醇组小鼠状态相似，给药后 3～4 分钟，呈醉酒状四肢松软，俯卧不动，给药 60 分钟后，小鼠处于濒死状态，至 80 分钟出现死亡。

【临床应用】

主治外感风寒、内伤湿滞或夏伤暑湿所致的感冒，症见头痛头昏、胸膈痞闷、脘腹胀痛、呕吐泄泻，及胃肠型感冒见上述证候者。

【用法用量】

1. 藿香正气水 口服。一次 5～10mL，一日 2 次，服用时摇匀。（酊剂，含乙醇40%～50%）

2. 口服液 口服，一次 20mL，一日 2～3 次。（不含乙醇）

3. 软胶囊 口服，一次 2～4 粒，一日 2 次。

4. 滴丸 口服，一次 1～2 袋，一日 2 次。

第十三章

利水渗湿方药

扫一扫，查阅本章数字资源，含PPT、音视频、图片等

凡以通利水道，渗泄水湿，治疗水饮内停、水湿壅盛所致各种病证为主要功效的方药称利水渗湿方药。本类药物味多甘淡，主入膀胱、脾、肾经，作用趋向偏于沉降下行。通过甘淡渗利、苦寒降泻，使小便通畅，尿量增加，使停滞于体内的水湿之邪从小便排出，达到消肿、退黄、解除小便淋沥涩痛等。部分利水渗湿方药还有健脾、宁心安神、除痹、解毒消肿等作用。利水渗湿方药临床主要用于水湿内停所致水肿、淋证及黄疸，部分方药可用于表证、痰饮兼有水肿者。水湿内停的临床表现有水肿、淋证、癃闭、黄疸、湿疹、泄泻、带下、湿温等。根据利水渗湿药药性和主治的不同，将利水渗湿药分为利水消肿药、利尿通淋药、利湿退黄药三类。利水消肿药以利水消肿为主，药性多甘淡平或微寒，常用药有茯苓、猪苓、泽泻等，常用方有五苓散、猪苓汤、苓桂术甘汤等；利尿通淋药以利尿通淋为主，药性多苦寒，或甘淡而寒，常用药有车前子、滑石、木通等，常用方有八正散、通草饮子等；利湿退黄药以利湿退黄为主，药性多苦寒，常用药有茵陈、金钱草、虎杖等，常用方有茵陈蒿汤、茵陈五苓散等。

水湿内停证主要由于脾、肾、肺、膀胱及三焦等功能失调所致，肺失通调、脾失转输、肾失开合、膀胱气化无权而致水湿内停。临床主要表现为水肿、淋浊、痰饮、泄泻、癃闭等。与西医学的泌尿系统疾病（如泌尿系感染、泌尿系统结石等）、消化系统疾病（如黄疸性肝炎等）、多种脏器功能衰减（如心功能不全、肾病、肝病所致的水肿）等症状表现相似，也与其他一些感染性疾病及其病理渗出物有关。水湿泛于肌表则致水肿；湿邪与热邪夹杂熏蒸，蕴而发黄，则致黄疸；湿热蕴结于下焦，肾与膀胱气化不利则发为淋证。

利水渗湿方药一般均具有利尿、利胆保肝、抗病原微生物、镇痛、抗炎等作用，并认为上述药理作用是利水消肿、利尿通淋、利湿退黄的药理学基础。现代药理研究表明，利水渗湿方药治疗水湿内停所致各种病证的作用主要涉及以下药理作用。

1. 利尿　利水渗湿方药中的大多数药物如茯苓、猪苓、泽泻、玉米须、半边莲、车前子、通草、木通、萹蓄、瞿麦、金钱草、茵陈等药物及复方如五苓散等均具有不同程度的利尿作用，其中猪苓、泽泻的利尿作用较强。利水渗湿药的利尿作用机理，不同的药物不尽相同，如猪苓、泽泻抑制肾小管对钠离子的重吸收；茯苓中的茯苓素拮抗ALD；泽泻增加ANP的含量等。影响利水渗湿药利尿作用的因素较多，如药物的采收季节、实验动物的种属、给药途径、炮制方法等。

2. 抗病原微生物　利水渗湿方药大多数具有抗病原微生物作用，如茯苓、猪苓、茵陈、金钱草、木通、萹蓄、半边莲等具有抗菌作用；茵陈对杆菌及球菌有抑制作用；车前子、茵陈、地肤子、萹蓄、木通等具有抗真菌作用；车前子及茵陈对钩端螺旋体有抑制作用；八正散具有广谱抗菌作用。车前草总黄酮、茵陈炔酮等是抗病原微生物的物质基础。

3. 利胆、保肝　利水渗湿方药多数都有利胆保肝作用。茵陈、半边莲、金钱草、玉米须及茵陈汤、茵陈五苓散等均有利胆作用，可扩张奥狄括约肌，促进胆汁中固体物、胆酸及胆红素的排出，茵陈及其复方作用尤为明显；泽泻能改善肝脏脂肪代谢，具有抗脂肪肝作用；猪苓可促进肝细胞再生，改善肝功能；茵陈能减轻 CCl_4 致大鼠肝纤维化模型的肝细胞损伤，改善肝功能。五苓散能促进乙醇在体内氧化，加速消除，防止乙醇导致的肝损伤和脂肪肝的形成。

4. 对免疫功能的影响　部分利水渗湿方药可以调节机体免疫功能，茯苓多糖能促进正常小鼠及荷瘤小鼠 Mφ 吞噬功能，提高非特异性免疫功能；也能增强细胞免疫，使玫瑰花环形成率及淋巴细胞转化率上升，还能促进抗体形成，增强体液免疫功能。泽泻能抑制 DTH，增强细胞免疫功能。

5. 抗肿瘤　茯苓多糖、茯苓素及茵陈均有抗肿瘤作用，能抑制多种动物移植性肿瘤的生长。

综上所述，与利水渗湿方药的利水消肿、利尿通淋、利湿退黄等功效相关的药理作用为利尿、抗病原微生物、利胆保肝、增强免疫功能等。主要物质基础有茯苓多糖、茯苓素、猪苓多糖、泽泻醇 A、茵陈素等。

常用利水渗湿药的主要药理作用和用途见表 13-1。

表 13-1　常用利水渗湿方药主要药理作用总括表

类别	药物	利尿	利胆	保肝	抗病原体	其他作用
利水消肿药	茯苓	+		+	+	增强免疫功能、抗肿瘤、降血糖
	猪苓	+		+	+	增强免疫功能、抗肿瘤、抗辐射
	玉米须	+	+	+	+	降血糖
	泽泻	+	+	+	+	降血糖、降血脂、抗炎
	半边莲	+	+		+	抗蛇毒
	薏苡仁			+	+	增强免疫功能、抗肿瘤、降血糖、调血脂、抗辐射
利尿通淋药	车前子	+	+		+	调血脂、降血压、抗炎、抗溃疡
	木通	+	+	+	+	抗肿瘤、强心
	萹蓄	+	+	+	+	增强子宫肌张力、止血
	瞿麦	+	+			兴奋肠管、子宫
	石韦				+	止咳祛痰、平喘、抑制泌尿系统结石形成
	滑石				+	保护皮肤、黏膜
利湿退黄药	金钱草	+	+		+	抗心肌缺血、抑制尿道结石、抗炎
	茵陈	+	+		+	调血脂、降血糖、降血压、解热、抗炎
	垂盆草			+		抑制免疫
	虎杖		+	+		降血糖、抗肿瘤、调血脂、解热、镇痛

第一节　常用药

茯　苓

本品为多孔菌科真菌茯苓 *Poria cocos*（Schw.）Wolf 的干燥菌核。主产于安徽、湖北、云南、河南等地。以安徽、湖北产量较大，以云南所产品质较佳。菌核主要含茯苓多糖、硬烷、纤维素、β-茯苓聚糖等多糖类、茯苓酸等三萜类、各种脂肪酸类、麦角甾醇、十二碳烯酸酯、辛酸酯及树胶、甲壳质、蛋白质、脂肪、甾醇、卵磷脂、右旋葡萄糖、腺嘌呤、β-茯苓聚糖酶，以及微量蛋白酶、无机元素。

茯苓味甘、淡，性平，归心、肺、脾、肾经。具有利水渗湿、健脾、宁心的功效。主治水肿尿少，痰饮眩悸，脾虚食少，便溏泄泻，心神不安，惊悸失眠等。茯苓甘补淡渗，既能渗泄水湿，又能健脾补中；中气旺，气血充，心神得养则自安。临床功效主要体现在"利水渗湿、健脾、宁心"三方面。临床利水渗湿多与猪苓、泽泻配伍，如五苓散；健脾，多与白术、人参配伍，如参苓术甘汤；宁心多与远志、黄芪、当归配伍，如归脾丸。上述功效的发挥，与茯苓利尿、镇静、保肝及对胃肠功能的药理作用有关，如治疗水肿证与利尿、保肝等药理作用密切相关。

【药理作用】

1. 与功效相关的主要药理作用

（1）利尿　茯苓的利尿作用与实验动物种属、清醒或麻醉、急性或慢性实验，以及生理状态的不同有密切关系。慢性实验能明显利尿，急性实验无明显利尿作用；醇提物有效，水提物无效。对健康动物和人不具有利尿作用，但可增加水肿患者尿液排出。对水肿严重的肾炎患者及心脏病患者，茯苓利尿作用均显著。茯苓醇提取液对正常家兔有利尿作用。犬静脉注射茯苓煎剂及大鼠、家兔灌服煎剂均不出现利尿作用。

茯苓的利尿作用与其对机体水盐代谢的调节有关。茯苓素是茯苓利尿作用的有效成分。茯苓素对 Na^+-K^+-ATP 酶和细胞中总 ATP 酶有显著激活作用，其对 Na^+-K^+-ATP 酶的激活可促进机体的水盐代谢。茯苓素具有和 ALD 及其拮抗剂相似的结构，体外可结合到大鼠肾胞浆膜 ALD 受体上，体内可拮抗 ALD 活性，提高尿中 Na^+/K^+ 比值，产生利尿作用。因此，推测茯苓素是一种 ALD 受体拮抗剂。

（2）对免疫功能的影响　茯苓多糖体（茯苓多糖、羧甲基茯苓多糖、羟乙基茯苓多糖）具有增强机体免疫功能的作用。茯苓多糖腹腔注射可使小鼠腹腔 Mφ 吞噬百分率及吞噬指数明显增加。新型甲基茯苓多糖给小鼠连续皮下注射能拮抗免疫抑制剂醋酸可的松对 Mφ 功能的抑制，使低下的吞噬功能恢复正常，这一作用是通过激活补体而间接发挥的。羧甲基茯苓多糖静脉注射对小鼠脾淋巴细胞增殖、腹腔 Mφ 吞噬功能均有明显的促进作用，能对抗 $^{60}Co-\gamma$ 照射所致小鼠外周血 WBC 的减少。茯苓多糖灌服能使小鼠脾脏抗体分泌细胞数明显增多，并有抗胸腺萎缩和抑制肿瘤生长的功能。羟甲基茯苓多糖对 NK 细胞活性有促进作用。

茯苓煎剂可使玫瑰花环形成率及 PHA 诱发的淋巴细胞转化率显著上升。羟甲基茯苓多糖能明显增强小鼠脾脏抗体分泌细胞数和特异的抗原结合细胞数。茯苓多糖在体内能增强 T 淋巴细胞的细胞毒性作用，能使免疫功能低下者的淋巴细胞转化值及活性 E 花环（active erythrocyte rosette，Ea）值明显升高，特别是能调整 T 细胞亚群的比值，增强机体免疫功能。

（3）镇静　茯神煎剂腹腔注射对预先给予咖啡因或未给予咖啡因的小鼠均有镇静作用。茯苓煎剂腹腔注射能明显降低小鼠的自发活动，并能对抗咖啡因所致小鼠的过度兴奋；对戊巴比妥的麻醉作用有明显协同作用。茯苓提取成分新型羧甲基茯苓多糖腹腔注射可增强硫喷妥钠对小鼠的中枢抑制作用。

（4）对胃肠功能的影响　茯苓浸剂对大鼠胃溃疡有防治作用，能抑制胃液分泌；对家兔离体肠肌有直接松弛作用，使肠肌收缩振幅减小，张力下降。

（5）保肝　羧甲基茯苓多糖可使 CCl_4 所致小鼠肝损伤及其代谢障碍明显减轻，降低 ALT 水平。大鼠肝部分切除手术前、后连续腹腔给药，可明显加速肝脏再生速度，防止肝细胞坏死，使肝脏重量增加。

2. 其他药理作用

（1）抗肿瘤　茯苓多糖体与茯苓素均有明显的抗肿瘤作用。腹腔注射各种茯苓多糖体，除茯苓聚糖未呈现抗肿瘤作用外，其他均能抑制小鼠 S180 实体瘤的增殖，其抑制作用与灌服 5- 氟尿嘧啶（5-fluorouracil，5-Fu）相似。连续腹腔注射新型羧甲基茯苓多糖能延长 ECA 小鼠生存时间，使腹水量减少。茯苓多糖体对生长迟缓的移植性肿瘤作用尤为显著。茯苓素可抑制小鼠白血病细胞株 L1210 和人白血病细胞系 HL-60 的增殖，对小鼠 Lewis 肺癌转移亦有抑制作用，且有量效关系，剂量过高或过低都会影响其抑瘤效果。与 CTX、丝裂霉素、更生霉素、5- 氟尿嘧啶等抗癌药合用可明显增强抑瘤效果，提高抑瘤率。茯苓的抗肿瘤作用机制主要是通过增强机体免疫功能，激活免疫系统；也有一定的直接细胞毒作用。

（2）对心血管系统的作用　土拨鼠、蟾蜍和食用蛙离体心脏的灌流实验表明，茯苓的水提取物、乙醇提取物、乙醚提取物均能使心肌收缩力加强，心率增快。

（3）抗炎　新型羧甲基茯苓多糖对大鼠佐剂性关节炎或继发性炎症有较强的抑制作用。

（4）抗病原微生物　茯苓口服有明显的抗病毒作用，可用于治疗小儿轮状病毒性肠炎。茯苓煎剂体外可抑制金黄色葡萄球菌、结核杆菌及变形杆菌的生长繁殖；醇提物可杀灭钩端螺旋体。

另外，茯苓水制浸膏及乙醇浸膏对家兔有降血糖作用；茯苓煎剂可减轻豚鼠卡那霉素中毒性耳损害；茯苓水提液对神经细胞内 Ca^{2+} 浓度具有双向调节作用；茯苓多糖可减少乙二醇法大鼠肾结石模型肾内草酸钙结晶面积。

【体内过程】

家兔经灌服给予硫酸化茯苓多糖后 1.5 小时达到峰值，并在 0.75～2 小时时间段内维持较高的血药浓度。

【安全性评价】

羧甲基茯苓多糖小鼠皮下注射的 LD_{50} 为 3.13g/kg。

【临床应用】

1. 以茯苓为主的复方（如五苓散、真武汤）常用于治疗水湿内停之水肿、小便不利等症，相当于西医学的心源性水肿、肾炎水肿及非特异性水肿属于水湿内停者。

2. 以茯苓为主的复方（如参苓白术散、四君子汤、香砂六君子汤）常用于治疗食少纳呆、痰饮、泄泻等，相当于西医学的多种消化系统疾病。

3. 以茯苓为主的复方（如归脾汤、安神定志丸）常用于治疗心悸、失眠，相当于西医学的心律失常、精神分裂症等。

此外，茯苓复方对小儿秋季腹泻、斑秃、内耳眩晕症等均有一定疗效。

泽　泻

本品为泽泻科植物东方泽泻 *Alisma orientale*（Sam.）Juzep. 或泽泻 *Alisma Plantago-aqutica Linn.* 的干燥块茎。主产于福建、广东、广西、四川等地。生用或制用。主要成分有属于三萜类化合物的泽泻醇 A、泽泻醇 B、泽泻醇 C 及其醋酸酯；属倍半萜化合物的泽泻醇、环氧泽泻烯。此外还含少量挥发油、生物碱、植物固醇、多种脂肪酸（软脂酸、脂酸、油酸、亚油酸）、钾盐、胆碱、卵磷脂等。

泽泻味甘、淡，性寒，归肾、膀胱经。具有利水消肿、渗湿泄热的功效。主治水肿、胀满、小便不利、泄泻、淋浊、带下及痰饮等。《本草衍义》曰："其功尤长于行水。"《本草正义》曰："最善渗泄水道，专能通行小便。"《药品化义》曰："主治水泻湿泻，使大便得实，则脾气自健也。因能利水道，令邪水去，则真水得养，故消渴能止。又能除湿热，通淋沥，分消痞满，透三焦蓄热停水，此为利水第一良品。"临床功效主要体现在"利水渗湿、泄热消肿"两个方面。临床常与白术同用，用于治疗水停心下的支饮证，如泽泻汤；与熟地黄、牡丹皮、山茱萸配伍，治疗肾阴亏损，头晕耳鸣，腰膝酸软，骨蒸潮热，盗汗遗精，消渴等，如六味地黄丸；与木通、车前子配伍，清肝胆，利湿热，治疗湿热下注证，如龙胆泻肝汤。上述功效的发挥，与泽泻利尿、保肝及抑制肾结石形成等药理作用有关，如治疗湿热淋证与利尿、抑制肾结石形成等药理作用密切相关。

【药理作用】

1. 与功效相关的主要药理作用

（1）利尿　泽泻利尿作用的强弱与药材的采集时间、药用部位、炮制方法及实验动物的种属有关。冬天采集（正品泽泻）作用最强，春天采集作用稍差；生用、酒炙、麸炙者有利尿作用，盐炙者无利尿作用，但在五苓散中泽泻不论生用或盐炙其利尿强度均相同。健康人口服泽泻煎剂可见尿量、氯化钠及尿素的排出增加，家兔灌服煎剂利尿效果极弱。小鼠皮下注射泽泻醇 A 醋酸酯能增加尿液中 K^+ 含量。泽泻醇 B 和泽泻醇 A-24- 醋酸酯是泽泻利尿的有效成分。

泽泻的利尿作用机制包括：①直接作用于肾小管的集合管，抑制 K^+ 的分泌，同时抑制 Na^+ 的重吸收；②增加血浆 ANP 的含量；③抑制肾脏 Na^+-K^+-ATP 酶的活性，减少 Na^+ 重吸收等。

（2）降血脂及抗动脉粥样硬化　泽泻的脂溶性部分灌服给药可明显降低实验性高胆固醇血症家兔或大鼠的血清 TC、LDL 和 TG 水平，升高 HDL 水平，其中泽泻醇 A 及泽泻醇 A、B、C 的醋酸酯都有作用，尤以泽泻醇 A-24- 醋酸酯降脂作用最强。

泽泻提取物可明显抑制 AS 家兔主动脉内膜斑块的生成。其作用在于提高血中 HDL 含量及其与 TG 的比值，因此能使胆固醇从动脉壁正常被消除以运至肝脏代谢和排泄；泽泻提取物还能预防 LDL 对内皮细胞的损伤作用；通过竞争细胞表面受体抑制 LDL 进入内皮细胞从而抑制胆固醇的合成；泽泻提取物也有抗血栓作用，因而能从降低血脂、抑制内皮细胞损伤、抗血栓等多方面抑制或减慢 AS 的发生、发展。其作用机制与干扰外源性胆固醇的吸收、酯化和影响内源性胆固醇的代谢有关。

（3）抑制免疫　泽泻水煎剂腹腔给药可抑制小鼠碳粒廓清指数及 2,4- 二硝基氯苯所致的接触性皮炎，对血清抗体含量及大鼠肾上腺内抗坏血酸的含量无显著影响，表明泽泻不影响机体的体液免疫功能，但降低细胞免疫功能。泽泻根茎的甲醇提取物灌服对 Ⅰ 、Ⅱ 、Ⅲ 、Ⅳ 型超敏反应的实验性动物模型有抑制作用，具有抗补体活性，抑制补体引起的溶血和抑制低血压休克引起的溶血，其活性成分是泽泻醇 A、B 及其醋酸酯。

2. 其他药理作用

（1）抑制肾结石的形成　泽泻可以增强人尿液对结晶生长的抑制作用，尤其对结晶体积较大者，抑制作用显著。泽泻提取液能明显抑制乙二醇和氯化铵诱导的大鼠实验性肾结石的形成，主要成分为四环三萜类化合物。

泽泻水提取液在人工尿液中能有效抑制草酸钙结晶的生长和自发性结晶，并随着人工尿液的离子强度降低和 pH 值升高，抑制活性增强。泽泻水提液体外能明显抑制草酸钙结晶的生长和凝集，体内能明显降低肾组织 Ca^{2+} 含量和减少肾小管内草酸钙结晶形成，从而抑制大鼠的实验性肾结石形成。泽泻醋酸乙酯部位是其抑制尿草酸钙结石形成的有效部位。

（2）保肝　泽泻能改善肝脏脂肪代谢，具有抗脂肪肝作用。对于高脂、高胆固醇、低蛋白饲料所致的动物脂肪肝病变，泽泻经甲醇、苯和丙酮提取的组分能使肝中脂肪含量降低，对 CCl_4 引起的急性肝损伤有保护作用。

（3）降血压　泽泻有轻度的降血压作用，但维持时间短。犬或家兔静脉注射泽泻浸膏有轻度的降血压作用，持续 30 分钟左右。泽泻醇提物在体外对肾上腺素引起的兔离体主动脉条收缩有松弛作用，可抑制电压依赖性钙通道 Ca^{2+} 的流入。另外，泽泻还能抑制交感神经元释放 NA，可能是其降压的机制之一。

（4）降血糖　泽泻醇提物可降低血糖，并能刺激胰岛素的分泌，增加机体对葡萄糖的摄取，抑制 α- 葡萄糖苷酶活性。

（5）对心脏的作用　离体兔心脏灌注实验表明，泽泻醇提取物的水溶性部分能显著增加冠脉流量，对心肌收缩力呈轻度抑制作用。泽泻醇能降低离体大鼠心脏心输出量、心率及左心室压，增加冠脉流量，可用于预防心绞痛的发生。

此外，泽泻具有抗血小板聚集、抗血栓形成及抗肿瘤、抗炎、松弛离体家兔主动脉平滑肌、提高纤溶酶活性等作用。

【体内过程】

23- 乙酰泽泻醇 B 经灌胃或静脉注射大鼠，其药代动力学特征均符合一室模型，在体内吸收比较缓慢但较完全，$t_{1/2}$ 为 1 小时左右。

【安全性评价】

小鼠腹腔注射泽泻煎剂的 LD_{50} 为 36.36g/kg，静脉注射泽泻醇提物 LD_{50} 为 1.27g/kg。

泽泻醇提取物给予大鼠长期喂饲未见发育异常，但病理切片可见肝细胞及肾近曲小管不同程度的浊肿、变性，其中泽泻醇 C、16,23- 环氧泽泻醇 B 和泽泻醇 O 可能引起肾毒性。

【临床应用】

1. 以泽泻为主的复方（如五苓散）常用于水湿停蓄之水肿，小便不利，相当于西医学的肾性水肿、泌尿系感染等属于水湿内停者。

2. 以泽泻为主的复方（如泽泻汤）常用于治疗痰饮眩晕，相当于西医学的高血压、高血脂属于痰饮停聚、清阳不升者。

此外，泽泻复方对复发性丹毒、梅尼埃病、高脂血症有一定疗效。

茵　陈

本品为菊科植物茵陈蒿 *Artemisia capillaris* Thunb. 或滨蒿 *Artemisia scoparia* Waldst. et Kit. 的干燥地上部分。主产于陕西、山西、安徽、河南等地。除去杂质及老茎，晒干生用。主要成分有6,7- 二甲氧基香豆素、绿原酸、咖啡酸等。全草含挥发油约 0.27%，其中主要成分为 β- 蒎烯、茵陈炔、茵陈烯酮、茵陈炔酮、茵陈炔内酯（茵陈素）、茵陈色原酮等。

茵陈味苦、辛，性微寒，归脾、胃、肝、胆经。具有清热利湿、利胆退黄的功效。主治黄疸尿少，湿温暑湿，湿疮瘙痒等。茵陈味苦能泄，性寒清热，善清利脾胃肝胆湿热，使之从小便而出，为治疗黄疸之要药，兼有解毒疗疮之功，用于湿热内蕴之湿疮瘙痒。临床主要功效体现在"利湿退黄""解毒疗疮"两个方面。临床常与栀子、黄柏、大黄同用，以利湿退黄，用于湿热内蕴发黄，如茵陈蒿汤；与苦参、地肤子配伍煎汤外洗以解毒疗疮、止痒，用于湿热蕴于皮肤而致瘙痒、湿疮。上述功效的发挥，与茵陈利尿、利胆保肝、解热抗炎及抗病原微生物的药理作用有关，如治疗湿热黄疸与利尿、利胆保肝、解热抗炎等药理作用密切相关。

【药理作用】

1. 与功效相关的主要药理作用

（1）利胆　茵陈具有显著的利胆作用，可松弛胆道括约肌，加速胆汁排泄。在增加胆汁分泌的同时，也增加胆中固体物胆酸、胆红素的排泄量。茵陈有效成分6,7-二甲氧基香豆素具有利胆退黄作用。

（2）保肝　茵陈可保护肝细胞膜，防止肝细胞坏死，促进肝细胞再生及改善肝脏微循环。茵陈灌服能明显降低CCl_4致肝纤维化模型大鼠血清 ALT、AST 活性，升高血清 ALB，降低 ALB/球蛋白比例，减轻肝小叶结构破坏和肝脏胶原纤维增生，降低炎细胞浸润。茵陈水溶性多肽小鼠肌内注射亦有显著的保肝作用，能增强小鼠 Mφ 的吞噬能力。茵陈及水溶性多肽能提高机体免疫力和诱生 IFN。6,7-二甲氧基香豆素可抑制CCl_4造成的肝体比的上升，阻止血中 ALT 水平的提高及 MDA 的形成，抑制CCl_4损伤过程中 TC 及 TG 的升高，显示其具有防止肝细胞坏死及肝脂肪变性的作用。

（3）抗病原微生物　茵陈煎剂在体外对金黄色葡萄球菌有明显的抑制作用，对痢疾杆菌、溶血性链球菌、大肠埃希菌、伤寒杆菌、脑膜炎双球菌等均有不同程度的抑制作用；对人型结核菌有完全抑制作用。茵陈体外有较强的抗泌尿生殖系统沙眼衣原体活性的作用，并随着浓度的增大，衣原体包涵体的体积减小，数量减少，最后消失。另外，茵陈煎剂能抑杀波摩那型钩端螺旋体，茵陈醇提物对阴道毛滴虫有明显抑制作用。

（4）利尿　茵陈水煎剂或精制水浸液、挥发油、绿原酸均具有不同程度的利尿作用。

（5）解热、抗炎　茵陈的主要成分6,7-二甲氧基香豆素对正常小鼠体温有明显降低作用，对鲜啤酒酵母、2,4-二硝基苯酚致热大鼠也有明显退热作用。6,7-二甲氧基香豆素对角叉菜胶引起的大鼠足跖肿胀有抑制作用。

（6）降血压、降血脂、抗动脉粥样硬化　茵陈水浸液、乙醇浸液及挥发油均有降血压作用。香豆素类化合物具有扩血管、降血脂、抗凝血等作用。茵陈煎剂可使实验性高胆固醇血症家兔血脂明显下降，动脉壁粥样硬化减轻，内脏脂肪沉着减少，主动脉壁胆固醇含量降低。

2. 其他药理作用

（1）抗肿瘤　茵陈煎剂灌服，对黄曲霉素B_1（aflatoxin B_1，AFB_1）诱发的小鼠骨髓嗜多染红细胞微核率、染色体畸变率和姊妹染色单体交换率的增高有明显拮抗作用，且有明显量效关系。茵陈水煎剂可使亚硝酸钠和 N-甲基苄胺诱发的大鼠胃窦及食道上皮的增生性病变发生率和病变严重程度均明显下降，胸腺指数显著提高；可预防食道癌，并对实验性食道肿瘤大鼠病变组织 P53 和 CDK_2 的表达具有下调作用。茵陈煎剂灌服给药，有抑杀小鼠 ECA 细胞作用，其抗肿瘤机制是直接阻碍肿瘤细胞的增殖。

茵陈素在体外对人肺癌 PAa 细胞株具有抑制作用，通过抑制 DNA 合成，将细胞阻滞于 G_0/ G_1 期以抑制细胞增殖，并呈剂量依赖性。

（2）镇痛　茵陈中的 6,7- 二甲氧基香豆素有镇痛作用。

【体内过程】

6,7- 二甲氧基香豆素大鼠灌服后，$t_{1/2}$ 为 0.7 小时，CL 为 54.0L/h。6,7- 二甲氧基香豆素在大鼠体内的代谢产物主要以 II 相代谢产物（硫酸酯结合物）形式存在。且代谢产物 M1 和 M2 为同分异构体，分别是在 6 位或 7 位甲氧基脱甲基并结合一分子 H_2SO_4 的硫酸酯结合物。

【安全性评价】

茵陈二炔酮灌胃小鼠的 LD_{50} 为 6.98mg/kg。小鼠灌胃 6,7- 二甲氧基香豆素的 LD_{50} 为 497mg/kg，死亡前有阵发性惊厥。对羟基苯乙酮给予小鼠腹腔注射的 LD_{50} 为 0.5g/kg，口服 LD_{50} 为 2.2g/kg。

【临床应用】

1. 以茵陈为主的复方（如茵陈蒿汤、茵陈五苓散）常用于湿热并重之黄疸、身目发黄、小便短赤，相当于西医学的黄疸及泌尿系感染等。

2. 以茵陈为主的复方（如与苦参、地肤子配伍）常用于治疗湿热内蕴之湿疮瘙痒、风疹瘾疹，相当于西医学的皮肤感染性疾病。

此外，茵陈复方对口腔溃疡、高血压、高脂血症、胆石症有一定疗效。

金钱草

本品为报春花科植物过路黄 *Lysimachia christinae* Hance 的干燥全草。江南各省均有分布。除去杂质，晒干，切段，生用。主要成分有黄酮、氨基酸、胆碱、鞣质、甾醇和内酯等。

金钱草味甘、咸，性微寒，归肝、胆、肾、膀胱经。具有利湿退黄、利尿通淋、解毒消肿的功效。主治湿热黄疸、石淋、热淋、小便涩痛、恶疮肿毒及毒蛇咬伤。临床功效主要体现在"利湿退黄、利尿通淋、解毒消肿"三方面。临床常与虎杖、茵陈、栀子配伍，利湿退黄，治疗黄疸，如茵陈蒿汤；常与茵陈、大黄、郁金配伍，利胆排石，治疗石淋，如利胆排石片；常与蒲公英、野菊花等配伍，治疗恶疮肿毒、毒蛇咬伤。上述功效的发挥，与金钱草利胆、抑制结石形成、利尿、抗炎、镇痛、抗菌及抗氧化的药理作用有关，如治疗石淋与利尿、抑制结石形成、镇痛、抗炎等药理作用密切相关。

【药理作用】

1. 与功效相关的主要药理作用

（1）利胆　金钱草具有利胆作用，能显著增加大鼠胆汁的分泌；能加强犬胆囊的收缩，升高胆囊收缩素（cholecystokinin，CCK）的含量。金钱草促进胆汁分泌的作用可能与其增加 CCK 分泌，加强胆囊收缩有关。

（2）抑制结石的形成　金钱草有利胆排石、利尿排石作用。金钱草对尿路结石的主要成分——含水草酸钙（$CaC_2O_4 \cdot H_2O$）的结晶有抑制作用。金钱草颗粒灌胃对大鼠肾及膀胱结石的形成有显著预防作用，对已经形成结石的大鼠有显著治疗作用。

（3）利尿 麻醉犬十二指肠注入金钱草水煎剂后，表现出与双氢克尿噻相似的增强输尿管蠕动和增加尿流量的效应；犬静脉注射金钱草注射液也可以明显增加尿量，其机理可能与利水排钠作用有关。

2. 其他药理作用

（1）对心血管系统的作用 金钱草总黄酮能明显增加小鼠心肌营养性血流量（nutritional blood flow，NBF），增加在体犬冠脉及脑血流量；对小鼠常压缺氧耐受力有显著的增加作用；有缓解家兔离体血管条痉挛的作用；对大鼠急性缺血有明显的保护作用。

（2）抗炎、镇痛 金钱草对由巴豆油所致的小鼠耳肿胀、蛋清所致的大鼠关节肿胀呈明显抑制作用；金钱草颗粒能显著抑制醋酸所致小鼠扭体反应和提高热板法试验中小鼠痛阈值。

（3）抗氧化 金钱草具有抗氧化作用。金钱草对黄嘌呤 – 黄嘌呤氧化酶（xanthine oxidase，XOD）系统、H_2O_2 及 UV 照射 3 种方法引起的细胞膜脂质过氧化均有抑制作用，其作用呈现剂量依赖性。金钱草抗氧化的有效成分为黄酮类化合物。

【临床应用】

1. 以金钱草大剂量煎汤代茶饮常用于石淋，相当于西医学的泌尿系结石。

2. 以金钱草为主的复方（如利胆排石片）常用于治疗肝胆结石，相当于西医学的胆道结石等。

3. 以金钱草鲜品捣汁内服或捣烂外敷常用于恶疮肿毒，毒蛇咬伤，相当于西医学的皮肤感染及毒蛇咬伤等。

此外，金钱草复方对术后尿潴留、带状疱疹及烧烫伤等有一定疗效。

薏苡仁

本品为禾本科植物薏苡 *Coix lacryma-jobi* L. var. *mayuen*（Roman.）Stapf 的干燥成熟种仁。主产于福建、河北、辽宁等地。生用或炒用。主要成分有蛋白质、脂肪酸、碳水化合物、糖类、少量维生素 B_1，氨基酸中含有亮氨酸、赖氨酸、酪氨酸等。此外，还含有薏苡素、薏苡酯、薏苡内酯、三萜化合物等。

薏苡仁味甘、淡，性凉，归脾、胃、肺经。具有利水渗湿、健脾止泻、除痹、排脓、解毒散结的功效。主治水肿、脚气、脾虚泄泻、湿痹拘挛、肺痈、肠痈、癌肿等。《本草纲目》谓薏苡仁"健脾益胃，补肺清热、祛风胜湿，养颜驻容、轻身延年"。临床功效主要体现在"利水消肿、健脾渗湿、除痹、排脓散结"四个方面。临床常与茯苓、白术等配伍，利水消肿、健脾止泻，治疗脾虚泄泻，如参苓白术散；常与独活、防风同用，渗湿除痹，治疗痹证，如薏苡仁汤；常与苇茎、冬瓜仁、附子、败酱草配伍，清热排脓，治疗肺痈、肠痈，如苇茎汤、薏苡附子败酱散。上述功效的发挥，与薏苡仁解热、抗炎、镇痛等药理作用有关。

【药理作用】

1. 与功效相关的主要药理作用

（1）对消化系统的影响 薏苡仁乙醇提取物给予麻醉大鼠十二指肠内注射能促进胆汁分泌。薏苡仁乙醇提取物小鼠灌胃能抑制盐酸性胃溃疡形成。薏苡仁有增加肠道有益菌数量和清除有害菌的作用。

（2）解热、镇痛、抗炎 薏苡仁水提液腹腔注射有延长小鼠热痛反应潜伏期的作用。薏苡仁油乳剂小鼠静脉注射，可减少扭体反应次数，腹腔注射对乳腺癌疼痛模型大鼠有抗癌性疼痛的作用，薏苡素（薏苡酰胺）是其镇痛活性成分。薏苡仁醇提物灌胃对角叉菜胶所致小鼠足跖肿胀有拮抗作用，但对二甲苯所致的小鼠耳肿胀和乙酸致腹腔毛细血管通透性增高仅表现出温和的抗炎作用。薏苡仁甲醇提取物通过抑制基因转录，浓度依赖性地抑制诱导型 COX 表达，薏苡仁油可能是其有效部位，抑制炎性增殖可能是其抗炎机制之一。

（3）抗肿瘤 薏苡仁油、薏苡仁酯是薏苡仁抗肿瘤的主要活性成分。荷瘤小鼠腹腔注射薏苡仁乙醇提取物，能抑制 ECA 细胞的增殖，显著延长动物的生存时间；小鼠腹腔注射薏苡仁的丙酮提取物能抑制 ECA 的生长，对子宫颈癌 14（uterine cervix No.14，U14）及腹水型肝癌（hepatic carcinoma ascites，HCA）实体瘤也有明显抑制作用。抑制肿瘤血管的形成，降低血管内皮生长因子（vascular endothelial growth factor，VEGF）、碱性成纤维细胞生长因子（basic fibroblast growth factor，BFGF）的表达可能是其抗肿瘤的作用机制。

2. 其他药理作用

（1）增强免疫功能 薏苡仁及其不同提取物和成分均具有提高机体免疫力的作用。薏苡仁水提液口服能拮抗 CTX 所致免疫功能低下小鼠的免疫器官重量减轻和 WBC 数量减少，增加小鼠腹腔 Mφ 的吞噬百分率及吞噬指数，增加血清溶血素含量，提示其对机体的免疫器官及免疫功能具有保护作用。薏苡仁油小鼠灌胃，可剂量依赖性地促进荷瘤小鼠脾淋巴细胞增殖、NK 细胞活性和 ConA 诱导的脾细胞产生 IL-2，升高被 CTX 减少的荷瘤小鼠 WBC 数；薏苡仁酯提取物（含 TG）灌胃土拨鼠可增加腹腔渗出液中细胞产生的 IL-1，并使 Mφ 分泌 IL-1。对健康人末梢血单核细胞产生抗体的能力有显著增强作用，说明薏苡仁对体液免疫有增强作用。薏苡仁总提物腹腔注射不仅显著提高细胞毒抗癌药顺铂或丝裂霉素对小鼠移植性 S180 和肝癌 H22 肿瘤的抑瘤率，而且显著提升被此两种药物降低的 WBC 数、免疫器官胸腺和脾脏重量、Mφ 吞噬指数和 NK 细胞活性，明显对抗细胞毒药物的免疫抑制作用。薏苡仁中酯类为增强免疫功能的有效成分。

薏苡仁多糖也是薏苡仁中免疫调节活性成分之一。给予 STZ 诱导的 2 型糖尿病大鼠连续 14 天腹腔注射薏苡仁多糖，可恢复大鼠红细胞 C_3b 受体花环率，升高红细胞免疫复合物（immune complex，IC）花环率，恢复降低的 T 淋巴细胞亚群 CD_3、CD_4 和 CD_8 的水平。

（2）降血糖 薏苡仁水溶性提取物有降血糖作用，其活性成分为多糖。腹腔注射薏苡仁多糖，能剂量依赖性地降低正常小鼠、四氧嘧啶致 db 小鼠和肾上腺素高血糖小鼠的血糖水平。薏苡仁喂食糖尿病大鼠，其血糖浓度、TC、TG、LDL 和极低密度脂蛋白水平均显著降低。

此外，薏苡仁具有一定的抑制酪氨酸酶活性作用。

【体内过程】

薏苡仁油制剂正常大鼠尾静脉注射的 $t_{1/2}$ 为 15.84 小时，灌胃给药的 $t_{1/2}$ 为 14.23 小时；F 为 62%。正常小鼠尾静脉注射薏苡仁油制剂后，药物广泛分布于各组织器官，其中以肝、脾组织浓度最高；排泄主要通过尿液及粪便排出；薏苡仁油体外血浆蛋白结合率为 98.4%，体内为 80.5%。薏苡仁油制剂的体内过程符合二室模型，口服生物利用度较高。

【安全性评价】

薏苡仁油小鼠皮下注射的致死量为 5～10mg/kg，兔静脉注射为 1～1.5g/kg。

【临床应用】

1. 以薏苡仁为主的复方（如参苓白术散）常用于治疗脾虚泄泻，相当于西医学的慢性腹泻属于脾虚者。

2. 以薏苡仁为主的复方（如苇茎汤、薏苡附子败酱散）常用于治疗肺痈、肠痈，相当于西医学的肺脓肿、支气管扩张合并感染及阑尾炎等。

3. 以薏苡仁为主的复方（如三仁汤）常用于治疗风湿久痹、筋脉拘挛，相当于西医学的痛风、类风湿关节炎等。

此外，薏苡仁对坐骨结节滑囊炎、肥胖、扁平疣、胃癌、直肠癌等有一定疗效。

第二节　常用配伍

茯苓　白术

茯苓-白术是典型的相须配伍药对，始见于《伤寒论》白术茯苓汤。茯苓甘、淡、平，偏于利水渗湿，兼有健脾宁心安神之效；白术甘、苦、温，偏于燥湿利水，补气健脾，兼有止汗、安胎之效。白术甘以健脾，苦以燥湿；茯苓甘以健脾，淡以利湿。二药相须为用，一燥一渗，运利结合，使水湿除而脾气健，健脾气而运水湿，为平补平利之剂。明代徐春甫《古今医统大全》谓："白术茯苓汤治湿泻，又治食积、湿热作泻。白术、茯苓各五钱……"

【配伍研究】

1. 与功效相关的主要药理作用

（1）调节胃肠激素　茯苓白术水煎剂能下调脾虚大鼠模型（灌服大黄厚朴枳实水煎液加饥饱失常法）血浆和结肠组织 VIP 含量，单味白术无明显下调 VIP 作用，与茯苓配伍后下调 VIP 作用却比单独应用茯苓的下调作用略强，表明配伍后可能产生了新物质而调节 VIP 水平。其机理还可能与降低脾虚大鼠 VIP 受体的基因表达量有关。茯苓白术配伍较大剂量时对脾虚大鼠血清 MTL、血浆胃泌素（MTL）含量的影响最为显著，提示调节脾虚证大鼠的胃肠激素紊乱是二药配伍治疗脾虚证的作用机理之一。

茯苓白术配伍的水煎液总多糖及正丁醇部位具有下调脾虚大鼠 VIP 的作用，为调控脾虚大鼠 VIP 的有效部位之一。茯苓白术合煎及分煎 1∶1 组均能下调 VIP，但合煎下调脾虚大鼠 VIP 含量更为明显。

（2）增强肠道免疫功能　茯苓白术配伍水煎液及各提取组分和成分（茯苓白术总多糖、总络合物、白术内酯Ⅲ）对脾气虚大鼠的肠道局部免疫功能（脾和胸腺湿重、脾指数、分泌性免疫 IgA）有不同程度促进作用，其中以茯苓白术配伍水煎液及多糖作用最明显，各组分配伍有协同增效作用。茯苓、白术不同配比对 Th_1/Th_2 免疫失衡影响不同。

2. 其他药理作用

抗炎　白术内酯Ⅲ（为茯苓白术水煎液中分离得到的倍半萜类化合物）对醋酸致小鼠毛细血管通透性亢进和鸡胚肉芽组织形成均有抑制作用。

此外，茯苓白术配伍还具有抗肿瘤、调节胃肠道功能和促进营养物质吸收的作用。

3. 化学成分   茯苓与白术配伍中，剂量比例为 1 : 1 时，白术内酯Ⅲ的含量最高，而随着比例的变化，含量会发生不同程度的降低。

【体内过程】

家兔静脉注射白术内酯 I 2.5～10mg/kg 的药时曲线属二室模型，尿、粪的排出量很少。

【临床应用】

茯苓、白术配伍在复方中主要是相须为用，增强健脾燥湿的作用，常用于脾气虚证及脾虚泻泄的治疗，相当于西医学的慢性腹泻、咳嗽、不孕、滑精等属于脾气虚者。

第三节   常用方

茵陈蒿汤

茵陈蒿汤出自张仲景的《伤寒论》，由茵陈、栀子、大黄组成。具有清热利湿、解毒退黄的功效。主治湿热蕴结、熏蒸肝胆而致的黄疸证，症见全身面目俱黄，色鲜明如橘子，腹微满，口中渴，但头汗出，小便不利，舌苔黄腻，脉沉实或滑数。茵陈蒿汤主治病证的症状与西医学的急性传染性肝炎、胆石症、胆道感染等消化系统疾病并发黄疸症状相似。茵陈蒿汤被认为是治疗湿热黄疸，热重于湿的阳黄常用方。方中重用茵陈蒿清热利湿退黄，为君药；栀子苦寒，清解三焦之邪热，大黄泄热通便，化瘀破结，二药共为臣药。全方共奏清热利湿退黄的功效。

【组方研究】

1. 与功效相关的主要药理作用

（1）利胆

①对胆汁排泄及胆汁有形成分的影响：茵陈蒿汤能促进犬、大鼠及小鼠胆汁分泌和排出。茵陈蒿汤水煎液及醇提液十二指肠给药，可分别使胆汁流量增加 90.2% 及 98.6%，给药后 1 小时利胆作用达到高峰，2.5 小时胆汁流量恢复到给药前水平，胆汁中固体物的排出亦增加。对 CCl_4 致急性肝损伤大鼠亦有利胆作用。交叉配对试验显示全方的利胆效应显著强于各单味药，而单味药中则以茵陈的作用最佳。茵陈蒿中所含 6,7- 二甲氧基香豆素、绿原酸、茵陈色原酮、甲基茵陈色原酮、对羟基苯乙酮及栀子中所含根尼泊素、藏红花苷、藏红花酸等都是茵陈蒿汤利胆的有效成分。

②对胆道括约肌的影响：茵陈蒿汤利胆同时可降低麻醉犬胆总管 Oddis 括约肌张力。茵陈蒿汤利胆作用机理的研究表明，ICR 系大鼠给予茵陈蒿汤灌胃后，电镜下观察到肝小叶周边带区毛细胆管显著扩大，相应的酶如溶酶体标记酶、脂酰基载体蛋白酶（acyl carrier protein，ACP）的阳性颗粒有向扩大的毛细胆管缘集中的倾向，并有可能向管腔中排出。也有认为其利胆作用机理与对抗胆汁郁滞因子有关，主要是促进毛细胆管胆汁的形成与排出。另外，茵陈蒿汤内含有一种 β 葡萄糖醛酸苷酶抑制物质，能抑制肝脏疾患时升高的 β 葡萄糖醛酸苷酶活性，从而减少胆红素及有害物质从肠道再吸收，间接促进胆红素排出体外。

（2）保肝   茵陈蒿汤能降低小鼠 CCl_4 中毒性肝炎的死亡率，显著地降低大鼠血清 ALT、AST 活性。对 CCl_4 和 AAP 所致中毒性肝损伤小鼠 ALT 和肝脏 TG 均有降低作用。茵陈蒿汤及方中单味药均能使 CCl₄ 致肝损伤大鼠的肝细胞肿胀、气球样变、脂肪变性、坏死与炎症浸润减轻，肝细胞内蓄积的糖与 RNA 含量恢复并接近正常，其治疗传染性肝炎主要是由于减轻或修复肝细胞损伤与改善肝功能而实现的。对异硫氰酸 α- 萘酯制备急性黄疸模型，给予茵陈蒿汤醇提液灌胃后可使 ALT、AST 活性明显降低，同时肝组织的坏死灶数目明显减少，胆管周围炎症和片状坏死也有所减轻。茵陈蒿汤能使 CCl₄ 中毒肝炎家兔对酚四溴酞钠消除能力加强，增强肝脏解毒功能。茵陈蒿汤注射液及大黄均有诱生 IFN 的作用。茵陈挥发油对肝炎病毒和流感病毒有抑制作用。

（3）解热、抗炎、抗菌 茵陈蒿汤及茵陈煎剂口服对家兔人工发热有解热作用。6,7- 二甲氧基香豆素能抑制角叉菜胶所致炎症脓肿。此外，茵陈蒿汤及茵陈煎剂对葡萄球菌、大肠埃希菌及痢疾杆菌均有抑制作用。

2. 其他药理作用

（1）抗肿瘤 茵陈蒿汤细胞膜固相化色谱法特异性结合成分能显著抑制 SMMC-7721 人肝癌细胞及人肺癌细胞 A549 的增殖。

（2）调血脂 茵陈蒿汤煎剂口服能使高脂血症小鼠血清 TC、TG、LDL-C 水平显著降低，HDL-C/TC 比值增高，LDL-C/HDL-C 比值降低，病理解剖未见血管壁有黄色小点或斑块，内脏脂肪沉着也很轻微。

【体内过程】

6,7- 二甲基香豆素给予大鼠静脉注射，血药浓度呈二相衰减，符合二室模型，$t_{1/2\alpha}$ 为 12 分钟，$t_{1/2\beta}$ 为 28 小时。肾脏及肝脏药物浓度最高，其次为肺和心脏、睾丸及脂肪，主要经尿液排泄，小部分经粪便、胆汁排泄。

【临床应用】

茵陈蒿汤常用于湿热黄疸的治疗，相当于西医学各种急性传染性黄疸型肝炎、肝硬化、胆道感染、胆囊炎、胆石症、胆道蛔虫等引起的黄疸。

此外，茵陈蒿汤对脂溢性皮炎、高血压、高血脂也有一定疗效。

第四节 常用成药

五苓散（片）

五苓散出自张仲景的《伤寒论》，由茯苓、猪苓、泽泻、白术、桂枝组成。具有利湿行水、温阳化气的功效。主治膀胱气化不利之蓄水证，症见小便不利，头痛微热，烦渴欲饮，甚则水入即吐；或痰饮，脐下动悸；或水湿内停，水肿泄泻等。五苓散主治病证的症状与西医学泌尿系统的结石、感染、水肿及消化系统的胆道感染、肝胆系统疾病并发的腹水早期症状相似。方中茯苓甘淡，利小便化水气，是利水除湿之要药，为君药；泽泻甘寒，利水渗湿泄热，最善泄水道，专能通行小便，透达三焦蓄热停水，猪苓甘淡，主利水道，能化决渎之气，功与茯苓同，且淡利泄水，二药共为臣药，三药合用，更能增强利水渗湿作用；白术甘温，补脾燥湿利水，助脾气以转输，使水津能四布，桂枝辛温通阳，化气以利水，又可外散表邪，二药共为佐使。五药相合，共奏利水渗湿、温阳化气之功效。

【药理作用】

1. 利尿 五苓散对水负荷状态的小鼠有较强的利尿作用；比乙酰唑胺和速尿的利尿作用弱，但不伴有体内电解质的丢失。对肾性高血压大鼠有显著利尿作用；对正常状态的小鼠几乎无利尿作用；对脱水状态的小鼠呈现抗利尿作用。

小鼠在五苓散灌服 45 分钟后血浆 ANP 上升，方中单味药泽泻和桂枝也有升高血浆 ANP 的作用。推测提高 ANP 是五苓散利尿的机制之一。

配伍研究表明，五苓散全方强于方中任一单味药利尿作用。五苓散按仲景原方比例用药，利尿作用最强；若药量均等，利尿作用明显减弱；若药量比例颠倒，则利尿作用更差。所以在临床应用时应尽量遵照原方用量比例，即泽泻：茯苓：猪苓：白术：桂枝的药量之比是 5∶3∶3∶3∶2。

2. 保护肾脏 五苓散拮抗 ET 对系膜细胞的刺激增殖作用，缓和 ECM 增生，抑制肾小球硬化的进程；对阿霉素肾病大鼠的足细胞形态及基底膜电荷屏障有一定保护作用，降低阿霉素肾病综合征大鼠蛋白尿；改善阿霉素肾病大鼠肾组织局部的血流动力学，增加肾组织的血供。喂饲五苓散 2 周后，对高磷食饵致大鼠肾钙化具有防护效果，明显改善大鼠肾间质和间质细胞内广泛性钙化。

3. 对胃肠功能的影响 五苓散对排便具有双向调节作用。五苓散能明显提高番泻叶所致腹泻小鼠模型结肠组织 AQP4 mRNA 的表达，通过增加结肠对水分的吸收，达到"利小便实大便"作用；同时，五苓散能明显增强小鼠胃排空及小肠推进功能。

4. 降血压 五苓散水煎醇沉液股静脉缓慢注入，可使大鼠急性肾型高血压模型血压明显下降，降压作用温和且持续时间较长，此特点与其利尿和扩张血管作用有关。

5. 降血脂 五苓散能抑制高脂模型大鼠血清 TC、TG、LDL-C 含量及 LDL-C/HDL-C 比值的升高；还有抗氧化作用，能降低血浆 MDA 含量、增强全血 GSH-Px 活性。

此外，五苓散还有抑制尿路结石形成和减轻酒精对肝脏损伤的作用。

【临床应用】

用于急慢性肾小球肾炎、肾盂肾炎、肾病综合征、肾功能不全、高脂血症、高血压、慢性充血性心力衰竭、尿潴留、肝硬化腹水等属于膀胱气化无力者。

【用法用量】

1. 散剂 口服。一次 6～9g，一日 2 次。
2. 片剂 口服。一次 4～5 片，一日 3 次。

第十四章

温里方药

扫一扫，查阅本章数字资源，含PPT、音视频、图片等

凡以温里祛寒为主要功效，主治里寒证的方药称为温里方药。本类药物性温热，多辛味，主入脾、胃、肝、肾经。温里方药具有辛散温通、散寒止痛的功效，部分温里方药尚兼有助阳、回阳的功效。温里方药临床主要用于多种里寒证。因里寒证有轻重缓急、所在之处之不同，故温里方药常分三类，第一类以温中祛寒为主，常用药有干姜、吴茱萸、花椒、生姜等，常用方有理中汤、吴茱萸汤、小建中汤等；第二类以回阳救逆为主，常用药有附子、干姜、肉桂等，常用方有四逆汤、参附汤、回阳救急汤等；第三类以温经散寒为主，常用药有吴茱萸、肉桂、生姜等，常用方有当归四逆汤等。

里寒证常见两方面病证：一是寒邪入里，脾胃阳气受抑所致的脾胃受寒或脾胃虚寒证。脾主腐化水谷，脾阳受侵，则水谷不消，临床以胀满冷痛、呕吐泄泻为主要表现，与西医学中的胃溃疡、十二指肠球部溃疡、慢性浅表性胃炎、浅表萎缩性胃炎、慢性肠炎等消化道疾病的症状表现相似。脾胃虚寒证属中医脾虚证及胃脘痛的范畴，是一些反复发作的慢性病证。二是心肾阳虚，寒从内生，临床以腰膝冷痛、畏寒肢冷、夜尿频多为主要表现，或心肾阳衰，临床以呼吸微弱、四肢厥冷、脉微欲绝的"亡阳证"为主要表现，与西医学中的慢性心功能不全、休克的症状表现相似。此外，寒邪也可侵犯肌肉、骨节、经络，临床以风寒湿痹痛、头痛为主要表现，与西医学风湿性关节炎、神经痛、腰腿痛的症状表现相似。这类病证具有与"阳虚证""血虚证""血瘀证"患者相同的一些证候。

温里方药一般均具有强心、抗心律失常、扩张血管、改善循环、抗休克和增强交感 - 肾上腺皮质系统功能等药理作用，上述药理作用是温里方药补火助阳、回阳救逆的药理学基础；温里方药具有促进胃肠运动、促消化、止吐、抗溃疡等药理作用，是温里方药温中散寒的药理学基础；温里方药还具有镇痛、抗炎等药理作用，是温里方药温经止痛的药理学基础。现代药理研究表明，温里方药治疗里寒证的作用主要涉及以下药理作用。

1. 强心　温里方药一般具有不同程度的正性肌力、正性频率和正性传导作用。如附子、干姜、肉桂、吴茱萸、四逆汤及参附注射液等均有强心作用，可使心肌收缩力增强，心输出量增加。附子、吴茱萸、花椒、高良姜、丁香等均含有消旋去甲乌药碱，是温里药强心的共性有效成分，该成分具有 β 受体部分激动剂的作用。肉桂的强心作用与其促进交感神经末梢释放 CA 有关。干姜的醇提液有直接兴奋心肌作用。

2. 抗心律失常　附子对异搏定所致小鼠缓慢型心律失常，能改善房室传导，恢复正常窦性心律；对甲醛所致家兔窦房结功能低下，也有一定的改善作用。干姜、肉桂、荜澄茄、荜茇也有加快心率作用，但吴茱萸提取物能减慢心率。

3. 扩张血管，改善血液循环　附子、肉桂、吴茱萸、荜澄茄、荜茇等能扩张冠脉，增加冠脉血流量，改善心肌供血。附子、肉桂、干姜等可扩张脑血管，增加脑血流量，改善脑循环。胡椒、干姜、肉桂等所含的挥发油或辛辣成分可使体表血管、内脏血管扩张，改善循环，使全身产生温热感。温里药能"助阳""散寒"，治疗四肢厥逆（冷）主要与其改善循环作用有关。

4. 抗休克　附子、肉桂、干姜及四逆汤、参附汤等均能提高失血性、内毒素性、心源性及肠系膜上动脉夹闭性等休克模型动物动脉压，延长实验动物存活时间和提高存活百分率，对单纯缺氧性、血管栓塞性休克等亦有明显的防治作用。温里方药抗休克的作用机理主要与其强心、扩血管、改善微循环有关。

5. 对胃肠运动的影响　温里方药大多具有增强胃肠运动的作用。干姜、肉桂、吴茱萸、丁香、胡椒、荜澄茄等性味辛热，含有挥发油，对胃肠道有温和的刺激作用，能使肠管兴奋，增强胃肠张力，促进蠕动，排出胃肠积气。另外，附子、丁香、小茴香等能抑制小鼠的胃排空；吴茱萸、干姜、肉桂能缓解胃肠痉挛性收缩。

6. 促消化　干姜的芳香和辛辣成分能直接刺激口腔和胃黏膜，改善局部血液循环，使胃液分泌增加，胃蛋白酶活性和唾液淀粉酶活性增强，有助于提高食欲和促进消化吸收。丁香、高良姜、草豆蔻可增加胃酸排出量，提高胃蛋白酶活力。

7. 利胆、止吐、抗溃疡　干姜、肉桂、高良姜等能促进胆汁分泌。干姜、吴茱萸、丁香有止吐作用。附子、干姜、肉桂、吴茱萸、花椒、小茴香、丁香等有抗胃溃疡的作用。

8. 对肾上腺皮质系统功能的影响　附子、肉桂、干姜对垂体－肾上腺皮质系统有兴奋作用，可使肾上腺中维生素 C、胆固醇含量降低，促进肾上腺皮质激素的合成，发挥抗炎作用。附子、肉桂均可使阴虚动物模型的阴虚证进一步恶化，使阳虚动物模型的阳虚证得到改善。

9. 对神经系统功能的影响　附子、肉桂、吴茱萸、小茴香等有镇静作用。附子、干姜、肉桂、吴茱萸、花椒、小茴香、丁香、高良姜等有不同程度的镇痛作用。附子、乌头、花椒有局部及黏膜麻醉作用。附子、干姜、肉桂、四逆汤能兴奋交感神经，使产热增加，有祛寒作用。

　　综上所述，与温里方药温中祛寒、回阳救逆、温经散寒功效相关的药理作用为强心、抗心律失常、扩张血管、改善循环、抗休克、促进胃肠运动、促消化、止吐、抗溃疡、镇痛和抗炎等作用。主要物质基础有 DMC、乌头碱、姜烯、姜酚、桂皮醛、桂皮酸等。

　　常用温里药的主要药理作用见表 14-1。

表 14-1　常用温里药主要药理作用总括表

药物	强心	扩张血管	抗休克	健胃	止吐	抗炎	镇静	镇痛	兴奋交感	其他作用
附子	+	+	+	+		+	+	+	+	增强免疫、局麻、抗血栓、抗寒冷
干姜	+	+		+	+	+	+	+	+	镇吐、抗菌、增强免疫、抗血栓
肉桂		+		+		+	+	+	+	抗菌、抗缺氧、抗血栓
吴茱萸		+		+	+	+	+	+	+	抗菌、镇吐、止泻、抗血栓
丁香				+	+					抗菌、驱虫、兴奋子宫
胡椒		+		+	+			+		升压、全身温热感
小茴香				+	+			+		增强胃肠运动、抗溃疡
荜澄茄				+	+		+	+		抗过敏、抗菌

第一节 常用药

附 子

本品为毛茛科植物乌头 *Aconitum carmichaelii* Debx. 的子根加工品。主产于四川、湖北、湖南等地。加工成盐附子、黑顺片、白附片等使用。附子主要含多种生物碱、附子多糖等，其中主要成分有双酯型生物碱，如乌头碱、中乌头碱、次乌头碱等。此外，还含有消旋去甲乌药碱、氯化甲基多巴胺、去甲猪毛菜碱、尿嘧啶和附子苷等。

附子味辛、甘，性大热，有毒，归心、肾、脾经。具有回阳救逆、补火助阳、散寒止痛的功效。主治亡阳虚脱，肢冷脉微，心阳不足，胸痹心痛，虚寒吐泻，脘腹冷痛，肾阳虚衰，阳痿宫冷，阴寒水肿，阳虚外感，寒湿痹痛等。附子能上助心阳以通脉，下补肾阳以益火，挽救散失之元阳，为回阳救逆之要药。《本草汇言》云："附子，回阳气，散阴寒……凡属阳虚阴极之候，肺肾无热证者，服之有起死之殊功。"临床功效主要体现在"回阳""助阳"和"散寒"三个方面，临床多与干姜相须配伍，回阳救逆，治疗亡阳证，如四逆汤；与人参相使配伍，回阳固脱，治疗阳气暴脱证，如参附汤；与肉桂相须配伍，补火助阳，治疗肾阳不足，命门火衰，如桂附八味丸；与人参、干姜相使配伍，益气温脾，治疗脾胃虚寒证，如附子理中丸；与白术相使配伍，助阳化气，治疗肢体水肿，如真武汤；与桂枝相使配伍，温经止痛，治疗风寒湿痹，如甘草附子汤。上述功效的发挥，与附子强心、升压、扩张血管、增加血流量、抗休克、抗心律失常、抗心肌缺血、提高耐缺氧能力、抗寒冷等药理作用有关。

【药理作用】

1. 与功效相关的主要药理作用

（1）强心　附子对离体和在体心脏、正常及衰竭心脏均具有强心作用，能增强心肌收缩力，加快 HR，增加心输出量，增加心肌耗氧量。附子含药血清有明显增强离体豚鼠心肌收缩力和加快心肌收缩速度的作用。附子用药过量可引起心律不齐。DMC 是附子强心的主要成分，氯化甲基多巴胺、去甲猪毛菜碱、附子苷等也有强心作用。DMC 正性肌力作用显著，在浓度降低至 10^{-9}g/mL 时，对蟾蜍离体心脏仍有强心作用。DMC 正性肌力作用呈量效关系，在 10^{-9}～$5×10^{-8}$g/mL 范围内，可使心收缩幅度增加 22%～98%，心排出量增加 15%～80%。麻醉犬和豚鼠每分钟静脉滴注 DMC 2μg/kg，可使收缩期左心室内压（left ventricular pressure，LVP）分别上升 12% 和 58%，LVP 上升的最大速率（±dp/dt_{max}）分别增加 73% 和 26%。DMC 可使衰竭心脏收缩幅度恢复正常。DMC 亦能使培养的心肌细胞搏动频率及振幅增强。DMC 的强心作用可被 β 受体阻滞剂普萘洛尔所拮抗，对 β 受体的亲和力与 ISO 相似，但内在活性较弱。故认为 DMC 是 β 受体部分激动剂，其强心作用与兴奋 β 受体有关。去甲猪毛菜碱也能兴奋心脏，加快心率，对 α 受体和 β 受体都有激动作用，但作用较弱。氯化甲基多巴胺亦有强心作用，其作用与兴奋神经节或节前纤维有关。附子苷的强心作用可能因激活 L 型钙通道，促进细胞外 Ca^{2+} 进入细胞内，从而使心肌收缩力增强。

（2）对血管和血压的影响　附子有扩张血管，增加血流，改善血液循环作用。附子注射液或 DMC 静脉注射有明显扩张血管作用，均可使麻醉犬心排出量、冠状动脉血流量、脑血流量及股动脉血流量明显增加，血管阻力降低，此作用可被普萘洛尔阻滞。附子对血压的影响既有升压又有降压作用，与其所含成分有关。DMC 是降压有效成分，具有兴奋 β 受体及阻断 α₁ 受体的双重作用。氯化甲基多巴胺为 α 受体激动剂，去甲猪毛菜碱对 β 受体和 α 受体均有兴奋作用，二者是升压作用有效成分。

（3）抗休克　附子能提高失血性休克、内毒素性体克、心源性休克及肠系膜上动脉夹闭性休克等模型动物的 MABP，延长其存活时间及存活百分率。对内毒素休克犬能明显改善每搏输出量、心输出量和心脏指数。对缺氧性、血栓闭塞性休克等亦有明显保护作用。抗休克的有效成分除与其强心的有效成分 DMC 相关外，去甲猪毛菜碱对 β 受体和 α 受体均有兴奋作用，能兴奋心脏，加快心率，收缩血管，升高血压。氯化甲基多巴胺为 α 受体激动剂，亦有强心升压作用。由此可见，附子的抗休克作用与其强心、收缩血管、升高血压、扩血管和改善循环等作用有关。

（4）抗心律失常　附子有显著的抗缓慢型心律失常作用。DMC 对维拉帕米所致小鼠缓慢型心律失常有明显防治作用，能改善房室传导，加快心率，恢复窦性心律。对甲醛所致家兔窦房结功能低下有一定的治疗作用，使窦房结与房室结功能趋于正常，S–T 段及 T 波恢复正常。附子抗缓慢型心律失常作用主要与 DMC 兴奋 β 受体有关。此外，附子也具有抗快速型心律失常的作用。附子正丁醇、乙醇及水提物均对氯仿所致小鼠室颤有预防作用。附子水溶性部位可对抗乌头碱、垂体后叶素所致大鼠心律失常。说明附子对心肌电生理有不同影响，这与所含不同成分有关。

（5）抗心肌缺血　附子注射液静脉注射，能显著对抗垂体后叶素所引起的大鼠急性实验性心肌缺血，对心电图 S–T 段升高有抑制作用。DMC 具有扩张冠状动脉和增加心肌 NBF 的作用，附子抗心肌缺血作用可能与增加心肌血氧供应有关。

（6）耐缺氧　附子注射液腹腔注射能显著提高小鼠对常压缺氧的耐受能力，延长小鼠在缺氧条件下的存活时间，提示其对心、脑有保护作用。

（7）耐寒　附子冷浸液和水煎液均能抑制寒冷引起的鸡和大鼠的体温下降，延长生存时间，减少死亡数。此作用与附子强心、扩张血管、增加血流量等作用有关。

（8）对消化系统的影响　附子煎剂能兴奋离体兔空肠平滑肌的收缩运动，此作用可被阿托品、肾上腺素或苯海拉明阻断，推测附子具有胆碱样、组胺样和抗肾上腺素样作用。黑顺片水煎剂对阿托品抑制的胃肠推进运动和酚妥拉明促进的胃肠推进运动有对抗作用，说明附子对整体动物的胃肠运动有一定调节作用。附子水煎剂还能抑制小鼠水浸应激性和大鼠盐酸损伤性胃溃疡的形成。

（9）抗炎　附子煎剂对急性炎症模型有明显抑制作用。附子煎剂对巴豆油所致小鼠耳郭炎症，对甲醛、蛋清、组胺、角叉菜胶等所致大鼠足跖肿胀均有显著抑制作用。其抗炎有效成分为乌头碱、次乌头碱、中乌头碱。附子抗炎作用主要与兴奋下丘脑 – 垂体 – 肾上腺皮质系统有关。但是动物切除双侧肾上腺后，附子仍有抗炎作用，因此，附子的抗炎作用可能是通过多途径实现的。

（10）镇痛　生附子及乌头碱能抑制醋酸所致的小鼠扭体反应。生附子能明显提高小鼠尾根部加压致痛法的痛阈值。附子水煎醇沉液对热刺激所致小鼠疼痛有显著的镇痛作用。镇痛作用的有效成分是乌头碱。

2. 其他药理作用

（1）增强免疫功能　附子水煎液能促进小鼠脾淋巴细胞分泌 IL-2，附子注射液可增加小鼠补体含量。研究证明，附子水煎液能明显增加豚鼠 T 淋巴细胞玫瑰花环形成率和家兔 T 淋巴细胞转化率。附子水溶性提取物还能提高阳虚小鼠脾细胞产生抗体的能力。提示附子对非特异性及特异性免疫有促进作用。

（2）镇静 生附子能抑制小鼠自发活动，延长环己巴比妥所致的小鼠睡眠时间。

（3）局部麻醉 附子能刺激局部皮肤，使皮肤黏膜的感觉神经末梢呈兴奋现象，产生瘙痒与灼热感。继之麻醉，丧失知觉。

此外，附子还有抗血栓形成、抑制脂质过氧化、延缓衰老等作用。

【体内过程】

附子总生物碱中乌头碱、中乌头碱、次乌头碱等双酯型生物碱微溶于水，易从黏膜吸收，在消化道及皮肤破损处易于吸收，大鼠食道吸收能力明显强于胃，在空肠、回肠、结肠段的吸收率与药物浓度无关，主要吸收部位在空肠、回肠。在大鼠小肠内的吸收属于一级吸收动力学过程，其 $t_{1/2Ka}$ 分别为 7.01 小时、9.51 小时、9.13 小时。该类生物碱在大鼠心、肝、脾、肺、肾等组织分布快而广泛。主要由唾液和尿液中排出，其中乌头碱、中乌头碱排泄较快，而次乌头碱排泄相对较慢。乌头碱发生中毒的时间较快，且无蓄积作用。

【安全性评价】

附子为毒性较大的中药，其不同组分对小鼠的急性毒性强度依次为：醇提组分 > 水提组分 > 全组分。附子毒性主要由双酯型生物碱引起，经过炮制、水煎、合理配伍等使乌头碱水解，乌头碱类生物碱含量大大降低，毒性也明显降低。乌头碱经水解后生成毒性较小的苯甲酰乌头原碱，毒性仅为乌头碱的 1/1000 左右，继续水解生成乌头原碱，其毒性为乌头碱的 1/2000。未炮制附子给小鼠灌胃、腹腔注射、静脉注射的 LD_{50} 分别是 5.49g/kg、0.71g/kg、0.49g/kg，炮制后 LD_{50} 分别是 161.0g/kg、11.5g/kg、2.8g/kg，毒性明显降低。中乌头碱的 LD_{50} 为 5.64mg/kg。

【临床应用】

1. 以附子为主的复方（如四逆汤、参附汤等）常用于治疗心阳衰微及亡阳证，相当于西医学的慢性心功能不全、缓慢型心律失常、休克等属于心阳衰微或亡阳证者。

2. 以附子为主的复方（如附子理中丸等）常用于治疗脾胃虚寒证，相当于西医学的消化道疾病属于脾胃虚寒证者。

3. 以附子为主的复方（如甘草附子汤等）常用于治疗由风寒湿邪引起的痹痛证，相当于西医学的头痛、风湿性关节炎、神经痛、腰腿痛等属于痹痛证者。

【临床不良反应】

人口服乌头碱 0.2mg 即可导致中毒，乌头碱的致死量为 3～4mg。常见的中毒症状主要以神经系统、循环系统和消化系统表现为主，常见恶心、呕吐、腹痛、腹泻、头昏眼花、口舌、四肢及全身发麻、畏寒。严重者出现躁动，瞳孔散大，视觉模糊，呼吸困难，手足抽搐，大小便失禁，体温及血压下降等。乌头碱对心脏毒性较大，心电图表现为一过性心率减慢，房性、室性期外收缩和心动过速，以及非阵发性室性心动过速和心室颤动等。

干 姜

本品为姜科植物姜 *Zingiber officinale* Rosc. 的干燥根茎。主产于四川、湖北、广东、广西、福建、贵州等地。生用或炮用。干姜主要含挥发油和姜辣素。挥发油主要成分为姜烯，占

33.9%，还有姜醇、姜烯酮等；姜辣素主要成分为姜酚，还有姜烯酚、姜酮等。

干姜味辛，性热，归脾、胃、肾、心、肺经。具有温中散寒、回阳通脉、温肺化饮的功效。主治脘腹冷痛、呕吐泄泻、肢冷脉微、痰饮喘咳等。《珍珠囊》云："其用有四：通心助阳，一也；去脏腑沉寒痼冷，二也；发诸经之寒气，三也；治感寒腹痛，四也。"临床功效主要体现在"通心助阳""祛脾胃寒邪"和"温肺化饮"三个方面。临床多与附子相须配伍，温中散寒、回阳救逆，治疗胃中虚冷，元阳欲绝，如四逆汤；与半夏相使配伍，温中止呕，治疗胃寒呕吐，如半夏干姜散；与人参、白术、甘草相使配伍，温中益气，治疗中焦虚寒，如理中丸；与麻黄、细辛、五味子相使配伍，温肺化饮，治疗肺寒咳嗽，如小青龙汤。一般而言，温中回阳、温肺化饮宜生用，温中止泻、止血宜炮用。上述功效的发挥，与干姜调节胃肠平滑肌运动、抗溃疡、止吐、抗炎、镇痛、强心、扩张血管等药理作用有关。

【药理作用】

1. 与功效相关的主要药理作用

（1）调节胃肠平滑肌运动　干姜对胃肠平滑肌运动的影响与成分及平滑肌机能状态有关。干姜挥发油对消化道有轻度刺激作用，可使肠张力、节律及蠕动增强。姜辣素的主要成分姜酚可通过激动 M、H_1 受体而发挥收缩肠管效应。干姜醇提物对阿托品、DA 引起的胃排空减慢有明显促进作用。而挥发油能竞争性拮抗 Ach、组胺致离体回肠的收缩。干姜石油醚提取物、水提物能分别对抗蓖麻油、番泻叶引起的腹泻，但都不影响小鼠胃肠蠕动。

（2）止吐　干姜对硫酸铜所致犬的呕吐有抑制作用，但对家鸽由洋地黄、犬由阿扑吗啡诱发的呕吐无抑制作用，提示止吐作用是末梢性的。姜酮及姜烯酮的混合物是镇吐的有效成分。

（3）抗溃疡　干姜有保护胃黏膜和抗溃疡的作用。干姜水煎液给大鼠灌服，对应激性溃疡、醋酸诱发胃溃疡、幽门结扎性胃溃疡均有明显抑制作用。干姜石油醚提取物能对抗水浸应激性、吲哚美辛加乙醇性、盐酸性和结扎幽门性胃溃疡的形成。干姜有抑制 TXA_2 合成和促进 PGI_2 合成的作用，而 TXA_2 和 PGI_2 分别对胃黏膜起损伤和保护作用。

（4）抗炎　干姜的水、醚提取物都有明显抗炎作用。干姜水提物和醚提物，均能抑制二甲苯引起的小鼠耳肿胀，可拮抗角叉菜胶引起的大鼠足跖肿胀，其中干姜醚提物作用持续时间长。姜烯酮能明显抑制组胺和醋酸所致小鼠毛细血管通透性增加，抑制肉芽增生，减轻幼年大鼠胸腺重量，并使肾上腺重量增加。给大鼠灌服干姜水提物、干姜挥发油或干姜酚酸性部位，也能显著降低肾上腺中维生素 C 的含量，说明干姜的抗炎作用可能是通过促进肾上腺皮质的功能产生的。

（5）镇痛　干姜醚提物和水提物都有镇痛作用，给小鼠灌胃醚提物或水提物，均能使乙酸引起的小鼠扭体反应次数减少，且呈量效关系；能延长小鼠热刺激反应潜伏期。干姜挥发油也有明显的镇痛作用。

（6）强心　干姜醇提物对麻醉猫有直接兴奋心脏作用，能增强心肌收缩力。姜酚给犬静脉注射，可使心肌收缩力增强，心率加快。干姜甲醇提取物可使离体豚鼠心房自主运动增强。其强心成分为姜酚和姜烯酮。

（7）对血管和血压的影响　干姜挥发油和姜辣素有扩张血管作用。姜烯酮能抑制 NA 对肠系膜静脉的收缩作用。姜酚能使血管扩张，促进血液循环。姜烯酚静脉注射可使大鼠血压出现一过性降低后上升，随后又持续下降的三相性变化。

2. 其他药理作用

（1）抗应激　干姜能增强游泳小鼠的抗疲劳能力，延长常压缺氧小鼠的存活时间，提高低温及高温环境下小鼠的存活率，提高机体对外界的反应能力。

（2）抗氧化　干姜能提高脑组织中 SOD 的活性和 Na^+–K^+–ATP 酶的活性，抑制家兔脑组织脂质过氧化产物 MDA 的生成，清除体内自由基所造成的神经细胞膜脂质过氧化损伤，减轻脑水肿。

（3）镇静　干姜醇提物及挥发油可抑制实验动物的自主活动，明显延长环己巴比妥诱发的睡眠时间，对抗 PTZ 引起的兴奋。干姜醇提物还可使兔皮层脑电图由低幅快波变为高幅慢波，表明可加强皮层抑制过程。

（4）抑制血小板聚集和抗血栓　干姜水提物对 ADP、胶原酶诱导的血小板聚集有明显的抑制作用，能延迟实验性血栓形成，姜烯酮还对家兔血小板 COX 活性和人 TXA_2 的生成有抑制作用。干姜挥发油亦具有抗血栓形成作用，并能明显延长白陶土凝血活酶时间。

此外，干姜具有抗病原微生物、解热、利胆、保肝、抗过敏、镇咳和促进免疫功能等作用。

【体内过程】

大鼠灌胃干姜提取物（含 53% 6－姜酚），血中 6－姜酚 10 分钟达峰，血浆蛋白结合率为 92%，主要分布到肝、脾、肾和肺组织，消除相 $t1/2$ 约 1.8 小时，尿中主要为葡萄糖醛酸结合物。

【安全性评价】

干姜醇提物灌胃小鼠的 LD_{50} 为 108.9g/kg。

【临床应用】

1. 干姜等药组成的复方（如白通汤和干姜附子汤）常用于治疗亡阳证，相当于西医学的心力衰竭、缓慢型心律失常、休克等属于亡阳证者。

2. 干姜等药组成的复方（如理中丸、半夏干姜散）常用于治疗脾胃寒证，相当于西医学胃溃疡、胃肠炎等属于脾胃寒证者。

3. 干姜等药组成的复方（如小青龙汤）常用于治疗风寒表证，相当于西医学咳嗽属于风寒表证者。

4. 干姜胶囊能明显降低全血和血浆黏度，可用于心脾两虚或夹气滞血瘀型冠心病治疗。

5. 干姜粉具有明显的抗晕船作用。

肉　桂

本品为樟科植物肉桂 *Cinnamomum cassia* Presl 的干燥树皮。主产于广东、广西、云南等地。切片或研末，生用。肉桂主要含挥发油，含量为 1%～2%，其主要成分有桂皮醛（约占 85%）、桂皮酸、乙酸桂皮酯、桂二萜醇、乙酰桂二萜醇等。尚含有多糖、肉桂苷和香豆素等。

肉桂味辛、甘，性大热，归脾、肾、心、肝经。具有补火助阳、引火归原、散寒止痛、温通经脉的功效。主治阳痿宫冷，腰膝冷痛，肾虚作喘，虚阳上浮，眩晕目赤，心腹冷痛，虚寒吐泻，寒疝腹痛，痛经经闭。《本草求真》云："肉桂大补命门相火，益阳治阴。凡沉寒痼冷，营卫风寒，阳虚自汗……血脉不通……因寒因滞而得者，用此治无不效。"临床功效主要体现在"大补命门相火""散寒止痛""活血通络"三个方面。临床多与附子相须配伍，补火助阳，治疗下元虚冷证，如桂附八味丸治疗肾阳不足，命门火衰，桂附理中丸治疗脾肾阳虚，脘腹冷痛等；与当归、川芎相使配伍，活血通经，治疗痛经经闭等，如少腹逐瘀汤；与熟地黄、麻黄相使配伍，散寒通滞，治疗阴疽等，如阳和汤。上述功效的发挥，与肉桂强心、扩张血管、促进肾上腺皮质系统功能、调节胃肠运动、抗溃疡、抗炎、镇痛、抗血小板聚集和抗凝血等药理作用有关。

【药理作用】

1. 与功效相关的主要药理作用

（1）强心　肉桂中桂皮醛能增强豚鼠离体心脏的收缩力，增加心率。肉桂的强心作用主要与其促进交感神经末梢释放 CA 有关。

（2）抗心肌缺血　肉桂能扩张冠状血管，促进心脏侧支循环开放，改善心肌血液供应，对缺血心肌有保护作用。其活性成分为桂皮醛和桂皮酸。抗心肌缺血机制与抗氧化、抗炎和增加 NO 含量有关。

（3）对血管和血压的影响　肉桂、桂皮醛、桂皮酸钠等对动物外周血管有扩张作用，可使冠脉和脑血流量明显增加，血管阻力下降，血压降低。肉桂对肾上腺再生高血压大鼠，可使血压明显下降。

（4）对内分泌功能的影响　肉桂能使幼年小鼠胸腺萎缩，使肾上腺中维生素 C 含量下降，可使阳虚模型小鼠肾上腺中胆固醇含量降低，提示肉桂对肾上腺皮质功能有明显的促进作用。肉桂水煎液具有改善性功能的作用，能提高血浆睾丸酮水平和降低血浆 T_3 水平。

（5）对胃肠运动的影响　肉桂对胃肠平滑肌有不同的作用。肉桂水煎液可抑制大鼠和小鼠的小肠蠕动。肉桂水提物和醚提物能明显减少蓖麻油引起的小鼠腹泻次数，也能明显增加大鼠的胆汁分泌及流量。桂皮油可促进兔肠蠕动，使消化液分泌增加，缓解胃肠痉挛性疼痛。

（6）抗溃疡　肉桂对多种实验性溃疡模型有抑制作用。肉桂水提物、乙醚提取物和肉桂苷对大鼠应激性溃疡及吲哚美辛、氢氧化钠、醋酸、5-HT 等所致的胃溃疡均有抑制作用。肉桂水提物腹腔注射能抑制大鼠胃液分泌和胃蛋白酶活性，增加胃黏膜氨基己糖的含量，促进胃黏膜血流量，改善微循环，有助于抑制溃疡的形成。

（7）抗炎　肉桂提取物对角叉菜胶致大鼠足肿胀、二甲苯致小鼠耳肿胀和棉球致大鼠肉芽组织增生均有显著抑制作用。其活性成分肉桂醛主要通过抑制 NO 的生成而发挥抗炎作用。

（8）镇痛　肉桂水煎液能减少醋酸引起的小鼠扭体次数，同时对热刺激、化学刺激及压尾刺激引起的疼痛均有抑制作用。

（9）抗血小板聚集和抗凝血　肉桂提取物、桂皮醛在体外对 ADP 诱导的大鼠血小板聚集有抑制作用。肉桂水煎剂及水溶性甲醇部分在体外还能延长大鼠血浆复钙时间，具有抗凝血作用。

2. 其他药理作用

（1）镇静、抗惊厥　肉桂油、桂皮酸钠、桂皮醛等具有镇静、抗惊厥作用。桂皮醛使动物自发活动减少，延长环己巴比妥钠的麻醉时间，可对抗苯丙胺引起的动物活动过多。桂皮醛还可延缓士的宁引起的强直性惊厥及死亡时间。

（2）延缓衰老　肉桂水煎液能提高老龄大鼠血清 T-AOC、红细胞 SOD 活性，降低脑脂褐素（lipofuscin，LPF）和肝脏 MDA 含量，起延缓衰老作用。

（3）抗菌　肉桂醛对 22 种 31 株条件致病性真菌具有抗菌作用，具有抗菌谱广、毒性低的特点。桂皮煎剂及桂皮的醇、醚浸液对红色毛癣菌、白色念珠菌等多种致病性皮肤真菌亦有明显的抑制和杀灭作用。桂皮油对革兰阳性菌也有抑制作用。肉桂醇提物能明显抑制突变链球菌细胞黏附在玻璃表面，提示有预防龋齿的作用。

此外，肉桂还有降血糖、调血脂、调节免疫功能、松弛支气管平滑肌、抗缺氧、抗心律失常等作用。

【体内过程】

桂皮醛给大鼠灌服后，首先分布在大鼠的胃肠道、肾脏和肝脏，给药 24 小时后主要分布在脂肪、肝脏和胃肠道。桂皮醛主要代谢途径是通过 β 氧化作用降解为苯甲酸，在尿中主要以马尿酸的形式排泄，伴有极少量苯甲酸和桂皮酸。多次给药后，苯甲酸是尿中主要的排泄物。桂皮酸在小鼠体内过程符合二室模型，吸收、分布、消除均较快，血药浓度 T_{peak} 短，绝对生物利用度较高。主要参数 T_{max} 为 0.16 小时，F 为 96%，$t_{1/2\alpha}$ 为 0.41 小时；$t_{1/2\beta}$ 为 0.87 小时。

【安全性评价】

肉桂挥发油的 LD_{50} 为 5.04g/kg。肉桂醚提取物的 LD_{50} 为（8.24±0.50）mL/kg。

【临床应用】

1. 肉桂等药组成的复方（如桂附八味丸）常用于治疗肾阳不足、命门火衰，相当于西医学的内分泌功能不足、慢性心功能不全等属于肾阳不足、下元虚冷者。

2. 肉桂等药组成的复方（如桂附理中丸）常用于治疗脘腹冷痛、食少便溏，相当于西医学的消化系统疾病等属于脾肾阳虚者。

3. 肉桂等药组成的复方（如少腹逐瘀汤）常用于治疗血寒经闭证，相当于西医学的妇科疾病等属于寒凝血瘀所致的诸痛证者。

4. 肉桂复方常用于治疗支气管哮喘、慢性支气管炎、风湿性及类风湿脊椎炎、腰肌劳损、面神经麻痹等属于肾虚喘咳及虚寒性痹痛者。

第二节　常用配伍

附子　干姜

附子－干姜是典型的相须配伍药对，源于《伤寒论》四逆汤、白通汤和干姜附子汤。附子辛甘大热，为纯阳之品，入心、肾、脾经，走而不守，能通行十二经，为回阳救逆之要药；干姜辛而大热，归脾、胃、心、肺经，纯阳之味，守而不走，长于温中散寒。附子与干姜合用，可使回阳救逆、温中散寒的功效大为增强，并可减低附子的毒性。正如《本草求真》所云："干姜大热无毒，守而不走，凡胃中虚冷，元阳欲绝，合以附子同投，则能回阳立效，故书有附子无姜不热之句，仲景四逆、白通、姜附汤皆用之。"

【配伍研究】

1. 与功效相关的主要药理作用

（1）强心　附子、干姜配伍有明显的强心作用。附子、干姜配伍对急性心衰模型大鼠，能增强心肌收缩力，增加心率，提高心输血量，降低肾素、Ang Ⅱ、ALD、ANP、ET 的作用。干姜强心作用不明显，但二者配伍可使附子强心作用明显增强，提示附子、干姜配伍有协同增效的作用。进一步研究发现，协同作用受其配伍比例的影响，在附子总生物碱与干姜提取物 2：1 配伍、附子总生物碱与干姜挥发油 1：1 配伍时，强心作用增强。强心作用机制主要与附子所含去甲乌

药碱兴奋心肌 β_1 受体，增强心肌收缩力，和去甲乌药碱及干姜所含姜酚、姜烯酮扩张血管，降低衰竭心脏前后负荷有关；也与配伍后有效成分的煎出率（%）增加有关。二药配伍后可使附子总生物碱及干姜的姜辣素煎出率明显增高。强心作用的物质基础主要是 DMC、氯化甲基多巴胺、去甲猪毛菜碱等。姜酚和姜烯酮也有一定的强心作用。

（2）抗心肌缺血　附子配伍干姜可增加冠脉流量，改善心肌受损状况，可明显升高 SOD 的活性、降低 MDA 的含量。在低氧条件下，附子干姜提取物能促进体外培养的家兔血管内皮细胞释放 PGI_2，显著提高细胞 6-酮-前列腺素 1α（6-keto-prostaglandin 1α，6-keto-$PGF_1\alpha$）的含量，并且表明附子干姜有良好的协同增效作用。

2. 其他药理作用

（1）增强内分泌功能　附子、干姜配伍可以促进大鼠 17-OHCS、TSH 及促黄体生成素（luteinizing hormone，LH）的合成和释放，并能调节大鼠动情周期，延长动情期，表明附子、干姜配伍有不同程度的兴奋垂体-甲状腺系统、垂体-肾上腺皮质系统、垂体-性腺系统机能的作用。

（2）改善肾功能　附子、干姜配伍对腺嘌呤所致慢性肾功能不全小鼠肾功能具有一定保护作用，可以降低模型动物的肾系数及血清 Crea、BUN、乳酸和 LDH 水平。

【体内过程】

附子干姜组分相应比例配伍能降低附子总生物碱中乌头碱、中乌头碱、次乌头碱吸收速率常数、单位时间内胃内吸收率，延长吸收半衰期。附子干姜配伍后在犬体内为开放一室模型，呈一级动力学消除。

【临床应用】

1. 附子干姜配伍在复方中主要是加强回阳救逆、温中散寒的功效，用于亡阳证、脾胃虚寒证的治疗，相当于西医学的心力衰竭、缓慢型心律失常、休克、消化道疾病等属于胃中虚冷，元阳欲绝者。

2. 附子干姜配伍也可用于肺心病、肺炎等的治疗。

第三节　常用方

四逆汤

四逆汤源于张仲景的《伤寒论》，由附子、干姜、炙甘草组成。具有回阳救逆的功效。主治亡阳证，症见阳虚欲脱，冷汗自出，四肢厥逆，下利清谷，脉微欲绝。亡阳证的症状与西医学中的慢性心功能不全、休克症状相似。四逆汤是回阳救逆的常用方。附子纯阳有毒，为补益先天命门真火第一药，通行十二经，生用尤能迅达内外以温阳逐寒，为君药；干姜温中焦之阳而除里寒，助附子升发阳气，为臣药；生附子有大毒，与干姜同用，其性峻烈，故又用益气温中之炙甘草为佐药，既能解毒，又能缓姜、附辛烈之性；三药合而回阳救逆。

【组方研究】

1. 与功效相关的主要药理作用

（1）强心　四逆汤有明显的强心作用。四逆汤对离体兔心脏也有强心作用。拆方研究表明，四逆汤中除甘草外都有强心作用，全方强心作用优于各单味药，并且全方强心作用主要取决于附子，干姜对附子强心有协同增效作用。二药配伍后可使附子总生物碱及干姜的姜辣素煎出率明显增高。协同作用受附子干姜配伍比例的影响，在附子总生物碱与干姜提取物 2∶1 配伍、附子总生物碱与干姜挥发油 1∶1 配伍时，强心作用增强。若先用 β 受体阻断剂普萘洛尔预处理，四逆汤则减少心肌收缩幅度，减慢 HR，说明四逆汤有兴奋 β 受体的作用。甘草可减少附子的不良反应。三药配伍后，强心效应增加，不良反应减少。强心作用的物质基础主要是 DMC、氯化甲基多巴胺、去甲猪毛菜碱等，姜酚和姜烯酮也有一定的强心作用。

（2）对血管与血压的影响　四逆汤可减弱去氧肾上腺素引起的大鼠主动脉血管环收缩，使其量效曲线右移，并减少其最大效应值，表现为非竞争性拮抗作用；降低高钾刺激血管的最大收缩效应，但对 Ca^{2+} 开放剂 BayK8644 不起拮抗作用，说明四逆汤能阻断 α 受体，但不阻滞钙通道。附子对血压的影响既有升压又有降压作用。四逆汤的升压作用比单味药强，升压作用平均在第 12 分钟最强，但维持时间短。双肾动脉夹闭法建立肾性高血压大鼠模型，四逆汤可能通过调节血浆、肾组织中 Ang Ⅱ 和降钙素基因相关肽（calcitonin-gene-related peptide，CGRP）的水平，发挥其血压调节和保护高血压靶器官的作用。干姜挥发油和姜辣素有扩张血管作用。DMC 是降压有效成分，具有兴奋 β 受体及阻断 α_1 受体的双重作用。氯化甲基多巴胺为 α 受体激动剂，去甲猪毛菜碱对 β 受体和 α 受体均有兴奋作用，二者是升压作用有效成分。

（3）抗心肌缺血　四逆汤对急性心肌缺血有保护作用，能增加心肌 NBF，提高 SOD 活性，降低 OFR 浓度及 MDA 含量，改善缺血心肌的能量代谢。以心肌生成 MDA 的抑制率为指标，四逆汤的作用强于各单味药。此外，在用普萘洛尔阻断 β- 受体（β-AR）和以垂体后叶素造成大鼠缺血模型中发现，四逆汤能抑制 βARK-1 mRNA 过度表达，减少心肌缺血时的 β_1-AR 脱敏，促进心肌 β_1-AR 信号传导。提示四逆汤抗心肌缺血作用是通过增加缺血心肌的血流供应、减轻自由基损伤、促进心肌 β_1-AR 信号传导等多种途径实现的。

（4）抗休克　四逆汤对内毒素性休克和心源性休克也有对抗作用。四逆汤抗休克作用与其升压、强心、改善冠脉血流量及改善微循环有关。

2. 其他药理作用

（1）耐缺氧　小鼠灌胃四逆汤能显著延长其常压耐缺氧时间，延长 ISO 所致耗氧增加及亚硝酸钠中毒缺氧的存活时间。

（2）增强免疫　在免疫功能低下状态，四逆汤具有促进 Mφ 吞噬功能和增加血清溶菌酶的调节作用。四逆汤乙醚、氯仿和水提取物具有刺激小鼠脾淋巴细胞增殖的作用。四逆汤对肌内注射氢化可的松造成的大鼠血清 IgG 降低有明显的对抗作用。拆方研究表明，本方各药均可显著对抗氢化可的松造成的大鼠血清 IgG 下降，附子可使 IgG 提高到正常水平以上。

（3）抗动脉粥样硬化　对实验性 AS 家兔四逆汤预防性用药，可明显缩小其主动脉内膜脂质斑块面积，降低血清 TC、TG、LDL-c、Apo B 及血浆 ET 浓度，提高血清内皮细胞源性血管舒张因子（endothelium-derived relaxing factor，EDRF）、NO 及 Apo A 含量，并存在量效依赖关系，表明四逆汤具有较好的抗 AS 作用。

【体内过程】

四逆汤以抗实验性心率减慢为指标，从体存量的经时变化判断有效成分衰减模式，结果 $t_{1/2\alpha}$ 和 $t_{1/2\beta}$ 分别为 0.56 小时和 6.67 小时。

【安全性评价】

四逆汤煎剂灌胃小鼠的 *MTD* 为 222.0g/kg，片剂灌胃小鼠的 *MTD* 为 8.50g 生药 /kg。

【临床应用】

四逆汤常用于亡阳证的治疗，相当于西医学中的慢性心功能不全、休克等属于心肾阳虚或心肾阳衰证者。

第四节　常用成药

附子理中丸

附子理中丸（片）出自《阎氏小儿方论》，由附子（制）、党参、白术（炒）、干姜和甘草组成，经现代制剂工艺制备而成，为棕褐色至棕黑色的水蜜丸，或为棕褐色至黑褐色的大蜜丸，气微，味微甜而辛辣。具有温中健脾的功效。主治脾胃虚寒，脘腹冷痛，呕吐泄泻，手足不温。

【药理作用】

1. 镇痛　附子理中丸能抑制醋酸所致小鼠扭体反应，减少扭体次数。

2. 调节肠道运动　本品可拮抗肾上腺素引起的回肠运动抑制和 Ach 引起的回肠痉挛，从而对离体肠管的运动状态呈现双向调节效应。

3. 抗应激　本品能使大黄合剂致脾虚模型小鼠低温游泳时间延长，并增强小鼠的耐寒能力。

4. 提高免疫功能　本品能使大黄合剂致脾虚模型小鼠脾脏溶血空斑试验 PFC 数值和特异性玫瑰花环试验 RFC 数值提高，呈提高免疫功能的作用。

【临床应用】

本品常用于胃或十二指肠溃疡、胃肠神经官能症、呕吐、腹泻、慢性胃肠炎、结肠炎、风湿性心脏病、慢性阻塞性肺病、窦性心动过缓等属于脾肾虚寒者。孕妇慎用。本品不适合急性肠炎，泄泻兼有大便不畅、肛门灼热者。

【用法用量】

1. 丸剂　口服。水蜜丸一次 6g，小蜜丸一次 9g，大蜜丸一次 1 丸（9g），一日 2～3 次。

2. 片剂　口服。一次 6～8 片，一日 1～3 次。

参附注射液

本品源于参附汤，参附汤首载于《济生方》，由红参和附子组成，经现代制剂工艺制备而成，为淡黄色或淡黄棕色的澄明液体。具有回阳救逆、益气固脱的功效。主治阳气暴脱的厥脱证，或阳虚（气虚）所致的惊悸、怔忡、喘咳、胃疼、泄泻、痹证等。

【药理作用】

1. 强心　参附注射液能增强心肌收缩力，提高心肌收缩频率，增加心输出量。其强心作用与附子所含 DMC、去甲猪毛菜碱激动 β 受体有关，也和人参皂苷促进儿茶酚胺的释放及抑制心肌细胞膜 Na^+–K^+–ATP 酶活性有关。

2. 抗心肌缺血　DMC 兴奋 $β_2$ 受体，能扩张冠状动脉，增加冠脉血流量；人参皂苷能促进 PGI_2 合成及释放，扩张冠状动脉及小血管，能改善心肌缺血。

3. 抗心律失常　DMC 能改善窦房结功能，提高窦房结的兴奋性，增加心率，加快房室交界区传导。而对心肌缺血所致的频发性早搏又有抑制作用。

4. 改善微循环　本品能改善局部组织微循环障碍，使毛细血管开放数增多，微动脉管径增大，血流速度恢复。

5. 抗应激　本品能提高垂体–肾上腺皮质轴功能，升高血中糖皮质激素含量，增强抗应激能力；能延长缺氧及低温下小鼠存活时间。

6. 抗缺血再灌注损伤　本品对心、肺等组织缺血再灌注损伤有保护作用，该作用与改善微循环、抑制过量 Ca^{2+} 内流、抗氧化等有关。

7. 增强肠运动功能　本品对肠道平滑肌有兴奋作用，使空肠收缩频率及收缩幅度加大，还能促进麻醉术后肠蠕动和肠道内容物推进。

8. 缓解气管平滑肌痉挛　本品所含 DMC 是 β 受体激动剂，能缓解气管平滑肌痉挛。

9. 促进骨髓造血功能　本品能激活骨髓造血功能，升高血红蛋白及网织红细胞值。降低 CTX 对骨髓的抑制作用，减轻 WBC 及 PLT 下降程度。

10. 提高机体免疫功能　本品能促进巨噬细胞吞噬功能，提高血清补体含量，提高淋巴细胞转化率，促进脾脏抗体形成。

【安全性评价】

参附注射液给予小鼠缓慢连续静脉注射 1 个月，可致血中红细胞数和血红蛋白含量增高，无其他明显毒性反应。

【临床应用】

常用于各型休克（心源性、感染性、失血性休克及多系统脏器衰竭）、冠心病、心肌梗死、心肌炎急性发作伴心律失常或心功能不全、急性多发损伤（脑、胸、腹及骨外创伤）；尤其适用于上述患者伴免疫功能低下、身体虚弱者。本品为峻补阳气以救暴脱之品，用于急救，病情稳定后不可多用，以免助火伤阴耗血。不宜与中药半夏、瓜蒌、贝母、白蔹、白及、五灵脂、藜芦等同时使用。

【用法用量】

1. 肌内注射　一次 2～4mL，一日 1～2 次。
2. 静脉滴注　一次 20～100mL，用 5～10% 葡萄糖注射液 250～500mL 稀释后使用。
3. 静脉推注　一次 5～20mL，用 5～10% 葡萄糖注射液 20mL 稀释后使用；或遵医嘱。

第十五章
理气方药

扫一扫，查阅本章数字资源，含PPT、音视频、图片等

凡以疏理气机、治疗气滞或气逆证为主要功效的方药称为理气方药。本类药物味多辛苦，性温而芳香，主入脾、胃、肝、肺经。理气方药具有理气健脾、疏肝解郁、理气宽胸、行气止痛、破气散结、降气平喘或降逆止呕等功效。适用于脾胃气滞所致脘腹胀痛、嗳气吞酸、恶心呕吐、腹泻或便秘等，或肝气郁滞所致胁肋胀痛、抑郁不舒、疝气疼痛、乳房胀痛、月经不调等，或肺气壅滞所致胸闷胸痛等，或肺气上逆所致咳嗽气喘等，或胃气上逆所致的呃逆、呕吐、噫气等。理气方药按其功效可分为行气药、破气药和降气药三类。行气药主要适用于气滞之证，常用药有陈皮、乌药、木香、香附等，常用方剂有柴胡疏肝散、越鞠丸等；破气药主要适用于气结之证，常用药有枳实、大腹皮等，常用方剂有枳实导滞丸、枳术汤等；降气药主要适用于气逆之证，常用药有沉香、降香等，常用方剂有苏子降气汤、定喘汤等。

气滞是指气机不畅、气机阻滞。气滞病证，主要表现为胀满疼痛。气滞日久不治，易生痰、动火、血瘀。理气药能疏通气机，防止和缓解胀、满、痛的发生。若情志失常，或寒温失调，或饮食失节，或劳倦太过等，均可使气之升降失常，引起脏腑功能失调，而产生多种疾病，气机不畅主要与肝、肺、脾、胃等脏腑功能失调有关。肝气郁滞可见胁肋胀痛、胸闷等，常见于急慢性肝炎、胆囊炎、抑郁、疝气疼痛、乳房胀痛、月经不调等。肝气上逆，则见眩晕、头胀痛。脾胃气滞可致脘腹胀痛、嗳气吞酸、恶心呕吐、腹泻或便秘等，常见于各种胃炎、消化不良、溃疡病等。胃气上逆可见呕吐、反胃、呃逆等。肺气壅滞可致胸闷胸痛、咳嗽气喘等病，常见于支气管哮喘。肺气上逆则表现为咳嗽、喘息等。

理气方药一般具有调节胃肠运动、调节消化液分泌、利胆、松弛支气管平滑肌等药理作用，并认为上述药理作用是理气方药疏理气机的药理学基础。现代药理研究表明，理气方药治疗气滞或气逆证的作用主要涉及以下药理作用。

1. 调节胃肠运动　理气药对胃肠运动呈兴奋和抑制双向作用，这与胃肠机能状态、药物剂量及动物种属等有关。

（1）兴奋胃肠运动　多数理气药能兴奋在体胃肠平滑肌，表现为胃肠平滑肌的张力加大，收缩节律加快，收缩幅度加大。枳实、枳壳、木香、大腹皮均对大鼠胃肠运动有促进作用；陈皮、木香、大腹皮、砂仁、厚朴等均有促进小鼠小肠蠕动的作用。

（2）抑制胃肠运动　大多数理气药对离体胃肠平滑肌或痉挛状态的胃肠平滑肌具有解痉作用。青皮、枳实与枳壳等可降低家兔离体肠管的紧张性，降低收缩幅度，减慢收缩节律。对Ach、毛果芸香碱、氯化钡等引起的痉挛性肠肌，青皮、枳实与枳壳的抑制作用更明显。理气药所含对羟福林、N-甲基酪胺、橙皮苷及甲基橙皮苷是解痉作用的有效成分。其机制主要与阻断M胆碱受体及直接抑制肠蠕动有关。

2. 调节消化液分泌 理气药对消化液分泌呈双向调节作用，这与机体的状态和药物所含不同成分有关。陈皮、乌药、佛手、厚朴等均可促进胃液、肠液、胰液等消化液分泌，提高消化酶的活性，从而具有促进消化的作用，该作用与其所含的挥发油有关。枳实、枳壳、陈皮、木香等均可降低病理性胃酸分泌增多，对多种实验性胃溃疡模型具有抗溃疡作用。

3. 利胆 大多数理气药具有促进胆汁分泌作用。枳壳、陈皮、青皮、木香、香附、沉香等均能促进人和实验动物的胆汁分泌，使胆汁流量增加。陈皮、青皮还能显著增加胆汁中胆酸盐含量，沉香则使胆汁中胆固醇含量降低。

4. 松弛支气管平滑肌 多数理气药具有松弛支气管平滑肌作用。枳实、陈皮、甘松、沉香等均可松弛支气管平滑肌，陈皮、青皮、木香、香附、佛手能缓解组胺所致的支气管平滑肌痉挛，扩张支气管，增加肺灌流量。其作用机制可能与直接松弛支气管平滑肌、抑制亢进的副交感神经、兴奋支气管平滑肌的 β 受体及抗过敏介质释放有关。

5. 调节子宫平滑肌 理气药对子宫平滑肌有调节作用，有些药物可以兴奋子宫平滑肌，有些药物则对子宫平滑肌具有抑制作用。枳实、枳壳、陈皮等均能兴奋子宫平滑肌，而青皮、香附、乌药、甘松则能抑制子宫平滑肌，使痉挛的子宫平滑肌松弛，张力减少。

综上所述，与理气方药疏畅气机功效相关的药理作用主要为调节胃肠运动、调节消化液分泌、利胆、松弛支气管平滑肌、调节子宫平滑肌等。主要物质基础有挥发油、对羟福林、N- 甲基酪胺、橙皮苷、甲基橙皮苷等。

常用理气药的主要药理作用见表 15-1。

表 15-1 常用理气药主要药理作用总括表

药物	调节胃肠运动 兴奋	调节胃肠运动 抑制	促消化液分泌	利胆	松弛支气管平滑肌	调节子宫功能 兴奋	调节子宫功能 抑制	升压	强心	其他作用
枳壳	+	+		+		+	+	+	+	利尿、抗炎、抗溃疡
枳实	+	+		+		+	+	+	+	利尿、抗炎、抗菌、抗氧化、镇痛、抗溃疡
陈皮	+	+	+	+	+	+	+	+	+	抗溃疡、助消化、祛痰、抗菌
青皮								+	+	祛痰、抗菌、抗休克
木香	+	+		+	+					抗溃疡、镇痛、抗菌
香附		+		+	+		+		+	抗炎、雌激素样作用、镇痛、解热
乌药	+	+	+				+			止血、抗菌、镇痛、抗炎
大腹皮	+									
荔枝核	+									
甘松		+			+		+	+		祛痰、镇静、抗心律失常
佛手		+	+		+					祛痰、中枢抑制

第一节 常用药

枳实（枳壳）

本品为芸香科植物酸橙 *Citrus aurantium* L. 及其栽培变种或甜橙 *Citrus sinensis* Osbeck 的干

燥幼果。枳壳为芸香科植物酸橙 *Citrus aurantium* L. 及其栽培变种的干燥未成熟果实。主产于四川、江西、福建、江苏等地。生用或麸炒用。枳实（枳壳）主要含挥发油、黄酮苷、生物碱等。挥发油以单萜为主，其中柠檬烯是挥发油的主要成分；黄酮苷有橙皮苷、柚皮苷、橙皮素、新橙皮素、柚皮素等；生物碱类中有 *N*–甲基酪胺和对羟福林等。

　　枳实（枳壳）味苦、辛、酸，性温，归脾、胃经。枳实具有破气消积、化痰散痞的功效。主治积滞内停，痞满胀痛，泻痢后重，大便不通，痰滞气阻，胸痹等。《名医别录》曰："除胸胁痰癖，逐停水，破结实，消胀满，心下急痞痛，逆气，胁风痛，安胃气，止溏泄，明目。"枳壳具有理气宽中、行滞消胀之功效，用于胸胁气滞，胀满疼痛，食积不化，痰饮内停等。《本草纲目》认为："枳实、枳壳气味功用俱同，上世亦无分别，魏、晋以来，始分实、壳之用，洁古张氏，东垣李氏，又分治高治下之说，大抵其功皆能利气，气下则痰喘止，气行则痞胀消，气通则痛刺止，气利则后重除。"枳实的临床功效主要体现在"破气""消积""化痰"三个方面，而枳壳临床功效主要体现在"理气宽胸""行滞消胀"两个方面。临床多与山楂、神曲、麦芽相使配伍，消积导滞，治饮食积滞，脘腹痞满胀痛，如枳实消痞丸；与大黄、芒硝、厚朴相使配伍，破气除痞，治热结便秘，腹痛胀痛，如大承气汤；与黄芩、黄连同用，行气导滞治湿热泻痢、里急后重，如枳实导滞丸；与薤白、桂枝、瓜蒌等配伍，行气化痰以消痞、破气除满而止痛，治胸阳不振，痰阻胸痹，如枳实薤白桂枝汤。上述功效的发挥，与枳实（枳壳）调节胃肠平滑肌、兴奋子宫平滑肌、抗炎、强心、升压等药理作用有关.

【药理作用】

1. 与功效相关的主要药理作用

（1）调节胃肠平滑肌　枳实与枳壳对胃肠平滑肌呈双向调节作用，枳实与枳壳对在体平滑肌的兴奋作用与 M 受体有关。枳实煎剂对大鼠小肠电活动具有兴奋作用，其作用与增加下丘脑内脑肠肽胆囊收缩素和生长抑素有关。枳实与枳壳能拮抗 Ach、$BaCl_2$、5–HT 及高钾去极化后 Ca^{2+} 引起离体肠管的致痉作用。

　　枳实与枳壳所含的化学成分对胃肠平滑肌的作用不同，这种不同作用与胃肠所处的机能状态、药物浓度、体内外环境的差别有关。黄酮苷对大鼠离体肠平滑肌的收缩呈抑制作用；挥发油则呈先兴奋后抑制作用；生物碱对大鼠离体肠平滑肌的收缩无明显作用；对羟福林能抑制兔离体十二指肠及小肠的自发活动；柠檬烯可使大鼠肠电活动减少。

（2）兴奋子宫平滑肌　枳实与枳壳可兴奋在体子宫，使张力升高，收缩节律加快，收缩幅度增加，甚至出现强直性收缩。枳实与枳壳能兴奋离体阴道平滑肌，加强收缩力及收缩频率，诱发节律性收缩活动。

（3）抗溃疡　枳实的水提物对乙醇及阿司匹林所致大鼠胃溃疡模型有显著的抑制作用。枳实对幽门螺杆菌有显著杀灭作用，且随着浓度的增加，杀菌作用增强。枳壳挥发油能显著减少胃液分泌量及降低胃蛋白酶活性。

2. 其他药理作用

（1）升血压　枳实与枳壳的注射液均可升高血压，且升压作用迅速，持续时间较长，升压作用主要与兴奋 α 受体有关。目前认为升压作用的有效成分是对羟福林和 *N*–甲基酪胺，对羟福林是 α 受体兴奋剂，*N*–甲基酪胺通过促进肾上腺素能神经释放递质，间接兴奋 α 受体。

（2）强心　枳实注射液、对羟福林、*N*–甲基酪胺均能增强心肌收缩力，增加心输出量，呈现强心作用，枳实的强心作用与兴奋 α 和 β 受体有关。枳实提取液低浓度可增大豚鼠心室肌细胞

L 型钙电流，有促进钙通道开放作用；高浓度则抑制心室肌细胞 L 型钙电流，抑制钙通道开放作用。

（3）抗休克　枳实注射液可改善心肌代谢，增强心肌收缩力，对抗休克作用。

（4）扩张冠状动脉　枳实与枳壳的有效成分 N– 甲基酪胺能降低冠脉阻力，增加冠脉血流量，降低心肌耗氧量，改善心肌代谢。

（5）抗氧化　枳实提取物能有效地清除羟自由基、超氧阴离子自由基，抑制脂质过氧化。

此外，枳实与枳壳还有利胆、抗炎、抗菌等药理作用。

【体内过程】

大鼠灌服枳实提取液后，体内可检测到柚皮苷、橙皮苷、新橙皮苷、橙皮素、柚皮素等黄酮类成分及代谢物。橙皮苷、新橙皮苷、柚皮苷等膜通透性较差，绝对生物利用度低，经肠道菌群代谢，水解成苷元，与葡萄糖醛酸或硫酸结合，大部分被外排转运体再次外排至肠腔，在血液中主要以苷元和葡萄糖醛酸化或硫酸化 II 相代谢产物形式存在。

【安全性评价】

枳实注射液小鼠静脉注射的 LD_{50} 为 71.8g/kg。

【临床应用】

1. 以枳实为主的复方（如大承气汤）常用于治疗热结便秘，腹痞胀痛证，相当于西医学的急腹症等属于热结便秘证者。

2. 以枳实为主的复方（如枳实导滞丸）常用于治疗湿热痢疾，里急后重证，相当于西医学的细菌性痢疾、急性肠炎等属于湿热证者。

3. 以枳实为主的复方（如枳实薤白桂枝汤）常用于治疗胸阳不振，痰阻胸痹证，相当于西医学的冠心病心绞痛等属于胸阳不振，痰阻胸痹证者。

4. 以枳实为主的复方（如枳实白术丸）常用于治疗脘腹胀满，食积气滞证，相当于西医学的消化不良等属于脘腹胀满，食积气滞证者。

此外，枳实注射液静脉给药对心力衰竭、休克有效，还可用于胃扩张、胃下垂、子宫下垂、脱肛等脏器下垂。

陈皮（青皮）

本品为芸香科植物橘 *Citrus reticulata* Blanco 及其栽培变种的干燥成熟果皮。青皮为芸香科植物橘 *Citrus reticulata* Blanco 及其栽培变种的干燥幼果或未成熟果实的果皮。主产于广东、福建、江西、四川、浙江等地。陈皮多生用，青皮生用或醋炙用。陈皮主要含有挥发油、黄酮类、生物碱、肌醇等，挥发油中主要含有柠檬烯，黄酮类主要为橙皮苷、新橙皮苷、柑橘素、川陈皮素、二氢川陈皮素等，另还含对羟福林。青皮主要含有挥发油、黄酮苷等。

陈皮味苦、辛，性温，归肺、脾经。具有理气健脾、燥湿化痰之功效。主治脘腹胀满，食少吐泻，咳嗽痰多。《神农本草经》曰："主胸中瘕热，逆气，利水谷，久服去臭下气。"临床功效主要体现在"理气健脾""燥湿化痰"两个方面。临床多与苍术、厚朴等配伍，行气止痛燥湿，治疗寒湿中阻的脾胃气滞证，如平胃散；与党参、白术、茯苓等配伍，健脾和中，治脾虚气滞证，如异功散；与半夏、茯苓等配伍，燥湿化痰，治湿痰咳嗽，如二陈汤。

青皮味苦、辛,性温,归肝、胆、胃经。具有疏肝破气、消积化滞功效。主治胸胁胀痛,疝气疼痛,乳核,乳痈,食积气滞,脘腹胀痛。《本草图经》曰:"主气滞,下食,破积结及膈气。"临床功效主要体现在"疏肝理气""消积化滞"两方面。临床多与乌药、小茴香、木香等配伍,疏肝理气,散结止痛,治疗寒疝疼痛,如乌药散;与山楂、神曲、麦芽相伍,消积化滞,治食积气滞,如青皮丸。上述功效的发挥与陈皮(青皮)调节胃肠平滑肌、促进消化液分泌、祛痰、平喘、利胆等药理作用有关。

【药理作用】

1. 与功效相关的主要药理作用

(1)调节胃肠平滑肌　陈皮与青皮对胃肠平滑肌均有影响。对在体胃肠平滑肌,在一定的剂量下,陈皮具有兴奋作用,而青皮则有抑制作用。对离体胃肠平滑肌,陈皮与青皮均表现为抑制作用,且青皮的作用强于陈皮。

(2)促进消化液分泌　陈皮和青皮的挥发油对胃肠道有温和刺激作用,能促进消化液分泌和排除胃肠积气。

(3)利胆　陈皮与青皮均有促进胆汁分泌的作用。青皮能松弛奥狄括约肌,收缩胆囊,促进胆汁排泄。

(4)祛痰、平喘　陈皮与青皮的挥发油均有刺激性祛痰作用,其有效成分为柠檬烯。陈皮与青皮均具有松弛支气管平滑肌的作用,呈现平喘作用。

(5)松弛子宫平滑肌　陈皮及其有效成分甲基橙皮苷对离体子宫平滑肌有抑制作用,对 Ach 所致子宫平滑肌痉挛也有拮抗作用。

2. 其他药理作用

(1)升血压　青皮与陈皮的注射液静脉注射均具有升高血压的作用,其中青皮升高血压作用的有效成分为对羟福林。

(2)兴奋心脏　青皮与陈皮均有兴奋心脏的作用。陈皮水提物、橙皮苷、甲基橙皮苷注射液和青皮注射液均能增强实验动物的心肌收缩力,增加心输出量。

(3)抗休克　青皮注射液对多种动物的失血性、创伤性、输血性、内毒素等所致休克均有抗休克作用。对急性过敏性休克及组胺性休克也有预防与治疗作用。

此外,陈皮尚有清除自由基、抗氧化、延缓衰老等作用。青皮还有镇痛、抗血栓等作用。

【安全性评价】

川陈皮素灌胃小鼠的 LD_{50} 为 0.78g/kg;甲基橙皮苷给小鼠静脉注射的 LD_{50} 为 850mg/kg。

【临床应用】

1. 以陈皮为主的复方(如平胃散、异功散)常用于治疗脾胃气滞或脾虚气滞证,相当于西医学的消化不良、急慢性胃肠炎等属于脾胃气滞或脾虚气滞证者。

2. 以陈皮为主的复方(如二陈汤)常用于治疗湿痰咳嗽证,相当于西医学的呼吸道感染等属于湿痰咳嗽者。

3. 以青皮为主的复方(如天台乌药散)常用于治疗寒疝疼痛证,相当于西医学的疝气等属于寒疝疼痛证者。

4. 以青皮为主的复方(如青皮丸)常用于治疗食积气滞证,相当于西医学的消化不良等属于食积气滞证者。

木　香

本品为菊科植物木香 *Aucklandia lappa* Decne. 的干燥根。主产于云南、广西者，称为云木香，产于印度、缅甸者，称为广木香。生用或煨用。木香主要含有挥发油、生物碱、菊糖等。挥发油的主要成分为木香内酯、木香烃内酯、去氢木香内酯、木香去内酯、二氢木香内酯、木香酸、α-木香烯等。

木香味辛、苦，性温，归脾、胃、大肠、三焦、胆经。具有行气止痛、健脾消食之功效。主治胸胁、胸脘胀痛，泻痢后重，食积不消，不思饮食等。《本草纲目》认为"木香乃三焦气分之药，能升降诸气"。临床功效主要体现在"行气止痛"方面。临床多与党参、白术、陈皮等相须配伍，行脾胃之滞气，治疗脾虚气滞，如香砂六君子汤；与黄连配伍，行大肠之滞气，为治湿热泻痢里急后重之要药，如香连丸；与槟榔、青皮、大黄等同用，行气导滞治饮食积滞证，如木香槟榔丸。上述功效的发挥，与木香调节胃肠运动、利胆、松弛支气管平滑肌等药理作用有关。

【药理作用】

1. 与功效相关的主要药理作用

（1）调节胃肠运动　不同剂量的木香水煎剂对胃肠排空及肠推进均有促进作用，呈剂量依赖关系。木香水煎剂促进胃肠运动的作用与其增加 MTL 的含量有关。木香的不同成分对胃肠运动的影响有所不同，木香总生物碱、挥发油能对抗 Ach、组胺与氯化钡所致肠肌痉挛作用，木香烃内酯、去氢木香内酯能对抗阿托品引起的胃排空减慢作用，而木香去内酯与二氢木香内酯可使离体肠运动节律变慢，有较强的抑制作用。

（2）止泻　木香 75% 乙醇提取物灌胃，能减少蓖麻油所致小鼠小肠性腹泻和番泻叶引起的小鼠大肠性腹泻次数，对小鼠胃肠墨汁推进运动也有一定的抑制作用。

（3）保护胃黏膜　木香提取物（丙酮与乙醇提取物）对盐酸、氢氧化钠、氨水、盐酸 - 乙醇、利血平诱发的大鼠急性胃肠黏膜损伤均有明显的保护作用。

（4）利胆　木香水煎剂能增强空腹时胆囊的收缩，促进胆汁分泌，利胆作用的有效成分为木香烃内酯和去氢木香内酯。木香促进胆囊收缩作用与其促进血中 CCK 或胃动素（motilin，MTL）分泌有关。

（5）松弛支气管平滑肌　木香对支气管平滑肌有解痉作用。木香水提液、醇提液、挥发油、总生物碱对组胺或 Ach 所致的豚鼠气管、支气管痉挛有松弛作用。木香总内酯、木香内酯、二氢木香内酯也均有松弛支气管平滑肌的作用。

2. 其他药理作用

（1）镇痛　木香 75% 乙醇提取物有一定的镇痛作用，能明显抑制小鼠醋酸扭体反应，延长大鼠热水刺激甩尾潜伏期。

（2）抗炎　木香醇提物能抑制二甲苯引起的小鼠耳肿胀、角叉菜胶引起的小鼠足跖肿胀和乙酸引起的小鼠腹腔毛细血管的通透性亢进，具有抗炎作用。

（3）抗菌　木香挥发油对链球菌、金黄色葡萄球菌与白色葡萄球菌有抑制作用。木香煎剂对多种真菌有抑制作用。

（4）对心血管的影响　低浓度的木香挥发油对离体兔心有抑制作用，从挥发油中分离出的多内酯部分均能不同程度抑制豚鼠、兔和蛙的离体心脏活动。离体兔耳与大鼠后肢灌流实验表明，木香去内酯挥发油、总内酯有明显扩张血管作用。

【体内过程】

木香提取物灌胃小鼠，其木香烃内酯和去氢香内酯的药时曲线均符合二室模型，血浆中木香烃内酯的 $t_{1/2\alpha}$ 和 $t_{1/2\beta}$ 分别为 0.69 小时和 9.91 小时，木香烃内酯比去氢木香内酯吸收快，而消除较慢。

【安全性评价】

大鼠腹腔注射木香总内酯和二氢木香内酯的 LD_{50} 分别为 300mg/kg 和 200mg/kg。木香总生物碱静脉注射大鼠、小鼠的 MTD 分别为 90mg/kg 和 100mg/kg。

【临床应用】

1. 以木香为主的复方（香砂六君子汤等）常用于脾虚气滞证，相当于西医学的功能性消化不良、肠易激综合征等属于脾虚气滞证者。

2. 以木香为主的复方（如香连丸等）常用于治疗湿热泻痢里急后重证，相当于西医学的细菌性痢疾等属于湿热泄痢者。

此外，木香挥发油可用于慢性肠炎、慢性萎缩性胃炎、小儿消化不良、胃肠神经症等胃肠气胀。木香醇浸膏可用于支气管哮喘。

香　附

本品为莎草科植物莎草 *Cyperus rotundus* L. 的干燥根茎。主产于广东、河南、四川、浙江、山东等地。生用或醋炙用。香附主要含有挥发油，其中主要成分为 α- 香附酮、香附子烯、香附子醇、异香附醇、柠檬烯等。另外，尚含有黄酮类、三萜类化合物及生物碱等。

香附味辛、微苦、微甘，性平，归肝、脾、三焦经。具有疏肝解郁、调经止痛之功效。主治肝郁气滞，胸胁胀痛，疝气疼痛，乳房胀痛，脾胃气滞，胸脘痞闷，胀满疼痛，月经不调，经闭痛经等。《本草纲目》认为香附"乃气病之总司，女科之主帅也"。临床功效主要体现在"疏肝理气""调经止痛"两方面。临床多与柴胡、川芎、枳壳等配伍，疏肝解郁，治疗肝气郁结证，如柴胡疏肝散；与高良姜配伍，行气止痛，治疗肝气犯胃之证，如良附丸。上述功效的发挥，与香附抑制子宫平滑肌、雌激素样作用、松弛胃肠平滑肌、利胆等药理作用有关。

【药理作用】

1. 与功效相关的主要药理作用

（1）抑制子宫平滑肌　香附对子宫平滑肌具有抑制作用，其抑制作用的强弱与炮制方法有关。醋香附对未孕大鼠在体子宫收缩有较强抑制作用，使子宫张力降低、收缩力减弱，且作用较快、持续时间长。香附流浸膏对豚鼠、兔、猫与犬等动物的离体子宫，无论已孕或未孕，都有抑制作用，使其收缩力减弱、肌张力降低。香附能抑制未孕大鼠离体子宫平滑肌收缩，使收缩频率减慢，收缩幅度降低，收缩持续时间缩短。香附抑制子宫平滑肌的作用与抑制 PG 的合成与释放有关。香附酮是其主要的药效成分。

（2）雌激素样作用　香附挥发油有轻度雌激素样活性。香附挥发油 0.2mL，间隔 6 小时皮下注射 2 次，48 小时后阴道上皮完全角质化。阴道内给药时，挥发油、香附烯和香附酮可致阴道上皮角质化。

（3）松弛肠道、支气管平滑肌　香附醇提取物对离体兔回肠平滑肌有直接抑制作用。香附挥发油对家兔离体肠管的收缩有抑制作用，且有量效关系，随着剂量增加，其抑制作用增强，可使肠平滑肌张力下降，收缩幅度降低。香附可拮抗组胺喷雾所致的豚鼠支气管平滑肌痉挛。

（4）利胆　香附煎剂对正常大鼠有较强的利胆作用，可促进胆汁分泌，增加胆汁流量。

2. 其他药理作用

（1）中枢抑制　不同剂量的香附挥发油均能明显协同戊巴比妥钠对小鼠的催眠作用。香附挥发油对正常家兔有麻醉作用，对东莨菪碱所致麻醉作用有协同作用。

（2）镇痛、解热、抗炎　香附的石油醚、乙酸乙酯部位具有显著的镇痛作用。香附醇提取物、三萜类化合物具有解热作用。香附提取物对角叉菜胶和甲醛引起的大鼠足跖肿胀有明显抑制作用。

（3）抗菌　香附挥发油对金黄色葡萄球菌有抑制作用。香附提取物对某些真菌也有抑制作用。

【安全性评价】

香附提取物小鼠腹腔注射的 LD_{50} 为 1500mg/kg；三萜类化合物小鼠腹腔注射的 LD_{50} 为 50mg/kg；香附挥发油腹腔注射的 LD_{50} 为（0.30±0.02）mL/kg。

【临床应用】

以香附为主药的复方常用于肝郁气滞所致的月经不调、痛经、乳房胀痛证，相当于西医学的月经不调、痛经、乳腺增生属于肝郁气滞证者。

第二节　常用配伍

枳实　白术

枳实－白术是经典的相使配伍药对，源于《金匮要略》枳术汤及《脾胃论》枳术丸。枳实辛行苦降，善破气除痞、消积导滞；白术味苦而甘，既能燥湿实脾，又能缓脾生津，且其性最温，服之能健食消谷，为脾脏补气第一要药。二者相使为伍，枳实行气导滞，白术益气健脾，二者并重，健脾消痞。枳术汤中枳实量重于白术，消重于补，意在以消为主，适用于气滞水停心下坚满之证；而枳术丸中白术量重于枳实，补重于消，以补为主，适用于脾虚气滞食停之胸脘痞满证。

【配伍研究】

与功效相关的主要药理作用

（1）促进胃肠运动　单味枳实、白术及配伍皆能明显改善食积小鼠胃肠运动功能减弱的状态，也可明显改善阿托品的肠推进抑制作用，枳实白术不同比例配伍后上述作用优于枳实、白术单独给药，其机制与调节胃肠激素如 MTL、VIP 分泌有关。

（2）对胃平滑肌的影响　枳实对胃各部位（胃底、胃体、胃窦纵行肌和环行肌及幽门环行肌）的离体肌条有抑制作用，而白术则表现为兴奋作用。枳实、白术二药的作用互相补充，即白术可增强胃底、胃窦的收缩活动，枳实降低幽门环行肌的运动指数，有利于胃的排空，这与枳术丸治疗纳呆食积的作用是一致的。

【临床应用】

1. 枳实白术配伍可用于治疗功能性消化不良。
2. 枳实白术配伍可用于治疗胃下垂。
3. 枳实白术配伍可用于治疗脾虚便秘。

木香　黄连

木香、黄连配伍治疗痢疾、泄泻最早出自《重修政和经史证类备急本草》。木香－黄连作为典型的相使配伍药对，源于《太平惠民和剂局方》大香连丸。木香辛行苦降，善行大肠之滞气；黄连大苦大寒，善除脾胃大肠湿热。二者相使为伍，清热燥湿，行气化滞，主治湿热痢疾，脓血相兼，腹痛里急后重，为治湿热泻痢里急厚重之要剂。

【配伍研究】

1. 与功效相关的主要药理作用

（1）抗溃疡　木香、黄连配伍对幽门结扎法、醋酸涂抹法和应激法复制的大鼠消化性溃疡均有明显的拮抗作用，能明显降低溃疡面积和溃疡指数，减少胃液总酸度。拆方研究表明，对幽门结扎型和应激型溃疡以木香作用较强，而对醋酸型溃疡黄连作用强于木香，提示香连丸的抗溃疡作用是方中两味药物木香和黄连的综合作用结果。

（2）抗溃疡性结肠炎　黄连、木香配伍可改善三硝基苯磺酸（trinitro-benzene-sulfonic acid，TNBS）/乙醇灌肠所致溃疡性结肠炎模型大鼠结肠疾病活动指数，明显降低结肠组织中的 MDA 和血清 TNF-α 含量，升高 SOD 活性。黄连、木香配伍抗溃疡性结肠炎的作用机制可能与促进肠道黏膜屏障修复、抗氧化作用有关。

2. 其他药理作用

（1）抗炎、镇痛　黄连、木香配伍具有抗炎、镇痛作用，且以黄连、木香的配伍比例为 5∶1时效果最明显，能抑制二甲苯引起的小鼠耳肿胀，减少醋酸致小鼠扭体次数。

（2）抗菌　黄连、木香配伍对志贺痢疾杆菌和福氏痢疾杆菌有抑菌作用；黄连、木香配伍对金黄色葡萄球菌具有杀菌作用。

【体内过程】

黄连、木香药对提取物灌胃大鼠后，其所含盐酸小檗碱的药时曲线符合一室模型，药动学参数：$MRT_{0 \to 24h}$ 为（12.47±1.54）小时，$MRT_{0 \to \infty}$ 为（29.71±7.18）小时，T_{max} 为 2 小时。

【临床应用】

1. 黄连木香配伍可用于治疗急性痢疾。
2. 黄连木香配伍可用于治疗肠易激综合征。
3. 黄连木香配伍可用于治疗急性、慢性溃疡性结肠炎。

第三节　常用方

木香顺气丸

木香顺气丸源于龚信所著《古今医鉴》，由木香、砂仁、香附、槟榔、甘草、陈皮、厚朴、枳壳、苍术、青皮组成。具有理气止痛、健胃化滞的功效。主治食积气滞之证，可见胸膈痞满、脘腹胀闷、呕吐恶心、嗳气纳呆等。食积气滞证的症状与西医学的消化不良、胃肠炎、慢性肝炎、早期肝硬化等消化系统疾病相似。木香顺气丸中以木香、香附疏肝理气，和中止痛为君药。厚朴、青皮行气燥湿，散结消积；枳壳、槟榔行气导滞宽中；陈皮、砂仁理气化湿和中；苍术燥湿健脾，共为臣药。甘草为使，调和诸药。全方配伍，共奏行气化湿、健脾和胃之功。

【组方研究】

与功效相关的主要药理作用

（1）调节胃肠平滑肌运动　木香顺气丸能明显促进功能性消化不良大鼠的胃排空，恢复胃肠道运动功能；木香顺气冲剂灌胃小鼠能促进炭末在小鼠肠道的推进速度；十二指肠给药能增强豚鼠在体回肠的收缩幅度；豚鼠离体回肠用药后立即出现收缩，张力增加，10分钟作用降至正常，继而出现收缩频率减慢、收缩幅度增加。

（2）促进消化液的分泌　木香顺气丸十二指肠给药，能显著增加大鼠的胃液分泌量，同时使胃中总酸与游离酸含量增加。

【临床应用】

1. 木香顺气丸常用于食积气滞证的治疗，相当于西医学的消化不良、胃肠炎等属于食积气滞证者。

2. 木香顺气丸及其加减可用于中老年腹部手术后功能性排空障碍、晚期原发性肝癌肠胀气、反流性食管炎、肠易激综合征等。

【临床不良反应】

有报道口服木香顺气丸（6g）约30分钟后，出现面色潮红、口干、视物模糊、心悸、烦躁不安等"阿托品样"症状。

第四节　常用成药

四逆散

四逆散源于《伤寒论》，由柴胡、白芍、枳实、甘草组成，经现代制剂工艺制备而成，为淡棕色至棕黄色颗粒，具特异香气，味微苦、辛。具疏肝气、散郁热的功效。用于热郁胁痛及肝胃不和所致胃痛、腹痛。

【药理作用】

1. 促进胃肠运动功能　四逆散能促进小鼠胃排空和小肠推进。

2. 抗溃疡　四逆散对用醋酸涂抹法及幽门结扎法复制大鼠急性、慢性胃溃疡均有明显的拮抗作用，其机制可能与提高 6-keto-PGF$_1\alpha$ 含量、胃组织 SOD 活性和降低胃液总酸度、抑制胃组织 MDA 水平有关；四逆散对实验性溃疡性结肠炎有治疗作用，可能是通过刺激免疫器官分泌免疫细胞，抑制 NF-κB 的激活有关。

3. 保肝　四逆散对雷公藤多苷所致急性肝损伤和 2,4,6- 三硝基氯苯致迟发型变态反应诱导肝损伤模型均有明显保护作用。

4. 催眠　四逆散能明显延长阈上剂量戊巴比妥钠所致小鼠睡眠时间，缩短入睡潜伏期，增加阈下剂量戊巴比妥钠致小鼠入睡率。四逆散也能延长正常与失眠大鼠的总睡眠时间（total sleep time，TST），在睡眠时相上主要表现为延长慢波睡眠第 2 期（slow wave sleep，SWS$_2$）和眼快动相睡眠（rapid eye movement sleep，REMS），具有显著的改善睡眠作用；其机制与 5-HT、5- 羟色氨酸（5-hydroxytryptophan，5-HTP）、5- 羟色胺合成酶抑制剂对氯苯丙氨酸（para-chlorophenylalanine，PCPA）有关。

5. 抗抑郁　四逆散可明显改善抑郁模型大鼠的抑郁状态，表现出抗抑郁作用，其机制可能与调节下丘脑单胺类神经递质如 5-HT、NE 和 DA 等的含量有关。

【临床应用】

1. 四逆散常用于治疗情志不遂所致的失眠、抑郁症。

2. 四逆散可用于肝郁气结，痰郁扰心之心悸和气机郁阻，痰浊痹胸之胸痹。

3. 四逆散可用于由情志不遂、郁怒伤肝导致肝郁气滞，或肝胃失和，或脏腑气机升降失调引起的肠易激综合征、反流性食管炎、消化性溃疡、慢性胃炎、慢性胆囊炎、急性胆囊炎、肝硬化腹水等属肝郁气滞、横逆犯胃之证。

肝血虚者不宜用，阳虚寒厥者禁用。

【用法用量】

散剂　温开水冲服。一次 4.5～9g，一日 2 次。

<h2 style="text-align:center">气滞胃痛颗粒（片）</h2>

气滞胃痛颗粒（片）源于《辽宁省药品标准》，收载于《中华人民共和国药典》，由柴胡、枳壳、白芍、甘草、香附、延胡索组成，经现代制剂工艺制备而成，为淡棕色至棕黄色颗粒，味甜、微苦、辛，具特异香气。具疏肝理气、和胃止痛的功效。主治肝郁气滞，胸痞胀满，胃脘疼痛。

【药理作用】

1. 抗溃疡　气滞胃痛颗粒对大鼠幽门结扎胃溃疡模型、大鼠醋酸烧灼型胃溃疡模型、大鼠乙醇诱发胃溃疡模型均具有明显的保护作用，其机制可能与抑制胃液分泌和降低胃蛋白酶活性有关。

2. 促进胃肠运动　气滞胃痛颗粒可以促进正常小鼠胃排空，改善阿托品和 DA 引起的小鼠胃排空障碍和小肠推进抑制作用，其机制与胃肠组织中 NO、cGMP 含量降低，Ca^{2+} 含量升高有关。

3. 镇痛　气滞胃痛颗粒可以显著减少醋酸引起的小鼠扭体次数，具有明显的镇痛作用，其机制可能与调控 cAMP 信号转导通路有关。

【临床应用】

气滞胃痛颗粒用于功能性消化不良、慢性胃炎、消化性溃疡、胃节律紊乱综合征等属于肝郁气滞，胸痞胀满，胃脘疼痛者。

【用法用量】

1. 颗粒　开水冲服，一次 5g，一日 3 次。
2. 薄膜衣片（糖衣片）　口服，一次 1.5g，一日 3 次。

第十六章

消食方药

凡以消化食积为主要功效，主治饮食积滞的方药，称为消食方药。本类药物多味甘性平，主归脾、胃经，具有消食导滞、健脾益胃、和中之功效。部分尚兼有行气散瘀、回乳消胀、降气化痰、涩精止遗、清热解毒等功效。消食方药主要用于饮食积滞或脾胃运化无力所致的脘腹胀满、嗳气吞酸、恶心呕吐、不思饮食、大便失常、消化不良等，部分方药还可用于瘀滞胸胁痛、痛经、乳房胀痛、咳喘痰多、遗精遗尿、热毒泻痢、咽喉肿痛等。常用的消食药有山楂、神曲、莱菔子、鸡内金、麦芽、谷芽、稻芽、鸡矢藤等；常用方有保和丸、枳实导滞丸、木香槟榔丸、健脾丸、大山楂丸、山楂化滞丸等。

饮食积滞通常是由于饮食不节，贪食过饱或恣食生冷，损伤脾胃，纳运不及所致，治宜消食导滞。胃气以降为顺，食物停积胃脘，气机阻滞则胃脘胀痛；食积于内，拒于受纳，故厌食；胃失和降，浊气上逆则嗳腐吞酸或呕吐食物；吐后实邪得消，胃气通畅，故胀痛得减；食浊下行，积于肠道，可致矢气便溏，泻下臭秽酸腐；胃中浊气上腾，则舌苔厚腻；食滞于内，气实血涌，故脉滑。从食滞胃肠证的临床表现来看，主要与西医学消化系统疾病如胃肠神经官能症、急慢性胃肠炎、胃下垂、消化性溃疡、胆囊炎等有关。

消食方药一般均具有促消化、调节胃肠道功能、改善食欲等作用，并认为上述药理作用是消食方药消化食积的药理学基础。现代药理研究表明，消食方药治疗食积的作用主要涉及以下药理作用。

1. 助消化　消食方药多含有消化酶、维生素等，有助消化作用，并能促进消化液分泌和增加消化酶活性。

（1）消化酶作用　山楂、神曲含有脂肪酶，有利于脂肪的消化，古籍称之擅长消"肉积"；麦芽、谷芽及神曲均含有淀粉酶，能促进碳水化合物的消化，擅消"米面食积"；淀粉酶为蛋白质，遇高温破坏，若将麦芽炒黄、炒焦或制成煎剂后，其消化酶的助消化作用均可明显降低，故助消化宜生用或微炒。

（2）有机酸与维生素作用　山楂含山楂酸、柠檬酸等多种有机酸，能提高胃蛋白酶活性，促进蛋白质的消化；山楂、麦芽、谷芽等富含维生素，包括维生素 B_1、维生素 B_2、维生素 C 等，神曲为酵母制剂，除含多种消化酶外，尚含大量酵母菌、B 族维生素等，补充维生素有利于增进食欲，促进消化。

（3）促进消化液分泌　山楂、麦芽、鸡内金等均能明显促进胃液和胃酸的分泌而有助于消化。

2. 调节胃肠道运动　不同消食方药对胃肠运动有不同的影响。如鸡内金、山楂能增强胃运动，促进胃排空；莱菔子能加强动物离体回肠的节律性收缩，有利于消除肠道积气积物，消除

"脘腹胀满"症状；山楂既能对抗 Ach、钡离子引起的家兔十二指肠痉挛性收缩，又能增强大鼠松弛状态的平滑肌收缩，对胃肠运动有调节作用。保和丸对胃肠运动有调节作用。

综上所述，与消食方药消食导滞功效相关的药理作用有助消化、促进消化液分泌、调节胃肠运动等。现代研究和临床应用发现，山楂、莱菔子、保和丸等有降血脂作用，提示消食方药消积导滞功效不仅能消有形积滞，还与降血脂、抗 AS 等消除无形积滞有关。消食方药发挥作用的主要物质基础为其所含的消化酶、维生素及有机酸。

常用消食药的主要药理作用见表 16-1。

表 16-1　常用消食药主要药理作用总括表

药物	消化酶作用	促消化液分泌	调节胃肠运动	维生素作用	抗菌	降血脂	其他
山楂	+	+	+	+	+	+	降血糖、增强免疫、抗应激、抗氧化、强心、抗心律失常、降血压、止泻、抗肿瘤
神曲	+	+	+	+			调节肠道微生物
鸡内金	+	+	+			+	抗凝、改善血液流变学、促进锶排泄、降血糖、抗乳腺增生、抗氧化
麦芽	+	+				+	降血糖、回乳、抗氧化
谷芽	+	+					
莱菔子			+		+	+	降血压、化痰、止咳、抗氧化、抗肿瘤
鸡矢藤			+		+		镇痛、镇静、抗炎、抗肿瘤

第一节　常用药

山　楂

本品为蔷薇科植物山里红 *Crataegus pinnatifida* Bge. var. *major* N. E. Br. 或山楂 *Crataegus pinnatifida* Bge. 的干燥成熟果实。主产于河南、江苏、浙江、安徽、湖北等地。生用或炒黄、炒焦或炒炭用。山楂的主要成分为黄酮类及有机酸类化合物。黄酮类化合物主要有牡荆素、槲皮素、金丝桃苷和芦丁；有机酸类化合物主要有山楂酸、枸橼酸、熊果酸、苹果酸、绿原酸、齐墩果酸等。另外尚含有多种微量元素、氨基酸及磷脂、维生素 C、核黄素等。

山楂性微温，味酸、甘，归脾、胃、肝经。具有消食健胃、行气散瘀、化浊降脂的功效。主治肉食积滞、胃脘胀满、泻痢腹痛、瘀血经闭、产后瘀阻、心腹刺痛、胸痹心痛、疝气疼痛、高脂血症等。焦山楂消食导滞作用增强，用于肉食积滞，泻痢不爽。《滇南本草》曰："消肉积滞，下气；治吞酸，积块。"《玉楸药解》载："用于瘀血经闭、产后瘀阻、心腹刺痛、疝气疼痛。"临床常单用或配伍用药。与莱菔子、神曲配伍，消食化积，治疗饮食积滞，如保和丸；与木香、青皮配伍，行气消滞，治疗气滞腹痛，泻痢便秘，如木香槟榔丸；与川芎、桃仁、红花等同用，可缓解胸胁瘀滞疼痛；若脾虚食不消化，可配伍白术；而湿热食滞互结，腹痛泻痢者，可配黄连、苦参等。上述功效的发挥，与山楂助消化、降血脂、抗动脉粥样硬化、抗氧化、抗心肌缺血、降血压等药理作用密切相关。

【药理作用】

1. 与功效相关的主要药理作用

（1）助消化　山楂为果实入药，含维生素 C、维生素 B_2 及多种有机酸，能刺激胃黏膜，促进胃液和消化酶的分泌，还能增强胃液酸度，提高胃蛋白酶活性，促进消化；山楂中含脂肪酶，能分解脂肪，擅长消"肉积"。还可促进胰液分泌，对抗阿托品引起的胰腺分泌减少；并增加胰淀粉酶、胰脂肪酶活性。山楂对肠道功能紊乱有明显的双向调节作用，其对胃肠道功能的影响，因成分、剂量、炮制方法的不同而有所差异。如山楂水提物可显著增强大小鼠胃肠平滑肌条的运动；山楂醇提物能提高小肠推进率；净山楂和焦山楂均对胃肠运动及胃排空有明显促进作用，且焦山楂作用优于净山楂。山楂有机酸部位可促进胃肠运动，其机制与激动 M 受体有关。不同炮制品对正常小鼠和阿托品负荷小鼠的胃排空和小肠推进有促进作用，以焦山楂效果最好，炒炭作用减弱。山楂水提物可降低肠易激综合征模型大鼠血浆 MTL 水平，抑制模型大鼠结肠黏膜 5-HT 和 $5-HT_3R$ 的过分表达，改变肠道敏感度，改善肠道消化功能。此外，所含丰富的维生素也有改善食欲的作用。

（2）调节血脂、抗动脉粥样硬化　山楂乙醇总提取物及不同浓度乙醇大孔树脂柱洗脱液均有降脂、抗氧化损伤作用。山楂总三萜酸体外对大鼠肝细胞合成 ^{14}C 胆固醇有一定的阻抑作用，能上调 HDL 受体数量。山楂总黄酮对复合因素（高脂饲料加 56% 乙醇）造成的脂肪肝模型大鼠，可显著降低大鼠血清 TC、TG、LDL-C 水平，显著升高 HDL-C 水平，并降低血 ALT、AST、碱性磷酸酶（alkaline phosphatase，ALP）活性，改善血液流变学，且对肝脏组织损伤有修复作用。山楂所含熊果酸、谷甾醇、金丝桃苷等均对高脂血症小鼠有一定的降脂作用。山楂中的槲皮素和金丝桃苷等能抑制 HMG-CoA 还原酶活性，抑制内源性胆固醇的合成。机制研究发现，山楂醇提物能上调胆固醇 7α- 羟化酶（cholesterol 7α-hydroxylase，CYP7A1）的表达水平，加强胆固醇代谢，促进胆汁酸排出。山楂总黄酮能促进肝脏 LDL-R mRNA 和蛋白表达；还可通过脂肪酸合成酶（fatty acid synthetase，FAS）、激素敏感酯酶（hormone-sensitive lipases，HSL）、甘油三酯水解酶（triglyceride hydrolase，TGH）、固醇调控元件结合蛋白（sterol-regulatory element binding protein，SREBP-lc）基因的转录表达来共同调控脂代谢。山楂果胶五糖（HPPS）能显著降低血清 TC、LDL-C 水平和肝脏中的胆固醇含量；能显著增加高脂肪症小鼠肝脏脂肪酸氧化相关酶如酰基辅酶 A 氧化酶、肉碱酰转移酶 Ⅰ（carnitine acyl transferase Ⅰ，CPT Ⅰ）、3- 酮脂酰辅酶 A 硫解酶（3-ketoacyl coenzyme A thiolase，3KAT）和 2,4- 二烯酰基 - 辅酶 A 还原酶（2,4-acyl coenzyme A reductase，DCR）的活性，还可上调过氧化物酶体增殖物激活受体 α 的基因和蛋白表达。

山楂去糖水提物能显著降低动脉粥样硬化大鼠的血清 TC、TG 和 LDL-C 的水平，升高 HDL-C 水平，还能降低 CRP、IL-1β、IL-8 和 IL-18 的浓度，改善动脉病理变化，减少内中膜厚度。

山楂醇提取物对高脂血症大鼠血液的全血比黏度有显著降低作用。山楂的黄酮部分可以明显降低血浆黏度，对高、中、低切黏度均有一定的降低作用。

（3）抗氧化　山楂抗氧化作用的主要活性物质为黄酮类。山楂水煎剂可提高 D- 半乳糖胺致衰老小鼠血清 T-AOC、红细胞内 SOD 活性及红细胞膜 Na^+-K^+-ATP 酶活性，降低脑组织中 Ca^{2+} 和 MDA 含量。山楂醇提取物也有明显的抗氧化、延缓衰老作用，对羟自由基和超氧阴离子有清除和抑制作用，果蝇饲养于含山楂醇提取物的培养基中，最高寿命及平均寿命延长，SOD 和

CAT 活性升高，MDA 含量降低。山楂甲醇提取物对过氧化氢诱导的 PC12 细胞有保护作用，主要是与抗氧化作用有关，对比其水提物和 95% 乙醇提取物，山楂的甲醇提取物中含大量酚类化合物、黄酮和鞣酸，而水提物和 95% 乙醇提取物中含有一定数量的三萜。山楂黄酮提取物有较好的清除 DPPH 自由基作用，不同的炮制方法影响山楂的抗氧化作用，活性大小依次为生山楂 > 炒山楂 > 山楂炭 > 焦山楂，与黄酮的含量变化有关。山楂总黄酮还可以减轻酒精对肝脏的损伤，降低 TNF-α 水平，并减少细胞凋亡，通过抑制脂质过氧化反应对肝脏产生保护作用。山楂果实红色素对超氧阴离子自由基、羟自由基和 DPPH 自由基均具有显著的清除效果。此外，山楂果胶可提高抗氧化系统的酶活力，显著增加肝脏谷胱甘肽含量，清除体内自由基，抑制脂质过氧化。

山楂黄酮对原代培养的小牛胸主动脉内皮细胞和人脐静脉内皮细胞（human umbilical vein endothelial cells，HUVEC）因氧化修饰低密度脂蛋白（oxidized low density lipoprotein，OX-LDL）诱导的内皮细胞损伤有保护作用，可以减少 LDL 脂质过氧化产物的形成，降低 OX-LDL 对内皮细胞的毒性；抑制内皮细胞对单核细胞的黏附作用，增强内皮细胞对有害因素的抵抗力和耐受性，预防动脉粥样硬化发生和发展。山楂中分离出的胡萝卜苷、熊果酸、β- 谷甾醇能保护人微血管内皮细胞，抑制 OX-LDL 损伤，并对损伤有修复作用。

（4）扩张血管、降血压 山楂具有缓慢持久的降压作用。山楂水提取物对苯肾上腺素和 KCl 预收缩的大鼠胸主动脉环均具有舒张作用；对猪离体冠状动脉也有舒张作用；NOS 抑制剂和鸟苷酸环化酶抑制剂可阻断其血管舒张作用，说明山楂扩血管作用与影响 NO- 鸟苷酸环化酶途径有关。山楂乙醇提取物可降低猫的血压。山楂总黄酮可通过抑制细胞外 Ca^{2+} 内流，抑制细胞内 Ca^{2+} 释放，以及激活非选择性钾通道和内向整流钾通道来完成对大鼠离体血管的舒张作用。山楂还能抑制 NE 诱导的细胞外 Ca^{2+} 内流所致血管平滑肌的收缩，提示对 VSMC 的钙通道有阻滞作用。山楂中的总黄酮、二聚黄烷及多聚黄烷可能是其发挥降压作用的有效成分。

（5）抗心肌缺血、抗脑缺血 山楂酸体外对乳鼠心肌细胞损伤有保护作用，能显著提高 ISO 致心肌细胞钙超载损伤，提高该心肌细胞存活率，同时使培养液中 CK 和 LDH 活性均明显减少。山楂提取物能对抗垂体后叶素引起的家兔心肌缺血，改善心电图及缺血引起的心动过缓。山楂黄酮能缩小家兔实验性心肌梗死范围，增加缺血心肌营养血流量，增加 ISO 诱导的心肌缺血模型大鼠心肌组织中热休克蛋白 70 的表达。山楂总黄酮、黄烷及其聚合物能显著降低结扎冠状动脉大鼠和家兔的血清 CPK 活性，显著缩小结扎冠状动脉大鼠的心肌梗死面积。

山楂提取物可显著降低血瘀合并脑缺血模型大鼠脑组织中葡萄糖和兴奋性氨基酸水平，减少缺血时的神经元损伤，并显著升高脑组织中舒血管活性肽水平，对缺血脑组织有保护作用。山楂总黄酮可升高抗氧化酶的活性，清除自由基，抑制脂质过氧化和炎症反应，显著降低大鼠局灶性脑缺血损伤后脑含水量和减轻脑水肿，减少大脑中动脉血栓所致脑梗死范围。山楂总黄酮还能改善血瘀性脑缺血 - 再灌注模型小鼠血液流变性，预防脑水肿的发生和 Ca^{2+} 超载，能改善脑代谢，对脑缺血 - 再灌注损伤有保护作用。山楂酸对小鼠缺血性脑损伤具有保护作用，对抗缺血期间的肝糖原降解，减轻代谢性酸中毒。

（6）改善心脏功能 山楂提取物、山楂黄酮对在体、离体蟾蜍心脏均有增强心肌收缩力作用。山楂提取物可对抗家兔因注射垂体后叶素引起的心律失常。山楂籽黄酮提取物能明显减轻由三氯甲烷及乌头碱引起的实验性心律失常。山楂还可扩张冠脉，增加冠脉流量，改善心功能。

2. 其他药理作用

（1）降血糖 山楂醇提取物体外可抑制非酶糖化终产物的生成。山楂酸可显著对抗肾上腺素、葡萄糖引起的血糖升高，对抗肾上腺素引起的肝糖原降解，增加葡萄糖致高血糖小鼠肝糖原含量。山楂酸可显著降低 2 型糖尿病大鼠的空腹血糖、血浆 TG 和 TC 水平，降低皮层和海马区 MDA 含量，减轻脑组织的脂质过氧化反应，提高缺血再灌注大鼠脑组织的 SOD 活性，对 2 型糖尿病大鼠的神经损伤有保护作用；对胰岛素抵抗大鼠高血脂和氧化损伤亦有良好的防治作用，能够明显改善胰岛素抵抗。

（2）增强免疫功能 山楂水煎液对小鼠红细胞免疫有促进作用，能增强小鼠红细胞 C_3b 受体花环率及红细胞 IC 花环率；所含谷甾醇能显著提高小鼠的 WBC 数量和 Mφ 吞噬率，促进淋巴细胞的增殖。山楂多糖能增加小鼠胸腺、脾脏指数，提高小鼠腹腔 Mφ 吞噬功能，促进溶血素和溶血空斑形成，促进淋巴细胞转化；所含熊果酸对 CTX 造成的免疫低下小鼠有保护作用。

（3）抗应激 山楂醇提物腹腔注射可促进受辐射损伤小鼠造血功能的恢复，对骨髓 DNA 及有核细胞有保护作用。山楂多糖能增加小鼠负重游泳时间，增加小鼠耐力，降低小鼠血清尿素氮、血乳酸的含量，提高肝糖原含量，有显著抗疲劳作用。

（4）抗肿瘤 山楂黄酮体外能够有效地抑制癌细胞的生长，对人肝癌 HepG2 细胞和人肠癌 Caco-2 细胞生长有抑制作用。MTT 法测定显示，山楂中的谷甾醇对体外培养的 HepS、S180、EAC 细胞有显著抑制作用。所含熊果酸对 HepS 肝癌细胞凋亡有显著促进作用。山楂中的多酚类物质可以消除亚硝酸盐，能抑制人淋巴细胞程序外 DNA 损伤，可以使接种艾氏腹水癌的昆明小鼠生命延长。山楂水制剂对体内合成甲基苄基亚硝胺诱癌有显著阻断作用。山楂在不同的结肠癌细胞株中分别通过激活内源性线粒体凋亡途径和外源性凋亡途径发挥抗肿瘤作用。山楂原花青素提取物可通过影响抗氧化酶活力和细胞凋亡相关蛋白来抑制人肝癌 SMMC-7721 细胞增殖及凋亡。

（5）止泻 焦山楂能有效降低番泻叶所致腹泻小鼠的排便次数、稀便程度，能增加小鼠肠道乳酸菌，改善小鼠肠道菌群环境。

此外，山楂具有抗骨质疏松、抗菌、抗炎等作用。

【临床应用】

1. 山楂单用或以山楂为主的复方（大山楂丸、保和丸），常用于治疗食滞中阻及脾胃虚弱证，相当于西医学的消化不良等属于食滞中阻及脾胃虚弱者。

2. 焦山楂单用或山楂炭研末服或以山楂为主的复方（保和丸），常用于治疗食滞胃脘证。相当于西医学的消化不良，食滞引起的婴幼儿腹泻、急性菌痢肠炎等属于饮食积滞者。

3. 山楂单用（丹溪经验方，红糖水煎服）或与当归、香附、红花等组成的复方（通瘀煎），常用于治疗瘀阻胸腹痛，相当于西医学的产后腹痛、恶露不尽或痛经、经闭等。

4. 山楂糖浆或山楂黄酮类制剂可用于高血压、冠心病、心绞痛的治疗。山楂、何首乌等量煎煮或红参山楂饮或山楂槐花饮（山楂、槐花、嫩荷叶水煮）或山楂决明子茶对高脂血症、动脉粥样硬化有明显改善作用。

【临床不良反应】

山楂有轻微促子宫收缩作用，孕妇慎用。进食高蛋白及高脂肪食物后再进食山楂易引起胃石症。

鸡内金

本品为雉科动物家鸡 *Gallus gallus domesticus* Brisson 的干燥沙囊内壁。生用、炒用或醋制入药。鸡内金主要成分有胃激素、角蛋白、维生素 B_1、维生素 B_2、烟酸、维生素 C 及谷氨酸、甘氨酸、赖氨酸等多种氨基酸，以及微量的胃蛋白酶、淀粉酶等。还富含铁、钙、铬、锰、钼、镁、锌、铜、铝、钴等多种微量元素。

鸡内金味甘，性平，归脾、胃、小肠与膀胱经。具有健胃消食、涩精止遗、通淋化石的功效。主治食积不消、呕吐泻痢、小儿疳积、遗尿、遗精、石淋涩痛、胆胀胁痛等。《滇南本草》载鸡内金能"宽中健脾，消食磨胃，治小儿乳食结滞，肚大筋青、痞积疳积"。与山楂、麦芽配伍，治疗食积较重者；与白术、山药、使君子合用，治疗小儿脾虚疳积；若配伍菟丝子、桑螵蛸等，可治遗尿；与金钱草等同用，治疗砂石淋证或胆结石。生鸡内金长于攻积，通淋化石，用于泌尿系统结石和胆道结石；健脾消积宜炒用，醋制可减腥气。上述功效的发挥，与鸡内金助消化、调节胃肠运动等药理作用密切相关。

【药理作用】

1. 与功效相关的主要药理作用

对消化系统的作用　鸡内金生品和炮制品水煎液能提高大鼠胃液量和胃游离酸度，炒制品还能增加胃蛋白酶分泌量。鸡内金提取物能增强小肠推进运动，改善便秘，可以明显缩短复方地芬诺酯造成的便秘模型小鼠首次排便时间，增加排便粒数和重量。鸡内金本身含少量胃蛋白酶和淀粉酶，服药后胃液的分泌量增加，胃运动增强，可能与所含胃激素有关；炮制品还可显著增高胃液中胃蛋白酶和胰脂肪酶活性。鸡内金健脾胃与其锌、铁、钙含量高有关。鸡内金水提物可增强稀盐酸诱导的功能性消化不良（FD）大鼠胃排空和小肠推进率，提高血清中胃泌素、胃动素水平。

2. 其他药理作用

（1）改善血液流变学　鸡内金提取物可明显改善高脂模型家兔血液流变学异常，家兔全血低切、中切、高切黏度及血浆黏度均降低；还有抗凝血作用，可使家兔血浆 Fg 减少，APTT 与 TT 延长。鸡内金多糖对高脂血症模型大鼠的血液流变学异常也有改善作用。

（2）促进锶排泄　鸡内金其酸提取物服用后排锶效果优于煎剂。锶及钼是草酸钙结晶的抑制因子，能抑制结石形成，或使已形成的结石溶解。鸡内金临床用于肾结石的治疗与其加速锶的排泄有关。

（3）抗乳腺增生　生鸡内金粉混悬液灌胃肝郁脾虚证乳腺增生模型大鼠，可明显减少大鼠乳腺小叶及腺泡的数量和直径，减轻上皮细胞增生。若与逍遥散合用效果更佳。

（4）降血糖、降血脂　鸡内金多糖能明显降低糖尿病高脂血症模型大鼠的血糖和血脂水平，能明显降低 TC、TG、LDL-C 和空腹血糖水平，升高 HDL-C 水平。

（5）抗氧化　鸡内金多糖体外实验显示其具较强的羟自由基清除作用，Fe^{2+} 螯合和脂质过氧化抑制活性。鸡内金多糖可明显改善高脂血症大鼠机体和肝脏组中抗氧化防御体系作用，有效降低大鼠血清及肝组织中 MDA 含量，显著升高 T-AOC 含量。

（6）抗肾结石　鸡内金体外实验可以延迟 Ca^{2+} 和 $C_2O_4^{2-}$ 离子化学反应的平衡时间，促进不稳定的草酸钙二水合物晶体的形成，抑制稳定的草酸钙 – 水化合物的形成。体内实验可降低肾结石发生率、肾结石量和肾损伤程度。

【临床应用】

1.鸡内金单用或加山药、白术健脾消食或与藿香、紫苏、焦三仙、枳实、半夏、陈皮等组成复方，常用于治疗饮食积滞、小儿疳积等，相当于西医学的消化不良。

2. 鸡内金单用或与金樱子、五味子组成的复方常用于治疗滑脱证，相当于西医学的遗精、遗尿、小儿腹泻等。

3. 内服鸡内金粉或玉米须、鸡内金组方或配合枳实、半夏、川楝子、柴胡、白芍、郁金、木通、金钱草、生大黄等常用于治疗砂石淋证，相当于西医学的尿路结石、胆道结石。

4. 鸡内金还可用于胃石症、口腔溃疡、鹅口疮、扁平疣、斑秃等的治疗。

神　曲

本品为面粉或麸皮与杏仁泥、赤小豆粉及新鲜青蒿、苍耳、辣蓼汁按一定比例混匀后经自然发酵的干燥品。全国各地均有生产，生用或炒用。神曲为酵母制剂，主要含有酵母菌、乳酸杆菌、淀粉酶、B族维生素、麦角甾醇、蛋白质、脂肪、挥发油等成分。

神曲味甘、辛，性温，归脾、胃经。具有消食和胃之功效，主治食滞脘腹胀满，食少纳呆，肠鸣腹泻，因能解表退热，尤宜于外感表证兼食滞者。《本草纲目》认为神曲能"消食下气，除痰逆霍乱泻痢胀满诸气"。《药性论》载神曲"化水谷宿食，癥结积滞，健脾暖胃"。健胃消食常与炒麦芽、炒山楂同用，习称"焦三仙"；治脘腹胀满、腹痛泻痢，常配伍麦芽、山楂、莱菔子；对于脾胃虚弱、运化无力、食滞中阻，可与党参、白术、陈皮配伍；治积滞日久不化，可伍用木香、三棱、厚朴等。上述功效的发挥与神曲促进消化、增进食欲、调节肠道菌群状态等药理作用密切相关。

【药理作用】

与功效相关的主要药理作用

（1）助消化　神曲含有脂肪酶、胰酶、胃蛋白酶、淀粉酶、蔗糖酶、纤维素酶等诸多消化酶，可分解脂肪、蛋白质、多糖等，便于肠道吸收，擅长消米面食积，主要有效成分为酵母菌和消化酶。神曲能增加食积小鼠胃泌素、胆碱酯酶的分泌，降低血清中NO的含量。神曲含有的酶不耐高温，但有实验证实，炒品、炒焦品能较好地促进胃酸分泌和增强胃肠推进功能，提示消化酶并非是神曲消导作用的唯一有效成分。神曲还能增强大鼠离体回肠平滑肌的收缩，提高复方地芬诺酯所致胃肠动力障碍小鼠的肠推进率，阿托品可对抗神曲对肠道的兴奋作用。神曲炒香、炒焦品均可提高豚鼠离体回肠平滑肌的张力和小鼠的肠推进率，而相比没有发酵的样品作用不明显，提示发酵有助于增强对胃肠道的运动。神曲袋泡剂能促进大鼠胃液分泌，增加胃液中游离酸和胃蛋白酶，保护幽门结扎引起的急性出血。神曲富含B族维生素，有助于改善食欲。

（2）调节肠道菌群　神曲具有调节肠道微生态作用。神曲灌胃小鼠后其粪便及结肠内容物内肠杆菌、肠球菌数量显著减少，双歧杆菌、乳杆菌和类杆菌数量明显增多；组织学观察见小鼠肠壁肌层厚度增加，杯状细胞数量增加，肠黏膜微绒毛排列紊乱和线粒体的肿胀得以改善。

【临床应用】

神曲单用或与麦芽、谷芽组方（焦三仙）或与山楂、麦芽、木香等组成复方常用于治疗食滞脘腹胀满、肠鸣腹泻等，相当于西医学的消化不良、小儿厌食、疳积、腹泻等。

莱菔子

本品为十字花科植物萝卜 *Raphanus sativus* L. 的干燥成熟种子。全国各地均产，生用或炒用，用时捣碎。莱菔子含有芥子碱及其硫氰酸盐和30%脂肪油，油中含大量的芥酸及亚油酸、亚麻酸，还含有菜子甾醇。另含莱菔子素、植物甾醇、维生素类（vitamin C、B_1、B_2、E）等。

莱菔子味辛、甘，性平，归脾、胃、肺经。具有消食除胀、降气化痰功效。主治饮食停滞、脘腹胀痛、大便秘结、积滞泻痢、痰壅喘咳等。《本草纲目》载莱菔子"下气定喘，治痰，消食，除胀，利大小便，止气痛，下痢后重"。常与山楂、神曲、陈皮配伍，治疗食积气滞所致脘腹胀满或疼痛，嗳气吞酸；若食积气滞兼脾虚者，可再配伍白术，如大安丸；胸闷、咳喘痰壅兼食积者，单用或与白芥子、苏子合用。莱菔子涌吐风痰宜用生品，消食下气化痰宜炒用，生用捣烂后热酒调敷，可治跌打损伤瘀血胀痛。但与人参同用可减少人参皂苷的溶出。上述功效的发挥，与莱菔子促进消化、镇咳祛痰等药理作用密切相关。

【药理作用】

1. 与功效相关的主要药理作用

（1）促进胃肠动力　莱菔子含药血清能明显增加大鼠离体结肠平滑肌收缩。生品或炒莱菔子能增强家兔离体回肠节律性收缩，提高豚鼠离体胃幽门部环行肌紧张性和降低胃底部纵行肌紧张性；炒莱菔子能明显对抗肾上腺素对兔离体回肠节律性收缩的抑制。脂肪油部分能显著增加大鼠血浆 MTL 的含量，明显促进肠推进。莱菔子油能明显促进大鼠结肠运动；莱菔子油和水提浸膏对地芬诺酯引起的小鼠便秘有通便作用。这些作用有利于食物的机械性消化，缓解肠运动减弱所致的腹胀。莱菔子可升高胃肠积热大鼠血清中胃饥饿素、P 物质含量、降低 NO 含量，从而促进胃肠积热大鼠胃肠动力。

（2）镇咳、祛痰、平喘　炒莱菔子的水提液体外能对抗磷酸组胺引起的豚鼠离体气管收缩；灌胃给药能延长 Ach 对豚鼠的引喘潜伏期；还可减少氨水引咳小鼠的咳嗽次数，生品作用较好。酚红排泌法显示生莱菔子醇提取物还有祛痰作用。

2. 其他药理作用

（1）抗氧化、降血脂　莱菔子水溶性生物碱能显著提高 SHR 大鼠血清 SOD 活性，降低 MDA 含量，具有抑制脂质过氧化、对抗 OFR 损伤的作用；还能提高 Apo E 基因敲除小鼠血清 NO 含量和 SOD 活性，降低 MDA 含量及 TC、TG、LDL-C 含量，提高 HDL-C 含量。炒莱菔子中提得的芥子碱对高脂血症模型大鼠也有降血脂作用。

（2）降血压　莱菔子正丁醇提取部位对 SHR 大鼠有降压作用；水溶性生物碱对 SHR 大鼠也有降压作用，并显著提高大鼠心肌 NOS 活性和血清 NO 含量，降低血浆 Ang Ⅱ 含量。还能降低左室重量指数，抑制心肌细胞肥大，改善 SHR 大鼠的心血管重构。莱菔子注射液对麻醉犬有明显的降压作用，芥子碱硫氰酸盐是其降压有效成分之一。莱菔子素也有降压作用。

（3）抗肿瘤　莱菔子素（SFN）对体外培养的人结肠腺癌细胞的生长增殖有抑制作用，能诱导结肠癌细胞株 Caco-2 的凋亡，机制与下调凋亡抑制基因 B 细胞淋巴瘤 -2（B-cell lymphoma-2，Bcl-2）表达、上调凋亡促进基因 B 细胞淋巴瘤 -2 相关蛋白 X（Bcl-2 associated xprotein，Bax）的表达，激活半胱氨酸天冬氨酸蛋白酶，启动凋亡过程有关。SFN 为异硫代氰酸盐衍生物，可诱导机体产生 Ⅱ 型解毒酶，增加对致癌物的代谢解毒作用，可预防化学致癌物诱导的 DNA 损伤和多种肿瘤的发生；对 *N*- 亚硝基苯甲胺诱导的食管肿瘤的抑制作用和抑制致癌物与 DNA 的结合及促进 *N*- 甲基鸟嘌呤、*O*- 甲基鸟嘌呤的形成有关。SFN 同系物能明显抑制 COX-2 mRNA 表达，机理与激活 P_{38}MAPK 信号通路有关。

（4）抗菌　SFN是抑菌有效成分，1mg/mL能抑制多种 G^+ 菌和 G^- 菌生长，尤其对葡萄球菌和大肠埃希菌作用明显。生品中SFN含量高，故抗菌时宜用生品。

【体内过程】

莱菔子中的芥子碱硫氰酸盐表观吸收速率小于 $1.8 \times 10^4 cm/min$ 。萝卜苷在大鼠小肠中以被动扩散的方式吸收。

【临床应用】

1. 炒莱菔子单用或与山楂、神曲、陈皮组成的复方（保和丸）或再配白术组成的复方（大安丸）常用于食积气滞证，相当于西医学的腹胀、便秘、消化不良、胃炎等属于食积气滞者。按摩足三里联合莱菔子烫熨腹部或莱菔子耳穴贴压均可促进术后肠蠕动恢复。

2. 莱菔子单用或以莱菔子为主的复方（三子养亲汤）常用于咳喘痰多、胸闷兼食积者，相当于西医学的各种咳嗽、气喘及支气管哮喘等属于痰涎壅盛者。

3. 单用炒莱菔子或以莱菔子为主的复方（二子降压汤）对西医学的高血压、冠心病、高脂血症有一定的疗效。

此外，耳穴压豆配合莱菔子腹部烫熨可治疗排尿困难、尿潴留等病。

第二节　常用方

保和丸

保和丸出自朱丹溪《丹溪心法》，由焦山楂、六神曲、制半夏、茯苓、陈皮、莱菔子、连翘组成。具有消食、导滞、和胃的功效。主治食滞胃肠之食积停滞、脘腹胀痛、嗳腐吞酸，或大便泄泻，舌苔厚腻，脉滑等。"食滞胃肠"与西医学的胃动力减弱、无力性消化不良、脂肪肝、肝胆疾病等症状有相似之处。方中重用酸甘性温之山楂，能消各种食积，尤善消肉食油腻之积，为君药；神曲消食和胃，善化酒食陈腐之积，莱菔子下气消食，善消谷面之积，为臣药；因食阻气滞致胃失和降，故采用陈皮、半夏行气化滞，和胃止呕；因食积内郁，易致生湿化热，取茯苓健脾渗湿，止泻和中，连翘清热散结，共为佐药，共奏消食化滞之功效。

【组方研究】

与功效相关的主要药理作用

（1）对消化液和消化酶的影响　保和丸可增加胃液酸度和胃蛋白酶活性，提高胰液分泌量和胰蛋白酶活性。临床研究表明，其具有促进消化的作用。超微速溶保和丸可抑制胃液分泌，提高胃蛋白酶活力。保和丸能调节食积小鼠肠道微生态菌群表达，同时能降低木聚糖酶、淀粉酶、蛋白酶和蔗糖酶等的活性。

（2）调节胃肠运动　超微速溶保和丸能提高小鼠的肠推进率。保和丸能对抗阿托品引起的小鼠胃肠功能抑制，促进胃排空和提高肠推进率。可拮抗Ach、氯化钡、组胺所致家兔和豚鼠离体回肠痉挛性收缩。对利血平致脾虚小鼠的胃肠功能低下，保和丸能促进胃排空和加快肠推进。保和丸还能提高大鼠血清GAS和血浆MTL水平，可能是其促进胃肠动力的作用机制之一。对胃肠运动的调节作用，是保和丸临床用于解痉止痛和止泻的药理基础。

（3）抗溃疡　保和丸可减少胃酸分泌量和总酸排出量，促进损伤的胃黏膜修复。加味保和丸对束缚水浸应激性胃溃疡动物模型大鼠的胃黏膜损伤有保护作用，降低溃疡指数。可以减少幽门结扎模型大鼠的胃液量，降低胃液总酸度，减少总酸排出。

（4）调血脂　保和丸能显著减轻高脂饮食诱导的非酒精性脂肪肝大鼠脂质过氧化反应，明显降低 ALT、AST、TC、TG、LDL-C 和 MDA 水平，使 HDL-C 含量和 SOD 活性升高，具有防治脂肪肝的作用。保和丸可通过改变肠道菌群多样性来降低 TC、TG 和 LDL-C，保和丸有一定的调血脂作用。

【临床应用】

1. 保和丸常用于食积证所致的脘腹痞满胀痛，嗳腐吞酸，呕吐或大便泄泻等症状的治疗，相当于现代医学的消化不良、胃炎、肠炎及婴幼儿消化不良性腹泻、疳积等。

2. 保和丸加味用于高脂血症、脂肪肝的治疗，有一定效果。

第十七章

止血方药

扫一扫，查阅本章数字资源，含PPT、音视频、图片等

凡能促进血液凝固，制止体内外出血，治疗出血证的方药称为止血方药。本类药物药性多苦、涩，亦有收涩或温热之性，主要归心、肝、脾经，尤以心、肝二经者为多，均入血分。止血方药都有止血功效，部分药物尚有清热解毒、消肿、止痛、利尿等作用。止血中药因其药性有寒、温、散、敛之异，故其有凉血、收敛、化瘀、温经、清热之偏重。止血方药临床主要用于各种出血证，如咯血、衄血、吐血、尿血、便血、崩漏、紫癜及创伤出血。根据止血中药的药性和功效特点，可以将其分为化瘀止血药、收敛止血药、凉血止血药、温经止血药四类。化瘀止血药既能止血，又能散瘀，具有止血而不留瘀的优点，常用药有三七、茜草、蒲黄等，常用方有云南白药，临床多用于治疗瘀血阻滞引起的出血；收敛止血药药性多平，味多涩，或为炭，或质黏，或凉而不寒，常用药有白及、仙鹤草、紫珠等，常用方有白及枇杷丸、白及汤等，临床多用于治疗各种出血证；凉血止血药以清血分之热为主，药性均寒凉，味多甘或苦，入血分，常用药有小蓟、大蓟、地榆、白茅根、槐花等，常用方有十灰散、小蓟饮子等，临床多用于治疗血热妄行所致的出血病证；温经止血药以温内脏，益脾阳，固冲脉而统摄血液为主，药性多辛温，常用药有艾叶、炮姜等，常用方有胶艾汤、黄土汤等，临床多用于治疗虚寒性出血病证。

中医学认为，出血证多因外感六淫，或情志内伤、饮食劳倦所伤，脏腑经脉气血运行紊乱，以致血不循常道而溢出脉外；或因瘀血内生，阻滞脉道；或气虚不足，摄血无力；或因阴虚火旺，热入血分，迫血妄行；或因寒凝经脉，气血凝滞。临床根据出血病因病机不同，辨证选药，适宜配伍，方可奏效。出血证与西医学中的出血、紫癜、凝血功能障碍等症状表现相似。

血液系统存在凝血和纤维蛋白溶解的动态平衡，使血液既能在血管内保持较好流变学，也能在血管损伤的局部迅速凝血止血。机体寒热失调、情志内伤、气血功能紊乱或外伤，上述动态平衡被打破，均可导致出血性疾病或血栓栓塞性疾病。造成出血的病因主要有血管损伤、血管通透性和脆性增加；凝血过程障碍，如血小板减少或功能障碍，凝血因子缺乏或功能障碍；纤维蛋白溶解系统功能亢进等。

止血方药通过收缩局部血管，缩短凝血时间、凝血酶原时间、出血时间，增加凝血酶活性，抑制纤维蛋白溶解等，达到止血作用，并认为上述药理作用是止血方药止血功效的药理学基础。现代药理学认为止血方药治疗出血证的作用，主要涉及以下药理作用：

1. 影响局部血管　收缩局部血管，降低毛细血管通透性。三七、小蓟、紫珠均可收缩局部小血管。槐花收缩局部小血管，降低毛细血管通透性；白茅根可降低毛细血管通透性。

2. 促进凝血因子生成　促进凝血因子生成，增加凝血因子浓度和活性。大蓟促进凝血酶原激活物生成；小蓟含有凝血酶样活性物质；三七增加凝血酶含量；白茅根促进凝血酶原生成。艾叶、茜草等也促进凝血过程而止血。

3. 改善血小板功能 增加血小板数目或增强血小板功能。三七增加血小板数，提高血小板的黏附性，促进血小板释放、聚集；蒲黄、小蓟、紫珠、仙鹤草增加血小板数而止血；白及增强血小板因子Ⅲ的活性；地榆增强血小板功能。

4. 抑制纤维蛋白溶解 白及、紫珠、小蓟、艾叶抗纤维蛋白溶解而止血。

综上所述，止血药产生止血作用的相关机制是收缩局部血管或改善血管功能，增强毛细血管抵抗力，降低血管通透性；促进凝血因子生成，增加凝血因子浓度和活力；增加血小板数目，增强血小板的功能；促进纤维蛋白原或纤维蛋白的生成，抑制纤维蛋白溶解过程。主要物质基础有三七皂苷、芦丁、槲皮素等。

常用止血药的主要药理作用见表17-1。

表 17-1 常用止血药主要药理作用总括表

类别	药名	收缩局部血管	增强毛细血管抵抗力	促凝血	抗纤溶	其他作用
化瘀止血药	三七	+		+		抗血栓、促进造血、对心血管系统作用、抗炎、保肝、镇痛、镇静
	蒲黄			+		抗血小板聚集、对心血管系统作用、抗炎
	茜草			+		抗凝血、升高白细胞、抗肿瘤、抗炎
收敛止血药	白及			+	+	保护胃黏膜、抗菌
	仙鹤草			+		抗凝血、杀虫、抗菌、抗肿瘤
	紫珠	+		+	+	抗菌
凉血止血药	小蓟	+		+	+	调血脂、强心、升血压、利尿、利胆
	大蓟			+		降血压、抗菌
	地榆			+		抗菌、抗炎、抗溃疡、保肝
	白茅根					利尿、抗菌
	槐花	+	+			抗炎、解痉、降血压、调血脂
温经止血药	艾叶			+	+	平喘、镇咳、祛痰、利胆
	炮姜				+	抗溃疡

第一节 常用药

三 七

本品为五加科植物三七 *Panax notoginseng*（Burk.）F. H. Chen 的干燥根和根茎。主产于广西、云南两地。生用或研细粉用。三七主要含有多种皂苷成分，总皂苷含量可达 8%～12%，该成分与人参皂苷相似，为达玛烷系四环三萜皂苷。它们分别是人参皂苷 Rb_1、Rb_2、Rc、Rd、Re、Rg_1、Rg_2、Rh_1，人参（或三七）皂苷 R_1、R_2、R_3、R_4、R_6，及槲皮素（三七黄酮A）、黄酮苷，还含有 β- 谷甾醇、豆甾醇、胡萝卜苷、三七多糖A、16种氨基酸、无机元素等。含有的挥发性成分有 γ- 依兰烯、莎草烯、α- 榄香烯等。止血有效成分为三七氨酸，但含量甚微。

三七味甘、微苦，性温，归肝、胃经。具有散瘀止血、活血止痛的功效。主治各种出血证，如咯血、吐血、衄血、便血、崩漏、创伤出血，及瘀血肿痛，如胸腹刺痛、跌打损伤。《本草新编》认为："三七根，止血之神药也，无论上中下之血，凡有外越者，一味独用亦效。"临床功效主要体现在"止血""散瘀""消肿""定痛"四个方面。临床多与补血补气药配伍，止血作用更明显。一般而言，三七止血宜生用。《医学衷中参西录》谓："三七，善化瘀血，又善止血妄行，为吐衄要药。病愈后不致瘀血留于经络，证变虚劳。"三七为伤科要药，凡跌打损伤，或筋骨折伤，瘀血肿痛等，本品皆为首选药物。三七单用或配伍其他活血行气药，则具有更好的活血散瘀功效。外用善治金疮，以其末敷伤口，立能血止疼愈。若跌打损伤，内连脏腑经络作疼痛者，外敷内服奏效尤捷。疮疡初起肿痛者，敷之可消。上述功效的发挥，与三七止血、促进造血、抗血栓、调节循环系统功能、调节代谢、抗炎、镇痛等药理作用有关。

【药理作用】

1. 与功效相关的主要药理作用

（1）止血　三七具有较强的止血作用，能够影响凝血过程的多个环节，从而促进血液凝固。不同给药途径、不同制剂、不同实验动物均显示三七有明显的止血效果。用三七粉给麻醉犬灌胃后，其体外凝血时间和 PT 都缩短；家兔被静脉注射三七注射液后，凝血时间、PT 和 TT 也缩短，同时血小板数量增加、黏附性增强。三七注射液腹腔注射小鼠或三七溶液灌胃小鼠，均使凝血时间和出血时间缩短。

三七氨酸被认为是三七止血的活性成分，但其受热后易被破坏，故止血宜生用。止血的作用机制与收缩局部血管，增加血小板数量，增强血小板功能，增加血液中凝血酶含量有关。有研究发现，三七注射液能使豚鼠的血小板在体外伸展伪足、变形、聚集，血小板膜溶解或破裂，产生血小板脱颗粒现象。脱颗粒的分泌物诱导血小板释放 ADP、血小板凝血因子Ⅲ及钙离子等重要物质，促进止血。

（2）促进造血　三七能促进骨髓多能造血干细胞增殖、分化，提高血液中粒细胞、红细胞、白细胞的数量和功能。三七及其皂苷能明显改善动物各种血液损伤模型的病理状况。三七注射液能促进急性失血大鼠红细胞、网织红细胞的恢复，提高血红蛋白的含量。小鼠腹腔注射三七总皂苷（PNS）1 周，放射性 ^{60}Co 照射，但其体内造血干细胞的增殖能力得到明显增强，脾小结内的血细胞分裂活跃，数量增加。PNS 还可改善 CTX 所致小鼠白细胞减少的恢复。

（3）抗血栓　三七具有"止血不留瘀"的特点，其活血散瘀功效与抗血栓形成有密切关系。PNS 在大鼠体外或家兔体内，均能显著抑制胶原、ADP 诱导的血小板聚集。在三七抗大鼠弥散性血管内凝血模型试验中，静脉注射人参皂苷 Rg_1 能显著抑制 PLT 的减少和纤维蛋白降解物（fibrin degradation product，FDP）的增加，具有减少凝血因子消耗的作用。三七可抑制凝血酶诱导的 Fg 降解，减慢血栓形成过程，并能激活尿激酶，促进纤维蛋白的溶解。每日静脉注射或喂饲家兔 PNS 200mg/kg，需连续 20 天后，才出现明显的抗血小板聚集作用，提示用三七治疗血栓性疾病起效缓慢。高黏血症或（和）高血脂的患者口服生三七粉后，其体内血浆 Fg 的含量明显降低。

三七抗血栓的活性成分主要是三七皂苷，尤其是人参皂苷 Rg_1。三七抗血栓作用环节包括抗血小板聚集、抗 AT 及促进纤维蛋白溶解等。

（4）对心脑血管系统的影响　血瘀证的产生和发展与循环系统的功能障碍密不可分。三七及其活性成分调节心血管系统功能是其产生活血散瘀功效的药理学基础。

①抗心肌梗死、心肌缺血：三七及其有效成分对多种实验性心肌缺血模型有保护作用。三七、三七总黄酮及三七根提取物能对抗垂体后叶素所致家兔急性心肌缺血性的 T 波升高。在家

兔、大鼠、犬等动物冠脉结扎致急性心肌缺血实验中，静脉注射 PNS 可显著改善缺血时的心电图变化，缩小心肌梗死面积。

三七抗心肌缺血的作用机理可能为：a.扩张冠脉，增加冠脉血流量，促进心肌梗死区侧支循环的形成，改善缺血区心肌血氧供应；b.抑制心肌收缩力，减慢心率，降低外周血管的阻力，降低心肌耗氧量；c.抗脂质过氧化，提高 SOD 活力，减少 MDA 的生成；d.提高组织耐缺氧能力。

②抗心律失常：三七及其有效成分对多种实验性心律失常模型有明显保护作用。PNS 对哇巴因、毒毛花苷 K 所致的犬心律失常，乌头碱诱发的大鼠心律失常，$BaCl_2$ 诱发的大鼠心动过速，氯仿诱发的小鼠室颤，均有明显的改善作用。表现为延长出现心律失常的潜伏期，或缩短心律失常持续的时间，或提高窦性心律恢复率，或缩短恢复窦性心律所需的时间，或延长窦性心律持续时间，或降低其发生率。三七三醇皂苷也能缩短肾上腺素诱发的家兔心律失常的持续时间，减轻大鼠心肌缺血再灌注诱发的心律失常。

三七及其有效成分抗心律失常机理包括阻滞慢钙通道，降低自律性；延长 APD 及 ERP，消除折返激动；减慢传导。但过量服用，偶见三度房室传导阻滞。

③扩血管、降血压：三七及 PNS 能扩张血管，降低血压和外周阻力，尤以降低舒张压明显。PNS 主要扩张肾动脉、肠系膜动脉等小动脉和门静脉、下腔静脉等静脉血管；而对大动脉如胸主动脉、肺动脉扩张作用不明显。三七及其有效成分还能显著扩张冠脉，降低冠脉阻力，增加冠脉血流量。PNS 作用比单体强，人参皂苷 Rb_1 的作用又强于人参皂苷 Rg_1。

三七及其有效成分还能明显扩张脑血管。静脉注射 PNS 可明显扩张麻醉小鼠软脑膜微血管，加快血流速度，增加局部血流量，也能显著缓解动脉快速放血致不完全性脑缺血家兔脑电波低平，显著降低大脑皮层组织水、钠、钙含量及脑静脉血中 CPK 和 LDH 的活性，减轻大脑皮层组织结构损伤。

三七扩血管、降血压作用可能与阻止 Ca^{2+} 内流有关。PNS 能特异地阻断血管平滑肌上受体依赖性钙通道，减少 Ca^{2+} 的内流，也能明显减少 NA 引起的 Ca^{2+} 内流。

④抗动脉粥样硬化：PNS 可调节 PGI_2–TXA_2 的比例，稳定血管内环境。如家兔腹腔注射 PNS 8 周，能显著抑制实验性 AS 家兔动脉内膜斑块的形成。

⑤抗脑缺血、脑梗死损伤：PNS 具有抗脑缺血、脑梗死的作用。PNS 注射液能减少脑缺血再灌注损伤大鼠脑组织含水量和脑梗死面积，其机制可能与抑制炎症反应、保护血 – 脑屏障、抑制神经元细胞凋亡有关。

（5）调节代谢　三七对糖代谢有双向调节作用。三七皂苷 C_1 能降低四氧嘧啶致糖尿病小鼠血糖浓度，且呈量效关系；并能拮抗胰高血糖素的升血糖作用，而 PNS 则有协同胰高血糖素的升血糖作用。三七有降脂作用。三七甲醇提取物对喂饲高胆固醇食物的雄性大鼠，能抑制 β– 脂蛋白、总脂、磷脂及 FFA 的升高。三七还能增加蛋白质和核酸的合成。三七根乙醇提取物能促进亮氨酸进入小鼠肝脏、肾脏和睾丸组织，使蛋白质合成增加。人参皂苷 Rb_1 和 Rg_1 能促进小鼠脑蛋白质含量增加。人参皂苷 Rb_1 能提高 RNA 聚合酶的活性，促进大鼠肝细胞 RNA 合成。

（6）抗炎　三七及其总皂苷对多种急慢性炎症模型都有明显抑制作用。对组胺、醋酸、二甲苯、5–HT、缓激肽等多种物质引起的毛细血管通透性升高具有明显的抑制作用；对蛋清、甲醛、右旋糖酐、5–HT、角叉莱胶引起的大鼠足跖肿胀，巴豆油和二甲苯所致的小鼠耳肿胀均有显著抑制作用；对大鼠棉球肉芽肿的形成也有明显抑制作用。三七抗炎的主要有效成分为皂苷，以人参二醇皂苷为主，其抗炎作用可能与垂体 – 肾上腺素系统有关。

（7）抗肿瘤　人参皂苷 Rh_1 对离体肝癌细胞有抑制作用。人参皂苷 Rh_2 可抑制小鼠黑色素瘤

（B_{16}）的生长，并呈浓度依赖关系。三七皂苷在与 ConA 或 PHA 同时存在时，对小鼠脾细胞具有较强的抗瘤活性。

（8）镇痛 三七为治疗跌打损伤的常用药，具有散瘀止痛的作用。三七对小鼠扭体法、热板法及大鼠光辐射甩尾法等多种疼痛模型有镇痛作用，其镇痛有效成分为人参二醇皂苷。

2. 其他药理作用

（1）抑制中枢作用 三七皂苷 Rb_1 能显著减少小鼠的自发活动，延长硫喷妥钠的睡眠时间，与戊巴比妥钠有协同作用；能对抗咖啡因、苯丙胺所引起的中枢兴奋作用。

（2）调节免疫功能 口服或注射 PNS 均可预防和对抗 ^{60}Co 射线照射引起的小鼠白细胞减少。小鼠连续 4 天皮下注射 PNS，可使溶血空斑数显著增加，并可提高小鼠腹腔巨噬细胞的吞噬率和吞噬指数。三七多糖对中华眼镜蛇毒抗补体因子处理后引起的豚鼠补体低下有促进恢复作用。三七影响免疫功能的主要成分是 PNS 和三七多糖。

（3）抗氧化、延缓衰老 三七具有抗氧化作用，可提高脑内 SOD 活性，减少 MDA 生成。三七粉大鼠灌胃给药可显著提高脑组织中 SOD 活性，减少 LPO 的生成。PNS 及三七二醇皂苷（panaxadiol saponins，PDS）可延长果蝇平均寿命，降低头部 LPF 含量。PNS 及 PDS 小鼠皮下连续注射 30 天，可显著提高血清、脑组织 SOD 活性，减少心、肝、脑组织中 MDA 的生成，减少超氧阴离子（superoxiede anion，OFR）生成。此外，三七醇提物还可促进小鼠脑内 DNA、RNA 和脑蛋白质的合成。

（4）保肝、利胆 三七具有减轻肝损伤的作用。三七甲醇提取物能减轻 CCl_4、D– 半乳糖胺引起的大鼠肝损伤，能显著降低大鼠血清 ALT、AST 及 LDH 活性，使肝细胞变性坏死减轻。三七能增加 ^{3}H–TdR 对受损 DNA 的掺入速率，增加 ^{3}H– 亮氨酸对肝脏蛋白质的掺入速率。对 CCl_4 中毒纤维化大鼠，PNS 还可减轻肝脏脂肪变性、炎症细胞浸润、肝细胞变性坏死，减少成纤维细胞和胶原的增生。

三七还具有一定的利胆作用。三七注射液对 α– 异硫氰酸萘酯引起的家兔肝内阻塞性黄疸具有显著降低血清胆红素，促进胆汁分泌作用。

三七对记忆获得障碍、记忆巩固障碍也有一定改善作用。另，三七总皂苷具抗骨组织破坏作用，可促进骨痂新生血管及骨折愈合。

【体内过程】

PNS 给予大鼠灌胃体内吸收迅速，但二醇型和三醇型皂苷之间药动学特点差异较大，其中二醇型皂苷 Rb_1 和 Rd 的 $t_{1/2}$ 远大于三醇型皂苷 Rg_1、Re 和 R_1。灌胃和静脉给药的整合药动学参数 $t_{1/2}$、AUC 分别为 18.88 小时、19.15 小时和 25.33mg·h/L、84.83mg·h/L。

【安全性评价】

三七乙醇提取物静脉注射小鼠的 LD_{50} 为 836mg/kg；生、熟 PNS 静脉注射小鼠的 LD_{50} 分别为 110.67mg/kg、105.33mg/kg。

【临床应用】

1. 以三七为主的复方（如化血丹、七宝散），或单味内服用于治疗各种兼有瘀血阻滞的出血证，相当于西医学的颅内出血、脑出血、上消化道出血等属于出血兼有瘀血阻滞证者，如冠心病、高血压病、偏头痛、慢性萎缩性胃炎、化脓性阑尾炎、急性脑梗死等。

2.单味应用或以三七为主的复方（如腐尽生肌散）用于治疗跌打损伤，瘀血肿痛等瘀血诸证，相当于西医学的外伤出血肿痛等瘀血阻滞者。

此外，本品具有补虚强壮的作用，用于失血、贫血和产后病后虚弱者。民间用治虚损劳伤，常与猪肉炖服。

【临床不良反应】

三七总皂苷注射液可引起机体变态反应，涉及机体多个器官系统损伤，如药疹、过敏反应和过敏性休克，还可导致器官损伤而危及生命。少数患者出现胃肠道不适及出血倾向，如痰中带血、齿龈出血、月经增多等。如剂量较大，可影响心脏传导系统。

槐　花

本品为豆科植物槐 *Sophora japonica* L. 的干燥花蕾及花。全国大部分地区都有分布，主产于河南、河北、山东、江苏、广东、广西、辽宁等地。生用、炒用或炒炭用。槐花主要含有黄酮类、皂苷及其苷元、甾体类化合物及蛋白质、挥发油、槐花多糖。黄酮类中主要成分有芦丁、槲皮素、山柰酚、异鼠李素和异黄酮苷元染料木素等；甾体类有槐花米甲素（生药中含量为14%，高于芦丁）、槐花米乙素、槐花米丙素等。

槐花味苦，性微寒，归肝、大肠经。具有凉血止血、清肝泻火的功效。主治便血，痔血，血痢，崩漏，吐血，衄血，肝热目赤，头痛眩晕等。《药品化义》认为："槐花味苦，苦能直下，且味厚而沉，主清肠红下血，痔疮肿痛，脏毒淋沥，此凉血之功能独在大肠也，大肠与肺为表里，能疏皮肤风热，是泄肺金之气也。"因槐花苦降下行，善清泄大肠之火热，故对下焦血热所致的痔血、便血等最为适宜。常配伍黄连、地榆等用于治新久痔疮出血；常与山栀配伍用于治血热甚而便血者。又因槐花善清肝泻火，常用于肝火上炎证，单味煎汤作茶饮，或配伍夏枯草、菊花等，可用于目赤、头痛及眩晕等证。上述功效的发挥，与槐花止血、抗炎、抗病原微生物、降压、降脂等药理作用有关。

【药理作用】

1. 与功效相关的主要药理作用

（1）止血　槐花各炮制品均有止血作用，且槐花炭的作用强于生品。关于槐花止血成分芦丁、槲皮素、鞣质的止血作用存在争议。生槐花、炒槐花、槐花炭及其提取物芦丁、槲皮素、鞣质均可降低小鼠毛细血管通透性，缩短小鼠出血时间、凝血时间和大鼠血浆凝血酶原时间（Prothrombin time，PT），还可增加大鼠血浆中 Fg 含量。其中芦丁有维生素 P 样作用，既能够降低毛细血管的异常通透性，增加小鼠血小板总数，又可以抑制家兔 PAF 诱导的血小板聚集及血小板内游离钙离子增加。槐花炒炭后促凝作用增加，槐花炭中鞣质含量约是生槐花的4倍，而黄酮类成分基本被破坏，可能与其止血作用有关。

（2）抗炎　槐花中所含芦丁及槲皮素对组胺、蛋清、5-HT、甲醛及透明质酸等引起的大鼠足肿胀均有抑制作用。大鼠腹腔注射芦丁对植入羊毛球诱发的炎症过程有明显抑制作用；芦丁能显著抑制大鼠创伤性肿胀，能阻止结膜炎等。

（3）抗病原微生物　槐花具有抗细菌、真菌、病毒作用。槐花水浸液对金黄色葡萄球菌抑制作用最强，也可抑制一些皮肤真菌。槐花提取化合物 K3 体外有较好的抗 HIV-1 活性，不仅可以抑制病毒的侵入，还可以抑制 HIV-1 逆转录酶活性，能够终止病毒株的复制。槐花含有的槲皮素能抑制病毒复制，与其他药物合用能增强抗病毒作用。

（4）对心血管系统的影响　槐花有减慢心率、降压和扩张冠状动脉的作用。槐花可减慢心率，降低心肌耗氧量，其作用机制与抑制胞外 Ca^{2+} 跨膜内流有关。槐花可增加小鼠的冠脉血管流量，对垂体后叶素引起的家兔 T 波增高（冠脉收缩）有轻度对抗作用，能降低大鼠心肌耗氧量。槲皮素可扩张冠状动脉，改善心肌血液循环。

（5）调血脂　槐花含有的槲皮素能有效地降低高胆固醇血症大鼠肝、主动脉及血中胆固醇含量，并增加脂蛋白复合物的稳定性，对实验性动脉硬化有预防及治疗效果。槐花含有的染料木素对高脂血症模型大鼠也有降低血浆 TC、TG 的作用。芦丁对脂肪肝有一定的祛脂作用，与谷胱甘肽有协同降脂作用。

2. 其他药理作用

（1）雌激素样作用　槐花中的染料木素有弱的雌激素样作用。槐花中的染料木素与山柰酚能终止受精卵着床，有抗小鼠早孕作用，可能与其雌激素活性有关。

（2）抗氧化　槐花中黄酮化合物是清除 OFR 的强抗氧化剂。芦丁可提高 SOD 活性，清除 OFR 和 DPPH 自由基，降低 MDA 含量。

（3）抗肿瘤　染料木素对人类鼻咽癌（KB）细胞有细胞毒性作用。槲皮素可抑制 ECA 细胞 DNA、RNA 和蛋白质的合成。

（4）解痉　槐花所含槲皮素能降低肠平滑肌、支气管平滑肌的张力，其解痉作用为芦丁的 5 倍；芦丁能降低大鼠胃运动功能，并能解除氯化钡引起的小肠平滑肌痉挛。

此外，芦丁还有抑制醛糖还原酶（aldose reductase，AR）作用，利于治疗糖尿病型白内障。

【体内过程】

在肠道，芦丁吸收少，槲皮素吸收高于芦丁。用芦丁喂养的大鼠血浆中检测到槲皮素和异槲皮素。芦丁在人类结肠菌群中的细菌酶，如 β– 鼠李糖苷酶和 β– 葡萄糖苷酶作用下，可水解为槲皮素在结肠被吸收。正常大鼠静脉注射芦丁的 $t_{1/2}$ 为 5.4 小时，而糖尿病大鼠的 $t_{1/2}$ 延长，说明芦丁在糖尿病大鼠体内消除速度减慢。

【安全性评价】

芦丁腹腔注射小鼠的 LD_{50} 为 950mg/kg；槲皮素灌胃小鼠的 LD_{50} 为 0.16mg/kg。

【临床应用】

1. 以槐花为主的复方（如槐花散、榆槐脏连丸）常用于治疗血热妄行所致的各种出血证，相当于西医学的上消化道出血、便血、痔疮及并发症、支气管扩张出血、功能性子宫出血、过敏性紫癜、外科皮肤感染等。

2. 单味煎汤，或配伍夏枯草、菊花用于治疗肝阴虚证，肝火上炎所导致的目赤、头胀头痛等证，相当于西医学的高血压、眩晕、头痛等。

【临床不良反应】

槐花生食可中毒。有报道食用生槐花后引起过敏反应，出现皮肤痒痛、丘疹样皮疹，斑贴试验阳性，使用氢化可的松后渐恢复。生槐花可有溶血作用，还可以导致胃肠道症状，如恶心、呕吐，重者可能出现中毒性肾炎、中毒性肝炎及中毒性脑病。

白　及

本品为兰科植物白及 *Bletilla striata*（Thunb.）Reichb. f. 的干燥块茎。主产于贵州、四川、河南、湖南、湖北、安徽、浙江、陕西等地。生用或入丸、散剂。主要化学成分为白及胶（白及甘露聚糖）、菲类衍生物、苄类化合物及甾体、三萜和花色素苷类等化合物 50 余种。尚有 β- 谷甾醇棕榈酸酯、豆甾醇棕榈酸酯、大黄素甲醚及环巴拉甾醇等。

白及味苦、甘、涩，性微寒，归肺、肝、胃经。具有收敛止血、消肿生肌的功效。主治咯血、吐血、外伤出血、疮疡肿毒、皮肤皲裂等。《本草汇言》认为："白及，敛气、渗痰、止血、消痈之药也。"此药临床功效为"涩中有散，补中有破"，常用于治疗体内外多种出血证。白及善入肺经，与枇杷叶配伍，坚敛肺藏、消散肺热治疗咯血，如白及枇杷叶丸；与金银花、乳香等同用，消肿敛疮，托旧生新治疗痈肿疮疡，如内消散。白及还外治手足冻伤或皲裂，古人已广为应用，如《唐本草》记载："手足皲裂，嚼以涂之。"综上所述，与白及收敛止血，消肿生肌功效相关的药理作用为止血、抗菌、促进创面恢复等。

【药理作用】

1. 与功效主治相关的药理作用

（1）止血　白及可促进血小板聚集，外用对实质性器官（肝、脾）、肌肉出血止血效果颇佳。白及胶有可靠的局部止血作用，并能在局部很快吸收，是一种良好的可吸收性局部止血成分。实验性切除犬一部分肝、脾组织，将创面较大的动脉结扎，在创面覆盖白及浸出液膜剂，犬出血立即停止；给家兔静脉注射白及胶液，能显著缩短凝血时间及 PT，加速红细胞沉降率。

白及止血的机制可能与抑制纤维蛋白溶解及增强血小板因子Ⅲ的活性有关，还与调节 TXB_2 和 6-keto-$PGF_1\alpha$ 的水平有关。白及胶是一种大分子多聚糖，通过其黏附性，可牢固地黏着在出血创面上，促进血小板聚集，促进凝血过程，其局部止血作用迅速。

白及能升高血浆黏度、全血低切黏度、全血高切黏度等，有利于血栓的形成。因其有升高血液黏、凝、聚的理化特性的作用，用药后产生的药理效果与血瘀证的病理改变相似，故临床使用时注意其"致瘀"的作用。

（2）促进创面愈合　白及可促进烫伤、冻伤创面愈合，也可以促进胃溃疡修复。白及对实验性烫伤、烧伤动物模型能促进肉芽生长，促进创面愈合。临床证实白及糊能有效治疗冻疮、红肿痒痛、肛裂，白及涂膜剂能促进口腔溃疡的修复。白及多糖对冷水应激、乙醇诱导的小鼠和结扎型大鼠胃黏膜损伤均具有保护作用，对实验性胃溃疡、溃疡性结肠炎也有对抗作用。

白及促创面愈合及抗消化道溃疡的可能机制有：①促进创面成纤维细胞增殖，提高羟脯氨酸（hydroxyproline，Hyp）的合成；②促进炎症细胞如巨噬细胞的浸润，刺激各种生长因子聚合而促进创面愈合。白及还能刺激胃黏膜合成和释放胃黏膜保护剂前列腺素（prostaglandin，PG），可以抗消化道溃疡。

（3）抗病原微生物　白及乙醇浸液对金黄色葡萄球菌、枯草杆菌及人型结核杆菌、奥杜盎小孢子菌有抑制作用。从白及中提取的联苄类、双氢菲类化合物对枯草杆菌、金黄色葡萄球菌、与龋齿有关的突变链球菌、白色念珠菌及须发癣菌有抑制作用。

2. 其他药理作用

抗肿瘤　白及注射液对二甲基氨基偶氮苯（dimethyl amino azobenzene，DAB）诱导的大鼠肝癌，可明显抑制肝癌细胞生长，同时对正常肝细胞有较好抗损伤作用。白及多糖成分对大鼠瓦克癌（W256）、小鼠 U14、小鼠 ECA、肝癌、肉瘤实体型均有抑制作用。

白及还可抑制支气管哮喘气道炎症中的炎症反应。

【安全性评价】

白及甘露聚糖小鼠尾静脉注射的 LD_{50} 为 595mg/kg，小鼠腹腔注射白及甘露聚糖的 LD_{50} 为 804mg/kg，小鼠灌胃给药白及最大耐受量为 2g/kg。

【临床应用】

1. 单用白及或以白及为主的复方（如白及枇杷丸、白及汤、白及散）用于治疗热壅出血和血热毒盛的出血证，相当于西医学的上消化道出血、难治性咯血、肺结核、慢性结肠炎、溃疡性直肠炎等肺胃出血证者。

2. 单用白及或以白及为主的复方（内消散、生肌干脓散）用于治疗痈肿疮疡、皮肤皲裂、水火烫伤，相当于西医学的痈、口腔溃疡、感染性出血、烧伤、冻伤等外伤者。

仙鹤草

本品为蔷薇科植物龙芽草 *Agrimonia pilosa* Ledeb. 的干燥地上部分。主产于浙江、江苏、湖南、湖北等地。生用或炒炭用。仙鹤草主要含有仙鹤草素、酚类、黄酮类及糖苷类、仙鹤草内酯、鞣质、挥发油、甾醇、有机酸、皂苷类、微量元素及维生素等。酚类成分主要有仙鹤草酚 A、B、C、D、E、F、G 等。黄酮类及糖苷类化合物是仙鹤草中重要的成分，主要有花旗松素 -3- 葡萄糖苷、金丝桃苷、槲皮素等。鞣质类成分是仙鹤草中重要的抗肿瘤活性成分，如仙鹤草鞣酸，还有鞣花酸、鞣花酸 -β- 吡喃木糖苷等。甾体类主要有 β- 谷甾醇。有机酸主要有仙鹤草酚酸 A、B，委陵菜酸。止血的成分有仙鹤草素、鞣质、没食子酸及维生素 K 等。

仙鹤草味苦、涩，性平，归心、肝经。具有收敛止血、截疟、止痢、解毒、补虚的功效。主治全身各部之出血证。在《神农本草经》中仙鹤草被归于多毒、不可久服的下品药，载："牙子味苦寒，主邪气热气，疥瘙恶疡疮痔，去白虫。"临床上如治血热妄行之出血证，可配伍生地黄、牡丹皮等凉血止血药；若用于虚寒性出血证，可与党参、熟地黄、炮姜、艾叶等益气补血、温经止血药配伍；与黄连、白头翁、苦参等清热燥湿药配伍，治疗湿热泻痢；与金银花、蒲公英、紫花地丁等合用治疗痈肿疮毒；与党参、熟地黄、阿胶等补气补血药配伍，治疗气血亏虚之出血者。上述功效的发挥，与仙鹤草的止血、抗菌消炎、镇痛、增强免疫功能等药理作用有关。

【药理作用】

1. 与功效主治相关的药理作用

（1）止血和抗血栓　仙鹤草具有止血作用。仙鹤草及其醇提物能促进血液凝固，有抑制纤溶酶作用。仙鹤草也增加外周血小板数目，提高血小板黏附性、聚集性或促进其伸展伪足，加速血小板内促凝物质释放。仙鹤草醇浸膏还能收缩周围血管，可明显地促进凝血。仙鹤草水提物同时也具有很好的抗凝、抗血栓形成的作用。仙鹤草使大鼠出血时间、血浆 PT、部分凝血活酶时间延长，而凝血酶、Fg 含量不变。与对抗 TXA_2、胶原等诱导的血小板聚集有关，而与 Ca^{2+} 无关。

（2）抗病原微生物、抗寄生虫　仙鹤草具有抗病毒、抗菌、抗滴虫、抗寄生虫作用。仙鹤草提取物对三种人类病毒（包括 H1N1 和 H3N2）具有对抗作用，可以抑制病毒 RNA 在狗肾细胞中合成，对 H9N2 亚型 AIV 可产生显著的抑制作用。抗菌成分仙鹤草酚 C、F、G 和龙牙草醇 A、

B、C 等，对金黄色葡萄球菌、蜡样芽孢杆菌、加得那诺卡菌、志贺菌属、肠杆菌等均有显著抑制作用。其主要成分仙鹤草酚对猪肉绦虫、囊尾蚴幼虫、莫氏绦虫和短壳绦虫均有确切的杀灭作用，对疟原虫有抑制作用。仙鹤草局部应用，有良好的抗阴道滴虫作用。

（3）抗炎、镇痛　仙鹤草乙醇提取物能显著抑制二甲苯引起的小鼠耳肿胀；对热刺激所致的小鼠疼痛和酒石酸锑钾所致的小鼠扭体反应有显著抑制作用。

（4）增强免疫功能　仙鹤草具有补虚作用，可使机体免疫功能增强。水煎剂能促进卵黄免疫小鼠的抗体产生，对绵羊红细胞免疫小鼠的抗体产生作用不明显。仙鹤草水煎剂可增强荷瘤机体非特异性免疫，通过增强荷瘤小鼠 NK 细胞释放细胞因子 IFN-γ、IL-1、IL-2，实现对机体免疫系统功能的调节。同时，仙鹤草煎剂还能增强荷瘤机体红细胞免疫黏附肿瘤细胞能力，提高血清中红细胞免疫促进因子活性和降低抑制因子活性。

2. 其他药理作用

（1）抗肿瘤　仙鹤草具有抗肿瘤作用，仙鹤草鞣质是一种抗肿瘤物质。仙鹤草煎剂对体外生长的 ECA 细胞抑制率达 73.9%，对小鼠移植性肿瘤也有一定的抑瘤作用。仙鹤草鞣酸对体外人宫颈癌 HeLa 细胞、肺腺癌 SPC-A-1 细胞和乳腺癌 MCF-7 细胞均有抑制作用。抗肿瘤机制涉及：①调控细胞分裂周期：仙鹤草水提液可阻滞胃癌 BGC-803 和宫颈癌 HeLa 细胞由 G_1/G_0 期向 S 期和 G_2/M 期转化，干扰细胞周期进程；②抑制肿瘤细胞 DNA 合成复制：仙鹤草水溶性提取物对金属硫蛋白-Ⅱ（MT-Ⅱ）、小鼠成纤维细胞 L-929、人类白血病细胞 SK 和红白血病细胞（K5624）等多种肿瘤细胞的 DNA 合成有明显抑制作用；③诱导细胞凋亡：仙鹤草煎剂或水提液能诱导人肝癌细胞 BEL-7402、HepG-2 细胞内 Ca^{2+} 超载，ROS 水平升高，导致细胞凋亡；④调节机体自身免疫功能：仙鹤草水煎剂能增强荷瘤小鼠脾 NK 细胞与 IL-2 的活性。

（2）降血糖　研究发现，仙鹤草颗粒可对抗由链脲佐菌素、四氧嘧啶或肾上腺素引起的糖尿病小鼠血糖升高，改善糖耐量，增加肝糖原合成。作用机制可能与促进胰岛素分泌或增加组织对葡萄糖转化利用有关。

（3）降血压　仙鹤草醇提物和水提物均可使家兔血压下降，且醇提物降压作用强于水提物。仙鹤草醇提物对 NA 和 ISO 的作用无明显影响，但阿托品能减弱其降压作用。

【体内过程】

鹤草酚在胃肠吸收，吸收速率非常缓慢；在全身各组织均有分布，以肝脏分布最高；在体内存留时间较长，在肝脏、肾脏中代谢，$t_{1/2}$ 为 54 分钟；主要从胆汁排泄。鹤草酚碱性液比水悬液更易吸收和排出。

【安全性评价】

小鼠灌胃仙鹤草的 LD_{50} 大于 80g/kg；小鼠灌胃鹤草酚的 LD_{50} 为 599.8mg/kg。

【临床应用】

1. 仙鹤草及其复方具有止血不留瘀的功效，广泛用于治疗全身内外各部多种出血证（咯血、吐血、衄血、尿血、便血及崩漏等），相当于西医学的血小板减少性紫癜、过敏性紫癜、血友病、消化道出血、泌尿系出血、功能性子宫出血等血不归经者。

2. 单用或与他药配伍治疗血痢及久病泻痢，相当于西医学的消化道感染。

3. 单用本品治疗疟疾寒热，相当于西医学的寄生虫感染者。

【临床不良反应】

在大量服用仙鹤草时可引起呼吸困难、皮疹、头昏、面红、恶心呕吐，甚者引起过敏性休克。现代研究认为，其有效成分仙鹤草酚具有胃肠道及视神经系统不良反应，可引起球后视神经炎失明、腹痛腹泻、呕吐、面红、血压下降。

第二节　常用配伍

三七　黄芪

三七、黄芪配伍可用于治疗多种出血证，尤善治伴气虚、血瘀的出血证。三七味甘、微苦，主入肝经，长于止血而不留瘀，为"止血神药"；黄芪微温味甘，善益气升阳，长于补五脏之气，气旺则摄血于脉内而止血，二者相须为伍。《本草求真》认为三七"和营止血"。三七能于血分化瘀通脉而止血，止血不留瘀，化瘀不伤血。《医学衷中参西录》谓"三七善止血妄行"。《本草逢原》谓黄芪"能补五脏诸虚"，除补五脏之气虚，还补五脏之血虚。重用黄芪，既补气又补血。补气，气旺则血循常道，气旺以生血而收补血之效，"气固而血自止"。因此，三七配补气补血之黄芪，气血同治，共奏化瘀止血、益气摄血、补血宁血之功，使血得归经，血止而瘀不留，瘀化而正不伤。两药配伍，一补一散，相辅相成，相互为用，补而不滞，散而不耗。

【配伍研究】

1. 与功效相关的主要药理作用

（1）止血　三七、黄芪配伍，可缩短脾虚胃出血模型小鼠凝血时间、血浆 PT，活化部分凝血酶，具有止血作用。另外，三七、黄芪配伍还可升高出血模型小鼠红细胞总数、血小板数目、血红蛋白含量，具有补益作用。

（2）抗动脉粥样硬化　三七、黄芪配伍对各种动物 AS 模型均有对抗作用。联合应用比单独应用效果更好，并且在一定范围内，随着益气药物量的增加，抗 AS 作用增强。作用机制可能与以下作用有关：①减轻炎症。黄芪、三七降低巨噬细胞活性，降低主动脉 VCAM-1 mRNA 的表达和 CRP。②维持血管的完整性。通过减轻血管内皮炎症，使 AS 大鼠模型血清组织金属蛋白酶抑制剂（tissue inhibitor of metalloproteinase，TIMP-1）表达上升，降低基质金属蛋白酶（matrix metalloproteinase 2，MMP-2）的表达，避免基质成分游离，损伤血管内皮。③降低血脂。黄芪、三七有效成分配伍组方可显著降低血清总 TC、TG、LDL-C 水平和 TC/HDL-C 比值，升高 HDL-C。④抗氧化活性。黄芪、三七配伍可减少 MDA 含量，提高 SOD 活性和升高 GSH 含量。

（3）抗脑缺血　黄芪总皂苷（total saponins of Astragalus，TSA）和 PNS 配伍，有抗脑缺血再灌注损伤的作用。其机制可能是：①可清除 OFR，减轻脑组织缺血再灌注时的氧化应激损伤。TSA 与 PNS 配伍可使脑缺血大鼠脑组织 MDA 含量降低，SOD 活性和 GSH 含量升高。②减轻炎症损伤，减轻脑水肿。TSA 与 PNS 配伍使脑缺血大鼠脑组织中 NO 含量和 NOS 活性降低，并能增加 TIMP-1，下调基质金属蛋白酶-9（MMP-9），减轻脑神经损伤。③改善能量代谢。TSA 与 PNS 配伍能增加缺血脑组织中 ATP、ADP、磷酸腺苷（Adenosine monophosphate，AMP）含量，增加葡萄糖转运蛋白 3（glucose transporter 3，GLUT3）的表达，增加神经组织对葡萄糖的利用，改善能量代谢。④减少脑细胞凋亡。TSA 与 PNS 配伍可提高脑细胞线粒体膜电位，从而抑制脑细胞凋亡。

（4）抗心绞痛　在给予西医常规治疗同时加服黄芪、三七超微颗粒，治疗 1 个月以上，症状改善，总有效率显著提高。PNS 可改善不稳定性心绞痛患者的左室舒张功能，黄芪能改善左心室收缩功能，两药配伍兼能改善患者的左室舒张和收缩功能。

2. 其他药理作用

（1）保护肾脏　三七、黄芪通过减少 2 型糖尿病尿白蛋白，减轻肾间质的沉积及病理损害，改善 ALB、BUN、Crea、Ccr 水平，具有明显的肾脏保护作用。作用机制可能有：调节肾 MMP-9 的表达，减轻肾血管病变；降低糖尿病大鼠肾组织 TGF-β、层黏蛋白（LN 蛋白），降低Ⅳ型胶原的表达，抑制肾间质纤维化。

（2）保护血管内皮细胞　黄芪、三七有促进患者骨髓间充质干细胞体外增殖，并向血管内皮细胞分化的作用，呈剂量依赖性。加用黄芪、三七培养 16 天，能促进高糖环境下的血管内皮前体细胞（endothelial progenitor cell，EPC）向内皮细胞分化。

【临床应用】

三七、黄芪配伍在复方中主要加强补气行血的作用，用于气虚血瘀证的治疗，相当于西医学的外伤大出血，产后恶露不尽，中风后引起的脑缺血，大病后体虚等引起的神疲乏力、少气懒言、肢体麻木等。

第三节　常用成药

云南白药

云南白药为国家保密配方，由三七、冰片、麝香、披麻草等组成。具有活血化瘀、止血镇痛、解毒消肿的功效。主治跌打损伤，瘀血肿痛，吐血，咯血，便血，痔血，崩漏下血，疮疡肿毒等。

【药理作用】

1. 止血　云南白药能缩短出血时间、凝血时间。云南白药可引起 PLT 成分释放，包括 PLT 腺苷酸及钙的释放。实验研究表明，云南白药可增加 PLT 表面糖蛋白（glycosidoprotein，GP）Ⅱb-Ⅲa 及血小板 α- 颗粒膜蛋白（GMP140）的表达而活化血小板，有利于凝血过程的进行。云南白药还对抗肝素和双香豆素的作用，能使 PT 缩短，血液中凝血酶原含量增高。

2. 抗炎　云南白药对各种炎症模型（无菌性急性炎症模型、慢性炎症模型及免疫性炎症模型）均有较好拮抗作用。云南白药对二甲苯所致小鼠耳肿胀、组胺所致大鼠皮肤毛细血管通透性增加、蛋清所致大鼠足趾肿胀、胆固醇所致大鼠肉芽肿均有显著的抑制作用。抗炎机理可能是抑制组胺、PG 等的释放，抑制炎性细胞的浸润，促进巨噬细胞的浸润，促进结缔组织增生；还与促进皮质激素分泌有关。

3. 镇痛　云南白药可以减少小鼠腹腔注射醋酸后的扭体次数，同时可以延长电刺激引起的小鼠疼痛的反应时间，提高其痛阈值，表明云南白药有较好的镇痛作用。

4. 改善局部血液循环　云南白药能改善大鼠微循环障碍。云南白药对大鼠肠系膜血瘀模型的血流速度减慢和红细胞聚集有一定对抗作用；用同位素 ^{86}Rb 测定小鼠心肌 NBF，云南白药可增加心肌 NBF，改善心肌微循环，增加心肌供氧，对心肌缺血有保护作用；云南白药能明显降低大鼠血液黏度，可以改善血液的血流状态，有"活血"作用。

5. 促进组织修复　云南白药能促进创伤性伤口的修复、骨折的愈合、骨缺损的修复，促进引导性骨再生。云南白药能促进新西兰家兔骨折、骨缺损及引导性骨再生愈合过程中的Ⅰ、Ⅱ型胶原的 mRNA 表达。云南白药可显著促进小鼠 bFGF 和 VEGF 的表达，促进腹壁新血管的生成，促进伤口愈合及损伤组织的痊愈。云南白药体外可促进成骨细胞增殖和分化成骨细胞的增殖分化。

6. 抗肿瘤　云南白药能抗胃癌和白血病。从云南白药中提取的皂苷Ⅰ及Ⅵ对培养的小鼠急性淋巴细胞白血病细胞株（P–338）、小鼠淋巴细胞白血病细胞株（L–l210）及口腔癌细胞（9KB）组织细胞有很好的细胞毒活性，云南白药的甲醇提取物对人肺癌（A–549）、人乳腺癌（MCF–7）、人结肠腺癌（HT–29）、人肾腺癌（A–496）、人胰腺癌（PACA–2）、人前列腺癌（PC–3）等人体肿瘤细胞均显示一定抑制作用。

7. 兴奋子宫　云南白药对妊娠、非妊娠豚鼠和家兔离体子宫均有不同程度兴奋作用，并与麦角新碱、脑垂体后叶素有协同作用，对在体家兔子宫也有类似作用。

8. 抗肝纤维化　云南白药可以抑制小鼠脯氨酸羟化酶活性，从而抑制其肝组织增生，对试验性肝纤维化表现出明显抑制作用。

【安全性评价】

云南白药粉灌胃小鼠的 LD_{50} 为（17.99 ± 3.83）g/kg。云南白药大剂量（成人临床用量的 50 倍及 100 倍）灌胃大鼠 3 个月，对大鼠的肝肾功能有一定影响，但停药后可恢复。云南白药对怀孕 SD 大鼠有一定母体毒性，但未见明显胚胎 – 胎仔发育毒性，无明显致畸作用。

【临床应用】

1. 云南白药常用于各种出血证的治疗，相当于西医学的创伤出血、咯血、消化道出血、妇科出血、五官出血等各种出血性疾病和其他疾病并发出血。

2. 云南白药常用于跌打伤肿的治疗，相当于西医学的各种软组织挫伤，创伤和闭合性骨折及其疼痛。

3. 云南白药常用于各种消化道炎症的治疗，如食道炎、口腔溃疡、胃炎、肠炎、腮腺炎等炎性疾病。

【临床不良反应】

偶可导致过敏反应，如皮疹、荨麻疹，甚至发生过敏性休克。过量内服可致中毒，个别出现血压下降或升高，心动过缓，心率过速，传导阻滞等。个别患者服药后出现上腹不适，或腹痛，停药后可自行消失。

【用法用量】

口服　每次 0.25～0.5g，一日 4 次（2～5 岁按成人量 1/4 服用，5～12 岁按成人量 1/2 服用）。

第十八章

活血化瘀方药

扫一扫，查阅本章数字资源，含PPT、音视频、图片等

　　凡以疏通血脉、祛除瘀血为主要功效，临床用于治疗血瘀证的方药称为活血化瘀方药。本类药物药性较温和，味多辛、苦，主要归肝、心经，入血分。辛能散瘀化滞、消散瘀血，温可通行经脉、促进血行，故本类药物除了具有通利血脉、祛瘀通滞、破瘀消癥之外，尚有活血调经、通经下乳、通痹散结、疗伤止痛、活血消痈、化瘀止血及祛瘀生新等作用。活血化瘀药按功效分为如下四类：①活血止痛药，具有活血、止痛作用，药物有川芎、延胡索、郁金、姜黄、乳香、没药、五灵脂等；②活血调经药，具有活血、调经等作用，药物有丹参、红花、桃仁、益母草、泽兰、牛膝、鸡血藤、王不留行等；③活血疗伤药，具有活血疗伤等作用，药物有苏木、骨碎补、马钱子、血竭等；④破血消癥药，具有破血逐瘀、攻坚消癥作用，药物有莪术、水蛭、斑蝥等。常用的活血化瘀复方有：行血定痛之血府逐瘀汤；益气通络之补阳还五汤；破血消癥之大黄䗪虫丸；清热凉血化瘀之桃仁承气汤；祛瘀生新之少腹逐瘀汤等。

　　中医学认为"瘀"为"积血也"，"瘀证"为"积血之病也"，可见瘀与血液的流通不畅或停滞有关。凡离经之血不能及时排出或消散，停留于体内，或血行不畅，壅遏于经脉之内，或瘀积于脏腑组织器官，均称为瘀血。由瘀血内阻而引起的病变，即为血瘀证。血瘀证主症有面色晦暗、口唇青紫、爪甲色青、舌紫暗、有瘀斑、脉涩或结代等。导致血瘀证的原因很多，脏腑之气血功能障碍，七情所伤等都可致血瘀，常见成因有：①寒凝致瘀：寒凝导致血液瘀滞或原有瘀血加重；②热邪致瘀：血受热邪熬煎凝聚成瘀；③气滞血瘀：气为血之帅，血为气之母，气行则血行，气滞则血瘀；④气虚血瘀：血液循脉流动主要依赖于气的推动，气虚运血无力导致血瘀；⑤外伤血瘀：各类外伤致恶血在内不去则凝结成瘀。目前研究表明，血瘀证至少存在以下病理生理改变：①血液高黏滞状态；②血液循环和微循环障碍；③血小板活化和黏附聚集；④血液凝固与纤溶系统改变；⑤血栓形成；⑥其他：组织和细胞代谢异常、免疫功能障碍等。

　　活血化瘀方药一般具有改善微循环、改善血液流变性、改善血流动力学、抑制凝血、促进纤溶、抑制血小板功能、抗血栓等药理作用，并认为上述药理作用是活血化瘀方药疏通血脉、祛除瘀血的药理学基础。现代药理研究表明，活血化瘀方药治疗血瘀证主要涉及以下药理作用。

　　1. 改善微循环　活血化瘀方药改善微循环作用表现在以下几个方面：①改善微血流：使流动缓慢的血流加速；②改善微血管状态：缓解微血管痉挛，减轻微循环内红细胞的瘀滞和汇集，使微血管襻顶瘀血减少或消失，微血管轮廓清楚，形态趋向正常；③降低毛细血管通透性，减少微血管周围渗血；④促进侧支循环的建立。如丹参多酚酸盐体内可显著增加缺血区心肌内毛细血管密度，促进侧支血管生成，其中丹酚酸 B 具有促进血管内皮祖细胞内 VEGF 和 bFGF 的表达而发挥促血管生成作用。

2. 改善血液流变学 活血化瘀方药可以降低血液黏度、降低 HCT、减慢红细胞沉降率、加快红细胞或血小板电泳速度、增强红细胞变形能力等，其中以丹参、赤芍、川芎、益母草、蒲黄等作用更为明显。

3. 改善血流动力学 多种活血化瘀方药都可增加冠脉血流量、扩张外周血管、降低外周阻力、增加组织器官血流量。丹参、川芎、益母草、桃仁、水蛭、莪术、延胡索、穿山甲等均有不同程度的降低下肢血管阻力和增加器官血流量的作用，其中丹参酮 II_A 是丹参扩张冠状动脉的活性成分。此外，川芎嗪也有明显的舒张血管作用，可对抗多种因素引起的不同血管段收缩。

4. 抗血栓 活血化瘀方药抗血栓形成与其抑制血小板活化、聚集和黏附，延长凝血时间，提高纤溶系统活性等作用有关。丹酚酸 B 抑制凝血系统的激活、抑制血小板与暴露的内皮下胶原黏附；隐丹参酮可抑制血小板与内皮细胞的黏附；丹参总酚酸盐可提高血浆组织纤溶酶原激活物（tissue type plasminogen activator，t-PA）水平，同时降低 PAI-1 水平而增强纤溶功能；川芎嗪在体外对诱导剂 ADP、胶原、凝血酶所致的家兔血小板聚集有强烈抑制作用。

5. 其他 抗 AS、抑制组织异常增生、抑制炎症、镇痛、调节免疫功能等。

综上所述，与活血化瘀方药疏通血脉、祛除瘀血功效相关的药理作用主要为改善血液流变性、改善微循环、改善血流动力学、抑制凝血、促进纤溶、抑制血小板功能、抗血栓形成等作用。主要物质基础有川芎嗪、丹参酮、丹参多酚酸、莪术挥发油、槲皮素、水蛭素、延胡索乙素等。

常用活血化瘀药的主要药理作用见表 18-1。

表 18-1　常用活血化瘀药主要药理作用总括表

类别	药物	血流动力学		抗血小板聚集和抗血栓形成	改善微循环	其他作用
		增加冠脉流量	扩血管			
活血止痛药	川芎	+	+	+	+	镇静、促进骨髓造血
	延胡索	+	+	+		镇静、镇痛、抗溃疡
	郁金		+			利胆、降血脂、抑制肿瘤生长
	乳香		+			镇痛、增加血管通透性
	没药		+			镇痛、抗炎
	五灵脂		+			镇痛、增加血管通透性
活血调经药	丹参	+	+	+	+	镇静、抗菌
	红花	+	+	+		加强子宫收缩、调血脂
	桃仁		+	+		兴奋子宫、润肠缓泻
	益母草	+	+	+		抗炎、抗过敏
	鸡血藤	+	+	+		加强子宫收缩、利尿、降压
活血疗伤药	土鳖虫				+	镇静、镇咳、祛痰、抑菌
	血竭		+			镇痛
破血消癥药	三棱		+	+		抗肿瘤
	莪术					抗肿瘤、抗早孕、保肝、抗菌
	水蛭				+	抗肿瘤、调血脂、抗早孕

第一节　常用药

丹　参

本品为唇形科植物丹参 *Salvia miltiorrhiza* Bge. 的干燥根和根茎。主产于河北、江苏、安徽、四川等地。生用或酒炙用。丹参的化学成分分为脂溶性和水溶性两大类。脂溶性成分有丹参酮Ⅰ、二氢丹参酮Ⅰ、丹参酮ⅡＡ、丹参酮ⅡＢ、丹参新酮、去甲丹参酮、丹参新酮Ⅱ、羟基丹参酮等；水溶性（酚酸类）成分有丹参素、丹酚酸 A、丹酚酸 B、紫草酸、原儿茶醛、迷迭香酸等。

丹参性微寒，味苦，归心、肝经。具有活血祛瘀、通经止痛、清心除烦、凉血消痈等功效。主治胸痹心痛、脘腹胁痛、癥瘕积聚、热痹疼痛、心烦不眠、月经不调、痛经闭经、疮疡肿痛等。《本草汇言》谓丹参"善治血分，去滞生新，调经顺脉之药也"。丹参常与木香、川椒伍用，治疗胸痹心痛；与红花、香附、当归、益母草伍用，治疗经带胎产诸证，如妇女痛经丸等；常与杜仲、独活、当归、川芎伍用，治疗跌打损伤；与清热解毒药伍用，用于凉血活血、消肿散瘀；与生地黄、柏子仁、酸枣仁伍用，治疗心悸怔忡、惊悸不寐，如天王补心丹等。上述功效的发挥，与丹参抗心脑缺血、抗血栓、改善微循环、抗氧化、调节内分泌等药理作用有关。

【药理作用】

1. 与功效相关的主要药理作用

（1）抗心脑缺血　丹参能够改善缺血再灌注损伤，降低心肌耗氧量，抗心脑缺血。丹参改善缺血再灌注损伤的途径主要有：①抗氧化：丹参中的丹参酮ⅡＡ对缺血再灌注引起的血管内皮细胞损伤具有保护作用，能够通过抑制细胞膜上的烟酰胺腺嘌呤二核苷酸（nicotinamide adenine dinucleotide，MADH）/烟酰胺腺嘌呤二核苷酸 2'- 磷酸还原四钠盐（nicotinamide adenine dinucleotide 2'-phosphate reduced tetrasodium salt，NADPH）氧化酶的激活，提高超氧化物歧化酶（superoxide dismutase，SOD）的活性，清除 OFR 并抑制脂质过氧化反应，保护血管内皮细胞；②抑制钙超载：丹参酮具有钙离子阻滞剂的作用，能够减少钙离子内流，防止细胞内钙离子超载引发内皮细胞损伤；③阻止内皮细胞凋亡：丹参能通过部分阻断 Ang Ⅱ引起的原癌基因 c-fos、蛋白激酶 C（protein kinase C，PKC）等的激活对内皮细胞损伤信号的转导，阻止内皮细胞的凋亡，使内皮型一氧化氮合酶（endothelial nitric oxide synthase，eNOS）蛋白表达上调，对血管内皮细胞及其功能具有保护作用；④抑制炎症细胞：丹参能够减弱 WBC 的趋化游走，减少 WBC 在缺血区的聚集黏附，从而减轻缺血再灌注损伤。如丹参酮ⅡＡ能减少中性粒细胞向缺血区脑组织浸润，减少炎性介质的释放，减轻脑缺血组织的炎症反应，降低血脑屏障通透性，减轻脑缺血再灌注损伤组织水肿及周围神经元和胶质细胞的破坏；⑤抑制细胞因子：丹参酮能够抑制心、脑组织缺血再灌注后 MCP-1 表达，减轻单核 / 巨噬细胞向缺血脑损伤区浸润后参与的继发性脑组织损伤或迟发性神经元损伤；⑥抑制黏附分子：丹参酮ⅡＡ能够抑制细胞间黏附分子 ICAM-1、E- 选择素（E-selectin）、P- 选择素（P-selectin）等的表达，使白细胞的聚集和黏附能力降低，阻断白细胞与血管内皮细胞黏附，减少血管活性物质的释放，抑制炎症细胞的聚集，并减轻炎症反应对内皮细胞的损害。通过抑制高迁移率族蛋白 B_1（high mobility group protein B_1，HMGB-1）的生成而减轻对下游炎症信号通路的激活可能是丹参酮ⅡＡ在脑缺血中发挥神经保护作用的机制之一。

（2）扩张血管　丹参脂溶性成分和水溶性成分都具有促进血管舒张作用。丹参酮 II_A 可以缓解 Ang II 对血管内皮细胞一氧化氮（nitric oxide，NO）分泌的抑制作用，增强血管内皮细胞 NO 的释放，NO 扩散到 VSMC 中，促进血管平滑肌舒张；二氢丹参酮可以通过阻断 VSMC 钙离子通道，降低大鼠主动脉 SMC 中钙离子浓度，从而舒张血管；丹参水提物增加人脐静脉血管内皮细胞（human umbilical vein endothelial cell，HUVEC）NO 启动子的活性，上调内皮细胞中 NO 合成酶的 mRNA 和蛋白水平；丹酚酸 B 对于猪冠状动脉 SMC 的作用则不涉及对 NO 合成酶功能的影响，而是通过鸟苷酸环化酶的作用激活细胞膜上大电导钙依赖的钾通道（large conducance calcium-activated potassium channel，BKCa）离子通道的开放实现的。丹参素可通过 NO/eNOS 非依赖途径增加内皮细胞中环氧化酶 2（cyclooxygenase 2，COX-2）的基因表达和前列环素的生成而产生血管舒张作用。

（3）对血液的影响

①改善血液流变性：生丹参水煎液、酒炙丹参水煎液、生丹参醇提液均有改善全血黏度、血浆黏度、红细胞压积、血沉、血浆总蛋白（total protein，TP）、Fbg、红细胞电泳、红细胞聚集指数等作用，且酒炙后作用较强。丹参素、丹酚酸 B 应为丹参改善血液流变性的活性成分。

②抗血小板聚集、抗血栓：丹酚酸对多种因素引起的血小板聚集均有显著抑制作用，且在抑制血小板聚集的同时，对胶原诱导的血小板释放 5-HT 也有显著抑制作用。丹参多酚酸盐通过抑制黏附分子 P-selectin 表达，阻断血小板与单核细胞、中性粒细胞等的黏附，并通过降低 TXB_2 和 P-selectin 水平，发挥显著的抑制血小板聚集作用，有助于维持血流运动和预防血栓形成。另外，丹参素也有抑制血小板聚集、促进纤维蛋白降解、降低血液黏度等作用。

（4）抗肝纤维化　丹参能提高胶原酶活性，降低大鼠肝纤维化的胶原蛋白含量，增加尿中 Hyp 的排泄量；能阻断蛋白聚糖对胶原聚集的作用；能降低肝脏 Hyp、I 和 IV 型胶原 mRNA 表达。丹参可提高肝纤维化大鼠肝组织金属蛋白酶（matrix metalloproteinase，MMPs）mRNA 的表达，抑制 TIMP-1mRNA 表达而抑制胶原的产生。丹酚酸 B 和丹参酮 II_A 是丹参抗肝纤维化的活性成分。丹参酮 II_A 还能明显降低急性肝损伤小鼠的血清谷丙转氨酶（alanine transaminase，ALT）、谷草转氨酶（aspartate aminotransferase，AST）和肝匀浆丙二醛含量，具有明显的保肝作用。抑制受损肝细胞 SOD 水平的降低及显著提高肝细胞的存活率，对四氯化碳损伤的原代培养大鼠肝细胞有显著的保护作用，该保护作用可能与其抗氧化作用有关。丹酚酸 A 可通过激活去乙酰化酶，减轻刀豆球蛋白诱导的肝损伤；丹酚酸 B 可通过去乙酰化酶介导的 p53 通路脱乙酰化作用减轻乙醇诱导的大鼠急性肝细胞凋亡。丹参酮 II_A 可以通过激活转录因子 NF-E2 相关因子 2（NF-E2-related factor 2，Nrf2）/抗氧化反应元件（antioxidant response element，ARE）通路预防雷公藤甲素诱导的小鼠急性肝损伤。

（5）抗肿瘤　丹参抗肿瘤作用贯穿于肿瘤发生、发展及转移的多个环节中的多个靶点，如肿瘤细胞增殖、凋亡及分化，肿瘤血管生成，肿瘤细胞浸润转移和肿瘤细胞耐药等。丹参中抗肿瘤活性成分主要是丹参酮类物质。如丹参酮 I 和丹参酮 II_A 对 P388 淋巴细胞性白血病细胞具有很强的细胞毒性效应；丹参酮 I 可使人肝癌细胞（human hepatocelluar carcinmas，HepG2）、丹参酮 II_A 可使卵巢癌细胞的 Bcl-2 基因表达下调，使 Bcl-2 因家族中细胞凋促基因 Bax 基因表达上调；丹参酮 IIA 可以通过激活半胱氨酸蛋白酶 -3（Caspase-3），破坏线粒体膜电位，从而诱导凋亡；丹参酮类对人高转移巨细胞肺癌（PGCL3）细胞和低转移人肺腺癌 PAa 细胞、白血病 HL-60 和 K562 细胞、人肝癌细胞株 HepG2 均有诱导分化、促进凋亡的作用；二氢丹参酮 I 可以通过抑制内皮细胞的增殖、迁移、侵袭和小管形成来抑制血管生成。

（6）改善微循环 丹参能够改善微循环，其中丹参素作用明显。丹参素可使微循环血流显著加快、微动脉扩张、毛细血管网开放数目增多、血液流态得到改善，表现为血细胞有不同程度的分聚现象，血液流动由粒状或断线状变为正常。

（7）调血脂和抗动脉粥样硬化 丹参煎剂可降低血和肝中的 TG 含量，降低实验动物主动脉内膜的通透性、主动脉粥样硬化面积及主动脉壁的胆固醇含量，这可能与丹参诱导 LDL-C 受体 mRNA 水平升高、抑制内源性胆固醇合成有关。丹参酮 II_A 能减少巨噬细胞含量、胆固醇的积累和动脉粥样硬化斑块的形成。丹参素具有抗脂蛋白氧化作用，可使氧化蛋白电泳迁移率明显减慢，氧化脂蛋白中脂质过氧化物（lipid peroxidation，LPO）含量明显减少，以及氧化脂蛋白对细胞的毒性作用明显减弱。动脉中膜 SMC 向内膜移动和过度增殖是动脉粥样硬化和冠状动脉成形术后再狭窄形成的主要机制，丹参注射液可抑制 SMC 的增殖及其对 ^{3}H 标记的胸腺嘧啶核苷（^{3}H-thymidine deoxyriboside，^{3}H-TdR）的摄取，为丹参用于防止 AS 及冠脉形成术后再狭窄提供了新的药理学依据。

2. 其他药理作用

抗心律失常 丹参素能明显抑制硫酸亚铁 / 抗坏血酸所致外源性自由基性心律失常的发生率，还可缩短心肌细胞 APD，减小 L- 型钙内向电流的幅值，提示其治疗心律失常的机制与清除自由基和减轻细胞内钙超载有关。丹参酮 II_A 磺酸钠可抑制钙内流，减轻钙超载，降低心脏兴奋传导速度的不均一性，消除或减少折返激动，从而降低缺血再灌注性心律失常发生。

此外，丹参还有镇静、安神、抗菌、抗病毒、抗炎等药理作用。

【体内过程】

丹参素、丹酚酸 B、丹参酮和丹参酮 II_A 在大鼠体内动力学过程均符合二室模型。丹参素 T_{max} 为 0.5 小时，随后在 1～8 小时缓慢消除。丹参素在心和肺组织中分布最为迅速，且易穿透 BBB。丹参酮 II_A 在胃肠道组织分布较高。丹参酮类成分在 I 相代谢中，氧化为主要途径，在 II 相代谢中葡萄糖醛酸化为主要途径，隐丹参酮和二氢丹参酮 I 在大鼠体内可分别代谢产生为丹参酮 II_A 和丹参酮 I。丹酚酸 B 的 AUC 为 25.20mg/（h·L）、C_{max} 为 2.14mg/L。隐丹参酮的吸收和代谢比丹参酮 II_A 快，丹参酮提取物中的其他成分可促进隐丹参酮的吸收。

【临床应用】

1. 以丹参为主的制剂（丹参注射剂、双丹颗粒、复方丹参滴丸等）常用于治疗瘀血痹阻所致的胸痹，相当于西医学的冠心病、心绞痛。

2. 以丹参为主的复方制剂（如心可舒胶囊）常用于气滞血瘀、瘀阻清窍所致头痛，相当于西医学的颈椎病、原发性高血压。

3. 以丹参为主的复方制剂（如通脉颗粒）常用于由瘀阻脑络所致中风，相当于西医学中的脑动脉硬化、缺血性中风等疾病。

4. 以丹参为主的复方制剂（如脑震宁颗粒）常用于治疗瘀血阻络所致失眠及脑外伤后瘀血所致头痛，相当于西医学中的脑震荡等疾病。

【临床不良反应】

个别患者会出现胃痛，食欲减少，口咽干燥，恶心呕吐。极少数患者可见过敏反应，表现为全身皮肤瘙痒，皮疹，荨麻疹。

川　芎

　　本品为伞形科植物川芎 *Ligusticum chuanxiong* Hort. 的干燥根茎。生用或酒炒用。川芎根茎含生物碱、挥发油、酚性成分、内酯类及其他成分。生物碱类有川芎嗪等；挥发油主要成分是藁本内酯、香桧烯、丁基苯肽等；酚性成分有阿魏酸、大黄酚、原儿茶酸等；内酯类成分有洋川芎内酯、丁烯基酞内酯、丁基酞内酯等。

　　川芎味辛，性温，归肝、胆、心包经。具有活血行气、祛风止痛之功效。主要用于血瘀气滞的痛证。川芎辛温升散，性善疏通，能上行头目，外达皮肤，又有祛风止痛之功，为治头痛、风湿痹痛的良药，尤善治头痛，无论风寒、风热、风湿、瘀血、血虚头痛，只要配伍适当，均可运用。用于寒凝气滞，血行不畅的月经不调、闭经、痛经、癥瘕，常与当归、生地黄、芍药同用，如《太平惠民和剂局方》四物汤；用于肝郁气滞血瘀，胁肋胀痛，常与香附、白芍、柴胡等同用，如《景岳全书》柴胡疏肝散；用于瘀血痹阻心脉所致的胸痹绞痛，又常与红花、丹参、赤芍同用，如冠心Ⅱ号；用于火毒壅盛，气滞血瘀的痈疽肿痛，常与当归、穿山甲、皂角刺同用，如《外科正宗》透脓散；用于跌打损伤，瘀血肿痛，常与当归尾、桃仁、没药等同用；用于外感风寒头痛，常与白芷、细辛、防风等同用，如《太平惠民和剂局方》川芎茶调散。上述功效的发挥，与川芎扩张血管、改善微循环、抗心肌缺血、抗脑缺血、抗血栓形成、镇静、镇痛等药理作用密切相关。川芎挥发油及川芎嗪、阿魏酸、藁本内酯等是其药理作用的重要物质基础。

【药理作用】

1. 与功效相关的主要药理作用

　　（1）抗心肌缺血　腹腔注射川芎煎剂能提高小鼠心肌营养血流量，降低小鼠心肌耗氧量。川芎水提醇沉剂灌胃，川芎嗪、川芎生物碱腹腔注射均有抗低压缺氧的作用。川芎水煎剂、川芎生物碱和川芎嗪分别给小鼠腹腔注射或家兔耳缘静脉注射均能改善垂体后叶素引起的心肌缺血性心电图变化，而醇提取物作用不明显。川芎提取物、川芎嗪对动物心肌缺血再灌注损伤有一定的保护作用，可使再灌注室性心律失常发生率、死亡率降低和窦性心律恢复时间缩短。川芎嗪对结扎冠脉造成犬实验性心肌梗死有减少梗死范围、减轻病变程度、减少心肌坏死量的作用，电镜观察川芎嗪对心肌细胞线粒体有一定的保护作用。心肌细胞内钙超载是缺血再灌注损伤的关键因素，川芎嗪不仅可阻断外钙内流，而且也可直接作用于钙库，阻断内钙释放，通过以上两条途径，降低心肌细胞胞浆钙浓度，保护心肌细胞。

　　（2）抗脑缺血　川芎嗪可使麻醉犬脑血管阻力下降，血流量显著增加。川芎嗪显著减轻急性实验性脑缺血兔脑组织缺血性损害和神经系统功能障碍，并明显减少兔脑组织缺血后血浆中血栓球蛋白（β-thromboglobulin，β-TG）、血小板因子 4（platelet factor 4，PF_4）、TXA_2 含量，增加 PGI_2 的含量，说明川芎能有效地抑制脑缺血时体内血小板的激活，改善循环中 TXA_2/PGI_2 平衡失调。川芎嗪对缺血性脑组织的保护作用机理可能与其对脑细胞膜 Ca^{2+}-Mg^{2+}-ATP 酶活性的保护和降低细胞内 Ca^{2+} 超载有关。

　　（3）扩张血管　川芎、川芎提取物、川芎生物碱、酚性成分均可抑制药物引起的血管收缩，改善脑血流、微循环，增加营养心肌的血流量，降低心肌耗氧量。川芎嗪有明显的舒张血管作用，可对抗高钾引起的兔基底动脉收缩、$CaCl_2$ 引起的豚鼠盲肠带和兔门静脉条收缩、ET-1 引起的冠状动脉收缩、$PGF_{2\alpha}$ 和高浓度氯化钾预收缩的动脉收缩。川芎嗪扩张血管作用具有部位差异性，且不受 β 受体阻断剂影响，不具备典型钙拮抗剂的特点，可能对受体介导的钙释放有一定的选择性抑制。

（4）抗血小板聚集和抗血栓　川芎有抗血栓形成作用，缩短血栓长度，减轻血栓干重和湿重。川芎减少静脉血管壁白细胞黏附，抑制红细胞聚集，加速红细胞电泳速度，抑制血小板聚集，延长凝血时间及活化部分凝血活酶时间（activated partial thromboplastin time，APTT）、PT，降低血液黏度等作用与抑制血栓作用相关。川芎抗血栓形成的有效成分可能是川芎嗪和阿魏酸。川芎嗪在体外对 ADP、胶原或凝血酶诱导的家兔血小板聚集均有强烈的抑制作用，对已聚集的血小板有解聚作用，其作用与阿司匹林和双嘧达莫相近，但对外源性花生四烯酸诱导的血小板聚集则无抑制作用。川芎嗪抗血小板作用可能是通过降低血小板聚集性、减少血小板 TXA_2 生成、增加血小板 cAMP 含量、抑制血小板内容物的释放来实现的。川芎嗪还有尿激酶样作用，可直接激活纤溶酶原。川芎嗪静脉注射能促进纤溶酶原激活物从血管壁释放，但作用较弱。

（5）改善微循环　家兔静注川芎嗪，能明显加速肠系膜微循环血流速度，增加微血管开放数目。实验证明，川芎嗪有明显改善家兔球结膜和软脑膜实验性微循环障碍的作用。川芎嗪具有舒张肺微动脉，促进肺微循环血流的作用，且有较好的剂量依赖关系。川芎嗪出现加快肺动脉血流作用先于出现舒张肺微动脉作用。川芎嗪可使慢性缺氧大鼠肺动脉压、cGMP 含量和肺组织 NOS 基因的 mRNA 表达指标逆转。川芎嗪可降低慢性缺氧高二氧化碳大鼠的肺动脉压力，但不降低动脉血氧分压，且对右心功能具有保护作用。

（6）降血脂　川芎煎剂和醇提液灌胃、皮下注射给药均能明显提高大鼠、小鼠 HDL-C 含量和降低 LDL-C 含量，提示川芎不仅减少胆固醇在肠道的吸收，加速胆固醇在体内的转化，可能还增加 HDL 对血中胆固醇的转运和 LDL 受体对 LDL-C 的摄取，从而降低冠心病和动脉粥样硬化的危险。

2. 其他药理作用

（1）对心脏的影响　川芎嗪抑制心肌收缩力，并致 HR 加快。川芎嗪抑制心肌收缩的作用能被钾通道阻滞剂四丁胺明显对抗，川芎嗪大剂量可明显抑制培养乳鼠心肌 Ca^{2+} 内流，提示川芎嗪可能通过激活钾通道，导致细胞膜超极化，阻断电压依赖性钙通道，产生降低心肌收缩力的作用。川芎嗪使心率加快的作用可被普萘洛尔对抗，而不被利血平封闭，去迷走神经的麻醉犬心脏对川芎嗪仍有明显反应。

（2）兴奋子宫平滑肌　川芎对妊娠子宫平滑肌有兴奋作用。川芎浸膏小剂量能使妊娠家兔离体子宫收缩增强，但大剂量反而使子宫麻痹，收缩停止。川芎成分丁烯基酞内酯和丁基酞内酯有很强的抑制子宫收缩作用，阿魏酸和川芎内酯也有解痉作用。

（3）镇静、镇痛　川芎挥发油对动物大脑皮层有抑制作用，但对延脑的血管运动中枢、呼吸中枢及脊髓反射有兴奋作用，剂量加大后转为抑制。川芎水煎剂灌胃，能抑制大鼠的自发活动，对小鼠的作用更明显，还能延长戊巴比妥钠引起的小鼠睡眠时间，并能拮抗咖啡因的兴奋作用。川芎嗪灌胃小鼠有明显镇痛作用。

（4）提高免疫及造血功能　川芎嗪能增强小鼠单核巨噬细胞的吞噬功能，促进小鼠 SRBC 抗体的形成，也能提高大鼠淋巴细胞转化率。阿魏酸钠可刺激小鼠造血功能，对再生障碍性贫血所致白细胞、血小板减少有改善作用。

（5）抗肿瘤　川芎能防治恶性肿瘤的侵袭和转移，其挥发油可下调 P-糖蛋白表达，与替莫唑胺协同抗肿瘤。

【体内过程】

单次口服磷酸川芎嗪滴丸在人体内的各药代动力学参数：T_{max} 为 0.5 小时、$t_{1/2}$ 为 1.32 小时。川芎煎液中阿魏酸吸收快，T_{max} 为 5 分钟、$t_{1/2}$ 为（70.9±14.3）小时。川芎嗪和阿魏酸合用，二者的 $t_{1/2}$ 与作用维持时间均延长。

【安全性评价】

川芎嗪静脉注射的 LD_{50} 为 0.24g/kg；阿魏酸钠小鼠静脉注射的 LD_{50} 为（1.26±0.08）g/kg，腹腔注射的 LD_{50} 为 1.52g/kg，灌胃的 LD_{50} 为 3.16g/kg。

【临床应用】

1. 以川芎为主的复方制剂（如速效救心丸、通脉颗粒等）常用于由气滞血瘀，心脉痹阻所致的胸痹，相当于西医学的冠心病、心绞痛等；由痰阻脑络所致的中风，相当于西医学的动脉粥样硬化。

2. 以川芎为主的复方制剂（如沈阳红药）常用于由外伤，扭挫所致的跌打损伤，相当于西医学的软组织损伤；由风湿日久，瘀血阻络所致痹病，相当于西医学的风湿性关节炎，类风湿关节炎和痛风等疾病。

3. 以川芎为主的复方制剂（如消栓通络胶囊）常用于气虚血瘀所致中风，相当于西医学的缺血性中风。

4. 以川芎为主的复方（如川芎茶调散）常用于感受风邪而致的偏头痛、正头痛，尤其表现为遇风加重，相当于西医学的神经性头痛、血管性头痛及感冒、鼻炎等。

【临床不良反应】

川芎可引起过敏反应，表现为皮肤瘙痒、红色小丘疹、胸闷气急等。大剂量川芎可引起剧烈头痛。

延胡索

本品为罂粟科植物延胡索 *Corydalis yanhusuo* W. T. Wang 的干燥块茎，又称元胡。主产于浙江、江苏、湖北等地。生用或炙用。延胡索中主要含有近 20 种生物碱，分为叔胺碱类和季胺碱类，以延胡索乙素（消旋四氢巴马汀、dl- 四氢掌叶防己碱）、甲素（紫堇碱）、丑素和去氢延胡索甲素的生物活性较强，镇痛作用以乙素的左旋体最强。此外，还含有三萜类、蒽醌类、酚酸类、甾醇及有机酸类等非生物碱类成分。

延胡索味辛、苦，性温，归肝、脾经。具有活血、行气、止痛的功效。主治气血瘀滞引起的痛证。《本草纲目》曰："行血中气滞，气中血滞，故专治一身上下诸痛，用之中的，妙不可言。"《雷公炮炙论》曰："心痛欲死，速觅元胡。"延胡索常与川楝子伍用，治疗肝火内郁，气机不调的胃脘痛之热证；与高良姜、桂枝伍用，以温中止痛治疗胃脘痛之寒证；与当归、香附伍用，治疗月经不调、痛经等；与莪术、三棱伍用，治疗血瘀经闭，癥瘕积聚；与自然铜、酒大黄伍用，治疗跌打损伤等。上述功效的发挥，与延胡索镇痛、镇静、扩张冠脉血管、抗心肌缺血和脑缺血、抑制 PLT 聚集等药理作用有关。

【药理作用】

1. 与功效相关的主要药理作用

（1）镇痛 延胡索多种制剂特别是醇浸膏、醋制流浸膏及散剂均有明显的镇痛作用。延胡索中总碱的镇痛效价约为吗啡的40%，总碱中以甲素、乙素、丑素为镇痛作用有效成分，尤以乙素最强，其左旋体即左旋四氢巴马汀是一种非麻醉性镇痛药，具有镇静、安定和催眠作用。镇痛作用均在用药后半小时内达峰值，维持时间约2小时。左旋四氢巴马汀同吗啡等成瘾性镇痛药相比，作用强度虽不如后者，但副作用少，如不产生药物依赖性、镇痛时对呼吸没有明显抑制作用、无便秘等。动物实验曾发现，左旋四氢巴马汀及丑素对大鼠的镇痛作用可产生耐受性，但较吗啡慢，与吗啡有交叉耐受现象。左旋四氢巴马汀对脑内多巴胺（dopamine DA）受体有亲和力，认为其可能通过阻断多巴胺D_1受体，使脑内纹状体亮氨酸脑啡肽含量增加，产生镇痛作用。延胡索乙素也可能通过上调脊髓背根神经节Cav1.2亚基的表达来发挥镇痛作用。

（2）镇静、催眠 延胡索及其有效成分左旋四氢巴马汀对兔、犬及猴具有镇静催眠作用，能明显降低小鼠自发活动与被动活动。延胡索乙素与巴比妥类药物有协同作用，并能对抗苯丙胺的兴奋作用。延胡索缩短快波睡眠（fast wave sleep，FWS）和深度慢波睡眠（slow wave sleep，SWS）时相，明显延长轻度SWS-Ⅰ时相，产生近似于生理睡眠的作用，即使在大剂量也易被唤醒。左旋四氢巴马汀可以将脑电由低幅快波转为高幅慢波，是延胡索催眠作用的活性成分。延胡索对皮层、皮层下电活动及中脑网状结构和下丘脑诱发电位均有抑制作用，且可阻滞脑干网状结构的一些下行功能。左旋四氢巴马汀的镇静催眠作用主要与阻滞脑内DA受体的功能有关。大剂量左旋四氢巴马汀（100mg/kg）能引起大鼠僵直症，该作用可被东莨菪碱所增强，不受纳洛酮影响，又可被氨氧乙酸所增强，表明其作用与阿片受体无关，与阻断DA受体、Ach受体及兴奋GABA功能有关。

（3）对心脑血管系统的影响

①抗心肌缺血：延胡索对ISO诱导的大鼠心肌坏死有一定的保护作用，还可扩张外周血管，降低血压和血脂。延胡索全碱注射液静注可明显扩张冠脉血管，显著增加冠脉流量，并能降低动脉血压，降低总外周血管阻力，从而降低心脏后负荷，在不明显增加左心室内压的情况下，每搏输出量显著增加，并降低心肌耗氧量，从而改善心肌血氧供需平衡，减小心肌梗死范围。去氢延胡索甲素在正常和缺氧情况下，均能显著地抑制心肌钙离子浓度的增加，从而起到心肌保护作用，同时去氢延胡索甲素可增加冠脉流量，是延胡索抗心肌缺血的有效成分。左旋四氢巴马汀和消旋四氢巴马汀主要是通过抑制细胞内Ca^{2+}释放使血管扩张，而对受体控制性Ca^{2+}通道抑制性作用较弱。

②抗脑缺血：延胡索乙素对大脑局灶性脑缺血再灌注损伤有保护作用，减轻缺血再灌注脑电活动的抑制，明显减轻脑水肿造成的神经功能障碍及脑组织病理损害。该作用与延胡索乙素降低脑组织中钙离子浓度，阻止缺血再灌注时脑组织SOD和LDH活力下降，降低脑组织MDA含量有关。

③抑制血小板聚集：延胡索乙素静脉给药对大鼠实验性血栓形成有明显的抑制作用，并剂量依赖性地抑制ADP、AA和胶原诱导的血小板聚集。延胡索乙素抑制脑血栓形成的机制与其抑制血小板活性有关。

（4）解痉 延胡索乙素抑制缩宫素引起的子宫痉挛性收缩，并降低子宫内膜前列腺素水平，解痉止痛。

2. 其他药理作用

（1）抗溃疡、抑制胃酸分泌　去氢延胡索甲素皮下注射时，对大鼠实验性胃溃疡，特别是幽门结扎或阿司匹林诱发的胃溃疡，有明显保护作用，减少大鼠胃液、胃酸分泌量，降低胃蛋白酶活性。延胡索乙素对饥饿诱发的胃溃疡也有一定的保护作用。延胡索醇提物及水提物能够抑制幽门螺杆菌的生长繁殖，该作用可能与延胡索抗胃溃疡的作用有关。

（2）对内分泌系统的影响　延胡索乙素可促进大鼠脑下垂体分泌 ACTH。左旋延胡索乙素引起血清 PRL 水平迅速而显著地增加，且效应持久，具有剂量依赖性。静注左旋延胡索乙素（10mg/kg）可显著拮抗培高利特诱导的大鼠血清 PRL 水平低下的作用，并随剂量的增大而增强，提示左旋延胡索乙素可能是 DA 受体阻断药。延胡索乙素还可影响甲状腺功能，使甲状腺重量增加。

（3）抗肿瘤　从延胡索根茎中分离提取得到的元胡多糖类成分能抑制小鼠体内 Lewis 肺癌和 S180 细胞瘤的生长。延胡索乙素能够通过改变 P-gp 功能起到逆转肿瘤 MDR 性的作用，也能增强长春新碱对白血病细胞株的抑制作用。延胡索中的其他成分如小檗碱具有显著的诱导细胞凋亡作用，对 U937 等多种肿瘤细胞具有较强的抑制作用，并能诱导急性粒细胞白血病细胞（HL-60）向中性粒细胞分化。

【体内过程】

以延胡索总生物碱灌胃给药，脱氢紫堇碱在大鼠体内达峰较快，V_d 较大，但 AUC 值和 C_{max} 较低；延胡索乙素的 AUC 值较脱氢紫堇碱高，T_{peak} 较脱氢紫堇碱长，V_d 与给药剂量成反比。延胡索乙素消旋体灌胃大鼠后，两对映体在体内的药代动力学过程具有显著的立体选择性。延胡索乙素在胃肠道以简单扩散的方式吸收，吸收迅速，达峰较快，体内分布以脂肪中含量最高，肺、肝、肾次之。易透过血脑屏障，在纹状体的分布量显著高于血液和其他脑组织，皮下注射几分钟内脑组织中即达较高浓度，但脑内消除快，维持时间短。主要以原形从尿中排泄，给药 12 小时内排泄量占给药量 80% 以上。左旋延胡索乙素对药酶有抑制作用。

【安全性评价】

延胡索醇浸膏灌胃小鼠的 LD_{50} 为（100±4.53）mg/kg；去氢延胡索素的 LD_{50} 值，小鼠灌胃为（277.5±19.0）mg/kg，腹腔静脉注射为（21.1±1.4）mg/kg，静脉注射为（8.8±0.4）mg/kg；延胡索乙素、甲素、丑素静脉注射小鼠的 LD_{50} 依次为 151mg/kg、146mg/kg 和 100mg/kg。

【临床应用】

1. 以延胡索为主的复方（如九气拈痛散）常用于治疗气血瘀滞所致的胃痛，相当于西医学中的急性胃炎、慢性浅表性胃炎和消化性溃疡等；情志不遂、肝失条达所致胁痛，相当于西医学中的慢性胆囊炎等。

2. 以延胡索为主的复方（如妇女痛经丸）常用于气血凝滞所致的痛经、月经过多等，相当于西医学中的功能性月经不调。

3. 以延胡索为主的复方制剂（如可达灵片）常用于气滞血瘀，痰阻心络所致胸痹，相当于西医学的冠心病、心绞痛。

【临床不良反应】

延胡索粉较大剂量（每次 10～15g）服用，部分患者出现嗜睡、头昏、腹胀现象，个别患者较长期服用出现血清 ALT 升高，尚见药物热发生。

益母草

本品为唇形科植物益母草 *Leonurus japonicus* Houtt. 的新鲜或干燥地上部分。全国各地均有野生或栽培。生用，酒拌蒸后用或熬膏用。益母草中含有生物碱类物质，如益母草碱、水苏碱、益母草啶、胡芦巴碱、胆碱等。黄酮类物质，如蒙花苷、芹菜素等。芳香族类物质，如欧前胡素、对羟基苯甲酸乙酯、二十五烷基 3-（4- 羟基苯基）丙酸酯、4- 羟基苯甲醛、香草醛等。脂肪族类物质，包括叠烯类化合物——益母草叠烯酸酯 A、十八碳 -5,6- 二烯酸甲酯；饱和脂肪族化合物——二十一烷酸、花生酸、二十七烷酸和肉豆蔻酸甲酯，还含有亚麻酸、油酸、月桂酸及芸香苷等。

益母草味苦、辛，性微寒，归肝、心包、膀胱经。具有活血调经、利尿消肿、清热解毒功效。常用于月经不调，痛经经闭，恶露不尽，水肿尿少，疮疡肿毒的治疗，为妇科经产要药。《本草纲目》曰："活血破血，调经解毒，治胎漏产难，胎衣不下，血运血风血痛，崩中漏下，尿血，泻血，疳，痢，痔疾，打扑内损瘀血，大便小便不通。"临床常与丹参、芍药、当归伍用，治疗血滞所致的闭经，痛经，月经不调；血滞兼有气血亏虚者，益母草可与八珍汤合用；血滞偏寒者，可与肉桂、香附、延胡索伍用；血瘀兼气滞者，常与木香（或香附）、当归、川芎伍用。上述功效的发挥，与益母草兴奋子宫、保护缺血心肌、改善血液流变学、利尿、镇痛、抗炎等药理作用相关。

【药理作用】

1. 与功效相关的主要药理作用

（1）兴奋子宫平滑肌 益母草对子宫有双向调节的作用。对未加缩宫素的子宫，益母草水提物（高剂量）具有兴奋正常子宫平滑肌活动的作用；而对缩宫素导致痉挛的子宫，益母草水提物具有抑制缩宫素对子宫的兴奋作用。益母草总生物碱能明显拮抗缩宫素诱发的多种条件下的子宫平滑肌痉挛，显著抑制 PGE_2 所致小鼠类痛经反应。益母草总生物碱可能是通过降低子宫平滑肌上 $PGF_{2\alpha}$、PGE_2 的含量，改善子宫炎症状况及升高体内孕激素水平等多种途径缓解痛经症状。益母草碱对药物流产后大鼠子宫的作用则表现为减少出血量，缩短出血时间，明显减少宫内滞留物，增强子宫收缩活动。益母草注射液中水溶性生物碱部位是子宫收缩作用的主要物质基础，水溶性非生物碱部位是缓解子宫痉挛的主要物质基础。

（2）抗血栓 益母草总生物碱能够显著降低家兔的血液黏度。益母草注射液能明显降低大鼠心肌缺血过程中升高的全血黏度、血浆黏度、血沉及血浆 Fbg，并可降低 ADP 及胶原诱导的PLT 聚集率；显著抑制体外血栓的形成，其主要表现为使血栓长度明显缩短，血栓湿重和干重显著减轻。鲜益母草胶囊能延长小鼠的凝血时间；明显对抗烫伤大鼠 PLT 聚集活性的增高，缩短大鼠优球蛋白溶解时间，提高纤溶活性。益母草注射液水溶性非生物碱部分体外给药能明显延长 PT、APTT，益母草注射液水溶性生物碱部分体外给药能明显缩短 APTT，两者均明显降低血浆 Fbg 含量和明显延长 TT。益母草注射液同时具有活血与止血的作用，止血作用机制与缩短内源性凝血时间有关，活血作用机制与延长内外源性凝血时间、抗血小板凝集及纤维蛋白溶解有关。益母草碱、蒙花苷和芹菜素可能是益母草抗 ADP 诱导血小板聚集的活性成分。益母草中的欧前胡素、对羟基苯甲酸乙酯、二十五烷基 3-（4- 羟基苯基）丙酸酯、4- 羟基苯甲醛、香草醛和 24R–25α– 豆甾烷 2,6– 二酮均能延长大鼠体外血浆 PT 和 APTT，其中对羟基苯甲酸乙酯和二十五烷基 3-（4- 羟基苯基）丙酸酯的作用更显著。

（3）利尿、防治急性肾小管坏死　益母草碱静脉注射显著增加家兔尿量，对甘油肌注所引起的大鼠急性肾小管坏死模型，可明显降低尿素氮水平，减轻肾组织损伤。

（4）增强免疫功能　益母草多糖能在一定程度上提高小鼠腹腔巨噬细胞的廓清能力及吞噬速度，增加血清中溶血素的含量，增加胸腺和脾脏指数，提高小鼠免疫能力。

2. 其他药理作用

（1）抗心肌肥厚　益母草水提物能改善 ISO 致大鼠心肌重构模型心脏收缩与舒张功能，下调胶原表达，改善心肌胶原构成比，减轻心肌重构程度。益母草水提物均可显著减少 ISO 所致大鼠心肌重构模型的左室收缩压（left ventricular systolic pressure，LVSP）、左室压力最大上升速率、CO、心脏质量系数、左室质量系数、心肌组织 Hyp 含量及 Ⅰ、Ⅲ型胶原含量，Ⅰ/Ⅲ型胶原比，下调 MMP–2 的表达并抑制其活性，上调 TIMP–2 的表达。

（2）抗心肌缺血　益母草注射液对缺血再灌注损伤的心肌有保护作用，对缺血再灌注诱发的心律失常亦有治疗作用，作用机制与提高缺血心肌 SOD、GSH–Px 酶活性，减轻自由基对心肌的损害有关。

（3）抗前列腺增生　益母草总碱可明显降低雌雄激素诱导的老龄大鼠前列腺增生模型的前列腺湿重和前列腺指数，明显减轻造模所致的前列腺病理变化，显著升高睾酮、双氢睾酮水平，显著降低雌二醇水平；明显降低 bFGF、表皮细胞生长因子、胰岛素样生长因子 –1 的平均光密度，显著升高转化生长因子 –β₁（transformation growth factor–β₁，TGF–β₁）的平均光密度。

【体内过程】

益母草碱在大鼠体内呈二室模型。静脉注射给药后，在大鼠体内的分布消除速度较快；代谢消除比较缓慢，其生物 $t_{1/2}$ 超过 6 小时。

【安全性评价】

益母草不同炮制品中以鲜益母草对小鼠急性毒性最大，干益母草次之，酒炙益母草毒性最低。鲜益母草和干益母草 95% 乙醇热回流提取物 LD_{50} 按含生药量计算分别为 83.09g/kg 和 102.93g/kg，分别相当于临床用量的 145.4 倍和 240.2 倍。

【临床应用】

1. 以益母草为主的复方制剂（如益母丸）常用于因瘀血内停，冲任二脉气血阻隔，血海不得按时盈溢而下行所致月经不调，相当于西医学的功能性月经不调属于瘀血内停者。

2. 以益母草为主的复方制剂（如益母草颗粒）常用于因产后瘀血阻滞，胞脉不畅，冲任失和，新血不得归经所致的产后恶露不绝，相当于西医学的产后子宫复旧不全等属于瘀阻胞宫者。

【临床不良反应】

益母草能直接兴奋子宫，可引起流产，故孕妇不宜使用。

莪　术

本品为姜科植物蓬莪术 *Curcuma phaeocaulis* Val.、广西莪术 *Curcuma kwangsiensis* S. G. Lee et C. F. Liang 或温郁金 *Curcuma wenyujin* Y. H. Chen et C. Ling 的干燥根茎，后者习称"温莪术"。蓬莪术主产于四川、福建、广东等地；温莪术主产于浙江、四川等地；广莪术主产于广西壮族自治区。生用或醋炙。莪术主要含挥发油，挥发油中主要有莪术二酮、吉马酮、牻牛儿酮、β- 榄香烯、莪术醇、呋喃二烯、莪术烯、α- 蒎烯等。还含有姜黄素类物质，主要包括姜黄素、去甲氧基姜黄素及双去甲氧基姜黄素。此外，还含有少量酚性物质。

莪术味辛、苦，性温，归肝、脾经。主要功效为行气破血，消积止痛。用于治疗癥瘕痞块，瘀血经闭，胸痹心痛，食积胀痛等症。《药品化义》说："蓬术味辛性烈，专攻气中之血，主破积消坚，去积聚癖块，经闭血瘀，扑报疼痛。"《日华子本草》谓莪术："治一切气，开胃消食，通月经，消瘀血，止扑损痛，下血及内损恶血等。"临床与川芎、白芍、当归伍用以活血调经，治疗月经不调，小腹作痛；痛经兼寒者，可配伍高良姜、五灵脂及干姜等；与延胡索伍用，治疗气滞血瘀较甚，痛经剧烈者；与青皮、大腹皮、莱菔子及槟榔伍用，治疗饮食停滞所致脘腹胀满、疼痛，食欲不振者。上述功效的发挥，与莪术抗肿瘤、改善血液流变学、抗血栓、抗凝血、抗菌、抗病毒、抗炎、镇痛等药理作用相关。

【药理作用】

1. 与功效相关的主要药理作用

（1）抗肿瘤　莪术抗肿瘤作用的主要有效成分有榄香烯、莪术二酮、莪术醇、异莪术醇、吉马酮等。其中，榄香烯对体外多种肿瘤细胞具有较强的抑制和杀伤效应，而且具有一定的特异性。目前认为莪术油抗肿瘤的作用机制有：①增强机体免疫：莪术能促进细胞免疫和体液免疫，对非特异性免疫亦有直接或间接作用。②诱导肿瘤细胞凋亡：榄香烯能阻滞肿瘤细胞从 S 期进入 G_2/M 期，抑制其增殖并迅速诱导其凋亡；莪术醇可上调 AIF 和核酸内切酶 G（endonuclease G, Endo G）表达，通过非 Caspase 依赖通路诱导胃癌 SGC7901 细胞凋亡。③抑制肿瘤细胞异常增殖：莪术油能降低小鼠 HepA 肝癌细胞的 DNA 吸光度值、核面积及 DNA 指数，提高肿瘤细胞中二倍体细胞比例，降低超五倍体比例。④影响癌细胞的核酸代谢：β- 榄香烯能使 ECA 细胞核酸含量明显减少，并对 RNA 聚合酶有明显抑制作用且能与 DNA 结合。⑤直接细胞毒作用：莪术油及其提取物 β- 榄香烯对 L615 白血病细胞均有直接细胞毒作用，均可致肿瘤细胞变性坏死。⑥影响癌细胞膜电位：莪术醇作用于癌细胞膜上的受体蛋白，改变通道蛋白的通透性使膜电位发生变化，进而影响细胞代谢，最终杀死癌细胞。⑦瘤苗主动免疫：莪术油和 β- 榄香烯对 L615 瘤苗主动免疫能诱发免疫保护效应，后者具有肿瘤特异性且 β- 榄香烯瘤苗的免疫保护效应可因化学药物或病毒复合处理而增强。与化疗药物相比，莪术油无致突变作用，是安全有效的抗肿瘤中药。

（2）抗血栓　莪术显著降低全血黏度，缩短红细胞的电泳时间，加快血流速度，改善血液循环，抑制血栓形成。莪术不同炮制品的抗血栓形成作用中，以醋炙莪术作用最为显著。莪术水提液能显著抑制 ADP 诱导的大鼠血小板聚集，对血小板的Ⅰ相与Ⅱ相聚集均有显著抑制作用，提示莪术水提液既能抑制外源性诱聚作用，亦能抑制血小板的自身释放功能，并可通过影响 AA 的代谢途径促进 PGI_2 合成或减少 TXA_2 生成。莪术中莪术油、姜黄素类成分为其活血化瘀主要活性成分。

（3）抗病毒 体外实验中，复方莪术油溶液及其有效成分莪术醇通过灭活病毒，阻滞病毒感染，抑制病毒吸附和治疗病毒引起的损伤而发挥抗 H5N1 亚型禽流感（avian influenza virus，AIV）的作用；体内实验中对染毒鸡具有较好的预防保护作用，可延长染毒鸡的平均存活天数。莪术油中所含的莪术醇对 RSV 有直接抑制作用，可以减少支气管上皮细胞坏死，减轻支气管周围淋巴细胞浸润及炎性渗出，同时莪术油还能扩张小动脉、小静脉，改善肺微循环，降低肺循环阻力，促进毛细支气管炎症的修复和吸收，减轻支气管黏膜水肿，从而使通气功能改善，缺氧症状得以缓解，达到治疗毛细支气管炎的目的。莪术油眼用凝胶对兔腺病毒 3 型角膜炎有明显的治疗作用，可以显著缩小角膜病变面积，促进角膜上皮细胞的修复。

（4）抗肝纤维化 莪术具有抗肝纤维化的作用，作用途径可能是：①改善血液流变学；②通过免疫调控，减少免疫性肝纤维化大鼠模型白介素 1（interleukin 1，IL-1）、IL-6、TNF-α 的合成与释放；③调节细胞凋亡相关蛋白表达，抑制细胞凋亡。但大剂量莪术可加重免疫性肝纤维化大鼠肝损伤。

（5）抗炎、镇痛 莪术油、莪术烯、郁金二醇及二萜类化合物是其抗炎、镇痛的主要物质基础。

2. 其他药理作用

（1）促进胃肠运动 莪术水煎剂对功能性消化不良有改善作用，可能与该药能改善模型大鼠胃电节律失常，增强胃排空率，促进胃动力作用有关。莪术对大鼠结肠平滑肌有兴奋作用，且与剂量呈正相关，其引起的收缩效应可能与激动胆碱 M 受体和促进 SMC 钙离子内流有关。

（2）抑制血管平滑肌增殖 莪术提取物具有抑制血管平滑肌增殖，进而抑制支架后再狭窄的作用，其发挥作用的有效成分主要有姜黄素和 β- 榄香烯，其可能的机制与抑制血红素氧合酶 - 1 表达，抑制细胞外信号调节激酶（extracellular signal-regulated kinas，ERK）MAPK、AKT 信号通路，阻滞细胞周期进程相关。

（3）神经保护作用 温郁金提取物及其挥发油和姜黄素可提高阿尔茨海默病小鼠的学习记忆能力。

【体内过程】

莪术醇灌胃大鼠吸收迅速、完全，$t_{1/2}$ 为 11.5 小时；莪术醇、莪术二酮在大鼠脾脏分布多，心脏分布较少；莪术醇在大鼠体内主要发生羟基化、环氧化、醇氧化、脱水、水合、缩酮化、环氧环开环反应；莪术醇主要消除途径为肾和胆汁排泄。胆汁排泄由于存在肠肝循环使相当一部分药物在肠道被重吸收。莪术醇在 Beagle 犬体内代谢过程基本符合三室模型。

【安全性评价】

莪术油明胶微球大鼠肝动脉给药的 LD_{50} 为 17.19mg/kg。莪术醇与莪术酮腹腔注射小鼠的 LD_{50} 分别为 0.25g/kg 和 0.41g/kg。

【临床应用】

1. 以莪术油为主的莪术油制剂（莪术油微球）专攻气中之血，主破积消坚，去积聚癖块。相当于西医学的恶性肿瘤，临床用于早期宫颈癌有较好疗效，对恶性淋巴瘤及原发性肝癌，以采用肿瘤局部注射为主，配合静脉注射的方法效果为佳。还可用于外阴癌、皮肤癌、唇癌等。

2. 以莪术为主的复方制剂（如阿魏化痞膏）常用于气机郁滞，瘀血内结所致积聚，相当于西医学的慢性肝病、肝脾肿大等疾病。

3. 以莪术为主的复方制剂（如妇科痛经丸）常用于内伤寒凉生冷，血为寒凝，气血瘀滞所致闭经；因肝气郁滞所致痛经；因气机郁结，瘀血留滞所致癥瘕，相当于西医学的子宫肌瘤。

4. 以莪术为主的复方制剂（如妇炎康片）常用于因湿热下注，毒痰互阻所致带下病、妇人腹痛、癥瘕等疾病，相当于西医学的阴道炎、慢性盆腔炎等。

【临床不良反应】

莪术及其制剂使用中少数人可见头晕、面红、胸闷、心慌、乏力等症状，极个别患者可见转氨酶升高。

水　蛭

本品为水蛭科动物蚂蟥 *Whitmania pigra* Whitman、水蛭 *Hirudo nipponica* Whitman 或柳叶蚂蟥 *Whitmania acranulata* Whitman 的干燥全体。全国大部分地区均有。主要生用或清炒、砂炒、滑石粉炒后用。水蛭主要含蛋白质，含有 17 种氨基酸，包括人体必需氨基酸 8 种。此外水蛭还含有磷脂、次黄嘌呤及机体必需常量元素（钠、钾、钙、镁等）及微量元素（铁、锰、锌、铝、硅等）。新鲜水蛭唾液中含有水蛭素。

水蛭味咸、苦，性平，有小毒，归肝经。功能破血通经，逐瘀消癥。临床用治血瘀经闭，癥瘕痞块，中风偏瘫，跌打损伤等。其散瘀活血之力尤强而又不伤气分。《神农本草经》说："主逐恶血、瘀血、月闭，破血瘕积聚，无子，利水道。"临床常与虻虫、桃仁合用，治疗月经不利、闭经产后腹痛等；与三棱、莪术、桃仁配伍治疗癥瘕积聚久治不效者；与芒硝伍用治疗疮痈肿痛者。上述功效的发挥，与水蛭抗血栓、抗凝、改善微循环、调血脂、抗肿瘤和终止妊娠等药理作用有关。

【药理作用】

与功效相关的主要药理作用

（1）抗凝血、抗血栓　水蛭提取物可明显延长小鼠出血、凝血时间及家兔离体血浆复钙时间，提示水蛭提取物能抑制内源性凝血系统，具有抗凝血作用。水蛭免加热提取物对高凝模型动物具有抗凝血、抗血小板聚集作用，能延长高凝模型小鼠的出血时间、凝血时间和高凝模型大鼠的 PT、活化部分凝血活酶时间，抑制凝血因子 Ⅱ 的活性，降低血小板聚集率。水蛭胃蛋白酶酶解物可明显延长大鼠活化部分凝血活酶时间，并具有较强的纤溶作用。水蛭超细微粉抗凝血、抗血栓作用强于传统水煎液。水蛭抗凝活性成分是水蛭素，它与凝血酶结合成一种非共价复合物，使凝血酶的活性丧失，从而抑制凝血过程及凝血酶诱导的血小板聚集，达到抗凝血及抗血栓形成的目的。水蛭素是迄今为止世界上发现的活性最强的天然凝血酶抑制剂。

（2）抗肿瘤　水蛭可通过诱导肿瘤细胞凋亡，提高荷瘤小鼠的细胞免疫功能，抑制荷瘤小鼠肿瘤的生长，并能显著延长荷瘤小鼠的存活时间。水蛭液氮快速冻融法提取物可体外抑制 HepG2 细胞的增殖并诱导凋亡，作用明显优于水蛭水提醇沉法提取物，其作用机制可能与抑制肝癌 HepG2 细胞 DNA 甲基转移酶（DNA methyltransferases，DNTMs）表达、参与 DNA 去甲基化作用有关。水蛭提取物通过减少凝血酶诱导的 RF-6A 细胞（恒河猴视网膜脉络膜血管内皮细胞）跨膜受体血管内皮细胞生长因子受体 2（vascular endothelial growth factor receptor 2，VEGFR2）的表达，进而抑制新生血管形成，推测其对 VEGF 受体介导的跨膜信号传导途径的作用可能是通过竞争性地抑制 VEGF 与其受体的结合来实现的。水蛭抗肿瘤机制可能是：①诱导肿瘤细胞凋亡；②抑制肿瘤血管生成；③提高机体免疫力；④抗肿瘤多药耐药。

（3）保护视网膜　水蛭能够改善早期糖尿病视网膜病变的特征，如高凝、高黏、微血管瘤、无细胞毛细血管及影周细胞等，该作用可能与其减轻 OFR 损伤、提高抗脂质过氧化作用、增强纤溶活性及改善血液流变学有关。水蛭提取液具有抑制视网膜色素上皮细胞（retinal pigment epithelium，RPE）增殖、防止增生性玻璃体视网膜病变的作用，该作用可能与其降低 RPE 内游离 Ca^{2+} 浓度及竞争性抑制凝血酶对 PAR-1 的活化作用、阻断 PAR-1 介导的细胞信号传导有关。

（4）抗心脑缺血　水蛭提取液对大鼠脑出血后脑内血肿的吸收有促进作用，能加快脑出血后的病理组织修复，促进病灶周围血管内皮细胞、毛细血管和胶质细胞增生，且不引起出血并发症。水蛭可降低冠脉支架术后患者主要不良心血管事件，其机制可能与改善血管内皮功能相关。水蛭微粉、水蛭多肽对大鼠脑缺血 – 再灌注损伤具有明显的保护作用，其保护机制与其对血 – 脑屏障损伤的改善有关。

（5）兴奋子宫　水蛭对离体家兔子宫有很强的兴奋作用，显著提高子宫张力，增加收缩频率，但不影响收缩幅度。

【体内过程】

水蛭素口服不易吸收，皮下注射吸收良好，生物利用度高，注射后 1～2 小时血药浓度达到高峰。水蛭素主要分布在细胞外液，不易透过血脑屏障，但可少量透过胎盘。水蛭素绝大部分以原形经肾小球滤过。静脉给药的 $t_{1/2\alpha}$ 为 10～15 分钟，$t_{1/2\beta}$ 为 1.7 小时。

【安全性评价】

水蛭煎液小鼠皮下注射的 LD_{50} 为（15.24±2.04）g/kg。

水蛭煎液对妊娠第 7～11 日小鼠每日灌服 500mg/kg，可使胎鼠体重下降，有明显致畸作用，死胎和吸收胎比例升高。

【临床应用】

1. 以水蛭为主的复方制剂（如水蛭灵仙汤）及以水蛭活性成分水蛭素为主的复方制剂（如疏血通注射剂）常用于瘀血内阻经络所致的中风恢复期及后遗症期，相当于西医学的血栓栓塞性疾病后期。

2. 以水蛭为主的复方制剂（如大黄䗪虫丸）常用于因瘀血内停，冲任受阻，血海空虚所致闭经；也用于瘀血不行，积结日久所致癥瘕，相当于西医学的子宫肌瘤。

【临床不良反应】

少数患者服用水蛭后出现口干、便秘、气短和乏力等症状。可见轻度凝血障碍。由于水蛭有终止妊娠作用，故对于孕妇有导致流产可能。水蛭的主要成分为动物蛋白，因此水蛭在临床应用中常引起过敏反应，严重者甚至会出现呼吸困难。

银杏叶

本品为银杏科植物银杏 *Ginkgo biloba* L. 的干燥叶。银杏又名白果树、公孙树、鸭掌树等。主产于江苏、浙江、山东、湖北。内服煎汤，外用煎水洗或捣敷。银杏叶含有 20 多种黄酮类化合物，其含量在总提取物中大于 24%，主要有银杏双黄酮、异银杏双黄酮、7- 去甲基银杏双黄酮（白果黄素）。银杏叶中还含有萜内酯类化合物，二萜内酯主要有倍半萜内酯即白果内酯及银杏内酯 A、B、C、M、J 等。此外，还含有酚类、25 种有益元素、17 种氨基酸、生物碱等。

银杏叶味甘、苦、涩，性平，归心、肺经。具有活血化瘀、通络止痛、敛肺平喘、化浊降脂的功效。主治瘀血阻络，胸痹心痛，中风偏瘫，肺虚咳喘，高脂血症。《食疗本草》记载，银杏叶可用于心悸怔忡、肺虚咳喘等。临床常与川芎、红花配伍，增强其活血化瘀之功，治疗胸痹心痛者。上述功效的发挥，与银杏叶扩张血管、抗心脑血管缺血再灌注损伤、抗血小板聚集、抗血栓、降血脂、抗动脉粥样硬化、平喘等作用有关。

【药理作用】

1. 与功效相关的主要药理作用

（1）扩张血管　银杏叶提取物扩张血管，降低外周阻力，增加血流量，防止缺血缺氧及脑水肿，促进脑细胞功能恢复。能减少血栓性脑缺血面积，改善梗死和血栓性脑缺血所致行为障碍。银杏叶中的黄酮类可增加大鼠、豚鼠、兔下肢血液灌流量。银杏叶水提物、醇提物和单黄酮山奈酚、槲皮素及银杏叶内酯 B 通过抑制血管紧张素转换酶活性，减少 Ang Ⅱ 的生成，使血管张力下降。银杏叶提取物拮抗超氧阴离子的作用，使内皮源性舒张因子（endothelium-derived relaxing factor，EDRF）发挥扩张血管作用，且还可以通过增加 cGMP 的合成来扩张血管。

（2）抗心脑血管缺血

①抗脑血管缺血再灌注损伤：银杏叶提取物可明显改善局灶性脑缺血和缺血再灌注大鼠的脑代谢，维持脑缺血状态下神经细胞的正常形态和功能，延缓、减轻脑水肿的程度，并能延长小鼠缺血缺氧存活时间，具有明显的脑缺血保护作用。银杏叶提取物对脑缺血再灌注损伤的保护作用可能与其下列作用有关：a. 抗氧化：银杏叶提取物可使大鼠脑缺血再灌注模型脑组织中 SOD 活性升高，MDA 含量降低。b. 降低 MMP-9 的表达：银杏叶提取物能明显减少 MMP-9 的合成，保护 ECM 和基底膜，降低血管通透性，减轻血管源性脑水肿。c. 抑制细胞凋亡：银杏叶通过调控缺血脑损伤后海马组织 Bcl-2 和 Bax 的基因表达水平和抑制 Caspase-3 凋亡基因的表达，抑制细胞凋亡。d. 银杏叶提取物和银杏内酯 B 能阻止谷氨酸诱发的 Ca^{2+} 升高，对抗谷氨酸神经毒性，保护神经元免受其损伤；银杏叶提取物还能逆转谷氨酸诱发的下丘脑弓状核神经元核面积的减少，该作用可能与其阻滞谷氨酸受体有关。

②抗心肌缺血再灌注损伤：银杏叶提取物能增加结扎家兔冠状动脉左室支所造成缺血再灌注损伤模型的微动脉数、微静脉口径、微静脉流量、流量毛细血管密度，缩小交换距离，对心肌缺血再灌注微循环改变有显著的保护作用，并可显著减弱大鼠、豚鼠再灌注期心室纤颤强度，减少心律失常的发生。银杏叶水提取物可降低麻醉猫的心肌耗氧量。

（3）抗血小板聚集、抗血栓　银杏内酯可抑制血小板聚集，降低血黏度，减少血栓形成。银杏内酯是 PAF 受体拮抗剂，在银杏内酯 A、B、C、M、J 中，银杏内酯 B 的抗 PAF 选择性和活性最强。银杏黄酮类化合物可以不同程度地抑制 ADP 诱导的大鼠血小板凝集，对 5- 羟色胺和 ADP 联合诱导的家兔和绵羊血小板凝集也有同样的抑制作用。银杏叶中黄酮类化合物还可降低血管内皮细胞 Hyp 代谢，使内壁的胶原或胶原纤维含量相对减少，有利于防止血小板黏附聚集和血栓形成。此外，银杏叶黄酮类化合物对凝血因子具有较强的抑制作用，故表现出较好的抗凝血作用。

（4）调血脂、抗动脉粥样硬化　银杏叶水提物和乙醇萃取物可明显降低大鼠血清胆固醇含量，升高血清磷脂水平，改善血清胆固醇及磷脂比例。银杏叶总黄酮腹腔注射 40 天后大鼠血清 TG 含量明显降低。在高同型半胱氨酸诱导的大鼠动脉粥样硬化模型中，银杏叶提取物可使血浆中 6 酮前列腺素 $F_{1\alpha}$（6 ketone prostaglandin $F_{1\alpha}$，6-keto-$PGF_{1\alpha}$）、SOD 含量升高，TXB_2、MDA 含量下降，对动脉粥样硬化有一定的防护作用。银杏叶提取物可能通过抑制血管内皮细胞低密度脂蛋白受体（loctin like oxidized lowdensity lipoprotein receptor-1，LOX-1）表达防治 AS。银杏叶提取物能显著降低缺氧细胞早期、晚期凋亡率及 ET-1mRNA 水平，部分降低因缺氧导致的细胞 ROS 水平及 eNOS 蛋白表达的增高，对缺氧所致的内皮功能障碍有一定的对抗作用。银杏叶提取物能降低炎症因子水平，减轻动脉硬化炎症反应，进一步抑制动脉粥样硬化进展，延缓急性冠脉综合征演变。

（5）平喘　银杏叶提取物能对抗磷酸组胺、Ach 引起的大鼠支气管痉挛，防止哮喘的发作。银杏内酯对气道的嗜酸性粒细胞，炎性细胞浸润，气道上皮细胞损伤、脱落，黏液分泌均有明显减轻作用；可明显抑制低氧所致的肺动脉高压、右心室肥厚和肺血管重建。

2. 其他药理作用

改善学习记忆功能　银杏叶提取物能对抗东莨菪碱引起的记忆损害，对正常小鼠也有促进记忆巩固的作用。作用机制可能是：①增加中枢，尤其是海马部位 M 胆碱受体的表达；②加速神经冲动的传导，易化突触传递，从而有利于信息获得、记忆、巩固和再现；③拮抗引起神经元坏死的淀粉样 β 蛋白，抑制脑神经细胞凋亡；④诱导神经干细胞增殖：银杏叶提取物可提高新生大鼠缺氧缺血性脑损伤后巢蛋白（Nestin）的表达，能够诱导神经干细胞增殖，从而起到神经保护作用。

【体内过程】

家兔分别灌胃银杏叶滴丸及片剂后，银杏内酯 A、银杏内酯 B、银杏内酯 C 及白果内酯的药动学均符合一室模型，两种制剂的药动学参数无显著差异。静脉注射银杏内酯 A 和银杏内酯 B 后的代谢均符合二室模型，$t_{1/2\alpha}$ 和 $t_{1/2\beta}$ 分别为 3.73 小时和 4.25 小时。大鼠灌胃银杏叶提取物 10mg/kg 后，酶水解血浆中槲皮素、异鼠李素和山柰酚的 $t_{1/2}$ 分别为 3.53 小时、6.94 小时、3.97 小时；3 个黄酮类成分在大鼠血浆中都显示明显的二次达峰现象。银杏叶提取物中槲皮素药动学符合二室模型，山柰素和异鼠李素的药动学符合非房室模型。银杏水解物中槲皮素的 $t_{1/2}$ 比银杏叶提取物中槲皮素的 $t_{1/2}$ 短，与水解物相比提取物的相对生物利用度低，水解物中异鼠李素的相对生物利用度高。

【安全性评价】

小鼠灌胃银杏叶的 LD_{50} 大于 21.5g/kg。小鼠静脉注射银杏内酯 B 的 LD_{50} 为 0.42g/kg，95% 的可信限为 0.37～0.55g/kg。

【临床应用】

1. 以银杏叶为主的复方制剂（如银杏叶口服液）常用于瘀血闭阻心脉所致胸痹，相当于西医学的冠心病、心绞痛。

2. 以银杏叶为主的复方制剂常用于瘀血闭阻脑脉所致中风，相当于西医学的中风恢复期。

【临床不良反应】

一般不良反应较少。少数患者可引起食欲减退、恶心腹胀、便秘、鼻塞、头晕头痛、耳鸣、乏力、口干、胸闷等症状，个别患者出现过敏性皮疹。长期大剂量应用本品可引起眼前房、视网膜和脑出血。

第二节　常用配伍

丹参　三七

丹参和三七是常用的相使配伍药对之一。丹参功效活血祛瘀，通经止痛，清心除烦，凉血消痈，具有化瘀而不伤气血之特点；三七功效散瘀止血，消肿定痛，具有"止血而不留瘀"之特点。二药合用，相辅相成，使活血祛瘀，通络止痛之力倍增。常用于冠心病、心绞痛，有良好的化瘀止痛作用。

【配伍研究】

1. 与功效相关的主要药理作用

（1）抗心肌缺血　由丹参和三七组成的丹七胶囊可明显改善 ISO 引起的大鼠心肌缺血所致心电图变化。丹参和三七药对以不同比例配伍，即 10∶6、10∶3、10∶1、10∶0，有明显改善犬心肌缺血的作用，减轻心肌缺血程度，减少缺血区面积，其中尤以 10∶6、10∶3 组的作用突出，对病变的改善程度与消心痛相似，在主效应范围内，丹参、三七配伍后药效作用要强于单味药物，且配伍存在最佳配比范围。丹参先于三七在体内发挥效应。丹参的作用靶点在血管，扩张冠脉的效应强于三七；三七的作用靶点在心肌，对心肌的保护作用强于丹参。丹参－三七药对缺氧复氧损伤心肌细胞起保护作用的有效成分可能是丹参总酚酸和 PNS 的配伍。

（2）抗血小板聚集　丹参、三七（10∶0、10∶1、10∶3、10∶6、0∶10）5 种比例配伍，对正常家兔血浆血小板聚集性均有明显的抑制作用，其中以 10∶3 为最佳，而 0∶10 即单用三七则无明显影响；丹参、三七（10∶3、10∶6 及 0∶10）3 种比例配伍，对正常家兔血小板黏附性均有明显的抑制作用，其中以 0∶10 为最佳。

（3）保护血管内皮细胞　丹参、三七配伍明显减少缺氧复氧 HUVEC 中 LDH 漏出率，对抗缺氧复氧诱导血管内皮损伤。丹参和三七在抗氧化方面有互补作用，两药配伍时清除超氧阴离子的能力比单味药都要强。三七提取物对超氧阴离子清除作用很弱，丹参提取物和两药配伍的复方丹参对超氧阴离子具有较强的清除作用，且二者存在显著性差异。丹七胶囊能提高血中 NO 含量，降低血浆 ET-1 的含量，改善两者之间的相对平衡。丹参总酚酸、PNS 及其配伍能够显著保护缺氧损伤的内皮细胞，提高内皮细胞存活率和 NO 分泌量，增加缺氧诱导因子 -1α（hypoxia inducible factor 1α，HIF-1α）蛋白表达，以及降低 p38MAPK 磷酸化水平，提示丹参总酚酸和 PNS 配伍可能通过 HIF-1α 和 p38MAPK 相关信号通路保护内皮细胞，从而减轻缺血性心肌损伤。

（4）调血脂　丹参、三七配伍能调节动脉粥样硬化家兔血脂，降低血清 TC、TG、LDL-C、Apo B 水平，升高 HDL-C、Apo A1 含量，能调节 HDL-C/LDL-C、Apo A1/Apo B 的比值，具有明显的剂量相关性。

2. 其他药理作用

保肝　丹参与三七配伍可以减轻肝细胞损害、肝脏脂肪变性、炎细胞浸润的程度，成纤维细胞和胶原纤维增生亦减少，血清 ALT、山梨醇脱氢酶活性及肝脏系数降低，肝糖原合成增加，对损伤肝脏组织的修复，肝细胞再生显示良好的作用。

【体内过程】

Beagle 犬灌胃丹参、三七配伍的混悬液，丹参素、三七皂苷 R_1、人参皂苷 Rg_1 和 Rb_1 的 C_{max} 均减少且 AUC 明显降低，而丹参酮 II_A、隐丹参酮的药代动力学未见明显变化。静注和口服丹七制剂中的丹参素钠在 Beagle 犬体内呈快吸收、慢消除动力学特征，均符合二室模型，$t_{1/2\alpha}$ 为 0.57 小时、$t_{1/2\beta}$ 为 2.26 小时，口服生物利用度为 63.8%。

【临床应用】

1. 丹参、三七配伍主要增强活血化瘀、通经活络的作用，常用于瘀血闭阻所致胸痹，相当于西医学的冠心病、心绞痛、高脂血症、原发性高血压、缺血性中风等疾病。

2. 丹参、三七等组成复方丹参滴丸，在我国已广泛用于临床治疗血管疾病，诸如冠心病、心绞痛、闭合性脉管炎、动脉粥样硬化和高血压等。

3. 丹参、三七组成的丹七片及丹七胶囊，常用于血瘀气滞，心胸痹痛，症见胸部刺痛，固定不移，夜间尤甚，痛引肩背，舌质紫暗，脉沉弦而涩，相当于西医学的冠心病、心绞痛。

第三节　常用方

血府逐瘀汤

血府逐瘀汤来源于清代名医王清任的《医林改错》，组成为当归、生地黄、桃仁、红花、枳壳、赤芍、柴胡、甘草、桔梗、牛膝。具有活血祛瘀，行气止痛之功效。主治胸中血瘀证，症见胸痛，头痛；血瘀经闭不行，症见痛经等。本方以桃仁、红花为君，破血行瘀，通经止痛。川芎、赤芍，行气活血，化瘀止痛；牛膝通利血脉，引瘀血下行，共为臣药。柴胡疏肝解郁，畅顺气血；枳壳破气消积；桔梗开宣肺气，且可载药上行，直达"血府"以逐瘀；当归养血和血；生地黄滋阴，用以顾护正气，共为佐药。甘草调和诸药，为使药。临床广泛用于冠心病、心绞痛、心肌梗死等疾病的防治，效果较佳。

【组方研究】

1. 与功效相关的主要药理作用

（1）改善血液流变性　血府逐瘀汤总方组、活血组和调气组均显著增强红细胞变形能力和降低全血黏度，总方组作用最强，调气组和活血组间无显著差异，说明组成总方后调气药与活血药有明显的协同作用。

（2）抗凝血、促纤溶　血府逐瘀汤明显延长出凝血时间，对胶原引起的血小板聚集有明显抑制作用。将该方与兔红细胞和血小板共同保温能显著增加红细胞和血小板膜区流动性，抑制实验性血栓形成。该方对减轻血栓长度有较好作用，还可降低 TXB_2 含量和升高 6-keto-$PGF_1\alpha$ 含量，使 TXA_2/PGI_2 比值显著降低。血府逐瘀汤对实验性家兔心肌缺血所致的抗凝血功能和纤溶功能低下具有明显的改善作用，能提高正常家兔血浆 AT-Ⅲ 和 t-PA 活性，且能使该物质在心肌缺血 3 小时过程中始终保持较高活性。提示该方对家兔急性心肌缺血所致的抗凝血功能和纤溶功能低下具有明显的改善作用。

（3）抗动脉粥样硬化　血府逐瘀汤可使实验性 AS 家兔主动脉内膜斑块面积与中膜面积比值及冠状动脉病变发生率明显降低。血府逐瘀汤可能通过降低血清血脂水平，影响 AS 形成相关基因，如血小板衍生生长因子（platelet derived growth factor，PDGF）、癌基因 c、ET 及 NOS mRNA 的表达，活化 ERK 信号通路，抑制血管平滑肌细胞 VSMC 的增殖，进而阻止 AS 形成。血府逐瘀汤含药血清可抑制 Toll 样受体 4（toll-rike receptor 4，TLR4）/NF-κB 信号转导通路及下游 LOX-1、TNF-α、VCAM-1 及 ICAM-1 等炎症因子的表达，这也可能是其防治 AS 作用的机制之一。血府逐瘀汤及其活血拆方桃红四物方和行气拆方四逆方均具有降低高脂喂饲兔血液黏度和 HCT 的作用，但桃红组和四逆组降低 HCT、全血黏度（高、中、低切）的作用不及血府组。血府组、桃红组、四逆组对 SMC 的原癌基因 C-fos、C-jun 均有降低作用，说明在抗 AS 作用中，血府逐瘀汤及其桃红、四逆拆方有一致性的作用靶点，活血、行气药物的配伍可能对血府逐瘀汤降低 SMC 的 c-Fos、c-Jun 蛋白的功效都有一定的影响。活血、行气药物的有机配伍可能会产生功效的交互或叠加，从而使全方功用齐备、主治确切、疗效显著。血府逐瘀汤拆方实验研究还发现，血府组、桃红组对 SMC 的 ERK 均有降低作用，说明在抗 AS 治疗过程中，两者具有共同的作用靶点，同时也可能存在共同的物质基础，但就作用强度而言，血府逐瘀汤全方强于桃红组。尽管行气的四逆组对 ERK 并未显现功效，但是当活血组与行气组配伍时，降低 ERK 的功效进一步增强。

（4）改善微循环　血府逐瘀汤总方组、活血组和行气组均能明显改善由高分子右旋糖酐造成的大鼠急性微循环障碍，扩张处于微循环障碍病理状况下的大鼠微血管，加快血流速度，使毛细血管开放数量增多。总方组作用强于活血组或行气组，提示活血药与行气药的配伍使得改善微循环的作用增强。

2. 其他药理作用

（1）增强免疫功能　该方能显著增强动物腹腔巨噬细胞的吞噬功能，提高网状内皮系统对染料的廓清速度，有促进非特异性免疫功能的作用。该方能拮抗氢化可的松对巨噬细胞的抑制作用，还能增加抗体生成细胞数量和分泌抗体水平及维持时间，也能活化 T 淋巴细胞、B 淋巴细胞功能，并参与免疫应答调节作用。

（2）抗炎　该方有显著的对抗慢性肉芽肿生成的作用，抑制肉芽组织增生过程中 DNA 的合成，从而抑制成纤维细胞的增生；该方在使胸腺萎缩的同时使肾上腺增大，推测其抑制肉芽肿形成机理可能与增强肾上腺皮质功能有关。

【体内过程】

血府逐瘀汤中芍药苷在大鼠体内具有吸收速率快、分布容积大、生物 $t_{1/2}$ 短的药代动力学特性。血府逐瘀汤大鼠灌胃后芍药苷的药峰浓度 C_{max} 为（0.36±0.08）mg/L，T_{max} 为（0.28±0.08）小时，$t_{1/2}$ 为（0.50±0.04）小时。

【临床应用】

1. 血府逐瘀汤常用于胸中血瘀，血行不畅的胸痹，相当于西医学的冠心病、心绞痛等。
2. 血府逐瘀汤常用于气滞血瘀证的治疗，相当于西医学的月经过多、闭经、痛经、乳腺增生、精神失常等。

补阳还五汤

补阳还五汤源于清代名医王清任的《医林改错》，由黄芪、当归、赤芍、地龙、川芎、桃仁、红花组成。是以气虚血瘀立论专用于治疗半身不遂的名方。功用补气活血通络。主治中风，半身不遂，口眼㖞斜，语言謇涩，口角流涎，小便频数或遗尿不禁，舌暗淡，苔白，脉缓。本方所治素体气虚，不能行血，以致脉络瘀阻，筋脉肌肉失却濡养，故半身不遂，口眼㖞斜；气虚血滞，舌体失养，故语言謇涩，口角流涎；气虚失于固摄，则小便频数，遗尿失禁；苔白，脉缓亦为气虚佐症。综上诸症，皆由气虚血瘀所致，原书称为"因虚致瘀"，治当补气活血通络。方中重用生黄芪，大补脾胃之元气，令气旺血行，瘀去络通，为君药；当归尾长于活血，且有化瘀而不伤血之妙，是为臣药；川芎、赤芍、桃仁、红花助当归尾活血祛瘀，为佐药地龙通经活络，力专善走，并引诸药之力直达络中，为佐使药。诸药合用，使气旺血行，瘀祛络通，诸证可愈。

【组方研究】

1. 与功效相关的主要药理作用

（1）抗血栓 选用光化学诱导大鼠血栓模型，观察补阳还五汤全方、补气组及活血组对该模型的影响。结果表明，补阳还五汤全方对血管损伤半暗带面积及程度、t-PA、组织型 PAI 活性及 ET 含量有显著影响，补气组（黄芪）及活血组（当归尾、赤芍、川芎、桃仁、红花、地龙）可减轻血管损伤程度，抑制血浆 PAI 活性；活血组可显著降低血浆 ET 含量；补气组可显著提高血浆 t-PA 活性，缩小血管损伤半暗区的范围，方中补气组与活血组具有协同作用。

（2）抗心肌缺血 补阳还五汤及拆方可改善心功能，减轻心肌缺血再灌注损伤，补阳还五汤组的疗效明显优于其拆方组。补阳还五汤及拆方通过清除 OFR，达到抗心肌缺血再灌注损伤的作用，总方组的疗效明显优于拆方组。补阳还五汤通过抑制主动脉 Rho 激酶通路产生抗动脉粥样硬化作用，有助于改善心肌供血。

（3）抗脑缺血 补阳还五汤及拆方活血组和补气组均具抗脑缺血再灌注损伤的作用，总方组的疗效明显优于拆方组，其抗脑缺血再灌注损伤的作用机制可能是：①影响花生四烯酸的代谢产物 TXB_2、6-keto-$PGF_1\alpha$ 含量；②降低脑组织过氧化物酶活性及增加抗炎症细胞因子 IL-6 的含量，减轻脑缺血后的炎症反应；③抑制神经细胞凋亡：补阳还五汤可能通过抑制细胞分裂蛋白激酶 4（cell divison protein kinase 4，CDK4）/细胞周期蛋白 D_1（CyclinD$_1$）的表达调控细胞周期，对神经细胞发挥保护作用；④抑制钙超载：补阳还五汤通过抑制钙超载对抗脑缺血再灌注引起的脑水肿，减轻对脑组织的损伤；⑤抗氧化；⑥提高 NOS 活性，促进 NO 合成。补阳还五汤总方组及活血组能显著减小脑缺血大鼠皮层梗死面积并能显著降低血浆 ET-1 浓度；而补气组作用不明显。

（4）调血脂 补阳还五汤中单味黄芪及活血通络药均能增加高脂血症模型大鼠的体重，降低 TC、TG 的含量，提高 HDL-C 的含量，但只有黄芪对血清及主动脉壁 TC 含量有降低作用，而补阳还五汤对血清、主动脉壁 TC 含量的降低作用都强于单味黄芪，提示补阳还五汤的复方效应在高脂动物模型的降脂作用方面，不是君药与臣药效应的简单相加，也并非主要表现君药黄芪的多种药理效应，而是其组成药物各自活性发生协同作用的综合效果。

（5）抗血小板活化 补阳还五汤中各单味药对家兔 PAF 受体拮抗程度依次为红花 > 黄芪 > 桃仁 > 地龙 > 当归尾，川芎、赤芍作用不明显。

【体内过程】

补阳还五汤中芍药苷和黄芪甲苷在大鼠体内药动学为二室模型，其药代动力学参数 $t_{1/2\alpha}$ 分别为 2.57 分钟和 1.39 小时，$t_{1/2\beta}$ 分别为 64.53 分钟和 14.24 小时；补阳还五汤中川芎嗪在家兔体内的药代动力学则为单室模型。

【临床应用】

1. 补阳还五汤能补能通，补而不滞塞，通而不伤正，常用于气虚日久，气病及血，因虚致瘀，造成瘀血阻塞脉络所致的中风、胸痹、心悸等，相当于西医学的冠心病、心肌梗死、脑梗死等疾病。

2. 补阳还五汤加减常用于治疗内伤诸疾导致气血失调、瘀阻经络，脑失所养所致的头痛，相当于西医学的偏头痛。

3. 补阳还五汤具有补气活血通络之功，常用于治疗气血不足为本，瘀血阻络为标的本虚标实之证，相当于西医学的糖尿病、糖尿病并发症及腰椎间盘突出症。

第四节　常用成药

复方丹参片（颗粒、滴丸）

复方丹参片由丹参、三七和冰片组成。本品为薄膜衣片，除去包衣后显棕色或棕褐色；气芳香，味微苦，具有活血化瘀，理气止痛之功。主治气滞血瘀所致的胸痹之证，症见胸闷、心前区刺痛、冠心病心绞痛。方中丹参祛瘀止痛，活血养血，清心除烦为主药；辅以三七活血通脉，化瘀止痛；佐以冰片芳香开窍，行气止痛。诸药相配，共奏活血化瘀、芳香开窍、理气止痛之功。

【药理作用】

1. 抗心脑缺血　复方丹参片可使结扎冠脉造成急性心肌梗死模型大鼠的心电图 ST 段明显降低，减少梗死面积及心肌 LDH、CK 的释放，增加 SOD 活力，对在体大鼠心肌缺血再灌注损伤具有明显的保护作用。复方丹参片对毛细血管通透性增加和脑指数升高等实验性大鼠脑缺血有保护作用。

2. 抗糖尿病　复方丹参滴丸可通过抑制胰岛氧化应激，减轻胰岛纤维化，改善胰岛微循环，减少 β 细胞凋亡，从而改善 2 型糖尿病模型大鼠的胰岛功能。复方丹参滴丸可减少尿白蛋白排泄率，减轻肾脏的病理变化，降低肾组织 VEGF、结缔组织生长因子（connective tissue growth factor，CTGF）、巨噬细胞 MCP-1 表达水平，提示复方丹参滴丸能有效改善链脲佐菌素所致高血糖模型大鼠的肾脏损害，其保护作用可能与降低生长因子和炎症因子有关。

3. 改善血液流变学及抗血栓　复方丹参片能使急性"血瘀"大鼠全血黏度、血浆黏度、HCT 有明显的降低，延长大鼠血栓形成时间，有防止血栓形成作用。

4. 对细胞色素 P_{450} 酶系的影响　复方丹参滴丸对细胞色素（cytochrome，CYP）1A2、CYP2B6、CYP2C19、CYP3A4 酶活性有显著抑制作用，但对 CYP1A2、CYP2B6 mRNA 水平无明显影响；对 CYP2E1 有较弱的诱导作用。

【临床应用】

常用于冠心病、心绞痛等属于瘀血阻滞者。脾胃虚寒或属寒凝血瘀者慎用。

【用法用量】

1. 滴丸　口服或舌下含服。一次 10 丸，一日 3 次。28 天为一疗程。

2. 片剂　口服。一次 3 片，一日 3 次。

3. 颗粒　口服。一次 1g，一日 3 次。

血塞通片（颗粒、注射液）

血塞通片是由三七总皂苷经现代制剂工艺制成的中成药。本品为薄膜衣片，除去薄膜衣后显白色或微黄色；味苦、微甘，具活血祛瘀，通脉活络的功效。主治脑络瘀阻，中风偏瘫，脉络瘀阻，胸痹心痛之证。

【药理作用】

1. 抗血栓　血塞通片可以显著抑制 PLT 聚集，改善血液流变学，抗凝血酶。血塞通注射液对急性脑梗死患者血浆 PT、APTT 和 TT 值无明显影响，但能明显降低患者血浆 FIB、D- 二聚体的浓度，提示血塞通注射液可能通过激活纤溶系统，增加血浆纤维蛋白溶解，使高凝低纤溶的状态得以改善，从而抑制血栓生成。

2. 抗心脑缺血　血塞通片能扩张冠脉和外周血管，降低外周阻力，减慢 HR，降低心肌耗氧量，增加心肌灌注量，增加脑血流量，对心肌缺血和脑缺血有一定改善作用。大鼠全脑缺血 / 再灌注损伤后，血塞通通过上调 Bcl-2 蛋白和下调 Bax 蛋白的表达抑制细胞凋亡，发挥神经保护作用。

此外，血塞通片可调血脂，抗疲劳，耐缺氧，提高和增强巨噬细胞功能。

【临床应用】

常用于冠心病、心绞痛、脑血管病后遗症、视网膜静脉血栓等属于脉络瘀阻者。

【用法用量】

1. 片剂　口服。一次 50～100mg，一日 3 次。

2. 颗粒　开水冲服。一次 1～2 袋，一日 3 次。

3. 肌内注射　一次 100mg，一日 1～2 次。

4. 静脉滴注　一次 200～400mg，以 5%～10% 葡萄糖注射液 250～500mL 稀释后缓缓滴注，一日 1 次。

扫一扫，查阅本章数字资源，含PPT、音视频、图片等

凡以祛痰或消痰，缓解或制止咳嗽和喘息为主要功效的方药称化痰止咳平喘方药。可分为化痰药和止咳平喘药。温化寒痰药大多辛温而燥，有燥湿化痰、温肺祛饮功效，主治寒痰犯肺所致的喘咳痰多、色白、质稀及口鼻气冷，或痰湿犯肺所致咳嗽痰多、色白成块、舌苔白腻，以及痰湿阻络引起的关节酸痛、痰核流注、瘰疬，或痰浊上壅、蒙蔽清窍所致中风、癫痫惊狂等证，常用药有半夏、天南星、白附子、白芥子、皂荚、白前、桔梗、旋覆花等，常用方有二陈汤、温胆汤、茯苓丸、三子养亲汤、苓甘五味姜辛汤、半夏白术天麻汤等；清化热痰药大多甘苦而微寒，有清化热痰、润燥化痰功效，主治痰热壅肺所致的痰多咳喘、痰稠色黄，或燥痰犯肺、干咳少痰、咳痰不爽，以及痰火上扰的心烦不安、痰迷心窍的中风、癫狂，或痰火凝结、瘿瘤瘰疬痰核等，常用药有前胡、瓜蒌、浙贝母、川贝母、天竺黄、竹茹、竹沥、海浮石、海蛤壳、瓦楞子、海藻、昆布等，常用方有清气化痰丸、小陷胸汤、滚痰丸、贝母瓜蒌散、定痫丸和川贝枇杷糖浆等。止咳平喘药其味或辛或苦或甘，其性或温或寒，故其止咳平喘之理有宣肺、降肺、清肺、润肺和敛肺之别，主治各种原因引起的肺失宣降、痰壅气逆之咳喘证，常用药有苦杏仁、苏子、马兜铃、枇杷叶、桑白皮、葶苈子、矮地茶、百部、紫菀、款冬花、白果等，常用方有苏子降气汤、止嗽散、定喘汤、华盖散和麻黄汤等。

中医学对"痰"的认识有狭义和广义之分。狭义的"痰"专指呼吸道咳出的痰，多见于上呼吸道感染、急慢性支气管炎、肺气肿、支气管扩张等肺部疾患。广义的"痰"则泛指停积于脏腑经络之间各种各样的病理产物，如痰浊滞于皮肤经络可生瘰疬瘿瘤，常见于皮下肿块、慢性淋巴结炎、单纯性甲状腺肿等疾病；痰阻胸痹，则胸痛、胸闷、心悸，见于冠心病、心绞痛、高血压、心力衰竭等；若痰迷心窍，则心神不宁、昏迷、谵妄、精神障碍，见于脑血管意外、癫痫、精神分裂症等。此外，如子宫肌瘤、前列腺增生、乳腺增生等，中医亦多辨证为痰证。

一般而言，咳嗽有痰者为多，痰多又易引起咳喘，因此，痰、咳、喘三者关系密切，互为因果。多数祛痰药有止咳功效，而多数止咳药和平喘药也有化痰功效。因此，化痰药和止咳平喘药的功效与相应的选择性药理作用难以截然分割开。现代药理研究表明，化痰止咳平喘方药主要涉及以下药理作用。

1. 祛痰 桔梗、川贝母、前胡、紫菀、皂荚、天南星、款冬花、薄菜、满山红等的煎剂或流浸膏均有祛痰作用，能促进呼吸道的分泌功能，一般在给药后1小时作用达到高峰，其中以桔梗、前胡、皂荚的作用最强，款冬花的作用较弱。除薄菜含薄菜素，满山红含杜鹃素外药物的祛痰作用多与所含的皂苷类成分有关。皂苷能刺激胃黏膜或咽喉黏膜，反射性地引起轻度恶心，增加支气管腺体的分泌，稀释痰液而使痰液易于咳出。与皂苷不同，杜鹃素一方面可直接作用于呼吸道黏膜，促进气管黏液－纤毛运动，增强呼吸道清除异物的功能；另一方面可溶解黏痰，使呼

吸道分泌物中酸性黏多糖纤维断裂，同时降低唾液酸的含量，使痰液黏稠度下降而易于咳出。

2. 镇咳　半夏、苦杏仁、桔梗、款冬花、川贝母、百部、满山红、紫菀等均有程度不等的镇咳作用。其中，半夏、苦杏仁、百部等的镇咳作用部位可能在中枢神经系统。

3. 平喘　浙贝母、薤菜、苦杏仁、款冬花、枇杷叶、洋金花等可扩张支气管、改善通气功能而平喘。其平喘作用机制是多方面的，如浙贝碱能舒张家兔和猫的支气管平滑肌，直接抑制支气管痉挛而缓解哮喘症状；款冬花醚提物的平喘作用与兴奋神经节和抗过敏等有关；洋金花含莨菪类生物碱，平喘作用与阻断 M 受体有关。

4. 抗炎　半夏、天南星、桔梗、苦杏仁、枇杷叶、前胡等均具有不同程度的抗炎作用，半夏的抗炎作用与其糖皮质激素样作用有关；桔梗皂苷可抑制 NF-κB 活性，减少 iNOS 和 COX-2 表达，发挥抗炎作用；枇杷叶的三萜酸类则抑制炎症因子表达。

此外，部分化痰止咳平喘方药尚具有抗菌、抗病毒、调血脂、抗心律失常、镇吐、镇静、抗惊厥和抗肿瘤等作用。

综上所述，与化痰止咳平喘方药相关的药理作用为祛痰、镇咳、平喘作用。主要物质基础有皂苷类成分、挥发油和生物碱等。

常用化痰止咳平喘药的主要药理作用见表 19-1。

表 19-1　常用化痰止咳平喘药主要药理作用总括表

类别	药物	祛痰	镇咳	平喘	其他作用
温化寒痰药	半夏	+	+		镇吐、抗肿瘤、抗早孕、抗心律失常、抗溃疡、调血脂
清化热痰药	桔梗	+	+		抗炎、抗溃疡、解热、镇静、镇痛、降血糖、调血脂
	川贝母	+	+	+	抑菌、松弛胃肠平滑肌、抗溃疡、升高血糖、降压
	浙贝母	+	+	+	兴奋子宫、收缩肠肌、降低血压、镇静、镇痛
止咳平喘药	苦杏仁	+	+	+	抗炎、镇痛、抗肿瘤、抑制胃蛋白酶活性、增强免疫
	款冬花	+	+		升高血压、抗血小板聚集
	紫菀	+	+		抗菌、抗病毒、抗肿瘤
	前胡	+			抗炎、抗过敏、抗心律失常、扩张血管、抗血小板聚集
	薤菜	+		+	抗菌
	天南星	+			镇静、镇痛、抗惊厥、抗肿瘤

第一节　常用药

半　夏

本品为天南星科植物半夏 *Pinellia ternata*（Thunb.）Breit. 的干燥块茎。主产于四川、湖北、江苏、安徽等地。一般用姜汁、明矾制过入药，有姜半夏、法半夏和半夏曲等。半夏块茎含 β-谷甾醇、β-谷甾醇-β-D-葡萄糖苷、左旋麻黄碱、胆碱、胡芦巴碱、毒芹碱、3,4-二羟基苯甲醛及其葡萄糖苷、胡萝卜苷、鸟嘌呤核苷、葡萄糖醛酸苷、尿黑酸、甲硫氨酸、β-氨基丁酸、双（4-羟基苯基）醚、2-氯丙烯酸甲酯、3-甲基二十烷、原儿茶酸、半夏蛋白、多糖等。

半夏味辛，性温，有毒，归脾、胃、肺经。具有燥湿化痰、降逆止呕、消痞散结之功效。外用消肿止痛。主治痰湿证和寒痰证,见痰多咳喘、痰饮眩悸、风痰眩晕、痰厥头痛,胃气上逆呕吐反胃,心下痞,结胸,梅核气;生用外治瘿瘤痰核,痈疽肿毒及毒蛇咬伤等。《名医别录》云:"半夏,消心腹胸膈痰热满结,咳嗽上气,心下急痛,坚痞,时气呕逆,消痈肿,堕胎。"《医学启源》认为"治寒痰及形寒饮冷伤肺而咳"。半夏为燥湿化痰,温化寒痰之要药,尤善治脏腑之湿痰。治痰湿阻肺之咳嗽气逆,痰多质稠者,常配橘皮同用,如二陈汤;治湿痰眩晕,则配天麻、白术以化痰息风,如半夏白术天麻汤。半夏亦为止呕要药,各种原因呕吐皆可随证配伍用之,对痰饮或胃寒呕吐尤宜,常配生姜同,用如小半夏汤;其辛开散结、化痰消痞,配黄连,如半夏泻心汤。上述功效的发挥,与半夏之镇咳、镇吐、催吐、调节胃酸分泌和抗肿瘤等药理作用密切相关。

【药理作用】

1. 与功效相关的主要药理作用

(1)镇咳、祛痰 生半夏及其炮制品姜半夏、清半夏及法半夏可延长浓氨水致小鼠咳嗽潜伏期和咳嗽次数,增加小鼠气管酚红排泌量,具有镇咳、祛痰作用。对电刺激猫喉上神经所致咳嗽有镇咳作用,镇咳作用部位可能在咳嗽中枢。半夏中生物碱镇咳祛痰作用最强,其次为多糖,作用最弱的是有机酸类物质。

(2)镇吐、催吐 半夏加热或加明矾、姜汁炮制,对去水吗啡、洋地黄、硫酸铜引起的呕吐均有一定的镇吐作用。以上三种催吐剂的作用机制不同,而半夏都可显示镇吐作用,其镇吐作用机制包括中枢和外周作用。其镇吐成分为生物碱、甲硫氨酸、甘氨酸、葡萄糖醛酸或L-麻黄碱。生半夏有催吐作用,半夏粉在120℃焙2~3小时,即可除去催吐成分,而不影响其镇吐作用。说明半夏催吐和镇吐分别由不同成分所致。

(3)抗溃疡 半夏醇提物可对抗小鼠实验性胃溃疡。半夏能抑制胃液分泌,降低胃液酸度,降低游离酸和总酸含量并抑制胃蛋白酶活性,对急性胃黏膜损伤有保护作用,促进其恢复。姜矾半夏和姜煮半夏对大鼠胃液中PGE_2含量无明显影响,而生半夏则能显著减少胃液中PGE_2含量,对胃黏膜损伤较大。

(4)抗肿瘤 半夏蛋白、多糖、生物碱均有抗肿瘤作用。半夏总蛋白能够抑制卵巢癌细胞。半夏糖蛋白APPT可抑制肿瘤细胞DNA合成的起始时间,阻止肿瘤细胞的增殖,对载瘤小鼠肿瘤的生长也具有明显的抑制作用。半夏凝集素蛋白可抑制多种肿瘤细胞的增殖,引起细胞周期阻滞。半夏多糖具有较强的网状内皮系统激活活性,可增强网状内皮系统吞噬功能和分泌作用,抑制肿瘤的发生和增殖。半夏炮制品总生物碱对慢性髓系白血病细胞K562的生长有一定抑制作用。胡芦巴碱对小鼠肝癌也有抑制作用。

此外,半夏有一定的镇痛、镇静、抗炎、抗真菌等作用。

2. 其他药理作用

(1)抗生育和抗早孕 半夏蛋白,即半夏凝集素,是半夏抗早孕的活性成分,且呈现剂量依赖性。半夏蛋白无雌激素活性,不影响早孕小鼠子宫胞浆孕酮受体含量及亲和力,但能降低血浆孕酮水平,可通过影响卵巢黄体功能,导致蜕膜变性、胚胎失去蜕膜的支持,中止早孕,引起流产。将半夏蛋白直接注入兔子宫角或小鼠子宫腔内,能产生明显的抗胚泡着床和抗早孕作用,抗着床作用可能是半夏蛋白结合了母体和(或)仔胎细胞膜上的甘露聚糖结构,改变了细胞膜生物学行为。

(2)对实验性硅沉着病的影响 姜半夏制剂腹腔注射或肌内注射,可抑制大鼠实验性硅沉着病的发展，使肺干重和湿重降低，全肺胶原蛋白量减少，组织病理改变减轻。

（3）调血脂　半夏可以阻止或延缓食饵性高脂血症的形成，明显降低高脂血症 TC 和 LDL-C 水平。

【体内过程】

灌胃后，胡芦巴碱可被小肠直接吸收，给药后约 3 小时达最大吸收峰，属中速吸收的药物。胡芦巴碱从血浆迅速向组织转移，以原形从尿液排泄。$t_{1/2}$ 为 2.2 小时，V_d 为 0.64L/kg。给兔耳缘静脉注射，其药 - 时曲线符合二室模型。

【安全性评价】

生半夏对各种黏膜（嘴唇、口腔、声带、胃肠、眼等）有强烈的刺激性，引起刺痛、炎症、水肿、失音、呕吐、腹泻等刺激症状。生半夏引起中毒的靶器官主要是肝、肾和肠，但经炮制或加热（如水煎）毒性减弱。生半夏和制半夏均有致癌、致畸、致突变作用，以及生殖毒性。可提高孕小鼠骨髓和胎鼠肝细胞的微核率，并影响胚胎发育，导致孕鼠阴道出血、胚胎早期死亡数增加，胎儿体质量显著下降。

【临床应用】

1. 以半夏为主药的复方（如二陈汤、半夏白术天麻汤等）常用于治疗湿痰证与寒痰证，相当于西医学的梅尼埃病、血管神经性头痛、梅核气等。

2. 以半夏为主药的复方（如小半夏汤、黄连橘皮竹茹半夏汤、干姜人参半夏丸等）常用于治疗痰饮证与胃寒呕吐证，相当于西医学的呕吐、妊娠呕吐、消化道疾病等。

3. 以半夏为主药的复方（如半夏泻心汤、小陷胸汤、瓜蒌薤白半夏汤等）常用于治疗痰热结胸证，相当于西医学的冠心病、心律失常、病毒性心肌炎等。

4. 以半夏为主药的复方（如海藻玉壶汤、半夏散、玉粉丸等）常用于治疗痰湿凝结、瘿瘤瘰疬证，相当于西医学的恶性肿瘤、寻常疣及跖疣等。

【临床不良反应】

生半夏对口腔、咽喉和消化道黏膜有强烈刺激性，人误服后会发生肿胀、疼痛、失音、流涎、痉挛、呼吸困难，甚至窒息而死。

川贝母

本品为百合科植物川贝母 *Fritillaria cirrhosa* D.Don、暗紫贝母 *Fritillaria unibracteata* Hsiao et K.C.Hsia、甘肃贝母 *Fritillaria przewalskii* Maxim.、梭砂贝母 *Fritillaria delavayi* Franch.、太白贝母 *Fritillaria taipaiensis* P. Y. Li 或瓦布贝母 *Fritillaria unibracteata* Hsiao et K. C. Hsia var. *wabuensis*（S. Y. Tang et S. C. Yue）Z. D. Liu，S. Wang et S. C. Chen 的干燥鳞茎。按性状不同分别习称"松贝""青贝""炉贝"和"栽培品"。主产于四川、云南、甘肃等地。主含生物碱：川贝母含川贝母碱、青贝碱、西贝母碱、考瑟蔚胺碱、考瑟蔚灵碱、考瑟蔚宁碱、考瑟文宁碱、考辛碱、茄啶等；暗紫贝母含 β- 谷甾醇、松贝甲素、硬脂酸、蔗糖等；甘肃贝母含腺苷、川贝酮碱、梭砂贝母酮碱、西贝素、胸腺嘧啶核苷；梭砂贝母含西贝素、梭砂贝母碱、梭砂贝母酮碱、川贝酮碱、梭砂贝母芬酮碱等。另含皂苷类成分。

川贝母味苦、甘，性微寒，归肺、心经。具有清热化痰、润肺止咳、散结消肿之功效。主治虚劳咳嗽，肺热燥咳，瘰疬疮肿及乳痈，肺痈。《本草汇言》云："贝母，开郁、下气、化痰之药也。润肺消痰，止咳定喘，则虚劳火结之证，贝母专司首剂。"川贝母能清肺泄热化痰，又味甘质润，能润肺止咳，尤宜于内伤久咳，燥痰，热痰之证。常配伍沙参、麦冬养阴润肺化痰止咳，治疗肺虚劳嗽、阴虚久咳有痰者；配伍知母，清肺润燥化痰止咳，治疗肺热肺燥咳嗽；配伍玄参、牡蛎化痰软坚，治疗痰火郁结之瘰疬；配伍蒲公英、鱼腥草，清热解毒，消肿散结，治疗热毒壅结之疮痈、肺痈。上述功效的发挥，与川贝母的镇咳、祛痰、平喘、抗菌等药理作用密切相关。

【药理作用】

1. 与功效相关的主要药理作用

（1）镇咳、祛痰　川贝母的流浸膏、生物碱小鼠灌胃对氨水或 SO_2 刺激引起的咳嗽无明显镇咳作用，但能使小鼠呼吸道酚红分泌量增加，有明显祛痰作用。组织培养的川贝母和野生川贝母（宁贝母、平贝母）均有显著的镇咳作用，作用可持续 3 小时，并有明显促进酚红排泌的作用，给药 1 小时后达峰值，2 小时后作用下降。大鼠灌胃川贝醇提取物或川贝总苷，均有祛痰作用。川贝醇提物腹腔注射，对电刺激猫喉上神经引起的咳嗽有显著镇咳作用；静脉注射川贝总碱也有显著镇咳作用。可见，川贝母祛痰作用显著，而镇咳作用则不够稳定。

（2）平喘　贝母醇提物和总生物碱对组胺所致豚鼠离体平滑肌痉挛有明显松弛作用。总生物碱对由 Ach 和组胺所致豚鼠哮喘有显著平喘效果。

（3）抗菌　体外抗菌试验表明，川贝醇提物对金黄色葡萄球菌和大肠埃希菌有明显抑制作用。

2. 其他药理作用

（1）对消化系统的影响　西贝母碱对离体豚鼠回肠、兔十二指肠和在体的犬小肠有松弛作用；能对抗 Ach、组胺和氯化钡所致痉挛，作用与罂粟碱相似。平贝母总碱皮下注射或腹腔注射，对大鼠幽门结扎性溃疡、吲哚美辛所致溃疡及应激性溃疡都有抑制作用，其作用机制与抑制胃蛋白酶活性有关。

（2）对心血管系统的影响　猫静脉注射川贝母碱可引起血压下降，并伴有短暂呼吸抑制。犬静脉注射西贝母碱可引起外周血管扩张，血压下降，此时心电图无变化。猫静脉注射湖北贝母总碱，有短时中等降压作用，并伴有心率减慢。湖北贝母醇提物和总碱，对离体兔耳血管有扩张作用。平贝母水溶性成分对 PAF 诱导血小板聚集有抑制作用，从中分离得到的腺苷为其主要有效成分。

此外，川贝母醇提物给小鼠灌胃，能明显提高小鼠耐缺氧能力。

【体内过程】

西贝母碱灌胃大鼠的药动学参数：$t_{1/2}$ 为（32.6 ± 3.2）分钟，C_{max} 为（5.00 ± 1.58）μg/mL，T_{max} 为（14.8 ± 1.79）分钟。

【安全性评价】

川贝母碱静脉注射小鼠的最小致死量为 40mg/kg，兔为 12～15mg/kg。西贝母碱静脉注射大鼠的 LD_{50} 为 148.4mg/kg。

【临床应用】

以川贝母为主药的方剂（如二母宁嗽汤、贝母瓜蒌散、百合固金汤等）常用于治疗痰热咳嗽证与阴虚燥咳证，相当于西医学的百日咳、肺结核、急慢性支气管炎及上呼吸道感染等。

桔　梗

本品为桔梗科植物桔梗 *Platycodon grandiflorum*（Jacq.）A. DC. 的干燥根。生用、炒用或蜜炙用。桔梗含有约 40 种三萜皂苷类成分，根据桔梗皂苷元母核化学结构的变化规律可分为桔梗酸类（如桔梗皂苷 A、B、D）、桔梗二酸类（如桔梗二酸 A、B、C）和远志酸类（如远志皂苷D）等 3 种主要类型；还含白桦脂醇、甲基 –3–O–β–D– 吡喃葡萄糖基远志酸甲酯、3–O–β– 昆布二糖基远志酸甲酯、桔梗苷酸 A 甲酯、2–O– 甲基桔梗苷酸 A 甲酯、α– 菠菜甾醇、α– 菠菜甾醇 –β–D– 葡萄苷等。

桔梗味苦、辛，性平，归肺经。具有宣肺、利咽、祛痰、排脓的功效。主治咳嗽痰多，胸闷不畅，咽痛音哑，肺痈吐脓等。《本草求真》云："桔梗系开肺气之药，可为诸药舟楫，载之上浮，能引苦泄峻下剂。"本品辛散苦泄，宣开肺气，化痰利气，风寒者，配紫苏、杏仁，如杏苏散；风热者，配桑叶、菊花、杏仁，如桑菊饮。能宣肺利咽开音，凡外邪犯肺，咽痛失音者，配甘草、牛蒡子，如桔梗汤与加味甘桔汤；能利肺气以排壅肺之脓痰，配甘草，如金匮桔梗汤。上述功效的发挥，与桔梗的祛痰、镇咳、抗炎等药理作用有关。

【药理作用】

1. 与功效相关的主要药理作用

（1）祛痰　麻醉犬、猫灌服桔梗煎剂后，能显著增加呼吸道黏液的分泌量。桔梗的根、根皮均有显著祛痰作用。豚鼠多次灌服粗制桔梗皂苷，同样显示祛痰效果。桔梗的祛痰作用机制主要是其所含的皂苷类成分经口服刺激胃黏膜，反射性地增加支气管黏膜分泌，使痰液稀释而被排出。

（2）镇咳　桔梗水提物腹腔注射，对机械刺激豚鼠气管黏膜引起的咳嗽有镇咳作用。桔梗皂苷可明显减轻慢性支气管炎模型小鼠气道重塑的病理改变，其机制可能是通过清除小鼠肺组织中的炎性因子和自由基，同时又能抑制 MMP–9 和 TIMP–1 的表达有关。

（3）松弛平滑肌　桔梗皂苷对离体豚鼠气管和回肠平滑肌无直接作用，但能竞争性拮抗 Ach 或组胺引起的回肠收缩，并拮抗组胺引起的气管收缩。

（4）抗炎　桔梗粗皂苷对角叉菜胶或醋酸所致的大鼠足肿胀有拮抗作用，对大鼠棉球肉芽肿有显著抑制作用，亦能对抗大鼠佐剂性关节炎。桔梗皂苷还能明显抑制过敏性休克小鼠毛细血管通透性。桔梗水提液对小鼠腹腔巨噬细胞 NO 的释放有调节作用，这可能是其抗炎作用的机制之一。

2. 其他药理作用

（1）降血糖、调血脂　桔梗水提取物或乙醇提取物灌胃能降低正常家兔和四氧嘧啶性糖尿病家兔的血糖，降低的肝糖原在用药后恢复，且能抑制食物性血糖升高，醇提取物的作用较水提取物强。桔梗能通过降低高糖和 H_2O_2 对血管内皮细胞的损伤，降低蛋白糖基化的形成，有效抑制糖尿病血管并发症和肾脏的损伤。桔梗皂苷 D 对氧化型低密度脂蛋白诱导的内皮细胞氧化损伤有抑制作用。桔梗皂苷可降低大鼠肝内胆固醇含量。桔梗总皂苷能明显减轻糖尿病大鼠肝脏组织的病理改变。

（2）镇静、镇痛、解热　桔梗皂苷小鼠灌胃能抑制小鼠自发活动，延长环己巴比妥钠睡眠时间；对醋酸性扭体法及尾压法所致小鼠疼痛具有缓解作用；对伤寒、副伤寒疫苗所致的发热小鼠，均有显著解热作用。

（3）抗溃疡　桔梗皂苷能抑制大鼠胃液分泌而发挥抗消化性溃疡作用。桔梗皂苷能抑制大鼠幽门结扎所致的胃液分泌。十二指肠注入桔梗粗皂苷，可防止大鼠消化性溃疡的形成；对醋酸所致的大鼠慢性溃疡有明显作用，强于甘草提取物 FM_{100}。

此外，桔梗尚具有利尿、抗肿瘤、抑制肺炎支原体和增强巨噬细胞吞噬功能等作用。

【安全性评价】

桔梗煎剂灌胃小鼠的 LD_{50} 为 24g/kg。桔梗皂苷灌胃小鼠、大鼠的 LD_{50} 分别为 420mg/kg 和大于 800mg/kg，腹腔注射 LD_{50} 分别为 22.3mg/kg 和 14.1mg/kg。桔梗皂苷腹腔注射豚鼠的 LD_{50} 为 23.1mg/kg。桔梗皂苷有很强的溶血作用，溶血指数为 1∶10000，故不能静脉注射给药。

【临床应用】

1. 以桔梗为主药的方剂（如杏苏散、止嗽散等）常用于治疗风寒咳嗽证与风热咳嗽证，相当于西医学的肺炎、肺结核、急慢性支气管炎、小儿喘息性肺炎等。

2. 以桔梗为主药的方剂（如桔梗汤、清音丸等）常用于治疗肺气不宣、咽痛音哑证候，相当于西医学的急性扁桃体炎、急性咽炎、声带小结、失音等。

【临床不良反应】

口服桔梗的不良反应少见，偶见恶心、呕吐，严重者四肢出汗、乏力、心烦。

苦杏仁

本品为蔷薇科植物山杏 *Prunus armeniaca* L.var.*ansu* Maxim.、西伯利亚杏 *Prunus sibirica* L.、东北杏 *Prunus mandshurica*（Maxim.）Koehne 或杏 *Prunus armeniaca* L. 的干燥成熟种子。主产于东北、内蒙古、华北等地。苦杏仁中含苦杏仁苷约3%；脂肪油约50%，包括己醛、（*E*）-2-己烯醛、（*E*）-2-壬烯醛、（*E*,*E*）-2,4-癸二烯醛、柠檬醛、胆甾醇、芳樟醇、环氧二氢芳樟醇、α-松油醇、异松香烯、硬脂酸、亚麻酸、肉豆蔻酸、花生油酸、棕榈酸、棕榈油酸、γ-十二碳内酯、γ-癸内酯等；蛋白质及多种游离氨基酸。此外，尚含有苦杏仁苷酶、苦杏仁酶及樱苷酶、扁桃苷、玉红黄质、野樱苷、β-紫罗兰酮、毛茛黄素、扁桃腈等。

苦杏仁味苦，性微温，有小毒，归肺、大肠经。具有降气止咳平喘、润肠通便之功效。主治咳嗽气喘，胸满痰多，血虚津枯，肠燥便秘等证。主入肺经，苦降兼疏利开通之性，降肺气兼宣肺之功，随证配伍用于各种咳喘病证，如风寒咳喘，配麻黄、甘草，以散风寒宣肺平喘，即三拗汤；风热咳嗽，配桑叶、菊花，以散风寒宣肺止咳，如桑菊饮；燥热咳嗽，配桑叶、贝母、沙参，以清肺润燥止咳，如桑杏汤；肺热咳喘，配石膏以清肺泄热宣肺平喘，如麻杏石甘汤。上述功效的发挥，与苦杏仁镇咳、平喘、祛痰、抗炎、调节免疫、泻下等药理作用有关。

【药理作用】

1. 与功效相关的主要药理作用

（1）镇咳、平喘、祛痰　苦杏仁炮制品水煎液灌胃豚鼠有显著的镇咳和平喘作用。其作用机制是苦杏仁苷被苦杏仁酶或肠道微生物酶分解而产生微量氢氰酸，氢氰酸抑制呼吸中枢所致。苦杏仁水煎液灌胃小鼠有显著祛痰作用。

（2）抗炎　苦杏仁的胃蛋白酶水解产物对大鼠棉球肉芽肿有抑制作用，对角叉菜胶所致的大鼠足跖肿胀无抑制效应，对佐剂所致大鼠关节炎 I 期和 II 期损伤的发展也无抑制作用，但能延长其优球蛋白溶解时间，并抑制结缔组织增生。苦杏仁水溶性部位无上述活性。从苦杏仁中提得的蛋白质成分 KR-A 和 KR-B 有明显抗炎作用，KR-A 和 KR-B 大鼠灌胃，抗角叉菜胶性足跖肿胀的 ED_{50} 分别为 13.9mg/kg 和 6.4mg/kg。

（3）调节免疫功能　苦杏仁苷具有免疫调节功能。能抑制佐剂性关节炎足跖肿胀度，减轻机体超敏反应。还可提高小鼠碳粒廓清指数和吞噬指数，增强巨噬细胞吞噬功能，提高小鼠脾脏 NK 细胞活性。促进丝裂霉原致脾脏 T 淋巴细胞增殖，发挥免疫增强作用。

（4）泻下　苦杏仁含丰富的脂肪油，具有润滑性泻下作用，可润肠通便。

2. 其他药理作用

（1）镇痛　苦杏仁的胃蛋白酶水解产物对乙酸引起的小鼠扭体反应有抑制作用。小鼠热板法和醋酸扭体法证实苦杏仁苷皮下注射有镇痛作用，无耐受性，无竖尾反应及烯丙吗啡诱发的跳跃反应。从苦杏仁中提得的蛋白质成分 KR-A 和 KR-B 静脉注射能抑制小鼠扭体反应，具有镇痛效应。

（2）抗肿瘤　苦杏仁苷具有抗肿瘤作用。苦杏仁苷水解生成的氢氰酸和苯甲醛对癌细胞具有协同杀伤作用。苦杏仁苷能促进胰蛋白酶消化癌细胞的透明样黏蛋白被膜，使白细胞更容易接近并杀伤癌细胞。氢氰酸、苯甲醛、苦杏仁苷均有微弱的体外抗肿瘤作用，氢氰酸与苯甲醛，或苦杏仁苷与 β- 葡萄糖苷酶合用可明显提高抗癌作用。苦杏仁苷被 β- 葡萄糖苷酶特异性激活后可促进凋亡相关基因 Bax 表达，增强天冬氨酸蛋白水解酶 Caspase-3 的活力而诱导大肠癌 LoVo 细胞凋亡。

（3）对消化系统的作用　苦杏仁水溶性部分的胃蛋白酶水解产物能抑制四氯化碳致肝损伤大鼠 AST、ALT 水平升高，降低羟脯氨酸含量，抑制肝结缔组织增生。苦杏仁苷在酶的作用下分解形成氢氰酸的同时，产生苯甲醛。苯甲醛在体外以及在健康者或溃疡病者体内，均能抑制胃蛋白酶的消化功能。苦杏仁苷对二甲基亚硝胺（dimethyl nitrosamine，DMN）诱导的大鼠肝纤维化有显著改善作用。

此外，苦杏仁中含有的苦杏仁苷有抗突变作用，减少由安乃近、MMC 等引起的微核多染性红细胞数；防治四氧嘧啶引起的糖尿病；增强大鼠脑缺血状态下的细胞色素氧化酶活性等。

【体内过程】

苦杏仁苷在人及家兔体内的药动学过程均符合二室模型。人静脉给药的 $t_{1/2\alpha}$ 为 6.2 分钟；$t_{1/2\beta}$ 为 120.3 分钟；CL 为 99.3mL/min。苦杏仁苷的主要排泄方式是肾小球滤过，主要以原形从尿中排泄。家兔快速静脉注射苦杏仁苷的主要药物动力学参数：$t_{1/2\alpha}$ 为 3.5 分钟，$t_{1/2\beta}$ 为 4.3 分钟。在 48 小时内，兔尿中排泄量为注入剂量的 71.4%，说明药物在体内消除较快，较少引起蓄积。药物除分布于血液及血流量较丰富的器官和组织外，还有相当部分分布于肌肉组织。苦杏仁苷口服生物利用度很小。

【安全性评价】

小鼠静脉注射苦杏仁苷的 LD_{50} 为 25g/kg，腹腔注射的 LD_{50} 为 8g/kg。

【临床应用】

以苦杏仁为主药的方剂（如杏苏散、三拗汤、桑菊饮、桑杏汤等）常用于治疗咳喘证，相当于西医学的慢性支气管炎、肺气肿、百日咳、慢性咽炎等。

【临床不良反应】

苦杏仁过量服用（儿童 10～20 粒，成人 40～60 粒）可引起急性中毒。中毒症状有头晕乏力、头痛、呼吸急促、恶心、呕吐、紫绀、昏迷、惊厥等，抢救不当可因呼吸或循环衰竭而死亡。每日口服苦杏仁 4g，持续半个月，或静脉给药苦杏仁苷，连续 1 个月，可引起毒性反应，主要表现以消化系统症状多见，并可引起心电图 T 波改变及房性早搏，停药后上述不良反应均消失。

第二节　常用配伍

附子　贝母

贝母反乌头是中药十八反之一，附子、贝母是典型的相反配伍，首载于《神农本草经》。《神农本草经》最早提出了药物相反的理论，云："药有阴阳配合，子母兄弟，根茎华实，草石骨肉，有单行者，有相须者，有相使者，有相畏者，有相恶者，有相反者，有相杀者，凡此七情和合视之，当用相须相使者良，勿用相恶相反者，若有毒宜制可用，相畏相杀者不尔，勿合用也。"

【配伍研究】

1. 与功效相关的主要药理作用　通过观察对正常大鼠和戊巴比妥钠造成急性心力衰竭大鼠心功能的影响，发现附子配伍贝母后，其升高正常大鼠左室内压的作用降低，提示贝母降低附子的增强心肌收缩力的作用；附子配伍贝母后，因心力衰竭引起的心功能代偿能力减弱，提示贝母降低心力衰竭引起的心功能代偿能力。通过观察对乌头碱所致大鼠心律失常的影响，发现附子水煎液具有抗乌头碱所致心律失常的作用，而附子配伍贝母后，其作用降低，提示配伍后附子的抗心律失常作用减弱。通过观察对离体大鼠心脏的影响，发现乌头碱与贝母总碱配伍可以明显延长室性心动过速和室颤时间，提示贝母总碱可增加乌头碱的心脏毒性。以上表明，贝母可以减弱附子的强心作用，加重附子的致心律失常作用。

2. 其他药理作用　采用流式细胞术，在体内抑瘤试验中观察对 C_{57} 小鼠体内移植的肺癌 Lewis 和 LM_2 肿瘤细胞的影响，发现附子与贝母合用后，抑瘤作用未见增强；采用体外抑瘤试验，观察对肺癌 LM_2 细胞的影响，发现附子与贝母合用后，诱导 LM_2 肿瘤细胞凋亡的作用比单用时减弱，提示合用后其抗肿瘤作用减弱。

3. 化学成分　利用反向高效液相色谱法（RP-HPLC）研究发现，附子与浙贝母合煎后，乌头碱、次乌头碱及新乌头碱的含量均显著增加。利用 UPLC/Q-TOF MS 对乌头川贝母配伍的合煎液与合并液进行检测，经 MassLynx 4.1 软件处理，利用正交偏最小二乘判别分析（Orthogonal PLS-DA, OPLS-DA）法分析合煎液与合并液的化合物谱差异，并通过变量重要性投影得到潜在的化学标记物，结合质谱同位素分析和数据库检索，发现合煎后次乌头碱水解受到部分抑制，而其他主要双酯型二萜生物碱（乌头碱、新乌头碱）溶出较少且水解较彻底。采用薄层色谱法研究发现，附子与川贝母合煎后，川贝母单煎液的明显斑点消失，而合煎液中出现单煎液中没有的斑点，说明合煎使川贝母的一些成分减少，同时产生一些新成分。

【体内过程】

乌头碱、次乌头碱、新乌头碱与浙贝母总生物碱合用，静脉给药后，3 种乌头生物碱的 $t_{1/2}$ 均比单用延长，乌头碱和新乌头碱的清除率减慢，AUC 均比单用时增大，说明配伍后乌头生物碱的消除减少，作用时间延长。乌头与贝母配伍灌胃大鼠 14 天，可降低肝微粒体 CytP$_{450}$ 与细胞色素 b$_5$ 含量，与单药组比较差别显著，表现为肝药酶抑制作用。通过酶活性测定、mRNA 及蛋白表达三个水平的系统研究发现，乌头与贝母配伍对肝药酶 CYP1A2 具有抑制作用。

【安全性评价】

小鼠急性毒性试验表明，与生附片单用比较，生附片与松贝或青贝配伍后的 LD_{50} 呈增大趋势。附子配伍贝母后，对心、肝、肾的毒性较单用时明显增加。

第三节　常用方

二陈汤

二陈汤源于宋代《太平惠民和剂局方》，由半夏与橘红各五两、白茯苓三两、炙甘草一两半组成，加生姜、乌梅同煎。具有燥湿化痰、理气和中功效，主治湿痰证。湿痰证表现与某些呼吸系统疾病症状相似。方中半夏辛温而燥，入肺、脾、胃经，辛开散结，能行能散，化痰消痞，为燥湿化痰、温化寒痰之要药，尤善治脏腑之湿痰，为君药。《本草从新》云其："体滑性燥，能走能散；和胃健脾，除湿化痰，发表开郁，下逆气，止烦呕。"橘红辛苦性温，入脾、肺经，辛散苦降，燥而不烈，长于理气健脾，燥湿化痰，降逆止呕，又善行肺经气滞，用治咳嗽。《本草纲目》云："橘皮，苦能泄能燥，辛能散，温能和。其治百病，总是取其理气燥湿之功。同补药则补，同泻药则泻，同升药则升，同降药则降。脾乃元气之母，肺乃摄气之籥，故橘皮为二经气分之药，但随其所配而补泻升降也。"痰之因，多源于湿；痰之本，不离乎脾；痰之去，当行其气。故半夏得橘红之助，则顺气而消痰，增强化痰燥湿之力；橘红得半夏之助，则除痰而下气，理气和胃之功更著。二药同气相求，相须为用，相互促进，使脾运而痰自化，气运而痞自消，胃和降而呕自止，共奏燥湿化痰、健脾和胃、理气止呕之功，故橘红为臣药。茯苓为利水渗湿要药，与橘红相伍，则脾湿化除，脾气畅扬，运化有权，共助君药以祛痰。方中生姜、乌梅同为佐药，生姜味辛性温，降逆化痰止呕，既可助半夏、橘红消痰止呕，又可制半夏之毒。乌梅味酸涩，可敛肺气，与半夏、生姜为伍，寓收于散，相反相成，使祛痰而不伤正，邪去而正安。炙甘草调和药性，且益肺和中，为使药。诸药相合，共奏燥湿化痰、理气和中之功。本方中的半夏、橘红以陈久者效更佳，故称二陈汤。

【组方研究】

1. 与功效相关的主要药理作用

（1）祛痰　二陈汤能明显促进小鼠气管内酚红排泄量，具有祛痰作用，若去除生姜、乌梅，则祛痰作用减弱。二陈汤可抑制慢性支气管炎大鼠气道黏液分泌相关的黏蛋白5AC、上调水通道蛋白5表达，使痰液黏稠度下降。

（2）镇咳　二陈汤可延长浓氨水致咳小鼠模型咳嗽潜伏期和减少咳嗽次数；可显著延长组胺吸入致豚鼠哮喘发作潜伏期和翻倒发生时间，降低翻倒率。

2. 其他药理作用

（1）调血脂　加减二陈汤可降低实验性高脂血症大鼠的血清TC、TG、LDL的含量，但对HDL含量无影响。

（2）抗衰老　二陈汤能提高D-半乳糖诱导的衰老模型小鼠脑、胸腺的脏器指数，提高其血清SOD活性，降低MDA含量，使神经元变性程度减轻。

（3）抗肿瘤　二陈汤可显著降低肺癌A549细胞的ICAM-1高表达，提示二陈汤可能通过降低肺癌细胞ICAM-1的表达对肺癌发挥治疗作用。二陈汤可增强Lewis肺癌小鼠免疫功能，提高脾淋巴细胞刺激指数、脾指数、胸腺指数，增加外周血细胞及T淋巴细胞$CD3^+$、$CD4^+$、$CD8^+$。

【临床应用】

二陈汤或二陈汤加味常用于湿痰证的治疗，相当于西医学的慢性支气管炎、呼吸道感染、某些消化系统疾病等。

第四节　常用成药

川贝枇杷糖浆（颗粒、口服液）

川贝枇杷糖浆由川贝母、桔梗、枇杷叶、薄荷脑组成。为棕红色黏稠液体，气香，味甜、微苦，凉。具有清热宣肺、化痰止咳功效。用于风热犯肺、痰热内阻所致的咳嗽痰黄或咳痰不爽、咽喉肿痛、胸闷胀痛；感冒、支气管炎见上述证候者。

【药理作用】

1. 镇咳　川贝枇杷膏小鼠灌胃能延长氨水或SO_2所致小鼠的咳嗽潜伏期，减少咳嗽次数。川贝枇杷含片能延长机械刺激致豚鼠咳嗽反射的潜伏期。

2. 平喘　川贝枇杷膏豚鼠灌胃能延长磷酸组胺所致喘息的潜伏期。川贝枇杷含片能缓解磷酸组胺所致豚鼠气管螺旋条的痉挛。

3. 祛痰　川贝枇杷膏小鼠灌胃能增加其气管的酚红排泌量。

4. 抗炎　川贝枇杷膏灌胃能抑制大鼠棉球肉芽肿的形成，并能抑制蛋清所致大鼠足肿胀、二甲苯或巴豆油所致小鼠耳肿胀。

【安全性评价】

川贝枇杷膏小鼠灌胃的LD_{50}大于15g/kg。

【临床应用】

常用于感冒、急慢性支气管炎等属痰热阻肺或风热犯肺者。外感风寒者不宜使用。

【用法用量】

1. **糖浆剂**　口服。一次 10mL，一日 3 次。
2. **颗粒剂**　开水冲服。一次 3g，一日 3 次。
2. **口服液**　口服。一次 10mL，一日 3 次。

扫一扫，查阅本章数字资源，含PPT、音视频、图片等

凡以宁心安神为主要功效，用于治疗心神不安证的方药称为安神方药。该类药主入心、肝经，具有养心安神或重镇安神之功效；根据药性和功效主治的不同，可分为养心安神药和重镇安神药两类。养心安神药多为植物种子、种仁类药物，味甘，归心、肝经，具甘润滋养之性，有滋养心肝、养阴补血、交通心肾等功效；主要用于阴血不足、心脾两虚、心肾不交等导致的心悸、怔忡、虚烦不眠、健忘多梦等；常用药物有酸枣仁、柏子仁、远志、合欢皮和夜交藤等，常用方有酸枣仁汤、天王补心丹、甘麦大枣汤等。重镇安神药多为矿物、化石、介类药物，性寒，归心、肝、肾经，具有质重沉降之性，有重镇安神、平惊定志、平肝潜阳等功效；主要用于心火炽盛、痰火扰心、惊吓引起的惊悸、失眠及惊痫、癫狂等；常用药物有朱砂、磁石、琥珀和龙骨等，常用方有朱砂安神丸、磁朱丸等。

心神不安证，多表现为心悸失眠、烦躁惊狂等症。因心藏神、肝藏魂、肾藏志，故本病的发生主要责之于心、肝、肾三脏之阴阳盛衰，或其相互关系失调。其病因病机为外受惊恐、肝郁化火、内扰心神或阴血不足、心神失养所致。火盛易致阴伤，阴虚易致阳亢，所以病机变化又多虚实夹杂、互为因果。神志不安表现为惊狂善怒、烦躁不安者，多属实证，按照"惊者平之"的治疗大法，治宜重镇安神。表现为心悸健忘、虚烦失眠者，多属虚证，根据"虚者补之"的治疗大法，治宜补养安神。

心神不安证与西医学的精神系统疾病，如失眠症、抑郁症、焦虑症等存在着高度的相似性。西医学将精神系统疾病的发病归因于中枢神经系统的功能异常，而中医学则将心神不安责于心不藏神。但是现代临床实践表明，将安神方药用于治疗失眠症、抑郁症、焦虑症等精神系统疾患均可取得较好的疗效。

安神方药一般具有镇静、抗惊厥、改善睡眠、改善学习记忆等药理作用，并认为上述药理作用是其宁心安神功效的药理学基础。现代药理研究表明，安神方药治疗心神不安病证的作用主要涉及以下药理作用。

1. 镇静　安神方药均具有镇静作用。酸枣仁、远志、磁石、琥珀、龙骨、朱砂及酸枣仁汤、朱砂安神丸等均可减少小鼠自发活动，协同巴比妥类的中枢抑制作用，拮抗苯丙胺等中枢兴奋作用。

2. 抗惊厥　酸枣仁、远志均可对抗 PTZ 引起的阵挛性惊厥。酸枣仁、琥珀、磁石对士的宁引起的惊厥有不同程度的对抗作用。琥珀对大鼠听源性惊厥及小鼠电惊厥，龙骨对二甲弗林或灵芝烟碱引起的惊厥，朱砂对安钠咖引起的惊厥，均具有显著的抑制作用。

3. 改善睡眠　改善睡眠作用有别于以诱导入睡为主的催眠作用。改善睡眠作用是指其虽然不能诱导入睡，但能在入睡的基础上，延长总睡眠时间，提高睡眠质量。大多数安神方药不能诱

导动物入睡，但能延长戊巴比妥钠所致睡眠的时间，延长其总睡眠时间，延长慢波睡眠中的深睡期，提高睡眠质量。如酸枣仁汤、天王补心丹、朱砂安神丸、磁朱丸及酸枣仁、夜交藤、磁石、龙骨等安神方药均能延长大鼠总睡眠时间，延长慢波睡眠中深睡期。

4. 增强免疫　酸枣仁、灵芝能显著增强非特异性免疫和特异性免疫。

5. 改善学习记忆能力　酸枣仁、远志、灵芝等养心安神药能改善学习记忆能力。

6. 对心血管系统的影响　酸枣仁、远志、灵芝具有抗心律失常、抗心肌缺血和降压作用。

综上所述，与安神方药宁心安神功效相关的药理作用为镇静、抗惊厥、改善睡眠、改善学习记忆等。主要物质基础有酸枣仁总苷、酸枣仁黄酮、远志皂苷等。

常用安神药的主要药理作用见表 20-1。

表 20-1　常用安神药的主要药理作用总括表

类别	药名	镇静	抗惊厥	改善睡眠	其他作用
养心安神药	酸枣仁	+	+	+	镇痛、降温、调血脂、降血压、抗心律失常、增强免疫、增强学习记忆
	远志	+	+	+	祛痰、镇咳、降血压、益智、兴奋子宫
	灵芝	+	+	+	增强免疫、促进学习记忆、延缓衰老、抗肿瘤、降血糖、抗炎、抗过敏、保肝、解毒、抗心肌缺血、抗心律失常
重镇安神药	朱砂	+	+	+	镇咳祛痰、解毒
	琥珀	+	+	+	
	磁石	+	+	+	抗炎、止血、镇痛、补血
	龙骨	+	+	+	促凝血、收敛、固涩

第一节　常用药

酸枣仁

本品为鼠李科植物酸枣 *Ziziphus jujuba* Mill. var. *spinosa*（Bunge）Hu ex H. F. Chou 的干燥成熟种子。主产于河北、陕西、河南、辽宁等地。生用或炒制。酸枣仁主要含有黄酮、三萜皂苷、生物碱及脂肪油等多种成分。皂苷类主要有酸枣仁皂苷 A、B、B_1 及白桦脂酸和白桦脂醇等；脂肪油含量大约为 32%，其中含 8 种脂肪酸；还含有阿魏酸、17 种氨基酸、微量元素、磷脂类成分磷脂酰胆碱等。

酸枣仁味甘、酸，性平，归心、肝、胆经。具有养心益肝、安神、敛汗的功效。主治心悸失眠、体虚多汗等。《名医别录》认为酸枣仁"烦心不得眠……虚汗，烦渴，补中，益肝气，坚筋骨，助阴气"。临床功效主要体现在"养心益肝""宁心安神"和"补虚敛汗"三方面。临床多与知母、茯苓、川芎等配伍，治疗肝虚有热之虚烦不眠，如酸枣仁汤；与麦冬、生地黄、远志等配伍，治疗心肾不足、阴虚阳亢之心悸失眠、健忘梦遗等，如天王补心丹；与当归、黄芪、党参等配伍，治疗心脾气虚之心悸失眠，如归脾汤；与五味子、山茱萸、黄芪等同用，治疗体虚自汗、盗汗等。上述功效的发挥，与酸枣仁镇静、改善睡眠、抗惊厥、抗抑郁、抗焦虑等药理作用有关。

【药理作用】

1. 与功效相关的主要药理作用

（1）镇静　酸枣仁具有显著的镇静作用。酸枣仁煎剂、醇提物对小鼠、大鼠、豚鼠、兔、猫、犬均有镇静作用。酸枣仁提取物灌胃，可明显抑制正常小鼠的自发活动次数，抑制苯丙胺的中枢兴奋作用，降低大鼠的协调运动。酸枣仁总黄酮、酸枣仁总皂苷均可减少小鼠自发活动。

（2）抗惊厥　酸枣仁具有抗惊厥作用。酸枣仁提取物可延长小鼠出现惊厥的时间及死亡时间。酸枣仁皂苷能显著降低 PTZ 引起的惊厥率；酸枣仁总黄酮可拮抗咖啡因诱发的小鼠精神运动兴奋，降低小鼠惊厥的发生率；酸枣仁总黄酮、总生物碱及其环肽类生物碱是其主要药效物质基础。

（3）改善睡眠　酸枣仁能明显延长戊巴比妥钠阈剂量的小鼠睡眠时间及增加戊巴比妥钠阈下催眠剂量的入睡动物数，显著延长阈上剂量戊巴比妥钠致小鼠睡眠的持续时间，增加阈下剂量戊巴比妥钠睡眠动物数和睡眠时间。酸枣仁煎剂可使大鼠慢波睡眠的深睡平均时间明显增加，深睡发作频率也增加，每次发作的持续时间亦趋延长，慢波睡眠的脑电波幅度明显增大。酸枣仁不饱和脂肪酸部分亦有明显的镇静作用，对戊巴比妥钠引起的小鼠睡眠，可明显缩短入睡潜伏期，延长睡眠时间，随着用药时间的延长，其作用越明显，并未出现耐受现象。

（4）抗抑郁　酸枣仁具有抗抑郁作用。酸枣仁对大鼠慢性应激抑郁症有一定治疗作用，能改善慢性应激抑郁模型小鼠的抑郁症状，其机制可能是通过提高小鼠脑中 DA、5-HT 的含量及相应受体基因表达，降低炎性因子水平。酸枣仁皂苷和生物碱为抗抑郁作用的主要物质。

（5）抗焦虑　酸枣仁具有抗焦虑作用。动物模型高架十字迷宫（elevated plus maze，EPM）诱发动物焦虑模型研究表明，酸枣仁具有一定的抗焦虑作用，其作用机制可能涉及对中枢神经递质、神经调质、免疫细胞因子、下丘脑 - 垂体 - 肾上腺轴的整体调控，调节相关脑区单胺类递质的含量，增强 GABA 受体的 mRNA 表达，保护焦虑症伴有的高皮质酮状态可能引起神经细胞损伤等作用。

（6）增强学习记忆能力　酸枣仁具有改善学习记忆能力的作用。酸枣仁可明显缩短正常小鼠在复杂水迷宫内由起点抵达终点的时间，减少错误次数，延长记忆获得障碍及记忆再现障碍模型小鼠的首次错误出现时间，减少错误发生率，显著改善小鼠学习记忆能力。酸枣仁油可改善跳台法和避暗法测试小鼠的学习记忆能力，延长小鼠的错误潜伏期，减少错误次数。

2. 其他药理作用

（1）抗心律失常　酸枣仁具有抗心律失常作用。酸枣仁水提物腹腔注射对氯仿、乌头碱诱发的小鼠心律失常及静脉注射对乌头碱、氯仿及氯化钡诱发的大鼠心律失常均有预防作用。

（2）抗心肌缺血　酸枣仁具有抗心肌缺血的作用。酸枣仁总皂苷能降低 LAD 结扎引起的心电图 S-T 段和 T 波抬高的幅度，同时能在不同时间段分别使 S-T 段、T 波抬高幅度降低。预防性给予酸枣仁总皂苷可显著缩小 LAD 结扎后所致大鼠心肌梗死面积，能减慢心率和明显改善心电图 S-T 段、T 波在急性心肌缺血期的抬高。酸枣仁皂苷可抑制过氧化氢所致心肌细胞损伤，对心肌细胞具有一定保护作用。

（3）降血压　酸枣仁具有降压作用。酸枣仁水煎液和醇提物对狗、猫、鼠均具有明显的降压作用，但其对心肌收缩力、心率和冠脉流量均无明显影响，说明其降压作用与心脏功能的改变无关。

（4）增强免疫功能　酸枣仁具有增强免疫的作用。酸枣仁提取物能明显提高小鼠淋巴细胞转化率和溶血素生成，能明显增强小鼠单核－巨噬细胞的吞噬功能，增加小鼠的 DTH，并能拮抗 CTX 引起的小鼠 DTH 的抑制作用。

（5）调血脂　酸枣仁具有降血脂及防治动脉粥样硬化作用。酸枣仁总皂苷可明显降低高脂血症模型大鼠血清 TC 和 LDL-C 水平，升高 HDL-C 水平，提示对动脉粥样硬化的形成和发展有抑制作用。酸枣仁皂苷体外能抑制 VSMC 过度增殖，进而抑制动脉粥样硬化的形成和发展。

（6）抗缺氧　酸枣仁具有抗缺氧的作用。腹腔注射酸枣仁总皂苷能显著延长常压缺氧、ISO 加重的缺氧及亚硝酸钠所致的携氧障碍的小鼠存活时间。

（7）抗氧化　酸枣仁总皂苷能降低缺血脑组织中 MDA 含量，使脑组织中 SOD、CK 及 LDH 活性增高，乳酸含量下降，脑神经细胞损害减轻。酸枣仁对内毒素发热所致小鼠 SOD 活性的降低具有一定的保护作用。

（8）抗肿瘤　酸枣仁具有较好的抗肿瘤的作用。酸枣仁可提高机体的非特异性免疫功能，明显延长 ECA 小鼠的生存天数。

（9）抗炎、镇痛　酸枣仁提取液具有明显的抗炎、镇痛作用。可抑制小鼠腹腔、背部皮肤及耳郭毛细血管的通透性，对大鼠足蛋清性肿胀及大鼠腋下植入纸片产生的肉芽肿均具有抑制作用。酸枣仁煎剂对热板法所致小鼠疼痛有镇痛作用。

【安全性评价】

酸枣仁水煎液腹腔注射小鼠的 LD_{50} 为（14.3±2.0）g/kg。酸枣仁醇提物静脉注射小鼠的 LD_{50} 为（27.5±2.4）g/kg。

【临床应用】

1. 以酸枣仁为主的复方（如酸枣仁汤、天王补心丹等）常用于治疗心悸失眠，相当于西医学的失眠症、神经衰弱、心脏神经官能症、更年期综合征等属于心肝血虚证者。

2. 以酸枣仁配伍五味子、山茱萸、黄芪等常用于体虚多汗。

3. 酸枣仁配伍丹参、苦参、黄连用于治疗心悸怔忡，相当于西医学的窦性心律不齐或伴有偶发早搏（房性、室性）属于心肝血虚证者。

【临床不良反应】

人口服过量酸枣仁（90g）时，少数患者出现冷汗淋沥，面白肢冷，心烦不定等症状。

朱　砂

本品为三方晶硫化物类矿物辰砂族辰砂，主含硫化汞（HgS）。主产于贵州、湖南、四川、云南等地。采挖后，选取纯净者，用磁铁吸净含铁的杂质，再用水淘去杂石和泥沙，研细水飞，晒干装瓶备用。

朱砂味甘，性寒，有毒，归心经。具有镇静安神、清热解毒的功效。主治心悸、失眠、惊风、癫痫与疮疡肿毒、咽喉肿痛、口舌生疮等。《本草从新》认为朱砂"泻心经邪热，镇心定惊……解毒，定癫狂"。临床功效主要体现在"心神不宁""镇惊安神"和"清热解毒"三方面。临床多与黄连、莲子心等合用，可清心安神，治疗心火亢盛、阴血不足证，如朱砂安神丸；与牛黄、麝香等合用，治疗高热神昏、惊厥，如安宫牛黄丸；与牛黄、全蝎、钩藤等配伍，治疗小儿急惊风，如牛黄散；与雄黄、大戟、山慈菇等配伍，治疗疮疡肿毒，如紫金锭；与冰片、硼砂等配伍，治疗咽喉肿痛，如冰硼散。上述功效的发挥，与朱砂的镇静、抗惊厥和抗心律失常等药理作用有关。

【药理作用】

1. 与功效相关的主要药理作用

（1）抗心律失常　朱砂具有抗心律失常作用。朱砂能明显拮抗氯仿 – 肾上腺素和 1% 草乌注射液所致的家兔心律失常，缩短心律失常持续时间。

（2）镇静　朱砂具有一定的镇静作用。朱砂口服能使大鼠脑电图频率减慢、波幅增大。朱砂对中枢神经系统有抑制作用，表现为镇静作用，可能与朱砂中的硫化汞对脑内兴奋性氨基酸谷氨酸和天门冬氨酸的代谢影响有关。

（3）抗惊厥　朱砂具有抗惊厥作用。朱砂能延长安钠咖所引发的小鼠惊厥出现的时间。

（4）改善睡眠　朱砂能减少电刺激剥夺睡眠大鼠的觉醒时间，延长总睡眠时间（total sleep time，TST），延长 SWS-2、SWS- Ⅱ 和快动眼（rapid–eye–movement，REM）期睡眠。

2. 其他药理作用

抗菌　朱砂浸出液具有很好的抑菌作用。革兰阳性与阴性菌对朱砂浸出液高度敏感，在相同汞离子浓度下比氯化汞的杀菌效果好。

此外，朱砂外用可杀灭皮肤真菌及寄生虫。

【体内过程】

朱砂单次灌胃小鼠的 $t_{1/2Ka}$ 为 0.2 小时，$t_{1/2}$ 为 13.5 小时。单次灌胃朱砂 7.0g/kg，汞在大鼠体内药动学符合单室模型，主要药动学参数：$t_{1/2}$ 为 6.64 小时；T_{max} 为 1.29 小时；C_{max} 为 5.63μg/L；AUC 为 61.40μg·h/L。汞在体内排泄缓慢易蓄积，主要蓄积在肾，其次是脑和肝，表明朱砂能透过血脑屏障。

【安全性评价】

朱砂给予小鼠一次性灌胃 24g/kg（按体表面积折算为人日用量的约 300 倍），未见明显毒性反应。大鼠按 0.1g/（kg·d）连续灌胃朱砂 3 个月，除肝肾外，其他主要脏器未见明显病理改变，提高剂量后肾脏病变加剧，但与肝肾功能相关的血液生化和尿液指标未见异常。

朱砂短期内大剂量或长期小剂量给药可引起染色体损伤。

朱砂对生殖系统和早期胚胎发育有毒性。

【临床应用】

1. 以朱砂为主的复方（朱砂安神丸、黄连安神丸、朱砂膏等）常用于治疗心火亢盛、阴血不足之心神不安、怔忡失眠、胸中烦热、夜睡多梦，以及西医学的失眠症等属于心火亢盛者。

2. 以朱砂为主的复方（苏合香丸、紫雪丹等）用于治疗痰迷心窍等证相当于西医学的中风及昏迷属于痰迷心窍者。

3. 以朱砂为主的复方（卫生防疫丹、回生丹等）常用于治疗霍乱吐泻转筋、痧症暴病、头目眩晕、咽喉肿痛、赤痢腹痛，相当于西医学的霍乱。

【临床不良反应】

人口服过量朱砂（7～30g/d）可引发不良反应，出现头晕、头痛、唾液增加、恶心呕吐、言语困难、走路不稳，甚至四肢抽搐、意识丧失等症状。

远　志

本品为远志科植物远志 *Polygala tenuifolia* Willd. 或卵叶远志 *Polygala sibirica* L. 的干燥根。主产于河北、山西、陕西、吉林、河南等地。生用或炙用。远志主要含三萜皂苷、糖酯类化合物以及香豆素、木质素、黄酮、生物碱等。

远志味苦、辛，性微温，归心、肾、肺经。具有宁心安神、祛痰开窍、消散痈肿的功效。主治惊悸、失眠健忘、癫痫发狂、咳嗽痰多、痈疽疮毒、乳房肿痛等。《名医别录》说远志"定心气，止惊悸，益精，去心下膈气，皮肤中热，面目黄"。临床功效主要体现在"宁心安神""祛痰开窍"和"消散痈肿"三个方面。临床多与人参、龙齿、茯神等配伍宁心安神，治疗惊悸、失眠健忘，如安神定志丸；与石菖蒲、郁金、白矾等同用豁痰开窍，治疗癫痫发作、痉挛抽搐；与杏仁、贝母、桔梗等配伍祛痰止咳，治疗痰多黏稠、咳吐不爽者；单用苦泄温通，疏通气血之壅滞而消痈散肿，可治一切痈疽。上述功效的发挥，与远志镇静、抗惊厥、改善学习记忆等药理作用有关。

【药理作用】

1. 与功效相关的主要药理作用

（1）镇静　远志有镇静作用。远志可通过与戊巴比妥钠协同作用，发挥对小鼠中枢神经的抑制作用。远志糖酯A、C是远志镇静作用的物质基础，在体内肠道细菌的作用下，远志糖脂A能转化成具有镇静活性的3,4,5-三甲氧基肉桂酸（3,4,5-trimethoxycinnamic acid，TMCA）而产生持续的镇静作用。卵叶远志皂苷在体内通过拮抗DA和5-HT受体发挥镇静作用，有量效相关性。

（2）抗惊厥　远志具有抗惊厥作用。远志醇提物对戊四唑（pentylenetrazole，PTZ）致小鼠惊厥模型有显著的抗惊厥作用。

（3）改善睡眠　远志对电刺激剥夺睡眠大鼠，可使睡眠剥夺大鼠的觉醒期减少、TST延长，延长SWS$_1$期睡眠。3,4,5-三甲氧基肉桂酸（TMCA）和远志皂苷能延长小鼠总睡眠时间，缩短睡眠潜伏期，其机制可能与增强GABA能系统和（或）抑制去甲肾上腺素能系统有关。

（4）抗抑郁　远志具有显著的抗抑郁作用。远志对慢性轻度不可预见性应激结合孤养造模大鼠具有明显抗抑郁作用。实验研究发现，远志中的3,6-二芥子酰基蔗糖有显著的抗抑郁作用，且其抗抑郁活性与增强5-HT和NE神经功能，降低脑内MAO水平及抗氧化有关。远志皂苷和寡糖酯是其抗抑郁的主要物质。

（5）增强学习记忆能力　远志能增强学习记忆能力。远志皂苷能在学习的获得、巩固、再现阶段提高学习记忆障碍模型小鼠跳台和水迷宫成绩，改善学习记忆能力。远志皂苷还能明显提高β-淀粉样肽和鹅膏蕈氨酸所致的拟痴呆大鼠/小鼠的学习记忆能力，升高脑内M-胆碱能受体密度和增强ChAT活性，能有效地抑制脑内AchE活性。酰化寡糖远志糖苷B（tenuifoliside B）能改善东莨菪碱诱导的小鼠/大鼠记忆损害，可增强中枢胆碱能系统活性。其机制与清除自由基、抗氧化，保护胆碱能系统功能，降低Aβ沉积，对抗其诱导神经细胞凋亡，降低tau蛋白磷酸化水平及保护神经细胞等有关。

（6）祛痰、镇咳　远志具有祛痰镇咳作用。远志提取物可促进呼吸道黏膜上皮细胞的分泌，增加气管酚红的分泌量。对远志及其蜜制品进行对比研究，发现均呈现不同程度的镇咳、祛痰作用。

2. 其他药理作用

（1）抗心肌缺血　远志皂苷对结扎大鼠 / 小鼠冠状动脉左前降支造成心肌缺血再灌注损伤有保护作用，其机制可能与抗 OFR 形成、改善心肌内质网应激介导的细胞凋亡等有关。

（2）抗菌　远志对结核分枝杆菌有抑制作用，远志总皂苷对大肠埃希菌有抑制作用。

（3）抗诱变　远志具有抗诱变作用。小鼠骨髓嗜多染红细胞微核试验显示，远志具有抗诱变作用，对遗传物质具有保护作用。

（4）对平滑肌的影响　远志对未孕大鼠子宫平滑肌具有兴奋作用，其作用主要通过 H_1 受体、L 型钙通道、α 受体发挥作用，也与 PG 的合成与释放有关，但与 M 受体无关。远志及远志皂苷对兔离体肠平滑肌运动具有抑制作用。

远志还有调血脂、降血压、抗衰老、耐缺氧、保肝利胆、抗肿瘤、镇痛、抗凝血等药理作用。

【体内过程】

以远志的代谢产物 3,4,5- 三甲氧基肉桂酸为指标，健康家兔一次性灌胃远志，其体内过程符合二室模型，主要药动学参数：$t_{1/2\alpha}$ 为（0.081 ± 15.994）分钟，$t_{1/2\beta}$ 为（55.492 ± 1.630）分钟，T_{max} 为（45.00 ± 9.930）分钟，C_{max} 为（1.426 ± 0.168）mg/L。

【安全性评价】

远志根皮灌胃的小鼠 LD_{50} 为（10.03 ± 1.98）g/kg。远志全根的 LD_{50} 为（16.95 ± 2.01）g/kg。100% 远志注射液给小鼠灌胃的 LD_{50} 为 22.52g/kg。

【临床应用】

1. 以远志为主的复方（如安神定志丸等）常用于治疗心肾不交之心神不宁、惊悸不安、失眠健忘等病证，相当于西医学的失眠症、神经衰弱等属于心肾不交的心神不宁证者。

2. 以远志单用研末，黄酒送服，并外用调敷患处，常用于治疗痈疽疮毒、乳房肿痛。

【临床不良反应】

远志皂苷对胃黏膜有刺激作用，服用过量可引起腹痛、呕吐等不良反应。

第二节　常用配伍

酸枣仁　知母

酸枣仁 - 知母是常见的相须配伍药对，源于《金匮要略》酸枣仁汤。酸枣仁性味甘平，入心肝之经，养血补肝、宁心安神；知母滋阴清热，二者相须为伍，共奏安神除烦之效。清代喻昌《医门法律》曰："方中酸枣仁为君，而兼知母之滋肾为佐……而解心火之躁烦也。"清代尤怡

《金匮要略心典》曰："酸枣仁补肝敛气……以知母、甘草清热滋燥；皆所以求肝之治，而宅其魂也。"

【配伍研究】

1. 文献研究　采用文献数据挖掘的方法，统计了 122 篇有关酸枣仁汤化裁治疗失眠的文献，发现处方所用药物中频次最高的为酸枣仁和知母，均有 122 次，其次为茯苓、川芎、甘草等。说明酸枣仁配伍知母在酸枣仁汤主治虚烦不眠之证中发挥不可或缺的作用。

2. 镇静、改善睡眠　将酸枣仁汤原方、酸枣仁汤去酸枣仁、酸枣仁汤去茯苓、酸枣仁汤去川芎、酸枣仁汤去知母、酸枣仁汤去甘草分别灌胃给予实验动物，观察酸枣仁汤不同配伍对小鼠自主活动及协同阈下剂量戊巴比妥钠对小鼠催眠作用的影响。实验结果表明，酸枣仁汤原方组，酸枣仁汤去川芎组、酸枣仁汤去知母组、酸枣仁汤去甘草组均能明显减少小鼠自主活动次数。酸枣仁汤原方组能增加阈下剂量戊巴比妥钠致小鼠睡眠只数。

【临床研究】

1. 酸枣仁、知母配伍可用于治疗失眠。
2. 酸枣仁、知母配伍可降血糖。
3. 酸枣仁、知母配伍可用于治疗焦虑症。

第三节　常用方

酸枣仁汤

酸枣仁汤源于张仲景的《金匮要略》，由酸枣仁、茯苓、知母、川芎、甘草组成。具有养血安神、清热除烦的功效。主治虚烦不眠，症见失眠心悸、虚烦不安、头目眩晕、咽干口燥、舌红、脉弦细等。虚烦不眠证的症状与西医学的失眠症、焦虑症等精神系统临床表现相似。酸枣仁汤为治疗"虚劳虚烦不得眠"之要剂。方中重用酸枣仁，以其性平味甘，入心肝经，养血补肝、宁心安神，为君药。茯苓宁心安神，知母滋阴清热，为臣药，与君药酸枣仁相配，以助君药安神除烦之效。佐以川芎调畅气机、疏达肝气，与君药相配，酸收辛散并用，相反相成，具有养血调肝之妙。甘草生用，和中缓急，为使药。诸药相伍，一则养肝血以宁心安神，二则清内热以除虚烦，共奏养血安神、清热除烦之功。

【组方研究】

1. 与功效相关的主要药理作用

（1）镇静、改善睡眠　酸枣仁汤能显著减少小鼠自主活动次数，增加阈下剂量戊巴比妥钠所致小鼠睡眠只数，延长阈上剂量戊巴比妥所致小鼠睡眠时间，且镇静、改善睡眠作用呈现一定的剂量依赖性。酸枣仁汤可使失血性贫血模型及甲亢型阴虚模型小鼠的自主活动次数减少，缩短戊巴比妥钠诱导的睡眠潜伏期，延长睡眠时间，协同阈下剂量戊巴比妥钠诱导睡眠。酸枣仁汤可明显减少电刺激睡眠剥夺大鼠的觉醒时间，延长 TST，延长 SWS_1 和 SWS_2 期。酸枣仁汤的镇静与改善睡眠作用可能与调节脑内单胺类神经递质（NE、5-HT）和氨基酸类神经递质（GABA、Glu）水平及受体表达，降低 IL-1β、TNF-α 等细胞因子水平有关。

（2）抗惊厥　酸枣仁汤具有抗腹腔注射2%苯甲酸钠咖啡因溶液所致小鼠惊厥的作用，也具有对惊厥致死的保护作用。

（3）抗焦虑　酸枣仁汤对高架十字迷宫焦虑动物模型大鼠有显著抗焦虑作用，能减少大鼠在高架十字迷宫上的焦虑症状，酸枣仁汤也能改善睡眠剥夺大鼠的焦虑样行为，其抗焦虑作用可能与影响血中NO浓度，降低IL-1β、TNF-α等细胞因子水平，降低5-HT和NE含量，增加脑组织 $GABA_A$ 受体量来提高 $GABA_A$ 的功能有关。

（4）抗抑郁　酸枣仁汤对慢性轻度不可预见性应激和孤养所致抑郁症大鼠有一定抗抑郁作用。

（5）增强学习记忆能力　通过水迷宫和跳台实验，发现酸枣仁汤对正常小鼠的学习记忆有促进作用。对东莨菪碱或乙醇所致的记忆获得障碍也有显著改善作用。酸枣仁汤能改善睡眠剥夺大鼠的学习记忆能力，可能与调节脑内单胺类递质的含量、保护胆碱能系统、抗氧化、减轻神经炎症、增强GABAA受体表达、抑制神经细胞凋亡等有关。

2. 其他药理作用

（1）抗应激　酸枣仁汤对电脉冲强烈刺激引起的大鼠应激后HR加快有明显抑制作用，同时能明显对抗大鼠应激后血浆皮质酮含量的升高，并可增加小鼠游泳疲劳时脑内GABA的含量。

（2）调血脂　酸枣仁汤能降低高血脂模型大鼠血清TC、TG、LDL-C、Apo B水平，升高HDL-C和Apo A1水平。

【临床应用】

1. 酸枣仁汤常用于虚烦不眠证，相当于西医学的失眠症属于心肝血虚、心神不宁者。
2. 酸枣仁汤及其加减方治疗脑出血急性期狂躁型精神障碍。
3. 酸枣仁汤及其加减方治疗顽固性频发室性早搏。
4. 酸枣仁汤及其加减方治疗更年期综合征。

【临床不良反应】

个别患者服用酸枣仁汤有胃肠反应。

朱砂安神丸

朱砂安神丸源自李杲的《医学发明》，由朱砂、黄连、炙甘草、生地黄、当归组成。具有重镇安神、清心泻火的功效。主治心火亢盛、阴血不足证，见失眠多梦、惊悸怔忡、心烦神乱、舌红、脉细数等。心火亢盛、阴血不足证的症状与西医学失眠、癫痫等某些精神系统疾病的临床表现相似。方中朱砂质重性寒，专入心经，重可镇怯，寒能清热，为重镇安神之品，故为君药；黄连苦寒，清心泻火，助君药清心安神，为臣药；两药相伍，重镇以安神志，清心以除烦热，共奏清心安神之功。生地黄甘苦大寒，滋阴清热；当归甘辛苦温，补养心血，配伍生地黄补其不足之阴血，共为佐药。使以炙甘草和中调药，防朱砂质重碍胃。合而用之，重镇安神，清心泻火，滋阴养血，有标本兼治之用，使神志安宁，则失眠、惊悸、怔忡诸症得解。

【组方研究】

1. 与功效相关的主要药理作用

（1）镇静、改善睡眠　朱砂安神丸能明显减少电刺激睡眠剥夺大鼠的觉醒时间，延长TST.

低剂量朱砂安神丸对睡眠剥夺大鼠的 SWS$_2$ 期有明显延长作用，中剂量对 SWS$_1$ 和 SWS$_2$ 期均有明显延长作用，而高剂量不但延长 SWS$_1$ 和 SWS$_2$ 期，且能够延长 REM 时相，其改善睡眠作用与降低大鼠下丘脑单胺类递质 5–HT 和 NE 的含量有关。

（2）抗心律失常　朱砂安神丸能明显拮抗氯仿 – 肾上腺素和 1% 草乌注射液所致心律失常，缩短心律失常持续的时间，减少异常搏动次数。

（3）促进恐惧记忆消退　朱砂安神丸可以拮抗条件性恐惧，促进恐惧记忆消退，并能拮抗由条件性恐惧引起的睡眠障碍，其机制可能与调节杏仁核中单胺类神经递质含量及 c–Fos 蛋白表达，保护海马神经元，影响神经元功能有关。

2. 其他药理作用

抑制肝细胞色素 P$_{450}$ 酶　应用 RT–PCR 的方法检测朱砂安神丸对肝脏 Cyt P$_{450}$ 酶基因表达的影响，发现朱砂安神丸 10g/kg 灌胃能使小鼠肝脏 Cyt P$_{450}$ 酶系的 CYP2b9 和 CYP2f2 的基因表达水平下降。

【安全性评价】

朱砂安神丸 25g/kg 一次性灌胃小鼠无明显急性毒性；朱砂安神丸 20g/kg（约是临床剂量的 10 倍，Hg 质量分数 2.5g/kg）给予小鼠每天 1 次灌胃，连续 20 天，未引起明显毒性。朱砂安神丸对人肝 HL–7702 细胞的半数致死量为 4050mg/L。在总 Hg 含量相同情况下，朱砂及朱砂安神丸的毒性远小于甲基汞（MeHg）、氯化汞（HgCl$_2$）。

【临床应用】

1. 朱砂安神丸常用于心火亢盛、阴血不足证的失眠多梦、惊悸怔忡、心烦神乱的治疗，相当于西医学的失眠症、心脏神经官能症、神经衰弱症等属于心火亢盛、阴血不足者。

2. 朱砂安神丸及其加减方治疗心脏早搏、夜游症等。

【临床不良反应】

朱砂安神丸用量过大或少量久服会分别出现急性中毒或慢性中毒。急性中毒者可见呕吐、腹痛、血便、肌肉颤动、尿少、尿闭、抽搐、昏迷、血压下降、急性肾功能衰竭。慢性中毒者可表现为大脑受损、肾脏受损、肌肉震颤、牙龈肿痛、齿龈上有磁化汞的暗蓝线（汞线）。

据报道，朱砂安神丸与碘化钾或溴化钾同服，可出现赤痢样大便，从而导致医源性肠炎。

第四节　常用成药

天王补心丸
（水蜜丸、小蜜丸、大蜜丸、浓缩丸、片）

天王补心丸（片）源于《校注妇人良方》之天王补心丹，由党参、茯苓、玄参、丹参、石菖蒲、桔梗、远志、当归、五味子、麦冬、天冬、柏子仁、酸枣仁、生地黄、朱砂组成，为棕黑色或褐黑色的蜜丸，气微香，味甜、微苦。具有滋阴养血、补心安神的功效。主治心阴不足、神志不安证，症见心悸怔忡、虚烦失眠、神疲健忘、梦遗、手足心热、口舌生疮、大便干燥、舌红少苔、脉细数。

【药理作用】

1. 镇静、改善睡眠 天王补心丸能显著减少小鼠自主活动次数，对阈剂量和阈下剂量戊巴妥钠所致小鼠睡眠有协同作用，能缩短戊巴比妥钠所致小鼠入睡潜伏期，延长小鼠睡眠时间。天王补心丸可明显缩短电刺激诱导的失眠大鼠的觉醒时间，延长失眠大鼠 TST；延长 SWS_2 期和 REMS 期。天王补心丸对失眠大鼠睡眠的改善更接近大鼠刺激前的睡眠状态，表明天王补心丸对失眠大鼠具有改善睡眠、提高睡眠质量的作用。

2. 改善学习记忆能力 天王补心丸对东莨菪碱、亚硝酸钠、乙醇所致记忆获得障碍、记忆巩固障碍及记忆再现障碍模型小鼠的学习记忆能力都有改善作用，在避暗试验和水迷宫试验中，能缩短小鼠进入暗室的潜伏期和上岸时间，减少错误次数。天王补心丹能提高 AD 模型大鼠海马区神经元蛋白激酶 C 蛋白表达，减少 β– 淀粉样蛋白表达，改善 AD 模型大鼠学习记忆能力。

3. 延缓衰老 天王补心丸能改善 D– 半乳糖所致衰老小鼠记忆力，提高 SOD 活力，降低 MDA 含量，延缓衰老可能与抑制 OFR 的生成、提高机体的抗氧化能力有关。

【临床应用】

常用于神经衰弱、冠心病、精神分裂症、更年期综合征、甲状腺功能亢进等所致的失眠、心悸，以及复发性口腔炎等属于心肾阴虚血少者。该方中滋阴之品较多，对脾胃虚弱，纳食欠佳，大便不实者，不宜长期服用。本品中含朱砂，不宜过量久服，肝肾功能不全者慎用。

【用法用量】

1. 丸剂 温开水送服。

2. 小蜜丸 一次 9g，水蜜丸一次 6g。

3. 大蜜丸 一次一丸，一日 2 次。

4. 浓缩丸 一次 8 丸，一日 3 次。

5. 片剂 温开水冲服。一次 4～6 片，一日 2 次。

第二十一章
平肝息风方药

凡以平肝潜阳或息风止痉为主要功效，治疗肝阳化风或阴虚风动证的方药，称为平肝息风方药。本类药物大多性寒或平，入肝经，多具沉降之性，少数药物兼具安神之功而归心经。平肝息风方药具有平肝潜阳、息风止痉、清泻肝火、通络止痛等功效，主要用于肝阳上亢或肝风内动所呈现的证候。

依据平肝息风药的性味及功效主治不同，可分为平抑肝阳药和息风止痉药两类。平抑肝阳药性味多咸寒或苦寒，以动物的贝壳类和矿石类药物居多，常用药有石决明、珍珠母、白蒺藜等，质重沉降，具有平抑肝阳的功效，部分药物兼有清肝明目、镇静安神等功效，适用于肝阳上亢之头晕目眩、头痛、耳鸣和肝火上亢之面红目赤、头痛头晕、烦躁易怒等证。息风止痉药性多偏寒凉，常用药有天麻、钩藤、羚羊角、地龙等，具有息风止痉之功，适用于肝风内动、热极生风、阴虚动风等所致眩晕、痉挛抽搐等。部分药物兼有平肝潜阳、清热解毒的功效，可用于肝阳眩晕，肝火上炎之目赤、头痛或热毒证。

肝阳上亢证通常是由于肾阴不足，不能滋养于肝或肝阴不足，阴不维阳，而致肝阳亢盛。主要症状有头痛、目眩、面赤、耳鸣、舌红、脉弦滑或弦细等。肝风内动多由肝阳化风、热极生风、阳虚动风等所致。症见眩晕欲仆，痉挛抽搐，项张肢颤等。肝阳上亢、肝风内动证与西医学中的高血压病、脑血管意外及其后遗症的表现相似，如头晕、头痛、肢体麻木、震颤、抽搐、口舌㖞斜、半身不遂等。温病时也可见热极生风，出现痉证。病变过程可出现颈项强直、抽搐甚至角弓反张等症状，多见于流行性脑脊髓膜炎、乙型脑炎、破伤风等急性传染病引起的高热惊厥等。此外，肝风内动亦可见于小儿惊厥、癫痫、梅尼埃病、神经官能症等。

平肝息风方药一般均具镇静、抗惊厥、降压、抗血栓、解热、镇痛等药理作用，并认为上述药理作用是平肝息风方药平肝潜阳、息风止痉的药理学基础。现代药理研究表明，平肝息风方药治疗肝阳上亢证及肝风内动证的作用主要涉及以下药理作用。

1. 镇静、抗惊厥　本类方药大多具有不同程度的镇静、抗惊厥作用。如天麻、钩藤、牛黄、地龙、羚羊角、牡蛎、僵蚕、全蝎、代赭石等能减少动物的自主活动，增强戊巴比妥钠、硫喷妥钠、水合氯醛等药的中枢抑制作用，对抗PTZ、咖啡因、士的宁或电刺激所引起的惊厥。天麻、钩藤、牛黄、地龙、全蝎等还有抗癫痫作用。多数方药可调节中枢单胺类神经系统的功能。如钩藤碱可使脑干、下丘脑、皮层等的NA含量减少，并具有钙拮抗和抑制谷氨酸释放的作用。天麻素可降解为天麻苷元，天麻苷元能与脑内苯二氮䓬受体结合，产生镇静、抗惊厥等中枢抑制作用。此外，天麻的镇静作用还与其降低脑内DA和NA的含量有关。

2. 降血压　肝阳上亢、肝风内动所致的眩晕、头痛与高血压的临床表现类似，因此平肝、潜阳、息风、宁神是重要的治疗原则。本类方药大多具有不同程度的降压作用。如天麻、钩藤能扩张外周血管，降低外周阻力而降压，与直接和反射性的抑制血管运动中枢有关。此外，钩藤的降压作用还和阻滞交感神经及神经节、兴奋迷走神经等相关。

3. 抗血栓　天麻、钩藤、地龙、蒺藜、全蝎等均有不同程度抑制血小板聚集、抗血栓形成的作用。这类方药抗血栓作用涉及多个环节，如抑制血小板释放 AA，减少 TXA_2 合成而抑制血小板聚集，激活纤溶酶原，增加红细胞变形能力等作用。如钩藤中的钩藤碱抑制血小板释放 AA，减少 TXA_2 合成而抑制血小板聚集。钩藤碱对血小板释放其他活性物质也有一定的抑制作用。地龙提取液可使血液黏度和血小板聚集性降低。地龙中含有纤溶酶样物质，具有促进纤溶作用，能直接溶解纤维蛋白及血块。此外，地龙还具有激活纤溶酶原的作用。

4. 解热、镇痛　羚羊角、地龙、牛黄、石决明等均具有不同程度的解热作用。牛黄可抑制 2,4- 二硝基苯酚、酵母或大肠埃希菌内毒素引起的大鼠发热，且能降低正常大鼠的体温。羚羊角能降低伤寒、副伤寒疫苗所致体温升高。

羚羊角、天麻、地龙、全蝎、蜈蚣、牛黄等具有不同程度的镇痛作用。

综上所述，与平肝息风药平肝潜阳、息风止痉功效相关的药理作用为镇静、抗惊厥、降血压、抗血栓、解热、镇痛等作用。主要物质基础有天麻素、天麻苷元、钩藤碱、牛磺酸、蚓激酶等。

常用平肝息风药主要药理作用见表 21-1。

表 21-1　常用平肝息风药主要药理作用总括表

类别	药物	镇静	抗惊厥	降血压	抗血栓	解热	镇痛	其他作用
息风止痉药	天麻	+	+		+		+	增加脑血流量、改善记忆、延缓衰老、保护脑神经细胞、抗心肌缺血
	钩藤	+	+	+	+			减慢心率、延长功能性不应期、降低心肌收缩力、钙阻滞
	牛黄	+	+			+	+	抗病毒、抗炎、利胆、保肝、镇咳、平喘、祛痰、抗氧化、兴奋子宫、抗脑缺血
	羚羊角	+	+			+	+	抗病毒
	地龙	+	+	+	+	+	+	平喘、抗肿瘤、增强免疫、兴奋子宫
	全蝎	+	+		+		+	抗肿瘤
	蜈蚣		+	+			+	抗炎、抗肿瘤、解痉
	僵蚕	+	+				+	抑菌、抗肿瘤、降血糖
平抑肝阳药	罗布麻叶	+		+				降血脂、抗血小板聚集、利尿
	石决明	+				+		抗菌、抗氧化
	珍珠母	+	+					抗氧化、抗衰老、抗肿瘤、抗胃溃疡
	牡蛎	+	+				+	抗炎、抗胃溃疡
	代赭石	+						促进红细胞生成、促进肠蠕动
	蒺藜			+	+		+	抗肿瘤、利尿、抗脑缺血、抗菌、降血糖

第一节　常用药

天　麻

本品为兰科植物天麻 *Gastrodia elata* Bl. 的干燥块茎。主产于四川、云南、贵州等地。冬、春两季采集。生用或蒸煮。天麻主要含酚类化合物及其苷类、甾醇、有机酸等。酚类化合物主要有天麻素、天麻苷元（对羟基苯甲醇）、对羟基苯甲醛、赤箭苷、香兰素、香草醇等；尚含有糖类化合物、黏液质、微量元素和含氮化合物等。天麻素是天麻的主要活性成分。

天麻味甘，性平，归肝经。具有息风止痉、平抑肝阳、祛风通络的功效。主治头痛眩晕、肢体麻木、小儿惊风、癫痫抽搐，为治疗肝阳上亢、肝风内动之要药。《本草正义》云："盖天麻之质，厚重坚实，而明净光润，富于脂肪，故能平静镇定，养液以息内风，故有定风草之名。"天麻擅长息风止痉，其性甘润不烈，作用平和，可用于各种肝风内动之惊痫抽搐证，而不论其寒热虚实。其善治眩晕，又可用于风痰之证，解痉力佳，且又能通利经络而止痛。临床常和钩藤相须配伍，如天麻钩藤饮，用于治疗肝风内动，惊痫抽搐；与白术、半夏、茯苓等同用，如半夏白术天麻汤，用于风痰上扰之眩晕、头痛；与全蝎、乌头、防风等同用，如天麻丹，用于中风不遂。上述功效的发挥，与天麻镇静、抗惊厥、抗眩晕、降压、抗血小板凝聚、抗血栓、抗心肌缺血、保护脑神经细胞、镇痛抗炎等药理作用有关。

【药理作用】

1. 与功效相关的主要药理作用

（1）镇静　天麻的镇静作用明确。天麻粉、天麻水煎剂、天麻素及其苷元、香草醇等均能减少小鼠自发活动，延长巴比妥钠引起的小鼠睡眠时间，对抗咖啡因引起的中枢兴奋作用；恒河猴、兔及鸽静脉注射天麻素后 20 分钟即出现安静、无紧张样镇静作用，可持续 12 小时。天麻素可透过血脑屏障，在脑组织中降解为天麻苷元，天麻苷元为脑内苯二氮䓬受体的配基，作用于苯二氮䓬受体，从而产生镇静、抗惊厥等中枢抑制作用。此外，天麻的镇静作用可能与其降低脑内 DA 和 NA 的含量有关，而脑内 DA、NA 含量的降低与天麻抑制中枢 DA、NA 能神经末梢对 DA、NA 的重摄取和储存有关。

（2）抗惊厥　天麻及其共生密环菌、香兰素、天麻素及其苷元、香草醇及含有天麻的复方中药等均能拮抗 PTZ 所致小鼠惊厥，延长惊厥潜伏期，降低死亡率。天麻能抑制脑电图癫痫样放电。香草醇在不产生中枢镇静作用的剂量下能改善脑电波，抑制癫痫发作。

（3）抗眩晕　口服天麻醇提物或天麻多糖能改善旋转诱发的小鼠厌食症状，对抗旋转后小鼠自主活动的降低。天麻苷元能竞争性抑制安定等药物与其受体结合，抑制神经冲动向前庭外侧多突触神经元传导，减弱脑干网状结构上行传递系统，产生抗眩晕的作用。

（4）降血压　天麻、天麻素对多种实验动物均有降血压作用。天麻注射液能降低外周阻力，使血压迅速下降。尽管天麻素降低外周阻力的作用弱于扩血管药物，但在增强中央动脉顺应性方面则优于其他扩血管药。由于天麻素对中央动脉血管顺应性有改善作用，使得主动脉、大动脉等血管弹性增强，增强血管对血压的缓冲能力，因此天麻素降低收缩压的作用比降低舒张压和平均压的作用更明显。

（5）抗血小板聚集、抗血栓　天麻抑制 ADP 和 PAF 诱导的血小板聚集。天麻素、天麻苷元和天麻多糖均有抗血小板聚集和抗血栓作用。

（6）抗心肌缺血　天麻水、醇提取物或天麻注射液能对抗垂体后叶素或冠脉结扎致实验性心肌缺血，降低血清 MDA 水平，保护心肌细胞，缩小心肌梗死面积。天麻素可使体外培养的心肌细胞心搏频率加快，心肌收缩力加强，且心肌细胞内糖原、核糖核酸、脱氧核糖核酸、三磷酸腺苷酶、琥珀酸脱氢酶和乳酸脱氢酶显著增加，具有促进心肌细胞能量代谢的作用。天麻抗心肌缺血作用的机制与天麻抗自由基产生、改善细胞能量代谢相关。天麻素是其抗心肌缺血的主要活性成分。

（7）保护脑神经细胞　天麻甲醇提取物和天麻素能抑制谷氨酸（兴奋性氨基酸）释放，减少谷氨酸引起的神经细胞死亡，维持细胞膜的流动性，减轻神经元损伤程度。天麻素还能减轻缺血再灌注或缺氧缺糖引起的神经元损伤。此外，香草醛和对羟基苯甲醛也可抑制谷氨酸引起的神经细胞凋亡和细胞内 Ca^{2+} 的升高。天麻的脑保护作用与其对抗兴奋性氨基酸的毒性、抗自由基、保护细胞膜、抑制 NOS 活性、抗细胞凋亡和改善能量代谢等相关。

（8）抗炎、镇痛　天麻对多种炎症反应有抑制作用，能降低毛细血管通透性，直接对抗5-HT 和 PGE_2 所致炎症反应。天麻对多种实验性疼痛有抑制作用，且呈剂量依赖性。

2. 其他药理作用

（1）增强免疫功能　天麻多糖可增加机体免疫功能。天麻素注射液能增强小鼠巨噬细胞吞噬功能和血清溶菌酶活力，增强小鼠 T 细胞的免疫应答，促进特异性抗体形成。

（2）改善学习记忆、延缓衰老　天麻对衰老大鼠有改善学习记忆的作用。天麻提取物能改善东莨菪碱、亚硝酸钠、乙醇所致的小鼠记忆获得、巩固和再现障碍。天麻或天麻素对阿尔茨海默病模型大鼠学习记忆的损伤有改善作用。天麻素及其苷元是改善记忆的主要物质基础。口服天麻能提高 D-半乳糖致衰老小鼠红细胞 SOD 活力和皮肤羟脯氨酸含量，降低心肌脂褐质的含量。天麻素注射液可使大鼠血、肝、肾、海马、皮质等多种组织中 SOD 和皮肤、羟脯氨酸含量和 GSH-Px 活性明显升高。天麻可清除自由基，抗氧化损伤，从而延缓衰老。

此外，天麻尚有一定的抗肿瘤、抑菌、降血脂等作用。

【体内过程】

家兔、犬和大鼠静脉注射天麻素后体内药动学符合二室模型，该药由中央室向周边室分布较快。家兔口服天麻素吸收比较差，但天麻素大鼠灌胃其生物利用度高达 86.1%。静脉给药后在体内迅速分布至肾、肝、小肠等。天麻素可通过 BBB 进入脑内，降解为天麻苷元。天麻素消除 $t_{1/2}$ 为 4 小时左右，主要通过肾脏排泄，不易在体内蓄积。

【安全性评价】

小鼠腹腔注射天麻浸膏的 LD_{50} 为 51.4～61.4g/kg，静脉注射的 LD_{50} 为 36.5～43.5g/kg。

受孕 6～15 天的小鼠灌胃天麻素 373mg/d，对胎盘和胎仔鼠体重、性别、外观、内脏及骨骼发育无明显影响。

【临床应用】

1. 以天麻为主的复方（如天麻钩藤饮、醒脾散、玉真散）用于治疗肝风内动，惊痫抽搐，相当于西医学的癫痫或轻型破伤风、流脑、乙脑等所致惊厥属肝风内动者。如天麻钩藤饮治疗热盛动风或小儿急惊风之壮热神昏，惊厥抽搐；醒脾散治疗小儿脾虚之慢惊风；玉真散治疗破伤风之痉挛抽搐，角弓反张。

2. 以天麻为主的复方（如天麻钩藤饮、半夏白术天麻汤）用于肝阳上亢证，多用于治疗肝阳上亢、风痰上扰或血虚肝旺之眩晕、头痛，相当于西医学的高血压、梅尼埃病、神经官能症等。

3. 以天麻为主的复方（如天麻丸、秦艽天麻汤）用于中风不遂，风湿痹痛，相当于西医学的脑血管意外及其后遗症、风湿性关节炎、类风湿关节炎等。如天麻丸治疗中风之手足不遂，肢体麻木，痉挛抽搐；秦艽天麻丸治疗风湿痹痛关节屈伸不利。天麻素注射液治疗中风认知功能障碍有确切疗效，能缓解头晕、恶心、呕吐、眼球震颤等症状，提高患者日常生活能力。秦艽天麻汤用于治疗风湿痹痛，关节屈伸不利。

【临床不良反应】

服用大量天麻可导致少津、口干、咽燥、大便干结、经脉失养等血虚阴虚的证候，严重者可见心律失常甚至死亡。使用单味天麻或含天麻的复方制剂时，也可能会出现头晕、胸闷气促、恶心呕吐、心跳及呼吸加快、皮肤瘙痒等过敏症状。静脉注射大剂量天麻素（1500mg/d）可造成患者出现发热反应。也有天麻素引发过敏反应的报道。

钩 藤

本品为茜草科植物钩藤 *Uncaria rhynchophylla*（Miq.）Miq. ex Havil.、大叶钩藤 *Uncaria macrophylla* Wall.、毛钩藤 *Uncaria hirsuta* Havil.、华钩藤 *Uncaria sinensis*（Oliv.）Havil. 或无柄果钩藤 *Uncaria sessilifrudus* Roxb. 的干燥带钩茎枝。主产于广西、江西、浙江等地，秋冬二季采收，去叶，切段，晒干，生用。钩藤主要含生物碱类、黄酮、三萜类等化学成分。生物碱中主要成分有钩藤碱、异钩藤碱、去氢钩藤碱、异去氢钩藤碱、毛钩藤碱、柯诺辛等，总生物碱含量约为0.22%，其中钩藤碱含量占总碱的34.5%~51%；黄酮主要包括山奈酚、槲皮素、槲皮苷、异槲皮苷等；三萜类主要包括乌苏酸、常春藤苷元和多种钩藤苷元等。尚含有甾醇类、多酚类、糖苷类等化合物。

钩藤味甘、性凉，归肝、心包经。具有息风定痉、清热平肝的功效。主治头痛眩晕，惊痫抽搐，妊娠子痫等，为治疗肝风内动之惊痫抽搐的常用药。《名医别录》谓："主小儿寒热，十二惊痫。"《本草纲目》云："手足厥阴药也。足厥阴主风，手厥阴主火。惊痫眩晕，皆肝风相火之病。钩藤通心包与肝木，风静火息，则诸证自除。"钩藤长于清肝热而息肝风，较宜于热急生风之抽搐者，尤其适宜于小儿高热惊风抽搐之证。临床常与天麻配伍，清热平肝、息风止痉，治疗肝阳偏亢、肝风上扰之证，如天麻钩藤饮；与白芍配伍，柔肝养阴、平肝息风，治疗肝阴不足、虚阳上亢之头痛眩晕、急躁易怒、失眠多梦等症；与羚羊角（现为山羊角）配伍，凉肝息风，增液舒筋，治疗肝热生风证，如羚角钩藤汤。上述功效的发挥，与钩藤镇静、抗癫痫、降血压、抗PLT聚集、抗血栓、抗脑缺血、解痉等药理作用有关。

【药理作用】

1. 与功效相关的主要药理作用

（1）镇静、抗癫痫 钩藤有中枢镇静作用，且随着剂量增加，钩藤的镇静作用增强。该作用可能与其调节不同脑区单胺类递质如DA、NA、5-HT的释放有关。钩藤加大剂量无催眠作用，也不能增加戊巴比妥钠的催眠和麻醉作用。此外，钩藤还能抑制大鼠运动皮层定位注射青霉素诱发的大鼠惊厥发作和痫波释放频率。

（2）降血压　钩藤煎剂、钩藤总碱、异钩藤碱、钩藤碱对正常血压或高血压动物，无论麻醉或不麻醉动物，均有降压作用，降压的同时有负性心率作用。其作用强弱顺序如下：异钩藤碱 > 钩藤碱 > 钩藤总碱 > 钩藤非生物碱类成分。钩藤碱或钩藤总碱降压作用呈现三相变化：先降压，继之快速升压，然后持续下降。重复给药无快速耐受现象。钩藤降压机制是直接和反射性地抑制血管运动中枢，扩张外周血管，降低外周阻力，并能阻滞交感神经和神经节，抑制神经末梢递质的释放。钩藤碱扩张动脉还与钙拮抗相关。钩藤碱能抑制动脉平滑肌外钙内流和内钙释放。降压的主要物质基础是钩藤碱和异钩藤碱。异钩藤碱的降压作用强于钩藤碱，且在降压的同时不减少肾血流量。

（3）抗血小板聚集、抗血栓　钩藤碱可抑制 AA、胶原及 ADP 诱导的血小板聚集，抑制血栓形成。钩藤碱抗血小板聚集和抗血栓形成的机理与抑制血小板膜释放 AA，进而减少 TXA_2 合成相关。此外，钩藤碱对血小板释放其他活性物质也有抑制作用。

（4）抗脑缺血　钩藤碱对大鼠脑缺血再灌注损伤有保护作用。其机制与抑制自由基产生或增加自由基消除有关。钩藤中的氧化吲哚碱如异钩藤碱、异柯诺辛因碱、钩藤碱，吲哚碱如硬毛帽柱木碱、硬毛帽柱木因碱，以及部分酚性成分如儿茶素、表儿茶素等均对脑神经细胞有保护作用，其机制是通过阻碍 Ca^{2+} 内流而对谷氨酸诱发的神经细胞死亡起保护作用。

（5）解痉　钩藤碱、异钩藤碱、去氢钩藤碱均能不同程度地抑制 Ach 引起的小鼠离体肠管收缩。钩藤碱对催产素和高钾去极化后 Ca^{2+} 引起的大鼠离体子宫收缩有抑制作用。钩藤总碱灌胃或注射能抑制组胺引起的豚鼠哮喘。

2. 其他药理作用

（1）抗变态反应　钩藤颗粒对 2,4- 二硝基氟苯所致迟发型过敏反应有抑制作用，对Ⅳ型变态反应、单核巨噬细胞吞噬功能及免疫器官等均有抑制作用。

（2）抗心律失常　血浆异钩藤碱在 0.73～3.68mg/L 范围内呈剂量依赖性地减慢家兔 HR，延长窦房结传导时间和窦房结恢复时间，有利于与血管扩张药配伍，以克服扩血管药常见的反射性加快心率的副作用。钩藤碱和异钩藤碱能抑制离体豚鼠心房的自发频率，抑制肾上腺素诱发的异位节律，延长功能性不应期和降低兴奋性。麻醉大鼠静脉注射钩藤总碱，对乌头碱、氯化钡、氯化钙诱发的心律失常均有对抗作用。钩藤碱和异钩藤碱的这一作用与阻滞 L 型钙 Ca^{2+} 通道、K^+ 通道，抑制 Na^+ 内流有关。

钩藤尚具有抗肿瘤、逆转肿瘤细胞多药耐药的作用。

【体内过程】

钩藤生物碱在体内分布广泛，脑、肝中含量较高，表明该类生物碱易通过血脑屏障。大鼠口服钩藤总碱约 2 小时后，体内浓度达到高峰，主要以原形经粪便和尿排泄。大鼠腹腔注射异钩藤碱后符合二室模型，分布广泛，在肝、脑、肺、肾及肌肉组织等均有分布，消除较快，在体内不易蓄积。

【安全性评价】

钩藤煎剂小鼠腹腔注射的 LD_{50} 为（29.0±0.8）g/kg；钩藤总碱小鼠灌胃和腹腔注射的 LD_{50} 分别为（514.6±29.1）mg/kg 和（144.3±3.1）mg/kg；钩藤碱小鼠腹腔注射和静脉注射的 LD_{50} 分别为 162.3mg/kg 和 105mg/kg；异钩藤碱小鼠腹腔注射和静脉注射的 LD_{50} 分别为 217mg/kg 和 80mg/kg。

【临床应用】

1. 含钩藤的复方（如天麻钩藤饮、羚角钩藤汤）可用于肝风内动证所致惊痫抽搐，相当于西医学的小儿高热惊厥、小儿腹型癫痫、流脑、乙脑等致惊厥属肝风内动证者。

2. 含钩藤的复方（如天麻钩藤饮）可治肝阳上亢证之头痛、眩晕、心烦易怒等，相当于西医学的高血压、梅尼埃病、神经官能症等属肝阳上亢证者。

此外，钩藤与蝉蜕、薄荷同用，可治疗小儿夜啼，有凉肝止痉之效。钩藤还用于预防新生儿黄疸和更年期伴有头痛、手足麻木等症状。

【临床不良反应】

老年高血压患者服用钩藤总碱治疗量时，个别可出现心动过缓、头晕、皮疹等，停药后可恢复。

牛　黄

本品为牛科动物牛 *Bos taurus domesticus* Gmelin 的干燥胆结石。主产于我国西北、东北地区，此外，河南、河北、江苏等地亦产。全年均可收集，将牛黄取出，除去外部薄膜，阴干，生用。由牛胆汁或猪胆汁经提取加工而成，或由牛胆粉、CA、猪去氧胆酸、牛磺酸、胆红素、胆固醇、微量元素等混合加工制成的称为人工牛黄，用作天然牛黄的代用品。天然牛黄主要含胆汁酸、胆色素、胆固醇、肽类物质、氨基酸、脂类、微量元素等。胆色素含量为牛黄的72%～76%，《中国药典》规定牛黄中胆红素含量不得少于25.0%；胆汁酸及其盐包括胆酸、去氧胆酸、鹅去氧胆酸、胆甾醇等；脂类包括卵磷脂、胆固醇等；氨基酸包括丙氨酸、甘氨酸、牛磺酸、天冬氨酸等；还含有钠、钙、铁、锰、铜、锌、镁、磷等微量元素；尚含麦角甾醇、维生素D、类胡萝卜素等。

牛黄味甘、性凉，归心、肝经。具有清心、豁痰、开窍、凉肝息风、解毒的功效。主治温热病及小儿惊风、壮热神昏、痉挛抽搐；痰热阻闭心窍所致神昏；热毒郁结所致咽喉肿痛、口舌生疮、痈疽疔毒等证。《神农本草经》认为牛黄："主惊痫寒热，热盛狂痉。"《名医别录》认为牛黄："主治小儿百病，诸痫热，口不开，大人狂癫，又堕胎。"临床常与朱砂、全蝎、钩藤等配伍，治疗温热病及小儿惊风之壮热神昏，惊厥抽搐等，如牛黄散；与麝香、栀子、黄连等配伍，清热化痰、开窍醒神，治疗痰热蒙蔽心窍，如安宫牛黄丸；与黄芩、大黄等同用，清热解毒，治疗热毒壅结，如牛黄解毒丸。上述功效的发挥，与牛黄镇静、抗惊厥、抗病毒、解热、抗炎、利胆保肝等药理作用有关。

【药理作用】

1. 与功效相关的主要药理作用

（1）镇静、抗惊厥　牛黄能增加中枢抑制药的镇静作用，也可拮抗中枢兴奋药的兴奋作用。牛黄可对抗咖啡因、樟脑和印防己毒素等引起的小鼠兴奋作用，并可增强水合氯醛、乌拉坦或巴比妥钠的镇静作用。人工牛黄、牛磺酸、胆酸钙也有不同程度的镇静作用。牛黄可对抗可卡因、咖啡因或PTZ致小鼠惊厥，延长惊厥潜伏期。牛磺酸能对抗PTZ、毒毛花苷G、荷包牡丹碱、印防己毒素等多种因素所致的惊厥。人工牛黄同样也有抗惊厥作用。牛磺酸是其镇静、抗惊厥的主要物质基础。

（2）抗病毒 牛黄对乙脑病毒有直接杀灭作用，皮下感染乙脑病毒 24 小时后小鼠灌服牛黄，对小鼠有保护作用，天然牛黄作用比人工牛黄作用强。含牛黄的中药复方制剂牛黄羚贝消炎片对流感病毒 FM1 株、腺病毒Ⅲ型致细胞病变有抑制作用，能抑制小鼠流感病毒所致肺炎的发生和发展。

（3）解热 牛黄可抑制 2,4- 二硝基苯酚、酵母或大肠埃希菌内毒素引起的大鼠发热，且能降低正常大鼠的体温。其主要物质基础为牛磺酸。牛磺酸可通过 BBB，进入下丘脑体温调节中枢，通过调节中枢 5-HT 系统或 Na^+/Ca^{2+}，使产热减少、散热增加而起解热作用。

（4）抗炎 牛黄对实验性急性和慢性炎症均有抑制作用。能减轻二甲苯和巴豆油致小鼠耳肿胀及甲醛致大鼠足肿胀，抑制胸膜炎大鼠白细胞的趋化和游走，抑制小鼠棉球肉芽肿的形成。其作用机制与抑制炎症组织中致炎物质 PGE_2 的生成及抗自由基、抗氧化相关。人工牛黄也有一定的抗炎活性。

（5）利胆、保肝 牛黄有利胆、保肝作用。牛黄可松弛大鼠胆道括约肌，促进胆汁分泌。牛磺酸对四氯化碳所致的小鼠肝损伤有保护作用，并抑制丙氨酸转氨酶升高。牛黄对正己烷所致的肝、肾组织脂质过氧化有保护作用。熊去氧胆酸可对抗乙炔雌二醇诱导的肝内胆汁淤积，对抗肝细胞损伤，有稳定肝细胞膜的作用，使 AST、ALT、ALP 恢复到正常。牛黄主要成分胆汁酸盐能促进脂肪、类脂质及脂溶性维生素的吸收，预防胆结石的形成。

（6）降血压 牛黄对 SHR 大鼠及肾性高血压大鼠均具有显著而持久的降压作用。去氧胆酸、胆红素、牛磺酸等也有不同程度的降压作用。牛黄降压作用与扩张血管、抗肾上腺素有关。

（7）镇咳、祛痰、平喘 牛黄具有镇咳、祛痰和平喘作用。牛黄中的胆酸钠能扩张支气管，对抗组胺和毛果芸香碱所致支气管痉挛。

2. 其他药理作用

（1）增强免疫功能 牛黄有促进机体免疫系统的功能。牛黄可促进小鼠溶血素生成和脾溶血空斑的形成，提高 LPS 诱导的淋巴细胞转化及增强小鼠吞噬细胞的吞噬能力。熊去氧胆酸和鹅去氧胆酸也能增强机体特异性免疫和非特异性免疫功能。

（2）抗氧化 胆红素能清除自由基，抑制自由基生成和脂质过氧化，提高 CAT 和 SOD 的活力，有很强的抗氧化作用。胆红素对生物大分子和细胞膜结构和功能有保护作用，是机体抵抗脂质过氧化、清除自由基的一种天然抗氧化剂。胆红素是牛黄抗氧化的主要物质基础。

（3）抗脑缺血 牛磺酸是牛黄抗脑缺血的主要物质基础。牛磺酸对抗氧化应激和缺血再灌注损伤有保护作用，能减轻脑缺血区灰质和白质损伤，对局灶性脑缺血 – 再灌注损伤具有全脑保护作用。牛磺酸对三氧化二砷致小鼠脑组织 RNA 损伤具有保护作用。

【体内过程】

牛磺酸在家兔体内的药动学特征属二室模型，肌注吸收良好，维持时间较长，口服吸收不规则。

【安全性评价】

小鼠腹腔注射牛黄的 LD_{50} 为（675.8±152.1）mg/kg。小鼠灌胃胆酸 CA、去氧胆酸的 LD_{50} 分别为 1.52g/kg 和 1.06g/kg。

采用 Ames 试验、小鼠骨髓嗜多染红细胞微核试验和人外周血淋巴细胞体外培养染色体畸变试验，发现体外培育的牛黄没有诱变性。

【临床应用】

1. 以牛黄为主的复方（如牛黄抱龙丸、万氏牛黄清心丸）用于治疗肝风内动证，尤其是热极生风之壮热神昏，痉挛抽搐者，也可用于小儿惊热。相当于西医学的小儿高热惊厥、急性感染性疾病高热惊厥、乙型脑炎、肝性脑病及肺性脑病昏迷惊厥等属肝风内动证者。

2. 以牛黄为主的复方（如安宫牛黄丸、至宝丹）用于热闭神昏证，尤其是温热病热陷心包及中风、惊风、癫痫等痰热蒙蔽心窍所致的神昏谵语、高热烦躁、口噤、痰鸣等。

3. 以牛黄为主的复方（如六神丸、牛黄解毒片）可治疗热毒壅滞郁结之咽喉肿痛、龈肿口疮等热毒证。相当于西医学的急性咽炎、扁桃体炎等五官科炎症及疖、疔毒、痈肿等皮肤科疾病。

4. 以牛黄为主的复方（如牛黄蛇胆川贝液）常用于治疗流感、上呼吸道感染、支气管炎及肺炎等。

此外，以牛黄为主的复方可治疗流脑、黄疸性肝炎、冠心病、中风、新生儿和婴儿呼吸暂停症，或用于抢救农药中毒导致的意识障碍或昏迷。

地　龙

本品为钜蚓科动物参环毛蚓 *Pheretima aspergillum*（E. Perrier）、通俗环毛蚓 *Pheretima vulgaris* Chen、威廉环毛蚓 *Pheretima guillelmi*（Michaelsen）或栉盲环毛蚓 *Pheretima pectinifera* Michaelsen 的干燥体。前一种习称"广地龙"，主产于广东、广西、福建等地；后三种习称"沪地龙"，主产于上海一带。生用。地龙主要含有多种酶类，如纤溶酶、蚓激酶、纤溶酶原激活物，尚含有多种微量元素、不饱和脂肪酸、氨基酸，以及蚯蚓素、蚯蚓解热碱、琥珀酸、嘌呤和胆甾醇等多种活性成分。

地龙味咸，性寒，归肝、脾、膀胱经。具有清热定惊，通络，平喘，利尿功效，主治高热神昏，惊痫抽搐，关节痹痛，肢体麻木，半身不遂，肺热咳喘，水肿尿少等。《神农本草经》将其列为下品，以后历代医学著作均有记载。《本草纲目》云："地龙性寒而下行，性寒故能解诸热疾，下行故能利小便，治足疾而通经络也。"地龙咸寒走下入肾，能清热结而利水道，用于热结膀胱、小便不通，可单用，或配伍车前子、木通、冬葵子等。《本草拾遗》谓："疗温病大热狂言……主天行诸热，小儿热病癫痫，涂丹毒，敷漆疮。"地龙加入小青龙汤可增强小青龙汤的解热作用。上述功效的发挥，与地龙镇静、抗惊厥、解热、镇痛、抗血栓、降压和平喘等药理作用有关。

【药理作用】

1. 与功效相关的主要药理作用

（1）镇静、抗惊厥　地龙的热浸液、乙醇提取液、乙酸乙酯提取物、氯仿提取物均降低小鼠自主活动，增加阈下剂量戊巴比妥钠引起的小鼠入睡率，延长阈上剂量戊巴比妥钠致小鼠睡眠时间，并对 PTZ 所致小鼠惊厥有保护作用。地龙抗惊厥作用可能与所含具有中枢抑制作用的琥珀酸相关。

（2）解热、镇痛　地龙对大肠埃希菌、内毒素及化学刺激引起的发热家兔、大鼠均有解热作用。其解热有效成分为解热碱、琥珀酸。解热作用主要是通过调节体温中枢发挥。地龙粉针剂有镇痛作用，但镇痛机制尚不清楚。

（3）抗血栓　地龙提取液可使血液黏度和血小板聚集性降低，红细胞变形能力增强、刚性指数降低。地龙冻干粉针能降低血浆黏度、全血黏度，抑制红细胞集聚，增强红细胞变形能力，有效抑制血栓生成。地龙中含有纤溶酶样物质，具有促进纤溶作用，能直接溶解纤维蛋白及血块。此外，地龙还具有激活纤溶酶原的作用。

从地龙提取液中已分离多种纤溶酶和纤溶酶原激活物，如蚓激酶具有良好的溶解血栓作用。蚓激酶能降低纤溶酶原的含量，抑制纤维蛋白原（Fibrinogen，Fbg）生成纤维蛋白，可直接降解纤维蛋白；能间接激活纤溶酶原形成纤溶酶，起到纤溶酶原激活物的作用；可刺激血管内皮细胞释放纤溶酶原激活剂，增强纤溶酶原激活剂活性。此外，还可抑制体内凝血途径，水解凝血因子，抑制血小板聚集。

（4）降血压　地龙乙醇浸液、水浸液和地龙的多种制剂均具有降压作用。对正常的家兔和大鼠有缓慢而持久的降压作用，对肾型高血压或自发性高血压也有降压作用。

（5）平喘　地龙醇提取液可增加大鼠和家兔气管肺灌流量，并能对抗组胺和毛果芸香碱引起的支气管收缩，提高豚鼠对组胺反应的耐受力。其作用机制是通过阻断组胺受体，抑制平滑肌肌动蛋白的表达，进而抑制气管重建。平喘的主要物质基础是琥珀酸、黄嘌呤和次黄嘌呤。不同炮制方法对地龙的平喘作用有一定影响，其平喘作用强弱如下：蛤粉制广地龙 > 黄酒制广地龙 > 醋制广地龙 > 净制广地龙 > 白酒制广地龙。

2. 其他药理作用

（1）抗肿瘤　地龙提取物对多种肿瘤细胞有不同程度的抑制作用。地龙胶囊对食管癌放疗有增效作用。

（2）增强免疫功能　地龙具有增强机体免疫功能的作用。地龙富含氨基酸、多种矿物质和微量元素，是地龙提高免疫功能的重要成分。

【安全性评价】

小鼠腹腔注射地龙注射液 LD_{50} 为 95～115g/kg，静脉注射 LD_{50} 为 38.5g/kg。

【临床应用】

1. 地龙单用或含地龙的复方常用于治疗热极生风证，如热盛动风之惊厥、抽搐，高热狂躁，相当于西医学的高热、惊厥、癫痫。地龙治疗流感、上呼吸道感染、支气管炎、肺炎等呼吸道感染所引起的高热，还能缓解肺炎、流脑、乙脑所致高热惊厥。

2. 含地龙的复方（如小活络丹、补阳还五汤）治疗风寒湿痹和半身不遂，相当于西医学的风湿性关节炎、类风湿关节炎及中风后遗症属于风寒湿痰瘀血留滞经络者。

3. 地龙单用或复方（如清肺消炎丸）用于治疗肺热喘证。用于支气管炎、哮喘所致的咳嗽、喘息。也可用于上呼吸道感染、肺气肿、肺心病和肺炎所致的咳喘。

4. 地龙单用或含地龙的复方可用于热结膀胱，小便不利。

地龙还可用于治疗烧伤、跌打伤痛、乳痈、中耳炎、带状疱疹、慢性荨麻疹等。

【临床不良反应】

地龙注射液肌内注射有引起过敏性休克的病例报道，故过敏体质者慎用。地龙对子宫有兴奋作用，能引起子宫痉挛性收缩。服用含地龙的中药复方制剂可致皮肤瘙痒和过敏性肠炎。口服地龙过量可致中毒，主要表现为头痛、头昏、血压先升高后降低、腹痛、心悸、呼吸困难等。

第二节 常用配伍

天麻 钩藤

天麻–钩藤为相须配伍药对，源于《中医内科杂病论治新义》中的天麻钩藤饮。天麻味甘，性微平，入肝经。可平肝息风，通络止痛，功偏平肝息风兼止痛，尤宜于虚风内扰之眩晕证。钩藤味甘，性凉，入肝和心包经，息风定痉、清热平肝。长于清肝热而息肝风，较宜于热急生风之抽搐者。天麻和钩藤两药合用，平肝息风、通络止痛之功效增强。

【配伍研究】

与功效相关的主要药理作用

降压 钩藤、天麻水提液及其混合液对肾型高血压大鼠均有一定的降压作用，配伍后能更有效地降低血压，且可改善肾性高血压大鼠肾小球玻璃样病变，肾小球动脉血管管壁增厚等肾脏病理改变。

【体内过程】

天麻与钩藤配伍后，促进天麻进入肝脏。天麻素在原发性高血压大鼠肝脏中 C_{max} 增加，分布速率加快，消除速率加快；在肾脏中 C_{max} 减小，消除速率减慢。

天麻与钩藤配伍后，促进钩藤进入肾脏。钩藤和天麻配伍前，异钩藤碱在原发性高血压大鼠肝脏和肾脏中分布浓度达到最大值时都在 120 分钟，且最高点时肝脏和肾脏中的分布浓度相当。配伍后，异钩藤碱在肝脏的分布速度和浓度降低，在肾脏的分布速度明显加快，分布浓度达到最高点的时间由配伍前的 120 分钟提前到 60 分钟，且呈现双峰现象。

目前关于天麻与钩藤配伍的研究不多，尚需进一步深入研究。

【临床应用】

1. 天麻、钩藤配伍在复方中主要是平肝息风、通络止痛的作用，用于肝阳上亢和肝风内动证的治疗，如高血压、眩晕、头痛、四肢麻木、抽搐属肝风内动证者。

2. 天麻和钩藤配伍，可治疗糖尿病，对糖尿病合并动脉硬化的患者效果较好。煎煮时钩藤宜后下。

第三节 常用方

天麻钩藤饮

天麻钩藤饮源于《中医内科杂病证治新义》，由天麻、钩藤、石决明、牛膝、黄芩、杜仲（盐制）、栀子、益母草、桑寄生、何首乌藤、茯苓组成，具有平肝息风、清热活血、补益肝肾的功效，主治肝阳上亢所引起的头痛、眩晕、耳鸣、失眠、舌红苔黄、脉弦。

本方为治疗肝阳上亢引起头痛和眩晕的常用方。方中天麻甘平，专入足厥阴肝经，擅平肝息风，为治风之神药；钩藤甘凉，即能平肝，又能清肝热。天麻、钩藤，共为君药。川牛膝引血下行，并可活血利尿；石决明平肝潜阳，兼能除热，共为臣药。栀子、黄芩清肝泻火，以平上亢之阳；杜仲、桑寄生补益肝肾，以治其本；益母草活血利水，助川牛膝引血下行，以利平降肝阳；首乌藤、茯苓宁心安神，共为佐药。诸药相合，共奏平肝息风、清热活血、补益肝肾的功效。

【组方研究】

1. 与功效相关的主要药理作用

（1）降血压 天麻钩藤饮有缓和、稳定和持久的降压作用，可治疗肝阳上亢引起的高血压、原发性高血压或者腹主动脉狭窄—高盐型高血压等。其降压机制有如下几条途径：①抑制肾素－血管紧张素－醛固酮系统（RASS）：天麻钩藤饮降低血清内 ALD 和 Ang Ⅱ 的含量；②阻滞钙通道：阻滞 VSMC 的 L 型钙离子通道，抑制细胞外钙内流；③调节 NO、Ang 的分泌：天麻钩藤饮能提高肝阳上亢证高血压模型大鼠血清 NO 和 NOS 的含量，降低 Ang 的含量，进而保护和调节血管内皮分泌功能；④清除 OFR：天麻钩藤饮可通过增加血清 GSH-PX 活力，清除 OFR，防止血管内皮细胞的脂质过氧化。此外，天麻钩藤饮还能降低胰岛素抵抗，这可能也是其降低肝阳上亢大鼠血压的机制之一。拆方研究发现，天麻降压效果最强，钩藤次之。

（2）镇静、镇痛 天麻钩藤饮能协同戊巴比妥的中枢抑制作用，减少小鼠自主活动，抗惊厥。天麻钩藤饮减首乌藤、茯苓后，在镇静、催眠作用方面均与原方作用等效。天麻钩藤饮对醋酸所致小鼠扭体反应有抑制作用，并呈相应的量效关系。

（3）抗脑缺血 天麻钩藤饮能抗大鼠局灶性脑缺血，降低缺血大鼠脑组织匀浆中的 MDA 含量，提高 SOD 活力，抑制血小板聚集，增加脑血流量，改善缺血区微循环，还能促进神经再生，改善大鼠的学习记忆能力。

2. 其他药理作用

（1）抗帕金森病 天麻钩藤饮可改善帕金森病大鼠的神经行为学变化，并可提高大鼠的抗氧化和清除自由基的能力。天麻钩藤饮还可抑制帕金森病模型大鼠多巴胺能神经元凋亡，其作用机制与抗氧化应激、升高 Bcl-2 表达和抑制 Bax 激活有关。

（2）抗氧化 天麻钩藤饮灌胃给药能抑制小鼠肝、心、脑组织过氧化脂质的生成。

【安全性评价】

小鼠腹腔注射天麻钩藤饮的 LD_{50} 为 58.04g/kg。小鼠灌胃给药最大耐受量为 537.8g 生药 /kg，为临床用药剂量的 208 倍。

【临床应用】

1. 天麻钩藤饮常用于治疗肝阳上亢证，相当于西医学的高血压属肝阳上亢证者。

2. 天麻钩藤饮常用于治疗肝阳上亢、风火上扰证，相当于西医学的脑中风属肝阳上亢、风火上扰证者。

3. 天麻钩藤饮常用于颈椎病的治疗。

此外，天麻钩藤饮加减方用于治疗后天获得性肾性尿崩症、脂溢性脱发和小儿腹型癫痫。

第四节　常用成药

小儿黄龙颗粒

小儿黄龙颗粒源于临床验方，由熟地黄、白芍、麦冬、知母、五味子、煅龙骨、煅牡蛎、党参、石菖蒲、远志、桔梗组成，经现代制剂工艺制备而成，为棕黄色的颗粒，气香，味甘、微酸。具有滋阴潜阳、安神定志的功效。主治注意缺陷多动障碍中医辨证属阴虚阳亢证，症见多动不宁，神思涣散，性急易怒，多言多语，盗汗，口干咽燥，手足心热等。

【药理作用】

1. 抑制多动异常行为　小儿黄龙颗粒对正常小鼠自主活动有抑制作用，可对抗阿扑吗啡引起的小鼠自主活动增加，对阿扑吗啡和左旋多巴诱发的定型活动和攀爬行为有抑制作用。

2. 改善学习记忆　小儿黄龙颗粒能改善东莨菪碱和利血平造成的小鼠记忆获得障碍，改善氯霉素造成的记忆巩固障碍和乙醇引起的记忆再现缺失。

【临床应用】

常用于注意缺陷多动障碍（小儿多动症）属于阴虚阳亢者，临床症状以多动不宁、性急易怒、多言多语、盗汗、口干咽燥、手足心热为使用指征，以及抽动症见上述证候者。脾虚或阴虚者慎用，个别患儿用药后出现呕吐、腹泻等。

【用法用量】

温开水冲服。6～9岁，一次1袋，一日2次；10～14岁，一次2袋，一日2次。疗程为6周。

牛黄降压丸（片）

牛黄降压丸（片）源于临床验方，由羚羊角、珍珠、水牛角浓缩粉、人工牛黄、冰片、白芍、党参、黄芪、决明子、川芎、黄芩提取物、甘松、薄荷、郁金组成。具有清心化痰，平肝安神的功效。主治心肝火旺、痰热壅盛所致的头晕目眩、头痛失眠、烦躁不安；高血压病见上述证候者。

【药理作用】

1. 降血压　牛黄降压片对正常大鼠无降压作用，但能降低自发型及肾型高血压大鼠的血压。牛黄降压片抑制交感神经兴奋，增强迷走神经活性，抑制 Ang Ⅱ 及其受体，醛固酮及内皮质激素，扩张血管而降压。

2. 镇静　牛黄降压丸对小鼠有镇静作用。

3. 抑制血小板黏附与聚集　高血压病患者血小板黏附聚集能力增强，血小板活化指标增高，同时，血小板活化又可促进高血压患者缺血性心、脑血管并发症的发生和发展。牛黄降压丸可抑制正常大鼠血小板黏附和 ADP 诱导的血小板聚集。其作用机制可能是抑制 ADP 诱导血小板释放 TXA_2，及 Ca^{2+}–CaM 信号通路，阻断血小板活化、聚集和释放活性物质。

4. 抗脑缺血　牛黄降压片有降低 Ang Ⅱ、ALD 及 ET 的作用，扩张血管，对抗脑缺血。

5. 降血脂　牛黄降压片可降低高脂血症大鼠胆固醇和甘油三酯的水平。

【临床应用】

常用于高血压、高血压脑病、急性脑血管意外等病证属于心肝火旺、痰热壅盛所致的头晕目眩、头痛失眠、烦躁不安。脾胃虚寒腹泻者不宜使用。气血不足所致的头晕目眩、失眠患者不宜使用。

【用法用量】

1. 丸剂　口服，大蜜丸一次 1～2 丸，一日 1 次。水蜜丸一次 20～40 丸，一日 1 次。

2. 片剂　一次 2 片，一日 2 次。

凡具有通关开窍、启闭醒神作用的方药称为开窍方药。本类药物大多性温，味辛、芳香，入心经。开窍方药具有通关、开窍、醒神、回苏的功效，主要用于由邪气壅盛、蒙蔽心窍所致的窍闭证。窍闭证因其病因不同，又有寒闭、热闭之分，在应用开窍药时，除对证选药外，还应根据不同的病因，配伍用药。热闭治疗应以开窍药与清热解毒药伍用，称为凉开法；寒闭宜温开宣窍，多伍用辛温行气药，称为温开法；神昏兼肢冷脉微、冷汗淋漓的为脱证，不宜用开窍方药。因本类方药多为芳香辛散走窜之品，久服易伤人之元气，故只可暂用，不可久服，临床上只做急救治标之用。常用药有麝香、冰片、石菖蒲、苏合香等，常用方有安宫牛黄丸等。

闭证中的热闭兼有高热、谵语、脉数、抽搐等症状，与西医学中某些严重的全身感染如流行性脑脊髓膜炎、乙型脑炎的高热昏迷，某些脑血管意外及癫痫大发作、肝昏迷、中暑等症状相似。寒闭伴有面青、脉迟、苔白等症状，与西医学中的脑血管意外、中毒等所致的昏迷、神志不清、呕吐泄泻等症状相似。

开窍方药一般均具有调节中枢神经系统功能、抗脑缺血、改善学习记忆、抗心肌缺血、抗炎等药理作用，上述药理作用是开窍通关的药理学基础。现代研究表明，开窍方药治疗闭证的作用主要涉及以下药理作用。

1. 调节中枢神经系统功能　开窍方药对中枢神经系统的作用，常因药物及其成分的不同，以及给药途径、用药剂量、动物种属及机体功能状态不同而表现为兴奋或抑制作用。石菖蒲、冰片、安宫牛黄丸等多数开窍方药对中枢表现为镇静作用，麝香对中枢既有兴奋作用又有抑制作用，麝香酮多次给药可缩短戊巴比妥钠引起的睡眠时间。

2. 抗脑缺血　麝香能减轻缺血性神经元损伤，减轻脑细胞超微结构损害。麝香酮可以减少单胺类递质的分解，改善中枢神经系统的功能。冰片可保护脑组织免受损伤，其作用可通过增加缺血脑组织的血氧供应，进而改善该区域的能量代谢；还可通过提高脑组织抗氧化酶的活性，抑制脂质过氧化反应，其中异龙脑的作用较龙脑好。石菖蒲提取物对脑缺血再灌注诱导的神经细胞凋亡有保护作用，能明显改善脑水肿，抑制脑皮质和海马神经细胞凋亡。

3. 改善学习记忆　开窍方药一般均具有益智作用，可改善动物的学习记忆功能。麝香酮可明显拮抗痴呆动物的学习记忆功能减退，并可升高其血清 SOD 活力，降低脑组织中升高的 MDA 含量，抑制 MAO 活力。石菖蒲的挥发油类成分如 β- 细辛醚、α- 细辛醚对各类型记忆障碍模型均有不同程度的改善作用。

4. 抗心肌缺血　冰片能使急性心肌梗死的冠状动脉窦血流量增加，心率减慢，心肌耗氧量降低，有利于冠脉痉挛的缓解，可减轻缺血所致的心肌损伤。石菖蒲挥发油中 β- 细辛醚在一定浓度时能使冠状动脉扩张，α- 细辛醚能对抗垂体后叶素引起的心肌缺血。苏合香能显著延长异丙肾上腺素诱导的心肌缺氧的常压耐缺氧时间。

5. 抗炎 麝香对炎症的早、中、晚期均有明显效果，尤其是对早、中期的作用较强，抗炎机理可能与兴奋神经－垂体－肾上腺皮质系统有关。龙脑和异龙脑均能显著抑制蛋清性足跖肿胀，还能显著抑制巴豆油所致的耳肿胀，可能是因为冰片具有拮抗 PG 和抑制炎性介质释放的作用；冰片还可以有效抑制脑缺血－再灌注损伤时炎症细胞因子的表达，减少白细胞浸润，降低脑缺血－再灌注损伤的程度。

综上所述，与开窍方药通关、开窍、醒神、回苏等功效相关的药理作用为调节中枢神经系统功能、保护脑组织、改善学习记忆、抗心肌缺血、抗炎等药理作用。主要物质基础有麝香酮、龙脑、异龙脑等。

常用开窍方药的主要药理作用见表 22-1。

表 22-1　常用开窍方药主要药理作用总括表

药物	对中枢神经系统的作用	抗脑缺血	耐缺氧	改善学习记忆	抗心肌缺血	抗炎	其他作用
麝香	±	+	+	+	+	+	兴奋呼吸中枢、抗血小板聚集、兴奋子宫
冰片		+	+		+	+	镇痛、抗菌、抗病毒、促渗透、抗生育、提高血脑屏障通透性
石菖蒲				+	+		解痉、抗病原微生物、利胆
苏合香			+				抗血小板聚集、抗血栓、抗心律失常

第一节　常用药

麝　香

本品为鹿科动物林麝 *Moschus berezovskii* Flerov、马麝 *Moschus sifanicus* Przewalski 或原麝 *Moschus moschiferus* Linnaeus 成熟雄体香囊中的干燥分泌物。主产于四川、西藏、云南、陕西、甘肃、内蒙古等地。野麝多在冬季至次春猎取，猎获后，割取香囊，阴干，习称毛壳麝香；剖开香囊，除去囊壳，习称麝香仁。家麝直接从其香囊中取出麝香仁，阴干或用干燥器密闭干燥。麝香含有多种化学成分，其中包括大环酮类、吡啶类化合物、甾体类化合物、多肽类化合物、脂肪酸和酯类化合物、无机化合物等。主要芳香成分为麝香酮和少量的降麝香酮。

麝香性温，味辛、苦，无毒，归心、脾、肝经。具有开窍醒神、活血通经、止痛、催产的功效。主治热病神昏、中风痰厥、气郁暴厥、中恶昏迷、癥瘕经闭、难产死胎、心腹暴痛、痈肿瘰疬、咽喉肿痛、跌打损伤、风寒湿痹等。《神农本草经》说："主辟恶气，温疟，痫痉，去三虫。"《本草纲目》说："通诸窍，开经络，透肌骨，解酒毒，消瓜果食积。"临床常与牛黄、冰片、朱砂等配伍，组成凉开之剂，如安宫牛黄丸、至宝丹、牛黄抱龙丸等；或与苏合香、檀香、安息香等配伍，组成温开之剂，如苏合香丸，治疗窍闭神昏；常与雄黄、乳香、没药同用，治疮疡肿毒，如醒消丸，或与牛黄、乳香、没药同用；可与牛黄、蟾酥、珍珠等配伍，治咽喉肿痛，如六神丸。上述功效的发挥，与麝香提高耐缺氧能力、保护脑损伤、双向调节中枢的兴奋性、抗血小板聚集、兴奋子宫、抗炎等药理作用有关。

【药理作用】

1. 与功效相关的主要药理作用

（1）调节中枢神经系统功能　麝香对中枢神经功能具有双向调节作用，对处于抑制状态的中枢有明显的兴奋作用，对处于兴奋状态的中枢则起抑制作用。麝香的有效成分麝香酮可迅速透过血脑屏障进入中枢发挥作用，对中枢的作用可能与给药剂量、给药途径、动物种属、制剂类型及机体的功能状态有关。

（2）抗脑缺血　麝香能降低脑组织含水量，减轻脑水肿。对脑缺血神经元损伤有保护作用，促进神经功能的恢复，可能与麝香改善大脑血流作用有关。麝香酮可以改善大脑的缺血与缺氧，显著缩小脑梗死面积，使单胺类递质的分解减少，改善中枢神经系统的功能，具有一定的抗痴呆作用。

（3）耐缺氧　麝香能增强中枢对缺氧的耐受力，显著延长急性呼吸停止后脑电波存在的时间，而对心电图存在时间和缺氧心电图出现的时间等无显著影响，表明麝香增强中枢对缺氧的耐受力是其对中枢本身的作用而非因心脏存活时间延长的间接影响。

（4）抗血小板聚集　麝香对细菌内毒素诱发的弥漫性血管内凝血，可产生抑制血小板减少、血小板聚集和抗凝血酶的作用。影响血小板收缩蛋白功能，使血浆凝块不能正常收缩。

（5）兴奋子宫　麝香对离体子宫和在体子宫都呈明显的兴奋作用，且后者更为敏感，使子宫收缩力增强、频率加快。妊娠子宫较非妊娠子宫都更敏感，对非妊娠子宫的作用发生较慢但较持久。

（6）抗炎　麝香对炎症的早、中、晚三期均有明显效果，尤对早、中期作用更强；对急性炎症、慢性炎症均有对抗作用。麝香水溶物可提高外周血皮质酮含量，切除肾上腺后其抗炎作用消失，但切除垂体其抗炎作用依然存在，表明其抗炎机理可能与兴奋肾上腺皮质系统有关。抗炎成分为多肽类物质，胰蛋白酶水解后可使其失去活性。

2. 其他药理作用

（1）对循环系统的影响　麝香对心脏有兴奋作用，使收缩力增强，心排出量增加，血压升高，可能与增强儿茶酚胺的作用有关。

（2）抗溃疡　麝香对溃疡面的愈合有明显促进作用，该作用的产生可能与其抗炎、生肌、镇痛、止血作用有关。

（3）兴奋呼吸中枢　麝香和麝香酮均具有兴奋呼吸的作用，应用后使呼吸频率和深度增加。

（4）雄激素样作用　麝香中的雄甾酮能增加去势大鼠前列腺和精囊腺的重量。

（5）增强免疫功能　麝香水溶性蛋白对体液免疫和细胞免疫都有增强作用。能使实验动物脾脏重量明显增加，IgM 含量增高。麝香能够降低退变颈椎间盘中 IgG 含量，可减轻引起退变颈椎间盘自身的免疫反应和炎症反应。

（6）抗菌　麝香酮的稀释液在试管内能抑制大肠埃希菌和金黄色葡萄球菌。

（7）抗肿瘤　麝香在体外对癌细胞有破坏作用，对动物肿瘤组织细胞的呼吸有明显抑制作用，而动物体内抗肿瘤实验未能观察到疗效。

【体内过程】

氚标记示踪法研究麝香酮灌胃和静脉注射后，均能迅速透过血脑屏障进入中枢神经系统。灌胃后延脑分布量最高，其次为大脑、小脑、脊髓；随时间延长，各部位蓄积量逐渐增加。静脉注射后分布量自高至低的顺序为小脑、大脑、延脑和脊髓，透过血脑屏障速度快，T_{peak} 早，蓄积时间较长。

不同给药途径在各主要脏器中的分布量也不同：灌胃后主要分布在肠、肝，其次为肾、心、脾、肺、肌肉；随时间延长，肠、肝蓄积量可迅速下降，其他器官则见增加；静脉注射后分布的顺序为肝＞肺＞肾＞脾＞心＞肠＞肌肉。

【安全性评价】

小鼠静脉注射麝香水提物的 LD_{50} 为 6.0g/kg；小鼠静脉注射麝香酮的 LD_{50} 为 152～172mg/kg，腹腔注射的 LD_{50} 为 270～290mg/kg；小鼠腹腔注射麝香水剂的 LD_{50} 为 331.1mg/kg，药量增大至 600mg/kg 时，可见小鼠竖毛，未见特殊毒性反应。较大剂量麝香酮可使小鼠呼吸抑制而死亡，大鼠和家兔均连续 15 日分别灌胃麝香 60mg/kg 和 62mg/kg，或大鼠连续 16 日灌胃麝香混悬液 2g/kg，动物的体重、血液、肝、肾均未见异常改变。大鼠腹腔注射麝香 27.78mg/kg，体重、各脏器和血象均无变化；剂量加大一倍，连续 20 天，对红细胞和白细胞有一定的影响，且使肝脾有一定的增大，边缘厚钝，病理组织切片未见异常。

【临床应用】

1. 麝香单用或以麝香为主的复方（如人工麝香片口服或用人工麝香气雾）可治疗冠心病、心绞痛。

2. 以麝香为主的复方（如安宫牛黄丸、苏合香丸）常用于治疗窍闭神昏实证，相当于西医学的流脑、乙脑、中风等多种原因引起的高热神昏等。

3. 以麝香为主的复方（如六神丸）可用以治疗咽喉肿痛。

此外，麝香还可用以治疗外伤、白癜风、小儿麻痹症等。

【临床不良反应】

麝香中的主要成分为麝香酮，超量或使用不当可中毒。对消化道黏膜有刺激作用，严重者可使呼吸中枢麻痹、心力衰竭、内脏广泛出血而死亡。复方麝香注射液的不良反应主要为胸闷、憋气、口唇紫绀、剧烈咳嗽、呼吸困难等过敏反应，其次为高热、寒战，再次为皮疹，偶有面部潮红、出汗等。孕妇禁用。

冰　片

本品为龙脑香科植物龙脑香 *Dryobalanops aromatica* Gaertn. F. 树脂的加工品，或龙脑香的树干经蒸馏冷却而得到的结晶，称"龙脑冰片"，亦称"梅片"。由菊科植物艾纳香（大艾）*Blumea balsamifera*（L.）DC. 叶的升华物加工而成，称"艾片"；现多用松节油、樟脑等经化学方法合成，称"机制冰片"。龙脑香主产于东南亚地区，我国台湾有引种；艾纳香主产于广东、广西、云南、贵州等地；合成冰片主要含龙脑、异龙脑、樟脑。从龙脑香的树脂和挥发油中取得的结晶，是近乎纯的右旋龙脑。龙脑香的树脂和挥发油中含有多种萜类成分，除龙脑外，尚含有葎草烯、β-榄香烯、石竹烯等倍半萜类成分和齐墩果酸、龙脑香醇酮、龙脑香二醇酮、古柯二醇等三萜类成分。

冰片性微寒，味辛、苦，归心、脾、肺经。具有开窍醒神、消肿止痛的功效。主治热病神昏、痉厥、中风痰厥、气郁暴厥、中恶昏迷、目赤、口疮、咽喉肿痛等。《名医别录》说："主心腹邪气，风湿积聚，耳聋，明目，去目赤肤翳。"《海药本草》说："主内外障眼，治五痔，镇心秘精。"临床常与麝香、牛黄等配伍，清热开窍，治疗闭证神昏，如安宫牛黄丸；与牛黄、熊胆等配伍，清热明目，治疗目赤肿痛，如八宝眼药；与硼砂、朱砂等配伍，清热解毒，敛疮生肌，治疗口舌生疮，如冰硼散；与黄连、石膏等配伍，清热止痛，治疗头痛头昏，如牛黄上清丸。上述功效的发挥，与冰片提高血脑屏障通透性、增强耐缺氧能力、抗菌、抗病毒、抗炎、镇痛、对中枢的作用等药理作用密切相关。

【药理作用】

1. 与功效相关的主要药理作用

（1）抗脑缺血　冰片能改善脑缺血区的能量代谢，降低脑梗死面积、脑指数及脑卒中指数，提高脑组织抗氧化酶的活性，抑制脂质过氧化反应，减轻炎症反应，从而使脑组织免受损伤。

（2）增加血-脑屏障通透性　冰片可逆性地使血脑屏障体外模型的细胞间紧密连接松散，加速物质经细胞间通道转运；使 BBB 细胞吞饮小泡数量增多、体积增大，从而加速经细胞吞饮的物质转运，其作用可能与抑制 P-gp 活性有关。还能可逆性增加血-脑脊液屏障（blood-cerebrospinal barrier，BCB）的通透性。

（3）耐缺氧　龙脑和异龙脑均能延长耐缺氧时间，异龙脑的这一作用更显著。异龙脑提高耐缺氧的能力，使在缺氧状态下生存时间延长，此作用可能与其脂溶性较大有关。

（4）抑制中枢　龙脑、异龙脑能显著延长戊巴比妥引起的睡眠时间并与戊巴比妥产生协同作用，异龙脑的这一作用尤为显著。

（5）抗炎、镇痛　龙脑与异龙脑均能抑制蛋清所致大鼠足跖肿胀，可能与拮抗 PGE 和抑制炎症介质释放有关；但对巴豆油所致小鼠耳肿胀，两种成分的抑制作用并不完全相同，龙脑的作用不明显。冰片能明显延长热刺激引起小鼠的疼痛反应时间，减少化学刺激引起的小鼠扭体次数。对激光烧伤创面有抗炎、镇痛作用。

（6）抗病原微生物　冰片对多种细菌和真菌有抑制作用，抑菌效果随药物浓度的降低而降低；在剂型方面，油剂抗菌活性最好，粉剂和水剂次之。接触时间越长，抗菌效果越强。冰片可破坏真菌的细胞结构，导致真菌溶解死亡。

冰片具有抑制流感病毒作用；异龙脑能有效抑制Ⅰ型单纯疱疹病毒，其作用机制是抑制病毒多肽的糖基化。

2. 其他药理作用

（1）促进药物吸收

①促进透过皮肤吸收：单用冰片或联合其他吸收促进剂能不同程度地促进药物透过皮肤吸收，该作用与其影响角质层结构有关，可使角质细胞疏松、细胞间隙增大、毛囊口孔径加宽。

②促进透过黏膜吸收：冰片可促进药物透过鼻黏膜吸收。能促进川芎嗪的鼻腔吸收，且其促透作用具有极限；还能促进人参皂苷 Rg 及眼镜蛇神经毒素的鼻腔吸收。

冰片也可促进药物透过口腔黏膜、胃肠黏膜和眼角膜的吸收。对眼角膜促渗作用与其改善角膜上皮细胞膜磷脂分子排列有关。

（2）引产　冰片对早期妊娠无明显引产作用，对中晚期妊娠则具有明显引产作用。

【体内过程】

冰片在黏膜、皮下组织均易吸收，在体内与葡萄糖醛酸结合后排出体外。灌胃后可迅速经肠黏膜吸收，主要分布在心、肺、肝、肾等部位；在中枢神经有较高浓度和较长停留时间，其开窍作用可能与分布特点有关。

【安全性评价】

冰片给药后蛙黏膜纤毛的转运速率显著降低，在大鼠鼻腔灌流时纤毛有一定的丢失。合成冰片直接作用于胃黏膜可显著降低胃黏膜跨膜电位和黏膜血流，对黏膜屏障功能的影响与胃内直接注入阿司匹林相似，但天然冰片对胃黏膜屏障则无显著影响。天然冰片灌胃小鼠的 LD_{50} 为 2.71g/kg，大鼠为 4.02g/kg；合成冰片灌胃小鼠的 LD_{50} 为 2.98g/kg，大鼠为 4.37g/kg，为正常剂量（150～300mg/d）的 800 多倍。

相当于临床推荐剂量 600 倍的合成冰片可降低雄鼠生育率和体重，高剂量合成冰片对小鼠的一般生殖毒性高于天然冰片。

【临床应用】

1. 以冰片为主的复方（如苏合香丸）常用于治疗闭证神昏或胸腹疼痛，相当于西医学的脑血管意外、冠心病心绞痛等属于热闭证者。

2. 以冰片为主的复方（如冰硼散、生肌散）常用于治疗口舌生疮、目赤肿痛等，相当于西医学的角膜炎、口腔溃疡、皮肤疮疡等属于热毒证者。

3. 以冰片为主的复方（如牛黄上清丸、三香散）常用于治疗牙痛、头痛等，相当于西医学的牙周炎、牙周脓肿、神经性头痛等属于热毒上熏者。

此外，冰片还可治疗蛲虫病、烧伤烫伤、化脓性中耳炎等。

【临床不良反应】

常用量可出现皮疹、全身起风团块、阴囊和口唇部瘙痒、心慌、胸闷、喉头水肿、呼吸急促等。用量过大时对胃肠道有刺激作用，患者可出现恶心、呕吐、腹痛、肝脾大，中枢神经兴奋可引起惊厥、意识丧失、痉挛，严重时可致呼吸衰竭而死亡。

石菖蒲

本品为天南星科植物石菖蒲 *Acorus tatarinowii* Schott 的干燥根茎。含挥发油 0.11%～0.42%，其中主要为 β- 细辛醚、α- 细辛醚、石竹烯、α- 葎草烯、石菖醚、细辛醚等，尚含有氨基酸、有机酸和糖类。

石菖蒲性温，味辛、苦，归心、胃经。具有开窍醒神、化湿开胃、宁心安神的功效。主治脘痞不饥、噤口下痢、神昏癫痫、健忘耳聋。《药性论》说："治风湿顽痹，耳鸣，头风，泪下，杀诸虫，治恶疮疥瘙。"《神农本草经》说："主风寒湿痹，咳逆上气，开心孔，补五脏，通九窍，明耳目，出音声。"临床常与半夏、天南星等配伍，化痰醒脑，治疗中风痰迷心窍，神志昏乱，舌强不能语，如涤痰汤；或与枳实、竹茹、黄连等配伍，治痰热癫痫抽搐，如清心温胆汤；与黄连、厚朴等配伍，治疗湿热中阻，如连朴饮；与人参、茯苓等配伍，治疗健忘症，如不忘散。上述功效的发挥，与石菖蒲镇静、抗惊厥、抗癫痫、改善学习记忆等药理作用有关。

【药理作用】

1. 与功效相关的主要药理作用

（1）对中枢神经系统的影响

①镇静：石菖蒲多种溶媒的提取物均可明显减少动物的自发活动，与戊巴比妥钠有明显的协

同催眠作用。石菖蒲挥发油对中枢有广泛的抑制作用。可能是通过降低单胺类神经递质（包括儿茶酚胺类、吲哚胺类水平）起到对中枢神经的镇静作用。

②抗惊厥：石菖蒲挥发油、水提液、醇提物有抗惊厥作用。α-细辛醚能抗电惊厥，更大剂量时则能完全对抗戊四氮引起的惊厥和侧脑室注射Ach引起的惊厥发作。挥发油中的α-细辛醚可能是其抗惊厥的有效成分。

③抗癫痫：石菖蒲水溶性成分可调节脑内兴奋性与抑制性氨基酸的平衡，从而起到抗癫痫的作用。石菖蒲和α-细辛醚可能通过增强Bcl-2表达，抑制癫痫发作激发的海马神经元凋亡。

④增强学习记忆：石菖蒲去油煎剂、总挥发油、α-细辛醚、β-细辛醚对各类型记忆障碍模型均有不同程度的改善作用，明显提高学习记忆功能。石菖蒲改善学习记忆作用的主要有效部位是总挥发油，其中α-细辛醚是其主要有效成分，去油煎剂的作用较弱，主要通过对脑的保护作用和抑制β-淀粉样蛋白集聚等途径来实现。

（2）解痉　石菖蒲去油煎剂、总挥发油、β-细辛醚、α-细辛醚对离体肠管自发性收缩幅度均有抑制作用，可拮抗Ach及$BaCl_2$引致的肠管痉挛，且呈剂量依赖性，增强肠管蠕动及肠道推进功能；对气管平滑肌具有解痉作用。这些作用以总挥发油的作用最强，其次为α-细辛醚和β-细辛醚。

2. 其他药理作用

抗动脉粥样硬化、抗心肌缺血　石菖蒲挥发油、β-细辛醚能明显降低动脉粥样硬化动物的血脂，改善高黏血症动物的血液流变性，降低ISO致心肌缺血大鼠ET水平、提高NO的含量，降低心肌组织损伤程度和坏死率。

此外，石菖蒲还有抗病原微生物、利胆等作用。

【体内过程】

石菖蒲口服后胃肠吸收迅速（$t_{1/2Ka}$为0.08小时）且完全（吸收率F为0.98），15分钟血药浓度达到高峰，血浆蛋白结合率为61%；主要分布在肝、肾、胆囊、心、脑、肺、脾等脏器，肝、肾浓度接近血浆，其余依次递降；部分由胆汁排泄后，经肝肠循环再吸收，小部分药物可被肝脏代谢，$t_{1/2}$为3～4小时，V_d约0.38L/kg，主要随尿液排泄。β-细辛醚灌胃给药在大鼠体内的血清$t_{1/2}$为54分钟，T_{max}为12分钟，极易透过血脑屏障。

【安全性评价】

石菖蒲挥发油给小鼠灌胃、腹腔注射和皮下注射的LD_{50}分别为4.71mL/kg、0.23mL/kg、0.16mL/kg；水煎剂给小鼠腹腔注射的LD_{50}为53g/kg；α-细辛醚给小鼠腹腔注射的LD_{50}为332.5mg/kg。给药后先呈阵挛性惊厥，而后出现强直性惊厥、死亡。

α-细辛醚为阳性诱变物质，能引起鼠伤寒沙门菌突变种TA100、TA98的致突变作用。按185.2mg/kg给大鼠灌胃时，可出现骨髓细胞染色体畸变率增加。

【临床应用】

1. 以石菖蒲为主的复方（如涤痰汤、温胆汤、生铁落饮）常用于治疗痰迷心窍证，相当于西医学的中风、癫痫、肺性脑病、乙型脑炎昏迷等属于痰迷心窍者。

2. 以石菖蒲为主的复方（如连朴饮）常用于治疗湿阻中焦、湿热蕴伏证，相当于西医学的肠炎、痢疾等属于大肠湿热者。

3. 以石菖蒲为主的复方（如不忘散、开心散、安神定志丸）常用于健忘、失眠等。

此外，石菖蒲可用于治疗支气管哮喘、痴呆、突发性耳聋、脑震荡、风湿痹痛、跌打损伤等。

【临床不良反应】

过量服用可致中毒。中毒反应表现为抽搐、惊厥，外界刺激可诱发和加剧，最后死于强直性惊厥。

苏合香

本品为金缕梅科植物苏合香树 *Liquidambar orientalis* Mill. 的树干渗出的香树脂经加工精制而成。产于非洲、印度及土耳其等地。粗制品主要为树脂和油状液体。树脂部分由树脂酯类及树脂酸类组成，树脂酯为树脂醇类与芳香酸（主要是桂皮酸、苯甲酸）结合而成的酯类；树脂酸主要为齐墩果酮酸。油状液体大多由芳香族化合物和萜类化合物组成，芳香族化合物主要为桂皮酸及其酯类，萜类主要为单萜及倍半萜类。油状液体成分有 α– 蒎烯、β– 蒎烯、月桂烯、莰烯、柠檬烯、异松油烯、桂皮醛、桂皮酸等 29 种。

苏合香性温，味辛，归心、脾经。具有开窍、辟秽、止痛的功效。主治中风痰厥、猝然昏倒、胸腹冷痛、惊痫等。《名医别录》说："主辟恶，温疟，蛊毒，痫痓，去三虫，除邪，不梦，通神明。"《玉楸药解》说："利水消肿，治胀，疹痱，气积血症，调和脏腑。"临床常与麝香、安息香等配伍，开窍醒神，散寒止痛，治疗闭证神昏，如苏合香丸；与麝香、冰片、朱砂等配伍，祛寒止痛，辟秽化浊，治疗胸腹冷痛，如冠心苏合香丸。上述功效的发挥，与苏合香抗心肌缺血、抑制血小板聚集等药理作用有关。

【药理作用】

与功效相关的主要药理作用

（1）抗心肌缺血　苏合香在冠脉狭窄或阻塞时能够增加血氧含量。苏合香脂能使急性心肌梗死时的冠状动脉血流量增加，并减慢心率及减少心脏动静脉血氧差。苏合香的抗心肌缺血作用与其舒张冠脉使血流量增加及减慢心率、改善心肌氧代谢有关。

（2）抗凝血　苏合香能明显延长血浆复钙时间、PT、白陶土部分 TT，降低 Fbg 含量和促进纤溶酶活性。桂皮酸为主要有效成分。

（3）抗血小板聚集　苏合香有明显抗血小板聚集作用，能提高血小板内 cAMP 含量，使血栓形成长度缩短、重量减轻。桂皮酸是抗血小板聚集的主要有效成分，此作用与苏合香抗凝血、促纤溶活性作用可以协同。

此外，苏合香脂具有刺激性祛痰作用，苏合香有明显的耐常压缺氧作用；可明显降低心律失常发生率，显著缩短心律失常发生的时间。

【临床应用】

1. 以苏合香为主的复方（如苏合香丸）常用于治疗窍闭神昏属寒闭证者，相当于西医学的脑血管意外、癔病性昏厥、癫痫、脑震荡等属于寒闭证者。

2. 以苏合香为主的复方（如苏冰滴丸）常用于治疗寒凝气滞所致的胸腹冷痛、满闷者，相当于西医学的冠心病、心绞痛等。

3. 苏合香与橄榄油混合后外用，可治疗疥疮、湿疹等皮肤疾病。

【 临床不良反应 】

新生儿服用苏合香丸量过大可出现呼吸抑制，ALT、AST 升高；严重时，伴呼吸节律不齐、轻度紫绀、双眼睑浮肿，甚至弥漫性脑水肿。

第二节　常用成药

安宫牛黄丸

安宫牛黄丸源于吴鞠通的《温病条辨》，由牛黄、水牛角、麝香、珍珠、朱砂、雄黄、黄连、黄芩、栀子、郁金、冰片等组成。清热解毒，镇惊开窍，用于神昏谵语、中风昏迷及脑炎、脑膜炎、脑出血、败血症等。安宫牛黄丸主治高热神昏、中风痰迷。方中牛黄清心解毒，息风定惊，豁痰开窍；麝香开窍醒神，两味相协，共为君药。水牛角清心凉血解毒；黄连、黄芩、栀子清热泻火解毒，助牛黄以清心包之热；冰片、郁金芳香辟秽，通窍开闭，以加强麝香开窍醒神之效，共为臣药。朱砂、珍珠镇心安神，以除烦躁不安；雄黄助牛黄以豁痰解毒，共为佐药。应用蜂蜜为丸，以和胃调中，为使药。

【 药理作用 】

1. 促清醒　安宫牛黄丸对各种原因引起的昏迷均具有较好的促清醒作用，并有脑神经细胞保护作用。脑电的激活是觉醒的标志，也是大脑皮层活动增强的标志。安宫牛黄丸可逆转 LPS 和脑缺血损伤所致脑电图的改变，可使慢波（主要是 δ 波）的活动相对减少；对快波（α 波、β 波）的活动增加，有明显的脑电激活作用。该作用可能与其活化大脑皮层、脑干、下丘脑等部位的大量神经元有关。安宫牛黄丸可使肝昏迷动物恢复清醒状态，阻止脑电波由低幅快波向高幅慢波发展，可能与降低血氨、调整机体的功能状态、增强肝脏的解毒功能有关。

2. 抗脑缺血　安宫牛黄丸对线栓法局灶性脑缺血大鼠脑损伤具有保护作用，可明显减少脑缺血大鼠的神经症状评分，降低脑梗死面积，减轻脑水肿，降低脑组织 LDH 活性，提高 SOD 和 GSH 活性，减少 MDA 含量，减轻脑组织的病理损害，并升高血清 IL-10 水平；对胶原酶诱导的脑出血损伤也有明显保护作用，可以降低损伤动物神经症状评分，减轻脑出血大鼠脑组织损伤，抑制脑出血后血肿周围脑组织中 MMP-9 和脑组织 AQP4 的表达，减轻脑水肿。

3. 保护神经元、促神经生成　安宫牛黄丸可增加 MCAO 大鼠缺血 7 天、14 天后纹状体和皮层的神经细胞数目和新生血管数目，即具有促进神经和血管生成的作用。安宫牛黄丸含药血清、含药脑脊液对谷氨酸诱导的神经元损伤有对抗作用，可提高损伤细胞活性，降低损伤细胞 LDH 漏出率，降低 MDA 含量，提高 SOD 活性，显著升高损伤细胞的线粒体膜电位，显著降低损伤细胞的细胞内 Ca^{2+} 浓度，减轻细胞内钙超载，减轻神经元损伤。

4. 中枢抑制　安宫牛黄丸能减少动物自发活动，增强巴比妥类药物的中枢抑制作用；对抗苯丙胺所致的中枢兴奋作用，明显延缓戊四氮阵挛性发作，降低惊厥发生率和死亡率。

5. 抗炎　安宫牛黄丸对关节炎肿胀有明显的抑制作用，对耳部炎症有显著的抑制作用，对血管通透性增加期的炎症也有显著抑制作用。安宫牛黄丸对细菌 LPS 所致大鼠脑神经胶质细胞、神经元炎症有保护作用，抑制炎症因子的过度产生，拮抗 LPS 对多巴胺能神经元的毒性作用，雄黄是其作用的有效药物之一。

6. 增强免疫功能　安宫牛黄丸对腹腔巨噬细胞的吞噬功能有明显的刺激作用，吞噬百分率及吞噬指数增加，巨噬细胞体积明显增大，吞噬泡面积增加，被吞噬的鸡红细胞数量增多。

7. 对心血管系统的影响　安宫牛黄丸对高血压有明显降低作用。对麻醉犬在体心脏的心率有减慢作用，血压虽持续下降，但冠状动脉血流量增加，心肌收缩力加强。

此外，安宫牛黄丸尚有解热、抗缺氧、镇静、保肝等药理作用。

【体内过程】

安宫牛黄丸中朱砂、雄黄在动物血液中的 T_{peak} 为 1 小时，其中汞主要分布在血液、肾；砷在血液中的浓度最高；汞和砷在正常大鼠和脑缺血模型大鼠体内的分布特点没有明显区别。大鼠服用安宫牛黄丸 24 小时后，82.8% 的汞和 24.4% 的砷被排出，安宫牛黄丸中的汞在大鼠体内以络合物形式存在。

【安全性评价】

安宫牛黄丸最大给药量为 40g/kg，相当于临床成人用量（0.05g/kg）的 800 倍。

安宫牛黄丸大鼠灌胃 1.2g/kg、0.4g/kg，连续给药 12 周，于第 4 周、6 周、8 周、10 周、12 周和停药 4 周时检测各项指标，除高剂量在给药后 10 周和恢复期 BUN 明显升高外，其余指标未见明显异常。大鼠血清、脑、肝脏和肾组织中汞、砷的含量均有明显增加，脑脊液中汞、砷的含量没有明显增加，表明安宫牛黄丸中汞、砷主要在肝脏和肾脏有蓄积。

【临床应用】

1. 安宫牛黄丸常用于治疗热陷心包、痰热上蒙清窍所致高热烦躁、惊厥抽搐者，相当于西医学的流行性脑脊髓膜炎、乙型脑炎、中毒性肺炎等。

2. 安宫牛黄丸常用于治疗神昏谵语，或舌謇肢厥，或中风昏迷者，相当于西医学的脑血管意外、颅脑损伤等。

此外，还可用于肺性脑病、肝炎及肝性脑病、癫痫、药物及一氧化碳中毒等。

【临床不良反应】

安宫牛黄丸可致过敏，表现为皮肤发红、皮疹、发痒，继而产生水疱，重则口唇发青，颜面浮肿，全身皮肤发青，憋气心慌，心跳加快，呼吸气促。对过敏性体质患者，应用时应予注意。不宜超量或持久服用，孕妇及肝、肾功能不全者慎用。因安宫牛黄丸中含有雄黄，与亚硝酸盐类、亚铁盐类同服可生成硫代砷酸盐，使疗效下降。与硝酸盐、硫酸盐类同服，使雄黄所含的硫化砷氧化，增加毒性。

【用法用量】

口服。一次 1 丸（每丸重 3g），一日 1 次；小儿 3 岁以内一次 1/4 丸，4～6 岁一次 1/2 丸，一日 1 次；或遵医嘱。

第二十三章
补虚方药

扫一扫，查阅本章数字资源，含PPT、音视频、图片等

凡能补虚扶弱，纠正人体气血阴阳虚衰的病理偏向，以治疗虚证为主的方药，称为补虚方药。根据补虚方药的性能、功效及适应证的不同，分为补气药、补血药、补阴药和补阳药四类。补气药的主要功效是益气健脾、敛肺止咳平喘，如人参、黄芪、甘草及四君子汤等；补血药能促进血液的化生，主要用于治疗血虚证，如当归、何首乌、熟地黄及四物汤等；补阳药主要用于补益肾阳，如鹿茸、淫羊藿、补骨脂及肾气丸等；补阴药具有滋养阴液、生津润燥等功效，多用于热病后期及某些慢性病中出现的肺阴虚、胃阴虚及肝肾阴虚等，如沙参、麦冬、枸杞子及六味地黄丸。

气虚是指人体的元气耗损、功能失调，脏腑功能减退、抗病能力下降的病理变化，主要表现为脾气虚和肺气虚。现代研究认为，脾气虚证是以消化系统分泌、吸收和运动机能障碍为主的全身性适应调节和营养代谢失调的一种疾病状态，与西医学中功能性消化不良、慢性胃炎、溃疡病及慢性腹泻等诸多消化系统的慢性疾病相似。肺气虚证则表现为肺通气功能障碍，免疫功能低下，出现咳、痰、喘及呼吸道炎症反应，常见于慢性阻塞性肺病、支气管哮喘等。补气药对机体的神经内分泌功能、免疫功能、血液及造血功能等均有明显的调节作用，故体现补气的功效。血虚证是由于血液生成不足或血液的濡养功能减退而出现的病理状态，西医学中的贫血、白细胞减少症、血小板减少性紫癜、再生障碍性贫血是常见的血虚证的表现。补血药可通过增强骨髓造血功能、调节心血管系统功能及抗缺氧、调节免疫功能等药理作用达到补血养血的功效。阳虚是指机体阳气虚损、机能减退或衰弱、热量不足之证。阳虚以脾肾阳虚为主。肾阳为一身之元阳，在阳虚中占重要地位，肾阳虚诸证与性功能障碍、遗精阳痿、慢性肾炎、慢性心衰等病相似。补阳药补肾壮阳的药理学基础与改善性功能、调节性激素、增强免疫功能、改善心血管和神经系统功能有关。阴虚是指机体精、血、津液等物质亏耗，阴气不足，不能制阳，阳气相对亢盛而出现阴虚内热、阴虚火旺和阴虚阳亢的各种证候。阴虚可见于五脏六腑，但一般以肾阴亏虚为主，常见五心烦热、骨蒸潮热、消瘦、盗汗、咽干口燥及腰膝酸软、头晕耳鸣、记忆力减退、性欲减退、遗精、早泄等症状。补阴药通过调节机体免疫功能、心血管功能、造血功能和物质代谢而产生滋养阴液的功效。

补虚方药一般均具有调节内分泌、免疫系统，增强心血管、消化系统功能，调节物质代谢，促进造血功能，抗氧化损伤的药理作用，并认为上述药理作用是补虚方药补充物质、增强功能、提高机体抗病能力、消除虚弱证候的药理学基础。现代药理研究表明，补虚方药治疗虚证主要涉及以下药理作用。

1. 对机体免疫功能的影响　补虚方药可调节机体免疫功能。当机体免疫功能处于低下状态时，补虚方药增强机体免疫功能；当机体免疫功能处于病理性亢进时，则可降低机体免疫功能。

多数补虚方药对免疫功能低下动物可表现出：①增加免疫器官胸腺或脾脏重量，对抗免疫抑制剂引起的免疫器官萎缩。人参、麦冬、鹿茸均可使大鼠脾脏重量和幼年小鼠的胸腺重量增加；党参、黄芪、白芍、四物汤等能对抗CTX所致的免疫器官脾脏和胸腺重量降低。②升高外周白细胞数，增强巨噬细胞的吞噬功能，如人参、党参、黄芪、当归、枸杞子等。③增加外周血T淋巴细胞数，促进T淋巴细胞转化增殖，增强T细胞功能。如人参、山药、淫羊藿等可提高外周血中T细胞的比例；人参、黄芪、当归等多种补虚药均有提高淋巴细胞转化率的作用。④促进抗体生成，人参、黄精、菟丝子、肉桂、冬虫夏草等有促进抗体生成的作用，不同程度地提高血清抗体水平。

补虚方药具有免疫增强和抑制的双向作用，如六味地黄汤可提高老龄小鼠T、B淋巴细胞转化功能和巨噬细胞活性；也能预防烫伤大鼠过度炎症反应，拮抗巨噬细胞吞噬活性及脾脏淋巴细胞转化增殖，显示免疫抑制作用。

2. 对内分泌系统的影响　补虚方药具有改善内分泌功能的作用。①增强下丘脑－垂体－肾上腺皮质轴功能：肾阳虚患者多数伴有下丘脑－垂体－肾上腺皮质轴功能减退，很多补益药都能兴奋下丘脑、垂体，促进ACTH的释放。如补气药人参、黄芪、白术、甘草，补血药熟地黄、当归、何首乌，补阴药玄参、生地黄、知母，补阳药巴戟天、淫羊藿、鹿茸等均可促进肾上腺皮质激素的合成和释放，使肾上腺皮质增生，重量增加，肾上腺皮质中cAMP含量增高，维生素C和胆固醇含量下降，血浆皮质类固醇含量增高。②增强下丘脑－垂体－性腺轴（hypothalamus–pituitary–gonadal axis，HPG）功能：阳虚患者常有性功能、性激素水平低下的表现。阳虚证动物可见性器官重量减轻、萎缩，血或尿中性激素水平降低。补虚方药鹿茸、补骨脂、冬虫夏草、淫羊藿、人参、刺五加等均有兴奋性腺轴功能的作用，用药后雌性动物子宫内膜增生，子宫肌肥厚；雄性动物睾丸、精液囊、前列腺重量增加；血中或尿中性激素水平或其代谢物增多。也有少数补虚方药中所含成分本身具有性激素样作用，如鹿茸中含有雌二醇。③调节下丘脑－垂体－甲状腺轴功能：老年人及阳虚患者多伴有甲状腺机能减退，补虚方药特别是温肾助阳药能增强垂体－甲状腺分泌系统的功能，如人参具有增强甲状腺轴功能的作用；人参还具调节甲状腺轴功能的作用，可防治甲状腺素引起的"甲亢"症和6–甲硫氧嘧啶导致的"甲低"症。

3. 对中枢神经系统的影响　许多补虚方药都具有增强学习记忆能力的作用。如人参、黄芪、党参、何首乌、枸杞子等可显著提高正常小鼠的学习记忆能力，改善学习记忆过程的三个阶段，即记忆获得、记忆巩固和记忆再现。补虚方药改善学习记忆功能的作用环节主要有调节大脑兴奋与抑制过程；影响神经递质的释放及功能；提高脑组织抗氧化酶活性，抗OFR损伤；改善大脑能量供应；增加脑内蛋白质合成。

4. 对物质代谢的影响　补虚方药含有大量营养物质，如四物汤富含维生素B_{12}、叶酸、氨基酸、微量元素等，为红细胞和血红蛋白生成提供必需的原料。此外，补虚方药可影响物质代谢过程，包括：①促进蛋白质和核酸合成：人参皂苷对生发活动旺盛组织（如睾丸、骨髓等）的DNA、RNA及蛋白质的生物合成有促进作用；四君子汤加黄芪有明显改善大黄致脾虚动物肝脏合成RNA的能力。②对糖代谢的调节：枸杞子、麦冬、六味地黄汤等对多种原因引起的高血糖均有降低作用，并能减轻多种糖尿病慢性并发症的症状，如枸杞子既能降糖，又能补肝明目，有对抗糖尿病大鼠视网膜组织氧化损伤的作用。六味地黄汤可通过降低四氧嘧啶致高血糖大鼠坐骨神经山梨醇含量，从而减轻糖尿病神经病变的症状。有些补虚方药具有双向调节血糖的作用，如黄芪多糖能对抗肾上腺素致小鼠血糖升高和苯乙双胍致小鼠实验性低血糖现象。③对脂质代谢的影响：人参、当归、枸杞子、淫羊藿及六味地黄汤能改善脂质代谢，降低高脂血症家兔血清胆固醇和 TG，减轻主动脉壁脂质沉着，具有降血脂和抗动脉粥样硬化作用。

5. 对心血管系统的影响　补虚药对心血管功能的影响比较广泛而且复杂。补气药在一定剂量范围内可产生正性肌力作用，如人参、党参、黄芪、生脉散、参附汤等均具有强心、升压、抗休克的作用。多数补虚药具有调节血压作用，如人参及生脉散显示双向调节血压作用，升压或降压作用与剂量及机体状态有关，黄芪、刺五加、淫羊藿、当归、杜仲等有扩张血管和降低血压的作用。人参、党参、当归、淫羊藿等有抗心肌缺血作用，能扩张冠脉，增加冠脉血流量，改善心肌血氧供应，提高心肌抗缺氧能力，缩小心肌梗死面积；甘草、淫羊藿、冬虫夏草、当归、麦冬、生脉散具有抗心律失常的作用。

6. 对造血系统的影响　补血药、补气药、补阴药促进造血功能作用显著。如人参、党参、黄芪、何首乌、当归、四物汤等对失血性贫血、缺铁性贫血、溶血性贫血有一定的补血作用，不仅能明显升高红细胞数和血红蛋白含量，还能促进骨髓造血干祖细胞的增殖。

7. 对消化系统的影响　多数补气药能调节胃肠运动功能。如人参、党参、黄芪、四君子汤等均能促进小肠吸收，调节胃肠道平滑肌运动，抗溃疡，保护胃黏膜。

8. 抗氧化　自由基介导的脂质过氧化反应参与许多疾病的病理生理过程。多数补虚方药具有抗氧化损伤作用，如人参二醇皂苷抗脑缺血损伤与降低脑组织中脂质过氧化产物 MDA 有关；甘草黄酮对抗多种实验性肝损伤的作用机理之一是降低肝脏 MDA 含量，减少肝组织还原性谷胱甘肽的消耗；鹿茸提取物可明显降低老化小鼠脑和肝组织中的 MDA 含量。

综上所述，与补虚方药补充人体物质不足、增强机能、提高抗病能力功效相关的药理作用主要有提高机体免疫功能、神经内分泌功能及中枢神经系统功能，促进物质代谢，增强某些重要器官和系统的功能等。主要物质基础有人参皂苷、黄芪皂苷、当归多糖、当归挥发油、枸杞多糖等。

常用补虚方药的主要药理作用见表 23-1。

表 23-1　常用补虚方药主要药理作用总括表

类别	药物	免疫系统				改善学习记忆	内分泌系统		促进蛋白质合成	物质代谢		抗氧化损伤	心脑血管系统					增强造血功能	改善消化功能	其他作用
		升高白细胞数	增强吞噬功能	增强细胞免疫	增强体液免疫		增强下丘脑-垂体-肾上腺轴功能	增强下丘脑-垂体-腺性轴功能		降血糖	降血脂		强心	扩张冠状血管	扩张脑血管	扩张外周血管	降压			
补气药	人参	+	+	+	+	+	+	+	+	+	+	+	+	+	+	+	+	+	+	抗应激、抗肿瘤、延缓衰老
	党参		+	+	+				+	+	+	+	+	+	+	+			+	抗应激、延缓衰老
	黄芪	+	+	+	+			+	+		+	+	+			+	+		+	抗溃疡、延缓衰老
	甘草		+	+	+				+		+								+	抗溃疡、解毒、祛痰、抗肿瘤
	白术		+	+	+					+		+						+	+	利尿、抑制子宫、抗应激、延缓衰老、抗肿瘤、抗凝血
	山药		+	+	+					+	+								+	抗肝损伤
	刺五加	+	+	+	+	+	+		+	+	+	+			+		+			抗应激、抗血栓、抗心律失常、抗病原体、抗肿瘤、抗炎、延缓衰老

续表

类别	药物	免疫系统				改善学习记忆	内分泌系统		促进蛋白质合成	物质代谢		抗氧化损伤	心脑血管系统					增强造血功能	改善消化功能	其他作用
		升高白细胞数	增强吞噬功能	增强细胞免疫	增强体液免疫		增强下丘脑－垂体－肾上腺轴功能	增强下丘脑－垂体－性腺轴功能		降血糖	降血脂		强心	扩张冠状血管	扩张脑血管	扩张外周血管	降压			
补血药	当归	+	+	+	+	+					+	+		+		+		+		调节子宫
	白芍	+	+	+	+	+									+			+		镇静、镇痛、保肝
	何首乌	+	+	+	+	+			+	+	+	+		+				+		延缓衰老、镇静
	熟地黄	+	+	+	+													+		利尿、抗溃疡
补阴药	枸杞子	+	+	+	+												+			抗肿瘤、延缓衰老
	沙参	+	+	+	+							+								解热、镇痛、祛痰
	麦冬	+	+			+								+				+		抗休克及心律失常
	女贞子	+	+	+	+						+	+		+		+		+	+	利尿、止咳、保肝
补阳药	鹿茸		+	+	+	+	+	+	+									+		促骨生长、抗衰老
	淫羊藿	+	+	+	+	+	+	+	+	+	+	+		+				+		促骨生长、抗衰老
	冬虫夏草		+	+	+	+	+	+										+		保护肾脏、抗衰老
	肉苁蓉		+	+	+	+	+	+									+			延缓衰老、通便
	补骨脂					+								+	+					雌激素样作用、抗骨质疏松、抗肿瘤、抗菌、增加皮肤色素

第一节 常用药

人 参

本品为五加科植物人参 Panax ginseng C. A. Mey. 的干燥根及根茎。主产于吉林、黑龙江、辽宁等地。生晒、蒸制用。其主要有效成分为人参皂苷，其多数是达玛烷型皂苷，按其苷元结构可分为人参二醇类、人参三醇类和齐墩果酸类三类皂苷。人参二醇类主要有 $Ra_{1\sim3}$、$Rb_{1\sim3}$、Rc、Rd、Rg_3；人参三醇类主要有 Re、Rf、Rg_1、Rg_2、Rh_1；齐墩果酸类皂苷主要包括人参皂苷 Ro。人参中的糖类成分有人参多糖、单糖、寡糖。此外，人参还含有多肽、氨基酸、挥发油等。

人参味甘、微苦，性微温，归脾、肺、心、肾经。具有大补元气、复脉固脱、补脾益肺、生津养血和安神益智等功效。用于体虚欲脱、肢冷脉微、脾虚食少、肺虚喘咳、津伤口渴、内热消渴、气血亏虚、久病虚羸、惊悸失眠、阳痿宫冷。《神农本草经》谓之："主补五脏，安精神，定魂魄，止惊悸，除邪气，明目，开心，益智，久服轻身延年。"《名医别录》谓之："疗肠胃中冷，心腹鼓痛。"临床常与附子配伍，回阳救逆，如参附汤；或与麦冬、五味子配伍，养阴固脱，如生脉散；或与白术配伍，益气健脾，如四君子汤；与黄芪、升麻等配伍，益气升阳，如补中益气汤等。上述功效的发挥，与人参增强机体免疫功能、促进造血功能、改善物质代谢、增强内分泌功能、强心、抗心肌缺血、抗心律失常等药理作用有关。

【药理作用】

1. 与功效相关的主要药理作用

（1）对中枢神经系统的影响

①对中枢兴奋与抑制过程的影响：人参对中枢神经既有兴奋作用，又有抑制作用。人参通过加强大脑皮质的兴奋过程，使兴奋与抑制过程得到平衡，提高脑力工作效率。人参对中枢神经功能的作用与其成分和用量有关，人参皂苷 Rg 类有兴奋作用，Rb 类有抑制作用；小剂量主要为兴奋，大剂量则为抑制。

②增强学习记忆能力：人参对多种化学物质造成的实验动物记忆获得、记忆巩固和记忆再现障碍均有改善作用。表现为对氢溴酸樟柳碱所引起的小鼠记忆获得障碍、对蛋白质合成制剂环己酰亚胺和亚硝酸钠所致小鼠记忆巩固不良、对乙醇致小鼠记忆再现缺损等记忆的各个环节均有改善作用。人参皂苷对电休克、脑缺血、药物和应激等多种学习记忆障碍模型的学习记忆缺损有保护作用。人参增强学习记忆能力的主要有效成分为人参皂苷 Rb₁ 和 Rg₁。人参改善学习记忆作用的主要机制可能是：a. 促进脑内物质代谢，如增加蛋白质、RNA 和 DNA 的合成；b. 提高脑内胆碱能神经系统功能和单胺类神经递质活性，如增加脑内神经递质 Ach 的合成和释放，通过促进单胺类前体物质苯丙酸 BBB 的通透性增加中枢 DA 和 NA 含量；c. 促进神经细胞发育和突触传递，增加脑重量及大脑皮层厚度，增加海马突触数目，提高海马神经元功能；d. 保护神经细胞，抑制神经细胞的凋亡和坏死，降低体外培养神经细胞的死亡率，延长其存活时间；e. 增加脑血流量，改善脑能量代谢。

③抗脑缺血：人参皂苷对脑缺血损伤有保护作用，可明显降低脑缺血引起的海马锥体细胞损伤，延长被动回避实验的反应潜伏期，阻止迟发性神经元死亡。人参皂苷 Rg₃ 对脑缺血致神经细胞线粒体损伤有保护作用，人参皂苷 Rb₁ 与 Rg₁ 可促进神经元突触再生，增强神经元抗损伤与凋亡的能力。在体外实验中，人参皂苷单体成分对缺血培养的小鼠胎鼠皮层神经细胞具有保护作用。人参皂苷抗脑缺血缺氧损伤的可能机制是：a. 提高神经细胞抗氧化能力；b. 抑制兴奋性氨基酸毒性，抑制钙超载，保护缺血神经元；c. 抑制脑缺血所致的炎症反应，抑制白细胞浸润和黏附分子表达。

（2）对心血管系统的影响

①强心、抗休克：人参治疗剂量有增强心功能作用，可提高多种动物的心肌收缩力，减慢心率，增加心排出量和冠脉流量；大剂量则减弱心肌收缩力和减慢心率。其强心作用机制与促进 CA 的释放及抑制心肌细胞膜 Na⁺–K⁺–ATP 酶活性，促进 Na⁺–Ca²⁺ 交换，使 Ca²⁺ 内流增加有关，其作用与强心苷相似。人参强心活性成分是人参皂苷。人参皂苷在增强麻醉猫心肌收缩力的同时，可使冠脉血流量增加、动静脉氧分压降低，但对血压影响不明显；人参对各种原因造成的休克有防治作用，可延长过敏性休克和烫伤性休克动物的生存时间，提高心源性休克家兔存活率，增加失血性循环衰竭动物心脏收缩力和频率，并明显增加心率。

②扩血管、调节血压：人参对血压有双向调节作用，并与剂量和机体状态有关。小剂量可使麻醉动物血压升高，大剂量使血压下降。人参既可使高血压患者血压降低，又可使低血压或休克患者血压回升。人参对整体动物的冠状动脉、脑血管、椎动脉、肺动脉均有扩张作用，可增加和改善这些器官的血液循环。人参扩张血管的主要有效成分是人参皂苷 Re、Rb₁、Rg₁、Rc，作用机制可能与诱导 NO 产生、调节 VSMC 功能有关。红参对正常大鼠、自发性高血压大鼠、去氧皮质酮所致高血压大鼠和肾性高血压大鼠均有降压作用。

③抗心肌缺血：人参制剂对垂体后叶素引起的心肌缺血有改善作用。人参皂苷可改善结扎冠状动脉前降支家兔造成心肌梗死模型的心电图，降低 ST 段的抬高与病理性 Q 波的出现率，缩小心肌梗死范围，加速心肌缺血性损伤的恢复；人参皂苷 Rb$_1$ 可抑制急性心肌梗死大鼠心室重构，提高心脏舒张功能，减小左心室梗死面积。人参皂苷 Rb$_1$、Re 和 Rg$_2$ 可拮抗心肌缺血再灌注损伤后细胞凋亡，人参皂苷 Re 还可抑制心肌中性粒细胞活化和髓过氧化物酶的释放，减轻心肌缺血再灌流引起的损伤有保护作用。离体实验表明，人参总皂苷及组分 Rb、Ro 对乳鼠心肌细胞缺氧、再供氧及心肌缺血再灌流引起的损伤有保护作用。

④抗心律失常：人参皂苷对多种原因造成的心律失常如早搏、心动过速、心室颤动、心室扑动与室性停搏等均有保护作用。人参皂苷抗心律失常作用主要与钙通道阻滞、减轻心肌肥厚和重构作用有关，人参皂苷 Rg$_1$ 和 Rh$_1$ 可阻滞大鼠心肌细胞 L、T 型钙通道，缩短钙通道开放频率和开放时间。人参皂苷减轻心脏重构作用主要与对抗 OFR 损伤、降低肾素和 Ang Ⅱ 含量等有关。

⑤抗血栓：人参皂苷可抑制 ADP、凝血酶、AA 诱导的血小板聚集和抑制凝血酶诱导的 Fbg 转化为纤维蛋白，从而抑制血栓形成。人参抑制血小板聚集作用机制是通过激活腺苷酸环化酶和抑制磷酸二酯酶活性使血小板内 cAMP 含量升高，也与抑制血小板内 COX 和 TXA$_2$ 合成酶，拮抗 Ca^{2+} 作用等有关。

（3）增强免疫功能　人参皂苷和人参多糖是人参提高免疫功能的有效成分。人参皂苷能增强多种动物的网状内皮系统对胶体炭粒、金黄色葡萄球菌、鸡红细胞的吞噬廓清能力，促进豚鼠血清补体生成；人参皂苷可促进小鼠脾脏 NK 细胞活性，并能在 ConA 存在下诱生 IFN-γ 和 IL-2，增强对病毒的抵抗能力；人参皂苷预处理可改善创伤性失血性休克大鼠的免疫功能，提高大鼠脾淋巴细胞和巨噬细胞的增殖和吞噬能力，增加脾细胞 IL-2 产生和 IL-2 受体表达，并提高巨噬细胞 MHC Ⅱ 抗原表达和 TNF-α 释放；人参皂苷 Rg$_1$ 能增加正常小鼠脾脏、胸腺的重量，增强巨噬细胞的吞噬功能，同时能提高正常大鼠血清中 IL-2 及补体 C$_3$、C$_4$ 的含量。人参能提高小鼠血清 IgG、IgA、IgM 的水平，提高用 SRBC 免疫小鼠血清中溶血素的浓度，促进 T、B 淋巴细胞致分裂原 PHA、ConA、LPS 诱导的淋巴细胞转化，人参皂苷 Rd 和 Re 可能是促进淋巴细胞转化的有效成分。人参还能对抗免疫抑制剂引起的免疫功能低下，如人参多糖和人参皂苷可提高 CTX 致免疫功能低下小鼠白细胞数，促进受抑制的巨噬细胞及体液免疫和细胞免疫功能。此外，人参皂苷的免疫增强也与影响神经内分泌系统有关。

（4）对内分泌系统的影响

①增强肾上腺皮质功能：人参对下丘脑－垂体－肾上腺皮质轴表现出兴奋作用，使其功能增强。人参皂苷 Rb$_1$、Rb$_2$ 等能使正常和切除一侧肾上腺大鼠的肾上腺重量增加，肾上腺内维生素 C 含量显著降低，血中嗜酸性粒细胞增多，尿中 17-羟类固醇排泄量增加，说明人参能促进肾上腺皮质激素合成与分泌。该作用主要是通过促进垂体前叶分泌 ACTH 而实现的。

②增强增强性腺功能：人参有兴奋下丘脑－垂体－性腺轴功能的作用。人参及人参皂苷具有兴奋垂体分泌促性腺激素的作用，能加速大鼠的性成熟过程，加速未成年雌性小鼠动情期的出现，使子宫和卵巢重量增加，黄体激素分泌增多；也可使雄性幼年动物睾丸及附睾的重量增加、输精管直径扩大，使家兔睾丸中精子数增多，精子活动力增加，精子体外生存期延长，对去势大鼠可使其出现交尾现象。

③调节甲状腺功能：人参醇提物可使家兔垂体前叶 TSH 释放增加，提高血液中甲状腺激素的水平，具有增强甲状腺功能的作用。人参二醇皂苷和多糖可升高正常大鼠血浆 TSH。人参原粉、人参水提物对正常大鼠下丘脑－垂体－甲状腺轴无明显影响。

④促进胰岛素的释放：人参总皂苷可刺激大鼠离体胰腺释放胰岛素，并可促进葡萄糖引起的胰岛素释放。也可提高小鼠血中胰岛素水平。

（5）对物质代谢的影响

①促进核酸和蛋白质合成：人参皂苷能促进生发活动旺盛的组织（如睾丸、骨髓等）的DNA、RNA及蛋白质的生物合成。人参皂苷激活RNA聚合酶的活性，从而可使大鼠肝细胞核RNA合成速率明显增加。可提高 $^3H-$ 亮氨酸的掺入率，增加蛋白质合成。以人参皂苷 Rb_1、Rb_2 和 Rd 促进 RNA 合成的作用最强。

②调血脂：人参皂苷可明显降低高脂血症动物模型血清 TC、TG 和非酯化脂肪酸含量，升高血清 HDL-C 和磷脂含量，减轻肝细胞脂肪性病变从而改善轻度脂肪肝，并降低动脉硬化指数。人参降血脂作用机制主要与激活脂蛋白酯酶和脂质代谢酶，促进脂质代谢，影响胆固醇及血中脂蛋白的合成、分解、转化和排泄有关。人参降血脂作用的有效成分是人参多糖及人参皂苷 Rb_2。

③调节血糖：人参皂苷和人参多糖对四氧嘧啶、链脲佐菌素引起的大鼠和小鼠高血糖均有降低作用；人参糖肽对正常小鼠及四氧嘧啶、链脲佐菌素引起的小鼠高血糖也有明显降低作用，该作用与降低肝糖原和加快糖的氧化利用有关。另外，人参对糖代谢有双向调节作用，对注射胰岛素诱发的血糖降低有回升作用。

（6）增强机体造血功能　人参对骨髓造血有刺激作用，对骨髓细胞 DNA、RNA、蛋白质及脂质的合成有促进作用。能促进骨髓细胞的有丝分裂，增加正常及贫血动物红细胞、白细胞和血红蛋白含量。当骨髓受到抑制时，人参增加外周血细胞数的作用更为明显。人参总皂苷可增加 ^{60}Co 照射复合 CTX 和氯霉素注射建立的贫血小鼠骨髓有核细胞和红细胞总数，促进血红蛋白和血小板回升。体外实验表明，人参总皂苷对诱导制备的大鼠骨髓巨噬细胞和人单核细胞株的培养上清液，可提高大鼠和人髓系多向造血祖细胞、粒细胞 – 巨噬细胞集落形成单位和红细胞系集落形成单位的集落生成率，提高红细胞生成素、粒细胞和巨噬细胞集落刺激因子、IL-3、IL-6 的蛋白、基因表达水平。

（7）抗应激　人参能维持机体内环境的稳定性，增强机体对物理、化学和生物学等多种有害刺激的非特异性抵抗能力，即具有"适应原样作用"。如人参水煎液和人参皂苷具有明显的抗疲劳作用，可延长小鼠游泳时间，抑制游泳大鼠肌糖原的降低。人参皂苷对慢性束缚的疲劳大鼠，可减轻其肾上腺皮质超微结构的病理性变化，具有增加活动、运动和记忆能力等作用。

（8）延缓衰老　人参为强壮、延缓衰老的药物，对体质赢弱、虚损早衰之证效果颇佳。人参皂苷具有延长动物寿命、促进培养细胞增殖和延长其存活时间等作用。人参皂苷也可延缓神经细胞衰老，减轻老龄大鼠海马 CA_3 区神经细胞内 LPF 增加，延缓线粒体及其他细胞器的衰老。人参延缓衰老作用有多种途径：a. 抑制 MAO-B 活性，对老龄动物脑干中 MAO-B 活性有抑制作用；b. 提高 SOD 和 CAT 的活性，保护生物细胞膜免受自由基的损害，以人参皂苷 Rb_1 和 Rg_1 的作用最好；c. 降低细胞膜流动性，人参皂苷 Rg_1 对神经细胞衰老伴随着细胞膜流动性增高有抑制作用；d. 调控免疫炎性细胞因子和增强免疫功能，人参皂苷可降低老龄大鼠外周血单核细胞分泌免疫炎性细胞因子 IL-1、IL-6 水平，而对 IL-8 无明显影响。人参皂苷 Rg_1 可增强老龄大鼠的免疫功能，增强 T 细胞的增殖能力。

2. 其他药理作用

（1）保护肝肾功能　人参皂苷 Ro 对半乳糖胺和四氯化碳诱发大鼠肝细胞损伤有抑制作用，齐墩果酸也能抑制半乳糖胺引起的大鼠急性肝损伤。对夹闭双肾动脉致急性缺血 / 再灌注肾损伤模型大鼠，人参皂苷 Rb_1 可缩小肾小管坏死面积，减轻肾功能损害；对单侧输尿管梗阻模型大鼠，人参皂苷 Rg_1 可抑制肾小管上皮细胞凋亡和促进其增殖、抑制间质纤维化和肾小球硬化。

（2）抗溃疡、抗炎 人参甲醇提取物对大鼠多种实验性胃溃疡均有抑制作用，可改善胃黏膜血流障碍。人参多糖能明显抑制盐酸—乙醇诱发的小鼠胃黏膜损伤。人参皂苷 Ro 可明显抑制乙酸和角叉菜胶引起的大鼠足肿胀，降低炎症组织中的 Hyp 浓度，对急慢性炎症有明显的抑制作用。

【体内过程】

人参皂苷 Rg_1 口服自上消化道吸收迅速，半小时达高峰，在大鼠胃肠吸收率为 1.9%～20%，分布广泛，在肝、肾含量最高，经胆汁、尿、粪排泄，12 小时经尿累积排泄量为给药量的 23.5%，其在胆汁中排泄较尿中快，2～4 小时内排泄量最多，4 小时胆汁累积排泄量为给药量的 57.2%。

人参皂苷 Rb_1 从大鼠胃肠道吸收差，未吸收的 Rb_1 主要在大肠被分解代谢，大鼠静脉注射后，在肾、心、肝和肺中分布多（浓度高），在血清和组织中持续时间较长，$t_{1/2}$ 为 14.5 小时，主要经尿液排泄，24 小时累积排泄量为给药量的 44.4%。

【安全性评价】

人参皂苷 Rb_2、Rc、Rd、Rf、Rg 腹腔注射的 LD_{50} 分别为 30mg/kg、410mg/kg、324mg/kg、1340mg/kg、1250mg/kg；人参皂苷 Rb_1 口服给药、腹腔给药、静脉给药的 LD_{50} 分别大于 5000mg/kg、1208mg/kg、498mg/kg；人参皂苷 Re 口服给药、皮下注射、静脉给药的 LD_{50} 分别大于 1000mg/kg、1500mg/kg、130mg/kg。

【临床应用】

1. 以人参为主的复方（如独参汤、参附汤、生脉散）常用于治疗脱证汗出肢冷，相当于西医学的各型休克、心衰、心肌梗死等属于元气虚脱证者。

2. 以人参为主的复方（如四君子汤、参苓白术散、补中益气汤）常用于治疗脾虚食欲不振、泄泻，相当于西医学的消化性溃疡、慢性胃肠炎、功能性消化不良等属于脾胃气虚证者。

3. 以人参为主的复方（如人参蛤蚧散、人参胡桃汤）常用于治疗肺气虚气短喘促、乏力自汗，相当于西医学的慢性支气管炎、慢性阻塞性肺病等属于脾肺气虚证者。

4. 以人参为主的复方（如白虎加人参汤）常用于治疗热病气津两伤口渴，相当于西医学的糖尿病属于气津两亏证者。

5. 以人参为主的复方（如定志丸、天王补心丹）常用于治疗心神不安失眠、惊悸，相当于西医学的睡眠障碍、心律失常、焦虑症属于气血不足、神失所养者。

6. 以人参为主的复方（如归脾汤、当归补血汤、八珍汤）常用于治疗气血不足乏力、气短，相当于西医学的贫血属于气血两亏证者。

7. 以人参为主的制剂（如艾迪注射液）常用于气虚瘀阻癥瘕，相当于西医学的各种恶性肿瘤属于瘀毒内结、正虚邪实者。

8. 人参皂苷 Rg_3 有抗肿瘤、提高免疫作用，常用于肺癌、肝癌的放化疗的辅助治疗，可改善肿瘤患者生活质量，减轻放化疗的毒副反应，提高放化疗疗效。

此外，人参对冠心病心绞痛、心肌炎、高脂血症、脑梗死恢复期、慢性肾炎、重症肌无力、类风湿关节炎、阳痿等均有一定疗效。

【不良反应】

人参可诱发中枢神经系统兴奋。长期用药可出现类似皮质类固醇中毒症状,如皮疹、食欲减退、低血钾等,也可引起性早熟或雌激素样作用。

党 参

本品为桔梗科植物党参 *Codonopsis pilosula*(Franch.)Nannf.、素花党参 *Codonopsis pilosula* Nannf. var. *modesta*(Nannf.)L. T. Shen 或川党参 *Codonopsis tangshen* Oliv. 的干燥根。党参主要含党参苷、葡萄糖、菊糖、多糖、党参碱、挥发油、黄酮类、植物甾醇、微量元素等。

党参味甘,性平,归脾、肺经。具有健脾益肺、养血生津功效。用于脾肺气虚,食少倦怠,咳嗽虚喘,气血不足,面色萎黄,心悸气短,津伤口渴,内热消渴,为治疗肺脾气虚的要药。《本草从新》谓:"主补中益气、和脾胃、除烦渴。中气微弱,用以调补,甚为平妥。"临床常与白术配伍,健脾益气,治疗中气不足,如四君子丸;与五味子、胡桃肉等配伍,补益肺肾、降气平喘,治疗肺气虚证,如平喘固本汤;与麦冬、地黄等配伍,益气生津,治疗气津两虚证,如固本丸;与当归、熟地黄等配伍益气生血,治疗血虚证,如四物汤;与紫苏、前胡等配伍,扶正祛邪,治疗虚体外感,如参苏丸。上述功效的发挥,与党参调节胃肠运动、增强免疫功能、增强造血功能等药理作用有关。

【药理作用】

1. 与功效相关的主要药理作用

（1）对消化系统的影响

①调节胃肠运动:党参使正常小鼠胃内残留率增多,能纠正病理状态的胃肠运动功能紊乱,对阿托品造成的胃排空延缓具有明显的拮抗作用。党参煎液可加快小肠对碳末的推进作用,对阿托品和 NA 引起的小肠推进抑制有拮抗作用,但不影响 ISO 的抑制作用。党参制剂可抑制正常大鼠和新斯的明致胃肠蠕动增强大鼠的胃蠕动,表现为降低蠕动波幅度和减慢蠕动波频率。党参液对 Ach 及 5-HT 引起的离体豚鼠回肠收缩有明显拮抗作用。用慢性埋植胃电极的方法,观察到党参水煎醇沉液对应激状态下大鼠胃基本电节律紊乱有调节作用,能部分对抗应激引起的胃蠕动增加和胃排空加快。党参调整胃肠运动的作用可能与选择性作用于胆碱能 M 受体或肾上腺素能 α 受体有关。

②抗胃溃疡:党参可抑制大鼠基础胃酸分泌,降低胃蛋白酶活性,对应激型、幽门结扎型、消炎痛或阿司匹林所致实验性胃溃疡均有预防和治疗作用,能对抗阿司匹林引起的胃酸增多,对消炎痛、阿司匹林引起的大鼠胃黏膜 PGE_2 和氨基己糖含量下降亦有抑制作用。党参抗溃疡的作用环节包括:a. 抑制胃酸分泌,降低胃液酸度;b. 促进胃黏液的分泌,增强胃黏液 – 碳酸氢盐屏障作用;c. 促进胃肠上皮细胞增殖,保护和修复胃肠黏膜;d. 调节胃肠激素水平,调整胃肠功能紊乱。

③增强免疫功能:党参水煎液可促进 ConA 活化的小鼠脾脏淋巴细胞 DNA 合成,促进 CTX 引起的免疫抑制小鼠淋巴细胞的转化,增强抗体产生细胞的功能,提高抗体滴度,并有促进体外培养淋巴细胞有丝分裂的作用。党参提取物可增强动物腹腔巨噬细胞吞噬活性,明显增加小鼠腹腔巨噬细胞数,使细胞体积增大,伪足增多,胞体内核酸、糖类、ATP 酶、SDH 等多种酶活性增强,从而增强其吞噬作用。党参多糖是党参增强免疫功能的主要有效成分,对 Co-γ 射线照射

后小鼠内源性脾结节生成有促进作用，提高 SRBC 和卵清蛋白注射后小鼠的抗体生成水平，对正常小鼠的抗体生成也有增强作用。

（2）对血液系统的影响

①增强造血功能：党参煎剂可增加家兔和小鼠红细胞和血红蛋白含量。皮下注射党参水浸膏、醇浸膏或喂饲党参粉，可使红细胞数升高、白细胞数下降，切除动物脾脏后效力明显降低，表明党参促进红细胞生成的作用与脾脏有关。党参多糖对脾脏代偿造血功能有促进作用，对骨髓造血功能无明显增强作用，能升高溶血性血虚模型小鼠外周血的血红蛋白含量。

②改善血液流变性：党参液可抑制 ADP 诱导的家兔血小板聚集。党参注射液可降低家兔全血比黏度和血浆比黏度，抑制体内外血栓形成。党参水提醇沉液可降低大鼠全血黏度，醚提液可提高大鼠纤溶酶活性，降低血小板聚集率和血浆 TXB_2 水平。党参总皂苷可降低 TXB_2 含量而不影响 PGI_2 的合成。

（3）对心血管系统的影响

①抗心肌缺血：党参水提醇沉物灌胃给药或党参注射液腹腔注射，对 ISO 引起的心肌缺血有保护作用。党参注射液静脉注射可对抗垂体后叶素引起的大鼠急性心肌缺血。党参改善心肌缺血的作用环节包括：改善心肌能量代谢，增加心肌糖原含量和 SDH、LDH 活性；改善心肌的舒张功能，提高心肌的顺应性，有利于左心室心肌的血液供应，从而改善心肌缺血；抗氧自由基损伤，提高 SOD 和 GSH-Px 的活性，清除自由基。

②强心、抗休克：党参有增强心肌收缩力、增加心输出量、抗休克的作用。党参注射液可使失血性休克家兔动脉压回升，延长休克动物生存时间。

③降血压：党参浸膏、醇提物、水提物均能降低麻醉犬与家兔的血压，党参注射液静脉注射也可引起麻醉犬与家兔短暂的血压降低，重复给药不产生快速耐受性。党参的降压作用主要由于扩张外周血管所致，舒张血管平滑肌的作用可能与促进内皮细胞释放 NO 有关。

（4）对中枢神经系统的影响

①镇静、催眠、抗惊厥：党参注射液腹腔注射能明显减少小鼠的自主活动，增加异戊巴比妥钠引起的睡眠小鼠数，并延长其睡眠时间，也能延长乙醚对小鼠麻醉作用时间。党参皂苷也可明显延长环己巴比妥所致的小鼠睡眠时间。党参注射液腹腔注射能明显延长硝酸士的宁和戊四氮所致小鼠惊厥潜伏期。

②抗脑损伤：党参可改善注射 D- 半乳糖致动物神经退行性病变及神经元丢失现象。提高缺血再灌注脑细胞能量代谢，增加脑组织 ATP 含量和 Na^+-K^+-ATP 酶活性。党参总皂苷是党参治疗脑卒中急性期的主要效应成分，对缺血再灌注损伤后神经细胞的坏死和凋亡过程均具有抑制作用。

③增强学习记忆能力：党参能增强和改善小鼠的学习记忆能力。党参乙醇提取物的正丁醇萃取物能拮抗东莨菪碱引起的小鼠记忆获得障碍，改善亚硝酸钠引起的小鼠记忆巩固障碍及乙醇引起的小鼠记忆再现缺损，该萃取物不影响 Ach 的合成，可能与加强 Ach 与 M- 受体的结合有关。党参总碱则能对抗东莨菪碱引起的小鼠脑内 Ach 含量及胆碱乙酰化酶活性的下降。

2. 其他药理作用 党参可降低高脂血症家兔血清的 TC、TG 和 LDL-C 含量；党参无水乙醇提取物能对抗 CCl_4 所致小鼠肝损伤；党参多糖增强机体对有害刺激的抵抗能力，此作用主要与兴奋垂体 – 肾上腺皮质轴的功能有关。

【安全性评价】

党参注射液腹腔注射小鼠的 LD_{50} 为（79.21±3.60）g/kg。党参碱腹腔注射的 LD_{50} 为 666～778mg/kg。党参地下部分的总苷灌胃小鼠的 LD_{50} 为 2.7g/kg。

【临床应用】

党参药性平和，在四君子汤、补中益气汤、生脉散等复方中代替人参，用于气虚食少、咳喘、气短、乏力、心悸，相当于西医学的功能性消化不良、慢性胃肠炎、消化性溃疡、慢性肝炎、慢性支气管炎、慢性阻塞性肺疾病、冠心病、贫血等属于气虚证者。

黄　芪

本品为豆科植物蒙古黄芪 *Astragalus membranaceus*（Fisch.）Bge. var. *mongholicus*（Bge.）Hsiao 或膜荚黄芪 *Astragalus membranaceus*（Fisch.）Bge. 的干燥根。黄芪主要含黄芪多糖、多种黄酮类化合物和三萜类（黄芪皂苷Ⅰ～Ⅳ）。另外含有生物碱、葡萄糖醛酸及多种微量元素等。

黄芪味甘，性微温，归肺、脾经。具有补气升阳、固表止汗、利水消肿、生津养血、行滞通痹、托毒排脓、敛疮生肌功效。主治气虚乏力，食少便溏，中气下陷，久泻脱肛，便血崩漏，表虚自汗，痈疽难溃，久溃不敛等。《神农本草经》记载："主痈疽，久败疮，排脓止痛。补虚，小儿百病。"《日华子本草》记载："助气壮筋骨，长肉补血。"临床常与人参、升麻、柴胡配伍，补气健脾、升阳举陷，治疗脾虚中气下陷之久泻脱肛，内脏下垂，如补中益气汤；与人参、白术配伍，补气摄血，治疗脾虚不能统血所致失血证，如归脾汤；与白术、防风等配伍，益卫固表，治疗表虚自汗而易感风邪，如玉屏风散。上述功效的发挥，与黄芪调节机体免疫功能、促进造血、改善物质代谢、抗应激、抗氧化等药理作用有关。

【药理作用】

1. 与功效相关的主要药理作用

（1）增强免疫功能　黄芪煎液、黄芪注射液和黄芪有效成分可增强机体免疫功能。黄芪能提高巨噬细胞活性，活化中性粒细胞，提高外周血中白细胞的数量，增强小鼠 NK 细胞的细胞毒活性。促进 T 淋巴细胞的增殖和转化，提高体内 T 细胞总数和辅助性 T 细胞（Th）数量。增强 B 淋巴细胞免疫功能，促进体内抗体的生成，提高受 CTX 抑制小鼠的血清凝集素、溶血素抗体的水平；对抗强的松龙致免疫器官的萎缩及外周白细胞的减少，促进抗体生成。黄芪增强免疫的主要成分是黄芪多糖和黄芪皂苷甲。黄芪多糖能增加正常小鼠和创伤大鼠体内巨噬细胞的吞噬活性，促进浆细胞增生和抗体生成，通过增强淋巴细胞与内皮细胞的黏附而促进淋巴细胞再循环，增强机体免疫功能。黄芪多糖明显升高创伤小鼠脾淋巴细胞 IL-2 及其受体基因表达，纠正创伤后细胞免疫功能低下。黄芪皂苷甲（黄芪甲苷、黄芪皂苷Ⅳ）能兴奋巨噬细胞，明显促进 B 细胞增殖分化和浆细胞抗体合成。此外，黄芪水溶性黄酮类成分能促进 ConA 诱导的小鼠脾淋巴细胞的增殖，对细胞免疫功能具有促进作用。黄芪皂苷具有刺激脾细胞活性及增强 PHA 或 ConA 诱导的脾细胞抗瘤活性作用。

（2）促进造血功能　黄芪可升高外周血细胞，防治辐射致小鼠外周血白细胞、骨髓有核细胞数的减少，促进造血干细胞的分化和增殖。黄芪多糖对人骨髓粒－巨噬细胞集落刺激因子、红细胞集落的形成均有促进作用，增强小鼠对 CTX 毒性的耐受性，促进丝裂霉素 C 致骨髓抑制小鼠骨髓和脾脏造血祖细胞的增殖和成熟。黄芪多糖对造血系统的作用机制是：①保护和改善骨髓造血微环境；②促进外周造血干细胞的增殖和动员；③促进内源性造血因子的分泌。

（3）对物质代谢影响

①调节血糖：黄芪对正常小鼠的血糖含量无明显影响，但可降低葡萄糖负荷后的小鼠血糖水平，对抗肾上腺素引起的小鼠血糖升高和苯乙双胍致小鼠实验性低血糖现象，而对胰岛素性低血糖无明显影响。黄芪甲苷溶液具有促进糖尿病大鼠血浆胰岛素和 C 肽分泌的作用。

②调血脂：黄芪水煎液可明显降低高脂血症小鼠血清 TC、TG、LDL–C 水平。黄芪多糖能降低高脂血症大鼠的血脂，减少肝脏脂质沉积。

③促进蛋白质和核酸代谢：黄芪水煎液能显著促进血清和肝脏蛋白质的更新，对体外培养的肝细胞、骨髓造血细胞 DNA 合成均有促进作用，黄芪多糖能明显增加小鼠脾脏 RNA、DNA 和蛋白质含量。

（4）抗应激 黄芪水煎液能增强大鼠游泳耐疲劳的作用，并使游泳应激大鼠血浆皮质醇含量明显增加、肾上腺重量增加、肾上腺皮质增厚、束状带细胞体积增大，表明黄芪增强大鼠抗疲劳应激能力是通过增强肾上腺皮质功能来实现的。黄芪多糖可提高小鼠耐缺氧能力；可促进创伤小鼠细胞免疫功能紊乱的恢复；可使正常及虚损小鼠抗寒生存时间延长；对正常及阳虚小鼠具有抗疲劳作用；还能延长氢化可的松耗竭小鼠的游泳时间。

（5）抗氧化 黄芪可明显降低高脂血症小鼠血清 LPO 水平，增强 SOD、GSH–Px 的活性。黄芪多糖能增强高脂血症大鼠肝脏和血液的抗氧化能力，还能通过提高中枢 CA 的水平，升高 SOD 活性，降低血浆 LPO 含量，减少并清除 LPF。

（6）对心血管系统的影响

①强心：黄芪具有强心作用，对中毒或疲劳衰竭心脏的作用更为明显，使心脏收缩幅度增大，心输出量增多，并能增强腹主动脉结扎致慢性心衰动物的心脏收缩功能，使收缩速度加快、收缩时间缩短。黄芪总皂苷可改善急性心肌梗死犬的心肌收缩、舒张功能，增加冠脉流量，对心功能有保护作用。

②保护心肌：黄芪对病毒性心肌炎有治疗作用，还能对抗缺血再灌注和糖尿病引起的心肌损伤。体外实验显示，黄芪总提取物、黄芪多糖对体外培养的心肌细胞具有保护作用，能减轻实验性缺氧复氧对心肌细胞的损伤作用。黄芪皂苷和黄芪多糖是黄芪抗病毒性心肌炎的主要成分，其作用机制可能是：a. 抑制 OFR，抗心肌脂质过氧化损伤；b. 降低细胞内游离钙浓度，减轻钙超载；c. 调控凋亡基因转录，减少心肌细胞凋亡和损伤；d. 减轻病毒性心肌炎中心肌穿孔素介导的细胞毒性作用和炎症反应。

③调节血压：黄芪对多种动物均有降压作用。黄芪注射液长期腹腔给药可以控制 SHR 大鼠血压，急性静脉给药可以引起短时间内明显的血压下降。当动物血压降至休克水平时，黄芪又可使血压上升且保持稳定。黄芪的降压成分为 GABA 和黄芪皂苷甲。

2. 其他药理作用

（1）保肝 黄芪、黄芪注射液、黄芪总黄酮对对乙酰氨基酚、硫代乙酰胺、四氯化碳、D–半乳糖胺等所致的肝损伤有一定的保护作用。黄芪注射液可降低肝损伤小鼠血清 ALT、AST 含量。黄芪抗肝纤维化的机制可能是：①改善肝脏蛋白质合成功能，保护肝细胞膜；②抗肝细胞脂质过氧化，减少层粘连蛋白产生；③防止肝窦毛细血管化；④抑制肝星状细胞增殖和胶原蛋白的合成，减少胶原纤维在肝脏的沉积等。

（2）抗脑缺血损伤　黄芪提取物对大鼠全脑缺血再灌注损伤有一定的保护作用，减轻脑水肿和病理性损伤，抑制海马迟发性神经元死亡。黄芪抗脑缺血的作用环节包括：①减少缺血性脑损伤后兴奋性氨基酸释放；②清除 OFR，抗脂质过氧化损伤；③抑制炎症因子 IL-1β、TNF-α、IL-6 的表达，减轻炎症反应；④抑制神经细胞凋亡等。

（3）抗肿瘤　黄芪可作为抗肿瘤药或化疗药物的增效减毒剂，用于治疗肺癌、胃癌、乳腺癌等恶性肿瘤。黄芪水煎液对放疗引起的骨髓抑制具有治疗作用。黄芪注射液能增强树突细胞的抗肿瘤转移作用，促进荷瘤宿主的免疫应答。黄芪总提物对荷瘤小鼠化疗引起的白细胞减少和免疫抑制有明显的保护作用。黄芪多糖抗肿瘤的作用与诱发肿瘤细胞凋亡有一定的关系。

【临床应用】

1. 以黄芪为主的复方（如当归补血汤、归脾汤、十全大补汤）常用于治疗气血两亏面色萎黄、头晕目眩、少气乏力，相当于西医学的神经衰弱、贫血、心律失常、心肌炎属于气血不足者，也可用于血证吐血、便血、衄血、崩漏等，相当于西医学贫血、胃及十二指肠溃疡出血、血小板减少性紫癜、功能性子宫出血等气不摄血证者。

2. 以黄芪为主的复方（如补中益气汤）常用于清阳下陷脘腹胀满、久泻，相当于西医学的脱肛、胃下垂属于中气下陷证者。

3. 以黄芪为主的复方（如玉屏风散）常用于气虚乏力，自汗，恶风寒，咳嗽，咳痰，易感，相当于西医学的慢性支气管炎、支气管哮喘缓解期属于肺脾气虚证者。

4. 以黄芪为主的复方（如黄芪建中汤）常用于脾虚胃脘隐痛、喜温喜按，相当于西医学的十二指肠球部溃疡、慢性萎缩性胃炎属于脾胃虚寒证者。

5. 以黄芪为主的复方（如防己黄芪汤）常用于水饮内停水肿、小便不利，相当于西医学的慢性肾炎属于气虚水停者。

6. 以黄芪为主的复方（如黄芪桂枝五物汤、补阳还五汤）常用于瘀血阻络肢体麻木、半身不遂，相当于西医学的中风后遗症、周围神经炎等属于气虚血瘀证者。

7. 以黄芪为主的复方（如玉液汤）常用于消渴，相当于西医学的糖尿病属于气津两伤者。

8. 以黄芪为主的制剂（如黄芪注射液）具有心、脑、肺、肝、肾等多器官细胞保护作用，能改善心功能、改善贫血、增强免疫，用于病毒性心肌炎、心功能不全、慢性肝炎，以及脑梗死、慢性阻塞性肺病、慢性肾病等的治疗。

此外，黄芪对高血压、慢性肾炎、肾衰、急慢性肝炎、类风湿关节炎、慢性支气管炎均有一定疗效，也可用于肺癌、肝癌等恶性肿瘤辅助治疗。

甘　草

本品为豆科植物甘草 *Glycyrrhiza uralensis* Fisch.、胀果甘草 *Glycyrrhiza inflata* Bat. 或光果甘草 *Glycyrrhiza glabra* L. 的干燥根及根茎。甘草主要含三萜皂苷类和黄酮类。三萜皂苷类主要有甘草甜素（又名甘草酸）和甘草次酸。黄酮类主要包括甘草素、甘草苷、异甘草苷、新甘草苷、异甘草素等。还从甘草皮质部提取得到异黄酮类的 FM$_{100}$、甘草黄酮等。

甘草味甘，性平，归心、肺、脾、胃经。功效补脾益气，清热解毒，祛痰止咳，缓急止痛，调和诸药。可用于心脾气虚、脾胃气虚、正气虚损诸证。故《日华子本草》谓其"补五劳七伤，一切虚损"。临床常与人参、阿胶、生地黄配伍，补益心气，益气复脉，治疗心气不足而致脉结代，心动悸，如炙甘草汤；与人参、白术、黄芪等品配伍，补益脾气，治疗脾气虚证，如四君子汤；与白芍配伍，缓急止痛，治疗脘腹、四肢挛急疼痛。上述功效的发挥，与甘草调节机体免疫功能、抗溃疡、解痉等药理作用有关。

【药理作用】

1. 与功效相关的主要药理作用

（1）肾上腺皮质激素样作用 甘草浸膏、甘草甜素、甘草次酸对多种动物均具有去氧皮质酮样作用，能促进钠、水潴留，排钾增加，显示盐皮质激素样作用；甘草浸膏、甘草甜素使大鼠胸腺萎缩、肾上腺重量增加、血中嗜酸性白细胞和淋巴细胞减少、尿中游离型 17- 羟皮质酮增加，显示糖皮质激素样作用。甘草能使幼年小鼠胸腺萎缩，大鼠肾上腺中维生素 C 含量下降，说明其具有兴奋垂体 – 肾上腺皮质功能的作用。甘草酸单独使用对摘除肾上腺大鼠的胸腺、ACTH 分泌无明显影响，但加用一定量的糖皮质激素则表现为抑制。对轻型艾迪生病者，甘草具有去氧皮质酮样治疗作用，但对重症艾迪生病患者和两侧肾上腺切除大鼠均无明显改善水、电解质平衡作用。上述结果表明甘草制剂只有在肾上腺皮质功能存在的条件下才表现出皮质激素样作用。甘草具有皮质激素样作用的机制：①促进皮质激素的合成；②甘草次酸在结构上与皮质激素相似，能竞争性地抑制皮质激素在肝内的代谢失活，从而间接提高皮质激素的血药浓度，也可直接产生皮质激素样作用；③直接的皮质激素样作用。

（2）调节机体免疫功能 甘草具有增强和抑制机体免疫功能的作用。甘草葡聚糖能增强机体免疫功能，对小鼠脾脏淋巴细胞有激活增殖作用，表现出致分裂原特性，与 ConA 合用有协同作用。甘草酸类可增强巨噬细胞吞噬功能及细胞免疫功能，但对体液免疫功能有抑制作用。甘草酸单铵和 LX（除去甘草甜素以外的热稳定成分）有免疫抑制作用。甘草甜素通过抑制 PG 合成的限速酶 PLA_2 的活性，减少 PG 的产生，并诱导 IL-1、IL-2 的产生，进而促进 IFN-γ 的分泌，增加 NK 细胞活性等。

（3）对消化系统的影响

①抗溃疡：甘草粉、甘草浸膏、甘草次酸、甘草素、甘草苷、异甘草苷和 FM_{100} 对多种实验性溃疡模型均有抑制作用，能促进溃疡愈合。甘草抗溃疡作用的机制：抑制胃液、胃酸分泌；增加胃黏膜细胞的己糖胺成分，保护胃黏膜使之不受损害；促进消化道上皮细胞再生（如甘草锌）；刺激胃黏膜上皮细胞合成和释放有黏膜保护作用的内源性 PG。

②解痉：甘草对胃平滑肌有解痉作用。甘草解痉作用的有效成分主要是黄酮类化合物，其中以甘草素的作用为最强。FM_{100} 和异甘草素等黄酮化合物对 Ach、氯化钡、组胺引起的肠管痉挛性收缩有显著解痉作用。

③保肝：甘草有抗多种实验性肝损伤的作用。甘草黄酮组分能降低 CCl_4 致急性肝损伤小鼠血清 ALT、LDH 活性及肝脏 MDA 含量，抑制乙醇引起的小鼠肝脏 MDA 的产生和还原性谷胱甘肽的耗竭。甘草甜素或甘草次酸可抑制四氯化碳引起的实验性肝硬化和肝纤维化，减轻间质炎症反应。甘草酸能够不同程度抑制肝纤维化大鼠肝组织 I 型、III 型前胶原表达。甘草酸二铵具有较强的抗炎、保护肝细胞膜和改善肝功能的作用。

（4）镇咳、祛痰 甘草能促进咽喉和支气管黏膜的分泌，呈现祛痰镇咳作用。甘草流浸膏、甘草次酸、甘草黄酮对吸入氨水和 SO_2 引起的小鼠咳嗽均有镇咳作用，并均有祛痰作用。

（5）抗炎、抗菌、抗病毒、抗变态反应 甘草具有皮质激素样抗炎作用，对小鼠化学性耳肿胀、大鼠棉球肉芽肿、大鼠甲醛性足肿胀、大鼠角叉菜胶性关节炎等都有抑制作用。抗炎有效成分是甘草酸单铵盐、甘草次酸和总黄酮（FM_{100}）。其抗炎作用不依赖于垂体 – 肾上腺皮质系统，而与抑制炎症组织中致炎因子 PGE_2 的生成，拮抗炎性介质组胺、5-HT 等作用有关。

甘草中黄酮类化合物中抗菌成分较多，对金黄色葡萄球菌、链球菌、枯草杆菌、酵母菌、真菌等均有抑制作用。甘草甜素对人体免疫性缺陷病毒、肝炎病毒、腺病毒Ⅲ型、Ⅰ型单纯疱疹病毒、牛痘病毒均有明显的抑制作用。

甘草水煎液能抑制大鼠被动皮肤过敏反应，降低小鼠血清 IgE 抗体水平。甘草酸单铵盐可明显抑制豚鼠支气管哮喘的发生，延长引喘潜伏期。甘草甜素能显著抑制鸡蛋清引起的豚鼠皮肤反应，并减轻过敏性休克症状。异甘草素等成分抑制透明质酸酶的活性，并对由免疫刺激所诱导的肥大细胞释放组胺有抑制作用。

（6）解毒　甘草对误食毒物（毒蕈）、药物中毒（敌敌畏、喜树碱、顺铂、咖啡因、巴比妥）均有一定的解毒作用，能缓解中毒症状，降低中毒动物的死亡率。甘草解毒作用的有效成分主要为甘草甜素。甘草解毒作用的机制为：①吸附毒物，甘草甜素水解后释放出的葡萄糖醛酸可与含羧基、羟基的毒物结合，减少毒物的吸收；②通过物理、化学方式沉淀毒物以减少吸收，如甘草可沉淀生物碱；③肾上腺皮质激素样作用，并改善垂体-肾上腺系统的调节作用，提高机体对毒物的耐受能力；④提高小鼠肝 $CytP_{450}$ 的含量，增强肝脏的解毒功能。

2. 其他药理作用

（1）抗心律失常　炙甘草提取液腹腔注射对氯仿诱发的小鼠心室纤颤、肾上腺素诱发的家兔心律失常、乌头碱诱发的大鼠心律失常、氯化钡和毒毛花苷 K 诱发的豚鼠心律失常均有抑制作用。甘草总黄酮可延长乌头碱诱发的小鼠心律失常的潜伏期，减少氯仿诱发的小鼠心室纤颤发生率，对抗 $BaCl_2$、哇巴因、冠脉结扎诱发的大鼠和小鼠心律失常。

（2）降血脂、抗动脉粥样硬化　甘草酸明显抑制大鼠、小鼠、家鸽实验性血脂增高。甘草次酸显著降低家兔或大鼠实验性 AS 模型的血清胆固醇、β-脂蛋白及 TG。甘草甜素小剂量（2mg/d）可降低实验性动脉粥样硬化家兔的血清胆固醇含量，减轻动脉粥样硬化程度；大剂量（20mg/d）能抑制大动脉及冠状动脉粥样硬化的发展。甘草中黄酮类成分具有抗氧化活性，可以作为自由基清除剂。

（3）抗肿瘤　甘草酸对黄曲霉素和二乙基亚硝胺诱发的大鼠肝癌前病变的发生有明显的抑制作用。从胀果甘草中提取的黄酮类混合物可有效地预防巴豆油对小鼠皮肤的促癌作用。甘草甜素能增强 CTX 及 VCR 的抗癌活性，甘草甜素水解为甘草次酸单葡萄糖酸苷，对多种原因诱发的小鼠皮肤癌、肺癌有抑制作用。

【体内过程】

甘草甜素口服生物利用度极低，有首过效应；分布广泛，在肝脏最高，其次为肾、皮肤、肺、肠、胃、心等；在肠道和肝脏代谢，主要经胆汁排泄。

【安全性评价】

小鼠皮下注射甘草浸膏的绝对致死量（absolute lethal dose, LD_{100}）为 3.6g/kg，甘草次酸小鼠腹腔注射的 LD_{50} 为 308mg/kg。家兔连续 40 天口服甘草浸膏，血钠含量增加，肾上腺机能降低；豚鼠连续 42 天口服甘草浸膏 2g/kg，体重稍有增加，肾上腺重量降低。

【临床应用】

1. 以甘草为主的复方（如炙甘草汤）常用于治疗心气心血不足心悸，相当于西医学的心律失常属于气血不足者。

2.以甘草为主的复方（如芍药甘草汤）常用于治疗气虚肝郁，筋脉拘急，脘腹挛急疼痛，四肢拘挛，相当于西医学的胃肠痉挛、肌痉挛属于肝郁筋急者。

3.以甘草为主的复方（如甘草汤）常用于治疗热毒咽喉肿痛，相当于西医学的急慢性咽喉炎属于热毒上攻者。

4.以甘草为主的制剂（复方甘草合剂）具有镇咳、祛痰作用，用于一般性咳嗽及上呼吸道感染性咳嗽的治疗。

5.甘草酸制剂（甘草酸单铵、甘草酸二铵、异甘草酸镁）具有抗病毒、抗炎、保肝作用，用于急慢性肝炎。

6.生胃酮（甘草次酸的琥珀酸半酯二钠盐）具有抗溃疡作用，用于消化道溃疡。

【临床不良反应】

服用甘草流浸膏治疗胃溃疡，常发生血压增高、浮肿、血钾降低，以及头痛、眩晕、心悸等不良反应。甘草甜素每日剂量超过500mg，连续1个月，可产生假ALD增多症症状，停药后或给予螺内酯症状改善或消失。含甘草次酸等多种甘草制剂长期大量服用，易造成严重肾损伤，临床多有报道。

淫羊藿

本品为小檗科植物淫羊藿 *Epimedium brevicornu* Maxim.、箭叶淫羊藿 *Epimedium sagittatum*（Sieb. et Zucc.）Maxim.、柔毛淫羊藿 *Epimedium pubescens* Maxim. 或朝鲜淫羊藿 *Epimedium koreanum* Nakai 的干燥叶。箭叶淫羊藿茎叶含淫羊藿苷、去氧甲基淫羊藿苷、β- 去氢甲基淫羊藿素；还含有异槲皮素、木脂素、木兰素、金丝桃苷和多糖等多种单体化合物。其中主要的有效成分是黄酮、多糖、生物碱及木脂素。

淫羊藿味辛、甘，性温，归肝、肾经。具有补肾阳、强筋骨、祛风湿的功效。多用于真阳亏虚的阳痿遗精、筋骨痿软之证。《本经逢原》谓："辛以润肾、温以助阳……真阳不足者宜之。"《本草备要》谓其乃"治绝阳不兴、绝阴不产"的要药。临床常与肉苁蓉、巴戟天、杜仲同用，补肾壮阳，治疗肾虚阳痿遗精，如填精补髓丹；与威灵仙、苍耳子、肉桂配伍，祛风除湿，强筋骨，治疗风湿痹痛。上述功效的发挥，与淫羊藿增强性腺功能、改善骨代谢、增强免疫功能等药理作用有关。

【药理作用】

1. 与功效相关的主要药理作用

（1）增强性腺功能　淫羊藿对垂体 - 性腺轴的功能有促进作用。淫羊藿水煎液可升高雄性小鼠血浆睾酮含量；修复大鼠睾丸间质细胞损伤，维持睾丸曲精管上皮正常生精周期；增加睾丸、提肛肌重量和雌性大鼠腺垂体的重量。淫羊藿水煎液能明显改善氢化可的松所致阳虚大鼠的阳虚症状，显著增加模型大鼠前列腺、贮精囊、提肛肌、海绵球肌、子宫、肾上腺及胸腺的重量，升高血浆睾丸酮和雌二醇的水平。淫羊藿多糖及淫羊藿苷是淫羊藿性激素作用的主要物质基础。淫羊藿苷明显促进离体培养的大鼠睾丸间质细胞睾酮基础分泌，直接刺激卵泡颗粒细胞分泌雌二醇，高剂量时还能促进肾上腺皮质细胞分泌皮质酮。淫羊藿多糖对脑垂体内分泌功能有影响，可提高促卵泡激素水平。此外，淫羊藿中含有微量元素锰，易被人体吸收，而锰在人体中有促进性腺功能和性器官发育的作用。

（2）改善骨代谢 淫羊藿对骨质疏松有良好的防治作用。淫羊藿可抑制醋酸泼尼松引起的大鼠肾上腺皮质萎缩，同时表现明显的促进骨形成的作用，提高成骨细胞的数量和活性，使骨小梁面积及骨密度增加。淫羊藿总黄酮能明显提高大鼠股骨表观面密度和骨密度，有提高骨钙、骨磷趋势，但不升高子宫系数及血清雌二醇水平。淫羊藿苷可促进成骨细胞的分化、矿化功能，并能促进基质细胞向成骨细胞分化。淫羊藿黄酮磷脂复合物，也可有效改善骨质疏松大鼠的骨密度。此外，淫羊藿次苷、淫羊藿定 B、淫羊藿定 C 也均具有促进体外培养的成骨细胞增殖和矿化的作用。淫羊藿影响骨代谢的作用环节有：①提高动物 DNA 合成率，促进 DNA、RNA 和蛋白质的合成。②淫羊藿提取液具有抑制破骨细胞的活性，同时又有促进成骨细胞的功能，使钙化骨形成增加。③增强 HPG 及 HPA 等内分泌系统的功能，进而影响骨代谢。

（3）增强免疫功能 淫羊藿水煎液增加醋酸强的松龙致阳虚证小鼠红细胞溶血素和血清抗体滴度，还可使免疫功能低下小鼠脾脏淋巴细胞数、脾脏溶血空斑形成细胞（plaque forming cells）反应恢复。淫羊藿及其提取物对免疫器官、免疫细胞、免疫因子等均具有调节作用。有效成分主要为淫羊藿苷和淫羊藿多糖。淫羊藿多糖、淫羊藿总黄酮均可显著提高巨噬细胞对鸡红细胞的吞噬率和吞噬指数，拮抗 CTX 所致小鼠单核巨噬细胞吞噬功能降低，促进淋巴细胞转化，明显提高老年大鼠的 NK 细胞活性。淫羊藿多糖能刺激 T 淋巴细胞、B 淋巴细胞增殖，诱生 γ-IFN，提高小鼠胸腺和脾脏细胞产生 IL-2。淫羊藿苷也可显著提高小鼠胸腺和脾脏细胞产生 IL-2 的能力，提高胸腺细胞对 ConA 的刺激反应。

（4）抗氧化 淫羊藿总黄酮可使 D- 半乳糖致亚急性衰老模型小鼠 T 淋巴细胞和 B 淋巴细胞增殖反应的功能恢复，明显提高衰老小鼠脾脏 SOD 活性，减少心、肝组织过氧化脂质和 LPF 形成。淫羊藿多糖明显提高老龄小鼠血液及组织中 SOD 和 GSH-Px 的活性，并能明显降低老龄小鼠血清、肝组织和心肌组织中的 LPF 含量。

（5）对心血管系统的影响

①强心、抗心律失常：淫羊藿水煎液及醇浸出液可恢复戊巴比妥钠致动物衰竭心脏的心肌收缩力。淫羊藿提取物可明显缩短毒毛花苷 K 及肾上腺素诱发的豚鼠实验性心律失常的持续时间。

②扩张血管、降血压：淫羊藿可以扩张外周血管，降低外周血管阻力，给家兔、大鼠、猫静脉注射，呈现降血压作用；腹腔注射淫羊藿黄酮苷可抑制 SHR 大鼠血压的上升，降低中风死亡率。淫羊藿苷对 NE、KCl 及 $CaCl_2$ 收缩兔主动脉条的量效曲线呈非竞争性拮抗作用，且与阻断 α 受体或激动 β 受体无相关性，提示淫羊藿苷的扩血管作用机制可能与其对钙通道的阻滞作用有关。

③抗心肌缺血和脑缺血：淫羊藿水煎液及醇浸出液明显增加麻醉犬的冠脉流量。淫羊藿苷对心肌收缩能力有明显抑制作用，尤其是抑制心室压力上升速率（dp/dt），同时降低外周阻力，减轻心脏负荷，降低心肌耗氧量，具有抗心肌缺血作用。淫羊藿苷、淫羊藿总黄酮静脉注射可增加家兔和犬的脑血流量，降低脑血管阻力，有阻抑缺血性脑损伤的作用。

（6）对血液系统的影响

①增强骨髓造血功能：淫羊藿苷可使小鼠脾脏淋巴细胞产生集落刺激因子（colony stimulating factor，CSF），促进骨髓造血和刺激成熟。淫羊藿苷也可诱生 IL-2、IL-3、IL-6，IL-3 可作用于骨髓多能干细胞，促进多种血细胞的分化增殖，IL-6 协同 IL-3 支持多能干细胞的增殖，促进造血功能。

②抗血栓：淫羊藿可抑制家兔体外血栓的形成。淫羊藿总黄酮也能降低家兔全血黏度、抑制

血小板聚集，体外给药显著抑制血小板聚集，延长 PT。

2. 其他药理作用

（1）抗炎　淫羊藿甲醇提取物可抑制大鼠蛋清性足肿胀，降低组胺所致家兔毛细血管的通透性增高。淫羊藿总黄酮对巴豆油致小鼠耳肿胀、醋酸致小鼠腹腔毛细血管通透性增强、角叉菜胶致大鼠足肿胀及巴豆油致肉芽组织增生均具有明显抑制作用，对佐剂性关节炎大鼠的原发性足肿胀和继发性足肿胀也有抑制作用。淫羊藿总黄酮是淫羊藿抗炎作用的主要物质基础，其抗炎作用与降低 PGE 分泌和抗氧化损伤有关。

（2）抗肿瘤　淫羊藿苷具有诱导肿瘤细胞凋亡和分化的作用，对培养的鼻咽癌 KB 细胞、人白血病 K562 细胞和人急性早幼粒白血病细胞均具有显著抑制作用。淫羊藿总黄酮可恢复荷瘤小鼠低下的细胞免疫功能和红细胞免疫功能，发挥辅助抗肿瘤作用。

（3）调血脂、降血糖　淫羊藿水煎液可降低实验性高脂血症家兔 β- 脂蛋白胆固醇和甘油三酯含量。淫羊藿提取液可降低实验性高血糖大鼠的血糖水平。

（4）提高学习记忆能力　淫羊藿可延缓自然衰老动物下丘脑神经递质的老年性变化。淫羊藿多糖和总黄酮复合物可改善老龄大鼠和小鼠的学习记忆能力，提高老龄雄性大鼠下丘脑单胺类神经递质，抑制老龄小鼠脑内胆碱酯酶活性，增加脑神经递质 Ach 的含量。

【体内过程】

淫羊藿苷给大鼠灌胃及肝门静脉给药的药动学符合一室模型，体内绝对生物利用度分别为12% 和 45.17%。淫羊藿苷静脉注射给药的药动学符合二室模型，静脉注射后 2 小时可广泛分布各组织中，主要集中在肺和血浆中，其次为心、肝、肾。淫羊藿苷与血浆蛋白结合率为 80%。从尿、胆汁和粪中排泄。

【临床应用】

1. 以淫羊藿为主的复方（如仙灵脾散）用于风寒湿痹肢体疼痛，相当于西医学的类风湿关节炎等骨关节疾病属于肾虚寒湿痹阻者。

2. 淫羊藿制剂（如仙灵骨葆胶囊）能抑制破骨细胞，促进骨形成，提高骨密度，促进骨折后骨痂形成及骨矿化，并具有提高性激素水平、抗炎、镇痛作用，用于骨质疏松、骨折、骨关节炎、骨无菌性坏死等。

此外，淫羊藿对中风后遗症、慢性乙型肝炎、慢性支气管炎、冠心病心绞痛、血小板减少性紫癜、性功能障碍、慢性前列腺炎、前列腺增生等，均有一定疗效。

冬虫夏草

本品为麦角菌科真菌冬虫夏草菌 *Cordyceps sinensis*（BerK.）Sacc. 寄生在蝙蝠蛾科昆虫幼虫上的子座及幼虫尸体的干燥复合体。含粗蛋白、脂肪、粗纤维素、碳水化合物、灰分及多种氨基酸。还含有虫草酸、冬虫夏草素、虫草多糖等。

冬虫夏草味甘，性平，归肺、肾经。具有补肾益肺、止血化痰之功效。用于肾虚精亏，久咳虚喘，劳嗽咯血，阳痿遗精，腰膝酸痛。《本草从新》记载："保肺益肾，止血化痰，已劳嗽。"《药性考》记载："秘精益气，专补命门。"本品单用或与淫羊藿、杜仲等补阳药配伍，补肾益精、兴阳起痿，治疗阳痿遗精、腰膝酸痛；与人参、黄芪配伍，补肾益肺、止咳平喘，治疗肺肾两虚，气虚作喘。上述功效的发挥，与冬虫夏草性激素样作用、调节机体免疫功能等药理作用关系密切。

【药理作用】

1. 与功效相关的主要药理作用

（1）调节机体免疫功能　冬虫夏草、虫草菌浸液可明显增加小鼠脾脏重量，并能拮抗强的松龙或CTX引起的小鼠脾脏重量减轻。虫草粗提物可提高单核－巨噬细胞系统吞噬功能，增加小鼠肝、脾巨噬细胞的吞噬指数和吞噬系数值。冬虫夏草显著提高小鼠的抗体形成细胞数和血清溶血素水平，拮抗CTX的抑制作用。对T细胞受抑制的动物，冬虫夏草有保护或提升T细胞的作用。虫草多糖可剂量依赖性地促进ConA或LPS诱导的小鼠脾脏淋巴细胞转化，对ConA诱生IL-2也有促进作用。

（2）性激素样作用　冬虫夏草具有雄性激素和雌性激素样作用。冬虫夏草可提高正常雄性大鼠血浆睾丸酮和皮质醇含量，增加动物体重、包皮腺、精囊、前列腺的重量，并可提高去势幼年雄性大鼠精囊－前列腺的重量。冬虫夏草还有促进家兔睾丸的生精作用，使睾丸重量、睾丸重量指数及精子数增加。此外，冬虫夏草具有雌激素样作用，增加雌性大鼠受孕百分率和产子数，表明冬虫夏草能调节母体内雌性激素水平，改善子宫内膜的功能。

（3）平喘、祛痰　冬虫夏草和虫草菌丝的水提液可明显扩张支气管，并能增强肾上腺素的作用。较小剂量能对抗Ach引起的豚鼠哮喘，并与氨茶碱有协同作用；较大剂量腹腔注射时，能增加小鼠气管酚红分泌量。冬虫夏草水提液在兔急性呼吸窘迫综合征模型中具有抗脂质过氧化作用，提高SOD水平，降低MDA水平。冬虫夏草菌粉在一定程度上抑制阻塞性肺气肿肺功能的进行性恶化和改善其通气功能，有效阻止阻塞性肺气肿病理改变的进一步发展。

（4）保护肾功能　冬虫夏草对肾炎、肾功能衰竭、药物和缺血造成的肾损伤均有防治作用，可延迟尿蛋白的出现，降低尿素氮和Crea含量，增加Ccr，提高尿渗量。冬虫夏草还能降低肾脏大部分（5/6）切除致慢性肾功能不全大鼠的死亡率。冬虫夏草水提液明显减轻庆大霉素、环孢素A致急性肾功能衰竭大鼠的肾小管损伤。从冬虫夏草子实体的甲醇提取物中分离得到的麦角甾醇类化合物，可改善IgA肾病模型小鼠的症状，抑制IgA肾病模型小鼠肾系膜细胞的增殖，减少系膜区IgA IC的沉积。冬虫夏草保护肾脏功能的作用可能与下列机制有关：①降低BUN和Crea含量，增加Ccr；②稳定肾小管上皮细胞溶酶体膜，防止溶酶体的破裂；③促进肾小管内皮细胞生长因子的合成、释放，使肾小管组织破坏减少而恢复加快；④抑制肾系膜细胞的增殖，减少系膜区IgA IC的沉积。

（5）增强骨髓造血功能　冬虫夏草结晶制剂能提高骨髓造血干细胞（CFU-E）和骨髓红系祖细胞（BFU-E）产率，对抗三尖杉酯碱对造血功能的损害。

（6）增强学习记忆能力、抗氧化　冬虫夏草提取物能增强衰老小鼠的学习记忆能力，提高肝、脑、红细胞SOD活性和全血GSH-Px、CAT活性，降低肝、脑MDA含量。

（7）抗应激　冬虫夏草具有抗疲劳应激作用，增强小鼠运动能力，如延长负重游泳时间和常压耐缺氧时间。

2. 其他药理作用

（1）保肝　冬虫夏草可有效防止四氯化碳诱导的大鼠肝纤维化，抑制肝内储脂细胞的增殖和转化，减轻狄氏间隙胶原纤维沉积。虫草菌丝可减少肝内胶原总量及Ⅰ型、Ⅲ型胶原在肝内沉积。

（2）抗排斥反应　冬虫夏草和虫草菌丝具有抗移植排斥反应的作用。虫草菌粉可使同种异体皮肤移植小鼠的移植皮片存活时间延长。虫草菌丝口服液可明显延长异位心脏移植大鼠的存活时间。

【临床应用】

1. 以冬虫夏草为主的复方（如冬虫夏草、人参、蛤蚧研末吞服）用于虚喘久咳，相当于西医学的慢性支气管炎、支气管哮喘属于肺肾两虚者。

2. 冬虫夏草制剂（如百令胶囊）具有改善肺功能、保护肾脏功能作用，用于慢性阻塞性肺疾病、慢性肾衰。宁心宝（虫草头孢菌丝）具有抗心律失常作用，用于房室传导阻滞、缓慢型心律失常肾精不足者。

此外，冬虫夏草对性功能障碍、慢性肝炎均有一定疗效。

当　归

本品为伞形科植物当归 *Angelica sinensis*（Oliv.）Diels 的干燥根。含挥发油及水溶性成分。挥发油的主要成分是藁本内酯，其他有正丁烯内酯、当归酮、月桂烯及蒎烯类等多种成分。水溶性部分含有阿魏酸、琥珀酸、烟酸、尿嘧啶等；另含当归多糖、黄酮类化合物、多种氨基酸、维生素及无机元素等。

当归味甘、辛，性温，归肝、心、脾经。功效补血活血、调经止痛、润肠通便。主治血虚萎黄、月经不调、经闭痛经、崩中漏下等。《景岳全书·本草正》记载："当归，其味甘而重，故专能补血；其气轻而辛，故又能行血。补中有动，行中有补，诚血中之气药，亦血中之圣药也"。临床常与黄芪、人参配伍，补气生血，治疗血虚诸证，如当归补血汤；与川芎、白芍和熟地黄配伍，补血活血、调经止痛，治疗血虚血瘀、月经不调，如四物汤；与乳香、没药、红花同用，活血止痛，治疗跌打损伤瘀血作痛，如复元活血汤。上述功效的发挥与当归促进机体造血功能、抗血栓、抗心肌缺血、抗心律失常、调节子宫平滑肌等药理作用关系密切。

【药理作用】

1. 与功效相关的主要药理作用

（1）对血液系统的影响

①促进骨髓造血功能：当归能增加外周血细胞、白细胞、血红蛋白及骨髓有核细胞数，这种作用在外周血细胞减少和骨髓受到抑制时尤为明显。当归促进造血功能的主要有效成分为当归多糖。当归多糖能增加正常小鼠的白细胞、网织红细胞、血红蛋白数量，对化学药物苯肼及 ^{60}Co-γ 射线照射引起的贫血小鼠造血功能也有促进作用，能刺激造血干细胞、造血祖细胞增殖、分化，使粒–单系祖细胞和晚期红系祖细胞的产率升高。研究表明，当归可通过保护和改善造血微循环，直接或间接刺激造血微循环中的巨噬细胞和淋巴细胞，使其分泌较高活性的红系造血调控因子，以促进红系造血。此外，当归的抗贫血作用可能与其所含维生素 B_{12}、烟酸、叶酸、亚叶酸及生物素有关。

②抑制血小板聚集、抗血栓：当归及阿魏酸钠体内、体外均能抑制各种诱导剂（ADP、肾上腺素、胶原、凝血酶等）诱导的血小板聚集和释放。阿魏酸抑制血小板聚集的作用与其抑制血小板释放，升高血小板内 cAMP/cGMP 比值，抑制血小板膜磷脂酰肌醇磷酸化过程等环节有关。当归注射液还能通过调整 PGI_2/TXA_2 比值，抑制血小板聚集。当归和阿魏酸钠具有抗血栓作用，可抑制大鼠体外颈总动脉–颈外静脉旁路血栓的形成，使血栓重量明显减轻。

③改善血液流变性：当归可降低血黏滞性，延长大鼠血浆凝血酶及凝血活酶时间，使血瘀模

型大鼠、老年雌性大鼠全血比黏度降低，红细胞电泳加速。临床药理学研究表明，急性脑血栓患者经当归治疗后，血液流变学特性明显改善，血液黏度降低，血浆纤维蛋白原含量降低，PT 延长，红细胞及血小板电泳时间缩短。

④降血脂、抗动脉粥样硬化：当归制剂加入高脂饲料，可显著降低高脂血症模型家兔血中 TG 水平，减少主动脉斑块面积和血清 MDA 含量，但 TC、HDL-C、LDL-C 含量无明显变化。阿魏酸添加到高脂饲料中喂饲大鼠，可显著抑制大鼠血清 TC 水平的升高，对 TG 和磷脂则无影响。阿魏酸降胆固醇作用机制之一为抑制肝脏合成胆固醇的限速酶甲羟戊酸 -5- 焦磷酸脱羟酶，使肝脏内胆固醇合成减少，进而降低血浆胆固醇含量。

当归及其成分阿魏酸具有抗氧化作用，保护血管壁内膜，使脂质在动脉壁的进入和移出过程中保持动态平衡；降低胆固醇，抑制脂质沉积于血管壁；具有抗血小板功能作用，又可阻止附壁血栓形成，当归及其成分阿魏酸的这三种药理作用互相协调，达到抗动脉粥样硬化的效应。

（2）对心血管系统的作用

①抗心肌缺血：当归可增加心肌氧的供给，减少氧的消耗，显著减轻麻醉犬因阻断冠脉时的心肌梗死范围。当归流浸膏有显著扩张豚鼠冠脉、降低冠脉阻力、增加冠脉血流量的作用，能拮抗垂体后叶素引起的兔心肌缺血和结扎引起的急性心肌梗死。当归注射液能明显增加麻醉犬的冠脉血流量，降低冠脉阻力，减少心肌耗氧量，缩小结扎冠状动脉左前降支引起心肌梗死狗的心肌梗死面积，改善缺血性心电图。当归注射液还可提高心肌缺血再灌注家兔的左室内压、左室压最大上升及下降速率。当归有效成分阿魏酸能缓解垂体后叶素引起的心肌缺血，增加小鼠心肌对 ^{86}Rb 的摄取能力，改善心肌血液灌流。

②抗心律失常：当归及其制剂对多种实验性心律失常模型有不同程度的对抗作用。当归流浸膏的乙醚提取物具有奎尼丁样作用，延长平台期。当归注射液对肾上腺素、Ach 引起的心律失常有一定对抗作用，降低氯仿、肾上腺素诱发大鼠室颤和异位心律的出现率，降低大鼠心肌缺血再灌注模型室性早搏发生率和心律失常总发生率。当归总酸也有抗氯仿、肾上腺素、乌头碱和氯化钡等诱发动物心律失常的作用。当归抗心律失常可能是减慢传导、延长 ERP、消除折返、延长平台期、抑制异位节律点、提高致颤阈等多方面作用的结果。

③保护心肌细胞：当归对心肌细胞缺氧性损伤有保护作用。其作用可能是通过稳定缺糖缺氧心肌细胞膜，保护线粒体及溶酶体的功能，增加抗缺氧的能力，减轻细胞损伤程度。此外，当归还能使心肌细胞团减慢搏动频率，降低耗氧量，减轻心肌损伤。

④扩张血管、降血压：当归对冠状血管、脑血管、肺血管及外周血管均有扩张作用，降低血压，改善心脏功能和血流动力学。当归对肺动脉高压模型大鼠有扩张动脉作用，减轻慢性缺氧所致小鼠的肺动脉高压及右心室肥厚。当归注射液和挥发油能明显降低麻醉犬血压，且减小冠脉、脑、股动脉及外周血管阻力，增加血流量，大剂量能缓解 NA 引起的血管痉挛和血流量减少。

（3）调节子宫平滑肌　当归挥发油对多种动物未孕、早孕、晚孕及产后离体子宫均有直接抑制作用，使节律性收缩逐渐变小。对垂体后叶素、肾上腺素或组胺引起的子宫平滑肌收缩有对抗作用；而当归水溶性及醇溶性的非挥发性成分对麻醉动物未孕、早孕及产后在体子宫主要呈兴奋作用。

（4）增强免疫功能　当归及多种活性成分对机体免疫功能有促进作用。当归水浸液不仅能使正常小鼠巨噬细胞吞噬功能增强，而且还可对抗 CTX 对小鼠腹腔巨噬细胞的抑制作用。当归注射液可提高小鼠巨噬细胞吞噬功能，激活淋巴细胞产生抗体和促进溶菌酶的产生。当归、当归多糖及阿魏酸钠静脉注射均能显著提高单核细胞对刚果红的廓清率。当归多糖能拮抗强的松龙引起的小鼠免疫器官胸腺、脾脏重量减轻和外周血中白细胞数量下降，并能提高小鼠 E 花环形成率及 α- 醋酸萘酯酶（α-naphtyl acetate esterase，ANAE）阳性率，促进脾淋巴细胞的增殖，对 ConA 活化小鼠胸腺细胞的增殖也有促进作用。此外，当归尚有诱生干扰素作用。当归多糖腹腔注射能增加溶血 PFC 数，显著增加 IgM，而皮下注射或静脉注射对抗体的产生无明显作用。

2. 其他药理作用

（1）保肝　当归对 CCl_4 所致的小鼠及大鼠肝损伤有保护作用，减轻炎症反应；对 D- 氨基半乳糖大鼠肝损伤也有保护作用，能改善肝脏病理改变，增强肝糖原、葡萄糖 -6- 磷酸酶、5′- 核苷酸酶、ATP 酶及 SDH 的活性或反应，促进肝细胞功能的恢复。当归提取物对多种肝损伤模型具有保护作用，可减轻肝纤维化程度，提高肝细胞 SOD 活性和降低 MDA 含量。

（2）抗损伤、抗辐射　当归对神经损伤、肌肉萎缩及关节软骨损伤均有一定的保护作用。利用家兔关节软骨细胞体外培养的方法，通过同位素示踪探讨当归的保护作用，结果显示当归能促进软骨细胞 DNA、蛋白多糖及胶原的合成并促进软骨细胞代谢。当归多糖可对抗小鼠因 ^{60}Co 照射引起的骨髓造血功能损伤和免疫功能降低。当归注射液可保护受辐射雌性小鼠卵巢，提高受照射雌性小鼠的受孕率。

【临床应用】

1. 以当归为主的复方（如四物汤）常用于治疗血虚面白无华，头晕目眩，心悸不寐，相当于西医学的贫血属于心肝血虚者；也可以治疗血虚血瘀月经不调、闭经、痛经、产后诸疾等，相当于西医学的闭经、功能性子宫出血、痛经、更年期综合征属于血虚血瘀有寒者。

2. 以当归为主的复方（如活络效灵丹、复元活血汤）常用于治疗瘀血肿痛，相当于西医学的软组织损伤、急性腰扭伤、胸胁挫伤属于瘀血阻滞者。

3. 以当归为主的复方（如当归拈痛丸）常用于治疗痹证关节肿痛，相当于西医学的风湿性关节炎、类风湿关节炎、痛风性关节炎、骨关节炎属于瘀血阻滞者。

4. 以当归为主的复方（如四妙勇安汤）常用于治疗疮疡肿痛，相当于西医学的血栓闭塞性脉管炎、动脉粥样硬化闭塞症属于瘀血阻滞者。

5. 当归制剂（如消栓通颗粒）常用于半身不遂、头痛、胸痛，相当于西医学的缺血性脑中风恢复期及后遗症期、冠心病心绞痛属于血瘀阻滞者。

6. 复方当归注射液具有镇痛、抗炎、调节子宫活动作用，可治疗软组织损伤、骨关节疾病、痛经。

7. 阿魏酸钠注射液具有保护脑细胞、抗心肌缺血、降压、抗血栓、降血脂、保护肾脏等作用，用于冠心病、脑血管疾病、肾炎、糖尿病血管病变等的治疗。

何首乌

本品为蓼科植物何首乌 *Polygonum multiflorum* Thunb. 的干燥块根。何首乌块根主要含磷脂、蒽醌类、葡萄糖苷类等。磷脂中卵磷脂为 3.7%；蒽醌类含量达 1.1%，其中大黄酚与大黄素含量最多。葡萄糖苷主要为二苯乙烯苷，含量高达 1.2% 以上，为主要水溶性成分。何首乌中尚含有 β- 谷甾醇、胡萝卜素、没食子酸及多种微量元素等。

何首乌味苦、甘、涩，性微温，归肝、心、肾经。生何首乌具有解毒、消痈、截疟、润肠通便之功效；制何首乌具有补肝肾、益精血、乌须发、强筋骨之功效。主治精血亏虚，头晕眼花，须发早白，腰酸脚软，遗精，崩漏等。《本草备要》记载："补肝肾，涩精，养血祛风，为滋补良药。"临床常配伍当归、枸杞子、菟丝子，补益精血，治疗精血亏虚、须发早白，如七宝美髯丹。上述功效的发挥，与何首乌促进造血功能、提高机体免疫功能、降血脂、抗 AS、影响内分泌功能等药理作用关系密切。

【药理作用】

1. 与功效相关的主要药理作用

（1）增强学习记忆能力　何首乌能提高血管痴呆模型大鼠、D- 半乳糖致衰老小鼠的学习记忆能力，还能对抗海人藻酸对大鼠脑 Ach 能神经元造成的毁损，保护大鼠胆碱能神经投射纤维。何首乌的多种提取物均能提高老龄小鼠学习记忆能力，何首乌多糖也能提高 D- 半乳糖致衰老小鼠的学习记忆能力，提高脑内抗氧化酶活性，降低脂褐质含量及单胺氧化酶活性。

（2）调血脂、抗动脉粥样硬化　何首乌提取物能有效降低高脂血症大鼠血清 TC、TG 含量及高脂血症鹌鹑血清 TC 含量，提高 HDL-C/TC 的比值。何首乌总苷能防止 ApoE 基因缺陷小鼠 AS 病变的形成。何首乌降血脂与抗胆固醇作用的有效成分主要是蒽醌类、二苯烯化合物及卵磷脂等。

（3）促进骨髓造血机能　何首乌促进小鼠粒系祖细胞的生长。何首乌提取液明显增加小鼠骨髓造血干细胞和粒 - 单系祖细胞产率，并使骨髓红系祖细胞值明显升高。

（4）增强免疫功能　何首乌明显对抗强的松龙和 CTX 致老年小鼠脾、胸腺改变，提高脾巨噬细胞的吞噬率和吞噬指数。何首乌乙醇浸膏能明显提高老年大鼠外周淋巴细胞 DNA 损伤的修复能力。何首乌水煎醇提物对小鼠 T 淋巴细胞及 B 淋巴细胞免疫功能均有增强作用，但对 T 淋巴细胞作用更为显著。何首乌提取物腹腔注射，可提高正常小鼠对 ConA 诱导的胸腺和脾脏 T 淋巴细胞增殖反应，皮下注射可增加正常小鼠脾脏抗体形成细胞数。

（5）抗氧化　何首乌乙醇提取物、何首乌多糖能够降低 D- 半乳糖模型小鼠脑组织和肾组织的过氧化脂质含量，升高血清、肝、肾组织中 SOD、GSH-Px 酶的活力。何首乌提取物可对抗脑缺血再灌注损伤，抑制脑缺血再灌注损伤后 SOD 活性的下降及 MDA、NO 含量的升高。

2. 其他药理作用

（1）抗炎、镇痛　何首乌乙醇提取物具有抗炎作用，能明显抑制二甲苯致小鼠耳肿胀和角叉菜胶致大鼠足肿胀，对醋酸所致小鼠腹腔毛细血管通透性增加也具有显著的抑制作用。此外，何首乌乙醇提取物有一定的镇痛作用，能抑制小鼠的醋酸扭体反应。

（2）抗骨质疏松　何首乌对 CTX 致小鼠骨质疏松模型有明显的防治作用，其水煎剂对去卵巢大鼠骨丢失也有一定的预防作用。

【体内过程】

二苯乙烯苷给家兔一次静脉注射或灌胃，其药动学过程均符合二室模型。静脉注射体内分布极快，消除亦迅速，$t_{1/2\alpha}$ 为 4.1 分钟，$t_{1/2\beta}$ 为 1.28 分钟；灌胃时在体内分布和消除均较慢，$t_{1/2\alpha}$ 为 2.15 小时，$t_{1/2\beta}$ 为 9.70 小时。口服的生物利用度为 29.1%。

【安全性评价】

实验研究表明，长期灌胃（3～3.5 个月）何首乌对大鼠肝脏有一定的毒副作用。

【临床应用】

1. 以何首乌为主的复方（如七宝美髯丹）常用于治疗肝肾不足须发早白，遗精早泄，头眩耳鸣，腰酸背痛，相当于西医学的贫血、神经性耳聋、高血压、性功能障碍、神经衰弱、老年痴呆、慢性疲劳属于肝肾不足者。

2. 何首乌的制剂（如苁蓉通便口服液）常用于虚性便秘，相当于西医学的老年便秘、产后便秘、习惯性便秘属于肾阴不足，肠道失润者。

3. 何首乌制剂（如天麻首乌片）常用于肝肾阴虚头晕、头痛，相当于西医学的脑动脉硬化、高血压、血管神经性头痛属于肝肾不足者。

此外，何首乌对神经性脱发、脂溢性脱发、恶性肿瘤化疗后脱发、高脂血症、冠心病心绞痛均有一定疗效。

熟地黄

本品为玄参科植物地黄 *Rehmannia glutinosa* Libosch. 干燥的块根经炮制而成。熟地黄化学成分与生地黄基本相同，主要含有梓醇、地黄素、桃叶珊瑚苷、地黄苷 A、地黄苷 B、地黄苷 C、地黄苷 D、益母草苷等，此外，尚含多种糖类、氨基酸及微量元素。与生地黄比较，熟地黄所含单糖量增加，而梓醇含量减少，此与炮制过程有关。

熟地黄味甘，性微温，归肝、肾经。具有滋阴补血、益精填髓之功效。主治肝肾阴虚，腰膝酸软，骨蒸潮热，盗汗遗精，内热消渴，血虚萎黄，心悸怔忡，月经不调，崩漏下血，眩晕，耳鸣，须发早白。临床常配伍当归、白芍、川芎以养血补虚，治疗血虚诸证；与山药、山茱萸等同用补肝肾益精髓，治疗肝肾阴虚诸证，如六味地黄丸。上述功效的发挥，与熟地黄增强机体免疫功能、降血糖、增强造血功能等药理作用有关。

【药理作用】

1. 与功效相关的主要药理作用

（1）增强免疫功能　熟地黄可增强细胞免疫功能。熟地黄醚溶性物质能对抗氢化可的松引起的小鼠血液中 T 淋巴细胞的减少。熟地黄有效成分地黄多糖能提高正常小鼠 T 淋巴细胞的增殖反应能力，促进 IL-2 的分泌。

（2）降血糖　地黄低聚糖对正常大鼠血糖无明显影响；可降低四氧嘧啶性糖尿病大鼠血糖水平，增加肝糖原含量；对葡萄糖及肾上腺素引起的高血糖，有一定的对抗作用。

（3）促凝血、增强造血功能　熟地黄能缩短 TT，有促进凝血的作用。地黄多糖可促进正常小鼠骨髓造血干细胞（CFU-S）、粒单系祖细胞（CFU-CM）和早期、晚期红系祖细胞（CFU-E、BFU-E）的增殖分化。

（4）抗脑损伤　熟地黄可改善谷氨酸单钠毁损下丘脑弓状核大鼠的学习记忆。提高 D- 半乳糖衰老模型大鼠学习记忆能力，提高抗氧化酶活性，减少 MDA、LPO 含量，并能促进细胞周期从 G_0/G_1 期向 S 期进展，减缓脑细胞衰老的进程；熟地黄可提高 $AlCl_3$ 拟痴呆模型小鼠的学习记忆能力，降低脑组织胆碱酯酶活性及 Al^{3+} 含量，使脑内 Glu/GABA 维持在正常水平；熟地黄对脑内注射 $A\beta_{1-40}$ 或雌激素缺乏所致的学习记忆障碍和海马神经元凋亡具有保护作用。

2. 其他药理作用　熟地黄液能降低胃液和总酸排出量，抑制大鼠幽门结扎型胃溃疡的发生率和溃疡指数。

【临床应用】

1. 以熟地黄为主的复方（如四物汤）常用于治疗肝血不足面色萎黄、心悸眩晕、失眠、月经不调，相当于西医学的贫血、功能性子宫出血、更年期综合征属于血虚血瘀者。

2. 以熟地黄为主的复方（如六味地黄丸）常用于治疗肝肾阴虚腰膝酸软、头晕目眩、骨蒸潮热、遗精盗汗、耳鸣、消渴、咳喘，相当于西医学的糖尿病、高血压、神经性耳聋、性功能障碍、肺结核、慢性阻塞性肺病、肺心病属于肾阴不足者。

枸杞子

本品为茄科植物宁夏枸杞 *Lycium barbarum* L. 的干燥成熟果实。枸杞子主要含有甜菜碱、枸杞多糖、莨菪亭、游离氨基酸、维生素和胡萝卜素及多种微量元素等。

枸杞子味甘，性平，归肝、肾经。功效滋补肝肾，益精明目。用于虚劳精亏、腰膝酸痛，眩晕耳鸣，阳痿遗精，内热消渴，血虚萎黄，目昏不明等。《本草经集注》谓其"补益精气，强盛阴道"。临床常与怀牛膝、菟丝子、何首乌等配伍，补肝肾益精补血，治疗肝肾阴虚证。上述功效的发挥，与枸杞子增强免疫功能、保肝、降血脂、降血糖等药理作用有关。

【药理作用】

与功效相关的主要药理作用

（1）调节机体免疫功能　枸杞子明显增强 ConA 激发的 T 淋巴细胞增殖反应；拮抗 CTX 对小鼠脾脏 T 细胞、NK 细胞的抑制作用；还能促进 B 细胞分化增殖，提高血清 IgG、IgM 及补体 C_4 含量。枸杞子水提物及醇提物能促进网状内皮系统的吞噬功能，提高巨噬细胞吞噬率及吞噬指数。枸杞煎剂、枸杞注射液可提高小鼠红细胞、C_{3b} 受体花环率及红细胞 IC 花环率。枸杞多糖是枸杞子促进免疫功能的有效成分。枸杞多糖可作用于 T 细胞、B 细胞、巨噬细胞等主要免疫活性细胞，调节机体的免疫功能。枸杞多糖对 CTX 及 ^{60}Co 照射致白细胞数量减少有对抗作用；拮抗 CTX 对巨噬细胞 C_{3b}、Fc 受体及抗体形成的抑制作用；对 T 淋巴细胞具有选择性免疫效应，低剂量可促进 T 淋巴细胞的转化，高剂量则抑制 T 淋巴细胞的转化。

（2）保肝　枸杞子水浸液对四氯化碳致小鼠肝损伤有保护作用，能抑制脂肪在肝细胞内沉积，促进肝细胞新生。枸杞多糖对肝脏有较好的保护作用，降低血清 ALT 和 AST，促进粗面内质网及线粒体形态结构恢复，减少肝细胞脂滴形成。枸杞多糖保护肝脏的作用环节包括：抗脂质过氧化；保护肝细胞膜结构不受破坏；促进蛋白质合成；减少肝细胞损伤，促进肝细胞再生和肝功能恢复。

（3）调血脂　枸杞子液明显降低血清 TC、TG、LDL–C 及肝组织 TC、TG 的含量。枸杞多糖可降低高脂血症小鼠的血脂水平。

（4）降血糖　枸杞子具有明显的降血糖作用，可修复受损胰岛 B 细胞并促进胰岛 B 细胞的再生。枸杞子提取物可降低大鼠血糖，增高糖耐量，这与枸杞子中含有胍的衍生物有关。枸杞多糖可降低正常动物血糖，对四氧嘧啶引起的动物糖尿病有明显的预防作用。此外，枸杞多糖对 α–葡萄糖苷酶具有较强的非竞争性抑制作用。

（5）抗氧化　枸杞子具有抗糖尿病大鼠视网膜组织氧化损伤作用，使糖尿病大鼠视网膜组织中维生素 C 含量、LPO 的含量和 SOD 活性趋于正常。枸杞子煎剂可使老年大鼠降低的 SOD 活性显著升高，血浆过氧化脂质含量显著下降。枸杞醇提物明显提高 D–半乳糖所致衰老小鼠的学习记忆能力，减少心、肺、脑组织脂褐质浓度，提高红细胞 SOD 活性。枸杞子提取液可显著提高小鼠皮肤中 SOD 活性，增加胶原蛋白及减少 MDA 含量，具有延缓皮肤衰老的作用。枸杞不同组分对 H_2O_2 致大鼠红细胞膜脂质过氧化均有不同程度抑制作用。枸杞多糖可显著降低肝组织的脂质过氧化程度，显著提高肝组织中 SOD 的活性，维持机体氧化及抗氧化系统的动态平衡，从而使组织的细胞免受自由基侵害。

【临床应用】

1. 以枸杞子为主的复方（如五子衍宗丸）常用于治疗肾虚精亏所致的阳痿不育、遗精早泄，相当于西医学的性功能障碍、男子不育属于肾虚精亏者。

2. 枸杞子制剂（如补脑丸）常用于精血亏虚所致健忘失眠、心悸不宁、目眩昏暗，相当于西医学的神经衰弱、癫痫间歇期、老年痴呆、视神经萎缩、高血压属于肾虚精亏者。

此外，枸杞子对慢性肝炎、脑动脉硬化、高脂血症有一定疗效，也可用于肿瘤放、化疗辅助治疗。

第二节 常用配伍

当归 熟地黄

当归－熟地黄是相须配伍药对，源于《仙授理伤续断秘方》，《太平惠民和剂局方》最早公开出版载之。熟地黄甘而微温，味厚气薄，功能补血滋阴疗虚损，益精填髓养肝肾，纳气；当归辛甘性温，补虚而养血，为血中气药，功能补血活血，调经止痛，又主咳逆上气。二药伍用，一走一守，为补血活血、调理冲任必用之品，增强了滋阴补血，益肾平喘之功效。主治妇女久咳、久喘而阴亏血虚者；妇女月经不调，崩漏等；心悸，失眠，眩晕，证属精亏血虚者。另外，当归归心肝经而补心肝血虚，熟地黄归肝肾经而补血益精填髓，相配则补血填精之力尤强，常用于肝血亏虚、肾精不足而致的月经不调、不孕等病。血藏于肝，精涵于肾，肝肾同源，肾精不足则肝血失其转化而亏虚，肝血内虚则肾精失其滋生而耗伤。当归、熟地黄均为补血要药。当归辛香而润，香则入脾润则补血，故能透入中焦营分之气以生新血而补血；熟地黄乃地黄加酒蒸制而成，味苦化甘，性凉变温，气味纯厚，善滋阴精而养血。二药相须配对可生新血、滋阴精，精血同养，补血之力尤佳，为临床极常用的补血药对之一，广泛应用于血虚精亏所致的各种病证。

【配伍研究】

1. 与功效相关的主要药理作用

（1）补血　当归、熟地黄配伍能提高化学损伤致血虚模型小鼠的肝、脾指数，增强红细胞膜 Na^+-K^+-ATP 酶活性。当归、熟地黄配伍还可增加缺铁性贫血及急性失血性贫血动物的红细胞、网织红细胞的数量和血红蛋白的含量。

（2）免疫调节　复方中熟地黄、当归配伍可拮抗 ^{60}Co 照射致小鼠体液免疫、细胞免疫和非特异性免疫功能的损伤。熟地黄、当归在复方中大剂量配伍能升高小鼠血清溶血素水平，小剂量时则显示较强的抑制作用。

2. 其他药理作用　当归、熟地黄在复方中同用有协同增效的作用，对缩宫素诱导的小鼠离体子宫平滑肌收缩幅度、收缩频率和平均肌张力有不同程度的抑制作用。

【临床应用】

1. 当归、熟地黄配伍在复方中主要是促进造血功能的作用，用于血虚证治疗，相当于西医学各种贫血，共奏滋阴养血之功效。

2. 当归、熟地黄配伍也能松弛子宫平滑肌，用于妇科月经病的治疗，如月经不调、量少、经闭、痛经等。

麦冬　天冬

天冬养阴清热，润燥生津，润肺止咳；麦冬清心润肺，养胃生津，养阴润燥，天冬和麦冬相须配伍。天冬及麦冬均为甘寒濡润之品，天冬通肾气，滋肾清热之力较强，麦冬定肺气，有润肺化痰之功。二者相伍，不仅在养阴清热方面有协同作用，且润肺滋肾，清金益水，兼理肺肾二脏。肺与肾，经脉相同，素有金水相生之谓。肺阴不足常可下汲肾阴，肾水亏乏也能上损肺阴。二冬相合，用之补肺可防伤肾，用之滋肾又可助肺，有安此定彼之用。

【配伍研究】

与功效相关的主要药理作用

（1）降血糖　麦冬、天冬提取物可以降低四氧嘧啶致高血糖小鼠的血糖水平，并且可以提高 db/db 小鼠胸腺指数与脾脏指数，保护免疫器官功能。

（2）抗炎、祛痰　麦冬、天冬配伍（二冬膏）可以明显增加小鼠呼吸道酚红排泌量，抑制二甲苯所致小鼠耳肿胀、提高 CTX 模型小鼠 WBC 总数。

【临床应用】

1. 天冬、麦冬配伍在复方中可以产生降血糖的协同作用，用于燥热伤津证治疗，相当于西医学的糖尿病。

2. 天冬、麦冬配伍也有祛痰、增强免疫功能、抗炎作用，用于间质性肺疾病、肺炎、原发性支气管肺癌、支气管扩张症、肺结核、慢性支气管炎等。

黄芪　当归

当归与黄芪配伍，是临床常用的气血双补药对之一。依前人之"补气生血论""气血双补论""补脾生血论"等认识，当归味甘而厚，补血以载气，黄芪味甘而薄，补气以生血，气血互生，可使气壮血旺，具有气血双补的作用。当归补血汤是补气生血的常用方，由李东垣所创。当归和黄芪相须配伍组成，黄芪用量五倍于当归，该配伍比例见于《内外伤辨惑论》《脾胃论》《兰室秘藏》等古典医籍。此以黄芪为君，大补脾肺之气，以资生血之源；臣以当归以养血和营，使阳生阴长，气旺血生，即所谓"有形之血不能自生，生于无形之气"之意。此外，本药对还有补气养血、扶正托毒、生肌收口的作用。

【配伍研究】

1. 与功效相关的主要药理作用

（1）促进造血功能　当归黄芪配伍能提高正常小鼠、溶血性贫血及失血性贫血小鼠的红细胞数及血红蛋白含量。对 CTX 致 WBC 和 PLT 减少有促进其恢复作用，并增加网织红细胞和骨髓有核细胞数。其中，以黄芪、当归 5 : 1 配伍作用优于两药等量配伍和单味药的作用。

采用乙酰苯肼和 CTX 联合造成小鼠的血虚状态，当归、黄芪配伍能增加模型小鼠的红细胞、白细胞、骨髓有核细胞，改善网织红细胞在外周血中的比例及骨髓超微结构，并能延长模型小鼠的游泳时间，升高体温，提高血浆 cAMP/cGMP 比值。当归黄芪配伍能够促进骨髓细胞增殖并抑制其凋亡，促进抗凋亡基因 Bcl-2 和促细胞增殖基因 cmy-c mRNA 表达。

当归、黄芪配伍的多糖组分和非多糖组分均能显著增加乙酰苯肼与 CTX 致血虚小鼠红细胞数、减少网织红细胞数；多糖组分可显著增加血虚小鼠的白细胞数。与等剂量非多糖组分相比，当归、黄芪配伍多糖组分作用更强。多糖部分中的当归多糖能促进血虚动物骨髓有核细胞 DNA 的合成，增加骨髓有核细胞数量，提高骨髓造血细胞的总量，并刺激造血干 / 祖细胞集落形成，加快血细胞的分化与成熟，促进血虚动物外周血细胞数量恢复正常。黄芪多糖虽能够增加血虚动物的骨髓有核细胞数量，但对骨髓有核细胞 DNA 合成和造血干 / 祖细胞集落形成却无明显影响。由此看来，当归多糖对血细胞生成的直接影响大于黄芪多糖，补血作用较强。在非多糖部分中，阿魏酸、黄芪异黄酮、黄芪异黄烷、黄芪甲苷、黄芪皂苷等成分在不同浓度时均有促进造血功能的作用，其中以阿魏酸的作用最为显著，能通过促血虚动物骨髓有核细胞 DNA 合成而增加骨髓有核细胞的数量，其作用强于其他非多糖成分。当归黄芪配伍含药血清对小鼠骨髓粒系 - 巨噬系集落形成单位（colony forming unit-granulocyte macrophage，CFU-GM）的增殖有促进作用，且呈量效正相关；单味当归水煎液的含药血清亦有明显的促进作用，等剂量条件下单味当归比当归黄芪配伍的作用高近 1 倍，而单味黄芪的含药血清却表现抑制作用，提示当归、黄芪配伍刺激粒系 - 巨系造血祖细胞增殖的作用主要源于当归。在体外培养体系中有或无外源性 CSF 两种情况下，等剂量的当归、黄芪、黄芪当归配伍 5 : 1 和 1 : 1 的含药血清均能明显促进红系集落形成单位（CFU-E）、爆增式红系集落形成单位（BFU-E）的增殖，黄芪当归 5 : 1 的作用强于 1 : 1 的作用。上述研究结果提示，当归、黄芪对不同的造血祖细胞的作用各有侧重，共同调节机体的造血、补血功能。

（2）对心血管系统的影响

①抗心肌缺血：当归、黄芪配伍对心肌细胞缺糖缺氧性损伤有直接保护作用，减少 LDH 释放。大鼠皮下注射 D- 半乳糖合并结扎冠状动脉左前降支，造成衰老大鼠急性心肌缺血模型，当归、黄芪配伍提高血清 VEGF 浓度，促进 VEGF 表达，增加缺血心肌微血管密度和冠脉侧枝血管生成，对缺血心肌具有保护作用。

②改善心功能：当归、黄芪配伍水煎液能提高大鼠动脉收缩压、舒张压、心肌张力 - 时间指数，对心率无明显影响。当归黄芪配伍可增加小鼠心肌 cAMP 含量，对 cGMP 含量无明显影响，升高 cAMP/cGMP 比值。

（3）抑制 PLT 聚集、抗血栓　当归、黄芪配伍体外对人血制备的 PLT 血浆及大鼠体外 PLT 聚集均有抑制作用，其作用与影响体内 AA 代谢有关，能提高血浆 $6\text{-keto-PGF}_{1\alpha}$、降低 TXB_2 的浓度，升高 $6\text{-keto-PGF}_{1\alpha}/TXB_2$ 比值。该药对还可降低血瘀模型大鼠全血比黏度和血小板聚集率，降低气虚血瘀模型大鼠白细胞黏附率及白细胞黏附分子 CD_{18} 和 CD_{54} 的表达。当归、黄芪配伍可明显抑制大鼠体内血栓形成。

（4）调血脂、抗动脉粥样硬化　黄芪和当归配伍水煎液可降低血清 TC、LDL-C、MDA 含量，升高 SOD 活性，减小动脉粥样硬化斑块面积，有抗动脉粥样硬化形成的作用。

（5）保肝　当归、黄芪配伍对四氯化碳致小鼠肝损伤有明显保护作用，减轻肝细胞点状坏死及脂肪样变性，缩小坏死灶，也可降低小鼠肝细胞 LPO 含量。此外，其含药血清可抑制肝组织

LPO 生成，具有一定的量效关系和时效关系。

（6）增强免疫功能　当归、黄芪配伍可以提高血清溶血素抗体的效价，增强吞噬细胞的吞噬功能及 NK 细胞的杀伤作用，促进 T 淋巴细胞、B 淋巴细胞的增殖。提高红细胞 C_3 受体花环率，降低循环免疫复合物（circulating immune complex，CIC）受体花环率；对抗强的松龙引起的 C_3 受体花环及 CIC 受体花环形成的抑制作用；提高化疗荷瘤小鼠脾脏及胸腺指数、腹腔巨噬细胞吞噬功能和 NK 细胞活性，促进 ConA 诱导的 T 淋巴细胞增殖。

2. 其他药理作用

（1）抗缺氧　当归、黄芪配伍可延长小鼠常压缺氧的存活时间。

（2）拮抗化疗药物的副作用　黄芪、当归 5∶1 提取物能明显抑制 CTX 致小鼠白细胞下降。当归、黄芪配伍对化疗药物 5- 氟尿嘧啶抗小鼠 H_{22} 肝癌具有增效减毒作用，提高 5-Fu 对小鼠肝癌 H_{22} 的抑瘤率，对抗化疗药物致脾脏、胸腺萎缩及外周血 WBC、PLT 下降和骨髓有核细胞的减少，降低化疗后小鼠脾脏 NO 和小肠 MDA 的含量。

（3）雌激素样作用　当归、黄芪配伍可明显降低去势大鼠血清卵泡刺激素，升高雌二醇水平，改变子宫形态，保护卵巢功能。

（4）抗肺纤维化　当归、黄芪配伍总苷可以减轻大鼠肺纤维化，提高血清 GSH-Px 和 SOD 活性，降低 MDA 和肺组织中 Hyp 含量，降低血清 $TGF-\beta_1$ 水平，下调 $TGF-\beta_1$ mRNA 的表达。

【体内过程】

黄芪和当归按 5∶1 配伍与单用当归比较，其给予新西兰大耳白兔后血浆中阿魏酸的药动学参数无明显变化；与单用黄芪比较，配伍组动物血浆黄芪甲苷的 T_{peak} 提前，T_{max} 由（4.00±1.54）小时缩短至（2.00±0.95）小时，达峰浓度提高，C_{max} 由（60±7）μg/L 上升到（146±27）μg/L。

【临床应用】

1. 黄芪 – 当归是气血双补的药对，在复方中能促进造血、增强免疫功能，用于气血亏虚证，相当于西医学的各种贫血、白细胞减少症、原发性血小板减少性紫癜、恶性肿瘤及放化疗不良反应。

2. 黄芪 – 当归也有抗纤维化、保肝作用，可用于肺纤维化、肝硬化、肾功能衰竭的治疗。

第三节　常用方

四君子汤

四君子汤出自《太平惠民和剂局方》，由人参、白术、茯苓、甘草组成。具有补气健脾功效，为治疗气虚证的基础方，多用于脾胃气虚证，以气短乏力，面色萎白，食少便溏，舌淡苔白，脉虚缓为辨证要点。现代常用于慢性胃炎、胃肠功能紊乱、胃及十二指肠溃疡、胃肠神经官能症、慢性肝炎等辨证属脾胃虚弱者。四君子汤方中人参甘温益气，健脾养胃为君药；白术苦温健脾燥湿，加强人参益气健脾之功为臣药；茯苓甘淡，渗湿健脾，与白术相配伍，则健脾祛湿之功更强；炙甘草为使药，益气和中，调和诸药。四药配伍，共奏益气健脾之功效。

【组方研究】

1. 与功效相关的主要药理作用

（1）对消化系统的影响

①调节胃肠运动：四君子汤能抑制正常大鼠的胃肠推进功能，对利血平或甲基硫酸新斯的明所致胃肠运动亢进的大鼠，其抑制胃肠推进作用尤为明显，但对肌注阿托品的大鼠胃肠推进作用无明显影响。该方明显减少脾虚豚鼠在体胃肠肌电快波出现率及回肠的快波频率和振幅；促进 ^{60}Co 照射致腹泻大鼠小肠移行肌电复合波缺乏的恢复，减少腹泻大鼠数；对食醋法造成的脾虚小鼠小肠推进运动减慢也有促进恢复作用。离体肠平滑肌试验表明，该方煎剂对家兔十二指肠自发活动呈抑制性影响，可拮抗 Ach 引起的离体小肠的强直性收缩，也能部分解除肾上腺素所致肠道的抑制。四君子汤不同提取物对家兔离体肠管运动的影响有类似水煎剂的作用，但作用强度不同，以乙醇提取物的药理作用最强。

②促进消化和吸收：四君子汤保护胃黏膜细胞，调整胃肠激素分泌，促进胃肠道对营养物质吸收。改善利血平、大黄、饥饿等多种方法致脾虚模型的症状。增加脾虚小鼠胃主细胞内酶原颗粒的含量，升高脾虚大鼠血清 D- 木糖和血浆促胃液素含量，促进脾虚动物上皮细胞微绒毛生长，使脾虚模型家兔代偿性升高的胰高血糖素含量下降至正常水平，从而改善消化吸收功能，调节机体的能量代谢状况。四君子汤可提高利血平造成脾虚模型大鼠的血浆和小肠 MTL 含量，增强胃肠蠕动，同时又降低大肠中增高的 PGE_2 水平，抑制亢进的大肠运动，促进食物在肠道的消化吸收。四君子汤还可促进脾虚小鼠的胃肠推进，促进脾虚大鼠胃排空。对小承气汤合并半量饮食造成小鼠小肠糖吸收功能低下、体重下降、自主活动能力减弱等症状，用四君子汤治疗后各项指标均有明显改善，提示四君子汤具有纠正胃肠功能紊乱的作用。

③抗胃肠黏膜损伤：四君子汤可明显改善脾虚大鼠胃黏膜细胞形态受损，增强胃肠黏膜的屏障作用，其作用环节包括：增加脾虚动物胃肠细胞表面黏液 GP；促进脾虚动物肠上皮细胞微绒毛生长，改善黏膜细胞增殖能力；明显提高空肠细胞膜 $Na^+–K^+–ATP$ 酶的活性；增加胃黏膜血流量，扩张脾虚动物肠系膜微动脉，增加毛细血管开放数；明显降低脾虚动物胃肠黏膜自由基损伤程度。

（2）提高免疫功能 四君子汤促进营养不良小鼠萎缩胸腺的恢复及增加胸腺组织中 DNA、RNA 合成。明显提高大黄致脾虚小鼠腹腔 Mϕ 的吞噬功能。四君子汤对正常小鼠外周血 T 淋巴细胞数及非特异性酯酶阳性淋巴细胞比率无显著影响，但能促进 CTX 致 T 淋巴细胞转化率或地塞米松引起小鼠外周血 T 细胞数量下降的恢复，对抗氢化可的松抑制体外淋巴细胞的增殖，增强 ^{60}Co 照射大鼠的迟发超敏反应，促进辐射损伤大鼠脾 T 细胞的增殖。四君子汤对不同免疫状态机体的体液免疫产生不同的效应，对正常小鼠血清抗 SRBC 抗体产生水平没有明显影响，但用 SRBC 免疫小鼠并加用 CTX 后，本方可提高抗体水平。此外，四君子汤对正常小鼠 NK 细胞活性影响不大，但可促进受 CTX 抑制的 NK 细胞、K 细胞的细胞毒活性的恢复，尤其对后者作用更明显。

（3）增强造血功能 四君子汤可提高贫血大鼠红细胞、血红蛋白含量并增加血清中微量元素的含量；对 CTX 致 PLT 减少动物和脾虚兼 PLT 减少模型，本方能明显提高 PLT 数，缩短出血时间及保护肝脏作用；此外，该方对粒细胞系、单核细胞系及骨髓造血功能也有促进作用。

（4）促进代谢 四君子汤可提高小鼠肝糖原含量；对限制饲料小鼠的肝重、肝脏系数及肝脏 RNA 含量下降有改善作用；对过劳、饮食失节造成脾虚大鼠的能量供应不足、线粒体及氧化酶减少，以及无氧酵解酶活性异常升高的变化有明显纠正作用；还可提高利血平脾虚小鼠的能量代谢率。

（5）抗氧化 四君子汤能降低红细胞膜荧光偏振度，即提高红细胞膜的流动性，减少血清过氧化脂质和肝脏中 LPF 的含量。对小鼠吸入臭氧诱发的自由基反应，四君子汤有促进自由基清除，增强 SOD 活力，抑制和降低 MAO-B 和血浆、脑、肝 LPO 形成的作用。

2. 其他药理作用 四君子汤可增强垂体－肾上腺皮质系统功能，明显对抗外源性激素对垂体－肾上腺皮质系统的抑制作用，使大鼠肾上腺组织中抗坏血酸含量接近正常水平。此外，四君子汤有抗肿瘤、抗诱变效应，改善学习记忆等作用。

【临床应用】

1. 四君子汤常用于脾胃气虚证的治疗，相当于西医学的慢性胃炎、胃及十二指肠溃疡、胃黏膜脱垂、慢性肝炎等属于脾胃气虚证者。

2. 四君子汤及其加减方可用于气虚证的治疗，相当于西医学的营养不良性贫血、肿瘤放化疗后不良反应属于气虚证者。

3. 四君子汤及其加减方有用于心律失常、脂肪瘤、银屑病、痤疮、子宫肌瘤等的报道。

四物汤

四物汤首见于宋代《太平惠民和剂局方》，由熟地黄、当归、白芍、川芎组成，在临床广泛应用，为补血、活血、调经之良方。临床可用于妇科病如痛经、月经不调及其他多种疾病，如血管神经性头痛、肾炎、视网膜病等。四物汤为补血调血之基础方。方中熟地黄甘温味厚质润，入肝肾经，长于补血养阴，滋肾填精，为补血要药，故为君药；当归味辛甘性温，入肝、心、脾经，补血活血，为养血调经之要药，故为臣药；白芍味苦酸性微寒，入肝、脾经，养血敛阴为佐药；川芎味辛性温，入肝胆、心包经，活血行气为使药。四药配伍，共奏补血调血之功。

【组方研究】

1. 与功效相关的主要药理作用

（1）对血液系统的影响

①补血：四物汤富含维生素 B_{12}、叶酸、多种氨基酸、多种微量元素等，促进小肠对铁、铜、锌等微量元素的吸收，为红细胞和血红蛋白生成提供必需的原料。可不同程度增加急性失血性贫血、IDA、溶血性贫血动物的红细胞、血红蛋白、网织红细胞。四物汤还可提高血虚大鼠肝脾 ATP 酶活性和血虚小鼠红细胞膜 ATP 酶活性，使红细胞恢复正常形态和功能。血虚证患者经四物汤治疗后，红细胞膜的 Na^+-K^+-ATP 酶、Ca^{2+}-Mg^{2+}-ATP 酶活性明显增高。此外，四物汤还能有效地修复化学药品及辐射对造血组织的损伤，促进 CTX、^{60}Co-γ 射线照射致血虚小鼠骨髓造血干/祖细胞、外周血细胞的恢复。

骨髓的造血功能主要受 CSF、白介素和红细胞生成素三类造血生长因子的调节。研究发现，四物汤能显著提高正常和血虚证小鼠血清红细胞生成素水平；刺激细胞因子 IL-1 生成；显著升高 CTX、^{60}Co-γ 射线照射小鼠骨髓造血祖细胞集落形成单位数量，包括 CFU-GM、红系集落形成单位、爆增式红系集落形成单位及混合系集落形成单位。

②抗凝血、抗血栓：四物汤具有较强的抗体内外血栓形成和抗凝血作用，使活化部分 PT、TT 延长。其作用环节包括：抑制 PLT 聚集；减少 TXB_2、血管性假血友病因子等促凝活性物质

的浓度；促进 PGI$_2$ 的释放；增加组织型纤溶酶原激活因子含量。研究发现，体内凝血过程和病理性血栓形成的关键是组织因子（tissue factor，TF）途径启动，组织因子途径抑制物（tissue factor path way inhibitor，TFPI）是组织因子途径调节物，能抑制 TF 启动外源性凝血。四物汤可抑制牛肺动脉血管内皮细胞分泌 TF，促进 TFPI 分泌。

③改善血液流变性，改善微循环：四物汤水提物对人结膜微循环和血液流变学参数有影响，能明显缩小红细胞聚集柱的最大直径（DEA），明显降低中切应率和高切应率时的全血黏度，对低切应率时的全血黏度稍有降低作用。四物汤可扩张小鼠耳郭和肠系膜动脉，直接滴于小鼠肠系膜上，也能明显扩张肠系膜的动脉和静脉，且对动脉的作用更强。四物汤对 NA 引起的动脉收缩效应有拮抗作用。

（2）对心血管系统的影响　四物汤可对抗乌头碱、氯仿、氯化钡诱发的大鼠心律失常，预防急性心肌缺血。能升高正常大鼠左心室收缩压（left ventricular systolic pressure，LVSP）峰值、左心室压力上升及下降最大速率及心肌纤维收缩速度，但对动物 MABP、等容 SBP、HR 等没有明显影响。

（3）增强免疫功能　四物汤能提高正常小鼠的脾脏和胸腺指数；对抗辐射和 CTX 致动物脾脏和胸腺重量降低，提高小鼠的抗体滴度、T 淋巴细胞酯酶染色阳性率和腹腔巨噬细胞吞噬百分率；促进 ConA 诱导的小鼠脾细胞数，增强 T 细胞功能；对 ^{60}Co 照射小鼠的免疫功能下降，四物汤均有明显的保护作用，还可促进电离辐射损伤小鼠的红细胞免疫功能及骨髓干细胞增殖能力的恢复。

此外，细胞因子在免疫细胞的增殖和活化、调节机体免疫功能中发挥重要作用，四物汤能促进 LPS 激活巨噬细胞产生 IL-1 的活性，增加小鼠脾细胞分泌 IL-6、IL-2 及提高淋巴细胞中 IL-6 mRNA 的表达水平。

（4）调血脂　四物汤煎液和醇提液能明显提高大鼠、小鼠 HDL-C，降低 LDL-C、TG，提示该方能减少胆固醇在肠道的吸收，加速胆固醇在体内的转化，增加 HDL 对血中胆固醇的转运，从而降低冠心病和动脉粥样硬化的危险。

2. 其他药理作用

（1）调节子宫平滑肌　四物汤对子宫的作用取决于子宫的机能状态，对兴奋的子宫呈现抑制作用，而对处于抑制状态的子宫则显示兴奋作用。

（2）抗氧化　四物汤能抑制臭氧在小鼠体内诱发的自由基反应，降低脑组织 MAO 活性和血浆、脑、肝 LPO 形成，增强小鼠血清 SOD 活力，促进自由基消除，有延缓衰老的作用。

【临床应用】

1. 四物汤常用于血虚证的治疗，相当于西医学的各类贫血属于血虚证者。

2. 四物汤及其加减方可用于血虚血瘀证的治疗，相当于西医学的围绝经期综合征、功能性子宫出血、痛经、不孕症，以及血管神经性头痛、坐骨神经痛等属于血虚血瘀证者。

3. 四物汤及其加减方有用于治疗外伤性前房出血、眼底出血、变态反应性皮肤病、牛皮癣、急性多发性神经炎症等的报道。

第四节　常用成药

补中益气丸（口服液、合剂）

补中益气丸（口服液、合剂）源于《内外伤辨惑论》之补中益气汤，由黄芪、甘草、人参、升麻、柴胡、橘皮、当归、白术、羌活、防风、苍术、细辛、川芎、白芷、黄芩、地黄和甘草组成，经现代制剂工艺制备而成。具有补中益气、升阳举陷的功效。主治脾胃虚弱、中气下陷所致的泄泻、脱肛、阴挺，症见体倦乏力，食少腹胀，便溏久泻，肛门下坠或脱肛、子宫脱垂。

【药理作用】

1. 抗胃溃疡　本品可抑制 STZ 腹腔注射结合乙醇灌胃致糖尿病大鼠胃黏膜损伤，升高胃肠黏蛋白（MUC1）表达，降低 iNOS 和 COX-2 表达，并调节三者相互作用。

2. 抗应激　补中益气口服液能延长小鼠耐缺氧死亡时间和游泳时间；能提高小鼠常压缺氧的耐受性，延长亚硝酸钠中毒小鼠的存活时间。

3. 抗疲劳　本品可提高急性运动疲劳大鼠脑组织线粒体呼吸链复合物 II、呼吸链复合物 IV、Na^+-K^+-ATP 酶和 Ca^{2+}-ATP 酶活性；能延长荷 4T1 乳腺癌小鼠模型化疗后平均力竭游泳时间，升高荷瘤小鼠的腓肠肌 SOD 活性，降低 MDA 浓度。

4. 其他　本品能增强 STZ 致糖尿病大鼠肝组织 α- 甘露糖苷酶的活性；本品十二指肠给药可升高麻醉大鼠收缩压、舒张压和平均血压，使心率减慢。

【临床应用】

常用于慢性胃炎、消化性溃疡、慢性肠炎、慢性结肠炎、胃肠功能紊乱、胃下垂、脱肛、子宫脱垂或阴道脱垂、重症肌无力、低血压、慢性咽炎、荨麻疹、湿疹、过敏性皮炎、2 型糖尿病等属于脾胃虚弱、中气下陷者。本方性味辛温，属于补益剂，阴虚内热者慎用，感冒者慎用。

【用法用量】

1. 丸剂　一次 6～9g，一日 2～3 次。
2. 口服液　一次 20mL，一日 2～3 次。
3. 合剂　一次 20mL，一日 2～3 次。

当归补血丸（口服液、胶囊）

当归补血丸（口服液、胶囊）源于《内外伤辨惑论》之当归补血汤，由黄芪、当归组成，经现代制剂工艺制备而成。具有补气生血的功效，主治血虚发热证。症见肌热面赤，烦渴欲饮，舌淡，脉洪大而虚，重按无力。亦治妇人经期、产后血虚发热头痛，或疮疡溃后，久不愈合者。

【药理作用】

1. 促进造血功能　本品能提高失血性血虚小鼠红细胞数量及血红蛋白含量；对失血复合腹腔注射 CTX 致气血双虚小鼠可增加骨髓有核细胞增生，增加胸腺皮质厚度和淋巴细胞数，增加脾脏脾小节数和淋巴细胞数。

2. 抗肿瘤　当归补血口服液荷瘤鼠含药血清能够抑制人肺癌细胞株 A549 细胞增殖，阻滞 A549 细胞的细胞周期，使 G_2/M 期细胞增多，S 期细胞减少，诱导 A549 细胞的凋亡。当归补血口服液对 S180 荷瘤小鼠 X 射线治疗可提高抑瘤率，延长小鼠存活时间。

【临床应用】

常用于各类贫血、低血压、神经衰弱、心律失常、慢性萎缩性胃炎、月经病、老年性皮肤瘙痒症属于气血两虚证者。本方性味辛温，属于补益剂，阴虚火旺者、感冒者慎用。

【用法用量】

1. 丸剂　一次 6～9g，一日 2～3 次。
2. 口服液　一次 20mL，一日 2～3 次。
3. 胶囊剂　一次 2 粒，一日 2～3 次。

六味地黄丸（片、颗粒、口服液、胶囊、软胶囊）

六味地黄丸（片、颗粒、口服液、胶囊、软胶囊）源于《小儿药证直诀》之六味地黄丸，由熟地黄、山茱萸、山药、泽泻、牡丹皮、茯苓组成，经现代制剂工艺制备而成。具有滋阴补肾功效。主治肾阴虚证，症见腰膝酸软，头晕目眩，耳鸣耳聋，盗汗，遗精，消渴，骨蒸潮热，手足心热，舌燥咽痛，牙齿动摇，足跟作痛，以及小儿囟门不合，舌红少苔，脉沉细数。

【药理作用】

1. 降血糖　六味地黄丸可降低糖尿病大鼠血糖、尿素氮和 TG、血钾和尿中酮体水平，提高血钠和蛋白水平，增加小鼠肝糖原的含量；能降低 2 型糖尿病大鼠血清 FFA 水平，改善胰岛素敏感性指数，增加胰岛 β 细胞数量，使细胞内分泌颗粒丰富，胰岛 α 细胞数量相对较少，改善胰岛结构；可提高 STZ 腹腔注射诱导的 2 型糖尿病伴胰岛素抵抗大鼠血液 SOD 活性，减少 MDA 的生成，减轻机体氧化应激损伤及改善胰岛素抵抗，使其坐骨神经传导速度、坐骨神经组织山梨醇活性和 Na^+-K^+-ATP 酶活性提高；可降低 STZ 腹腔注射诱导的糖尿病肾病大鼠血糖、Crea 和 BUN 水平。

2. 保肝　六味地黄丸可降低非酒精性脂肪肝大鼠血清 ALT、AST 水平和肝脏 TG、TC、MDA 水平，升高肝脏 SOD 活性，改善肝脏病理状态。

3. 抗甲状腺功能亢进　六味地黄丸可降低肾阴虚证甲状腺功能亢进小鼠血清 cAMP、cGMP 含量，以及红细胞膜和器官组织 Na^+-K^+-ATP 酶活性，使之恢复到正常水平且使存活时间延长，降低耗氧量，降低血清 T_3、T_4、FT_3、FT_4 含量。

4. 抗肿瘤　六味地黄口服液可增强化疗药物对 S180 小鼠抑瘤作用，保护血红蛋白、白细胞、血小板功能，防止心、肝、肾功能的损害，保护 NK 细胞活性，增强 T 淋巴细胞、B 淋巴细胞转化功能。六味地黄丸能调控黑色素瘤 B_{16} 细胞缝隙连接蛋白的表达。

5. 提高学习记忆能力　六味地黄丸可改善自然衰老大鼠空间学习记忆能力，对因肾虚而智力迟缓小鼠的智力水平具有良好的改善作用。可改善肾虚老年痴呆小鼠的体重增长、自主活动、水迷宫上台潜伏期及游出率、跑步力竭时间、胸腺和脾指数、脾细胞刺激指数、血清皮质酮值等。六味地黄丸含药血清体外可减轻 KCl 诱导的 PC12 细胞损伤。

6. 增强性功能　六味地黄丸能增加更年期综合征患者白细胞雌激素受体 ER 含量及血浆 E_2 水平；增加男性不育患者精子数量、精子活动率及血清中 LH 和 T 水平。六味地黄软胶囊能提高糖尿病性勃起功能障碍雄性大鼠和雌鼠合笼后舔嗅次数、骑跨次数、插入次数等性行为，升高其血清睾酮水平。

7. 抗炎　本品能有效降低卵清白蛋白（ovalbumin，OVA）合氢氧化铝凝胶为佐剂注射致敏所致哮喘大鼠肺泡灌洗液中层粘连蛋白、Ⅲ 型胶原的生成，且能协同地塞米松或布地奈德降低 Ⅲ 型胶原的生成，协同地塞米松可减轻哮喘大鼠肺组织的炎症反应，改善哮喘大鼠的气道炎症，并可抑制其肺组织中 NOS 的合成和释放。六味地黄丸对糖尿病伴牙周炎大鼠的牙周组织炎症有明显抑制作用。六味地黄丸含药血清体外能够抑制 TNF-α 诱导的兔退变椎间盘细胞损伤；使其蛋白聚糖、Ⅱ 型胶原 mRNA 表达上调，MMC-13 基因表达下调；还可抑制 TGF-$β_1$ 诱导的 HK-2 细胞 Smad2 蛋白磷酸化并促进核转录抑制因子 SnoN 的表达。

【临床应用】

1. 六味地黄丸常用于治疗冠心病、高血压、高血脂、心律失常、糖尿病等属于肾阴虚证者。

2. 六味地黄丸及其加减方可用于治疗慢性支气管炎、复发性口腔溃疡、自身免疫性肝炎等属于肾阴虚证者。

3. 六味地黄丸及其加减方可用于预防与治疗消化道肿瘤，中医辨证属于肾阴虚证者。

4. 六味地黄丸及其加减方对于老年痴呆有一定的疗效，中医辨证属于肾阴虚证者。

5. 六味地黄丸及其加减方对于肾阴不足所导致的男子不育症有显著的疗效。

6. 六味地黄丸及其加减方对于肾阴不足所导致骨质疏松有良好的效果。

7. 六味地黄丸及其加减方可用于治疗慢性肾炎、肾小球硬化，中医辨证属于肾阴虚证者。

【用法用量】

1. 丸剂　一次 6～9g，一日 2～3 次。

2. 片剂　一次 2 片，一日 2～3 次。

3. 颗粒　一次 6～9g，一日 2～3 次。

4. 口服液　一次 20mL，一日 2～3 次。

5. 胶囊　一次 2 粒，一日 2～3 次。

6. 软胶囊　一次 2 粒，一日 2～3 次。

第二十四章
收涩方药

扫一扫，查阅本章数字资源，含PPT、音视频、图片等

凡以收敛固涩为主要功效治疗滑脱证的方药称为收涩方药。本类药物味多酸涩，性温或平，主入肺、脾、肾、大肠经，具有固表止汗、敛肺止咳、涩肠止泻、固精缩尿、收敛止血、收涩止带等功效，主治气血津液耗散滑脱证。收涩方药根据其药性及临床应用的不同，分为固表止汗药、敛肺涩肠药、固精缩尿止带药三类。固表止汗类药物味多甘平，性收敛，能行肌表，调节卫分，固护腠理，而有固表止汗之功，常用药物有麻黄根、浮小麦、糯稻根等。敛肺涩肠类药物酸涩收敛，具有敛肺止咳喘和涩肠止泻痢作用，常用药物有五味子、乌梅、肉豆蔻、五倍子、罂粟壳、诃子、石榴皮、赤石脂、禹余粮等，常用方有四神丸。固精缩尿止带类药物酸涩收敛，具有固精、缩尿、止带作用，某些药物还兼有补肾之功，常用药物有山茱萸、覆盆子、桑螵蛸、海螵蛸、金樱子、莲子、芡实等，常用方有金锁固精丸。

滑脱证病因和病证部位各有不同，但其根本原因是由于久病或体虚使得正气不固、脏腑功能衰退，导致滑脱证。如气虚自汗，阴虚盗汗，脾肾阳虚致久泻、久痢，肾虚导致遗精、滑精、遗尿、尿频，冲任不固致崩漏下血，肺肾虚损导致的久咳虚喘。滑脱不禁又可加重正气亏虚，产生恶性循环，严重者可危及生命，故需及时固脱，收敛耗散。从其病理表现来看，与西医学各个系统、器官的功能衰退，如自主神经功能紊乱、各种平滑肌松弛等相关。收涩药的应用只是治病之标，能及时敛其耗散，防止滑脱不禁而导致正气虚衰。但滑脱证候的根本原因是正气虚弱，因此临床须与相应的补益药配伍。

收涩方药具有收敛、止泻、镇咳等药理作用，并认为上述作用是收敛固涩的药理学基础。现代研究表明，收涩方药治疗滑脱证主要涉及以下药理作用。

1. 收敛 收涩药多数味酸、涩，如五味子、乌梅、赤石脂、石榴皮、五倍子等。现代研究表明，酸味药主要含有机酸和鞣质，涩味药主要含鞣质。鞣质又称单宁或鞣酸，可与蛋白质结合形成不溶于水的沉淀。当鞣质与烧伤表面、胃肠黏膜、胃溃疡面等部位接触后，能使表层蛋白沉淀和凝固，从而形成一种保护层，使对黏膜、创面的刺激减轻，并能促进创面愈合，因而具有敛疮的作用；鞣质与出血面接触后，能使血液中的蛋白质凝固、局部小血管收缩而促进凝血过程和凝块形成，临床用于各种出血证，如咯血、呕血、衄血、便血、尿血、崩漏等；鞣质还能使腺体表层蛋白质变性凝固，分泌液难以排出，从而抑制汗腺、消化腺及性腺等腺体的分泌，临床用于自汗、盗汗等。

2. 止泻 诃子、乌梅、罂粟壳、金樱子、五倍子、赤石脂、禹余粮等均具有止泻作用，可通过作用于不同环节而止泻。如五倍子、石榴皮、乌梅、诃子等含有大量鞣质，鞣质的收敛作用使肠黏膜的蛋白质沉淀凝固并在黏膜表面形成保护层，使机体对肠内有害物质的刺激不敏感而发挥止泻作用。罂粟壳含吗啡，吗啡可使胃肠道及其括约肌张力提高，消化液分泌减少，便意迟钝，

从而产生止泻作用；赤石脂、禹余粮在肠道内能吸附肠毒素、细菌及其代谢产物，减轻其对肠黏膜的刺激而止泻。乌梅、五倍子、石榴皮等对多种肠道致病菌的活性有抑制作用，能一定程度上消除肠道感染疾病的病因，缓解症状而止泻。

3. 镇咳 五倍子、五味子、罂粟壳、诃子等都有敛肺、止咳功效，临床用于肺虚久咳。研究表明，五味子及其乙醚提取物无论灌胃还是腹腔注射，均可明显减少由氨水刺激而引起的咳嗽次数。小鼠酚红试验表明，五味子有祛痰作用。

4. 抗病原微生物 乌梅、五倍子、诃子、山茱萸、石榴皮、金樱子等均有抗病原微生物作用。诃子水煎液（100%）除对各种痢疾杆菌有效外，对铜绿假单胞菌、白喉杆菌、金黄色葡萄球菌、大肠埃希菌、肺炎球菌、溶血性链球菌、变形杆菌、伤寒杆菌亦有抑制作用。诃子乙醇提取物还具有抗真菌作用。乌梅制剂在体外对大肠埃希菌、痢疾杆菌、伤寒杆菌、副伤寒杆菌、变形杆菌、白喉杆菌、类白喉杆菌、铜绿假单胞菌、炭疽杆菌、金黄色葡萄球菌、肺炎杆菌、溶血性链球菌、幽门螺杆菌、人型结核杆菌及真菌有抑制作用。

综上所述，与收涩方药收敛固涩功效相关的药理作用为收敛、止泻、镇咳、抗病原微生物等。主要物质基础为鞣质。收涩方药因其所含的化学成分较多，药理作用也较广泛，除上述作用外，还有抗炎、保护降酶、兴奋或抑制子宫平滑肌等作用。

常用收涩药的主要药理作用见表 24-1。

表 24-1 常用收涩药主要药理作用总括表

类别	药物	收敛	止泻	抗菌	其他作用
敛肺涩肠药	五味子	+		+	保肝降酶、抗氧化、调节神经系统功能、祛痰、增强免疫、抗肿瘤、改善心功能、抗溃疡
	乌梅	+	+	+	驱虫、兴奋子宫、抗过敏、收缩胆囊、抗肿瘤、抗氧化、抗疲劳、保肝、解毒、抗辐射、促消化、止血
	五倍子	+	+	+	抗氧化、止血、降血糖、防龋齿、抗病毒、杀精子、抑制胃酸分泌
	罂粟壳	+	+		镇痛、镇静、镇咳、呼吸抑制、催眠
	诃子	+	+	+	抗动脉硬化、抗氧化、保肝利胆、抗溃疡、解痉、抗艾滋病毒、抗氧化、强心
	石榴皮	+	+	+	抗病毒、抗癌、免疫调节、调血脂、抑制胃酸分泌、驱虫
	肉豆蔻	+	+	+	抗炎、镇静、抗惊厥、促进胃肠功能、抗氧化
	赤石脂	+	+		抗血栓、吸附
	禹余粮	+	+		抗肿瘤、抗氧化、促红细胞生成、吸附
固精缩尿止带药	山茱萸	+			抗休克、强心、抗氧化、降血糖、调血脂、抗癌、抑制血小板聚集、抗炎、镇痛、升压、适应原样作用、抗衰老、调节免疫、保肝
	金樱子	+	+	+	抗炎、抗氧化、降血糖、调血脂、抗病毒、免疫调节
	覆盆子	+		+	抗诱变、改善学习记忆能力、抗衰老、免疫增强
	海螵蛸	+			抗胃溃疡、成骨作用、抗辐射

第一节　常用药

五味子

本品为木兰科植物五味子 *Schisandra chinensis*（Turcz.）Baill. 的干燥成熟果实。习称"北五味子"。主产于黑龙江、辽宁、吉林、河北等地。生用或照醋蒸法蒸至黑色，用时捣碎。五味子主要含挥发油、木脂素、有机酸、多糖、脂肪油、氨基酸、色素、鞣质等。挥发油中主要成分有萜类化合物，包括单萜类、含氧单萜类、倍半萜类、含氧倍半萜类和少量醇、酸等含氧化合物，其中以倍半萜类为主。木脂素主要包括五味子素、五味子甲素（去氧五味子素、五味子素 A）、五味子乙素（γ– 五味子素、五味子素 B）、五味子丙素（五味子素 C）、五味子醇甲、五味子醇乙、五味子酯甲、五味子酯乙、戈米辛 A 等。

五味子味酸、甘，性温，归肺、心、肾经。具有收敛固涩、益气生津、补肾宁心的功效。用于久嗽虚喘、梦遗滑精、遗尿尿频、久泻不止、自汗盗汗、津伤口渴、内热消渴、心悸失眠等。《本草汇编》曰："五味治喘嗽，须分南北。生津液止渴，润肺，补肾，劳嗽，宜用北者；风寒在肺，宜用南者。"《药品化义》曰："五味子，五味咸备，而酸独胜，能收敛肺气，主治虚劳久嗽。"《名医别录》说："养五脏，除热，生阴中肌。"《日华子本草》说："明目，暖水脏，治风，下气，消食，霍乱转筋，痃癖奔豚冷气，消水肿，反胃，心腹气胀，止渴，除烦热，解酒毒，壮筋骨。"临床常与罂粟壳配伍，治疗久咳肺虚无痰者；与人参、麦冬配伍，益气生津，治疗热病后期气阴两伤；与人参、麦冬、酸枣仁等配伍，养心安神，治疗阴血不足、心失所养所致的失眠、健忘等。上述功效的发挥，与五味子保护脑神经、镇静催眠、保肝、抗溃疡、降血糖等药理作用有关。

【药理作用】

1. 与功效相关的主要药理作用

（1）对中枢神经系统的影响

①保护脑神经：五味子醇提取液对 D– 半乳糖致衰老小鼠脑神经细胞具有保护作用，其作用与提高 SOD 活性、降低 MDA 含量、增强神经细胞 DNA 损伤的修复能力、抑制凋亡有关。五味子醇甲能增强 PC12 细胞对谷氨酸的摄取，拮抗 6–OHDA 诱导的 PC12 细胞的毒性作用。五味子酚和丹酚酸 A 具有抗氧化作用，对 H_2O_2 引起神经细胞凋亡有保护作用。

②镇静、催眠：五味子乙醇提取液、水提取物均可使小鼠自主活动明显减少，并可增强氯丙嗪和利血平对自主活动的抑制作用，对抗苯丙胺对自主活动的兴奋作用。五味子超微粉水煎液、五味子水煎液、水提取物及其有效成分五味子甲素、五味子丙素、五味子醇乙等均可增加阈下睡眠剂量戊巴比妥钠致小鼠睡眠数，延长阈上睡眠剂量戊巴比妥钠致小鼠的睡眠时间，其中五味子乙素及五味子醇乙对小鼠的睡眠时间有先延长后缩短的双向性影响。五味子超微粉水煎液、五味子水煎液均能明显延长大鼠总睡眠时间（TST）和 SWS_2，而对 SWS_1 和 REMS 无影响。五味子醇甲抑制小鼠由电刺激或长期单居引起的激怒行为，对大鼠回避性条件反射及二级条件反射有选择性抑制作用，这与增加纹状体及下丘脑 DA 含量有关。

另有实验表明，五味子粉能使大脑皮层抑制过程集中，增强兴奋与抑制过程的灵活性，使之趋于平衡，从而提高大脑的调节功能。

③增强学习记忆能力：五味子可使小鼠跳台试验中的错误次数显著减少。

（2）对消化系统的影响

①保肝：五味子的醇提物、五味子甲素、五味子乙素、五味子丙素、五味子醇甲、五味子醇乙、五味子酯甲和五味子酯乙对四氯化碳、硫代乙酰胺和乙炔雌二醇环戊醚等化学物质引起的小鼠肝损伤所致的血清转氨酶异常均有不同程度的降低作用。五味子醇提物能显著降低大剂量对乙酰氨基酚（400mg/kg）肝中毒所致的小鼠死亡率，并防止肝内谷胱甘肽的耗竭，增强肝微粒体代谢对乙酰氨基酚的速度。合成五味子丙素的中间产物联苯双酯在临床用于治疗肝炎，具有明显的降酶和改善肝功能作用。

五味子保肝作用的机理如下：a.抗脂质过氧化：五味子能提高 SOD、CAT 和 GSH-Px 的活性，抑制脂质过氧化反应，使肝细胞中 MDA 的生成减少，保护肝细胞膜。b.促进修复和再生：五味子能促进肝细胞内蛋白质和糖原的合成，加速肝细胞的修复与再生。c.增强解毒功能：五味子中的多种成分如挥发油、五味子甲素、五味子乙素、五味子丙素、五味子醇乙及五味子酚均能诱导肝微粒体 $CytP_{450}$ 酶，增强肝脏的解毒功能。d.增强肾上腺皮质功能：五味子具有肾上腺皮质激素样作用，能减轻肝细胞的炎症反应。e.利胆：五味子粗多糖能促进胆汁分泌，加速肝内有毒物质的排泄，有利于保护肝脏。

②抗溃疡：五味子的三萜酸和木质素对大鼠幽门结扎所致溃疡有较好的保护作用，并能显著抑制吲哚美辛和无水乙醇所致的胃黏膜损伤；去氧五味子素可抑制胃酸分泌；戈米辛 A、五味子素等有抗应激性胃溃疡的作用。

（3）对心血管系统的影响

①抑制心肌收缩力、减慢心率：五味子水提醇沉注射液可抑制在体和离体蛙心的心肌收缩力，减慢心率。此作用与五味子阻断心肌细胞 β_1 受体进而抑制心肌细胞膜对 Ca^{2+} 的通透性有关。

②抗心肌缺血：五味子提取液对动物缺氧及急性心肌缺血损伤有较强的保护作用。可明显延长动物在常压缺氧环境中的存活时间，可显著改善垂体后叶素所致心电图 T 波改变。对动物心肌缺血再灌注损伤具有保护作用，能缩小心肌梗死范围和减轻心肌梗死程度。

③降血压：五味子煎液、水浸出物及稀醇和醇浸出物静脉注射给药，对各种实验动物均有降血压作用。在剪断颈动脉窦区域神经及两侧迷走神经后，五味子仍具有降血压作用。从五味子中提取戈米辛 A、B、D、C、H，五味子素，五味子丙素，前戈米辛等木脂素成分均能对抗 NE、$CaCl_2$、KCl 等引起的血管收缩，其中对抗 $CaCl_2$ 的血管收缩作用强于对抗 NE 的作用，提示该作用可能与拮抗 Ca^{2+} 有关。

（4）抗氧化、抗衰老　五味子水提液及其有效成分五味子酚、北五味子粗多糖具有延缓衰老、抗氧化的作用。其可显著增加脑、肝等组织的 SOD 活性，降低 MDA 含量，对动物的肝、肾、心、脑组织 LPO 的生成具有明显的抑制作用。五味子酚可对抗由氧自由基（oxygen free radical，OFR）和阿霉素引起的大鼠心肌线粒体损伤，对 Fe^{2+}-Hcy 为 OFR 生成系统所引起的大鼠脑突触体和线粒体损伤有明显保护作用。五味子乙素对 Fenton 反应（含 H_2O_2 和 $FeCl_3$）致晶状体的氧化损伤有明显的防护作用。

（5）增强免疫功能　五味子粗多糖、五味子水煎剂具有升高白细胞及增强免疫功能的作用。能明显对抗环磷酰胺（CTX）所致小鼠外周血白细胞的减少，并增加免疫抑制小鼠胸腺和脾脏重量，增强网状内皮系统对印度墨汁的吞噬能力。五味子酚的抗氧化作用可以保护脾淋巴细胞免受 OFR 的损伤，有利于增强机体免疫力，提高防病抗病能力。

2. 其他药理作用

（1）抗菌 五味子50%乙醇浸出液对金黄色葡萄球菌、痢疾杆菌、铜绿假单胞菌、伤寒杆菌等具有抑菌作用。五味子对多种真菌（如白色念珠菌、红色毛癣菌、石膏样毛癣菌、大小孢子菌等）也有抑制或杀灭作用。五味子水煎液还可以抗龋齿病原菌，对变形链球菌的生长、繁殖有较强的抑制作用，且随着药物浓度提高，抑菌效果增强。

（2）抗肿瘤 五味子对AFB_1诱发大鼠肝癌前病变γ-谷氨酰转肽酶阳性肝细胞增长灶有较明显抑制作用。五味子素对白血病和KB细胞有明显的细胞毒作用。五味子多糖能抑制S180荷瘤的增长，同时还有促进脾脏、胸腺增生作用，且抗肿瘤作用与剂量有一定的相关性。五味子多糖能促进细胞凋亡，瘤内及瘤周炎症反应明显，而瘤细胞坏死则与对照组相当，推测五味子多糖的抑瘤作用可能不是直接杀死瘤细胞，而与细胞凋亡及活化免疫细胞有关。

（3）降血糖和抗糖尿病慢性并发症 五味子醋制前后均能降低STZ致糖尿病大鼠糖化血红蛋白含量，对α-葡萄糖苷酶均有抑制作用，且醋五味子优于生五味子。五味子油（主要为木脂素）可以改善2型糖尿病大鼠胰岛素抵抗，减轻胰岛β细胞的损伤，增加β细胞数量，提高胰岛素的分泌量。联苯环辛烯木脂素及其溴化物可抑制AR活性，具有抗糖尿病慢性并发症的作用。

（4）抗惊厥 五味子醇甲可对抗最大电休克（maximum electric shock，MES）、PTZ、烟碱及北美黄连碱的强直性惊厥，其ED_{50}分别是55mg/kg、58mg/kg、51mg/kg和82mg/kg。

（5）兴奋呼吸 五味子煎剂、酊剂对多种实验动物都有明显的呼吸兴奋作用，使呼吸加深、加快，并且能对抗吗啡的呼吸抑制作用。切除迷走神经和颈动脉窦区神经后，呼吸兴奋作用仍然存在，由此认为其呼吸兴奋作用系对呼吸中枢直接兴奋的结果。

（6）祛痰镇咳 五味子的酸性成分有祛痰和镇咳作用。

（7）促进性功能 五味子对性机能具有一定的促进作用，可以不同程度地增加睾丸重量、生精细胞层数及精子的数量。

【体内过程】

五味子醇甲和当归酰戈米辛H的吸收、消除过程相对较快，T_{max}分别为（3.3±1.9）小时和（3.3±1.5）小时，$t_{1/2}$分别为（1.26±0.06）小时和（1.70±0.16）小时。五味子甲素、五味子乙素的吸收、消除过程则相对较慢，T_{max}分别为（5.0±1.1）小时和（5.5±0.5）小时，$t_{1/2}$分别为（3.28±0.58）小时和（4.82±0.55）小时。

【安全性评价】

五味子80%乙醇粗提物的LD_{50}雄性为14.67g/kg，雌性为19.96g/kg。五味子油灌胃给药的LD_{50}为3.82g（油）/kg，相当于药材为146.92g（生药）/kg。小鼠灌胃约2小时后，活动逐渐减少，精神不振，几天后大部分小鼠精神萎靡，毛发松散，5天内均有死亡。五味子乙醇粗提物10.00g/kg剂量喂养大鼠45天和90天后，可使体重、血红蛋白降低和尿素氮升高。

【临床应用】

1. 以五味子为主的复方（如都气丸）常用于治疗肺肾两虚不能纳气之喘促，或久咳而咽干气短，遗精盗汗，小便频数之肺肾两虚证，相当于西医学的呼吸系统疾病和泌尿生殖系统疾病。

2. 以五味子为主的复方（如四神丸、五味子散）常用于治疗脾肾阳虚之肾泄证，相当于西医学的功能性腹泻、结肠炎等。

3. 以五味子配伍补益药（人参、麦冬）的复方（生脉散、生脉饮、生脉注射液）常用于治疗气阴两虚证，相当于西医学的心源性休克、中毒性休克、失血性休克、冠心病、心力衰竭及内分泌失调等属气阴两虚证者。

4. 以五味子配伍山药、知母、天花粉的复方（如玉液汤），常用于治疗阴虚内热，口渴多饮之消渴气阴两虚证，相当于西医学的糖尿病。

5. 以五味子配伍麦冬、丹参、酸枣仁的复方（如天王补心丹），常用于治疗阴虚血少，神志不安证，相当于西医学的失眠、神经衰弱、精神分裂症、心脏病、甲状腺功能亢进及复发性口疮、荨麻疹等。

6. 五味子糖浆、五味子粉、五味子丸、五味子胶囊、五仁醇胶囊及复方制剂护肝片、五灵丹丸等可降低各型肝炎 ALT，降酶作用快而显著，对停药后 ALT 的反跳现象，复方可弥补单方不足或疗效优于单方。

【临床不良反应】

口服生药 13～18g 以上可有打嗝、反酸、胃烧灼感、肠鸣、困倦等反应，偶有过敏反应。

山茱萸

本品为山茱萸科植物山茱萸 *Cornus officinalis* Sieb. et Zucc. 的干燥成熟果肉。除新疆、宁夏外，其余各省区均有分布，主产于浙江、陕西和河南等地。主要成分有山茱萸苷（即马鞭草苷）、莫诺苷（即莫罗忍冬苷）、马钱苷（即马钱素、番木鳖苷）、獐牙菜苷、山茱萸新苷，还有鞣质、熊果酸、没食子酸、苹果酸、齐墩果酸、酒石酸及维生素 A。

山茱萸味酸、涩，性微温，归肝、肾经。具有补益肝肾、收涩固脱的功效。用于眩晕耳鸣，腰膝酸痛，阳痿遗精，遗尿尿频，崩漏带下，大汗虚脱，内热消渴。《神农本草经》云："止小便利，以其味酸，观八味丸用为主药，其性味可知矣。"《药品化义》说："滋阴益血，主治目昏耳鸣，口苦舌干，面青色脱，汗出振寒，为补肝助胆良品。"《名医别录》载："山茱萸微温，无毒。主治肠胃风邪，寒热疝瘕……耳聋，下气，出汗，益精，安五脏，通九窍，止小便利。"临床常与熟地黄、山药等配伍，补益肝肾，治疗肝肾阴虚证，如六味地黄丸；与地黄、附子、桂枝配伍，补肾助阳，治疗肾阳虚证，如肾气丸；与龙骨、黄芪、白术等配伍，固冲摄血，益气健脾，治疗脾肾亏虚、冲脉不固证，如固冲汤。上述功效的发挥，与山茱萸强心、抗休克、抗应激、抗氧化、降血糖、调节免疫等药理作用有关。

【药理作用】

1. 与功效相关的主要药理作用

（1）降血糖及防治糖尿病血管病变　山茱萸降血糖作用明显，对四氧嘧啶、肾上腺素性糖尿病大鼠有明显的降血糖作用，所含成分熊果酸和齐墩果酸对 STZ 致糖尿病大鼠也有治疗作用。山茱萸醇提物对大鼠正常血糖无明显影响，但能明显降低其餐后血糖水平。从山茱萸中分离的皂苷和鞣质具有良好的 α- 葡萄糖苷酶抑制活性。山茱萸环烯醚萜苷对 STZ 所致的糖尿病大鼠胸主动脉血管内皮、视网膜血管、心脏、肾脏等病理损伤具有保护作用，且其配伍组分（环烯醚萜苷、三萜酸和多糖）作用更明显。其作用机制与抗氧化、抑制蛋白质非酶糖基化有关。山茱萸能降糖，抑制血小板聚集，降低血液黏滞度，对抗过氧化损伤，减轻糖尿病患者的心血管损害。

（2）对心血管系统的影响 山茱萸有强心作用，山茱萸注射液 2～8mg/kg 静脉注射可改善心功能，增加心肌收缩性和心输出量，提高心脏工作效率。犬注射后，动脉收缩压、舒张压及平均血压、左心室内压均升高。山茱萸注射液能对抗家兔、大鼠晚期失血性休克，使休克动物血压升高，肾血流量增加，延长动物存活时间。山茱萸总有机酸对氯仿、乌头碱、哇巴因致心律失常均有对抗作用，其作用机制可能与降低心肌组织的自律性、兴奋性和延长 APD 有关。

（3）抗应激、抗氧化、调血脂 山茱萸能增强机体的抗应激能力，提高小鼠耐缺氧、抗疲劳能力，增强记忆力。山茱萸能提高红细胞中 SOD 活性，对抗脂质过氧化。其醇提物还有降血脂作用，可降低血清 TG、胆固醇的含量，具有抗动脉硬化作用。

（4）调节免疫功能 山茱萸不同组分对免疫系统影响不同。水煎液可降低网状内皮系统的吞噬功能，抑制 2,4- 二硝基氯苯所致 DTH，抑制 T 淋巴细胞的活化。山茱萸总苷和熊果酸能明显抑制 T 淋巴细胞增殖、转化，抑制淋巴因子激活的杀伤细胞生成和 IL-2 的产生，对器官移植产生的排斥反应有明显的对抗作用，每日腹腔注射山茱萸总苷 500mg/kg，连续给药 6 天，可明显延长小鼠移植心脏后的存活时间。水煎液对体液免疫有促进作用，可加速血清抗体 IgG、IgM 形成。

2. 其他药理作用

（1）抗炎、镇痛 山茱萸水煎剂对二甲苯、蛋清、醋酸等引起的炎性渗出和组织水肿及肉芽组织增生均有明显抑制作用，降低大鼠肾上腺内维生素 C 的含量，其抗炎机理与增强垂体 – 肾上腺皮质功能有关。山茱萸环烯醚萜总苷可抑制佐剂关节炎大鼠血浆中 PGE_2 的产生，发挥抗炎和镇痛作用。

（2）抗菌 山茱萸环烯醚萜总苷对金黄色葡糖球菌、铜绿假单胞菌、志贺痢疾杆菌具有抑制作用。山茱萸水浸剂体外对堇色毛癣菌、同心性毛癣菌、腹股沟表皮癣菌等皮肤真菌均有不同程度的抑制作用。

（3）抗血小板聚集 山茱萸注射液可明显抑制 ADP、胶原或 AA 诱导的血小板聚集，抗血栓形成，并对因血小板聚集而诱发的肺栓塞有对抗作用。

（4）抗肿瘤 山茱萸的有效成分熊果酸、齐墩果酸、没食子酸均具有抗癌作用，其中齐墩果酸能抑制肿瘤的生成并诱导细胞分化，能有效地抑制肿瘤血管生成、肿瘤细胞的侵袭和转移。

【体内过程】

小鼠灌服山茱萸提取液，胃肠道吸收不规则，血药浓度较低，药动学曲线经拟合后出现 3 个吸收峰，不符合隔室模型。小鼠静脉注射山茱萸注射液后，药动学符合二室模型。山茱萸中莫诺苷在大鼠体内吸收和消除均较快，在 10～40mg/kg 范围内呈线性动力学，生物利用度不高；莫诺苷主要分布在小肠、肾和胃等组织，难以通过血脑屏障进入脑组织。

【安全性评价】

小鼠灌胃山茱萸果肉、果核水煎剂的 LD_{50} 分别为 53.5g 生药 /kg 和 90.8g 生药 /kg。

【临床应用】

1. 以山茱萸为主的复方（如胜甘汤，由山茱萸、五味子、乌梅、苍术组成）可用于治疗消渴，相当于西医学的糖尿病。

2. 以山茱萸配伍熟地黄、山药、牡丹皮、茯苓、泽泻、阿胶、仙鹤草等药，可治疗崩漏，相当于西医学的功能性子宫出血属肾阴虚者。

肉豆蔻

本品为肉豆蔻科植物肉豆蔻 *Myristica fragrans* Houtt. 的干燥种仁。主产于马来西亚、印度尼西亚、斯里兰卡等国，我国台湾、广东、广西和云南等地有栽培。生用或煨制，可用面煨、麸煨、滑石粉煨制。肉豆蔻中主要含有挥发油、脂肪油、木脂素等成分，挥发油中含黄樟醚、肉豆蔻醚等毒性物质，需经炮制后入药。

肉豆蔻性温，味辛，归脾、胃、大肠经。具有温中行气、涩肠止泻的功效。主治脾胃虚寒，久泻不止，脘腹胀痛，食少呕吐。《日华子本草》说："调中，下气，止泻痢，开胃，消食。皮外络，下气，解酒毒，治霍乱。"肉豆蔻辛温而涩，入中焦，能暖脾胃，固大肠，止泻痢，为治疗虚寒性泻痢之要药。用治脾胃虚寒之久泻、久痢者，常与肉桂、干姜、党参、白术、诃子等药同用；若配补骨脂、五味子、吴茱萸，可治脾肾阳虚，五更泄泻者，如四神丸。该品辛香温燥，能温中理脾、行气止痛。用治胃寒气滞、脘腹胀痛、食少呕吐等证，常与木香、干姜、半夏等药同用。上述功效的发挥，与肉豆蔻止泻、抗炎、镇痛、抗病原微生物的药理作用相关。

【药理作用】

1. 与功效相关的主要药理作用

（1）对消化系统的影响

①止泻：肉豆蔻经煨制后可对抗番泻叶或蓖麻油的致泻作用，且肉豆蔻的炮制品与生品比较，能明显抑制小鼠小肠推进运动，并能对抗新斯的明引起的小肠推进功能亢进作用，具有阻断 M 受体的作用，作用部位主要在小肠。发挥止泻作用的物质主要是挥发油。肉豆蔻经炮制后，挥发油的主要成分不变，但其毒性成分（肉豆蔻醚、黄樟醚）降低，止泻效果则增强。肉豆蔻水煎液基本无止泻作用。

②促进胃肠功能：肉豆蔻水煎剂对兔离体回肠有轻度兴奋作用，少量能促进胃液的分泌和刺激胃肠蠕动。

（2）抗炎　肉豆蔻甲醇提取物对角叉菜胶诱发的大鼠足肿胀和醋酸引起的小鼠血管渗出性炎症有抑制作用。

（3）抗病原微生物　肉豆蔻挥发油中的萜类成分有抗菌作用，甲基异丁香酚对金黄色葡萄球菌、肺炎双球菌，马拉巴酮 B 对金黄色葡萄球菌、枯草杆菌、坚忍链球菌有较强的抑菌作用。

2. 其他药理作用

（1）中枢抑制　肉豆蔻挥发油具有中枢抑制作用。肉豆蔻挥发油可延长雏鸡由乙醇腹腔注射引起的睡眠时间，特别是可延长深睡眠时间。肉豆蔻挥发油与阈下剂量戊巴比妥钠诱导小鼠睡眠有协同作用，且具有剂量依赖性。挥发油中的甲基丁香酚和榄香脂素对小鼠、兔、猫和犬静脉给药后有麻醉作用。

（2）抗肿瘤　肉豆蔻对 3- 甲基胆蒽烯诱发的小鼠子宫癌有一定抑制作用。对二甲基苯并蒽诱发的小鼠皮肤乳头状瘤亦有抑制作用。

【安全性评价】

猫服用肉豆蔻粉 1.9g/kg 可引起半昏睡状态，并于 24 小时内死亡。肉豆蔻醚有毒性，黄樟醚有致癌毒性。

【临床应用】

1. 以肉豆蔻为主的复方（如四神丸、真人养脏汤）常用于治疗脾肾阳虚之久泻、久痢，腹痛等，相当于西医学的溃疡性结肠炎、慢性肠炎等属于脾肾阳虚者。

2. 以肉豆蔻为主的复方（如肉豆蔻丸、肉豆蔻散）常用于治疗胃寒胀痛，食少呕吐，相当于西医学的功能性消化不良、浅表性胃炎等属于胃寒者。

【临床不良反应】

肉豆蔻醚和榄香脂素对正常人有致幻作用。中毒时，轻者出现幻觉，恶心，眩晕；重者则谵语，昏迷，瞳孔散大，呼吸变慢，反射消失，甚至死亡。

第二节　常用配伍

人参　五味子

人参甘温、大补脾肺元气；五味子五味俱全，但以酸为主，长于收敛，又性温味甘质润，兼能益气、滋阴，为敛兼补之品。人参五味子相使配伍，甘补、微温不燥，酸甘敛阴生津，酸温益心肺敛汗，有敛补气阴之效。生脉散，源于李东垣《内外伤辨惑论》，由人参、五味子、麦冬组成。正如《古今名医方论》所云："人参甘温，补肺气，补后天营卫之本；五味子酸温，敛肺气，收先天天癸之原；麦冬甘寒，清肺气，清权衡治节之司。"又如《医方考》云："一补一清一敛，养气之道毕矣。"

【配伍研究】

1. 与功效相关的主要药理作用

（1）增强免疫功能　红参、五味子对香烟熏吸造成小鼠慢性支气管无明显防治作用，但可降低动物死亡率，使支气管上皮细胞内 RNA 增多，提示红参、五味子对支气管上皮细胞功能有一定的增强作用。

（2）促进物质合成　五味子和红参配伍可使脑蛋白、DNA 和 RNA 含量增加，两药间有协同作用。对于 RNA 的增加作用，呈现量效关系。

2. 化学成分　实验研究发现　红参加入少量五味子后，其水煎液中人参皂苷 Rg_1、Re、Rb_1、Rc、Rb_2、Rd 发生水解。随着五味子量的增加，人参皂苷 Ro 的量发生减少，而人参微量次级皂苷 F_2 的量显著增加，红参与五味子配伍后产生的特殊药效可能与两者配伍过程中人参皂苷 F_2 的量显著增加有关。

【临床应用】

五味子配伍人参、麦冬，用于热伤气阴，肢体倦怠，气短口渴，汗出不止，脉虚弱；或久咳伤肺；气阴两伤，干咳短气，自汗。常用于冠心病、病毒性心肌炎、肺心病、心律失常、心力衰竭、低血压、高血压等心血管疾病的防治。

第三节　常用成药

四神丸（片）

四神丸出自宋代陈文中《陈氏小儿痘疹方论》，由肉豆蔻（煨）、补骨脂（盐炒）、五味子（醋制）、吴茱萸（制）、大枣（去核）、生姜组成。具有温肾散寒、涩肠止泻的功效。用于肾阳不足所致的泄泻，症见肠鸣腹胀、五更泄泻、食少不化、久泻不止、面黄肢冷。

【药理作用】

1. 与功效相关的主要药理作用

调节胃肠运动　四神丸可明显抑制胃肠平滑肌运动，使肠管紧张性下降，收缩幅度减小，频率减慢。四神丸可拮抗 Ach 所致的回肠痉挛性收缩和氯化钡所致的肠管痉挛，抑制副交感神经过度兴奋。四神丸也可直接松弛胃肠道平滑肌，抑制肠蠕动亢进。四神丸可降低大黄、蓖麻油所致腹泻小鼠的腹泻率和稀便率，明显减轻小鼠的腹泻程度。四神丸对正常小鼠的小肠推进运动和溴吡斯的明所致的小鼠小肠推进功能亢进均具有明显的抑制作用。

2. 其他药理作用　四神丸可显著增强机体免疫功能，促进胆汁分泌，调节糖代谢，抑制多种病原微生物，还具有收敛和镇静作用。

【临床应用】

常用于治疗慢性结肠炎，过敏性结肠炎，肠结核之久泻或五更泄泻属于脾肾虚寒，尤以肾阳虚为著者。

【用法用量】

1. 丸剂　口服。一次 9g，一日 1～2 次。
2. 片剂　口服。一次 4 片，一日 2 次。

玉屏风颗粒（口服液、胶囊）

玉屏风颗粒源于《丹溪心法》之玉屏风散，由黄芪、防风、白术（炒）组成，经现代工艺制备而成，为浅黄色至棕红色的颗粒；味涩而后甘。具有益气、固表、止汗的功效。用于表虚不固，自汗恶风，面色㿠白，或体虚易感风邪者。

【药理作用】

1. 调节免疫　玉屏风颗粒对免疫系统有双向调节作用；提高巨噬细胞吞噬能力；提高淋巴细胞转化百分率，促进细胞免疫能力；增强溶血素和溶血空斑形成反应，增加 IgA，降低 IgE，增强 DTH 等。

2. 抗过敏　玉屏风颗粒具有抑制变态反应的作用，可抑制 IgE 的产生和肥大细胞释放生物活性物质。

3. 抗病毒　玉屏风口服液在鸡胚感染病毒前或后 1 小时，以及与感染病毒同时给药，均能抑制流感病毒的增殖。

4. 保护肾脏　玉屏风口服液能显著减轻家兔实验性肾炎模型肾脏结构病变，提升 Ccr，降低尿蛋白，改善肾功能。

5. 抗应激　玉屏风颗粒能提高小鼠的耐疲劳能力，降低耗氧量；此外还具有耐低温、耐缺氧作用等。

【临床应用】

常用于上呼吸道感染、哮喘、支气管炎、慢性咽炎、汗证、过敏性鼻炎、肾小球肾炎易于伤风感冒而致病情反复者。

【用法用量】

1. 颗粒　开水冲服。一次 1 袋，一日 3 次。

2. 口服液　口服。一次 10mL，一日 3 次。

3. 胶囊　口服。一次 2 粒，一日 3 次。

第二十五章
攻毒杀虫止痒方药

扫一扫，查阅本章数字资源，含PPT、音视频、图片等

凡是以解毒疗疮，攻毒杀虫，燥湿止痒为主要功效的方药，称为攻毒杀虫止痒方药。本类药物多味辛，有毒，主入肝经。攻毒杀虫止痒方药具有杀虫止痒、消肿散结、祛风燥湿的功效。部分攻毒杀虫止痒方药尚兼有解毒生肌、温肾壮阳、截疟、祛痰的作用。攻毒杀虫止痒方药主要用于疥癣、湿疹、痈疮疔毒、虫蛇咬伤等。常用药有雄黄、蛇床子、川楝子等，常用成药有洁尔阴洗液（泡腾片）、金蝉止痒颗粒（胶囊）等。

本类方药，以外用为主，兼可内服。攻毒杀虫止痒药大都具有抗菌抗炎作用，可抑制细菌、真菌、疥虫、螨虫、滴虫等病原体的生长繁殖。部分药物具有祛腐生肌、促进疮口愈合的作用。并认为上述药理作用是攻毒杀虫止痒方药解毒疗疮、攻毒杀虫、燥湿止痒的药理学基础。现代药理研究表明，攻毒杀虫止痒方药的解毒、杀虫、燥湿、止痒作用主要涉及以下药理作用。

1. 抗病原微生物　本类大部分药物对多种病原微生物具有抑制作用，可用于皮肤病、生殖道感染等。此类药物大部分能抗病原微生物，对金黄色葡萄球菌、链球菌、肺炎球菌、脑膜炎奈瑟菌及炭疽杆菌、铜绿假单胞菌、结核杆菌、痢疾杆菌、变形杆菌等革兰阳性菌和革兰阴性菌均有效，同时对多种皮肤真菌有较强的抑制作用。其抑菌机理各不相同，如土荆皮可使真菌细胞线粒体消失，细胞结构变性而抑菌；砒石主要成分为三氧化二砷，砷为细胞原浆毒，可直接杀灭活体细胞。

2. 杀虫　大多数药物对多种寄生虫有明显的驱杀作用。如蛇床子、雄黄、白矾等有抗滴虫作用；轻粉、雄黄、硫黄能杀疥虫。此外，有些药物内服可杀寄生虫，如肠道寄生虫、血吸虫、疟原虫等。

3. 抗炎　部分药物具有一定的抗炎作用。有研究表明，硫黄对一些炎症模型有一定的抑制作用。

4. 收敛、止血　部分药物与创面或黏膜接触时，可使表层细胞的蛋白质凝固，形成保护膜，减少出血和渗出，促进创伤愈合。如白矾可收敛、止血；土荆皮也有止血作用。

综上所述，攻毒杀虫止痒药用于疥癣、湿疹、痈疮疔毒、虫蛇咬伤等的治疗，其抗菌、杀虫、抗炎和收敛等作用均是其攻毒、杀虫、止痒的药理学基础。

常用攻毒杀虫止痒药的主要药理作用见表25-1。

表 25-1　常用攻毒杀虫止痒药主要药理作用总括表

药名	抗病原微生物	杀虫	止痒	抗炎	其他作用
硫黄	+	+		+	缓泻、溶解角质、中枢抑制、镇咳祛痰
雄黄	+	+		+	抗溃疡、抗肿瘤

续表

药名	抗病原微生物	杀虫	止痒	抗炎	其他作用
白矾	+	+			抗溃疡
土荆皮	+				止血、抗早孕、抗肿瘤
大风子	+				
川楝子	+	+		+	兴奋平滑肌、利胆、抗肿瘤
炉甘石	+		+		防腐、收敛
硼砂	+				皮肤收敛
砒石	+	+			局部腐蚀、抗肿瘤
蜂房	+			+	抗溃疡、促进胃肠平滑肌蠕动
升药					消毒、促组织再生
铅丹	+	+			抑制黏液分泌
蛇床子	+	+	+	+	抗氧化、抗心律失常、扩张血管、性激素样作用
滑石				+	止泻
轻粉	+				抗溃疡

第一节　常用药

雄　黄

本品为硫化物类矿物雄黄族雄黄，分布于四川、贵州、云南、甘肃、湖北、湖南等地。采挖后去除杂质，研成细粉或水飞，生用，切忌火煅。雄黄主含二硫化二砷（As_2S_2）。

雄黄味辛，性温，归肝、大肠经。具有解毒杀虫，燥湿祛痰，截疟的功效。主治痈肿疔疮，蛇虫咬伤，虫积腹痛，惊痫，疟疾。《神农本草经》说："主寒热，鼠瘘，恶疮，疽痔，死肌，杀百虫毒。"《本草纲目》曰："治疟疾寒热，伏暑泄痢，酒饮成癖，惊痫，头风眩晕，化腹中瘀血，杀劳虫疳虫。"临床功效主要体现在解毒、杀虫两个方面。治痈肿疔毒、蛇虫咬伤，可单用或入复方，且较多外用，如《千金方》以本品为末涂之；临床可配白矾，如二味拔毒散治疗疮疖初起、红肿痛痒；与牵牛子、槟榔等同用，如牵牛丸可治虫积腹痛；与朱砂配伍，内服能祛痰截疟；与杏仁、巴豆同用，如雄黄丹可治小儿喘满咳嗽。上述功效的发挥，与雄黄抗病原微生物、抗肿瘤等药理作用密切相关。

【药理作用】

1. 与功效相关的主要药理作用

（1）抗病原微生物　雄黄抗菌谱广，对人型和牛型结核杆菌、肠道致病菌及耻垢杆菌有抑制作用；雄黄水浸剂在试管内对堇色毛癣菌、同心性毛癣菌、许兰黄癣菌、奥杜盎小芽胞癣菌、铁锈色小芽胞癣菌、红色表皮癣菌、紧密着色芽生菌、星形奴卡菌等皮肤真菌均有不同程度的抑制作用。此外，雄黄能增强网状内皮系统的吞噬能力，增强机体非特异性免疫功能。

（2）抗血吸虫及疟原虫　雄黄有抗鼠疟原虫及抗日本血吸虫作用。

2. 其他药理作用

抗肿瘤　雄黄及其复方广泛用于急、慢性粒细胞型白血病和其他骨髓增生性疾病的治疗。雄黄对白血病细胞具有选择性细胞毒作用，可促进肿瘤细胞分化，诱导肿瘤细胞凋亡，并具有抑制肿瘤细胞核酸合成，抑制血管生成及直接杀伤肿瘤细胞的作用。

【体内过程】

雄黄灌胃大鼠后大部分组织器官中都有砷分布。其中，砷在血液中的蓄积量最高。健康人服用含雄黄的牛黄解毒片 4 小时后，尿砷含量明显增加，2～3 天后达峰值，药后 7 天尿砷的累积排泄率为 0.55%～0.72%，表明雄黄经肾由尿排出体外的量很少，大部分由粪便排出。

【安全性评价】

硫化砷家兔静脉注射 LD_{50} 为 80mg/kg。大鼠灌胃雄黄混悬液 0.2g/kg，每日 1 次，连续 6 周，结果动物体重有所下降，BUN 含量明显升高，肝细胞有浊肿、脂肪样变性等现象，肾近曲小管有脂肪样变性、间质充血并有炎细胞浸润。停药后 2 周上述病变均有一定程度的恢复。用雄黄给小鼠灌胃 6 周，发现 250mg/kg 对肾脏损害较为严重，肾小球充血较明显，细胞数增多，肾小囊腔明显狭窄，囊壁增厚，并有少量新月体形成。

雄黄可导致微核率升高，具有潜在致突变性。妊娠小鼠或地鼠经腹腔注射、灌胃、静脉注射砷化物，可引起畸胎和死胎。

【临床应用】

1. 雄黄单用或复方（如二味拔毒散）常用于痈肿疔疮及湿疹疥癣，相当于西医学的慢性湿疹、牛皮癣、神经性皮炎和带状疱疹等。

2. 以雄黄为主的复方（如安虫丸、安虫散）常用于虫积腹痛，相当于西医学的寄生虫疾病，如蛔虫、蛲虫病和脑囊虫等。

3. 以雄黄为主的复方（如太乙紫金丹）常用于治疗疟疾。

4. 以雄黄为主的复方（如雄黄丹）可用于哮喘症，相当于西医学的慢性支气管炎及支气管哮喘等。

5. 以雄黄为主的复方（青黄散）可用于白血病的治疗。

此外，雄黄复方对各种炎症、面瘫、尿路感染、宫颈糜烂、腮腺炎等均有一定疗效。

【临床不良反应】

砷可致中枢神经系统缺氧和功能紊乱，引起恶心、呕吐、腹胀、腹泻等；雄黄长期大量使用可致突变、致畸、致癌（如皮肤癌、支气管癌、肝癌、口腔癌、食管癌）等。

蛇床子

本品为伞形科植物蛇床 Cnidium monnieri（L.）Cuss. 的干燥成熟果实。主产于河北、浙江、江苏、四川等地。生用。蛇床子主要含香豆素类化合物，另外还含有挥发油，倍半萜及糖类等成分。香豆素类化合物的主要成分有蛇床子素、欧芹属素乙、异虎耳草素、佛手柑内酯、花椒毒素、花椒毒酚、蛇床定、当归素等。挥发油中主要成分包括 α- 蒎烯、莰烯、柠檬烯、醋酸龙脑酯等。

蛇床子性温，味辛、苦，有小毒。外用燥湿杀虫止痒，内服温肾壮阳，祛风燥湿。《神农本草经》谓之"主妇人阴中肿痛，男子阴痿，湿痒，除痹气，利关节，癫痫恶创"。临床功效主要体现在杀虫止痒、燥湿、温肾壮阳三个方面。内服用于治疗阳痿、宫冷、寒痹腰痛，外治滴虫性阴道炎、手足癣感染等。临床常与白矾配伍，外用治阴部瘙痒；与山药、杜仲、牛膝等同用治带下；与当归、枸杞子、淫羊藿、肉苁蓉等配伍，如赞育丹治疗阳痿无子。上述功效的发挥，与蛇床子抗病原微生物、抗炎、抗变态反应、性激素样作用、抗肿瘤等药理作用密切相关。

【药理作用】

1. 与功效相关的主要药理作用

（1）抗病原微生物 蛇床子煎液在体外对金黄色葡萄球菌（包括耐药菌）、枯草杆菌、铜绿假单胞菌、变形杆菌等多种细菌，以及羊毛状小孢子菌、絮状表皮癣菌、石膏样毛癣菌等真菌均有抑制作用，对红色毛癣菌、许兰毛癣菌、石膏样小孢子菌、断发毛癣菌、紫色毛癣菌等致病性浅部真菌感染亦有不同程度抑制作用。

（2）抗炎 蛇床子素和花椒毒酚可抑制二甲苯引起的小鼠耳郭肿胀及醋酸引起的小鼠腹腔毛细血管通透性增高，明显抑制小鼠肉芽肿的生成。蛇床子素和花椒毒酚对角叉菜胶诱发的大鼠及切除双侧肾上腺的大鼠足肿胀有拮抗作用，其中花椒毒酚还可降低炎症部位组织内 PGE 含量，而蛇床子素对其影响则不明显。

（3）止痒、抗变态反应 蛇床子挥发油有止痒作用，此作用与拮抗组胺和抑制肥大细胞脱颗粒有关。蛇床子有效成分 R_2 可提高磷酸组胺对豚鼠的致痒阈，抑制由 4- 氨基吡啶所引起的小鼠皮肤瘙痒反应。蛇床子也具有抗变态反应的作用，能抑制小鼠同种被动皮肤过敏反应，抑制由 2,4- 二硝基氯苯所诱发的小鼠迟发型超敏反应。

2. 其他药理作用

（1）性激素样作用 蛇床子浸膏有雌激素样作用，能使小鼠子宫和卵巢的重量增加，延长交尾期。对小鼠也有雄激素样作用，能增加前列腺、精囊的重量。

（2）抗诱变、抗癌 蛇床子素、欧芹属素乙、佛手柑内酯、异虎耳草素、花椒毒酚、花椒毒素在 AFB_1 诱变的抑制作用中具有较高的活性；蛇床子水提取液可抑制 S180 肉瘤的生长，并可延长动物生存时间。

（3）抗心律失常 蛇床子的水提取物、总香豆素对氯仿诱发的小鼠室颤、氯化钙诱发的大鼠室颤均有明显的预防作用，蛇床子素和花椒毒酚同样具有此药理作用，并能提高家兔心室电致颤阈。蛇床子的水提取物、总香豆素、蛇床子素、花椒毒酚对心肌细胞膜的钠离子内流有明显的抑制作用。

（4）对中枢神经系统的影响 蛇床子总香豆素对中枢神经系统有一定的抑制作用，蛇床子素可显著增强阈下催眠剂量戊巴比妥钠对小鼠的催眠作用。蛇床子素有促进小鼠学习记忆的作用，显著改善小鼠记忆获得、巩固及方向辨别能力。

【体内过程】

蛇床子水煎剂家兔灌胃，蛇床子素吸收迅速，T_{max} 为 0.75 小时，$t_{1/2Ka}$ 为 0.11 小时；但消除却比较慢，$t_{1/2}$ 达 17 小时，因此属于快速吸收慢速消除药物。蛇床子素大鼠静脉注射后，$t_{1/2\alpha}$ 为 3.59 分钟，$t_{1/2\beta}$ 为 41.13 分钟。

【安全性评价】

小鼠蛇床子灌胃给药的 LD_{50} 为（2.44±0.05）g/kg，蛇床子果实挥发油中欧芹酚甲醚给小鼠皮下注射 LD_{50} 为 16mg/kg。蛇床子总香豆素灌胃大鼠 60、140mg/kg，每日 1 次，共 31 天，无明显毒性。

【临床应用】

1. 以蛇床子为主的复方（常与黄芩、牡丹皮、生地黄等配伍），常用于疮疹湿痒肿痛等，相当于西医学的湿疹、痒疹和荨麻疹等。

2. 蛇床子单用（蛇床子散）常用于妇人阴寒、湿浊带下，相当于西医学的滴虫性阴道炎及霉菌感染等。

3. 以蛇床子为主的复方常用于肾阳亏虚所致的阳痿、宫冷，相当于西医学的性功能减退症及不孕症等。

【临床不良反应】

服用蛇床子总香豆素后，少数患者有轻微口干、嗜睡、轻度胃部不适（饭后服用可避免），停药后症状可消失，对血压、心率等均无不良反应。用含蛇床子的煎剂熏洗，可出现局部灼热、甚痒，红色斑疹，红肿起疱，流黄水等。

川楝子

本品为楝科植物川楝 *Melia toosendan* Sieb. et Zucc. 的干燥成熟果实。主要产于河南、甘肃、湖南、广西、四川、贵州、云南等地。冬季果实成熟时采收，除去杂质，用时打碎，生用或炒用。川楝子主要含川楝素、生物碱、山奈醇、树脂、鞣质等。

川楝子性寒，味苦，有小毒，入肝经。具有除湿热、清肝火、止痛、杀虫的功效。用于胸胁、脘腹胀痛，疝痛，虫积腹痛。《神农本草经》曰："主温疾、伤寒太热烦狂，杀三虫疥疡，利小便水道。"《珍珠囊》谓："主上下部腹痛，心暴痛。"《医林纂要》谓："泻心火，坚肾水，清肺金，清肝火，去痛冷。"临床功效主要体现在"行气止痛""杀虫"两方面。临床常与延胡索配伍，治热厥心痛，或发或止，久不愈者，如金铃子散；与小茴香、吴茱萸配伍，治寒疝，以及偏坠，小肠疝痛，如导气汤（《医方简义》）等。上述功效的发挥，与川楝子驱虫、兴奋平滑肌、抗菌等药理作用密切相关。

【药理作用】

1. 与功效相关的主要药理作用

（1）驱虫　本品驱虫作用的主要成分是川楝素。川楝素对整条猪蛔虫及其节段有明显的麻痹作用，可以加快虫体 ATP 的分解代谢，导致间歇性痉挛收缩，虫体不能附着肠壁而被驱出体外。体外实验表明，川楝子对猪蛔虫、蚯蚓、水蛭均有较强的杀灭作用。

（2）兴奋平滑肌　川楝素可使在体及离体兔肠肌的张力及收缩力增加，可引起痉挛性收缩而致腹痛腹泻，因而驱虫时可不用泻药。

（3）抗菌　川楝子对金黄色葡萄球菌有抑制作用。川楝子的醇浸液也对真菌有抑制作用，尤其对白色念珠菌、新生隐球菌有较强抑制作用；川楝子对铁锈色小芽孢癣菌也有抑制作用。

2. 其他药理作用

（1）阻断神经肌肉接头　川楝素对小鼠神经肌肉接头传递有阻断作用，其作用机制是抑制突触前神经末梢释放 Ach，而不影响冲动在神经纤维的传导和肌膜的静息电位。

（2）抗肿瘤　川楝子有抑制肿瘤细胞作用。川楝素是其主要有效成份，对人体宫颈癌、肝癌、胃癌、肺癌等细胞有明显抑制作用。

【体内过程】

川楝素为脂溶性，灌胃给药的生物利用度为 30%～42%，$t_{1/2}$ 为 25 小时。肌注 $t_{1/2}$ 为 18 小时，静注为 6.64 小时。该药吸收快，分布广，但消除慢，周边室药物浓度高，肝胆及十二指肠最高，脾、肾次之，在脑内各部分均匀分布但浓度低。多次给药有蓄积。

【安全性评价】

川楝素灌胃小鼠的 LD_{50} 为 277～1146mg/kg，皮下注射为 14.3mg/kg，腹腔注射为 13.8mg/kg，静脉注射为 14.6mg/kg。灌胃大鼠的 LD_{50} 为 120.67mg/kg，皮下注射为 9.8mg/kg，静脉注射为 4.2mg/kg。犬的最小中毒量为 7.5～10mg/kg，最小致死量为 30～32mg/kg。猫的最小中毒量 LD_{50} 为 2mg/kg，最小致死量为 3～4mg/kg。川楝素给大鼠 9mg/kg 静注或肌注及 0.4mg/kg 延脑呼吸中枢注入均能引起呼吸衰竭。

在玻片法和试管法实验中，川楝素水煎剂 5g 生药 /mL 对家兔和人精液具有杀精作用。

【临床应用】

1. 以川楝子为主的复方（如金铃子散）常用于治疗热厥心痛，相当于西医学的慢性胃炎、萎缩性胃炎、心肌缺血、心绞痛等属于热厥者。

2. 以川楝子为主的复方（如导气汤）常用于治疗寒疝，相当于西医学的疝气等属于寒凝肝脉者。

3. 以川楝子为主的复方（常与乌梅、川椒、黄连、生大黄等配伍）常用于治疗虫积症，相当于西医学的蛔虫病、蛲虫病等。

此外，川楝子可用于治疗急性乳腺炎、头癣等。

【临床不良反应】

一般成人口服常规剂量的川楝子水煎剂就有不良反应，如精神疲惫、乏力、胃痛、恶心、腹痛、腹泻。长期或大剂量服用，可引起肝功能损害如 ALT、AST 升高，呼吸急促，胸闷，紫绀和肺出血等。

砒 石

本品为砷矿中的砷华 *Arsenolitum* 矿石的加工品，又名信石，有红砒和白砒两种。除极少部分来自天然砷矿的氧化物外，大多数由砷矿石升华或使雄黄氧化升华而成。主要分布于甘肃、江西、湖南、广东、广西和贵州等地。砒石主要成分为三氧化二砷（As_2O_3），白色，八面体状结晶。红砒除含 As_2O_3 外，尚含少量红色矿物硫化砷。

砒石味辛、酸，性大热，有大毒，归肺、肝经。外用攻毒杀虫，蚀疮祛腐；内服劫痰平喘，截疟。主治寒痰哮喘，久疟，恶疮腐肉不脱，痔疮，牙疳等。临床可配硫黄、苦参、附子等调油为膏，如柳枝煎汤洗疮后外涂砒霜膏治恶疮日久；可配明矾、雄黄、乳香为细末，如三品一条枪治瘰疬、疔疮等。上述功效的发挥，与砒石腐蚀、抗病原微生物、平喘、抗肿瘤等药理作用密切相关。

【药理作用】

1. 与功效相关的主要药理作用

（1）腐蚀　本品外用或内服对皮肤黏膜有强烈的腐蚀作用。

（2）抗病原微生物　本品对疟原虫、阿米巴原虫及其他微生物均有杀灭作用。

（3）平喘　对 OVA 哮喘模型，砒石能减轻其气道阻塞，降低气道高反应性，并能降低哮喘小鼠肺组织 5-脂氧合酶激活蛋白基因表达、支气管肺泡灌洗液（bronchoalveolar lavage fluid, BALF）中的 LT-C_4 水平，具有平喘作用。

（4）抗肿瘤　砒石对癌细胞有特定的毒性，对急性早幼粒细胞白血病等有较好的抑制作用。体外细胞培养实验表明，30μg/mL 的砒石对白血病祖细胞具有明显抑制作用，其效果与柔红霉素相似。研究发现，As_2O_3 对急性早幼粒细胞白血病细胞株 NB_4 细胞有诱导凋亡和不完全分化的双重作用，而且能快速调变及降解 PML/PML-RAR_α 蛋白的表达。

2. 其他药理作用

同化作用　长期微量吸收砒石可使机体同化作用加强。有促进蛋白质合成、促进脂肪组织增厚、改善皮肤营养、活跃骨骼造血功能、促进红细胞和血红蛋白新生的作用。此作用机制与少量砒石抑制氧化过程，并引起同化作用增强有关。

【体内过程】

砒石中主要成分 As_2O_3，口服吸收后可随血流分布到全身各脏器，以骨和毛发贮存量最多，时间亦长，即使脱离接触数月至数年仍可测得。主要由肾脏和消化道排出，部分由皮肤、毛发和指甲排出。哺乳妇女可由乳汁排出。

【安全性评价】

白砒给小鼠灌胃的 LD_{50} 为 0.144g/kg；红砒给小鼠灌胃的 LD_{50} 为 0.242g/kg，中毒表现为拒食少动，肝淤血，有肠积液。

【临床应用】

1. 以砒石为主的复方（如紫金丹）常用于祛痰平喘，治疗寒痰喘哮、日久不愈，相当于西医学的支气管哮喘。

2. 以砒石为主的复方（如枯痔散、四品散等）可外用治疗恶疮腐肉不脱、痔核肿痛、走马牙疳及癣疾等，相当于西医学的内痔、肛瘘、早期宫颈癌、皮肤癌等。

3. 三氧化二砷注射液静脉点滴可用于治疗复发难治性急性早幼粒细胞白血病。

此外，砒石复方对结核病、神经性皮炎均有一定疗效。

【临床不良反应】

砒石有剧毒，其中毒量个体差异很大，可相差 10 倍。一般认为成人中毒量为 0.01g，致死量为 0.1g。在常规剂量内已有不良反应。长期服用或稍大剂量使用就有明显的中毒反应，外用也能吸收中毒。多数急性白砒中毒患者的主要表现为恶心、呕吐、口渴、咽喉烧灼，重度中毒有黏液血便、意识不清、痉挛等。有的急性白砒中毒患者还有心电图的改变、膈神经麻痹及卟啉病等。

第二节 常用成药

洁尔阴洗液（泡腾片）

洁尔阴洗液（泡腾片）由蛇床子、艾叶、独活、苍术、薄荷、黄柏、黄芩、苦参、地肤子、茵陈等药组成。具有清热燥湿、杀虫止痒的功效。用于妇女湿热带下证，症见阴部瘙痒红肿，带下量多、色黄或如豆渣状，口苦口干，尿黄便结，舌红苔黄腻，脉滑者。妇女湿热带下证与西医学的霉菌性、滴虫性及细菌性阴道炎症状相似。方中黄芩、苦参清热燥湿、杀虫止痒，共为君药；以金银花、栀子、土荆皮、黄柏、茵陈清热解毒、燥湿止痒，为臣药；地肤子、蛇床子祛风止痒，薄荷、艾叶、独活、苍术、石菖蒲芳香化浊、祛湿止痒，七味为佐药。诸药合用，共奏清热燥湿、杀虫止痒之功。

【组方研究】

1. 与功效相关的主要药理作用

（1）抗病原微生物 体外试验研究表明，洁尔阴对临床分离的常见需氧菌中 18 个属 228 株（如链球菌、金黄色葡萄球菌、链球菌、淋病奈瑟菌、梅毒螺旋体等），霉菌 6 株（如白色念珠菌、絮状表皮癣菌、红色毛癣菌和花癣菌等）均有抑制作用；对 8 个属 42 株厌氧菌有显著抑杀作用；并对痤疮丙酸杆菌的生长有明显的抑制作用。电镜观察发现，10% 洁尔阴能破坏真菌的细胞壁，胞内崩解，胞质中结构变性以至消失，是治疗真菌感染的作用基础。实验也发现，洁尔阴洗液冲洗大鼠阴道对白色念珠菌性阴道炎有较好的治疗效果。此外，1% 洁尔阴体外对单纯疱疹 II 型病毒、艾滋病毒有抑制作用。

（2）抗滴虫 洁尔阴洗液体外对阴道滴虫有明显抑制作用，其最低抑虫浓度为 0.5%。

（3）抗炎 洁尔阴洗液对急性炎症模型如二甲苯所致耳肿胀和大鼠蛋清性足肿胀均有明显的抑制作用，对二硝基氯苯（dinitrochlorobenzene，DNCB）所致小鼠接触性皮炎亦有一定的抑制作用。洁尔阴泡腾片皮下注射对巴豆油所致小鼠耳肿胀和皮肤毛细血管通透性也有抑制作用，其作用强度与洁尔阴洗液相似。

（4）止痒 10% 洁尔阴洗液能明显提高组胺所致豚鼠足背皮肤致痒阈。

2. 其他药理作用

调节免疫功能 洁尔阴（1g/kg）能促进小鼠腹腔巨噬细胞的吞噬功能，促进淋巴细胞转化，增加特异性抗体滴度，表明其有一定的免疫调节作用。

【安全性评价】

洁尔阴 1g 生药 /kg 外涂皮肤，每天 1 次，连续 7 天，对家兔完整和破损皮肤均无刺激性；0.06g 生药 /kg 注入家兔阴道停留 4 小时未见明显刺激性；豚鼠皮肤涂抹未出现过敏反应；100g 生药 /kg 1 日内 2 次灌胃给药，观察 7 天，未见不良反应和动物死亡。

【临床应用】

1. 洁尔阴洗液（泡腾片）常用于治疗阴痒和带下病属于湿热下注，任脉受损证者，相当于西医学的霉菌性阴道炎、滴虫性阴道炎及细菌性阴道炎。

2.洁尔阴洗液常用于治疗湿毒浸淫所致皮肤瘙痒、糜烂，相当于西医学的各种皮肤疾患如接触性皮炎、湿疹、体股癣、皮肤瘙痒症、肛门瘙痒、痤疮及外耳道真菌感染等。

【临床不良反应】

少数患者使用后皮损处出现皮肤潮红加重、刺痛等。

金蝉止痒胶囊（颗粒）

金蝉止痒胶囊（颗粒）源于民间验方，由金银花、黄芩、栀子、苦参、龙胆、黄柏、白芷、白鲜皮、蛇床子、蝉蜕、连翘、地肤子、地黄、青蒿、广藿香、甘草组成；经现代制剂工艺制备而成。胶囊剂内容物为棕黄色至棕褐色的颗粒或粉末；气清香，味苦。本品具有清热解毒、燥湿止痒的功效，适用于湿热内蕴所引起的湿疹、丘疹性荨麻疹、夏季皮炎等皮肤瘙痒症。

【药理作用】

1.止痒　本品具有良好的止痒作用。对2,4-二异氰酸甲苯酯所致的小鼠耳郭瘙痒、右旋糖酐致小鼠皮肤瘙痒、4-氨基吡啶致小鼠皮肤瘙痒和磷酸组胺致豚鼠瘙痒均有良好的拮抗效果。

2.抗非免疫性接触性荨麻疹　本品对二甲基亚砜所致的豚鼠耳肿胀在45分钟和180分钟有一定抑制作用；对桂皮酸所致的豚鼠耳肿胀具有较好的拮抗作用，提示本品具有抗非免疫性接触性皮炎作用。

3.抗过敏　本品对2,4-二硝基氯苯致小鼠迟发性过敏所致的耳肿胀有明显抑制作用；对大鼠同种被动皮肤过敏反应有良好的拮抗作用；对大鼠颅骨肥大细胞脱颗粒有显著的抑制作用，提示本品具有良好的抗过敏作用。

4.抗炎　本品对二甲苯所致小鼠耳肿胀具有显著的抑制作用，对组胺所致大鼠皮肤毛细血管通透性亢进具有良好的拮抗作用，对蛋清所致的大鼠足肿胀具有良好的拮抗作用，提示本品具有良好的抗炎作用。

5.抗菌　本品体外对化脓链球菌、大肠埃希菌、铜绿假单胞菌、金黄色葡萄球菌具有一定的抑制作用，对白色念珠菌和近平滑念珠菌也有一定的抑制作用，提示本品具有一定的抗细菌和抗真菌作用。

【安全性评价】

金蝉止痒胶囊（颗粒）小鼠灌服的 MTD 为1254g/kg（相当于50kg体重成年人临床口服日用药量的696.67倍）；以92.30g/kg经口给药3个月、6个月，对大鼠无明显毒性影响。

【临床应用】

常用于湿疹、荨麻疹、夏季皮炎、皮肤瘙痒症、过敏性皮炎、接触性皮炎、神经性皮炎等属湿热蕴结者，临证以皮肤瘙痒、粟粒样丘疹、舌红苔黄腻为使用指征。孕妇禁用。婴幼儿、脾胃虚寒者慎用。

【用法用量】

1.胶囊剂　口服。一次6粒，一次3次。饭后服用。
2.颗粒剂　开水冲服。一次16g，一日3次。饭后服用。

实　验

中药药理动物模型是指在中医药研究过程中，尤其是在中药药理研究中建立的具有人类病证表现的动物实验对象和相关材料。主要包括疾病动物模型、证候动物模型和病证结合动物模型，它既属于实验动物学的范畴，又是中药药理实验方法的核心，在中药药性、配伍、药效、药动、毒理研究和中药新药开发等方面发挥着重要作用。疾病动物模型分为诱发性疾病动物模型和自发性疾病动物模型。诱发性疾病动物模型是研究者通过使用物理、化学、生物等因素作用于动物，造成动物组织、器官或全身一定的损害，出现某些人类疾病表现，如发热动物模型、咳嗽动物模型等；自发性疾病动物模型是指实验动物未经任何有意识的人工处理，在自然情况下发生，并通过定向培育而保留下来的疾病模型，如消渴（糖尿病）动物模型、圆翳内障（白内障）动物模型等。证候动物模型是指在中医药理论指导下，在动物身上复制的中医药证候，如肾虚证、脾虚证、血瘀证等动物模型。病证结合动物模型是指在动物身上复制的既有中医证候表现，又有西医学疾病表现的动物模型，如失血性贫血血虚证动物模型、感染性休克厥脱证动物模型等。本章主要介绍证候动物模型、病证结合动物模型的研究现状、思路方法、发展趋势和常用中医药动物模型的复制方法。

第一节　概　述

中药药理动物模型的造模方法多，设计范围广。早在唐代陈藏器《本草拾遗》中就有"黍米及糯，饲小猫、犬，令脚屈伸不能行"的记载。明代李时珍《本草纲目》亦有记载用马观察糯米致脚气的方法。1960年，我国著名内分泌学家邝安堃教授等发现小鼠使用过量肾上腺皮质激素出现肾阳虚证的类似症状，并于1963年报道了肾上腺皮质激素致小鼠肾阳虚证动物模型的造模方法。1977年，上海第一医学院用高分子右旋糖酐建立了微循环障碍血瘀证模型。1979年北京师范大学用大黄煎剂创制小鼠脾虚证动物模型，拉开了现代中医药动物模型研究的序幕。目前，用物理、化学、生物、心理和多因素的造模方法，大约300种，建立了肾虚证、脾虚证、肺虚证、心虚证、血瘀证、血虚证、肝郁证、寒证、热证、痹证、厥脱证等60多类证候动物模型；用600多种造模方法，建立了中医内科、外科、妇科、儿科、骨科、皮肤科、五官科、男科等130多种疾病和100多种病证结合动物模型。

随着现代科学实验方法的融入和中医药特色动物实验方法的建立，中药药理动物模型的科学内涵、建模原则和操作规范必须要进行深入研究和归纳总结。为此，1984年卫生部科教司编写的《医学实验动物模型和细胞系研制与应用》，首次收录了11种中医动物模型；1987年，成都中医学院中医实验研究组编著了《中医证候动物模型实验方法》，介绍了几十种中医模型，并论述了证候动物模型的定义、研究原则、动物选择、制作思路和方法；1989 年，彭成教授对中医证候动物模型的研究技术、建模方法进行了总结归纳；1993 年，中国中医研究院主编了《实用中医证候动物模型学》，对中医证候动物模型的定义、进展、思路、评价、复制方法等进行了总结和论述；1993 年、1995 年、1998 年和 2001 年在北京召开了中医证候动物模型专题研讨会，就中医证候动物模型的最新进展进行交流，对模型的研究技术进行了规范；2006 年，方肇勤教授主编了《辨证论治实验方法学——实验小鼠诊法与辨证》，对实验小鼠的常见证候、诊法、辨证、评价进行了研究和总结，并于 2009 年再版为《大鼠、小鼠辨证论治实验方法学》，增加了实验动物品种大鼠，并使该方法学更系统、完整，并推广至大鼠；2007 年，苗明三教授、朱飞鹏教授共同主编了《常用医药研究动物模型》，全书分为上篇和下篇，下篇专门论述中医药证的模型和中西医结合的动物模型，每个模型项下从造模材料、造模方法、造模原理、造模后表现和注意事项等几方面进行论述；2008 年，彭成教授主编了《中医药动物实验方法学》，对中医药动物实验方法学的概念与内容、地位与作用等进行了论述，对中医药动物实验的思维原理、实验动物与中医药动物实验、实验材料准备与实验室操作规范、常用实验动物的选择、动物实验基本技术方法、实验设计及数据分析、动物实验的影响因素及控制、实验动物管理法规和中医药动物实验的局限性进行了阐释，对中医证候动物模型的具体实验方法和中医药病证动物模型在中医药基础理论研究、中医临床各科实验、中医方药研究、中医非药物疗法研究中的应用进行了整理和总结。

　　中药药理动物模型一经建立，就在中医药基础、应用基础和开发研究领域中得到应用。如陈可冀院士应用脾虚动物模型研究清宫八仙糕的药效作用；1991 年，李仪奎教授主编的《中药药理实验方法学》，将血瘀证动物模型用于活血化瘀治法的研究，将阴虚、阳虚、肾虚、脾虚、血虚等证候动物模型用于扶正固本中药的研究等；1993 年，陈奇教授主编的《中药药理研究方法学》，分上、中、下三篇，下篇专门论述证的动物模型和中药药理实验方法；1994 年，卫生部药政管理局发布了"中药新药药理学研究指南"，在"中药新药药效学研究基本要求"中明确提出"动物模型应首选符合中医病或证的模型，目前尚有困难的，可选用与其相近似的动物模型和方法进行试验，以整体动物体内试验为主，必要时配合体外试验，从不同层次证实其药效"，并对 48 种中医常见病（证）中药新药药效试验进行了规范；李连达院士在《中药新药研制与申报》中明确提出，中药新药药效学研究选择实验方法时，"首选符合中医理论，具有中药特点的试验方法及动物模型"，并为中药新药研究推荐了 62 种中医证候动物模型，从而促进了中医证候动物模型在中药创新药物开发、中医证候本质研究、中药复方物质基础和作用原理揭示、中医药重大疾病防治机制等领域中应用。

第二节　思路与方法

　　中药药理实验动物模型的研究中，应坚持四大设计原则，即相似性原则、标准化原则、重复性原则和经济性原则。在实验方法的设计与研究中，既要坚持中医药理论关于疾病病因病机、证候特点的认识，又要综合考虑现代疾病谱特点，进行造模方法的选择与定量；通过实验动物的选择、实验相关时间的探索及环境条件和饲料营养控制，使实验方法稳定、可控；评价模型成功与否的实验指标应包括宏观辨证指标和微观指标，指标应具有特异性、敏感性，并定量化；实验方法建立研究中应采用相应的方剂进行复健治疗，以反证方法的成立；实验方法应在不同实验动物中进行重复实验，并推广应用，证实模型的稳定、可靠。

一、设计原则

1. 相似性原则　相似性原则是指动物模型研究中必须注意模型与原型的相似性。在条件允许的情况下，尽量选择与人的组织结构、机能、代谢及中医药病证特点相似的实验动物和方法。研究者在选择实验动物和实验方法之前，应充分比较实验动物与人类、实验动物与实验动物之间生物学特征方面的相同和相异之处，分析中医药病证与实验动物病证之间的相似性，选择与人的形态结构、生理机能、生化代谢及中医药病证特点相似的实验动物和方法，建立病证动物模型。一般而言，实验动物等级愈高，进化程度愈高，其结构、功能、代谢愈复杂，其反应就越接近人类。猴、狒狒、猩猩、长臂猿等灵长类动物是最接近人类的实验动物，在中医药动物实验中具有其他动物不可相比的优势。但并非只有灵长类动物与人类具有相似性。许多实验动物的进化程度并不一定很高，但某些组织器官的结构、机能、代谢及疾病特点与人类相似，故在中医药动物模型研究中常常被选用。如猪的皮肤组织结构与人类基本相似，猪舌的表面及舌上皮各层细胞结构与人舌基本相同，故常用小型猪制作烧烫伤模型和中医病理舌苔模型。中医学认为肝主疏泄，其性喜条达，恶抑郁；肾藏精，主生长、发育、生殖；故复制肝郁模型宜选用青年动物，肾虚模型宜用老年动物。GK 大鼠的表现与消渴相似，SHR 大鼠的症状与肝阳上亢类同，可以作为病证的动物模型。

2. 标准化原则　标准化原则主要包括实验动物和动物实验方法的标准化。具体讲，标准化包括实验动物遗传控制、微生物控制、营养控制、环境设施控制的标准化和实验动物规格的选择与动物实验操作的规范化。动物模型的标准化是一个复杂的系统工程，涉及实验动物的标准化和动物实验的标准化，并涉及硬件如实验环境设施，软件如管理规章制度、标准操作规程的制定、实施及高素质科研人员、饲养人员的培养等方面。因此，选择实验动物进行动物模型研究时，必须在具有实验动物生产许可的生产单位购买质量合格的实验动物，并要求供应单位提供质量合格证书，合格证书应标明合格证号，动物品种或品系的名称、级别、遗传背景或来源，微生物和寄生虫检测状况，且生产单位负责人必须签章；实验时，应将实验动物放在合格的获得实验动物使用许可的环境设施中饲养，饲养人员、实验人员必须持证上岗；进行造模时，还应考虑动物的年龄、体重、性别、生理及健康状况；提供实验报告时，应标明所使用实验动物的合格证号、动物品种、品系、体重、级别、性别和遗传背景或来源。

3. 重复性原则　动物模型研究的重复性包括实验的重复性和动物的重复性，是中医药动物模型研究的重要内容，理想的动物模型或实验方法应该是能重复的，甚至是可以标准化的。为了增强动物模型或实验方法复制时的重复性，必须规范以下几个方面的内容：①实验动物的品种、品系、年龄、性别、体重、健康情况、饲养管理应规范一致；②实验环境条件的温度、湿度、气压、气流、风速、照明、氨浓度、噪声、消毒和灭菌方法应规范一致；③实验样品的制备，实验药品的生产厂家、批号、纯度、规格，给药剂型、剂量、途径、方法应规范一致；④实验仪器型号、灵敏度、精确度、范围值应规范一致；⑤实验者的操作技术应熟练，实验方法步骤应明确一致性，从而保证实验重现性。动物模型研究的重复性，还体现在使用不同动物复制同一模型或建立同一实验方法的可重复性方面。比如北京师范大学用苦寒泻下法建立小鼠、大鼠、地鼠脾气虚证动物模型，显示苦寒泻下脾气虚证动物模型具有较好的重复性。

4. 经济性原则　经济性原则是指在动物模型研究过程中，应尽可能选用价格便宜、容易获得、饲养经济的实验动物。猴、狒狒、猩猩等非人灵长类动物居于较高的进化水平，在许多方面有不可替代的优越性。然而，这些大动物往往由于来源少、生殖周期长、繁殖率或产仔率低、饲养管理困难、标准化程度较低、价格昂贵等弱点影响其易获性。在实际工作中，研究者应在不影响整个研究质量的前提下，尽量降低研究成本，选用与实验目的相符、结构功能简单、最经济、易获得、易饲养管理的标准化实验动物。如小鼠、大鼠等啮齿类动物，具有品种品系多，繁殖周期短，饲养容易，遗传和微生物控制方便，分布广泛，来源充足等特点，为动物模型研究提供了良好的实验动物材料。

二、中医药动物模型的实验方法

1. 造模方法的选择与定量 目前，中药药理动物模型的造模方法存在五种情况。①坚持中医特色，以中医病因病机学说为指导，选择符合中医药致病因素的证候动物模型。如热性中药"阴虚"动物模型、苦寒泻下"脾虚"动物模型、肥甘过度"脾虚"动物模型、食酸"脾虚"动物模型、劳役过度"脾虚"动物模型、房劳过度"肾虚"动物模型等，动物实验方法的选择与动物模型的建立符合中医药理论。②面对药物滥用、噪声、辐射、三废污染所致的新疾病，老龄化所致的慢性疾病，以及死亡率很高的心脑血管疾病、恶性肿瘤、艾滋病等，不仅是西医学面对的难题，也是中医药面临的挑战，必须选择或建立相对应的证候或病证结合动物模型。如肾上腺皮质激素所致肾阳虚，甲状腺素 T_4、利血平所致肾阴虚，乙酰苯肼所致血虚，噪声、辐射所致肾虚，废气（氨、SO_2 等）所致肺虚等，把药害、噪声、辐射、三废污染与中医的证结合起来，丰富了中医病因学，为中医药治疗新生疾病提供了依据。③针对与西医学一致的中医疾病的症状和体征进行实验研究，可借用西医学的经典动物实验方法。如咳嗽、呕吐、疼痛、出血、便秘、腹泻等，既是中医疾病的症状体征，也是西医学疾病的症状体征，故可选用经典的止咳、止呕、镇痛、止血、通便、止泻的动物实验方法，将其直接作为中医药动物实验的方法。④尚无符合中医药理论、具有中医药特点的实验方法或动物模型，可直接选用疾病动物模型。⑤尚无符合中医药实验目的的证候、病证结合或疾病动物模型，可选用正常动物进行实验指标的观察。不论哪种情况，都必须抓住中医药疾病、证候和病证结合的关键，注重传统方法与现代方法结合，选择中医药动物实验方法。

其次，应使动物实验方法科学化、定量化。中药药理动物模型的实验方法主要包括物理因素、化学因素和生物因素三个方面。①物理刺激因素：实验时，应根据不同的方法、不同的动物采用相应的指标定量。如劳倦伤脾法，中国中医研究院（现中国中医科学院）采用大鼠在振动机内振动的方法建模，建模时大鼠在振动机内振动的时间、次数、频率、振幅，都应定量化。②化学刺激因素：应根据预试实验定量。如食酸"脾虚"模型，食醋是造模因子，那么造模时食醋的生产厂家、出厂批号、pH 值都应详细地记录，给动物的食醋量应高度定量。通过反复实验，发现昆明种小鼠的最佳刺激量 15mL/kg，Wistar 大鼠 10mL/kg，否则，量大，动物将大批死亡，量少，不易造模成功。③生物刺激因素：应根据生物致病因子的性能与动物模型的要求、实验动物的特点进行定量。如肺痨、疫毒痢，使用结核杆菌、痢疾杆菌，应高度定量。首先，应注意选择菌株为活菌苗还是死菌苗；其次，应进行无菌操作，避免混入其他微生物；再者，应通过预试实验摸清不同种属、品系的动物的给药量、给药途径、给药方法。

2. 实验方法的稳定与控制 中药药理动物模型的实验方法现状是新的方法不断、新的模型不断、新的检测指标不断，而稳定、可靠、可重复的方法不多。为确保动物模型实验方法的稳定性，建立中药药理动物模型时应注意一个选择、一个探索、两个控制。

实验动物的选择：①所用实验动物的遗传背景或来源应清楚，品种、品系及亚系的名称应确切，并根据中医药动物实验的要求，选择中医药动物实验研究敏感的品种、品系，如发热实验宜用家兔，脾虚动物模型可用昆明种小鼠、Wistar 或 SD 大鼠。②动物应有完整的微生物检测资料，确保动物健康，以避免动物本身的疾病影响实验结果。③注意动物的个体差异，选择性别、体重、生理状态适宜的动物。如脾虚证候动物模型研究，性别上，小鼠多用雄性；体重上，Wistar 大鼠一般是 180～220g，太小造模易死，太大不易成模。生理状态方面，不宜选用怀孕、授乳的动物，因其与未怀孕、未授乳的动物的生理状态有较大差异，如复制血瘀动物模型，妊娠动物的红细胞沉降率较正常动物大，在造模时虽然形成血瘀的机会多、成功率大，但结果不准确、不稳定。

实验相关时间探索：实验因素定量后，就应探索在实验因素持续作用下，实验成功所需要的最佳时间，实验成功后持续多长时间动物会自然恢复或实验成功后施加因素的处理时间。如偏食脾虚动物模型，造模时间为 10 天，自然恢复时间为 7～10 天，反证治疗时间为 5～7 天。

环境条件控制：温度一般控制在 20℃～25℃范围，湿度 55%±15% 为佳，气流 0.18m/s，氨浓度 20ppm 以下，噪声 60 分贝以下，自然采光，饮水符合卫生标准，排泄物、垫料应及时消毒、清除。否则，会影响动物的生长发育、繁殖、抗病能力。如建立虚弱动物模型，以上条件改变，易造成动物大批死亡，模型控制不稳定。

饲料营养控制：实验动物饲料应符合营养要求，根据不同种属选择合适的饲料配方，使用全价颗粒饲料或混合饲料。否则，动物的体质、抗病能力均会受到影响，从而影响动物模型的稳定性。如建立脾虚动物模型，不用全价颗粒饲料，营养素没有达到标准，蛋白质含量少于 20%，就不能排除饥饿因素造成脾虚营养不良的可能，使其脾虚造模方法的可靠性受到怀疑。

3. 实验指标的选择与建立 中药药理动物模型指标的选择，存在两种弊病，即宏观诊断辨证指标不统一，微观指标大撒网、大包围。如脾虚证动物模型的研究，宏观指标，在全国比较公认的就有三种辨证标准，即中医诊断学教科书的标准，全国中西医结合虚证和老年病专业委员会制定的脾虚证参考标准，以及国家 CFDA 公布的《证候类中药新药临床研究技术指导原则》中的诊断标准。微观指标方面，脾虚模型动物的各组织器官、血液、尿液、唾液、胃液几乎全部取样，做各种检查，现代微观指标达 70 多个，大撒网、大包围，指标不集中，研究不深入，特异性指标、敏感性指标缺乏论证。为规范中药药理动物模型，苗明三教授引入生物数学计算建立中药药效多指标评价方法——综合权重法，将其用于中医药动物模型的评价，将指标分为Ⅰ类（核心指标）、Ⅱ类指标（直接相关）、Ⅲ类指标（间接相关），确定各类指标的权重系数，评价模型的适合度，具有创新性。苗明三教授建议，中医药动物模型可通过综合中医"四诊"表征评价方法、中医"证"结合西医指标评价方法、"以药（方）测证"评价方法和"组群谱"系统评价方法的结合，从而制定不同中医动物模型的规范指标评价体系。

宏观辨证指标的选择与建立，应参考中医药界公认的统一的证候诊断辨证标准，结合动物的生理、病理特征，尽量客观、准确，建立宏观指标体系。如脾虚模型宏观辨证指标，应参考 CFDA 发布的《中药新药临床研究技术指导原则》（试行）和 2017 年中华医药学会脾胃病分会发布的《脾虚证中医治疗专家共识意见》中的脾虚诊断标准，结合动物的生理、病理特征，选择体重、体温、纳食量、活动计数或疲劳实验、大便性状（大便小干、大便软、大便溏、大便如水），作为主要的宏观辨证指标，使其定量化，并做统计分析；竖毛、拱背等作为次要宏观辨证指标。

微观指标的选择与建立，应按照中医的特点，结合临床，选择与该证相关性密切的微观指标；发现有意义的阳性指标，应反复验证，排除其他证候的阳性反应，使它成为特异性、敏感性指标，从而建立微观指标体系。组学技术已应用于中医证候微观特异性指标的发现。如脾虚证模型指标应选择与脾主运化、主统血、主四肢肌肉等相关性较高的微观指标，临床发现唾液淀粉酶活性测定、小肠木糖吸收试验是比较有意义的指标，在模型上应重复实验，并排除肾虚、心虚、胃肠湿热等证候出现此指标，从而确定为特异性、敏感性指标。

4. 实验方法的建立及佐证 选择实验动物、建立实验指标、稳定实验方法，是中药药理动物模型动物实验研究的基本技术，也是建立中医药动物模型实验方法的基本要素。而复健治疗又是进一步证实所建立的中医药动物模型的实验方法是否成立的关键技术。

当建立稳定的中药药理动物实验方法后，就应用该动物实验方法相对应的基础方药或非药物疗法进行处理，以反证该动物实验方法是否成立。如脾虚动物模型用四君子汤复健治疗，肾阳虚动物模型用金匮肾气丸复健治疗，心阳虚心衰动物模型用参附注射液复健治疗等。如果复健治疗的处理因素能纠正该动物实验的病变，佐证该动物实验成立，否则不成立。

5. 实验方法的重复及应用 中药药理动物模型建立后，还应使用两种或两种以上不同品种或不同品系的动物进行重复实验，或反复实验、广泛应用，以明确新建实验方法的技术特点和应用范围。如20世纪60年代初，国内著名的内分泌专家邝安堃教授建立氢化可的松肾阳虚动物模型以后，上海第一医学院、上海第二医学院、上海中医学院等单位相继用小鼠、大鼠、豚鼠、家兔成功复制了氢化可的松肾阳虚动物模型，并应用该模型研究了肾阳虚证的病理表现、发病机制，研究了右归丸、肾气丸、补肾壮阳液、二仙汤、附子、锁阳、仙茅苷、人参皂苷、苁蓉总苷等方剂、中药、中药有效部位的补肾阳的药效作用。又如成都中医药大学建立食醋脾虚动物模型后，成都中医药大学、香港大学、上海中医药大学、广州中医药大学等相继用小鼠、大鼠、家兔成功复制了食醋脾虚动物模型，并应用该模型研究了脾气虚证的病理机制，研究了四君子汤、小西洋参汤、参术胶囊、人参、黄芪、白术、人参皂苷等方剂、中药、中药有效部位补脾气的药效作用和作用原理。进一步证实模型稳定可靠。

第三节 常用中药药理动物模型的复制方法

中医药动物模型包括中医药疾病动物模型、证候动物模型和病证结合动物模型三类。其中，病证结合动物模型主要是将中医证候动物模型制备方法与现代疾病动物模型制备方法相结合。故本节主要介绍心、肝、脾、肺、肾、六腑和血的证候动物模型和伤寒、温病的疾病动物模型。

一、心脏病证动物模型

心脏病证是指心主血脉或主神志功能失常的病证表现。目前常用小鼠、大鼠、家兔、犬等动物复制心气虚证、心血虚证、心阴虚证、心阳虚证及心血瘀阻证等中医药病证动物模型。

1. 心气虚证 心气虚证是以心悸，精神疲倦，或有自汗，面白舌淡，脉弱等为常见症的证候。1987年孙福立等采用睡眠剥夺法，模拟中医惊、劳等病因建立大鼠心气虚证模型；李十红等对此方法加以改进，延长剥夺睡眠时间至192小时后，模型大鼠左室收缩功能和舒张功能均受到损害，认为是心虚证模型的重要病理表现；金卓祥等用同样方法复制大鼠心气虚证模型，模型动物表现及血液流变学等多项指标均有明显的改变，认为心气虚证动物模型的外周血处于一种高黏高凝状态，为中医气虚可致血瘀的理论提供了一定的依据。1989年金雁建立高胆固醇性免疫损伤加慢性放血心虚证模型，并认为有气虚血瘀的表现；此后张富杉、俞丽霞等亦采用类似方法成功复制此模型。1998年李绍芝等采用心肌细胞缺氧再给氧损伤的方法建立心气虚证细胞模型，在造模方法上是一种新的探索。2003年龙子江等报道睡眠剥夺加腹腔注射垂体后叶素复合方法制备心气虚动物模型。2003年袁肇凯采用控食、游泳及大剂量普奈洛尔灌胃法在小鼠上模拟了心气虚证动物模型；同年程志清等采用类似方法用大鼠复制出该模型，并用定性与定量指标结合进行了较为客观的评价。2004年姚立等报道采用强迫跑步、控食及大剂量普奈洛尔等复合因素建立大鼠心气虚证模型，得到同样的结果。近年来，以气虚、血瘀是心力衰竭的主要病理基础、心气虚是主要气机的中医理论为依据，冠脉结扎法、腹主动脉或下腔静脉缩窄法或穿刺法、主动脉瓣关闭不全法、异丙肾上腺素腹腔注射法、阿霉素注射法等建立的慢性心力衰竭动物模型被用作心气虚证心力衰竭模型。此外，还有冠脉结扎联合腹腔注射升压药左旋硝基精氨酸建立冠心病心气虚证大鼠模型。2014年，林家茂等采用阿霉素腹腔注射联合丙基硫氧嘧啶灌胃在大鼠上建立慢性心力衰竭心气虚兼血瘀水肿证大鼠模型，是复杂证候的病证结合动物模型。

2. 心血虚证　心血虚证是以心悸、头晕、多梦、健忘、面色淡白或萎黄、唇舌色淡、脉细等为常见症的证候。明确提出心血虚证的动物模型国内未见报道，而日本学者通过放血及喂饲缺铁饲料法建立了该模型，并用于药效研究与评价。但国内血虚证动物模型研究文献报道较多，可以借鉴。

3. 心阴虚证　近年来对心阴虚证的临床研究比较活跃，主要涉及自主神经功能、血液流变学及甲皱微循环、内分泌功能、血浆环核苷酸、血清酪氨酸、免疫功能、微量元素、心功能等方面的内容。但相关动物实验开展较少，仅孙福立等采用小站台水环境技术剥夺大鼠睡眠，模拟中医"惊""劳"病因造成大鼠反映出类似心悸和脉细弱的证候，体现了"证"的动态性质，反映出心虚证的演变规律，可考虑为气阴两虚偏气虚证动物模型。在此基础上，徐舒欣等采用持续激惹及水站台睡眠剥夺联合氯化钙注射法建立室性心律失常心阴虚证大鼠模型。其他心阴虚证动物模型的复制方法未见报道，值得重视和加强这方面研究。

4. 心阳虚证　在心气虚证的基础上，出现虚寒证候即为心阳虚证，目前单纯心阳虚证动物模型报道较少。但有关于心阳虚心衰、心阳虚心绞痛病证结合动物模型及充血性心力衰竭少阴病阳虚水停证动物模型的报道。

5. 心血瘀阻证　心血瘀阻证是以胸闷心悸，胸痛如刺、痛引肩背内臂，唇舌紫暗，脉细涩或结代等为常见症的证候。1996年黄熙等移植冠状动脉狭窄犬模型建立心血瘀阻犬动物模型，并用于药物动力学特征与血流动力学研究；2003年袁肇凯等采用冠状动脉二期结扎法建立犬心血瘀阻动物模型用于实验教学。同年，章忱等采用垂体后叶素联合高分子右旋糖酐注射法建立大鼠心肌缺血心血瘀阻证模型；2009年，简维雄等采用冠脉结扎法建立的大鼠模型认为是心血瘀阻证模型，血液流变学异常；2015年简维雄等采用高脂饲养联合冠脉结扎法建立大鼠血瘀证前期、亚血瘀证期和心血瘀阻证期三个不同的阶段，从而初步建立心血瘀阻证动态演变实验动物模型。国内血瘀证动物模型研究文献报道较多，可以借鉴。

二、肝脏病证动物模型

中医肝脏证候主要指肝主疏泄、藏血的功能失常的证候表现。目前常用大鼠、小鼠、鸭、家兔等动物复制肝郁证、肝血瘀证、肝血虚证、肝阳上亢证等中医证候动物模型。其中肝郁证动物模型的复制方法较多，较为成熟。但肝脏证候动物模型的实验研究主要围绕西医学肝脏的生化、血液学、形态学和组织化学等方面开展工作，与中医临床证候有一定差距。中医肝脏证候包括了西医学的大脑皮质、自主神经、消化、代谢、血液循环、机体解毒和运动功能失调等方面的内容，故建议建立不同类型的肝脏病证动物模型，从不同的侧面揭示中医肝脏的证候变化。

1. 肝郁证　肝郁证是中医情志致病的代表证候，主要指肝失疏泄，气机郁滞，以情志抑郁，喜叹息，胸胁或少腹胀闷窜痛，妇女乳房胀痛，月经不调，脉弦等为常见症的证候。1979年湖

南医学院采用 CCl_4 和艾叶注射建立肝郁证模型。1980 年陈国林采用艾叶注射液腹腔注射建立肝郁模型。1991 年须惠仁、李凤文等采用钳夹大鼠尾部激怒刺激的方法建立肝郁气滞血瘀模型，并进行了动物证型演变及相关指标的观察研究。1994 年乔明琦建立束缚法肝郁证模型；赵益业等参照乔明琦的方法并进行改进制作肝郁证动物模型，利用小鼠有内向屈从、抑郁焦虑倾向的特点，将小鼠随机分笼，用医用胶布束缚四肢，使之行走困难，活动受限，保证食物和饮水，在 1 周后造成肝郁证动物模型。2002 年张小丽等采用夹尾法合肾上腺皮下注射法制备大鼠肝郁证模型；2004 年彭成教授采用限动水浸郁怒法建立了肝郁证动物模型。随后，钟小兰等采用束缚制动法制备肝郁证大鼠模型，从蛋白质组学角度探讨了肝郁证的实质，并筛选出涉及免疫、神经内分泌和营养物质代谢方面的差异表达蛋白。2005 年吴栩等采用电刺激及噪声干扰作为情志刺激造模方法建立肝气逆证模型，应用 HPLC 法测定大鼠下丘脑中单胺类神经递质含量变化，探讨肝气逆证模型大鼠微观机制。同年裘涛等人采用脑缺血的大鼠模型与行为限制模型相结合制作脑卒中后抑郁症大鼠模型，并对此模型的建立和有效性做了系统的评价。

2. 肝血瘀阻证　肝血瘀阻证是指肝气郁结，血行不畅，血脉阻滞所表现的证候。肝血瘀阻证动物模型的研究报道较少，聂广等用 DHBV 复制了鸭肝病毒模型，模型动物可见肝血瘀阻的症状。

3. 肝血虚证　肝血虚证是全身性血虚证的一组特殊表现，以肝血的调节功能失常、某些相关脏器失养为证候特点，具有血虚证的一般表现如面色无华、爪甲、唇舌色淡、脉细等症状，或兼见视物模糊、雀盲、手足麻木等，其致病因素包括生血乏源、失血过多及肾精亏损等。明确提出肝血虚证的动物模型国内未见报道，金益强等就肝脏脏象实质研究及肝脏证候辅助实验诊断指标提出许多见解，对有关肝血虚等肝脏证候病理生理学基础进行了初步研究。但国内血虚证动物模型研究文献报道较多，可以借鉴。另外，动物模型研究者应加强血虚证、肝血虚证与心血虚证的对比研究，揭示它们之间的联系与区别。

4. 肝阳上亢证　肝阳上亢证型主要有情绪急躁易怒、毛细血管充盈、皮肤潮红、心率加快等客观表现，以及头晕、目眩、口苦咽干、失眠等主观症状，类似于临床上高血压病患者的症状。目前，大多数学者选用高血压模型作为肝阳上亢证动物模型，也有学者用多巴胺静脉注射或采用两肾一夹法或灌胃温燥药水煎液法模拟肝阳上亢证。

5. 肝阴虚证　肝阴虚证主要表现为胁肋隐痛，两目干涩，口咽干燥，头晕目眩，五心烦热，舌红少津，脉弦细数等症状。当前暂无单纯的肝阴虚模型，但有肝损伤肝阴虚模型。2020 年贾岚等基于过食温热易耗阴液的中医理论，采用 CCl_4 注射联合温热类中药（附子、干姜、肉桂）灌胃法建立大鼠化学性肝损伤肝阴虚证模型；采用 Lieber-DeCarli 酒精液体饲料加甲状腺激素灌胃法建立大鼠酒精性肝损伤肝阴虚模型。此两种模型部分模拟了中医肝阴虚的证候，但仍存在许多不足之处，今后有待进一步阐释肝阴虚的实质，从中医病因思考探索肝阴虚模型。

三、脾脏病证动物模型

中医脾脏证候是指脾主运化、升清与统血功能失常的证候表现。目前常用小鼠、大鼠、豚鼠、地鼠、家兔、犬、驴、猪等动物复制脾气虚证、脾阴虚证、脾阳虚证、脾不统血证等中医证候动物模型。脾虚证动物模型的研究在中医证候模型研究中是较为全面和深入的，成为中医证候实质研究的突破口之一。目前已有数十种脾虚证造模方法的报道，分别从不同角度揭示了脾虚证的部分实质，也为其他证型模型的研究提供了借鉴。但脾虚证模型，同一证型不同造模方法之间、不同证型之间、不同物种之间比较研究不够，有待深化。

1. 脾气虚证　脾气虚证是以食少纳呆，食后脘腹胀满，大便溏薄，少气懒言，四肢倦怠，面色萎黄，舌淡苔薄，脉缓弱等为常见症的证候。1979 年北京师范大学创立苦寒泻下法复制脾气虚证动物模型，1981 年北京中医研究所采用利血平注射法建立了脾虚证模型，1983 年黑龙江中医学院采用饮食失节、过食肥甘复制脾气虚证动物模型，1989 年成都中医学院采用偏食酒或偏食醋复制了脾气虚证动物模型，同年中国中医研究院基础研究所采用劳倦和饥饱失常复制了脾气虚证动物模型，1990 年中国中医研究院基础研究所采用耗气破气建立了脾气虚证动物模型，同年成都中医学院采用偏食苦味法建立脾气虚证动物模型，并且中国中医研究院基础研究所和成都中医学院对脾气虚证动物模型进行了规范化研究。目前脾气虚证动物模型包括苦寒泻下类、耗气破气类、饮食失节类、偏食五味类、劳倦伤脾类、化学药物损伤类、复合因素造模类，近年来还有手术切除部分回肠法构建转基因小鼠模型等方法。与其他中医证候动物模型相比，脾气虚证动物模型造模的方法多，观测指标多，研究具有深度和广度，为其他证型模型的研究提供了借鉴。但脾气虚证动物模型不同造模方法之间、不同物种之间的比较研究有待加强。

2. 脾阴虚证　脾阴虚证是以食少，食后作胀，消瘦，乏力，大便秘结或溏而不爽，口燥唇干，口渴而饮水不易解渴，舌红少津，或舌光无苔，苔或腻或薄，脉细数等为常见症的证候。1993 年陈小野以劳倦过度、饮食失节、甲状腺激素和利血平多因素法建立大鼠脾阴虚证模型；1997 年陈德珍等以番泻叶、甲状腺素片灌胃法建立大鼠脾阴虚证模型；2002 年易杰等改进脾气虚证动物模型造模方法，由跑步改为游泳，建立了大鼠脾阴虚证模型，并研究了脾阴虚与脾、肝组织 PKC 活性变化的关系。但脾阴虚证动物模型研究尚不足，脾阴虚的造模方法，脾阴虚与胃阴虚、脾气虚的关系和区别有待进一步深入研究。

3. 脾阳虚证　脾阳虚证是以脘腹疼痛而喜温喜按，畏寒怯冷，面色苍白，神疲乏力，四肢欠温，大便清稀，或肢体浮肿，小便不利，或反复便血，或白带清稀而多，舌质淡胖，苔白滑，脉沉细或迟弱为常见症的证候。1992 年孟静岩等采用大黄泻下、跑步机劳倦、洋白菜与猪油交替喂饲法建立脾阳虚证大鼠模型，并对模型动物木糖排泄率、尿淀粉酶活力单位等指标进行了系统观察；同年李湛民等采用灌胃番泻叶浓度递增的方法建立脾阳虚证小鼠模型；1993 年易杰采用类似方法建立脾阳虚证大鼠模型；同年陈小野报道采用化学药物（利血平＋更生霉素或新斯的明）法建立脾阳虚证大鼠模型；1995 年王昕等采用伤湿法建立脾阳虚证动物模型。2007 年，王岚等采用食醋合活性炭冰水法制备脾阳虚便秘模型，提供了一种新的脾阳虚制备方法。由于临床脾阳虚证多由脾气虚证发展而来，许多学者对此二证动物模型的区别较为含糊，在某些药理研究中甚至互相代用，近年来有学者开始开展两种证候的区别研究，并获得初步发现。张立德等比较饮食不节合劳倦过度致脾气虚大鼠模型和灌服番泻叶致脾阳虚大鼠模型，发现二者在脑肠肽（CCK、VIP、Ghelin）表达和 cAMP/PKA 通路调控作用表达上存在差异，为脾气虚证和脾阳虚证的区别提供了参考。今后需继续开展相关研究，建立脾阳虚。

4. 脾不统血证　脾不统血证是出血性疾病中较为常见和重要的一种证型，是在脾气虚证的基础上，出现血管、血液、血液流变等血液循环、血凝的障碍，而具有自身特点的出血症状。1991 年罗光宇、彭成等采用偏食酒醋加阿司匹林或水蛭粉喂饲法成功复制了脾不统血黑便证、便血证、肌衄证等动物模型，并应用多学科的手段和方法，研究了模型的生物学特征，建立了较为规范的评价体系。2001 年陈易新等采用水蛭粉加番泻叶水浸剂灌胃和游泳法建立了脾不统血证大鼠模型，并研究了脾气虚状态与出血因素的关系，在脾气虚过程中影响了机体出血、凝血过程的某些环节，脾气虚状态使机体对出血因素（如水蛭粉、阿司匹林等）更为敏感。2016 年游艳婷等采用过度疲劳加饮食失节合低分子肝素钠皮下注射法制备大鼠脾不统血证模型，具有脾气虚症状和各种出血症状。

四、肺脏病证动物模型

中医肺脏证候是指肺的主气、司呼吸、通调水道、宣发肃降及朝百脉、主治节功能失常的证候表现。目前常用小鼠、大鼠、家兔等动物复制肺气虚证、肺阴虚证、肺阳虚证、肺热证、寒饮蕴肺证等中医证候动物模型，其中以肺气虚证和肺热证报道较多。但各证候研究并不深入，造模方法也较为局限，某些模型是移植西医急慢性气管炎等病理模型的造模方法，造模思路和原理的中医药特色体现不够。另外，肺气虚、肺阴虚、肺阳虚、肺阴阳两虚等证候模型与临床证候特点之间应加强比较研究。

1. 风寒犯肺证　风寒犯肺证是指由于风寒之邪侵袭肺表，肺卫失宣所表现的证候。风寒是六气中最为常见的气象性致病因素。寒为阴邪，易伤阳气，风为百病之长，常与寒邪并见，1993年陈新等采用风寒刺激箱的方法复制了 NIH 小鼠风寒犯肺证动物模型；1994 年陈克进等用冰块、风扇等复合方法复制了猪风寒犯肺模型；2004 年陈新等采用亚急性风寒环境刺激复制小鼠风寒犯肺证动物模型，模型与中医临床表现有一定的相似性，但应研究风寒致病因素的复杂性和现代科学内涵。

2. 寒饮蕴肺证　寒饮蕴肺证是与呼吸功能相关的肺行水功能失常而致水饮停积肺形成的证候，以胸闷憋气、咳嗽喘息、痰多清稀或呈泡沫样、遇寒即发或加重为主，或伴见面部虚浮，或下肢水肿，或畏寒肢冷等，舌苔白腻或白滑，脉多沉弦。1995 年，陈振发等采用人工气候加冰水法建立"形寒寒饮伤肺"证候动物模型，模型动物出现肺局部及全身免疫功能降低、气管支气管损害的表现。2000 年孙广仁等报道采用控制低流量通气、生理盐水输液和置于寒冷环境综合方法建立家兔寒饮蕴肺证模型，并用于中药复方作用机理研究。2001 年沈承玲等采用锯末烟熏、控制低流量通气、生理盐水输液和置于寒冷环境的方法，建立寒饮蕴肺证动物模型。近年有许多寒饮蕴肺证病证结合动物模型的建立与应用。

3. 肺热证　肺热证是温病临床常见的证候类型，主要表现为发热、咳嗽、气喘、咳痰、胸闷胸痛、舌红苔黄、脉数等症状。1995 年龚婕宁等采用气管注射仙台病毒属副流感病毒复制兔肺热证动物模型；1996 年陆平成等采用鼻腔滴入仙台病毒属副流感病毒复制兔肺热证动物模型。目前多采用肺炎双球菌、大肠埃希菌及仙台病毒气管接种的方法建立家兔肺热证模型，然临床肺热证病因病机并不局限于此，尚须拓宽思路。

4. 肺气虚证　肺气虚证为肺系病的常见证候，是以肺的功能减退为主的全身性病变，以咳喘无力，气少不足以息，动则益甚，痰液清稀，声音低怯，面色淡白或㿠白，神疲体倦，或自汗，畏风，易于感冒，舌淡苔白，脉虚等为常见症的证候。1976 年山西中医研究所建立甲状腺功能低下或肾上腺皮质功能低下加 SO_2 熏法肺虚寒证模型，1981 年天津市和平医院采用刨花烟熏法建立肺气虚证模型；1988 年王元勋采用油酸建立肺气虚证动物模型；1993 年徐锡鸿等采用风寒和 SO_2 综合刺激法复制肺气虚证动物模型。目前复制肺气虚证动物模型的方法较多见，如烟熏法、SO_2 熏法、SO_2 熏合风寒综合刺激法、LPS 滴气管合烟熏法、油酸应用法及多种复合法等方法。在造模上，应注意观察肺气虚证动物模型的全身性气虚指征。

5. 肺阴虚证　肺阴虚证是指肺阴不足，虚热内生，以咳嗽无痰或痰少而黏，口干咽燥，形体消瘦，午后潮热，五心烦热，盗汗，甚至痰中带血，声音嘶哑，舌红少津，脉细数等为常见症的证候。1976 年山西中医研究所采用甲状腺功能亢进加 SO_2 熏法造成肺阴虚证动物模型；1982 年上海第二医学院用左旋甲状腺素钠（T_4）给小鼠皮下注射，形成类阴虚动物模型。目前复制肺阴虚证动物模型的方法主要是烟熏或 SO_2 熏联合甲状腺素或甲状腺、利血平等。

6. 肺阳虚证　"肺阳虚"又称肺虚寒，它是肺阳不足、机能衰退及一系列温煦失职的临床表现的概称。1993 年陈小野采用强的松加 SO_2 熏法建立肺虚寒证小鼠模型；1998 年文小敏、王鹏等采用烟熏和寒冷刺激法建立肺阳虚证动物模型。目前还有慢性阻塞性肺病肺阴虚证模型。

7. 肺阴阳两虚证　中医基础理论表明，肺阴虚与阳虚证候后期均可能发展为肺阴阳两虚证，因此在将来的模型复制研究中，应考虑到证候模型的动态传变性，并将可否传变作为诊断模型复制成功的指标之一。1981 年天津市和平医院病理科建立了肺阴阳两虚动物模型。目前，常采用氢化可的松、利血平和甲状腺药物法加刨花烟熏法复制肺阴阳两虚证动物模型。

五、肾脏病证动物模型

中医肾脏证候是指肾主藏精、生长、发育与生殖，主骨生髓，主水液代谢及主纳气等功能失常的证候表现。中医肾脏证候动物模型的研究起步较早，自 1963 年邝安堃教授发现过度服用肾上腺皮质激素可造成小鼠肾虚以来，已有恐伤肾、房劳伤肾、外伤及肾、胎儿宫内发育迟缓、慢性悬吊应激法、肾上腺皮质功能改变、甲状腺功能改变、生理衰老法、腺嘌呤应用法等多种造模方法。目前常用小鼠、大鼠、猫、犬等动物复制肾气虚证、肾阴虚证、肾精不足证及肾阳虚证等中医证候动物模型，以肾阳虚证动物模型的复制方法较为多见。但仍存在许多急需解决的问题，如有些造模方法仍不够理想，动物死亡率高，与临床有一定差别。又如 CTX 肾虚模型、缺铁饲料肾虚模型、雷公藤多苷肾虚模型、X 线深度照射睾丸肾虚模型等，尽管都出现了肾虚证的一些证候表现，但对模型归属何种肾虚仍存在分歧。怎样选择合适的方法作为研究工具，既能把实验顺利完成，又能得到理想结果，是研究者应该慎重考虑的问题。

1. 肾气虚证　肾气虚证是指肾气亏虚，以腰膝酸软、听力减退、咳喘呼多吸少、动则喘息益甚、小便频数而清、余沥不尽、滑精早泄等为常见症的证候。1991 年沈雁、匡调元教授等首次以猫吓鼠、人吓猫和爆竹吓狗等恐吓方法建立"恐伤肾"肾气虚证动物模型；1998 年包天桐等采用慢性悬吊应激法建立肾虚证模型；同年王米渠等采用猫吓孕鼠伤其肾气的方法建立子代小鼠先天肾气亏虚动物模型，并进行了较为系统、深入的研究。但在肾气虚证动物模型的复制研究中，未能明确提出其与肾阳虚证动物模型的鉴别标准。

2. 肾阴虚证　肾阴虚证是指肾脏阴液不足，以腰膝酸痛、眩晕耳鸣、失眠多梦、遗精、形体消瘦、潮热盗汗、五心烦热、舌红少津、脉细数等为常见症的证候。1977 年上海中医学院用甲状腺素片加利血平法建立肾阴虚证动物模型；1984 年邝安堃等采用高位小肠侧瘘法复制肾阴虚证动物模型；1997 年邢玉瑞等采用过量糖皮质激素的方法建立肾阴虚证动物模型；2001 年陈主初等通过结扎 Wistar 雄性大鼠肾动脉的方法建立了高血压肾阴虚证动物模型；2002 年孙敬方等采用 ACTH 腹腔注射法建立了大鼠肾阴虚证动物模型；2003 年廖圣宝等采用过量灌服附子、肉桂、仙茅、仙灵脾等热性中药的方法复制了肾阴虚证动物模型。目前单纯肾阴虚证动物模型的复制方法报道相对较少，多为肾阴虚病证结合动物模型的研究，在今后的研究中应进一步加强。

3. 肾阳虚证　肾阳虚证是指肾脏阳气虚衰，以腰膝酸痛、畏寒肢冷、头目眩晕、精神萎靡、面色㿠白、舌淡胖苔白、脉沉弱等为常见症的证候。自 20 世纪 60 年代邝安堃教授首次建立了氢化可的松肾阳虚动物模型以来，肾阳虚证模型的造模方法有很多种，如劳倦过度加房事不节法、衰老肾虚法、糖皮质激素应用法、雌激素应用法、羟基脲法、腺嘌呤法、去势法、锁阳法、CTX 法等。如 1984 年刘福春等采用羟基脲灌胃法造成小鼠肾阳虚证动物模型；1989 年郑平东等采用腺嘌呤饲料喂饲法诱发睾丸功能损害，建立了 SD 大鼠肾阳虚动物模型；李震等在 1988 年采用雌激素法，1994 年采用劳倦过度、房事不节的方法建立了肾阳虚证动物模型；1997 年李军等在雌性豚鼠皮下注射长效避孕针和普罗兰，雄性豚鼠皮下注射苯丙酸诺龙，然后采用房劳和疲劳方法建立豚鼠肾阳虚证动物模型；同年衣欣、黄连芳等用醋酸泼尼松龙复制了青年 Wistar 大鼠肾阳虚动物模型；1998 年蔡连香等采用氨基导眠能灌胃法建立了肾阳虚动物模型。肾阳虚的造模方法还有如肾上腺全切法、雄性莱亨鸡睾丸切除法、雷公藤多苷法、庆大霉素法等，但是不同的造模方法所建立的肾阳虚证动物模型，模型动物一般会出现体重下降，活动减少，反应迟钝，弓背蜷缩，喜扎堆，畏寒喜暖，体毛枯疏，失去光泽，竖毛，阴囊皱缩，睾丸回升，肛周污染，摄食、饮水量减少等一系列肾阳虚证候，均反映了肾阳虚证某一个方面的情况，但彼此都不能相互取代，尤其单纯以去除内生殖器官或以药物对器官直接造成病理损害的方法所模拟的肾阳虚证动物模型，只能反映该模型的生物学特征。建议加大肾阳虚证不同造模方法之间的比较研究，确定各自的特点和使用范围。

六、六腑病证动物模型

中医六腑病证动物模型的研制起步较晚，研究报道较少，文献散见于中医基础理论六腑生理、病理研究，温病湿热证和其他病证结合模型研究。如 1995 年延自强等采用 $NaHCO_3$ 结合 F III 痢疾杆菌建立大肠湿热证菌痢猕猴模型；1998 年黎敬波等采用 20% 醋酸微量注射结合灌胃冰水或辣椒汁、白酒的方法建立胃溃疡胃实寒、实热证大鼠模型；同年田在善等采用静注醋酸铅和 5- 羟色胺同时灌胃 LPS 的方法建立大鼠肠热腑实证肠源性内毒素血症模型；2003 年慕澜等以高糖高脂饲料喂养、高温高湿环境（温度 35℃，相对湿度 85%）饲养结合产毒性大肠埃希菌（10^9/mL）灌胃方法建立大肠湿热证大鼠模型；2020 年陈青青、吕圭源等给小鼠灌胃白酒和辣椒液模拟"过食辛辣"制备小鼠胃阴虚模型。以上胃实寒证、胃实热证、大肠湿热证、肠热腑实证等中医六腑病证动物模型主要是通过模拟中医传统病因症状结合化学、生物因素建立动物模型，根据客观指标和药物反证为依据评价造模的成败，这类动物模型的研制，已经获得一些成功的经验，且为腑病学说的研究提供了一些新的实验方法。但在有些方面还有待进一步完善和提高，如在模型方法的设计上应尽可能靠近中医传统病因，在症状诊断上要制定符合动物特性的统一的病证诊断标准，在客观指标的确定上应根据中医理论选择与腑病学说相关性更高、特异性更强的实验指标，在反证方药的选择上应力求标准化。目前关于中医胆腑、小肠、三焦的动物模型复制方法尚未见报道。六腑病证动物模型研究技术的改进，对于揭示腑证理论的本质，探索腑病学说的新理论，寻求腑病治疗的新方法，将发挥重要作用。

七、脏腑兼证动物模型

人体各脏腑之间是一个有机联系的整体，凡两个或两个以上脏腑同时发病者，称为脏腑兼病。脏腑兼病在临床上甚为多见，证候也较为复杂，但有关其在中医病证动物模型方面的研究则起步较晚，大约始于 20 世纪 70 年代末，文献报道相对较少。在各脏腑兼证动物模型中，以肝郁脾虚证动物模型研究较多，自 1979 年湖南医学院第一附属医院中医基础理论研究室首次采用 CCl_4 皮下注射法建立肝郁脾虚证动物模型后，相继报道了饮食偏嗜与 CCl_4 注射结合法、夹尾激怒加苦寒泻下法、灌胃食醋加限制动物活动加水浸应激法大鼠肝郁脾虚证动物模型。脏腑兼证动物模型并不等同于两个或两个以上脏器证候造模方法的简单相加，而应理解其在病理上存在的内在联系和相互影响的规律，如具有表里关系的脏腑之间，脏与脏之间的生克乘侮关系等。因此，在复制动物模型时应当注意脏腑之间有无先后、主次、因果、生克等关系，采取恰当的造模方法，才能模拟出比较接近临床证候的动物模型。

1. 心肾阳虚证　心肾阳虚证是心肾两脏阳气虚衰，阴寒内盛所表现的证候。1998 年龙新生等采用寒凉药物灌胃结合冠状动脉结扎法建立少阴病心肾阳虚水停证家兔模型；2002 年吴向东等采用甲状腺切除与阿霉素腹腔注射法在 SD 大鼠上复制了心肾阳虚动物模型。

2. 肝郁脾虚证　肝郁脾虚证是指因肝失疏泄而影响脾胃气机升降和运化功能所表现出的以胸胁痛、腹胀、便溏等为主症的证候。1979 年湖南医学院第一附属医院中医基础理论研究室首次采用 CCl₄ 皮下注射法建立肝郁脾虚证大鼠、小鼠模型；1998 年郭振球等采用高脂饲料加 CCl₄ 注射结合法建立大鼠肝郁脾虚证模型；2001 年韩秋艳等用慢性夹尾激怒加高浓度大黄灌胃法造模亦取得成功；2002 年彭成等采用灌胃食醋、铁筒限制动物活动加水浸应激法建立大鼠肝郁脾虚证动物模型，并建立了较为系统的评价体系。

3. 肝肾亏虚证　肝肾亏虚是指肝肾两脏亏虚，以头晕目眩、失眠多梦、腰膝酸软、男子遗精、女子经少等为主症的证候。李瀚旻等于 2001 年采用左旋谷氨酸单钠注射加肝部分切除法建立肝肾精血亏虚大鼠模型；同年刘波等以高电压低电流电刺激法造成动物形体疲劳，建立运动性形体疲劳肝肾亏虚动物模型。

4. 肝肾阴虚证　肝肾阴虚证是指由于肝肾阴液亏虚，阴不制阳，虚热内扰所表现的证候。2000 年任小巧等通过长期应激激怒法建立肝肾阴虚证动物模型；2001 年樊蔚红等通过动物实验比较了化学药物、温燥药物及长期激怒 3 种方法，认为长期激怒法是肝肾阴虚证的首选造模方法。

5. 脾肾阳虚证　脾肾阳虚证是指脾肾阳气亏虚，温化失权，表现以泄泻或水肿为主症的虚寒证候。1982 年张永华等以大黄饲料喂饲法建立小鼠脾肾阳虚证动物模型，并从理论上将其与单纯脾胃虚证区别开来。

八、伤寒动物模型

中医伤寒证候动物模型主要是指根据六经辨证体系确定的六种病证及其主要常见证候的动物模型。目前常用大鼠、家兔等动物复制胸胁苦满证、土燥水竭证、蓄血证、太阴病证、少阴病心肾阳虚水停证等中医证候动物模型。但太阳病证、少阳病证和厥阴病证动物模型复制的方法有待探索，建议中医表证动物模型及解表方药药理研究动物模型作为太阳病证动物模型的补充，中医肝郁证、肝郁脾虚证及疟病等动物模型作为少阳病证动物模型的补充，蛔虫病及某些危重病证的造模方法作为厥阴病证动物模型的补充。

1. 胸胁苦满证　胸胁苦满为《伤寒论》中记载的一个重要证候，是由于肝气郁结，肝失疏泄，气机不畅而致肝经所过之胸胁部位发生胀闷疼痛，其发生机制主要为邪气入于少阳，经气不利。1971 年日本有地滋采用局部用药及针刺方法建立了胸胁苦满证动物模型；1984 年日本久保道德以病毒、细菌及致敏物质复制太阳病模型，并以大鼠佐剂性关节炎作为胸胁苦满证模型。

2. 土燥水竭证　土燥水竭证是指体内糟粕阻滞，热邪、阴津严重耗伤出现的证候。2004 年张喜奎等人采用次碳酸铋、呋塞米和大肠埃希菌内毒素联合造模的方法建立了土燥水竭证动物模型。但目前国内研究报道较少，今后应进一步加强该方面的研究。

3. 蓄血证　蓄血证是指太阳之邪化热内传或阳明邪热与瘀血互结，出现口渴喜饮、少腹胀满等热瘀互结的症状。2002 年何赛萍等采用内毒素注射法建立蓄血证动物模型。

4. 太阴病证　太阴病证属里虚寒湿证型，临床主要表现为腹满、食不下、自利、口不渴、时腹自痛等症状。1996 年于文明等采用大承气汤配合 0℃冰水（啖生冷）灌胃法建立太阴病动物模型。太阴病动物模型研究报道较少，今后应加强这方面的研究，并注意与脾阳虚证之间的区别。

5. 少阴病心肾阳虚水停证 少阴病属于全身性虚寒证，临床主要见恶寒、四肢冷、下利清谷、但欲寐、脉微细等症状。心肾阳虚水停证是其主要证型之一。1998 年龙新生等采用寒凉药物灌胃结合冠状动脉结扎法建立充血性心力衰竭少阴病阳虚水停证动物模型，对该证的研究具有意义。但本模型是在充血性心力衰竭的基础上复制而成，作为病证结合动物模型更为合适。

九、中医温病动物模型

温病证候动物模型主要包括卫、气、营、血证候，厥脱证候，湿热证候等动物模型。目前常用大鼠、家兔、猕猴等动物复制卫分证、气分证、营分证、血分证、气营两燔证、气血两燔证、温病厥脱证、湿热证等中医证候动物模型。1983 年熊启逵等采用大肠埃希菌注射法复制温病卫气营血证候模型以来，至今已有啤酒酵母法、百日咳和大肠埃希菌内毒素混合法、大肠埃希菌内毒素注射法、巴氏杆菌注射法、肺炎双球菌注射加次碳酸铋法、兔瘟病毒注射法及伤寒三联菌苗、疫苗感染法，仙台病毒接种法，湿热箱造模法等方法复制中医温病证候动物模型，为中医温病证治方药的研究提供了实验工具。但其造模方法与传统温病理论和临床实际存在一定距离，应加强研究，尤其在复制温病动物模型时应积极考虑复合因素的影响，如气象因素、饮食因素、生物性致病因子、动物体质差别等不容忽视。

1. 卫分证 卫分证是指温邪初犯人体肌表，导致卫气功能失调而引起的证候。1983 年熊启逵等采用大肠埃希菌注射法复制温病卫气营血证候模型；1985 年卫生部科教司报道有用 20% 啤酒酵母混悬液复制表证模型；1988 年王宇华建立大肠埃希菌内毒素温病发热模型；1989 年周群用兔瘟病毒建立瘟疫高热模型；1991 年郭谦享采用复合因素建立温病卫气营血证候模型。但病原微生物所致卫分证持续时间较短（20 分钟至 4 小时），给卫分证的研究带来了困难，今后应加强这方面的研究。

2. 气分证 气分证是温热病邪侵入脏腑，正盛邪实，正邪剧争，阳热亢盛的里热证，常见发热不恶寒反恶热、口渴、心烦、尿赤、舌红苔黄、脉数等表现。1990 年张剑勇建立了温病邪热壅肺证；1999 年陈扬荣等采用温病气分证研究中药复方，为温病学的研究提供了动物模型。

3. 气营两燔证 温病的发展具有卫、气、营、血的层次特点，营分证往往由气分证演变而来，温病气营传变是气分证向营分证转变的病理演变和证型转化过程。气营两燔证是指温病邪传气分，又内陷营分，以致形成气分邪热未解、营分热毒又盛的证候。1991 年马健采用 807 系弱毒巴氏杆菌冻干品菌液（4×10^4 个 /mL 浓度）腹腔注射法，成功建立温病气营传变 ICR 分离群小鼠模型；杨进等采用巴氏埃希菌或金黄色葡萄球菌建立了气营两燔分证动物模型；2002 年吕文亮等通过耳缘静脉注射大肠埃希菌内毒素法建立家兔温病气营传变模型，亦取得类似结果，为气营两燔证的研究提供了实验研究工具。

4. 气血两燔证 气血两燔证是温病邪传气分又内陷血分以致形成气分邪热未解、血分热壅又盛的证候。谢恬等采用内毒素建立了家兔气血两燔证动物模型，刘国强等采用 D- 氨基半乳糖注射法建立气血两燔证急黄动物模型。

5. 营分证 营分证是热毒深入营分阶段劫灼营阴、扰乱心神而产生的证候类型。其病理表现为邪热亢盛、脏腑气血功能失调和实质损害，病机演变有转出气分而解或深陷血分而危重两种趋势。热灼营阴证则是营分证中重要而又常见的证型之一。曹丽英采用静脉注射内毒素法建立了营分证动物模型；翟玉祥等采用大肠埃希菌内毒素、地塞米松与呋喃苯胺酸联合注射法建立了温病营热伤阴动物模型；王秋采用呋塞米、大肠埃希菌内毒素造成阴虚热盛证动物模型。

6. 血分证　温病血分证候是温病阶段性动态发展的后期阶段，动物模型的复制方法同卫分、气分、营分证候的建立既有不同也有相似，可以采用大肠埃希菌内毒素一次、二次或多次注射法结合其他复合致病因素可能会更接近临床实际。1990年曹一鸣等采用大肠埃希菌注射法建立了血分证模型，用于中药复方对红细胞及$M\phi C3b$受体的影响实验研究。

7. 温病厥脱证　厥证是由阴阳失调、气血逆乱所造成的，是以突然昏倒、不省人事或伴四肢逆冷为主要表现的病证。脱证为阴阳气血严重耗损的综合表现，症见汗出如珠，四肢厥冷，口开目合，手撒遗尿，脉微欲绝等。厥脱证主要与西医学休克、多个脏器衰竭相关。1980年北京市中医研究所生化室建立失血性休克气血暴脱模型；1988年全小林建立感染性休克热厥、热厥气脱、元气外脱证模型；1990年张文选等以大肠埃希菌内毒素建立家兔温病邪入血分之热瘀气脱证模型；1995年万兰清等采用大肠埃希菌内毒素静脉注射和肠系膜上动脉结扎和盲肠结扎穿孔两种方法造成感染性休克内闭外脱证动物模型。

8. 热毒伤络细胞模型　中医学中所认识的"络"的概念在形态和功能上都和西医学微小血管的概念有相通之处，丰富了传统络病理论。李民等采用大肠埃希菌内毒素损伤内皮细胞的方法建立了热毒伤络细胞模型。

9. 湿热证　温病湿热证是中医急性热病中的一类具有特殊性规律的症候群。中医学认为湿热病邪侵入人体，与气候、饮食内伤及体质有关，常累及脾胃等多脏器。1995年延自强采用$NaHCO_3$溶液、$F_{\rm III}$痢疾杆菌溶液灌胃法建立猕猴大肠湿热菌痢模型；2002年吕文亮等采用饮食加苦寒药加气候加生物因子的综合造模法建立脾胃湿热中阻证新西兰兔动物模型；同年王瑾等采用高脂饮食、高温高湿环境及生物因子法建立湿热证大鼠模型；2003年慕澜等采用饮食加气候环境加致病生物因子综合因素法建立大肠湿热证大鼠模型；同年郭明阳等采用大黄灌胃致中气虚状态结合改变饮食、气候因素及灌胃致病生物因子等方法，模拟内、外湿病因建立湿热证湿重于热动物模型。

十、血瘀证动物模型

血瘀证是由瘀血内阻而引起的病变，是以痛有定处，拒按，唇舌爪甲紫暗，脉涩等为常见症的证候。目前常用大鼠、小鼠、家兔等动物复制气滞血瘀证、寒凝血瘀证、热毒血瘀证、痰浊血瘀证、外伤血瘀证、气虚血瘀证、血虚血瘀证、阴虚血瘀证、阳虚血瘀证、衰老型血瘀证等中医证候动物模型。血瘀证动物模型的实验研究起步早，研究深入；但借用西医学疾病动物模型的情况较多，不同方法、不同证型血瘀证模型的比较研究不够，"血瘀证"动物模型脉证方药研究有待加强。

1. 气滞血瘀证　气滞血瘀证是气机郁滞而致血行瘀阻所出现的证候，以胸胁胀闷、性情急躁、胁下痞块、刺痛拒按、舌紫暗、脉涩为常见症状的证候。1974年山西医学院建立家兔腹腔内自身血凝块血瘀模型，1975年山西省中医研究所报导ISO所致心肌梗死血瘀模型，同年上海第一医学院病理生理教研室建立高分子右旋糖酐静注微循环障碍血瘀模型，江苏省中医药研究所在国家"七五"攻关项目中，系统复制了外伤、热毒、寒凝、气滞、血虚等5种血瘀证动物模型，至今已有全身性血液循环系统改变、腹腔血凝块、血栓形成、局部血液循环障碍、高脂性疾病、骨折及外伤、心脏移植、衰老、胎儿宫内发育迟缓、辐射骨髓损伤、心肌缺血性改变、脑血管疾病、肺脏疾病、肾脏疾病、肾血管性高血压、肠粘连、肝硬化、盆腔静脉系瘀血、子宫内膜异位、慢性肾功能衰竭等各类血瘀证模型，以及许多血瘀证病证结合模型。但临床各类血瘀证和不同造模方法建立的血瘀证模型的病理认识均要强调区别和比较的观念。

2. 寒凝血瘀证 寒凝血瘀证是指寒邪凝滞气机，血行瘀阻，以畏寒冷痛，得温痛减，肢冷色青，妇女月经后期、痛经、经色紫暗夹块，舌紫暗，苔白，脉沉迟而涩等为常见症的证候。1996年吴垦莉等采用冰袋冷冻法、1999年郑小伟采用 SD 大鼠低温冰箱冷冻法、2000年王学江等采用昆明小鼠冰袋冷冻法均成功建立寒凝血瘀证动物模型。2014年贾丹兵等采用肾上腺素加寒冷因素诱导寒凝血瘀证模型，并在裸鼠上成功复制。

3. 热毒血瘀证 热毒血瘀证是温病营（血）分证中常见的一个证候类型，类似于西医学的 DIC，或 DIC 的前期、败血症，是温病发展到营（血）分阶段而出现的火热毒邪与瘀血相搏的病理状态。《医林改错》曰："血受热则煎熬成块。"姜春华云："热壅血瘀。"外感热毒的致病特点是发病急，传变迅速，并且容易伤津、扰神、动血，出现吐血、咳血、衄血、便血、尿血、脑溢血和皮肤斑疹、瘀斑。目前可以运用绿脓杆菌、大肠埃希菌、啤酒酵母菌对家兔进行血行感染，造成菌毒血症性的热毒血瘀模型，或用脂多糖造成大鼠热毒血瘀证模型。1992年王殿俊等研制了热毒血瘀证动物模型。

4. 痰浊血瘀证 痰浊血瘀证是指痰浊瘀血相互搏结，以局部肿块刺痛，或肢体麻木、痿废，胸闷痰多，或痰中带紫暗血块，舌紫暗或有斑点，苔腻，脉弦涩等为常见症的证候。目前痰浊血瘀证的动物模型研究较少，一般采用高脂血症的造模方法。

5. 外伤血瘀证 外伤血瘀证是指由外伤引起的体内血流不畅，经脉受阻，血液瘀滞，以局部疼痛如针刺，痛有定处，或有肿块，或见出血为临床表现的证候。1992年华兴邦采用外伤法造成血瘀证动物模型。

6. 气虚血瘀证 气虚血瘀证是指气虚运血无力，血行瘀滞，以面淡而晦暗，身倦乏力，少气懒言，疼痛如刺，痛处不移，舌质淡紫，或有紫斑，脉沉涩等为常见症的证候。国内学者采用不同途径、不同思路建立了很多气虚血瘀证的动物模型。如：①根据气虚血瘀证形成的病因病机造模。采用强迫游泳法复制气虚血瘀证模型，采用游泳＋饥饿＋中年法或饥饿＋疲劳＋寒凉综合因素造成大鼠气虚血瘀证模型，采用饥饿＋普奈洛尔＋高分子右旋糖酐造成家兔气虚血瘀模型，采用高脂饲喂合力竭游泳法建立大鼠气虚血瘀证动物模型。②结合西医病理制作病证结合动物模型。选用中老年大鼠，用饥饿、劳累、高脂饮食及结扎左侧颈总动脉制作缺血性中风气虚血瘀证动物模型，符合缺血性中风气虚血瘀证临床特点。采用饥饿＋寒湿＋惊恐＋高脂饮食复合因素造成气虚血瘀证脑缺血动物模型，采用饥饿＋劳累＋高脂饮食等多因素复制大鼠气虚血瘀证模型。然后根据"气为血之帅"，气虚则血瘀及过度劳倦有伤形体的理论，采用强迫游泳疲劳试验，造成大鼠慢性肾炎"气虚血瘀证"模型。采用甲基硝基亚硝基胍（methyl nitrate nitrosoguanidine, MNNG）＋盐酸雷尼替丁胶囊造成大鼠萎缩性胃炎气虚血瘀模型。采用注射 NA 造成家兔气虚血瘀心力衰竭模型。

7. 血虚血瘀证 血虚血瘀证是指血虚而又有瘀血内阻，以面色萎黄或淡白，头晕眼花，心悸多梦，刺痛固定，妇女月经量少色紫暗，或有血块、经痛经闭，舌淡紫或有斑点，脉细涩等为常见症的证候。1992年常复蓉等采用股动脉放血法建立了血虚血瘀证动物模型，2001年贺明采用冷冻放血法建立了血虚血瘀证动物模型。

8. 阴虚血瘀证 阴虚血瘀证是指阴液亏虚，兼有瘀血，以五心烦热，口燥咽干，午后低热，局部刺痛，或出血夹块、色紫暗，或舌有斑点，脉细涩等为常见症的证候。1992年黄河清采用强的松龙法建立了阴虚血瘀证动物模型。随后，还采用了地塞米松法、肾上腺素加肾上腺皮质激素法建立了阴虚血瘀证动物模型，目前阴虚血瘀证动物模型的复制方法多采用皮质激素等注射的方法，很少有结合中医病因造模的动物实验研究。采用皮质激素等注射法复制的阴虚血瘀证动物模型应在实验方法和评价体系上与肾阴虚、阳虚证候模型区别开来，今后应进一步加强研究。

9. 阳虚血瘀证 阳虚血瘀证是指阳气亏损，瘀血阻滞，以畏寒肢凉，肢体麻木，或痿废不用，或局部固定刺痛，肢体紫斑，出血紫暗夹块，舌淡胖或有斑点，脉沉迟而涩等为常见症的证候。1993 年郑小伟等建立了阳虚血瘀证 PLT 减少动物模型，1997 年又进行了阳虚血瘀证动物模型的研制。

10. 肾虚血瘀证 肾虚血瘀证是指肾虚而瘀血阻滞于肾，以腰膝酸软，腰脊刺痛、拒按，耳鸣，舌淡紫，脉细涩等为常见症的证候。1988 年李玉玲等采用烟熏孕鼠法建立肾虚血瘀证动物模型。

11. 衰老型血瘀证 衰老型血瘀证是指机体到了自然衰老阶段时气血亏虚，脉络不通所致气虚血瘀，脉络阻塞，以面淡而晦暗，身倦乏力，少气懒言，痛处不移，舌质淡紫，或有紫斑，脉沉涩等为常见症的证候。但这种采用自然衰老血瘀证动物模型来研究中医药的方法有一定的局限性，没有其他方法简便、可靠。

12. 药物注射致血瘀证 目前，国内外学者对血瘀证动物模型的研究是相当深入的，模型稳定、可靠、重复性好。血瘀证动物模型还可以采用药物注射的方法，如兔脑粉注射法、高分子右旋糖酐注射法、胎儿羊水静脉注射法等。

十一、血虚证动物模型

血虚证是中医临床常见的症候群之一，多因失血过多，或脾胃虚弱，或血液生化乏源，或瘀血阻滞新血不生等原因引起，以面色苍白，唇舌、指甲色淡无华，头晕，心悸失眠，手脚发麻，脉细弱无力等为常见症的证候。目前常用小鼠、大鼠、家兔等动物复制失血性、溶血性、缺铁性、放射性、药物性血虚证动物模型。复制血虚证动物模型的常用方法有射线照射、药物诱发、放血和营养不良等，主要集中在外周血、骨髓、造血祖细胞、干细胞及血发生调控因子等方面进行了系列的研究。但对气血互生、精血同源和血与神志的关系研究不够，有待加强。

1. 失血性贫血法血虚证 失血性贫血血虚证是指机体大量出血时，身体内的血液会大量减少，以呕血与黑便、皮肤苍白厥冷、头晕、乏力、出汗、心悸、脉搏细弱、呼吸加快等为常见症的证候。1977 年上海中医研究所建立失血加限量营养血虚证模型，此后对失血性贫血所致的血虚证进行了广泛而深入的研究。

2. 综合放血法血虚证 综合放血法血虚证是指采用多种方法造成血虚，以面色无华、头晕眼花、心悸怔忡、失眠健忘、月经量少、舌淡苔白、脉沉细弱等为症状的证候；西医学是指单位容积的血液内血红蛋白量和红细胞数以及 HCT 低于正常值的一种病证。目前多采用失血性贫血、限量营养、劳倦法等方法的综合造模因素造成血虚证动物模型。

3. 喂饲缺铁饲料法血虚证 缺铁性贫血（iron deficiency anemia，IDA）是指体内可用来制造血红蛋白的贮存铁已被用尽，红细胞生成障碍所致的贫血，特点是血清铁蛋白、血清铁浓度和血清转铁蛋白饱和度均降低。1990 年廖清奎等采用缺铁饲料法制备血虚证动物模型。

4. 药物损伤法血虚证 以药物损伤法复制血虚证候动物模型包括乙酰苯肼皮下注射法、CTX 腹腔注射法、丝裂霉素法、马里兰、顺铂及苯中毒法，以及 CTX、乙酰苯肼联用法等，其中以乙酰苯肼皮下注射法和 CTX 腹腔注射法较为常用。1977 年贾长恩、叶百宽率先建立了乙酰基苯肼溶血性贫血血虚证模型。CTX 是化学药物诱发血虚证动物模型的常用药物，此模型可用来评价新药药理作用和进行基础药理研究。

5. 放射线损伤法血虚证 利用射线诱导复制实验性血虚证小鼠模型，已对 γ 射线照射诱发的血虚证模型小鼠的骨髓细胞进行了较为系统的研究，结果表明血虚证小鼠 CD_{34}^+ 细胞在骨髓有核细胞中的比例降低，骨髓细胞凋亡，骨髓细胞周期紊乱，骨髓中粒系、红系、巨核系、混合系造血祖细胞的数量下降，外周血细胞数量下降。

6. 免疫介导血虚证 免疫介导型再生障碍小鼠血虚证动物模型的建立首创于 1967 年。本造模方法的机理在于 BALB/c 小鼠经亚致死量照射后，机体的免疫功能严重受损，再输入同基因 H-2，但 Mls 抗原不同的 DBA/2 小鼠的胸腺、淋巴结混合细胞，这些免疫活性细胞得以在宿主体内生存，并通过某种未明的机制，使宿主体内出现造血抑制细胞和血浆 CFU-GM 抑制活性，从而导致造血干细胞数量明显减少并出现缺陷，使自身复制的速率低于分化率，最终引起全血细胞减少。

第四节　存在的问题及展望

中药药理动物模型在过去几十年得到了显著发展，是促进中医药现代化的重要条件。然而，由于对中医证候本身的认识不足以及动物与人之间存在的客观差异，许多中医证候模型的规范评价体系未建成，模型的特异性、稳定性还有待研究。在中西医结合、中西药并重的大形势下，病证结合动物模型逐渐成为中药创新药物发现研究中的重要工具，模型的种类和发展日新月异，将是未来中药药理动物模型研究的重要方向。

一、动物进化的问题

在生物进化树结构中，人类进化层次位于最上端，是脊椎动物中最高级的动物。一般而言，实验动物等级愈高，进化程度愈高，其结构、功能、代谢愈复杂，其反应就越接近人类。猴、狒狒、猩猩、长臂猿等灵长类动物是最接近人类的实验动物。在实验动物中猕猴是次于猩猩的最接近人体生理病理的实验动物，故可观测到的指标较多。实验动物即便同时隶属于脊椎动物门的鼠、兔、猫、犬、猴等动物，亦在进化树中均位于人类之下，都存在着或远或近的亲缘关系。比如，按照亲缘关系而言，动物在代谢功能方面与人的相似度依次为小鼠 11%、大鼠 14%、犬 19%、猕猴 71%，可见即便是作为与人同为灵长类动物的猕猴，其生理特点也不可能与人类完全相同，更何况位于进化树下游位置的其他实验动物。那么，根据实验动物模型的结果也就不可能百分之百地嫁接到人身上去，借用动物模型研究人类只是一种模拟、类比和推论，不可能完全依赖于动物实验的结论。不言而喻，那种对动物模型求全责备或者将实验动物与人类划等号的思维逻辑就必然要陷入误区、走向极端，也当然是不正确和有失客观公正的，更不符合科学严谨性和实事求是的科研精神。

因此，没有一种动物模型能完全复制人类疾病真实情况，动物毕竟不是人体的缩影。模型实验只是一种间接性研究，只可能在一个局部或几个方面与人类疾病相似。故模型实验结论的正确性只是相对的，最终必须在人体身上得到验证。动物模型的复制过程中一旦出现与人类疾病不同的情况，必须分析其分歧范围和程度，找到相平行的共同点，对动物模型价值进行正确的评估。

二、模型与原型的问题

模型一词，主要有两种含义：①规范，模式，样式（《词源》）；②属实物的形状和结构按比例制成的物件，多用于展览或实验（《汉语大词典》）。从模型的角度来透视中医药几千年的学术发展，可以看到，古代医家对高等动物（人）进行解剖观察、临床实践，总结并制定了许多规范，即理论模型，又运用动物建立了实体模型。这两类模型的建立和交替发展，促进了中医临床理论的形成和发展。在模拟实验中，被模拟的对象叫作原型，而与原型有某种相似关系的系统，叫作模型。模型有两个基本特征：一是与研究对象（原型）存在某种确定的相似性；二是具有类推功能，即通过模型的研究能够获得关于研究对象有意义的信息。在实际工作中，不可能也没有必要使模型在所有方面都与原型完全一样；否则，有了原型，就没有模型存在的余地了。因此，在模拟过程中，势必对原型做某些简化，从而建立只保留原型的部分性质或行为特征的简化模型。简化模型便于去研究极其复杂的现象，抓住主要矛盾，化繁为简，化难为易，从而获得有益的成果，这一原则对于现代科学研究非常重要。

动物模型是以动物作为人的替身，研究其生物医学规律，合乎医学动物实验研究的原则；不同种属哺乳动物的生命现象尤其是一些最基本生命过程具有一定的共性，这是科学实验中可以应用实验动物的基础。动物模型是认识与控制人类疾病的重要工具，建立动物模型的标准与方法体现着某种生命观、疾病观和方法论，它是实验医学的重要基础，是基本理论赖以发展的前提条件。还应看到中医药学应用动物模型进行实验研究发展较短，模型研制工作还处在艰难探索中，此时出现这样那样的问题是难免的。对于一种新生事物过于求全责备，希望它面面俱到、成熟规范，希望不遇挫折、一蹴而就，这种想法和要求未免有些苛刻。模型方法具有局限性，因为动物模型仅仅也只能是实际原型的一种近似，能反映原型的一切特征的已不是模型，只能是原型本身；想把一个患者的全部症状、体征完全地复制到动物身上是根本办不到的，正如想在临床上找到一个完全符合教材内容的患者一样不可能。对中医动物模型的建立应追求完美，但不可强求完美。应该克服思想方法上一次完成论的影响，在研制中通过创新不断发展和完善中医药学的动物模型。

三、中医药自身发展的问题

中医药学在基本知识构成、学术思想、思维方式上，都不同于以数理化为学术基础，以原子论、机械论、实验、定量、现代逻辑为思维特征的现代医药学知识体系。它们之间的差异所反映的是各自的优势与不足，这种差异可以互用互补但不可互相取代。因此，中医药学的发展应当采用"扬长避短"的态度，应当"有所为有所不为"，发扬自己的特色与优势。中医药在理论上、治疗上、方药上和养生保健等方面都有优势，具有整体医学的特征、大生态的思想，注重养生保健、治未病和个体化诊疗，常常应用天然药物、自然疗法服务于人类医疗保健；而科学数据的规范化、标准化、客观化有待加强。

今后要正视、承认中医药学发展的现状，才能把发展中医药落到实处，才能接受新知识、新技术为我所用。在继承发扬中医药优势特色的基础上，充分利用现代科学技术，加强中医药动物模型的研究，完善和建立中药药理实验方法体系，阐明中药、中药复方的物质基础与作用原理，使中医药学的发展跟上时代的步伐。

第一节 概 述

一、中药血清药理学概述

中药血清药理学是指将中药灌服动物一定时间后采集动物血液、分离血清，用此含有药物成分的血清进行体外实验的中药药理研究方法。1984年，日本学者田代真一在第一届和汉医学会上首次提出"血清药理学"的概念，运用血清药理学方法开展实验。它为科学地阐明中药复方的作用及其机制提供了新的方法和思路。20世纪90年代，中国学者将中药血清药理学的概念与理论方法引入中国，中药血清药理学方面的研究工作随之开展起来。

中药血清药理实验方法是一种改良的中药体外实验方法。体外实验方法对于药理学研究非常重要，具有需要样品少，实验效率高等优点，特别是在细胞、亚细胞、分子等水平进行深入的机制研究，没有体外实验的精细分析是很难实现的。但是，既往的中药药理体外实验是将中药（粗提物）直接加入离体反应体系中进行的。其中存在许多问题：①中药粗制剂中含有大量杂质，若直接加入体外反应体系，其渗透压、pH、鞣质、无机盐等许多非特异性理化因素，会严重干扰实验，产生假阳性或假阴性结果，故其科学性难以得到认可。②中药口服后其成分在胃肠道会受到消化液和肠道菌微生态转化，特别是苷类化合物，其糖基使之不易从肠道吸收，肠道菌使苷分解释出苷元，苷元易被肠道吸收而成为真正产生药效的物质。即中药有效成分并不一定就是在体内直接发挥作用的成分，而在体内产生药效的成分并不一定就是生药材中所固有的成分。这就使中药直接用于体外实验的价值产生了问题。

中药血清药理实验方法是将受试物经口给予动物后，取动物血清作为药物源加入离体反应体系中研究其药理作用。这种新的实验方法克服了中药粗提物的理化性质与杂质对实验结果的干扰，其实验条件接近于药物在体内产生效应的内环境。它能反映中药中可吸收成分的直接作用，也能反映中药在机体作用下产生的代谢物和内源性物质的间接结果，比较真实地反映药物在体内的实际作用。另外，还具有实验条件可控性强、药物效应易于检测、便于深入揭示药物作用机制的优点。经过国内外大量研究，已证明其较传统的体外实验方法优点突出，实验结果更加可信，与整体实验的相关性更好。同时可以将血清药物化学、血清药理学两者结合起来，更直接反映物质基础与功效、作用之间的关系，能克服中药及复方粗制剂本身对实验结果的干扰，并提高药理实验的可重复性、真实性和可靠性。

因此，近年来中药血清药理学已成为一种常用的适合中药特点的中药药理实验方法，为中药尤其复方的药理作用研究提供了良好方法，为中药复方的深入研究提供了一条行之有效的途径，推动了中药药理研究方法学的进步，提高了中药体外实验的可信性和可靠性。

二、中药脑脊液药理学概述

中药脑脊液药理学，是一种新兴的主要评价作用于中枢神经系统中药的药理实验方法学。以含药脑脊液代替含药血清观察药物作用，体现有效成分的作用，增加有效成分研究的针对性，已越来越多地被应用于中药复方的研究。

在应用血清药理学方法研究中药对中枢神经系统作用的过程中，血清所含的酶及蛋白会对神经细胞产生一定的影响。基于此，有学者在研究中药复方神经保护作用时，利用体外细胞培养的方法，比较观察血清、中药血清、脑脊液、中药脑脊液对星形胶质细胞和神经元的影响，结果发现含药脑脊液的药效明显优于含药血清。由此提出了"脑脊液药理学"的概念，建立了中药脑脊液药理学方法。此外，含药脑脊液中新化学物质研究可阐述中药复方的物质基础，有学者在相同色谱条件下比较了各组的 HPLC 指纹图谱，初步鉴定出了脑脊液成分、复方成分以及代谢产物，证实了给药后脑脊液中出现了复方中的有效成份。

中药及复方作用于机体后，血清中的中药成分不一定能透过屏障，特别是治疗中枢神经系统疾病的中药及复方作用于机体后，血清中的药物成分不一定都能透过血脑屏障。而脑脊液药理学方法为其排除了体外实验的各种干扰因素，可直接以观察中药及复方对中枢神经系统的效应为导向，确证中药及复方中的主要有效成分及生物活性部分，且脑脊液药理学更能解决中药大分子能否通过血脑屏障的问题，在中枢神经系统的药效物质基础和作用机制研究中，更具有科学性、真实性和可行性。

第二节　思路与方法

一、中药血清药理学研究思路与方法

中药含药血清药理研究的规范化、标准化依赖于其方法学研究的不断发展。在制备含药血清前，应对药物的量效、时效关系进行初步研究，设计合适的给药方案，确定合适的采血时间，避免药物中的有效物质因代谢而减少，造成假阴性的结果。同时应关注空白血清本身的活性，设置合适的给药剂量组。

实验证明，"空白"血清不是真正空白的，而是有活性的，包括药效和毒性。如在小青龙汤对豚鼠离体气管平滑肌作用的实验中，发现豚鼠正常血清有显著的抗组胺作用。在桂枝汤体外抗流感病毒实验中，空白血清也表现出明显的抗流感病毒作用。所以含药血清的作用必须与空白血清做严格对照。如果含药血清取自模型动物，则对照血清也必须取自模型动物。

可以用两种方法设置不同剂量组。一为给药剂量不同，二为血清添加量不同。若采用前者，实验时应注意给药组与对照组采血时间的一致性，因给药后不同时间采取的血样，药效强度可能存在差异，应尽量避免由此出现的误差。若采用后者，应注意反应体系内组与组之间含血清总量应等同，要用空白血清填补，使各组血清量相同。

1.供血清动物　实验证明，血清对培养细胞的毒性同细胞与该血清的动物种属亲缘有关，与培养细胞亲缘接近的动物血清较适宜于其生长，而与其亲缘较远的动物只有在低浓度下才可以维持细胞正常生长。这是决定动物选择的因素之一。如果体外培养体系中血清添加量不多，一般并不会严重影响培养细胞的生长。所以在确定供血清动物时，动物的易获得性和供血清量等问题，也是重要因素。目前实际工作中用得较多的供血动物是大鼠。需要多次采血取含药血清时也可采用家兔或犬。

2. 给药剂量、途径和次数 关系到采集的血清是否含有较高的血药浓度。

（1）给药剂量 在这一问题上存在不同的看法，在实际工作中差异也很大。从含药血清加入培养基中将被稀释考虑，给药剂量应适当加大。可根据下列公式：

$$给药剂量 = 临床常用量 \times 动物等效剂量系数 \times 培养基内的稀释度$$

例如，某中药临床常用量为 10g，约为 0.02g/kg，供血清动物如选用大鼠，其等效剂量系数粗略的以 5 为计，体外反应系统中血清添加量以 20% 计（含药血清被稀释 5 倍），则给药剂量应为：0.2g/kg×5×5=5g/kg。实践证明，这一公式基本可行。但按以上公式给药，对药味多、剂量大的复方在给动物灌胃时可能有困难。给药剂量不必很大时，采用整体动物实验的有效剂量即可。而在有些实验中，也有采用很小剂量而实验成功的，这主要取决于受试物本身的活性。但在判断药物时应注意，如果给药剂量小于理论应给予剂量而结果阴性，并不能排除因体外反应体系中药物浓度过低引起的假阴性结果。

（2）给药途径、次数 在制备含药血清时，供体动物的给药途径应该与临床一致。中药复方多用口服（灌胃）给药制备含药血清。由于中药新剂型不断产生，在实验中可根据实际情况，尝试使用黏膜、呼吸道等给药途径制备含药血清。

在多数情况下，多次给药优于单次给药。以桂枝汤的体外抗病毒实验为例，家兔单次口服给药后 1 小时、2 小时、3 小时所采集的含药血清并无抑制副流感病毒致细胞病变的作用；而每日 1 次，连续 3 日，末次给药后 2 小时的血清，有明显抑制副流感病毒致细胞病变的作用。但并非所有情况下多次给药都优于单次给药，"优于"的程度也有差异。在理论上取决于两个因素：其一是药物有无累积，没有累积性的药物，增加给药次数并不会提高血浓度，但大多数药物是具有一定的累积性的。其二是多次给药后是否会刺激机体产生自体活性物质，以及这些物质在该药试验中的作用大小。

3. 采血时间与方法 理论上应在血药浓度较高时采集。

（1）采血时间 采血时应具有较高的血药浓度。中药成分复杂，各种成分的吸收速率可能不同，很难推出一个统一的时间。所以，在制备含药血清前应先进行时效关系研究，以找出给药后采血的最佳时间。从现有资料分析，半数以上药物给药后 T_{peak} 在 1～2 小时，目前大多在这一时段取血。

在对大量已知药物的药动学资料回顾性分析基础上，研究者提出一个对大多数药物适用的中药血清药理学研究的通法，即每日给药 2 次，连续给药 3 日，末次给药 1 小时后采血。按此方案给药，理论上 80% 以上的药物成分的血液浓度可高于单次给药的峰浓度，可免去先进行时效预实验。也有主张连续给药 2 次，相隔 1～2 小时，末次给药后 1 小时采血。

（2）采血方法 必须在无菌操作下进行。动物麻醉后，常规皮毛消毒，采血部位一般可取腹主动脉或颈总动脉，家兔可选心脏采血。血样置于离心管或其他可离心的容器中。静置 2 小时以上，待血块收缩良好后，3000 转 / 分，10～15 分钟无菌分离血清或用 0.22μm 微孔滤膜过滤除菌，置冰箱中 −20℃保存备用。

4. 血清的灭活 血清灭活的目的是消除或减少空白血清的活性和毒性，通常的方法是 56℃处理 30 分钟。在特殊情况下还可以采用其他方法灭活，例如在浴槽离体组织试验中，用去蛋白的方法灭活，不但减少空白血清的活性，而且可以减少因通气产生的大量泡沫对实验操作的影响。

灭活是否作为血清药理学试验中的常规处理？回答是否定的。因为血清灭活也有可能消除（或部分消除）药效。如在桂枝汤含药血清抗副流感病毒型的研究中，一次给药采集的含药血清灭活后相对作用强度平均降低 50% 左右，二次给药采集的含药血清灭活后相对作用强度平均降低 35%。含药血清的活性下降，这是灭活对实验不利的一面。因此，进行中药血清药理学实验时，血清灭活与否，应视具体实验而定。一般只有在空白血清本身具有较强活性或毒性，严重影响含药血清实验结果评价时才进行。

5. 含药血清保存 含药血清保存对药效的影响，视药物不同、环境条件和测试指标不同而异。在某些实验中，含药血清虽经较长时间保存（如 4℃，5 日或 -20℃，2 个月），药效未见明显影响；而在另一些实验中，含药血清较长时间保存（如 -20℃，2 个月），药效确有显著降低。在这方面尚未找到明显的规律性，为保证实验成功，建议在进行血清药理实验时，以采用新鲜血清为宜，在 4℃ 环境下，一般不宜超过 5 日；在低温条件下，可适当延长保存时间。

6. 血清添加量和方法 在体外细胞培养实验中需特别注意血清添加量。这是因为血清对细胞有毒性，添加量过大，细胞不能正常生长或存活，即使使用同种动物的血清也不能避免，对不同部位的细胞也会出现不同的毒性。此外，血清对培养细胞还可能有其他干扰，例如有报道空白血清对自由基损伤的血管内皮细胞有一定的保护作用，如培养基中加入血清量过多可使该细胞模型难以形成。所以在正式实验之前，宜观察不同添加量的空白血清对培养细胞生长和存活的影响，据此确定正式试验时的血清添加量。在一般情况下，培养基中含血清量 < 20% 对细胞生长和存活并不会产生明显影响。

在整体实验中，中药作用的量效关系有时候不明显。这种现象在血清药理实验中也经常存在，并不一定添加量大药效就会提高，说明药效不一定与加入血清量呈正相关。

血清的加入方法，可以直接加入，也可以制成冻干粉加入。

二、中药脑脊液药理学研究思路与方法

中药脑脊液药理学方法可更真实地体现中药进入体内通过血脑屏障到达脑脊液作用于中枢神经系统的情况。借鉴中药血清药理学研究方法，中药脑脊液药理学主要包括药效物质基础研究和药效物质体内过程研究两个方面。①药效物质基础研究：观察含药脑脊液的药理作用，阐明中药或复方的效用机制，并综合运用现代分析技术，分离、鉴定脑脊液中的药物成分，进而明确中药或复方的药效物质基础；也可先进行脑脊液药物化学成分分析，确定移行成分的来源、种类、数量，解析结构，然后分离、富集制备中药或复方提取物，再进行相关药效学研究。②药效物质体内过程研究：利用脑脊液中成分的分析方法，通过研究多成分的体内动态及代谢化学，明确中药及其复方的体内过程及其代谢规律。

中药脑脊液药理学研究可根据研究目的不同而采用不同的研究方法。

1. 实验动物 用于采集脑脊液的实验动物主要有大鼠、家兔、Beagle 犬等。由于各种动物间存在种属差异，且脑脊液含量相对较少，采集比较困难。因此在采用脑脊液药理学方法时，一方面应考虑制备脑脊液的动物应与获得离体细胞的动物一致，缩小动物脑脊液间在理化、生物等特性上的差异，减少因种属差异造成的免疫反应；另一方面，根据实验所需含药脑脊液的用量来确定实验动物。

2. 确定给药时间与给药剂量 应根据药物的 $t_{1/2}$ 长短，确定动物给药具体时间。但中药及复方成分复杂，$t_{1/2}$ 难以确定，此时应进行实验确定含药脑脊液的时效关系，由此确定最佳给药时

间周期。为了提高脑脊液的含药浓度，大多通过增加给药剂量的方法。但单纯增加给药剂量不一定会被很好地吸收、分布和代谢等，为使试验条件更接近于药物在体内产生效应的内环境，含药脑脊液的制备一般采用连续多次给药的方法。

3. 确定脑脊液采集时间及方式　含药脑脊液的采集和制备是脑脊液药理学研究中的关键技术。不同时间采集的含药脑脊液所含的有效成分及其量有差别。文献中采集脑脊液的时间在末次给药后 40 分钟至 3 小时不等。有研究者通过对兔和大鼠小脑延髓池的解剖观察，确定抽取脑脊液的最佳进针部位与穿刺方向。兔和大鼠小脑延髓外被硬脑膜覆盖的区域膜薄质软易刺破，投射到颈部表皮是在枕骨隆凸与第一颈椎之间，将兔和大鼠的头尽量向胸部屈曲后测得的最佳进针部位分别位于枕骨隆凸正中下 1.0～1.2cm 和 0.6～0.7cm。经皮肤穿过硬脑膜进入延髓池，针平行头部弯曲角度穿入，不易伤及延脑和血管。

4. 脑脊液的处理与保存　含药脑脊液采集后一般无须灭活处理，以体外添加终体积的 10%、-20℃保存，保存时间不超过 30 日为宜。

第三节　应用与研究展望

一、中药血清药理学的应用与研究展望

中药血清药理学是在以往体外实验的基础上加以改进而形成的，即以含药血清代替中药粗提物进行实验，具有条件可控性强、重复性好、使用材料少、接近药物在体内产生药效的真实过程等优点。血清药理学方法已在中药研究中显示出独特的优势：一是在一定程度上揭示了中药复方在体内活性成分的生物转化及改变；二是比较准确、真实地研究中药的药效和作用机制；三是有助于研究中药复方配伍的实质；四是有助于中药及复方药代动力学研究的开拓与发展；五是有助于中药真正有效活性部位、活性成分的发现，为新药开发提供依据。

中药血清药理学从引进到现在只有 20 多年时间，虽然技术方法不断改进与完善，但仍然有待进一步发展。如：①在体外培养体系中不可能添加 100% 的血清，而且不是所有中药都通过血液起作用，有些是通过局部用药起到治疗作用，这是血清药理学难以涵盖的一部分。②药物血清的制备中，由于实验动物种属不同或种属相同年龄性别不同，都可能引起实验动物对药物敏感程度的差异，以及对复方中不同成分的吸收、转化、作用靶点的相异，因此实验动物的种属和年龄性别的选择有待规范。③血清自身组分的复杂性至今尚未完全清楚，血清本身复杂的成分会影响体外实验的结果，而中药复方所含的成分也是一个未知复杂体系，两个未知复杂体系的叠加使原本复杂的体系更加复杂，实验的稳定性、重现性和标准化也是中药血清药理学面临的问题。④中医诊治疾病的基本方法是辨证论治，在实验中往往忽视中医内涵，如何将辨病论治与辨证论治结合是血清药理学今后急需解决的问题。

尽管如此，中药血清药理学由于其适应中药成分复杂的特点，为中药尤其复方的药理作用研究提供了切实可行的方法，推动了中药药理研究新技术、新方法的发展。

二、中药脑脊液药理学的应用与研究展望

中药及复方的组成成分非常复杂，经过煎煮或其他制备过程后使用，其进入人体经过吸收、代谢等一系列复杂的变化，因此，简单地以中药粗提物进行体外实验来评价药物的作用及其机制是不够全面的。中药脑脊液药理学较好地模拟了中药及复方在脑内的分布、代谢等过程，有助于

更好地进行作用于神经系统疾病中药的体外实验研究，因此，自从 2000 年被提出后便得到了较为广泛的认可。目前主要用于评价中药及复方对中枢神经系统的作用，包括血管性痴呆、阿尔茨海默病、脑梗死、脑出血、帕金森病、肝性脑病等疾病的中药防治研究。涉及的细胞种类包括皮层神经元、海马神经元、星型胶质细胞等。

　　相比于含药血清，中药及复方的含药脑脊液不受给药途径的限制，无论口服还是注射都可以应用，比较接近药物在体内环境中产生药理效应的真实过程，其原有成分在体内转化成活性成分，或代谢后失活，或没有被吸收入血，都可以通过脑脊液药理学反映出来，因而对中枢神经系统疾病的防治研究具有重要作用。但由于起步较晚，近年来虽然开展了包括实验动物的给药天数、给药次数、给药剂量、脑脊液的采集时间等方面的研究，但距离形成比较成熟的脑脊液药理学系统性的方案还有相当的距离，存在的一些问题需要继续深入探索和完善。目前，中药脑脊液药理学在中药及复方的研究中已经显示出良好的应用前景，为中药及复方作用于中枢神经系统的药效物质基础和作用机制研究提供了一条行之有效的途径。

第二十八章
中药新药药理毒理研究

扫一扫，查阅本章数字资源，含PPT、音视频、图片等

第一节 概 述

新药是指未曾在中国境内上市销售的药品。

中药新药按国家市场监督管理总局颁布实施的《药品注册管理办法》和国家药品监督管理局组织制定的《中药注册分类及申报资料要求》中规定：中药注册按照中药创新药、中药改良型新药、古代经典名方中药复方制剂、同名同方药等进行分类。前三类均属于中药新药。

1. 中药创新药 指处方未在国家药品标准、药品注册标准及国家中医药主管部门发布的《古代经典名方目录》中收载，具有临床价值，且未在境外上市的中药新处方制剂。包括：①中药复方制剂，系由多味饮片、提取物等在中医药理论指导下组方而成的制剂；②从单一植物、动物、矿物等物质中提取得到的提取物及其制剂；③新药材及其制剂，即未被国家药品标准、药品注册标准以及省、自治区、直辖市药材标准收载的药材及其制剂，以及具有上述标准药材的原动、植物新的药用部位及其制剂。

2. 中药改良型新药 指改变已上市中药的给药途径、剂型，且具有临床应用优势和特点，或增加功能主治等的制剂。包括：①改变已上市中药给药途径的制剂，即不同给药途径或不同吸收部位之间相互改变的制剂；②改变已上市中药剂型的制剂，即在给药途径不变的情况下改变剂型的制剂；③中药增加功能主治；④已上市中药生产工艺或辅料等改变引起药用物质基础或药物吸收、利用明显改变的。

3. 古代经典名方中药复方制剂 古代经典名方是指符合《中华人民共和国中医药法》规定的，至今仍广泛应用、疗效确切、具有明显特色与优势的古代中医典籍所记载的方剂。古代经典名方中药复方制剂是指来源于古代经典名方的中药复方制剂。包括：①按古代经典名方目录管理的中药复方制剂；②其他来源于古代经典名方的中药复方制剂。未按古代经典名方目录管理的古代经典名方中药复方制剂和基于古代经典名方加减化裁的中药复方制剂也包括在内。

4. 同名同方药 指通用名称、处方、剂型、功能主治、用法及日用饮片量与已上市中药相同，且在安全性、有效性、质量可控性方面不低于该已上市中药的制剂。

天然药物是指在现代医药理论指导下使用的天然药用物质及其制剂。天然药物参照中药注册分类。境外已上市境内未上市的中药、天然药物制剂参照中药创新药提供相关研究资料。

研究者须了解所欲研究的对象所属类别，不同类别药物的药效学和毒理学研究的要求有所区别。中药1类中药创新药，具有人用经验，处方组成、工艺路线、临床定位、用法用量等与既往临床应用基本一致的中药复方制剂，可不进行药效学试验，须进行单次给药毒性试验和重复给

药毒性试验；提取物及其制剂，如有同类成份的提取物及其制剂上市，则应当与其进行药效学及其他方面的比较，以证明其优势和特点；如提取物立题来自于试验研究，应进行全面的毒理学试验；如提取物立题来自于传统应用，生产工艺与传统应用基本一致，一般应进行安全药理学试验、单次给药毒性试验和重复给药毒性试验；新药材及其制剂，应进行全面的毒理学试验。中药2类中药改良型新药，若改良目的在于或包含提高有效性和安全性，应进行相应的对比性药效学和毒理学试验；中药增加功能主治，应进行新功能主治的药效学试验，如需延长用药周期或者增加剂量，且原毒理学试验无法支持延长周期或增加剂量，应进行支持用药周期延长或剂量增加的毒理学试验。中药3类古代经典名方不需要进行药效学试验。此外，须时刻关注国家相关政策、管理办法的修订，按最新实施办法开展中药新药药理研究。

第二节　思路与方法

中药非临床有效性和安全性研究是在中医药理论指导下，应用现代科学技术方法阐明药物的治疗作用及作用机理，对药物安全风险进行评价，以指导临床合理用药和准确用药。在进行非临床有效性和安全性试验设计时，应根据中医药特点，充分考虑人用经验，处方来源及组成、制备工艺等，基于已有资料的可参考性、安全性风险的大小，确定所需进行的药理毒理研究。在获取非临床有效性和安全性试验信息时，应严格按照科学的实验方法进行试验。

一、试验设计的一般原则

重复、随机、对照是试验设计的基本原则。盲法和均衡原则也是医学试验中为获得更客观的试验结果而经常遵循的基本原则。新药研究对受试品、实验动物、实验环境、实验仪器、实验操作方法均有严格要求，用于正式试验的受试物应为工艺及质量基本稳定的样品，安全性实验需用中试产品，样品批号及使用量与工艺研究一致。如受试物为单一有效成分或成分较为清楚的有效部位，也可采用纯度高于临床试验的样品进行非临床有效性观察。根据各种试验的具体要求，合理选择实验动物，对其种属、品系、性别、年龄、体重、健康状态及动物来源等应有详细记录。应明确实验动物的饲养条件，包括实验设施的分类（开放系统、亚屏障系统、屏障系统、隔离系统）、实验室环境指标〔包括温度、相对湿度、氨浓度、噪声、工作照度及昼夜明暗交替时间，如非开放系统，尚需提供日温差、换气频率、气流速度、梯度压差、空气洁净度（级）、落下菌数（每皿个/h）〕。垫料、笼具、饮水和饲料应符合相对应的实验设施的分类要求。

药物有效性研究的内容须依据目标适应证来设计，研究内容和指标以支持其临床适应证为基本标准，研究方法可参考相关专著与国内外文献，并在报告中说明。如为自创的新方法，应提供详细的方法学。

不同适应证有效性研究应注意特殊人群用药。儿科用药在动物体重、给药剂量的换算上区别于成人用药，需使用未成年动物，以便观察对生长发育的影响；根据儿童体重计算方法进行设计和摸索用药剂量，并注意年龄段的区别；妇科用药应采用雌性动物，以符合临床用药人群，但动物数不应减少。

外用药物要注意用药部位的处理，给药部位应光洁、裸露、无损伤；药物的浓度、与皮肤接触的面积和时间是保证药效的基础，外用药以临床用药物浓度为基本，通过用药面积和药物浓度达到不同受试药量，但注意浓度过高不利于局部皮肤的吸收和作用的发挥；药物与皮肤接触的时间根据各药的特点确定。

1. 对照设计   随机、对照和重复是科学实验的基本原则，主要药效学试验设计时必须时时考虑。其中对照尤其重要。主要药效常需设下列对照组。

（1）正常对照组   指在正常条件下进行观察和对照。正常对照组必须与给药组进行相同溶剂的处理，如常用溶剂灌胃，用生理盐水注射。正常对照组设置目的，可用来与模型组对照观察造模是否成功；在药物作用下观察给药组指标是否恢复正常。如溶剂具有生物活性（如1%～2% 吐温 –80 静脉注入，会引起血压下降），应再设一生理盐水组。

（2）阳性药对照组   阳性药对照组可选用《中国药典》收载的，正式批准生产的中药或西药，如是中药则需注明批准文号、功能主治。西药可按试验目的要求选用经典的、公认的药物，如抗炎试验常选用皮质激素类制剂或解热镇痛药；镇痛则选用颅痛定、阿司匹林、吗啡等。中药应选用与受试新药主治、功效、给药途径基本一致的，每个实验可选用1～2个阳性对照药；每种阳性药可选用1～2个不同剂量。阳性对照药设置的目的，一是比较新药的作用特点，作用强度、起效快慢；二是验证所用方法和指标的可靠性。

（3）模型对照组   除不用药以外，其他处理与给药组相同。如前所述，为证实药物的作用常需建立病和证的动物模型；如欲观察清热药、解表药的解热作用，必须制备大鼠或家兔的发热模型。欲观察活血药的作用必须制备各种血瘀证的模型。在相应的动物模型身上观察药物作用，才能真正反映临床疗效。

2. 给药途径和方式   原则上应选择拟临床用药相同的给药途径。如有药代动力学数据，也可选择其他给药途径。口服给药的受试物，如选择麻醉动物进行试验，一般可选择十二指肠给药（易在胃液中产生反应的受试物则不合适）。外用制剂应采用与临床一致的剂型给药。

原则上采用治疗给药方式，先制作动物模型，判断造模成功后给药，观察药物的治疗作用，这种方式更符合临床；实验方法无法进行治疗给药的，采用预防给药，预防给药常先给药几天，使药物在体内达到有效浓度后再进行试验，观察药物的作用。

3. 给药剂量和给药容量   应根据试验目的及预试验结果设计合适的剂量。新药的药效学试验，一般情况下，与功能主治相关性较好或受试物主要药效指标，应进行量效关系的研究。必要时，尚需选择合适的剂量进行时效关系研究。不同的动物模型或观察指标，其有效剂量可能是不同的，一般应在预试验的基础上，设置合适的剂量（一般至少有 3 个或 3 个以上剂量组），考察受试物的有效性。如试验目的是为了比较受试物与阳性对照药之间的作用强度（效能和效价强度），应进行受试物与对照药的量效关系的研究。如试验目的是为了比较受试物与阳性对照药的起效时间及维持时间，则应选择受试物及阳性对照药的合适剂量（如 ED_{50}）进行时效关系的研究。

剂量设计中应有一组为临床等效剂量，即指根据体表面积折算法换算的在同等体表面积（m^2）单位时的剂量。但体表面积不易直接测得，通过公式计算比较复杂，根据动物体重估算临床等效剂量比较容易，计算单位一般以公斤（kg）体重相当于生药量的克（g）数表示。不同实验动物和临床人用剂量，通常可采用下列简单公式计算：

$$d_B = d_A \times \frac{K_B}{K_A}$$

式中 d_B 是欲求算的 B 种动物（包括人）的公斤体重剂量；d_A 是已知 A 种动物（包括人）的公斤体重剂量；K_A 和 K_B 是折算系数。不同动物剂量换算应遵循其换算系数，基本根据：人 –1，犬、猴 –3，兔、猫 –5，大鼠、豚鼠 –7，小鼠 –9 的折算系数为依据，推算出等效剂量。

给药容量参考如下：小鼠禁食不禁水 12～16 小时，一次灌胃在 0.2～0.4mL/10g 体重；皮下（sc）、腹腔（ip）和静脉注射（iv）不超过 0.5mL/ 只。大鼠禁食不禁水 12～16 小时，一次用量一般为 1～2mL/100g 体重，最大不宜超过 5mL/ 只；腹腔注射 1.5mL/ 只；皮下和静脉注射不超过 1mL/ 只；肌内注射 0.4mL/ 只。兔和猫最大用量：灌胃 20mL/ 次，皮下、肌内注射 2mL/ 次，腹腔 5mL/ 次，静脉 10mL/ 次。

二、主要药效学试验项目及观察指标的选择

中药具有成分复杂，药理作用广泛的特点，在实验设计时应根据新药主治（病或证），直接证实主要药效的核心试验（或主要试验）为必做项目，可选做不同模型、方法、动物及给药途径的试验 2～3 项。而间接证实主要药效或次要治疗作用的外围试验（或辅助试验）为选做项目，可根据新药的特点，功能主治及已有的临床经验，酌情选做几个方面的药效试验，每个方面选做 1～2 项试验即可。一般情况下，绝大多数药物应以核心试验为主，是评价新药有效性的主要根据，适当配合辅助试验，有助于全面、准确地评价其有效性，但不可用外围试验取代核心试验。药效学试验包括整体试验和离体试验。

整体试验可以较为全面地反映受试物在机体内的反应情况，与临床的反应情况较为接近，但整体试验往往需较大的人力、物力，需要较多的实验动物为试验载体。药效学试验设计时应考虑中医药特点，根据受试物的功能主治（或适应证），选择合适的试验项目，进行主要药效学研究。在研究中应选择两种动物，两个以上模型来观察药物的作用，模型可采用疾病模型、证候模型、病证结合模型等。同样的主治或适应证，由于各方剂作用特点或作用的主要靶点不同，主要药效学试验指标也不尽相同或同中有异，在试验设计时，应根据模型的特点合理选择，尽可能全面反映药物的作用特点。

药效学试验的观察指标主要包括生理功能性指标（行为学指标、血液学指标及组织器官的机能状态等）、生化指标（体内各组织、器官、细胞等的递质、受体、酶及其他一些化学物质）、组织形态学指标，还包括作用机理（如构效关系）的研究。药效学试验各观察指标之间有时具有较好的相关性，如形态学及生化指标的改善，往往与机体生理功能的改善具有密切的关系，应注意通过不同指标的观察，分析对拟定适应证的临床意义。

由于人体疾病的发生发展过程较为复杂，同一疾病在不同的人体上病因病机不同，在同一人体的不同发展阶段的病变程度也不同。对于不同的人体，应在分析病因病机的基础上，明确不同病因病机造成的机体病变部位及病理改变的情况，选择合适的疾病模型观察受试物对相应的生理功能性指标、生化指标及形态学指标的影响，并分析这些变化对患者的意义。对于疾病的不同发展阶段，应在合适的病证模型上，观察疾病发展的不同时期给予受试物对相应观察指标的影响，以及不同给药周期受试物对相应观察指标的影响，并分析这些变化对患者的意义。观察指标应选用特异性强、敏感性高、重现性好、客观、定量或半定量的指标进行观察。如在治疗冠心病心绞痛的中药新药进行疗效研究时，制备心肌缺血模型时，可供选择的方法很多，其中以阻断小型猪或犬冠状动脉所致的局限性心肌缺血模型与临床更为相似，较为合理，且可定位、定量、定性、较准确地评价药效，可作为首选的实验模型。

药效学实验项目也可采用体外实验方法，应在药代动力学研究支持下，确认药物是以原形成分起作用于靶器官的，可采用器官、细胞等方法研究药物的作用机制。研究中注意样品的处理，理化性质（pH、溶解度）应达到体外试验要求，提倡采用血清药理学和脑脊液药理学方法。

统计学方法在药效学研究中的应用已愈来愈受到研究者的重视，它是生物学试验中认识药物作用特点及其作用强度的有效手段，是药效学研究中的重要工具，通过定量分析药物的作用可初步得出具有临床指导意义的结论。药效学试验中常见的资料类型包括量反应资料、质反应资料、

时反应资料及半定量资料，对于不同的资料类型，应分别选择不同的统计学方法处理。

　　药物有效性研究的评价是基于研究结果进行综合分析。针对目标适应证，首先明确本研究的目的是否达到，从西医学指标和中医证候学指标提出支持其治疗学的依据，评价中可依据疾病的病因病机和药物的作用结果，分析讨论优势、特点，并尽可能说明药物的作用环节。根据有效性研究，应对临床用药剂量提出依据。每个药物在药效学研究所用剂量下能够发现其作用谱，故观察指标涉及针对目标适应证的终点指标，药物作用的过程指标（对靶位、器官、系统的作用）。药物有效性的研究需确认对目标适应证的治疗学意义，力求分析药物作用的主要环节，有效单体物质应能明示主要的作用靶位。

三、安全药理学试验项目及观察指标的选择

　　安全药理学主要是研究药物在治疗范围内或治疗范围以上的剂量时，潜在的不期望出现的对生理功能的不良影响，即观察药物对中枢神经系统、心血管系统和呼吸系统的影响。如果对已有的动物和/或临床试验结果产生怀疑，可能影响人的安全性时，应进行追加的安全药理学研究，即对中枢神经系统、心血管系统和呼吸系统进行深入的研究。还可进行补充的安全药理学研究，即评价药物对中枢神经系统、心血管系统和呼吸系统以外的器官功能的影响，包括对泌尿系统、自主神经系统、胃肠道系统和其他器官组织的研究。安全药理学试验可采用体内和/或体外的方法。安全药理学试验项目的观察指标可参照《药物安全药理学研究技术指导原则》进行选择。

四、毒理学试验项目及观察指标的选择

　　毒理学试验包括单次给药毒性试验，重复给药毒性试验，遗传毒性试验，生殖毒性试验，致癌性试验，依赖性试验，刺激性、过敏性、溶血性等与局部、全身给药相关的制剂安全性试验，其他毒性试验等。毒理学试验必须执行《药物非临床研究质量管理规范》。毒理学试验项目的观察指标可参照毒理学试验内容对应的研究技术指导原则进行选择，如《药物单次给药毒性研究技术指导原则》《药物重复给药毒性研究技术指导原则》和《药物刺激性、过敏性和溶血性研究技术指导原则》等。

第三节　应用与研究展望

　　"健康中国 2030"规划纲要中提出，要充分发挥中医药独特优势，推进中医药继承创新。中药是中华民族的瑰宝，为造福人民健康做出巨大贡献，特别是新冠肺炎疫情爆发以来，中药彰显特色优势，为打赢疫情防控阻击战发挥了重要作用。国家药品监督管理局最新批准了三个 3.2 类中药新药上市，分别为"清肺排毒颗粒""化湿败毒颗粒"和"宣肺败毒颗粒"，为新冠肺炎治疗提供了更多选择。目前，我国的创新药物研发同时面临着机遇与挑战，在这种背景下，我国应该紧紧地抓住机遇，正面应对挑战，以"临床价值为导向，重视人用历史与全过程质量控制"为研发理念，建立有效的中药物研发创新体系，依据该体系中的内容来进行药物的研发和创新，从而提升我国药品的整体质量和竞争实力。研发途径应体现"临床－动物－临床"的特点；应具有独特的临床疗效综合评价体系；应具有体现其作用模式（机理）的药物综合筛选模式；应具有体现其化合物群的整体表征和局部特征的综合表达形式。当前创制中药复方药物的关键在于：亟待发展能体现其临床疗效的综合评价体系；亟待发展能体现其作用模式（机理）的复方药物综合筛选体系；亟须将中药复方药物综合表达形式规范化。

第二十九章
新技术在中药药理研究中的应用

扫一扫，查阅本章数字资源，含PPT、音视频、图片等

第一节　概　述

中药药理学研究方法和技术是中药药理学学科形成和发展过程中不可或缺的条件。中药药理研究方法和技术是在现代药理学的研究方法技术上发展而来，是根据中药自身特点和中药药理研究的需求，进行合理开发和应用的方法和技术。例如，证候动物模型和病证结合动物模型的建立是中药药理学发展中形成的新的动物模型类型，并有独特的复制思路和方法，又比如血清药理学、中药胃肠动力学的研究思路和方法，是符合中药特点的研究方法。中药多成分、多靶点、多环节的药理作用特点和中医药属性，决定了中药药理研究较之化药的药理研究更为复杂，需要考虑的影响因素更多，对新技术和新方法的渴求更为迫切。

先进的药理研究技术和方法对中药药理学研究具有重要意义。随着科技的发展与进步，学科间的碰撞和科研的需求，以及多学科间的互相渗透，如生理学、病理学、生物化学、免疫学、分子生物学、组学、光学、核放射学、电生理学、机械工程等，催生出大量新技术新方法，使中药药理研究进入飞速发展阶段，实现从宏观到微观、从整体到局部、从功能到结构、从简单还原到复杂网络体系的多维药理学研究。

中药药理研究的新技术是指在传统药理研究方法和检测技术的基础上，将现代细胞分子生物学研究的先进技术引入到中药药理研究，主要包括组学技术、荧光成像技术、核磁共振技术、微透析技术、流式细胞技术、高通量筛选技术、蛋白分子相互作用技术、结构生物学技术等，为中药药效物质基础和作用机制研究提供了快速、有效、灵敏的方法。在网络药理学、系统生物学、计算化学组学等研究模式和思维的指导下，不同的技术和方法紧密结合，共同推动中药药理学学科发展。

第二节　思路与方法

随着科学技术的发展，学科交叉和融合越来越明显，药理研究的具体需求催生了许多新的技术，有些技术已被成功运用并开发产品；有些技术正处于研究阶段，有可能成为未来的新技术、新方法。一些传统的技术和设备被不断改进和提高。这些新技术和新方法是推动药理学向前发展的重要动力和保障，也是中药药理学发展前进的推力。

一、药理研究新技术分类

药理研究中常用于评价的指标主要包括宏观指标和微观指标，根据不同系统的药理作用评价的指标不同，涉及的药理研究方法和技术也不同。在过去几十年发展中，主要在以下几方面有新技术的发展。

1.行为学研究新技术　行为学研究是神经系统药理作用研究常用的评价方法，在中药药理研究中，涉及中药中枢神经系统作用、益智作用、情志类疾病等的药理研究可应用。传统的行为学研究主要依靠研究者观察动物行为变化，或借助于行为学仪器记数，如避暗仪、旷场箱、跳台仪、迷宫等。但上述仪器往往有记数不精确、观察不直观等劣势。针对上述问题，近年来行为学评价技术在硬件和软件上均有发展和提高。一是借助于计算机技术和红外成像技术，开发相关视频跟踪软件，将动物行为进行实时跟踪监测，使得动物行为观察可视化，且评价参数更灵活、可靠、精确，甚至可观察动物交互活动，以模拟动物处于社会环境中的情况。软件越来越开放，可与多种行为学检测设备搭载。二是针对新型实验动物，如斑马鱼在药理研究中的独特优势，专门开发了适于观察斑马鱼成鱼、幼鱼行为的观察箱和配套软件，如动物运动轨迹跟踪系统、斑马鱼行为轨迹跟踪系统。

2.生理学研究新技术　在临床上，生理指标常是评价人体一般身体状况的常规指标，包括呼吸、血压、心率，此外心电图、脑电图、肌电图等在相关疾病中也是十分重要的指标。传统药理研究中在动物身上监测上述指标是十分困难且不准确的，一则无适合小鼠、大鼠等动物生理检测的设备，二则动物难以配合，常需要麻醉后进行检测，如既往常用的生理记录仪，而麻醉常常对动物电生理产生干扰。有鉴于此，近年来将无线传输技术与生物信号精细采集技术结合而诞生了生理遥感监测技术，开发了生理遥感测试系统，可满足动物在清醒状态下监测各种生理指标的实验要求，为药理研究，尤其是安全性研究提供了先进技术。目前主要生理学研究技术有创性生理记录仪、无线遥感生理记录系统、无创血压测量系统等。同时，随着20世纪30年代微电极的发明，让细胞微观世界生理信号的观察成为可能，随之发明的膜片钳技术、微电极阵列技术等，成为细胞电生理研究的先进技术。近年来，还有专门针对神经细胞、心肌细胞的电生理技术和仪器的发明，膜片钳也发展到全自动膜片钳阶段。

3.成像新技术　成像技术在医学中主要用于直观反映人体或动物内部组织结构、形态或脏器功能，是临床辅助检查的重要手段，如X射线成像、CT断层扫描、核磁共振技术（MRI）及荧光造影成像、内窥镜技术等，也因此形成了"医学成像技术"这一独立学科。上述技术在药理研究中的应用越来越广，且开发了适用于体积较小的实验动物的研究级实验设备，如小动物CT断层扫描仪、X射线小动物成像仪等，在抗肿瘤药物的研究中具有显著优势，已被广泛应用。荧光成像技术是药理研究中的重要技术之一，应用十分广泛，主要体现在两方面。一是用于形态结构观察，如细胞骨架、血管结构、斑马鱼器官发育等；二是将之与其他的技术结合，如免疫杂交等，将荧光染料直接或间接靶定于目标蛋白上，通过观察荧光强度和分布了解靶点的变化。如建立在荧光和激光成像技术上的激光共聚焦技术使成像技术不断突破光学极限，带领药理研究进入更微观的世界；又如将荧光成像技术与大数据捕捉、计算机分析功能结合而开发的高内涵成像技术使药理研究更高效。荧光成像与流式细胞术结合形成的显微流式成像细胞技术实现了直观成像和定量分析结合，使结果更可信。此外，还有激光成像、红外成像、紫外光成像、化学发光成像、超声波成像、磁共振血管成像、多维成像、同位素检测、单细胞成像等技术，使成像检测发展成为药理研究中的重要检测技术，国际认可度高。与此伴行的具有强大图像处理功能的图像分析软件、高灵敏度的荧光检测器、高清晰度的显示器、高选择性和寿命逐渐延长的激光器、荧光探针开发等相关配件技术和试剂也在不断革新，带动成像质量和速度突飞猛进。近年来又兴起以分子质量为成像原理的质谱成像技术及冷冻电镜技术，带来多维成像。

4. 其他新技术　除上述新技术外，近年来在细胞培养技术、组学技术（代谢组学、蛋白组学、转录组学、基因组学、微生态组学、表观遗传组学）、生化检测技术等方面都具有不同程度突破，其中很多已经成功应用于药理学研究。如干细胞培养技术，基于 HPLC-MS 或 GC-MS 的代谢组学技术，糖蛋白组学技术，脂质组学分析技术，新一代高通量测序技术，液相芯片技术，血糖钳夹技术，微透析技术，流式细胞技术，基于荧光偏振技术的高通量药物筛选技术，基于凝胶电泳原理或毛细管电泳的蛋白质检测技术，荧光定量 PCR 技术，数字 PCR 技术，动物持续麻醉技术，集合光学、电学和单细胞技术的单细胞生化检测技术等。其中很多的新技术在中药药理研究中被推广或尝试，推动中药药理研究发展。

二、新技术简介及应用

在各种现代药理研究新技术中，有相当一部分技术已被应用于中药药理的研究，成为推动中药药理学发展的重要条件。以下对应用比较成熟的一些新技术进行介绍。

1. 干细胞培养技术　细胞培养技术是中药药理研究中体外研究方法的主要技术之一，一般分为原代和传代培养，细胞可来源于不同实验动物或人。细胞培养技术是体外实验中应用最广的一门技术，也是许多体外实验技术应用的前提和基础，如流式细胞术、膜片钳术等。细胞技术在中医药研究中的应用始于 20 世纪 70 年代，逐渐发展成为用于筛选中药活性物质、发现中药作用靶点、阐明分子机制的主要研究技术之一。

"干细胞"一词最早在 19 世纪的医学文献中出现，与普通细胞不同，具有自我更新和增殖分化能力，是一种尚未发育成熟的细胞，具有再生为各种组织、器官的潜能，被称为"万能细胞"，它的出现为临床许多无法治愈的疾病提供了可能，因而成为最炙手可热的细胞。20 世纪 90 年代以来，干细胞分离和体外培养技术不断成熟，带来干细胞研究和应用热潮，成为细胞培养技术中的新兴技术。按分化潜能的大小，干细胞可分为全能干细胞、多能干细胞和单能干细胞；按其来源可分为胚胎干细胞、造血干细胞、骨髓间质干细胞、神经干细胞、肌肉干细胞、成骨干细胞等。干细胞可由体细胞诱导而来，亦可直接由机体组织分离获得。干细胞培养技术包括诱导多能干细胞、干细胞定向诱导分化和利用干细胞筛选药物。

诱导多功能干细胞是通过外源导入与多能性相关的转录因子来诱导体细胞发生重编程，从而获得一类具有多向分化潜能的细胞，可为不同的实验研究提供研究材料。干细胞的定向诱导分化是指按照特定目的，人为将干细胞向某个方向分化为所需类型的细胞，这是干细胞的发现对人类疾病最大的贡献。某些药物可促进或调控干细胞定向分化以代替病变的细胞，从而治愈疾病；被定向诱导分化的细胞同时也可用于药理研究。许多中药具有促进干细胞定向分化的作用，如研究报道黄芩苷可作用于脑微血管内皮细胞和星形胶质细胞，诱导神经干细胞向神经元定向分化并促进其成熟；参芪液在体外可诱导骨髓间充质干细胞分化为神经元样细胞；左归丸含药血清可在体外诱导骨髓间质细胞向肝细胞定向分化；而地黄多糖具有诱导骨髓间充质干细胞分化为神经样细胞的作用；淫羊藿可促进胚胎干细胞向心肌细胞定向分化；人参总皂苷可体外诱导骨髓间充质干细胞定向分化为心肌细胞。

多功能干细胞或经诱导定向分化的细胞可以用于药物研究。干细胞是组织损伤修复的功能细胞，因此观察中药对损伤部位干细胞的影响是推测中药药理作用的方法之一。如采用干细胞培养技术研究发现，益气养阴活血中药对脑缺血再灌注合并高糖培养条件下大鼠神经干细胞的增殖有保护作用，可能是这类中药改善糖尿病合并脑缺血大鼠的记忆能力的机制之一；定志小丸可促进抑郁症大鼠神经干细胞增殖，改善其学习记忆能力；益气活血中药可促进小鼠骨髓间充质干细胞向缺血心肌迁移，丹参酮ⅡA、黄芪甲苷等是其有效物质基础；中药复方可干预急性白血病患者的干细胞中 FLT3、N-ras 基因表达，可能是中药治疗急性白血病的机制之一。胚胎干细胞也是国际公认的可用于体外药物和化合物毒性筛选的细胞，今后必将成为中药安全性评价的重要工具。人源正常细胞不易获得，而采用人胚胎干细胞可定向分化为肝细胞、心肌细胞、神经细胞、视网膜色素上皮细胞、子宫内膜样细胞、脂肪细胞等，这些细胞用于药物药理和安全性研究，其结果较之用动物来源细胞更有可信度。如采用人诱导干细胞分化的心肌细胞、神经细胞可用作药物体外心脏毒性、神经毒性评价的工具，也是中药药理和安全性研究。

2. 组学技术 组学技术是在分子生物学基础上发展而来的研究技术，包括代谢组学、蛋白组学、转录组学和基因组学等，是系统生物学的重要组成部分。系统生物学以系统性思想为核心理念，与中医学"整体观"一致，因此是中医药现代化研究的重要研究思维，组学技术因此在中药药理和其他研究中应用广泛。代谢组学、蛋白组学、转录组学和基因组学分别代表了机体生命活动已经发生、正在发生、将要发生和可能发生的四个阶段，是药理研究前沿技术，也用于中药药理前沿性研究。微阵列芯片技术、微流控芯片技术、焦磷酸测序技术、荧光偏振免疫分析技术、多重 PCR 技术、量子点荧光免疫分析技术、HPLC-MS 技术等新技术在组学研究的验证中得到应用。

（1）基因组学 基因组学（genomics）是以分子生物学技术、电子计算机技术和信息网络技术为研究手段，以生物体内全部基因为研究对象，在全基因背景下和整体水平上探讨生命活动的内在规律及其内外环境影响机制的科学。基因组研究包括两方面，一是以全基因组测序为目标的结构基因组学；二是以基因功能鉴定为目标的功能基因组学，又称为后基因组研究，是研究系统生物学的重要方法。基因组学技术包括基因芯片、重组 DNA 技术、mRNA 差异显示技术、代表性差异分析、巨克隆、巨筛选和大量平行测序技术等。目前全基因组测序主要采用的是高通量测序技术及组装技术。由于基因组学强调整体性，符合中医整体观的特点，为中医药现代化提供了契机。目前，基因组学技术在中医证候、中药和针灸等领域均有应用，并取得了一些进展，是中药现代化研究的突破口之一。在中药药理学研究中，基因组学可用于发现中药作用的靶基因，常与转录组学、蛋白组学结合。更重要的是，在中医证候研究中应用基因组学有望找到反映中医不同证候的关键基因，将有助于研究中药治疗不同中医证候的药效物质基础、作用机制和靶点，从而推动中药，尤其是中药复方药理学的发展。

（2）转录组学 转录组学（transcriptome）是一门在整体水平研究细胞内所有基因转录及转录调控规律的学科。狭义的转录组指所有参与翻译蛋白质的 mRNA 的总和；广义的转录组指从一种细胞或者组织的基因组所转录出来的 RNA 总和，包括 mRNA、rRNA、tRNA、microRNA、snoRNA、snRNA 等；而新兴的宏转录组学概念则更广。用于转录组学研究的技术和方法构成转录组学技术。高通量转录组学技术包括基于杂交技术的微阵列技术（microarray）和基于测序技术的转录组测序技术。目前，微阵列技术即基因芯片，在转录组主要指表达谱芯片。传统的RNA 测序技术以 Sanger 测序法的基因表达序列分析 SAGE（serial anaysis of gene）为代表，构建 SAGE 文库相对费时费力。近年发展起来的新一代全转录组测序（RNA-Seq）技术具有高通量、低成本、快速、准确的特点，使转录组进入数字化、信息化时代，迅速成为转录组学的主流技术，取代了芯片技术。但本技术需要较大样本起始量才能测序，对于低样本量和单细胞的转录组测序尚存在问题，有待今后进一步改进和完善。近年来数字 PCR 技术、数字化基因检测技术（nCounter Analysis）等技术，及 RNA 功能的不断被认识，推动转录组学发展。

在中药药理研究中，转录组学目前主要用于中药安全性研究和药理作用机制研究，通过用药前后基因表达谱的比较有助于发现毒性靶基因或药效靶基因，进而发现毒性生物标记物或作用靶点。如采用转录组研究中药附子、川乌、草乌的急性毒性和长期毒性机制，发现其毒性靶基因及其相关的信号通路存在差异；而转录组学也广泛用于中药肝毒性的研究。药效机制方面，如采用芯片技术发现温化蠲痹汤对胶原诱导性关节炎大鼠的治疗作用与其对 222 条基因的调控有关，涉及细胞凋亡、血管生成、信号转导等。在今后，利用转录组学发现某些疾病发生的关键基因作为 marker，以其表达情况为检测指标筛选中药有效成分，从而建立基于转录组学的中药有效成分快速筛选技术，推动创新药物开发。

（3）蛋白组学　蛋白质组（proteomic）的概念最先由澳大利亚学者 Wilkins 和 Williams 在 1994 年提出，并首次公开发表在 1995 年的《Electrophoresis》期刊上，最初的定义是指"一种基因组所表达的全部蛋白质"。蛋白组的概念是指在特定时刻、特定环境和实验条件下由一个基因组、一个细胞或一种生物表达的所有蛋白质。蛋白组学以蛋白质为研究对象，可分为表达蛋白组学、结构蛋白组学和功能蛋白组学，旨在研究特定条件下细胞内的蛋白质表达谱，以及每一种蛋白质的表达水平，从而描绘蛋白质在亚细胞水平的分布和空间结构特征，阐明蛋白质与蛋白质之间的相互作用。蛋白组学最基本的技术是蛋白质的分离和鉴定，技术体系主要为双向聚丙烯酰胺凝胶电泳（2D-PAGE）、质谱技术和生物信息学三大方面。质谱分析技术的快速发展是蛋白组学技术提升的重要因素，目前主要有两种：基质辅助激光解吸电离飞行时间质谱、电喷雾电离串联质谱；前者常可与蛋白芯片结合，用于血清／血浆中生物标志物的鉴定、分析，后者则具有检测分子质量范围广、灵敏度高的特点，可与高效液相色谱（HPLC）、毛细管电泳（EC）分离技术等联用。生物信息学则由互联网、数据库和应用软件三大部分组成。以上三大关键技术的进步和发展使蛋白组学迅速发展，成为后基因组时代最主要、最重要的研究技术之一，其应用成果显著。近年来，蛋白组学中又发展出差异蛋白组学、糖蛋白组学、脂蛋白组学等，差异凝胶电泳技术、同位素标记亲和标签技术、激光捕获微切割技术、表面增强激光解吸电离飞行时间质谱技术（MALDI-TOF-MS）等形成了蛋白组学新技术，适用于不同的研究对象。

蛋白组学强调细胞或组织整体蛋白的变化，具有多层次、多靶点、整体性、动态性、时空性的研究特点，与中医学的整体观和中药的作用特点吻合，是中医药现代研究的重要手段，已广泛用于中药药效研究和安全性评价。如采用蛋白组学方法寻找新癀片抗炎镇痛的机制，发现本药可影响大鼠肝组织中多个蛋白质的表达，可能与抑制炎症因子和肿瘤因子、促进抗炎因子和抑癌因子的表达有关；采用蛋白组学技术发现丹参酮 II_A 可调节内毒素诱导的炎症细胞中某些蛋白质的表达，若进一步对发生表达差异的蛋白质鉴定分析有望发现靶点。在中药毒性研究中结合蛋白组学，有助于发现毒作用机制，发现关键环节和作用靶点。如蛋白组学有助于发现中药肝毒性的毒性蛋白标志物，若用于毒性评价和机制研究，比常规的毒性评价中的生化指标、病理学检查等更灵敏。蛋白组学成功用于马兜铃酸腹腔注射致大鼠慢性肾毒性的研究，发现其导致肾纤维化毒性标志物，从而利于及早预警。

（4）代谢组学　代谢物组学（metabonomics）一词由英国 Nicholson 教授在 1999 年首次提出，是指充分利用与物质组成、分离和鉴定有关的技术，如层析技术、质谱技术、色谱技术、核磁共振技术及模式识别等技术，通过分析生物的体液和组织中内源性代谢产物谱（代谢物组或代谢物图谱）的变化来研究整体的生物学状况和基因功能调节的现代技术，是系统生物学的重要组成部分。代谢组学通过高通量、高分辨率的分析技术，结合模式识别专家系统等分析方法，从整体上探讨生物活动在代谢层面的特征和规律，将代谢物含量变化与生物表型变化联系起来，能够更准确反映生物体系的状态，揭示疾病发生发展的代谢机制，发现和筛选生物标志物，同时也有助于发现药物的作用靶点。完整的代谢组学分析流程包括生物样品的采集、制备、数据采集、数据处理和分析，其中数据采集所采用的先进检测技术是代谢组学发展的重要因素，数据处理和分析则体现代谢组学相关软件的升级、开发。代谢组学的检测技术由传统的硅胶层析技术、HPLC技术发展到核磁共振（NMR）、色谱－质谱联用，后者已成为最常用的分析方法。随着电喷雾等软电离技术的出现，质谱联用逐渐成为代谢组学研究的常用手段，如液－质联用（LC-MS、UPLC-MS、UPLC-MS/MS）、气－质联用（GC-MS、GC-Q-TOF-MS/MS）、电泳－质谱联用（CE-MS）、等离子质谱（ICP-MS）等，使代谢组学在定性和定量研究方面显著提升。原位电离技术的发展带来了空间代谢组学的研究。代谢组学数据处理和分析技术也在不断发展中，进一步推动代谢组学技术的发展。

代谢组学把人体作为一个整体系统研究，用它认识疾病过程，与中医的整体观和辨证论治思想不谋而合，是适合中医药现代研究的思路和技术。目前，代谢组学在中药药理学中可用于中药药性研究、中药配伍研究、中药药效研究和中药毒理研究。如采用代谢组学观察姜黄、郁金对寒湿黄疸和湿热黄疸证两种寒、热模型的生物标志物的影响，从而证实了姜黄、郁金的寒热药性差异；应用代谢组学和主成分分析法，采用UPLC/Q-TOF-MS技术发现寒凉药黄连对热证有治疗作用，而温热药高良姜无作用，从而突显两药的寒热药性差异；此外，代谢组学可用于中药归经、有毒无毒、升降浮沉等药性研究。代谢组学可用于中药配伍研究，如采用代谢组学检测大鼠尿液，发现黄芪配伍广防己可减轻后者的肾毒性，黄芪配伍苍耳子可降低苍耳子对大鼠的肝功能损伤；采用血清代谢组学研究表明，补中益气汤不同配伍对脾气虚大鼠的氨基酸代谢和能量代谢的恢复程度不同；采用大鼠尿液和血清代谢组学研究发现朱砂安神丸全方较朱砂单味药对大鼠的肝毒性和肾毒性显著降低。代谢组学在中药药效和机制研究中也具有优势，能反映中药多成分、多靶点的网络作用特点。如采用尿液代谢组学研究发现，中药复方柴胡疏肝散可调节抑郁症大鼠尿液中尿酸、黄尿酸、脯氨酸等9个代谢物的生成，提示其作用机制可能与能量代谢、色氨酸代谢有关；采用血清代谢组学研究发现，小檗碱可使糖尿病患者血浆中13个游离脂肪酸含量下降，可能是其降血糖的机制之一。而代谢组学在中药安全性评价中的应用，有助于寻找毒性成分、明确中药毒性靶器官、帮助确定中药毒性剂量范围、探讨中药毒作用机制和寻找中药毒性生物标志物，目前已经广泛用于半夏、雷公藤、黄连、朱砂、雄黄、关木通等单味药、复方或毒性成分的安全性研究。

3. 激光扫描共聚焦技术　激光扫描共聚焦显微镜（laser scanning confocal microscope，LSCM）是20世纪80年代发展起来的具有划时代意义的新技术，是当今先进的细胞生物分析设备。LSCM由荧光显微镜、激光器、检测器、扫描头控制电路、电脑工作站和图像输出设备组成。LSCM的成像原理是，在普通荧光显微镜基础上，以激光作为光源，利用共轭聚焦系统和激光扫描系统成像。随着激光源、检测器、计算机、光学显微镜、声光转换电子、荧光染料等各方面的发展，LSCM的性能不断提高，在分辨率、灵敏度、清晰度、多维成像、快速成像等不同性能上做到极致，从1967年Egger制造的世界上第一台LSCM发展到目前具有不同性能特点的超高分辨率LSCM、双光子LSCM、多光子LSCM、转盘LSCM，应用于细胞生物学、生理学、病理学、解剖学、胚胎学、药理学等领域。LSCM成像较普通的光学显微镜具有以下优点：图像以电信号形式记录，因此可采用各种模拟的和数字的电子技术对图像进行处理；成像时利用共聚焦系统排除了焦点外的光信号干扰，极大提高了分辨率，显著改善了视野的广度和深度，达到三维空间定位；LSCM 能随时采集和记录检测信号，与活细胞工作站搭载可用于活细胞的长时间观察、记录；可实现光学切片、三维图像重建、细胞物理和生物学测定、荧光定量和定位分析、离子实时定量测定；还可进行黏附细胞分选、激光细胞纤维外科和光陷阱技术、荧光漂白恢复等；光漂白和荧光淬灭作用小。鉴于上述特点，LSCM 具有强大的图像处理功能和多种细胞生物学功能，可用于细胞生物学、细胞生理学、神经生物学、神经生理学等涉及细胞研究的医药领域。

LSCM 在中药药理研究中的应用始于 20 世纪 90 年代，报道利用 LSCM 的图像处理功能观察中药 8892 对小鼠子宫颈癌细胞 U14 直接破坏细胞 DNA、RNA，导致细胞增殖和活力下降的作用，随后应用不断扩大。如 LSCM 广泛用于中药抗肿瘤作用研究，发现中药可导致肿瘤细胞细胞核损伤，引起细胞内钙离子超载、线粒体膜电位异常、诱导凋亡基因上调等。LSCM 也用于中药心脏毒性研究，如利用 LSCM 可对活细胞内钙离子进行实时监测，采用 Fluo-4 染色原代培养心肌细胞，发现附子主要毒性成分乌头碱可导致细胞内正常钙流消失，出现"钙振荡"现象，可能是乌头碱致心律失常的重要原因。

4. 高内涵筛选技术　高内涵筛选（high content screening，HCS）是以细胞或组织切片为检测对象，在荧光或普通光学下快速成像，并有强大的数据采集和分析系统对图像信息进行分析以解析组织或细胞内物质含量或其他变化。第一台 HCS 设备于 1999 年由 Cellomics 公司研制而成。HCS 具有不损伤细胞、成像分辨率高、能断层扫描、实现多重荧光共定位及能观察样品的三维图像等优点，逐渐成为形态学、细胞与分子生物学、神经科学、药理学等领域中有力的研究工具。HCS 主要由显微成像系统和图像分析系统组成，可搭载活细胞工作站，既可对固定细胞或切片进行成像，也可用于活细胞长时间序列观察。其分析模块包括细胞计数、多波长、细胞凋亡、血管生长、粒度、微核、有丝分裂指数、神经突触生长、细胞迁移等，满足不同的实验需求。HCS 的筛选结果具有多样性，可以多个指标多个靶点同时筛选，可在不同孔板中进行，所需样品量少；获取的信息则以细胞为单位，即研究者可从细胞群体各种反应中获取信息，因此数据量大，而采集快。HCS 在操作上与普通显微镜操作类似，其成败关键是荧光染色样品及设备采集前对焦准确。近年来实现了共聚集成像技术与高内涵结合的检测设备，将是未来几年的热点技术。

HCS 技术的出现是系统生物学研究技术上的革新，与以往的组学技术和高通量筛选技术不同，是一项可基于整体细胞组学的研究技术，对药学和中医药学领域的现代化研究具有重要影响。因其独特优势，HCS 在细胞毒性检测、人胚胎干细胞研究、抗肿瘤药物研究、神经药理学等药学研究方面均有应用，在细胞毒方面有相关试剂盒的开发，实现在活细胞中分析药物的细胞毒性，过程简单、经济、快速而高效。另外，它在抗肿瘤学方面应用最广。

HCS 被应用于中医药的研究最早见于 21 世纪初，因其高通量和多靶点的特点，特别适用于中药多组分、多靶点的研究，因此在中药药效物质基础筛选、作用机制和安全性评价研究方面得到应用。如采用 β 淀粉样蛋白诱导 SH-SY5Y 神经细胞损伤，以 Hoechst33342 和 PI 双染在 HCS 上建立细胞筛选模型，快速筛选了 20 种中药提取物中具有对该模型细胞有保护作用的提取物，简便而快捷；又如用高内涵细胞毒性试剂盒在 HCS 上直接观察诃子水提物和醇提物作用于 HepG2 细胞后的细胞毒性，结果发现醇提物毒性强于水提物，其结果与小鼠灌胃的毒性试验结果一致，且采用 HCS 更灵敏。HCS 也是评价中药肝毒性的重要手段；采用 HCS 的有丝分裂模块研究发现，金钱松根皮的主要成分土槿皮乙酸抑制人乳腺癌细胞 MCF-7 增殖的机制之一是促进微管蛋白解聚、干扰二极纺锤体形成、阻滞有丝分裂。近年来，HCS 的分辨率和拍照速度又有了革新，必将在中药药理学研究中的应用更广。

5. 小动物活体成像技术　在临床上，影像学检查在一些疾病的诊断和预后中具有十分重要的意义，如肿瘤、结核、心脑血管疾病、内脏增生性疾病等。在上述相关疾病或治疗药物的研究中，若也能像临床一样对实验动物进行活体成像检查，不仅可早期判断模型成功与否及病变程度，亦能直观评价药物的治疗作用。药理研究中实验动物是最基本和最重要的研究工具，以小鼠、大鼠最常用。它们体积小，且无法配合仪器检测要求，因此临床影像设备，如 X 光机、CT、MRI、超声成像等，不适于实验动物。近年来开发了专门用于实验动物（主要包括小鼠、大鼠、豚鼠和家兔）的 MRI、CT、X 线成像仪、小动物超声成像仪等，组成了小动物活体成像技术。近年来又逐渐兴起光声成像检测技术。

1999 年美国哈佛大学的 Weisslede 首次提出"分子影像学"概念，即应用影像学方法，对活体状态下的生物过程进行细胞和分子水平的定性和定量研究。分子成像的原理是利用特异性分子探针追踪靶目标并成像，是一种特异性成像，有别于传统依赖于肉眼可见的身体、生理和代谢过程的非特异性成像，为疾病生物学、疾病早期检测、定性、评估和治疗带来重大影响。以之为原理，开发了利用可见光成像和核素成像的小动物活体成像技术。

可见光成像包括生物发光和荧光两种技术，生物发光物如萤火虫荧光素酶的发展和荧光探针的发展带动可见光成像技术发展。新一代荧光分子断层成像（fluorescence molecular tomography，FMT）采用特定波长的激发光激发荧光分子产生荧光，通过图像重建提供目标的深度信息和对目标物进行立体成像，并可定量成像和多通道成像，可实现对毫米量级组织中相关荧光探针分布的检测，在早期诊断、受体定位、蛋白质功能研究、细胞通路定位、小分子蛋白间相互作用等方面有着重要作用。

正电子发射断层成像技术（positron emission tomography，PET）和单光子发射计算机断层成像术（single-photon emission computed tomography，SPECT）是利用核素成像的两种技术。专为小动物实验设计和开发的 PET、SPECT 具有探测区小、空间分辨率高、可持续观察的优点。同时，本技术还有以下优点：因标记物具有广泛适用性，该成像技术可用于小分子药物、基因、配体、抗体等；结果为绝对定量，且可对深层组织检测；可获得断层和三维信息，利于精确定位；可快速成像。随着成像技术的发展，多种技术联用已成为一种趋势，如将 MRI 或 CT 与核素医学成像技术联用。在具体研究中根据需要选择合适的成像技术是关键。

小动物活体成像技术已广泛用于中药药效学和毒理学研究。如采用多光谱小动物 X 线成像仪检测碘乙酸关节腔注射法诱导大鼠骨性关节炎模型，可见患侧膝关节对位差、关节面不平整、膝关节间隙狭窄、骨小梁稀疏等病变，给予去毒附子提取物 14g/kg 灌胃连续 28 天后复查发现，膝关节病变减轻；在华蟾素抗肿瘤体内研究中，将裸小鼠接种带有萤火虫荧光素酶基因的 BxPC3-luc2 胰腺癌细胞，皮下成瘤 1 周后，腹腔注射荧光素毒酶，采用小动物活体成像仪成像，根据每只小鼠肿瘤荧光光子量进行分组，可使组间差异更小，更有可比性；随后分别在给药第 7、14 天时再次成像测量光子量，结果显示肿瘤光子量抑制率分别为 30.11%、63.81%，且不用将动物处死。为研究补肾活血法治疗帕金森病的作用机制，采用 6-OHDA 脑内注射法制备帕金森病大鼠模型，然后将制备好的带有放射性示踪剂的多巴胺转运蛋白显像剂 11C-β-CFT 经尾静脉注射给予大鼠，于治疗前和治疗后分别从各组中取 1 只大鼠麻醉，用小动物 PET 扫描仪进行 3D 成像，结果显示，显影剂在模型组大鼠纹状体的分布在治疗前后无变化，而治疗组大鼠治疗前与模型组表现相同，治疗后损毁侧与未损毁侧放射性浓度接近，提示毁损侧有好转。小动物活体成像技术将更广泛用于中药药理学研究。

6. 流式细胞技术　流式细胞技术（flow cytometry，FCM）是指采用激光束激发单行流动的细胞，对它的散射光和携带的荧光进行检测。而依据细胞分析和分选的技术，其设备相应分为流式细胞分析仪和流式细胞分选仪。流式细胞仪一般分为五大部分：流动室及液流系统，激光光源和光束成形系统，光学系统，信号检测与存储、显示、分析系统，细胞分选系统。用于 FCM 检测的细胞样本必须是单细胞悬液，可以是来自于血液、体液或制备于实体瘤的单细胞悬液、传代培养收集的单细胞悬液，或由石蜡包埋的组织中获得的单细胞悬液。细胞在制成悬液前需进行荧光染色，样本的制备是成功的重要前提。流式细胞分析仪的工作原理是：制备好的细胞悬液上样后，在鞘液的包被下单行排列，依次通过流动室检测区域；以激光作为激发光源，垂直照射检测区的样品流，被荧光染色的细胞在其照射下产生激发荧光，被检测器检测，由光信号转化为电信号传送到计算机，经微机处理器形成数据文件，保存在计算机上，便于脱机时用软件进行分析。流式细胞分选仪则是在分析仪基础上，将待测液滴充以不同电荷，利用高压电场的作用偏转，将不同荧光表达细胞落入不同收集容器，从而实现细胞分离；也有相关产品采用负压吸附方式收集分选细胞。随着相关技术的发展，流式细胞仪近年来发展突飞猛进，在性能方面有显著提升。如分析速度显著提升，可达 100000 个 /s；荧光通道数由传统的 3 通道到最多 21 个通道以上，满足多靶点检测；仪器灵敏度不断提高；仪器功能更专业化，如开发了专用于奶牛厂、药企和科研院所的不同型号的仪器；操作上越来越自动化，如自动进样器的加配、软件设置简洁化等，给使用者带来便利；仪器向小型化发展，如微流体流式细胞仪因体积小、所需样本量少而受到广大科研工作者欢迎；功能不断增强，在传统的荧光染色检测基础上，还有将拉曼光谱、金属标刻质谱探测、多光谱成像、衍射光谱成像等成像技术与流式结合，使流式细胞仪的功能不断扩大。另外，还有将细胞成像和流式细胞分析技术结合而开发的流式细胞成像分析仪，使流式分析从传统的"暗箱式"分析转变为"可视化"分析。

FCM 最大的优点是对混合细胞群体中亚群细胞的计数，最常用于淋巴细胞亚群（CD3[+]、CD4[+]、CD8[+] 等）计数和细胞凋亡、细胞周期、细胞增殖测定；可用于细胞内 DNA 检测、细胞内 ROS 含量测定等；也可用于细菌检测，如细菌计数、细胞浓度、细菌鉴定、细菌诱导突变株选育等。

FCM 在中药药理研究的应用已经十分成熟，是中药活性物质筛选、药理作用机制研究的常规手段。如对许多中药、中药复方及提取物的体外抗肿瘤、调节免疫、抗氧化作用研究中常采用流式细胞仪开展研究。如何充分利用不断拓展的流式细胞仪功能，并结合中药自身的特点，进行功能开发和应用，将是今后努力的方向。

7. 膜片钳技术　膜片钳技术（patch clamp technique）是通过记录单个细胞上通过离子通道的离子电流来反映单个细胞电生理的技术，最早由德国物理学家 Neher 和 Sakmann 在 1976 年提出。该技术的提出使电生理研究深入到单个细胞层面，在生理学上具有革命性意义。应用该技术，不仅能记录单细胞电流和全细胞电流，还可直接观察和分辨单离子通道电流及开闭时程，或区分离子通道的离子选择性，发现新的离子通道和亚型，因而被看作研究离子通道的"金标准"。传统膜片钳设备在应用时对操作人员有很高的要求，需经过专业培训和长时间练习才可能做得好，影响了其推广。近年来，随着基因组测序和细胞电生理的发展，人们对离子通道有了更多的认识，也找到了不同离子通道的阻滞剂。为减轻实验人员的操作难度，研究者尝试将手动的细胞电极插入细胞膜上的操作改为仪器自动固定，开发了平板微阵列技术，即在平板电极上打磨或者使用金属离子轰击成孔，每孔直径 1～2μm，第一个小孔下面有电极连接到放大器，能对实验过程中的电流变化进行记录。细胞悬液加到平板玻璃孔上时通过负压吸力使单个细胞自动定位在小孔微管电极上，自动进行封接，仪器自动判断封接是否成功并进一步加大负压使电极破膜以进行全细胞电流实验。基于这一技术开发了全自动膜片钳，操作者只需要制备好样品即可，操作极其简单，尤其可针对本设备建立具体离子通道工具细胞进行通量筛选，优于传统膜片钳。然而，目前全自动膜片钳的厂家不多，且细胞封接成功率、检测准确性问题还存在，对应用的细胞也有一定要求，使得其准确性和适用度不及传统膜片钳。

作为离子通道研究的金标准，膜片钳技术也广泛用于中药调节离子通道的相关研究，包括药理作用机制研究和毒作用机制研究。目前中药调节细胞离子通道的研究方法基本上是膜片钳技术，仅在钙离子电流研究中有些采用 LSCM 测定"钙火花"，或与膜片钳同用。全自动膜片钳技术现已用于中药药理研究。如采用全自动膜片钳记录抗心律失常复方中药稳心颗粒对建立在中国仓鼠卵巢细胞（CHO）上的 hERG 通道电流的影响，结果显示对钾离子通道 hERG 电流无阻断作用，提示对心肌细胞无毒性；采用相同的研究方法发现，青蒿素的衍生物青蒿琥酯对 hERG 钾通道无阻断作用，但另一衍生物蒿甲醚可阻断 hERG 钾通道。

8. 无线生理信号遥测技术　实验动物的生理信号，如呼吸、体温、血压、心电、脑电、肌电等，可反映动物的生命活动状态，在开展药物安全性研究和心血管系统、神经系统、呼吸系统等药理研究时，需要对相关生理指标进行测定。传统的方式是采用半人工半仪器测试，常需将动物麻醉后，以有创的方式将相关探测器（或探针）置于动物体内，所得结果缺乏客观性，无法排除麻醉、手术操作等的干扰，且耗时、耗力。无创生理信号遥测技术是指在动物清醒的状态下，采用遥测技术对动物各种生理参数进行连续、动态的监测，使获得的数据更真实、可信，实验操作也更符合动物福利法则。由于这一技术的优势十分突出，国家食品药品监督管理总局在 2013 年制定的《药物安全药理学研究技术指导原则》中，明确建议采用遥测技术进行清醒动物心血管药理研究。

目前，根据无线生理信号遥测技术开发了具有不同功能或不同测量原理的生理信号遥测系统。如有专门进行血压或心电图、脑电图监测的遥测系统，也有模块式检测系统，即以不同的生理参数测定功能为单元做成模块，用户可根据自己的研究需求在主机搭载不同的模块。不同生理参数的检测方式不尽相同，如对大鼠心率和血压的测定目前有采用植入式生理信号无线遥测法、动脉介入法或充气尾套法。而且，针对不同的实验动物开发了不同系列仪器，目前可实现对小鼠、大鼠这类小动物和犬、猪、兔这些大型实验动物上进行无线生理遥测，满足不同研究需求。生理遥测系统的技术原理是将生理信号采集发送装置置于动物体内，接收器对信号发射器进行数据接收并传输到软件进行分析。在将植入子等生理信号采集装置安装于动物身上后，研究者可根据具体需要确定生理记录的起止时间。

实验动物生理信号遥测系统在国外有成熟的应用，而在我国应用较晚，近 5 年逐渐被应用到不同领域，如医药、畜牧养殖等领域。在药学研究中，主要用于实验动物研究和药物安全性研究。当前，本技术在中药药理学中的应用主要集中在中药安全药理研究，也用于药效学研究。如采用植入式生理信号遥测系统可同时监测牛蒡子苷元注射液皮下注射清醒 Beagle 犬后动物体温、血压、呼吸（潮气量、呼吸频率）和心电图的变化，从而研究其心血管系统和呼吸系统的安全药理学。在药理研究方面，利用无线遥测技术可长时间、动态监测的特点，将之用于监测天麻钩藤饮灌胃肝阳上亢证大鼠后 24 小时血压变化，发现天麻钩藤饮可调节模型动物血压昼夜节律；在桂枝汤灌胃治疗链脲佐菌素致糖尿病大鼠的研究中，采用无线生理遥测系统监测动物给药前后心电图，并用分析软件计算心率变异性，结果发现桂枝汤可防治该模型大鼠心脏自主神经损伤，使心率变异性降低。有理由相信，无线生理遥测系统将会在中药药理研究中应用更广、应用模式更多。

　　除上述新技术或新方法外，还有一些新技术和方法已经或即将用于中药药理学研究，如圆二色谱技术、微透析技术、表面等离子共振技术、血糖钳夹技术和胰岛功能评价方法、转基因和基因敲除实验动物、CYP450 高表达体系等，使中药药理学研究方法更完善、更丰富、更先进。

常用英文缩略词表

英文缩写	英文全称	中文全称
3KAT	3-ketoacyl coenzyme A thiolase	3-酮脂酰辅酶 A 硫解酶
^{3}H-TdR	^{3}H-thymidine incorporation	^{3}H-胸腺嘧啶核苷
5-Fu	5-fluorouracil	5-氟尿嘧啶
5-HT	5-hydroxytryptamine	5-羟色胺
5-HTP	5-hydroxytryptophan	5-羟色胺酸
6-keto-PGF$_{1\alpha}$	6-keto-prostaglandin1α	6-酮-前列腺素 1α
6-OHDA	6-hydroxydopamine	6-羟基多巴胺
17-OHCS	17-hydroxycorticosteroids	17-羟皮质类固醇
α$_2$-MG	α$_2$-macroglobulin	α$_2$-巨球蛋白
β-EP	β-endorphin	β-内啡肽
β-TG	β-thromboglobulin	β-血栓球蛋白
AA	arachidonic acid	花生四烯酸
AC	adenylate cyclase	腺苷酸环化酶
Ach	acetylcholine	乙酰胆碱
AchE	acetylcholinesterase	乙酰胆碱酯酶
ACO	acyl-CoA oxidase	酰基辅酶 A 氧化酶
ACP	acyl carrier protein	脂酰基载体蛋白酶
ACTH	adrenocorticotropic hormone	促肾上腺皮质激素
AD	Alzheimer's disease	阿尔茨海默病
ADH	antidiuretic hormone	抗利尿激素
ADP	adenosine diphosphate	二磷酸腺苷
AFB$_1$	aflatoxin B$_1$	黄曲霉毒素 B$_1$
AGEs	advanced glycation end products	糖基化终产物
AIV	avian influenza virus	禽流感病毒
ALB	albumin	白蛋白
ALD	aldosterone	醛固酮
ALP	alkaline phosphatase	碱性磷酸酶
ALT	alanine aminotransferase	丙氨酸氨基转移酶

续表

英文缩写	英文全称	中文全称
AMP	adenosine monophosphate	磷酸腺苷
ANAE	α–naphtyl acetate esterase	α– 醋酸萘酯酶
Ang	angiotensin	血管紧张素
ANP	atrial natriuretic peptide	心钠肽
APD	action potential duration	动作电位时程
APFM	acidic polysaccharides from folium mori	桑叶酸性蛋白多糖
Apo	apolipoprotein	载脂蛋白
APTT	activated partial thromboplastin time	部分凝血激酶活化时间
AQP	aquaporin	水通道蛋白
AR	aldose reductase	醛糖还原酶
ARE	antioxidant response element	抗氧化反应元件
AS	atherosclerosis	动脉粥样硬化
AST	aspartate aminotransferase	天门冬氨酸氨基转移酶
AT–Ⅲ	antithrombin Ⅲ	抗凝血酶Ⅲ
ATP	adenosine triphosphate	三磷酸腺苷
AUC	area under the curve	曲线下面积
AVP	argininevasopressin	精氨酸加压素
BALF	bronchoalveolar lavage fluid	支气管肺泡灌洗液
Bax	bcl–2 associated X protein	B 细胞淋巴瘤 –2 相关蛋白 X
BBB	blood–brain barrier	血 – 脑屏障
BCB	blood–cerebrospinal barrier	血 – 脑脊液屏障
Bcl–2	b–cell lymphoma–2	B 细胞淋巴瘤 –2
BDNF	brain–derived neurotrophic factor	脑源性神经生长因子
bFGF	basic fibroblast growth factor	碱性成纤维细胞生长因子
BFU–E	burst–forming unit of erythroid	红系爆式集落形成单位
BUN	blood urea nitrogen	血清尿素氮
CA	catecholamine	儿茶酚胺
CA	cholic acid	胆酸
cAMP	cyclic adenosine monophosphate	环磷酸腺苷
CAT	catalase	过氧化氢酶
CCH	carbachol	卡巴胆碱
CCK	cholecystokinin	胆囊收缩素
Ccr	creatinine clearance rate	肌酐清除率
CD	cluster of differentiation	白细胞分化抗原
CFU–E	colony forming unit–erythroid	红细胞系集落形成单位
CFU–GM	colony forming unit–granulocyte macrophage	粒系 – 巨噬系集落形成单位
CFU–S	colony forming unit spleen	脾集落形成单位

英文缩写	英文全称	中文全称
cGMP	cyclic guanosine monophosphate	环磷酸鸟苷
CGRP	calcitonin gene-related peptide	降钙素基因相关肽
ChAT	choline acetyl transterase	胆碱乙酰转移酶
CIC	circulating immune complex	循环免疫复合物
CK	creatine kinase	肌酸激酶
CL	plasma clearance	血浆清除率
C_{max}	maximum concentration	最大浓度
CMC	cell membrane chromatography	细胞膜色谱法
ConA	concanavalin A	刀豆蛋白 A
COX	cyclooxygenase	环氧化酶
CPK	creatine phosphokinase	磷酸肌酸激酶
CPT Ⅰ	carnitine acyl transferase Ⅰ	肉碱酰转移酶 I
Crea	creatinine	肌酐
CRH	corticotropin releasing hormone	促肾上腺皮质素释放激素
CRP	C-reactive protein	C- 反应蛋白
CSF	colony stimulating factor	集落刺激因子
C_{ss}	steady-state concentration	稳态血药浓度
CTGF	connective tissue growth factor	结缔组织生长因子
CTX	cyclophosphamide	环磷酰胺
Cx43	connexin 43	间隙连接蛋白 43
Cyt	cytochrome	细胞色素
CYP7A1	cholesterol 7α-hydroxylase	胆固醇 7α- 羟化酶
DA	dopamine	多巴胺
DAB	dimethyl amino azobenzene	二甲基氨基偶氮苯
db/db mouse	diabetes mouse	糖尿病小鼠
DBP	diastolic blood pressure	舒张压
DCA	deoxycholic acid	脱氧胆酸
DCR	2,4- acyl coenzyme A reductase	2,4- 二烯酰基 - 辅酶 A 还原酶
D-E	dose-effect relationship	量 - 效关系
DEN	diethylnitrosamine	二乙基亚硝胺
D-IBS	diarrhea-irritable bowel syndrome	腹泻型肠易激综合征
DIC	disseminated intravascular coagulation	弥散性血管内凝血
DMC	demethuyl coclaurine	去甲乌药碱
DMH	dimethylhydrazine	二甲肼
DMN	dimethyl nitrosamine	二甲基亚硝胺
DNA	deoxyribonucleic acid	脱氧核糖核酸
DNCB	dinitrochlorobenzene	二硝基氯苯

英文缩写	英文全称	中文全称
DNT	2,4-dinitrotoluene	2,4-二硝基甲苯
DPPH	1,1-diphenyl-2-picrylhydrazyl	1,1-二苯基-2-三硝基苯肼
DTH	delayed type hypersensitivity	迟发型超敏反应
DynA1-13	dynorphin A1-13	强啡肽 A1-13
Ea	active erythrocyte rosette	活性 E 花环
ECA	ehrlich's ascites carcinoma	艾氏腹水癌
ECHO	enteric cytopathogenic human orphan virus	埃可病毒（人肠道细胞病变孤儿病毒）
ECM	extracellular matrix	细胞外基质
ED_{50}	50% effective dose	半数有效量
EDRF	endothelium-derived relaxing factor	内皮细胞源性血管舒张因子
ELAM	endothelial leukocyte adhesion molecule	内皮细胞白细胞黏附分子
eNOS	endothelial nitric oxide synthase	内皮型一氧化氮合酶
EOP	endogenous opioid peptide	内源性阿片肽
EPC	endothelial progenitor cell	血管内皮前体细胞
EPM	elevated plus maze	高架十字迷宫
ER	estrogen receptor	雌激素受体
ERK	extracellular signal-regulated kinase	细胞外信号调节激酶
ERP	effective refractory period	有效不应期
ET	endothelin	内皮素
F	bioavailability	生物利用度
FAS	fatty acid synthetase	脂肪酸合成酶
FD	functional dyspepsia	功能性消化不良
FDP	fibrin degradation product	纤维蛋白降解物
FFA	free fatty acid	游离脂肪酸
Fg/Fbg	fibrinogen	纤维蛋白原
FSC	fat-storingcell	肝贮脂细胞
FT_3	free triiodothyronine	游离三碘甲状腺原氨酸
FT_4	free thyroxine	游离甲状腺素
GABA	gamma-amino butyric acid	γ-氨基丁酸
GAS	gastrin	胃泌激素
GBM	glomerular basement membrane	肾小球基底膜
GC	gas chromatography	气相色谱
GC-MS	gas chromatography-mass spectrometer	气质联用
GLP	good laboratory practice	标准实验室工作规范
Glu	glutamic acid	谷氨酸
GLU	glucose	葡萄糖
GLUT3	glucose transporter 3	葡萄糖转运蛋白 3

英文缩写	英文全称	中文全称
GM-CSF	granulocyte macrophage colony-stimulating factor	粒细胞巨噬细胞集落刺激因子
GP	glycosidoprotein	糖蛋白
GR	glutathione reductase	谷胱苷肽还原酶
GSH	reduced glutathione	还原型谷胱甘肽
GSH-Px	glutathione peroxidase	谷胱甘肽过氧化物酶
HCA	hepatic carcinoma ascites	腹水型肝癌
HCT	hematocrit	红细胞压积
Hcy	homocysteine	同型半胱氨酸 / 高半胱氨酸
HDL	high density lipoprotein	高密度脂蛋白
HDL-c	high density lipoprotein cholesterol	高密度脂蛋白胆固醇
HFRSV	haemorrhagic fever with renal syndrome virus	肾病综合征出血热病毒
HIF-1α	hypoxia inducible factor 1α	缺氧诱导因子 1α
HIV	human immunodeficiency virus	人类免疫缺陷病毒
HMGR	3-hydroxy-3-methylglutaryl-CoA reductase	3- 羟基 -3- 甲基戊二酰辅酶 A 还原酶
HPA	hypothalamic-pituitary- adrenal gland axis	下丘脑 - 垂体 - 肾上腺轴
HPG	hypothalamic-pituitary-gonadal axis	下丘脑 - 垂体 - 性腺轴
HPLC	high performance liquid chromatography	高效液相色谱法
HPLC-MS/HPLC-MS/MS	high performance liquid chromatography-mass spectrometer	液质联用
HGPRT	hypoxanthine-guanine phosphoribosyl transferase	次黄嘌呤 - 鸟嘌呤磷酸核糖转移酶
HR	heart rate	心率
HSL	hormone-sensitive lipases	激素敏感酯酶
HSV2	herpes simplex virus Ⅱ	2 型单纯疱疹病毒
HUVEC	human umbilical vein endothelial cells	人脐静脉内皮细胞
Hyp	hydroxyproline	羟脯氨酸
IC	immune complex	免疫复合物
ICAM-1	intercellular adhesion molecule-1	细胞间黏附分子 -1
ICR	Institute of Cancer Research	美国国立癌症研究所
IFN	interferon	干扰素
Ig	immunoglobulin	免疫球蛋白
IL	interleukin	白细胞介素
iNOS	inducible nitric oxide synthase	诱导型一氧化氮合酶
IP$_3$	inositol triphosphate	三磷酸肌醇
IR	insulin resistance	胰岛素抵抗
IRB	Institutional Review Board	伦理审查委员会
ISO	isoprenaline	异丙肾上腺素
ITS	iterative two stage method	迭代二步法

续表

英文缩写	英文全称	中文全称
K_e	elimination rate constant	消除速率常数
LAK	lymphokine–activated killer cells	淋巴因子激活杀伤细胞
LC–MS	liquid chromatography–mass spectrometer	液质联用
LC–NMR	liquid chromatography–nuclear magnetic resonance	液相－核磁共振
LCT	lymphocyte transformation	淋巴细胞转化
LC–TOF–MS	liquid chromatography–time–of–flight–mass spectrometer	液相－飞行时间－质谱联用
LD_{100}	absolute lethal dose	绝对致死量
LD_{50}	median lethal dose	半数致死量
LDH	lactic dehydrogenase	乳酸脱氢酶
LDL	low density lipoprotein	低密度脂蛋白
LDL–C	low density lipoprotein cholesterol	低密度脂蛋白胆固醇
L–ENK	leucine enkephalin	亮氨酸脑啡呔
LH	luteinizing hormone	促黄体生成素
LPF	lipofuscin	脂褐素
LPO	lipid peroxidation	脂质过氧化物
LPS	lipopolysaccharide	脂多糖
LT	leukotriene	白三烯
LVP	left ventricular pressure	左心室内压力
LVSP	left ventricular systolic pressure	左心室收缩压
MABP	mean arterial blood pressure	平均动脉压
MAO	monoamine oxidase	单胺氧化酶
MCHC	mean corpuscular hemoglobin concentration	平均红细胞血红蛋白浓度
MCP	monocyte chemoattractant protein	单核细胞趋化蛋白
MDA	malondialdehyde	丙二醛
MDR	multidrug resistance	多药耐药
MES	maximum electric shock	最大电休克
MLR	mixed lymphocyte reaction	混合淋巴细胞反应
MMC	mitomycin C	丝裂霉素 C
MMP	matrix metalloproteinase	基质金属蛋白酶
MNNG	methyl nitrate nitrosoguanidine	甲基硝基亚硝基胍
MODS	multiple organ dysfunction syndrome	多器官功能障碍综合征
MTL	motilin	胃动素
MP	mycoplasma pneumonia	肺炎支原体
MPO	myeloperoxidase	髓过氧化物酶
mRNA	messenger RNA	信使核糖核酸
MRSA	methicillin resistant staphylococcus aureus	耐甲氧西林金黄色葡萄球菌

英文缩写	英文全称	中文全称
MSSA	methicillin sensitive staphylococcus aureus	甲氧西林敏感金黄色葡萄球菌
MTD，LD$_0$	maximal tolerance dose	最大耐受量
Mφ	macrophages	巨噬细胞
NA	noradrenaline	去甲肾上腺素
NADPH	nicotinamide adenine dinucleotide phosphate	还原型烟酰胺腺嘌呤二核苷酸磷酸
NBF	nutritional blood flow	营养性血流量
NE	neutrophil elastase	中性粒细胞弹性蛋白酶
NF-κB	nuclear factor-κB	核转录因子 Kappa B
NK	natural killer cell	自然杀伤细胞
NO	nitric oxide	一氧化氮
NONMEM	nonlinear mixed effect model	非线性混和效应模型法
NOS	nitric oxide synthase	一氧化氮合酶
NPD	naive pooled data	单纯集合法
Nrf2	NF-E2-related factor 2	转录因子 NF-E2 相关因子 2
OFR	oxygen free radical	氧自由基
OVA	ovalbumin	卵清白蛋白
OX-LDL	oxidized low density lipoprotein	氧化修饰低密度脂蛋白
PAF	platelet activating factor	血小板活化因子
PAI	plasminogen activator inhibitor	纤溶酶原激活抑制物
PAN	puromycin aminonucleoside	嘌呤霉素氨基核苷
PBMC	peripheral blood mononuclear cells	外周血单核细胞
PCPA	parachlorophenylalanine	对氯苯丙氨酸
PD	pharmacodynamics	药效动力学
PDS	panaxadiol saponins	三七二醇皂苷
PF4	platelet factor 4	血小板因子 4
PFC	plaque-forming cell	空斑形成细胞
PG	prostaglandin	前列腺素
PGI$_2$	prostaglandin I$_2$	前列环素
P-gp	P-glycoprotein	P- 糖蛋白
PHA	phytohemagglutinin	植物血凝素
PK	pharmacokinetics	药代动力学
PKC	protein kinase C	蛋白激酶 C
PK-PD	pharmacokinetics- pharmacodynamics	药动学 – 药效学
PLA2	phospholipase A2	磷脂酶 A2
PLT	platelet	血小板
PNS	panax notoginseng saponins	三七总皂苷
PPK	population pharmacokinetics	群体药代动力学

续表

英文缩写	英文全称	中文全称
PRL	prolactin	催乳素
PT	prothrombin time	凝血酶原时间
PTCM	pharmacology of traditional Chinese medicine	中药药理学
PTZ	pentylenetrazole	戊四唑
REMS	rapid eye movement sleep	眼快动相睡眠
ROS	reactive oxygen	活性氧
RPE	retinal pigment epithelium	视网膜色素上皮细胞
RSV	respiratory syncytial virus	呼吸道合胞病毒
RT–PCR	real time polymerase chain reaction	实时荧光定量 PCR
SBP	systolic blood pressure	收缩压
SCE	sister chromatid exchange	姐妹染色单体互换
SCr	serum creatinine	血清肌酐
SDH	succinate dehydrogenase	琥珀酸脱氢酶
SFN	sulforaphane	莱菔子素
SGOT	serum glutamic–oxaloacetic transaminase	血清谷草转氨酶
SGPT	serum glutamic–pyruvic transaminase	血清谷丙转氨酶
SHR	spontaneously hypertensive rat	自发性高血压大鼠
SIRS	systemic inflammatory reaction syndrome	全身炎症反应综合征
SMC	smooth muscle cell	平滑肌细胞
SOD	superoxide dismutase	超氧化物歧化酶
SP	substance P	P 物质
SRBC	sheep red blood cell	绵羊红细胞
SREBP	sterol regulatory element binding protein	固醇调控元件结合蛋白
SRS	slow reactive substance	慢反应物质
SS	somatostatin	生长抑素
STS	standard two stage	标准二步法
STZ	streptozocin	链脲菌素
SWS	slow wave sleep	慢波睡眠
$t_{1/2}$	half–life time	半衰期
T_3	triiodothyronine	三碘甲状腺原氨酸
T_4	thyroxine	甲状腺素
T–AOC	total antioxidant capacity	总抗氧化能力
TBIL	total bilirubin	总胆红素
TC	total cholesterol	总胆固醇
T–D	time–dose relationship	时 – 量关系
T–E	time–effect relationship	时 – 效关系
TF	tissue factor	组织因子

英文缩写	英文全称	中文全称
TFPI	tissue factor path way inhibitor	组织因子途径抑制物
TG	triglyceride	甘油三酯
TGF	transformation growth factor	转化生长因子
TGH	triglyceride hydrolase	甘油三酯水解酶
Th	T helper	T 辅助细胞
TIMP	tissue inhibitor of metalloproteinase	组织金属蛋白酶抑制剂
TLR	toll–like receptor	Toll 样受体
T_{max}	time of maximum concentration	达峰值时间
TMCA	3,4,5–Trimethoxycinnamic acid	3,4,5– 三甲氧基肉桂酸
TNBS	trinitro–benzene–sulfonic acid	三硝基苯磺酸
TNF	tumor necrosis factor	肿瘤坏死因子
TnT	troponin T	肌钙蛋白 T
TP	total protein	血浆总蛋白
t–PA	tissue type plasminogen activator	组织纤溶酶原激活物
T_{peak}	peak time	达峰时间
TSA	total saponins of Astragalus	黄芪总皂苷
TSH	thyroid–stimulating hormone	促甲状腺激素
TST	total sleep time	总睡眠时间
TT	thrombin time	凝血酶时间
TX	thromboxane	血栓素
TXA_2	thromboxane A_2	血栓素 A_2
U14	uterine cervix No. 14	子宫颈癌细胞 14
UPLC/Q–TOFMS	ultra performance liquid chromatography– time–of–flight mass spectrometer	超高效液相色谱与飞行时间质谱联用技术
VCAM	vascular cell adhesion molecule	血管细胞黏附分子
VCR	vincristine	长春新碱
Vd	apparent volume of distribution	表观分布容积
VEGF	vascular endothelial growth factor	血管内皮生长因子
VIP	vasoactive intestinal peptide	血管活性肠肽
VSMC	vascular smooth muscle cell	血管平滑肌细胞
WBC	white blood cell	白细胞
XOD	xanthine oxidase	黄嘌呤氧化酶
ZO	zonula occludens protein	紧密连接蛋白

主要参考书目

1. 赵佶 . 圣济经 . 北京：人民卫生出版社，1990

2. 袁淑范 . 中药何首乌之研究 . 民国医学杂志，1923，1（6）：15–21

3. 陈克恢，Schmidt. 麻黄有效成分麻黄碱具有类似肾上腺素样的作用 . J Pharmacol Exper Therap，1924，24（9）：339–357

4. 陈晓光 . 药理学研究的新技术和新方法 . 北京：中国协和医科大学出版社，2014

5. 牟鸿彝 . 国药的药理学 . 上海：锦章书局，1954

6. 朱颜 . 中药的药理与应用 . 北京：北京健康书店，1954

7. 王浴生 . 中药药理与应用 . 北京：人民卫生出版社，1983

8. 吴葆杰 . 中草药药理学 . 北京：人民卫生出版社，1983

9. 王筠默 . 中药药理学 . 上海：上海科学技术出版社，1985

10. 周金黄，王筠默 . 中药药理学 . 上海：上海科学技术出版社，1986

11. 李仪奎 . 中药药理实验方法学 . 上海：上海科学技术出版社，1991

12. 李仪奎 . 中药药理学 . 北京：中国中医药出版社，1992

13. 陈奇 . 中药药理研究方法学 . 北京：人民卫生出版社，1993

14. 周金黄 . 中药免疫药理学 . 北京：人民军医出版社，1994

15. 沈映君 . 中药药理学 . 上海：上海科学技术出版社，1997

16. 陈奇 . 中成药名方药理与临床 . 北京：人民卫生出版社，1998

17. 王本祥 . 现代中药药理学 . 天津：天津科学技术出版社，1997

18. 沈映君 . 中药药理学 . 北京：人民卫生出版社，2000

19. 侯家玉 . 中药药理学 . 北京：中国中医药出版社，2002

20. 翁维良 . 中药临床药理学 . 北京：人民卫生出版社，2002

21. 张永祥 . 中药药理学新论 . 北京：人民卫生出版社，2004

22. 季宇彬 . 复方中药药理与应用 . 北京：中国医药科技出版社，2005

23. 刘耕陶 . 中药药理研究与药物创新 . 北京：中国协和医科大学出版社，2006

24. 黄泰康 . 常用中药成分与药理手册 . 北京：中国医药科技出版社，1994

25. 吴清和 . 中药药理学 . 北京：高等教育出版社，2007

26. 侯家玉，方泰惠 . 中药药理学 . 北京：中国中医药出版社，2007

27. 沈映君 . 中药药理学专论 . 北京：人民卫生出版社，2009

28. 徐晓玉 . 中药药理学 . 北京：中国中医药出版社，2010

29. 徐叔云 . 临床药理学 . 上海：上海科学技术出版社，1986

30. 杨藻宸 . 药理学总论 . 北京：人民卫生出版社，1989

31. 金荫昌 . 分子药理学 . 天津：天津科学技术出版社，1990

32. 雷载权，张廷模 . 中华临床中药学 . 北京：人民卫生出版社，1998

33. 国家中医药管理局《中华本草》编委会 . 中华本草 . 上海：上海科学技术出版社，1998

34. 焦东海，杜上鉴 . 大黄研究 . 上海：上海科学技术出版社，2000

35. 谢鸣 . 方剂学 . 北京：人民卫生出版社，2002

36. 张廷模 . 临床中药学 . 北京：中国中医药出版社，2004

37. 高学敏 . 中药学 . 北京：中国中医药出版社，2005

38. 黄吉武，周宗灿，卡萨瑞特 . 道尔毒理学：毒物的基础科学 . 北京：人民卫生出版社，2005

39. 郭青龙 . 肿瘤药理学 . 北京：化学工业出版社，2007

40. 杨宝峰 . 药理学 . 北京：人民卫生出版社，2008

41. 林志彬，金有豫 . 医用药理学基础 . 北京：世界图书出版公司，2008

42. 彭成 . 中医药动物实验方法学 . 北京：人民卫生出版社，2008

43. 黄吉武 . 毒理学基础 . 北京：人民卫生出版社，2009

44. 郝丽莉，傅南琳 . 中医药学概论（案例版）. 北京：科学出版社，2009

45. 苏定冯，缪朝玉 . 心血管药理学 . 北京：科学出版社，2010

46. 吕景山 . 施今墨对药 . 4 版 . 北京：人民军医出版社，2010

47. 彭成 . 中华道地药材 . 北京：中国中医药出版社，2011

48. 张廷模，彭成 . 中华临床中药学 . 2 版 . 北京：人民卫生出版社，2015

49. 赵军宁，叶祖光 . 中药毒性理论与安全性评价 . 北京：人民卫生出版社，2012

50. 罗国安，王义明，梁琼麟，等 . 中医药系统生物学 . 北京：科学出版社，2011

51. 陈晓光 . 药理学研究的新思路与新靶点 . 北京：中国协和医科大学出版社 .2012

52. 陈奇 . 中药药理研究方法学 . 2 版 . 北京：人民卫生出版社，2006

53. 彭成，彭代银 . 中药药理学 . 北京：中国医药科技出版社，2014

54. 彭成 . 中药毒理学 . 北京：中国中医药出版社，2014

全国中医药行业高等教育"十四五"规划教材

全国高等中医药院校规划教材（第十一版）

教材目录（第一批）

注：凡标☆号者为"核心示范教材"。

（一）中医学类专业

序号	书　名	主　编		主编所在单位	
1	中国医学史	郭宏伟	徐江雁	黑龙江中医药大学	河南中医药大学
2	医古文	王育林	李亚军	北京中医药大学	陕西中医药大学
3	大学语文	黄作阵		北京中医药大学	
4	中医基础理论☆	郑洪新	杨　柱	辽宁中医药大学	贵州中医药大学
5	中医诊断学☆	李灿东	方朝义	福建中医药大学	河北中医学院
6	中药学☆	钟赣生	杨柏灿	北京中医药大学	上海中医药大学
7	方剂学☆	李　冀	左铮云	黑龙江中医药大学	江西中医药大学
8	内经选读☆	翟双庆	黎敬波	北京中医药大学	广州中医药大学
9	伤寒论选读☆	王庆国	周春祥	北京中医药大学	南京中医药大学
10	金匮要略☆	范永升	姜德友	浙江中医药大学	黑龙江中医药大学
11	温病学☆	谷晓红	马　健	北京中医药大学	南京中医药大学
12	中医内科学☆	吴勉华	石　岩	南京中医药大学	辽宁中医药大学
13	中医外科学☆	陈红风		上海中医药大学	
14	中医妇科学☆	冯晓玲	张婷婷	黑龙江中医药大学	上海中医药大学
15	中医儿科学☆	赵　霞	李新民	南京中医药大学	天津中医药大学
16	中医骨伤科学☆	黄桂成	王拥军	南京中医药大学	上海中医药大学
17	中医眼科学	彭清华		湖南中医药大学	
18	中医耳鼻咽喉科学	刘　蓬		广州中医药大学	
19	中医急诊学☆	刘清泉	方邦江	首都医科大学	上海中医药大学
20	中医各家学说☆	尚　力	戴　铭	上海中医药大学	广西中医药大学
21	针灸学☆	梁繁荣	王　华	成都中医药大学	湖北中医药大学
22	推拿学☆	房　敏	王金贵	上海中医药大学	天津中医药大学
23	中医养生学	马烈光	章德林	成都中医药大学	江西中医药大学
24	中医药膳学	谢梦洲	朱天民	湖南中医药大学	成都中医药大学
25	中医食疗学	施洪飞	方　泓	南京中医药大学	上海中医药大学
26	中医气功学	章文春	魏玉龙	江西中医药大学	北京中医药大学
27	细胞生物学	赵宗江	高碧珍	北京中医药大学	福建中医药大学

序号	书 名	主 编		主编所在单位	
28	人体解剖学	邵水金		上海中医药大学	
29	组织学与胚胎学	周忠光	汪 涛	黑龙江中医药大学	天津中医药大学
30	生物化学	唐炳华		北京中医药大学	
31	生理学	赵铁建	朱大诚	广西中医药大学	江西中医药大学
32	病理学	刘春英	高维娟	辽宁中医药大学	河北中医学院
33	免疫学基础与病原生物学	袁嘉丽	刘永琦	云南中医药大学	甘肃中医药大学
34	预防医学	史周华		山东中医药大学	
35	药理学	张硕峰	方晓艳	北京中医药大学	河南中医药大学
36	诊断学	詹华奎		成都中医药大学	
37	医学影像学	侯 键	许茂盛	成都中医药大学	浙江中医药大学
38	内科学	潘 涛	戴爱国	南京中医药大学	湖南中医药大学
39	外科学	谢建兴		广州中医药大学	
40	中西医文献检索	林丹红	孙 玲	福建中医药大学	湖北中医药大学
41	中医疫病学	张伯礼	吕文亮	天津中医药大学	湖北中医药大学
42	中医文化学	张其成	臧守虎	北京中医药大学	山东中医药大学

（二）针灸推拿学专业

序号	书 名	主 编		主编所在单位	
43	局部解剖学	姜国华	李义凯	黑龙江中医药大学	南方医科大学
44	经络腧穴学☆	沈雪勇	刘存志	上海中医药大学	北京中医药大学
45	刺法灸法学☆	王富春	岳增辉	长春中医药大学	湖南中医药大学
46	针灸治疗学☆	高树中	冀来喜	山东中医药大学	山西中医药大学
47	各家针灸学说	高希言	王 威	河南中医药大学	辽宁中医药大学
48	针灸医籍选读	常小荣	张建斌	湖南中医药大学	南京中医药大学
49	实验针灸学	郭 义		天津中医药大学	
50	推拿手法学☆	周运峰		河南中医药大学	
51	推拿功法学☆	吕立江		浙江中医药大学	
52	推拿治疗学☆	井夫杰	杨永刚	山东中医药大学	长春中医药大学
53	小儿推拿学	刘明军	邰先桃	长春中医药大学	云南中医药大学

（三）中西医临床医学专业

序号	书 名	主 编		主编所在单位	
54	中外医学史	王振国	徐建云	山东中医药大学	南京中医药大学
55	中西医结合内科学	陈志强	杨文明	河北中医学院	安徽中医药大学
56	中西医结合外科学	何清湖		湖南中医药大学	
57	中西医结合妇产科学	杜惠兰		河北中医学院	
58	中西医结合儿科学	王雪峰	郑 健	辽宁中医药大学	福建中医药大学
59	中西医结合骨伤科学	詹红生	刘 军	上海中医药大学	广州中医药大学
60	中西医结合眼科学	段俊国	毕宏生	成都中医药大学	山东中医药大学
61	中西医结合耳鼻咽喉科学	张勤修	陈文勇	成都中医药大学	广州中医药大学
62	中西医结合口腔科学	谭 劲		湖南中医药大学	

（四）中药学类专业

序号	书 名	主 编		主编所在单位	
63	中医学基础	陈 晶	程海波	黑龙江中医药大学	南京中医药大学
64	高等数学	李秀昌	邵建华	长春中医药大学	上海中医药大学
65	中医药统计学	何 雁		江西中医药大学	
66	物理学	章新友	侯俊玲	江西中医药大学	北京中医药大学
67	无机化学	杨怀霞	吴培云	河南中医药大学	安徽中医药大学
68	有机化学	林 辉		广州中医药大学	
69	分析化学（上）（化学分析）	张 凌		江西中医药大学	
70	分析化学（下）（仪器分析）	王淑美		广东药科大学	
71	物理化学	刘 雄	王颖莉	甘肃中医药大学	山西中医药大学
72	临床中药学☆	周祯祥	唐德才	湖北中医药大学	南京中医药大学
73	方剂学	贾 波	许二平	成都中医药大学	河南中医药大学
74	中药药剂学☆	杨 明		江西中医药大学	
75	中药鉴定学☆	康廷国	闫永红	辽宁中医药大学	北京中医药大学
76	中药药理学☆	彭 成		成都中医药大学	
77	中药拉丁语	李 峰	马 琳	山东中医药大学	天津中医药大学
78	药用植物学☆	刘春生	谷 巍	北京中医药大学	南京中医药大学
79	中药炮制学☆	钟凌云		江西中医药大学	
80	中药分析学☆	梁生旺	张 彤	广东药科大学	上海中医药大学
81	中药化学☆	匡海学	冯卫生	黑龙江中医药大学	河南中医药大学
82	中药制药工程原理与设备	周长征		山东中医药大学	
83	药事管理学☆	刘红宁		江西中医药大学	
84	本草典籍选读	彭代银	陈仁寿	安徽中医药大学	南京中医药大学
85	中药制药分离工程	朱卫丰		江西中医药大学	
86	中药制药设备与车间设计	李 正		天津中医药大学	
87	药用植物栽培学	张永清		山东中医药大学	
88	中药资源学	马云桐		成都中医药大学	
89	中药产品与开发	孟宪生		辽宁中医药大学	
90	中药加工与炮制学	王秋红		广东药科大学	
91	人体形态学	武煜明	游言文	云南中医药大学	河南中医药大学
92	生理学基础	于远望		陕西中医药大学	
93	病理学基础	王 谦		北京中医药大学	

（五）护理学专业

序号	书 名	主 编		主编所在单位	
94	中医护理学基础	徐桂华	胡 慧	南京中医药大学	湖北中医药大学
95	护理学导论	穆 欣	马小琴	黑龙江中医药大学	浙江中医药大学
96	护理学基础	杨巧菊		河南中医药大学	
97	护理专业英语	刘红霞	刘 娅	北京中医药大学	湖北中医药大学
98	护理美学	余雨枫		成都中医药大学	
99	健康评估	阚丽君	张玉芳	黑龙江中医药大学	山东中医药大学

序号	书 名	主 编		主编所在单位	
100	护理心理学	郝玉芳		北京中医药大学	
101	护理伦理学	崔瑞兰		山东中医药大学	
102	内科护理学	陈 燕	孙志岭	湖南中医药大学	南京中医药大学
103	外科护理学	陆静波	蔡恩丽	上海中医药大学	云南中医药大学
104	妇产科护理学	冯 进	王丽芹	湖南中医药大学	黑龙江中医药大学
105	儿科护理学	肖洪玲	陈偶英	安徽中医药大学	湖南中医药大学
106	五官科护理学	喻京生		湖南中医药大学	
107	老年护理学	王 燕	高 静	天津中医药大学	成都中医药大学
108	急救护理学	吕 静	卢根娣	长春中医药大学	上海中医药大学
109	康复护理学	陈锦秀	汤继芹	福建中医药大学	山东中医药大学
110	社区护理学	沈翠珍	王诗源	浙江中医药大学	山东中医药大学
111	中医临床护理学	裘秀月	刘建军	浙江中医药大学	江西中医药大学
112	护理管理学	全小明	柏亚妹	广州中医药大学	南京中医药大学
113	医学营养学	聂 宏	李艳玲	黑龙江中医药大学	天津中医药大学

（六）公共课

序号	书 名	主 编		主编所在单位	
114	中医学概论	储全根	胡志希	安徽中医药大学	湖南中医药大学
115	传统体育	吴志坤	邵玉萍	上海中医药大学	湖北中医药大学
116	科研思路与方法	刘 涛	商洪才	南京中医药大学	北京中医药大学

（七）中医骨伤科学专业

序号	书 名	主 编		主编所在单位	
117	中医骨伤科学基础	李 楠	李 刚	福建中医药大学	山东中医药大学
118	骨伤解剖学	侯德才	姜国华	辽宁中医药大学	黑龙江中医药大学
119	骨伤影像学	栾金红	郭会利	黑龙江中医药大学	河南中医药大学洛阳平乐正骨学院
120	中医正骨学	冷向阳	马 勇	长春中医药大学	南京中医药大学
121	中医筋伤学	周红海	于 栋	广西中医药大学	北京中医药大学
122	中医骨病学	徐展望	郑福增	山东中医药大学	河南中医药大学
123	创伤急救学	毕荣修	李无阴	山东中医药大学	河南中医药大学洛阳平乐正骨学院
124	骨伤手术学	童培建	曾意荣	浙江中医药大学	广州中医药大学

（八）中医养生学专业

序号	书 名	主 编		主编所在单位	
125	中医养生文献学	蒋力生	王 平	江西中医药大学	湖北中医药大学
126	中医治未病学概论	陈涤平		南京中医药大学	